中西医结合脾胃病学

吴国志　张向磊　张迎迎　丁广智　王艳丽　主编

科学技术文献出版社
SCIENTIFIC AND TECHNICAL DOCUMENTATION PRESS
·北京·

图书在版编目（CIP）数据

中西医结合脾胃病学 / 吴国志等主编. —北京：科学技术文献出版社，2022. 10
ISBN 978-7-5189-9683-4

Ⅰ. ①中…　Ⅱ. ①吴…　Ⅲ. ①脾胃病—中西医结合疗法　Ⅳ. ① R570. 5

中国版本图书馆 CIP 数据核字（2022）第 192984 号

中西医结合脾胃病学

策划编辑：薛士兵　责任编辑：刘英杰　张　睿　责任校对：张　微　责任出版：张志平

出　版　者	科学技术文献出版社
地　　　址	北京市复兴路15号　邮编 100038
编　务　部	(010) 58882938，58882087（传真）
发　行　部	(010) 58882868，58882870（传真）
邮　购　部	(010) 58882873
官方网址	www.stdp.com.cn
发　行　者	科学技术文献出版社发行　全国各地新华书店经销
印　刷　者	北京虎彩文化传播有限公司
版　　　次	2022 年 10 月第 1 版　2022 年 10 月第 1 次印刷
开　　　本	889×1194　1/16
字　　　数	865千
印　　　张	30.25
书　　　号	ISBN 978-7-5189-9683-4
定　　　价	98.00元

编 委 会

作者单位

谢旭善　青岛市中医医院（市海慈医院）

孙方利　青岛市中医医院（市海慈医院）

吴国志　青岛市中医医院（市海慈医院）

张向磊　青岛市中医医院（市海慈医院）

张迎迎　青岛市市北区敦化路街道社区卫生服务中心

丁广智　青岛市中医医院（市海慈医院）

王艳丽　青岛大学附属妇女儿童医院

陈洪琳　黑龙江中医药大学附属第一医院

焦　泽　青岛市市北区敦化路街道社区卫生服务中心

彭彩亮　黑龙江中医药大学附属第一医院

王文娟　高密市中医院

陈燕华　青岛市黄岛区第二中医医院

吴国宏　青岛市市立医院

刘家华　青岛市黄岛区区立医院

蔚红霞　济宁市中西医结合医院

王　帅　青岛大学附属医院

王丽华　青岛大学附属医院

王丽欣　青岛大学附属医院

王　俪　青岛大学附属医院

王莹莹　青岛大学附属医院

王悦华　青岛大学附属医院

王　珺　青岛大学附属医院

仓怀芹　青岛大学附属医院

刘英杰　林口县人民医院

刘　畅　青岛市中医医院（市海慈医院）

孙雪霞　青岛大学附属医院

李凤娟　青岛大学附属医院

吴艺玲　青岛大学附属医院

邹　楠　青岛大学附属医院

辛苗苗　青岛大学附属医院

张　洋　黑龙江中医药大学附属第一医院

施　妤　青岛大学附属医院

姜晓晓　青岛大学附属医院

贺秀莉　绥棱县中医医院

聂娜娜　青岛大学附属医院

徐　佳　青岛市中医医院（市海慈医院）

前　言

　　脾胃病是由各种原因致使脾胃的受纳、运化、升降、统摄等功能失常，出现以消化系统症状为主要临床表现的一类病证。包括急性和慢性的消化系统病理变化和一系列相关综合征。脾胃病学是专门研究人体发生在食管、脾胃、肠道等消化系统疾病的一门临床医学科目，属于内科学的重要组成部分。中医和西医对于脾胃病各有不同的诊断和治疗体系，临床上互有所长，相互促进，中西医结合诊治脾胃病，已经成为21世纪中国医学界脾胃病学发展的大趋势。但是，目前尚缺乏适合中西医结合专业学生和医师使用的脾胃病学专著及工具书，这在一定程度上影响了中西医结合脾胃病学的发展。因此，为促进中西医结合事业的巩固和发展，本编委会将多年来在中西医结合领域对于脾胃病诊治的经验加以梳理、总结和升华，撰写了《中西医结合脾胃病学》一书。

　　本书是一本既注重中西医并重，又能够充分突出中西医结合特色的专业书籍。本书既重视对基础理论、基本知识、基本技能的涵盖，又能够反映近年来国内外脾胃病学的研究进展。全书分为疾病篇、指南共识篇、病案篇三大部分内容。其中疾病篇共15章，包括常见脾胃病的中西医结合诊疗等内容，较传统脾胃病学书籍增加了胃镜相关内容；本书沿西医和中医这两条主线，针对消化系统各种疾病的病因、症状体征、诊断、鉴别诊断和治疗都做了详尽的描述；同时对每种疾病的中医药治疗皆在辨证、用药、选方，以及中医常见外治法如针灸治疗的取穴、针法各方面进行了认真的编选，内容力求全面、精炼、实用、与时俱进。指南共识篇摘录了消化系统常见病和多发病的最新指南和共识，共14章。病案篇则选取了3位国医大师和4位名老中医近年来的脾胃病经典验案，共9则，向读者展示和分析了名医大家的诊治思路和辨证特点，可为中医学者拓展脾胃病中医辨证思维体系提供有力的帮助。本书不但可供中西医结合专业、脾胃病学专业的专科医生使用，而且可供中西医结合专业学及相关科室的医护人员学习。

　　由于编者水平有限，书中难免存在不足之处，敬请读者、同人批评指正。本书的编者均是在中西医结合专业和脾胃病学专业中有着丰富教学、临床和科研经验的中青年医学骨干，他们在临床工作十分繁忙的情况下，废寝忘食、焚膏继晷、一丝不苟，力求编写出令读者满意的医学精品书籍。在此特别感谢青岛市医学会消化病学分会暨肝病学分会副主任委员、青岛市海慈医疗集团消化中心主任孙方利教授，以及全国老中医药专家学术经验继承工作指导老师谢旭善教授对本书的指导、帮助及审核，并对所有参编者的辛苦付出表示衷心的感谢。希望本书的出版，能够为中西医结合医学的教学和临床工作注入新的活力。

目　录

第一篇　疾病篇

第一章　脾胃病学的中西医相关基础知识 ……………………………………………… 3

    第一节　脾胃病的中西医基本内涵 ……………………………………………… 3

    第二节　脾胃病的中医学发展史 ………………………………………………… 5

    第三节　脾胃病的相关辨治原则 ………………………………………………… 8

    第四节　消化系统疾病的主要症状和体征 ……………………………………… 12

    第五节　消化系统疾病相关的重要现代医学诊疗项目 ………………………… 27

第二章　食管疾病 ……………………………………………………………………… 30

    第一节　中西医概述 ……………………………………………………………… 30

    第二节　胃食管反流病 …………………………………………………………… 31

    第三节　食管动力性疾病 ………………………………………………………… 40

第三章　胃炎 …………………………………………………………………………… 47

    第一节　中西医概述 ……………………………………………………………… 47

    第二节　急性胃炎 ………………………………………………………………… 48

    第三节　慢性胃炎 ………………………………………………………………… 54

    第四节　特殊类型的胃炎 ………………………………………………………… 64

第四章　消化性溃疡 …………………………………………………………………… 67

    第一节　中西医概述 ……………………………………………………………… 67

    第二节　胃、十二指肠溃疡 ……………………………………………………… 68

    第三节　特殊类型的消化性溃疡 ………………………………………………… 77

第五章　消化道出血 …………………………………………………………………… 80

    第一节　中西医概述 ……………………………………………………………… 80

    第二节　上消化道出血 …………………………………………………………… 81

    第三节　下消化道出血 …………………………………………………………… 90

第六章　功能性胃肠病 ………………………………………………………………… 102

    第一节　中西医概述 ……………………………………………………………… 102

    第二节　功能性消化不良 ………………………………………………………… 103

    第三节　肠易激综合征 …………………………………………………………… 109

　　第四节　其他功能性胃肠病 ………………………………………………………………… 119

第七章　腹泻 ……………………………………………………………………………………… 122

　　第一节　中西医概述 ……………………………………………………………………………… 122

　　第二节　急性腹泻 ………………………………………………………………………………… 124

　　第三节　慢性腹泻 ………………………………………………………………………………… 129

第八章　便秘 ……………………………………………………………………………………… 136

　　第一节　中西医概述 ……………………………………………………………………………… 136

　　第二节　功能性便秘 ……………………………………………………………………………… 137

第九章　肠结核和结核性腹膜炎 ………………………………………………………………… 145

　　第一节　中西医概述 ……………………………………………………………………………… 145

　　第二节　肠结核 …………………………………………………………………………………… 149

　　第三节　结核性腹膜炎 …………………………………………………………………………… 160

第十章　炎症性肠病 ……………………………………………………………………………… 171

　　第一节　中西医概述 ……………………………………………………………………………… 171

　　第二节　溃疡性结肠炎 …………………………………………………………………………… 173

　　第三节　克罗恩病 ………………………………………………………………………………… 186

第十一章　消化道肿瘤 …………………………………………………………………………… 199

　　第一节　中西医概述 ……………………………………………………………………………… 199

　　第二节　食管癌 …………………………………………………………………………………… 201

　　第三节　胃　癌 …………………………………………………………………………………… 210

　　第四节　大肠癌 …………………………………………………………………………………… 222

　　第五节　胰腺癌 …………………………………………………………………………………… 231

　　第六节　胆道系统恶性肿瘤 ……………………………………………………………………… 240

第十二章　胰腺炎 ………………………………………………………………………………… 250

　　第一节　中西医概述 ……………………………………………………………………………… 250

　　第二节　急性胰腺炎 ……………………………………………………………………………… 251

　　第三节　慢性胰腺炎 ……………………………………………………………………………… 261

第十三章　胆道疾病 ……………………………………………………………………………… 273

　　第一节　中西医概述 ……………………………………………………………………………… 273

　　第二节　胆石症 …………………………………………………………………………………… 274

　　第三节　胆道感染 ………………………………………………………………………………… 281

第十四章　其他消化系统疾病 …………………………………………………………………… 292

　　第一节　肠道微生态和消化系统疾病 …………………………………………………………… 292

第二节　肠道血管性疾病 ··· 296

第三节　胃部手术远期并发症 ··· 304

第四节　肠梗阻 ··· 310

第十五章　内镜在消化系统疾病中的应用 ··· 317

第一节　消化内镜的种类和发展史 ·· 317

第二节　内镜检查对消化系统疾病的诊断 ······································ 318

第三节　消化系统疾病的内镜治疗 ·· 320

第二篇　指南共识篇

第十六章　2020 年中国胃食管反流病内镜治疗专家共识 ······················· 327

第十七章　慢性胃炎中医诊疗专家共识意见（2017） ··························· 335

第十八章　急性非静脉曲张性上消化道出血诊治指南（2018 年，杭州） ··· 343

第十九章　下消化道出血诊治指南（2020） ····································· 349

第二十章　炎症性肠病诊断与治疗的共识意见（2018 年·北京） ··········· 357

第二十一章　中国急性胰腺炎诊疗指南 ·· 371

第二十二章　中国慢性胆囊炎、胆囊结石内科诊疗共识意见 ·················· 376

第二十三章　便秘中医诊疗专家共识意见 ··· 382

第二十四章　肠易激综合征中医诊疗专家共识意见 ······························ 389

第二十五章　功能性消化不良中医诊疗专家共识意见 ··························· 396

第二十六章　消化性溃疡中医诊疗专家共识意见（2017） ····················· 400

第二十七章　中国居民家庭幽门螺杆菌感染的防控和管理专家共识 ········· 406

第二十八章　泄泻中医诊疗专家共识意见（2017） ······························ 414

第二十九章　胃癌诊疗规范（2021 年版） ··· 419

第三篇　病案篇

第三十章　脾胃病名医验案拾萃 ··· 449

附录 ··· 456

附录一　AJCC/UICC 胃癌 TNM 分期（第八版） ······························ 456

附录二　胃癌组织学类型和分级 ·· 458

附录三　胃癌的大体分型 ··· 459

附录四　胃癌病理学报告标准模板 ··· 459

附录五　胃癌影像学报告规范 ·· 460

附录六　胃癌影像诊断流程 ··· 461

附录七　胃癌淋巴结分组标准 ·· 461

附录八　不同部位胃癌的各组淋巴结分站标准 ··· 462

附录九　胃肿瘤的解剖部位编码 ··· 464

附录十　胃食管结合部示意图 ··· 464

附录十一　Siewert 分型 ··· 464

附录十二　胃癌 cT 分期征象及报告参考 ·· 465

附录十三　胃癌超声内镜（EUS）分期征象 ··· 465

附录十四　胃癌常用系统治疗方案 ·· 466

附录十五　胃癌常用靶向治疗药物 ·· 468

附录十六　胃癌放射及化学治疗疗效判定基本标准 ··· 468

附录十七　肿瘤术前辅助治疗疗效评估（肿瘤退缩分级 TRG） ································· 469

第一篇　疾病篇

第一章　脾胃病学的中西医相关基础知识

第一节　脾胃病的中西医基本内涵

人体的整个生命活动，均是在不断地向外界摄取大量的营养物质，来维持人体的健康和生存。这个生命活动的实现，主要是依靠脾胃的正常生理运转。自古至今各朝各代医家对于脾胃的调养与治疗都很重视。脾和胃同属中焦，互为表里，一阴一阳，一升一降而达到功能的相对平衡。

脾胃为气血生化之本源，为后天之本。《素问·经脉别论》云："饮入于胃，游溢精气，上输于脾，脾气散精，上归于肺，通调水道，下输膀胱。水精四布，五经并行。"饮食由口摄入之后，由于脾胃受纳腐熟运化功能化为精微物质，上行输送到肺，而精微物质与呼吸之气结合形成宗气，储备在胸中，通过肺朝百脉，输布到五脏六腑、四肢百骸，以供全身的物质需求。若有剩余，则会下入于肾作为肾之精气贮藏起来；若不够用，则会从肾中提取出肾气肾精，以补充身体的能量需求和功能需要。《内外伤辨·辨阴证阳证》中指出："夫元气、谷气、荣气、清气、卫气、生发诸阳上升之气，此六者，皆饮食入胃，谷气上行，胃气之异名，其实一也。"金元四大家之一的李东垣把以上诸气统归于脾胃生化气血的整个功能，以脾胃为气血生化之本。

脾胃为中焦，有着升清降浊之作用。《脾胃论·脾胃胜衰论》云："夫饮食入胃，阳气上行，津液与气，入于心，贯于肺，充实皮毛，散于百脉。脾禀气于胃，而浇灌四旁，营养气血者也。"

脾主统血，指脾能统摄、控制血液，使之正常地在脉内循行而不逸出脉外。脾统血的机理，实际上是脾气对血液的固摄作用不使溢出脉管以外而形成出血之证。在人表现为脾气越足则血管越柔韧有力，则不会引起出血不止。若脾气虚弱则血管薄弱，而易导致出血。

脾喜燥而恶湿，胃喜湿而恶燥；两者互为喜恶，而达到了燥湿得益之功效。脾为阴土，其体喜燥，脾气自然得以升转。脾燥则升，故言"脾喜燥"。内湿、外湿皆易困遏脾气，致使脾气不升，影响正常功能的发挥，故说"脾恶湿"。胃为阳明燥土之腑，赖阴液滋润以维持其正常的生理功能，故言"胃喜润"。燥邪伤胃，易损伤胃中津液，影响胃的正常生理功能，故说"胃恶燥"。叶桂《临证指南医案》说："太阴湿土，得阳始运；阳明燥土，得阴自安，此脾喜刚燥，胃喜柔润也。"

脾主四肢肌肉、"治痿独取阳明"，四肢肌肉的丰满与否，有力无力均与脾胃有关。脾胃主涎，开窍于口。脾胃之气旺盛则口唇红润，脾胃之气虚弱则口唇苍白无华。

一、脾胃与其他脏腑的关系

脾胃在中医上是对于整个消化系统的总称，但它并不是独立去工作和运行的，需要与其他脏腑功能协调一致才可以正常行使生理功能。

1. 脾胃与肺的关系：肺主气，司呼吸，五行属金，脾胃在五行属土，二者为母子关系。《素问·至真要大论》曰："肺者，气之本。""脾胃大肠小肠……者，仓廪之本，营之居也，名曰器，能化糟粕，转味而入出者也，其华在唇四白，其充在肌。"脾胃虚弱，首先影响肺的功能，即土虚不能生金，而导致肺虚咳嗽，或者形成水湿不化，导致不运不散，导致水肿。或者生痰生湿，阻碍经络运行而形成肿瘤等。

2. 脾胃与肾关系：肾为先天之本，藏精之处，肾精的补充，必赖后天脾胃所运化的水谷精微所充养，才能发挥肾的功能。脾胃为后天之本，其运化水谷精微的能力要靠肾阳的温煦作用，才能发挥其消化吸收的生理功能。若二者失调就会形成脾胃病或脾肾病。

脾主运化水湿，肾主水、司二便，需要靠肾之命门之火温煦气化，若二者阳气不足，则会导致脾胃不能运化水湿，肾不能化气，水停不居常位，而造成水液代谢紊乱。

3. 脾胃与肝的关系：肝主疏泄，在五行中属木。肝的疏泄气机，有助于脾胃行使正常的消化吸收功能。后天脾胃的运化和升清降浊，气机和调，可使肝疏泄正常和气机条达。二者失调，就会罹患肝郁脾虚、肝胃不和之病证。

4. 脾胃与心的关系：脾胃的运化、升清降浊之功能与阳气的温煦和推动作用密切相关，心之气血供应机制主要由心阳的温煦来完成，而心血的生成又靠脾胃的水谷精微所供应。若心火不足，则脾胃的运化功能减退，而致胃痛、腹泻等。若脾胃运化功能失调，则心之气血不能得到补充和生化，则会导致心气血亏虚的一系列病变发生。

总之，脾胃功能的正常与否，与五脏六腑有密切的关系，因此我们在辨证治疗脾胃病时，需要兼顾其他脏腑功能的协调，二脏或是多脏同治，才能起到好的作用。

二、脾胃病的病因病机

脾胃疾病的病因病机较为复杂，总分外感和内伤。外感如六淫之邪，内伤如精神因素、饮食所伤、偏食挑食或过饥过饱等因素。

1. 精神因素：张景岳有"苦思难释则伤脾"之说。过度深思熟虑，犹豫不决，则气结而滞，胃呆不食，久之则水谷精微无从化生，而致脾虚不化之病。若脾虚而致水湿所困，则会导致胸闷口淡、食后饱胀，大便溏稀。

2. 六淫之邪：六淫分为外之六淫（风、寒、暑、湿、燥、火）和内生五邪。外邪六淫尤以寒湿之邪对脾胃的伤害最大，因寒湿易于导致呕吐恶心、身体困倦、腹痛腹泻、食少便溏或大便黏滞不下之证。内生五邪多以里寒、里湿、内风、内燥、里虚热为主。其损害比外之六淫更重，如胃肠燥之便秘、脾胃湿之腹泻、四肢关节肿痛、风湿痹证、水肿之柔软如泥等。寒邪所伤之长期腹痛腹泻，形寒肢冷，内伤气血，血虚不能濡润，致使形成内热之证等。

3. 饮食不节：《素问·痹论》云："饮食自倍，肠胃乃伤。"李东垣说："饥饿不得饮食者，胃气空虚，此为不足。"也就是说过饥和过饱均会导致消化系统脾胃之气的损害。贪食生冷，嗜酒如命，除损伤脾胃外，还会造成其他五脏六腑的损伤。过食寒凉可直接伤及脾胃阳气，造成脾胃的损伤。

脾胃病也分虚实，有实寒、实热、虚寒、虚热，有瘀血，有气滞。或由外受寒邪客于肠胃，或由阳虚中寒失于温煦，或气滞血瘀导致经脉不通，或热瘀肠道而不得清除。因此临床上要根据不同证候，采用相应的治疗方法。总体上要注意实则泻之，虚则补之，热则清之，寒则温之，滞则通之，积则散之。若虚实夹杂，寒热并见，则要采取寒温并用、攻补兼施之法，不可过分拘泥于一方一法。

脾胃病从西医上对应着消化系统疾病，包括食管、胃、肠、肝、胆、胰等脏器的器质性及功能性疾病，临床上十分常见。据统计胃肠病和肝脏引起的疾病约占所有疾病的1/10，在我国胃癌和肝癌分别是引起恶性肿瘤患者死因的第二位和第三位疾病，掌握消化系统的主要结构和功能特点及与疾病的关系，对于疾病的诊断和为患者提供有效的防治手段是十分重要的。摄取、转运和消化食物，吸收营养和排泄废物是消化系统的主要功能。食物在胃肠道内经过一系列复杂的消化分解过程，形成小分子物质，然后被肠道吸收、肝脏加工，变为体内物质，供全身组织利用；其余未被吸收的残渣构成粪便，被排出体外。食物成分在胃肠道内的消化分解过程需要依靠胰腺、胃肠腺分泌的水解酶、肝脏分泌的胆汁及肠菌酶等的酶促反应共同参与。而已消化的营养成分的吸收则依靠结构和功能完整的肠黏膜上皮细胞，吸收入血供给身体各脏器使用。

消化道各器官的活动受到自主神经的支配，交感兴奋或抑制可以导致胃肠动力的变化。迷走神经受损可引起胃、十二指肠对扩张的异常敏感性。消化道并不只是一条有上皮内衬的肌肉管道，它具有独特的肠神经系统，其功能的行使可以不依赖中枢神经系统而独立完成，并且可以直接接受胃肠道腔内各信号，被激活后分泌的神经递质为多肽分子。各种精神因素，尤其是长期高度紧张也可以干扰高级神经的正常活动，造成脑 – 肠轴的紊乱，引起内脏感觉过敏，进而引起胃肠道功能的紊乱。

胃肠道激素，也称为脑肠肽，来源于胃肠道内分泌细胞和神经细胞的小分子活性物质和多肽，作为神经信息的传递物质，对于维持消化道行使正常生理功能是不可缺少的，胃肠激素相互之间及胃肠激素与胃肠各种细胞、组织、器官之间相互协调才能维持生理功能，一旦这种平衡被打破，就可以引起疾病。例如：胃泌素分泌过多可产生卓 – 艾综合征。因此胃肠道神经分泌的失衡有可能是导致一些症状综合征，如功能性消化不良、肠易激综合征等功能性疾病的病因。此外，肠免疫系统可能在系统性自身免疫性疾病和免疫耐受的发展中也起着重要作用，胃肠道相关淋巴组织作为常见的黏膜相关淋巴组织的一部分，能够识别各种进入胃肠道的抗原，并可以鉴别哪些抗原应忽视（如共生菌落的蛋白和营养物质）、哪些应引起免疫反应（如致病菌的蛋白）。由于消化道直接开口于体外，接纳体外的各种物质，其黏膜接触各类病原体、致癌物质、毒性物质的机会相对较多，在免疫及其他防御功能减弱的情况下，容易发生感染、炎症乃至损伤。消化系统肿瘤的发病率较高也可能与此有关。胃癌、食管癌、结肠癌、胰腺癌等均是常见的恶性肿瘤，在全身恶性肿瘤中占很大的比例。胃肠道含有较多的单核巨噬细胞，其构成消化道的免疫保护屏障，保护胃肠道不受外来致病因子的侵袭，当这种功能受损时有可能会出现疾病。正常的肠道微生态环境对维持人的健康状况、抵御外来微生物的侵害、防止疾病的发生也具有重要的意义。

肝脏是体内碳水化合物、蛋白质、脂质、维生素合成代谢的重要器官，通过各种复杂的酶促反应而运转，一旦肝细胞受损停止工作或酶缺乏均可引起疾病。相关论述将在《中西医结合肝病学》中进行。

（吴国志　张向磊　张迎迎　孙文琴　陈洪琳　焦　泽）

第二节　脾胃病的中医学发展史

脾胃学说是我国中医学理论的重要组成部分，为各朝各代医家所重视，其形成与发展源远流长，经历了奠基、发展、形成和成熟四个较大的阶段，在不同的历史时期又各有特点。在各个时代杰出的中医学者层出不穷，为脾胃病学的发展贡献了自己的力量。

一、脾胃病学基础的形成——秦汉时期

1. 中医学四大经典之一的《黄帝内经》（简称《内经》）是最早较全面地阐述有关脾胃的生理、病理及相关治则的巨著。其指出，脾胃共同协同作用完成饮食水谷的受纳与运化、化生气血及充养四肢百骸，是维持人体生命活动的重要器官。如《素问·灵兰秘典论》曰："脾胃者，仓廪之官，五味出焉。"《素问·经脉别论》曰："饮入于胃，游溢精气，上输于脾，脾气散精，上归于肺，通调水道，下输膀胱，水精四布，五经并行。""脾主身之肌肉""脾在志为思""脾舍意""脾恶湿""口为脾窍"等，说明脾胃的生理活动与五官、九窍、情志等均有密切关系。在病因病机方面，《内经》指出饮食、气候、精神、劳倦等因素与脾胃病的发生有关，如《素问·痹论》说"饮食自倍，肠胃乃伤"，《灵枢·百病始生》说"用力过度，……肠胃之经络伤，则血溢于肠外"，《宣明五气论》说"久坐伤肉"，《五运行大论》说"思伤脾"等。《内经》中还对中医脾病多虚、胃病多实的病机进行了高度概括，针对脾胃系统病变的特点，提出了相应治疗原则。如《素问·阴阳应象大论》说"中满者，泻之于内"，《素问·脏气法时论》说"脾恶湿，急食苦以燥之""脾欲缓，急食甘以缓之"。指出了脾胃病虚证宜补，实证宜

泻，补好甘药，泻好苦药，这些都成为后世治疗脾胃病的立法用药原则。《内经》对脾胃病从生理、病理、病因、证候、诊断及治则等各个方面均进行了论述，为后世脾胃学说的确立奠定了基础。

2. 在《内经》的基础上，《难经》将脾胃病的理论进一步充实与发挥，《伤寒杂病论》则系统论述了脾胃病的病变及治疗。

《难经》对脾胃病的理论不仅进行了充实与发展，而且在辨证上也有了进一步的发挥，特别是分析了脾胃病的各种证候的分析和相互转化。如《难经·十五难》说"胃者，水谷之海，主禀四时，故皆以胃气为本，是为四时之变病，死生之要会也。脾者，中州也，其平和不可得见，衰乃见耳，来如雀之啄，如水之下漏，是脾衰见也。"又如《难经·十六难》所曰："假令得脾脉，其外证面黄，善噫，善思，善味，其内证当脐有动气，按之牢若痛，其病腹胀满，食不消，体重节痛，怠惰嗜卧，四肢不收。有是者脾也，无是者非也。"

《伤寒杂病论》中，许多内容都涉及脾胃病的临床病变症状及对应治疗。如《伤寒论·辨阳明病脉证并治第八》主要论述"胃凉实"，认为胃热津伤、燥热内结为主要病机，方选白虎汤清热，承气汤通腑。又如《伤寒论·辨太阴病脉证并治第十》论述"脾家虚"，病机为太阴虚寒，以理中汤温脾为主要治法。在《金匮要略》中，则对常见的脾胃内伤杂病如寒疝、宿食、呕吐、下利、吐衄、下血等，从病因病机、辨证立法、处方用药及预后护理等方面都进行了较为系统的论述，建立了一整套的临床诊治原则。如用黄芪建中汤、小建中汤类方剂治疗虚劳诸不足，脾虚萎黄，妇人中虚腹痛；用理中汤温脾，治疗中虚腹满、虚寒霍乱、胸痹短气等。其辨证思路及用药方案为历代医家推崇和效法，成为后世调治脾胃病组方用药的基础和规范。

二、脾胃学说的快速发展——隋唐两宋

隋唐两宋，出现了众多优秀的医家和专著，它们从不同的方面促进了脾胃学说的发展。

1. 巢元方以脏腑为核心，讨论脾胃病的病因与证候。如其在《诸病源候论》中以脏腑为核心讨论病机，对脾胃病从病因病机、证候、发病时间、脉象、预后等各方面进行阐述，是首次从病源学角度对脾胃的专门论述。

2. 孙思邈提出了按五脏系统分类疾病的方法，并大力提倡食养、食疗。其在《备急千金要方》中，按五脏系统对临床疾病加以归类，创立并收录了大量方剂，使治疗脾胃病的方药更加丰富而系统，其中创立了许多治疗脾胃病的著名方剂，为后世治疗脾胃病所沿用。孙氏十分强调饮食疗法的重要性。他在《千金要方·食治》中说："夫为医者，当须先洞晓病源，知其所犯，以食治之，食疗不愈，然后命药。"在食养方面，孙氏提倡"不欲杂"。强调通过脾胃的生化作用，达到防病强身、益寿延年的目的，对脾胃疾病的调养有深远的意义。

3. 钱乙提出了调治脾胃的治法在儿科疾病治疗中的重要性。宋代钱乙在《小儿药证直诀》中认为脾胃为慢惊、发搐、壮热、食不消、腹胀、手足冷、黄病、虚羸、弄舌等多种疾病的病因，强调了治脾胃的重要性，认为"脾胃虚弱，四肢不举，诸疾遂生"。在治疗上针对"小儿易为虚实，脾虚不受寒温，服寒则生冷，服温则生热"，制定了相应的治则与方药，丰富了脾胃病证的治疗方案。

三、系统的脾胃病学说的形成——金元时期

金元时期，各医学流派纷纷崛起，百家争鸣，促进了脾胃学说的形成和创立。

1. 张元素着重强调"养胃气"，刘完素强调"胃中润泽说"，张从正提出"以下为补"，均对脾胃学说做出了重大贡献。张元素在《医学启源》中提出"人之根本，胃气壮则五脏六腑皆壮也"，说明了脾胃在五脏六腑中的地位和调养脾胃的重要性。张氏在治疗上针对脾喜温运、胃喜润降之特点，确定了治脾宜守、宜补、宜升，治胃宜和、宜攻、宜降的治疗原则。刘完素认为六气皆从火化，五志过极皆为热

病，脾胃的生化在于胃中阴液润泽的作用。他在《素问玄机原病式·六气为病·火类》中说"《经》曰动物神机为根在于中，故食入于胃，而脾为变糜，布化五味，以养五脏之气，而养荣百骸，固其根本，则胃中水谷润泽而已。"张从正力倡攻邪，但反对滥用温燥，临证善于攻下，把下法广泛地应用于疫痢、霍乱、痹证、积聚等病。已为近年来运用下法治疗急腹症所证实。

2. 李杲善温补，创立了脾胃学说。其继承了《内经》《伤寒杂病论》等有关脾胃论治理论及张元素脏腑虚损病机和养胃气为本的治法，全面系统地创立了脾胃学说，其学术内容主要包括以下几个方面。①李东垣认为内伤脾胃，百病由生。在《脾胃论·脾胃虚实传变论》中说"脾胃之气既伤，而元气亦不能充，而诸病之所由生也。"李氏认为脾胃内伤发病包括劳伤阳气、谷气下流、胆气不升、气或乖错4个方面。因为五脏六腑皆禀受脾胃之气滋润，故其发病常波及其他脏腑和器官。在《脾胃论》中专门列了"大、小肠、五脏皆属于胃，胃虚则俱病论""胃虚脏腑经络皆无所受气而俱病论""脾胃虚则九窍不通论""胃虚元气不足诸病所生论"诸篇，强调脾胃在全身各脏腑中最为重要。②李氏认为脾胃疾病主要表现在气火失调和脾胃枢纽作用的升降失常上。气与火关系的失调是产生阴火的病机，李氏认为若元气充足，则阴火降敛；反之，元气衰弱，则阴火亢盛。当"脾胃气虚则下流于肾，阴火得以乘其土位"，于是就产生了内伤热中的病机变化。③李氏十分强调脾胃与元气关系密切，认为脾胃为滋养元气之源泉，如《脾胃论·脾胃虚则九窍不通论》曰"真气又名元气，乃先身生之精气也，非胃气不能滋之。"如果脾胃有病，则必致气血俱弱，这就为脾胃为后天之本论奠定了基础。④李氏在《内外伤辨惑论》中，对内伤热中证及外感发热证的病机变化和症状进行了明确的鉴别，首辨阴证和阳证，病机中心则在"脾胃有伤"，阳为外感有余之病，皆初为伤寒，传为热中；阴为内伤不足之证，皆初为热中，末伤伤寒，二者表面相似，实质却不大相同。故李氏从辨寒热、口鼻、四肢及气少气盛、渴与不渴等多方面的临床症状表现列举了鉴别诊断要点，有助于后世医家临证时掌握。⑤针对脾胃内伤病的特点，李氏提出"升发脾阳"的治疗原则，主张"下者举之，以济其弱"，纠正"阳精所降其人夭"的病理变化。灵活用药，随证加减，善用升阳顺气、升阳散火、升阳除湿、升阳益胃等治法。总之，李东垣对脾胃病学的发展起到了巨大的意义。

四、脾胃学说进一步发展与完善——明清时期

明清时期，不少医家关于脾胃病学说有着独特的论述和发挥，使脾胃学说进一步完善和发展。

1. 缪希雍重视养护胃津，又提出脾的不足之候。明代缪希雍对脾胃的保护十分重视，他在《本草经疏·卷一》中说"治阴阳诸虚病皆当以保护胃气为急"。在治疗外感热病方面，缪氏认为阳明多气多血，津液所聚而调养百脉，故阳明以津为本。他主张治疗热病以护养胃津为要务，故善用辛凉、甘寒、清气之法，尤擅用石膏治病，并常配以麦冬、竹叶、知母等清解邪热，顾护胃津。在治疗杂病方面，缪希雍尤其注重脾阴，认为饮食不进、食不能消、腹胀、肢痿等症往往是"脾阴不足之候"。

2. 薛己强调了肾中命火对脾胃的温煦作用。薛己的脾胃之说源于《内经》，并深受李东垣《脾胃论》的影响，对脾胃虚弱而致的寒中证做了颇多的阐发。他指出："脾病也当益火，则土自实而脾自安矣。"对火衰土弱之虚寒证，不仅强调生发脾胃阳气，还指出了补火生土，强调了肾中命火对脾胃的温煦作用，使治疗脾胃虚损之法渐趋完备，此外薛己认为脾胃为气血之本，脾为统血行气之经，其"脾统血"论对明确脾的生理功能概念是一重要贡献，并对后世有着重大影响。

3. 王纶按阴阳气血分治脾胃，更重视脾阴。以李东垣、朱丹溪的学说为基础，明代王纶提出了脾阴说，认为论治脾胃须"分阴阳气血"，反对概用"辛温燥热、助火消阴之剂"。他认为胃火旺与脾阴虚是互为因果的，不仅胃火旺可伤及脾阴，反之则如《明医杂著·风症》曰"脾胃阴血虚则阳火旺"，临床中以人参、白芍、甘草等作为治疗脾阴虚证的常用药物。这种阐述脾胃阴阳、脾胃分治的论述，对后世"脾阴""胃阳"学说的发展具有一定的影响。

4. 张介宾提出"调五脏即可以安脾胃"。张介宾对于脾胃与五脏之间的关系，精辟地指出"脾为土脏，灌溉四旁，是以五脏中皆有脾气，而脾胃中亦有五脏之气"，故在治疗上指出"善治脾者，能调五脏即所以治脾胃也，能治脾胃，而使食进得强，即所以安脏也"的观点，并详细论述了"调五脏以治脾肾"的具体方法。

5. 李中梓提出"脾为后天之本"，主张脾肾并重。明代李中梓在《医宗必读》中提出了"脾为后天之本"的著名论点，故在治疗上，主张脾肾并重，提出"治先天根本，则有水火之分"。并认为"肾为先天之本"与"脾为后天之本"二者是互济同治的。"肾安则脾愈安，脾安则肾愈安。"水不足者，用六味丸壮水之源以制阳光；火不足者，用八味丸益火之主以消阴翳。治后天根本，则有饮食劳色之分。饮食伤者枳壳丸主之，劳倦伤者，补中益气汤主之。

6. 绮石提出"阳虚三夺统于脾"。明代绮石，长于理虚，其在《理虚元鉴》中提出理虚之本及"阳虚三夺统于脾"，阐述了久病虚劳从脾论治原则。所谓三本者，为"治虚有三本，肺、脾、肾是也。肺为五脏之天，脾为百骸之母，肾为性命之根"，虽治虚劳尤其重视肺、脾、肾三脏，但他认为三脏的阳虚之证（夺精、夺火、夺气）均以胃不进食及脾气不化为危。绮石称这种情况为"中气不守"。故在治疗上把此"三夺"统于脾，而以补脾益气之法统之。

7. 叶桂主张脾升胃降，创立胃阴学说。清代叶桂认为脾胃虽同属中土，但二者不能混为一谈。他在《临证指南医案·卷三·脾胃》中说："太阴湿土，得阳始运，阳明阳土，得阴自安，以脾喜刚燥，胃喜柔润也。"又说："纳食主胃，运化主脾，脾宜升则健，胃宜降则和。"在治疗上，叶氏所用的通降法，既非一般的辛开苦降，也不是苦寒下夺，而是用"甘平或甘凉濡润以养胃阴"，待"津液来复使之通降"。适用于"脾阴不亏，胃有燥火"的病证。其所制养胃生津的益胃汤等方，被历代医家所沿用，历久而不衰。

8. 吴澄阐述了脾虚证的病理与治疗。清代吴澄在《不居集·论补脾阴法》中明确地论述了脾阴虚的病理与治疗。书中曰"古方理脾健胃，多偏补胃中之阳，而不及脾中之阴。然虚损之人为阴火所灼，津液不足，筋脉皮骨皆无所养，而精神亦见羸弱，百症从生焉"。并创立理脾阴正方等方药，选用人参、紫河车、茯苓、白芍、扁豆、山药、橘红等"忠厚和平之品，补土生金，燥润合宜，两不相碍"，做到了补脾阴而不碍胃阳，培中宫而不燥津液。为近年来关于脾阴的广泛研究提供了理论依据。

总之，经历了各个朝代中医的脾胃学说有了长足的进步，对于脾胃的生理病理特点及辨证论治规律探讨，均日趋于充实和完善。

（吴国志　张向磊　张迎迎　陈洪琳　焦　泽）

第三节　脾胃病的相关辨治原则

一、辨证论治

【辨证原则】

脾胃病辨证，首先应当注意虚、实、寒、热各有不同。脾虚证，主要包括脾气虚、脾阳虚；脾实证则包括寒湿困脾、湿热蕴脾等。脾与湿在临床上关系密切。不仅脾虚可以生湿，湿盛亦可以引起脾虚，故成本虚标实之证。治疗当结合虚实辨证，采取健脾、益气、祛湿、温阳、清热等法。而胃为阳腑，喜润恶燥，以和降为顺，故其治疗原则应以理气和胃、滋润胃阴、和降胃气为主。虚证可用温中祛寒、补中益气法；实证宜用清化湿热或温化寒湿法。然因胃与脾在生理、病理上的相互影响，故论治应结合进行。肝肾与脾胃关系密切，当随证采取温补脾肾、疏肝健脾、疏肝和胃等法。

【证治分类】

（一）虚证

1. 脾胃阳虚证

症状：面色苍白，畏寒肢凉，腹胀有冷感，或泛吐清水，胃纳不佳，或纳食后不易消化，喜温喜按，多食易不消化，大便溏薄，小便清长。

舌脉：舌淡，苔白，脉沉细。

治法：温中健脾。

例方：理中汤加减。本方功效温中祛寒，补气健脾，可用于脾胃阳虚、脾胃运化失调的病证。

药物：干姜温中祛寒；党参补脾益气；白术、茯苓健脾渗湿；甘草益气和中，调和诸药。

加减：腹部冷痛，形寒肢冷为甚者，可加熟附子、肉桂温脾阳；肢体水肿且尿少，可再加桂枝、泽泻、车前子通阳利水消肿；腹泻日久，心烦少寐者，加川连、肉桂交通心肾、清火安神；腹部胀满者，加枳实、大腹皮行气消导。

2. 脾胃气虚证

症状：面色萎黄，少气懒言，纳少便溏，久泻脱肛，四肢乏力，肌肉痿瘦，脘腹坠胀，齿衄、吐血、便血，女性月经过多，白带清稀，小便淋沥不尽，或尿混浊如米泔水。

舌脉：舌淡，脉濡弱等。

治法：补中益气。

例方：补中益气汤加减。本方功效为健补脾胃，升阳益气，适用于中气不足、气虚下陷的病证。

药物：黄芪、党参、甘草补气培中，白术健脾，陈皮理气，当归养血，升麻、柴胡升举清阳。

加减：黎明洞泻，火不生土者，加补骨脂、熟附子、五味子温肾暖土；脾不统血而致出血，肤有紫癜者，加熟地黄、阿胶、仙鹤草养血止血；若兼有脾阴虚证或气阴两虚证，则当取用甘淡补脾之法，方多选用参苓白术散加减。

3. 胃阴不足证

症状：胃脘部灼痛，嘈杂似饥，或不思饮食，稍食即胀，干呕恶心，口干咽燥，大便干结，形体消瘦。

舌脉：舌淡红少苔，脉细数。

治法：滋养胃阴。

例方：沙参麦冬汤加减。本方功能养胃生津，适用于胃阴不足之证。

药物：北沙参、麦冬、石斛、天花粉、芦根滋养胃阴，生津止渴；白芍、甘草酸甘敛阴。

加减：如津伤过甚，则半夏宜轻用，可再加玉竹、知母、竹茹之类以生津养胃。

（二）实证

1. 寒湿困脾证

症状：胸闷口黏，纳谷不馨，脘腹痞胀，头身困倦，泛恶呕吐，大便稀溏，皮肤晦暗发黄，四肢水肿，小便短少。

舌脉：苔薄腻，脉濡滑等。

治法：燥湿运脾。

例方：胃苓汤加减。本方功能燥湿运脾，通阳利水，适用于寒湿困脾、脾运不健的病证。

药物：苍术、白术燥湿运脾；厚朴、陈皮祛湿除满，理气化滞；猪苓、茯苓甘淡渗湿，通利小便；桂枝温阳化气而通利小便。

加减：若寒湿较甚，腹痛，水泻频剧，可加藿香、草果、干姜温脾燥湿祛寒；如水肿尿少，加大腹皮、生姜皮、薏苡仁等渗湿利水消肿。

2. 湿热蕴脾证

症状：肌肤黄染如橘色，两胁及脘腹作胀，食少厌油，恶心呕吐，口干苦，大便秘结，或便溏不爽。小便黄赤短少，或有发热。

舌脉：舌红，苔黄腻，脉濡数等。

治法：清利湿热。

例方：茵陈蒿汤合四苓散加减。功效为清利湿热，适用于湿热蕴脾、健运无权、熏蒸肌肤、发为黄疸的病证。

药物：茵陈、栀子清利湿热，消退黄疸；大黄通泄瘀热而疏利胆道；白术、泽泻、猪苓、茯苓渗湿而利小便。

加减：湿盛易使胃气上逆，呕恶频作者，酌加藿香、佩兰、法半夏、陈皮、竹茹等芳香化浊，和胃降逆。

3. 胃火灼热证

症状：胃脘阵痛，痛势急迫，心中烦热，嘈杂易饥，吞酸呕吐，甚或食入即吐，或伴呕血，口渴，喜冷饮，或口臭，牙龈肿痛糜烂，便秘。

舌脉：舌苔黄，脉数。

治法：清胃泻火。

例方：清胃散加减。本方功效清胃泻火，适用于胃火炽盛、血热妄行之证。

药物：黄连、黄芩、栀子、大黄清胃泻火，生地黄、丹皮凉血清热，石膏、知母、芦根清胃生津。

加减：可加茅根、大蓟、小蓟、藕节之类凉血止血；阴伤较甚，口渴，舌红苔少，脉细数者，加天花粉、石斛、玉竹养胃生津。

4. 寒邪犯胃证

胃痛绵绵，泛吐清水，或脘胀疼痛，持续不已，感寒或饮冷后加重，怕冷喜热，得温稍舒，或见呃逆。

舌脉：舌苔薄白而滑，脉沉弦。

治法：温胃散寒。

例方：温胃饮加减。本方功能温中散寒，益气健胃，适用于胃寒停饮之证。

药物：附子、干姜、吴茱萸温中散寒和胃，党参、白术补益胃气，丁香、柿蒂祛寒降逆止呕，桂枝、茯苓化饮利水，沉香降气和中。

加减：胃痛绵绵，泛吐清水者，可加半夏；兼有气滞者加高良姜、香附温胃理气。

5. 饮食积滞证

症状：脘腹胀痛拒按，呕吐酸腐，嗳气泛酸，或口臭龈肿，大便不爽，厌食。

舌脉：舌苔厚腻，脉濡而滑。

治法：消食导滞。

例方：保和丸加减。本方功能消导积滞，化湿和胃，适用于食滞胃脘之胃实证。

药物：神曲、山楂、莱菔子消积导滞，宽畅胸腹之气；枳壳、厚朴、陈皮理气宽中；半夏、茯苓化湿健脾和胃。

加减：腹气多胀甚者，可加枳实、砂仁、槟榔等以行气导滞。

（三）兼证

1. 脾肾阳虚证

症状：面色苍白，神倦，少气懒言，形寒肢冷，喜温，大便溏泄或黎明即泻，腹痛，下肢水肿，或有腹腔积液。

舌脉：舌苔淡白，脉沉迟而细。

治法：温补脾肾。

例方：附子理中汤加减。本方健脾温肾，用于脾肾阳虚、腹痛泄泻、肢冷、便溏等症。

药物：附子、干姜、肉桂温补脾肾之阳；白术、党参、甘草健脾益气；淫羊藿、补骨脂温肾。

加减：脾虚气陷，久泻，脱肛，加黄芪、升麻、葛根益气升清；阳虚饮停，尿少，肢肿，加泽泻、茯苓利水渗湿。

2. 肝脾不和证

症状：胁胀或痛，纳少，嗳气，腹部胀满，肠鸣，泄泻，矢气多，性情急躁。

舌脉：舌淡，苔薄白，脉弦细。

治法：疏肝健脾。

例方：逍遥散加减。

药物：柴胡、枳壳、木香、香附疏肝理气；白术、陈皮、茯苓健脾益气；当归、生地黄养阴和血。

加减：肝气犯胃，胃痛，呕逆，加元胡、川楝子理气止痛；肠鸣，腹痛泄泻，泄后痛减，加防风、白芍抑肝扶脾。

3. 脾胃不和证

症状：胃脘部饱闷发胀，隐痛，食少，食后不易消化，嗳气，甚则呕吐，腹胀，大便溏薄。

舌脉：舌苔薄白，脉细。

例方：香砂六君子丸加减。本方益气和中，调和脾胃，用于脾失健运，胃失和降等病证。

药物：党参、白术、茯苓补脾益气，陈皮、半夏燥湿健脾，木香、佛手和胃理气。

加减：食滞胃脘，加山楂、神曲、鸡内金；脾虚明显，气短倦怠，加黄芪补气。

二、备要

1. 脾胃同居中焦，以膜相连，互为表里。在正常生理情况下，脾主运，胃主纳；脾主升、胃主降，两者相辅相成、共同维持人体正常的消化吸收及排泄功能。在病理状态下，脾胃常常同病。一般来说，脾病多虚多寒、胃病多实多热，古人曾概括为"实则阳明，虚则太阴"，即指此意。治疗上应注意"脾宜升则健，胃宜降则和"，以及治脾兼顾调胃、治胃毋忘健脾的原则。

2. 脾与湿在临床上关系密切，脾病多夹湿，常以祛湿之法治疗。脾为湿土，喜燥恶湿。湿盛可以导致脾虚，脾虚也可生湿，往往互为因果。脾虚失运，水湿内留，多属本虚标实之证。本虚为主者，治多健脾，佐以化湿；标实为主者，则应以祛湿为主，兼以运脾。临证应辨别脾虚和湿胜轻重缓急之分而随证用方。

3. 脾胃病亦可导致气滞。脾胃居中焦，影响气机的升降，病变过程中易出现腹胀、纳少等脾气壅阻之证。在治疗中，应配合使用理气消导之法，有助于脾的健运。

4. 遇脾阴不足之证，当予以滋润。脾虚一般以气虚、阳虚为多，但亦可出现脾阴证。如出现面白颧红，虚烦，口干，唇红，厌食不饥，或能食而不运，大便干结或泻下如酱，黏滞不爽，口舌生糜，舌干红，苔少无津，脉细数无力等阴虚症状，当予以甘润养阴，以参苓白术散、麦门冬汤加减，并可适当重用甘草，即"甘守津还"之意。但注意养阴不可过于滋腻，或斟酌选择配伍甘淡实脾之品，如白扁豆、薏苡仁、白术等。

5. 胃为阳土，为病多偏于热，治当苦寒泄热；但热甚伤津，胃阴耗损者，应予以甘寒养阴。如过用苦寒，则阴津越伤，热邪越炽。虚实夹杂，胃热盛而津液伤者，又当于苦寒泄热的同时，佐以顾护胃阴之品，一般宜用甘润养阴为主。若兼有气滞者，投理气而不伤阴之品，如玫瑰花、佛手花、绿梅花等。如过用香燥之品，则易耗伤胃阴。

（吴国志　张向磊　张迎迎　陈洪琳　焦　泽）

第四节　消化系统疾病的主要症状和体征

一、腹痛

腹痛为门诊与急诊上常见的临床症状，病因较为复杂，可能为器质性病变，也可为功能性病变。如按病程缓急可将腹痛分为急性腹痛和慢性腹痛。

【病因】

1. 常见的引起腹痛的腹盆腔脏器病变。①炎症：胃炎、肠炎、胆囊炎、胰腺炎、腹膜炎、盆腔炎、肝脓肿等。②溃疡：胃溃疡、十二指肠溃疡、溃疡性结肠炎等。③肿瘤：胃癌、肝癌、胰腺癌、肠癌等。④阻塞和扭转：胆道结石、输尿管结石、肠梗阻、肠粘连、嵌顿疝、肠扭转、卵巢囊肿扭转等。⑤破裂：异位妊娠破裂、黄体破裂、脾破裂、肝癌结节破裂、腹主动脉瘤破裂等。⑥穿孔：胃穿孔、肠穿孔等。⑦血管病变：肠系膜动脉血栓形成、脾梗死等。⑧其他：如肠痉挛、急性胃扩张等。

2. 较常见的引起腹痛的腹盆腔外脏器与全身性的疾病。①胸部疾病：心肌梗死、心包炎、胸膜炎、大叶性肺炎、肺梗死、带状疱疹等。②变态反应性疾病：腹型紫癜症、腹型风湿热等。③中毒及代谢性疾病：铅中毒、卟啉症等。④神经、精神系统疾病：腹型癫痫、经前紧张症、神经症等。

【诊断与鉴别诊断】

腹痛在进行诊断时应详细了解既往病史、症状、体征及实验室检查化验结果等各方面的资料，综合分析得出结论。

（一）诊断

1. 病史采集

（1）一般资料：应首先了解患者的年龄、性别和职业。青壮年比较多见于溃疡病、胰腺炎、胃肠炎等。中老年则多见于胆结石、癌症与心肌梗死。如果急腹症见于女性，则可能的常见病因有宫外孕、卵巢囊肿扭转、黄体破裂等。工作上有长期铅等重金属接触史的患者要考虑铅中毒性腹痛或相关疾病。

（2）现病史

①起病方式：溃疡病、慢性胆囊炎、肠系膜淋巴结炎等起病隐匿。胃肠道穿孔、胆道结石、输尿管结石、肠系膜动脉栓塞、卵巢囊肿扭转、肝癌结节破裂、异位妊娠破裂等起病急骤。

②诱因：饮食不洁可导致急性胃肠炎；大量饮酒、进食油腻食物可诱发急性胰腺炎或胆道系统疾病；近期有外伤史者应考虑是否存在内脏破裂。

③腹痛的部位：应全面了解疼痛部位是局限性的还是弥漫性的、具体的局限部位、最痛的部位及疼痛起始的部位。

④腹痛的性质和节律：空腔脏器梗阻易引发急性绞痛，如肠梗阻、胆管结石或输尿管结石等，常有阵发性加重。胀痛多为器官包膜张力增加、系膜牵拉或肠管胀气扩张等所致。消化性溃疡穿孔则引发烧灼样或刀割样的持续性锐痛，可迅速扩散到全腹。溃疡病引起的中上腹痛常有节律性和周期性。空腔脏器慢性病变引起的腹痛多呈阵发性，程度较轻。实质脏器慢性病变引起的腹痛多为持续性隐痛或钝痛。应了解是否存在加重或缓解腹痛的因素，腹痛与体位和运动有无关系等。

⑤腹痛的程度：腹痛程度在一定意义上反映了病情的轻重。但老年人、反应差、应用镇痛药物或意识模糊的患者有时病变虽重，腹痛表现却不明显，应提高警惕。

⑥腹痛的放射：由于神经分布的关系，某些部位病变引起的疼痛常放射至固定的区域，如胆道病变右上腹痛伴右肩或肩胛下疼痛；肾盂、输尿管病变引起的疼痛多向腹股沟方向放射；子宫和直肠痛常放射至腰骶部等。

⑦腹痛的伴随症状：伴发热的提示为炎症性病变。伴血尿的多为输尿管结石。伴便血的可能是肠套叠、肠系膜血栓形成或肿瘤性疾病等。伴休克的多为内脏破裂出血、胃肠道穿孔并发腹膜炎。

（3）既往史：胆绞痛与肾绞痛者以往多有类似症状的发作史。有腹腔手术史的患者有肠粘连的可能，有心房纤颤史的则要考虑是否为肠系膜血管栓塞等。

（4）月经史：对于适龄女性应了解末次月经日期、有无停经及停经后再出血、经血量等。

2. 体格检查

（1）一般情况检查：应观察神志、呼吸、脉搏、血压、体温、体位、腹痛程度及有无贫血、黄疸等。

（2）腹部检查：腹部检查的顺序以视诊—听诊—叩诊—触诊顺序为宜，以免叩诊和触诊影响肠鸣音的听诊。

①视诊：观察腹壁有无黄染、疱疹和静脉曲张，腹部外形是否对称，有无膨隆、弥漫性胀气、胃型、肠型和蠕动波等，腹式呼吸是否受限。②听诊：应注意肠鸣音是否增强或减弱，有无腹部血管杂音。③叩诊：检查肝浊音界，移动性浊音，肝脾有无叩痛。④触诊：检查腹部有无压痛、反跳痛和肌紧张，有无局部肿块，肝脾有无肿大或触痛，能否触及胆囊，有无 Murphy 征、麦氏点是否有压痛等。

（3）直肠、阴道检查：有下腹部或盆腔疾病的患者做直肠检查，有时可以触及深部的压痛、摸到炎性肿块或肿瘤转移。对已婚女性做阴道检查有助于盆腔病变的诊断。

（4）腹外情况：锁骨上淋巴结和心肺检查不可忽略。腹股沟部位是疝的好发部位，检查中应加以注意。

3. 辅助检查

（1）血常规检查：血白细胞计数及中性粒细胞增高提示存在炎症，嗜酸性粒细胞增高应考虑存在寄生虫感染、腹型过敏性紫癜或嗜酸性粒细胞性胃肠炎等。

（2）尿常规和其他尿液检查：尿常规检查发现脓尿和蛋白尿提示泌尿系统感染，血尿提示泌尿系统结石、肿瘤或外伤，血红蛋白尿提示急性溶血，胆红素尿提示肝胆疾病，发现糖尿和尿酮体提示糖尿病酮症，怀疑铅中毒应查尿铅，怀疑异位妊娠破裂应做尿妊娠试验。

（3）粪常规检查和隐血试验：粪便的肉眼观察、粪便隐血试验、光镜下常规细胞、脂滴检查、粪便培养等亦可为临床诊断提供重要的资料。

（4）血液生化检查：血清淀粉酶增高提示为胰腺炎。血糖、血酮、肝功能等检查也有助于糖尿病酮症、肝病等疾病诊断和鉴别诊断。

（5）肿瘤标志物检查：怀疑胃肠道肿瘤应查癌胚抗原，怀疑肝癌应查甲胎蛋白等。

（6）腹腔穿刺液的常规及生化检查：腹痛诊断未明而发现腹腔积液时，必须做腹腔穿刺检查。肉眼观察穿刺液即可初步判断是否有腹腔内出血或感染，然后应立即做常规检查、生化检查，同时可做涂片及细菌培养、找病理细胞等。

（7）超声检查：可以发现胆道结石、胆管扩张和胰腺、肝脾的肿大，腹内的肿瘤、囊肿和炎性肿物，腹腔积液；在宫外孕的诊断中，有时可看到子宫外侧的胚胎或输卵管内的积液。

（8）X线检查：肠腔积气扩张和多个液平面有助于诊断肠梗阻。腹部X线平片如发现膈下游离气体有助于诊断胃肠道穿孔。X线钡餐造影或钡灌肠检查可以发现胃肠溃疡、肿瘤等。

（9）CT和MRI检查：对腹内实质脏器的炎症、脓肿、外伤、肿瘤等均有较高的诊断价值。

（10）内镜检查：应用内镜可以直接观察消化道内腔和黏膜病变；经内镜逆行胆胰管成像（endo-scopic retrograde cholangiopancreatography，ERCP）、经皮穿刺肝胆道成像（percutaneous transhepatic cholangiography，PTC）检查有助于胆道和胰腺病变的诊断；膀胱镜可用于诊断膀胱炎症、结石或肿瘤；对诊断困难的慢性腹痛，必要时可行腹腔镜检查。

（11）其他检查：心电图检查有助于判断是否是由于心绞痛、心肌梗死引起的腹痛。脑电图检查可用于诊断腹型癫痫。阴道后穹隆穿刺，有助于诊断异位妊娠破裂或黄体破裂出血。选择性肠系膜血管造影可用于诊断慢性肠系膜上静脉血栓形成等内脏血管病变。

（12）手术探查：当急性腹痛的病因诊断不能确定，保守治疗无效、病情转危的紧急情况下，为挽救生命可考虑行紧急剖腹手术探查。

（二）鉴别诊断

1. 急性阑尾炎：中上腹隐痛经数小时后转右下腹疼痛为急性阑尾炎疼痛的特点。可有麦氏点压痛，并可伴有肌紧张和反跳痛，是阑尾炎的典型体征。

2. 胃、十二指肠溃疡：好发于中青年。腹痛以中上腹部为主，大多为持续性隐痛，并有节律性和周期性。体格检查可有中上腹轻到中度压痛，但无肌紧张亦无反跳痛。内镜检查可以明确诊断。

3. 急性胰腺炎：多在饱餐后突然发作，中上腹持续性剧痛，常伴恶心、呕吐及发热。上腹部深压痛，肌紧张及反跳痛不甚明显。血清淀粉酶和腹部CT检查有助于诊断。

4. 胆囊炎、胆结石：慢性胆囊炎者常感右上腹部隐痛、进食脂肪餐后加剧，并向右肩及肩胛部放射。急性胆囊炎常在进食大量脂肪后发作，呈右上腹持续性剧痛，向右肩及肩胛部放射，多伴有发热、恶心、呕吐。体格检查时在右上腹有明显压痛和腹部肌紧张，Murphy征阳性是胆囊炎的特征。胆囊炎急性发作时白细胞总数及中性粒细胞明显增高。行超声检查可以明确诊断。

5. 输尿管结石：腹痛常突然发生，多在侧腹部呈阵发性绞痛，并向会阴部放射。疼痛发作后可见血尿为本病的特征，行腹部X线摄片、静脉肾盂造影等可以明确诊断。

6. 肠梗阻：肠梗阻的疼痛多在脐周，呈阵发性绞痛，伴呕吐与停止排便、排气。体格检查时可见肠型，局部压痛明显，肠鸣音亢进。X线平片检查，若发现肠腔充气，并有气液平面时肠梗阻的诊断即可确立。

7. 肠易激综合征：情绪激动、劳累等可诱发腹痛发作，腹痛部位常在左下腹与下腹部，排气或排便后症状稍缓解。

8. 克罗恩病：多数患者有位于右下腹或脐周的腹痛，一般为中等程度痉挛性疼痛，餐后加重。当病变发展至肠腔狭窄时，可见肠梗阻症状。炎症波及腹膜或急性肠穿孔时可见腹膜炎表现。诊断需要综合临床表现、结肠镜、X线钡剂检查及活检进行分析。

9. 异位妊娠破裂有3个主要症状：急性腹痛、阴道流血及停经。阴道检查发现宫颈有举痛，后穹隆饱满膨出、触痛显著，于宫体旁触及边缘不清的肿块。腹腔穿刺或后穹隆穿刺发现不凝固血液，即可确诊。尿妊娠试验、B超等检查也是重要的辅助检查手段。

10. 急性心肌梗死多见于中老年人，梗死的部位如在膈面，面积较大者多有中上腹部疼痛，多在劳累、紧张或饱餐后突然发作，呈持续性绞痛，并向左肩或双臂内侧部位放射。常伴恶心，可有休克。腹部检查时上腹部可有轻度压痛，无肌紧张和反跳痛，心脏听诊可有心律失常。心电图及心肌酶谱检查可以确诊本病。

二、黄疸

黄疸是指由于血中胆红素浓度增高（＞34.1 μmol/L 或＞2 mg/dL）沉积于组织中，引起巩膜、皮肤、黏膜及其他组织和体液发生黄染的现象。当胆红素超过正常值但＜34.1 μmol/L 时无肉眼黄疸，称隐性或亚临床黄疸。黄疸是许多疾病的一种症状和体征，多见于肝胆胰系统疾病。

【胆红素的代谢】

1. 形成：70%~80% 的胆红素源自衰老的红细胞，在脾脏、肝脏或骨髓中由单核巨噬细胞分离并降解生成的血红蛋白，另外 10%~20% 来源于无效红细胞生成及其他血红蛋白。

2. 运输和排泄：最初开始形成的胆红素为游离胆红素，因未经肝细胞摄取、未与葡糖醛酸结合，称非结合胆红素，又名间接胆红素。非结合胆红素与人血白蛋白结合而输送，为非水溶性，不能从肾小球滤过，故尿液中不出现非结合胆红素。非结合胆红素通过血循环运输至肝后，经葡糖醛酸基转移酶（UGT）的催化作用和葡糖醛酸结合，形成结合胆红素，变为水溶性，可通过肾小球滤过从尿中排出。

3. 肝内转运：在肝细胞内形成的结合胆红素被运送至毛细胆管面肝细胞膜上。在肝细胞窦膜和毛细胆管膜上分布着许多转运蛋白，包括钠有机阳离子转运器（OCT1）、牛磺胆酸共转运蛋白（NTCP）、毛细胆管多特异性有机阴离子转运器（cMOAT）、有机阴离子转运多肽（OATP）、多重耐药蛋白（MDR）和毛细胆管胆盐转运器（cBST）等，对结合胆红素通过主动转运的耗能过程分泌入毛细胆管腔及毛细胆管排泌起重要作用。任何损伤这些转运蛋白功能的因素都可能影响结合胆红素的排泄而诱发高胆红素血症。

4. 肠肝循环：结合胆红素进入肠腔后，经肠道细菌脱氢作用还原为尿胆原，大部分（68~473 pmol）随粪便排出，称为粪胆原。小部分（10%~20%）经回肠下段或结肠重吸收，通过门静脉血回到肝脏，转变为胆红素或未经转变再随胆汁排入肠内，这一过程为胆红素的"肠肝循环"。从肠道重吸收的尿胆原，有很少部分（每日不超过 6.8 μmol）进入人体循环，经肾排出。

【分类】

病因发病学分类分为：溶血性黄疸，肝细胞性黄疸，胆汁淤积性黄疸，先天性非溶血性黄疸。临床上以前 3 类为常见，特别是肝细胞性黄疸和胆汁淤积性黄疸，这种分类方法临床上最常用。

根据胆红素代谢过程中主要环节的障碍，可分为以下几种。

1. 以非结合胆红素升高为主的黄疸：血清总胆红素升高，其中非结合胆红素占 80% 以上。由肝前性因素引起，主要见于：①胆红素生成过多，如先天性和获得性溶血性黄疸、旁路性高胆红素血症等；②胆红素摄取障碍，如 Gilbert 综合征、某些药物及检查用试剂引起的黄疸等。

2. 以结合胆红素增高为主的黄疸：结合胆红素在总胆红素中所占比例＞30%，可由胆红素在肝内转运、排泄障碍或同时有胆红素摄取、结合和排泄障碍引起，包括：①肝外胆管阻塞，如胆结石、胰头癌等；②肝内胆管阻塞，如广泛肝内胆管结石、华支睾吸虫病等；③肝内胆汁淤积，如肝炎、药物性肝病、妊娠期多发性黄疸、Dubin-Johnson 综合征等。

3. 胆红素结合障碍：为葡糖醛酸转移酶活力减低或缺乏引起的黄疸，如 Gilbert 综合征、Crigler-Najjar 综合征、新生儿生理性黄疸等。

【诊断与鉴别诊断】

首先应与假性黄疸相鉴别。假性黄疸见于过量进食含胡萝卜素食物或服用某些药物如新霉素、阿的平等，可引起皮肤发黄而巩膜正常。老年人球结膜有微黄色脂肪蓄积，巩膜黄染不均匀，但此时皮肤并不出现黄染。所有假性黄疸者，血清胆红素浓度均无明显异常。

　　黄疸的鉴别诊断（表1-1）应结合病史症状、体征、实验室检查结果，进行综合分析和判断，才能得到正确的诊断。

表1-1　黄疸的鉴别诊断

	溶血性黄疸	肝细胞性黄疸	梗阻性黄疸	
			结石	癌肿
年龄	儿童、青年多见	30岁前急性肝炎多见，30随后肝硬化多见	中年多见	中老年多见
性别	无差别	无明显差异	女性多见，尤其肥胖者	男性多见
病史	家族史、类似发作史，急性发病有溶血因素可查	肝炎接触史、输血史、损肝药物史、酗酒史	可有类似发作史	短期内消瘦、体力减退
黄疸特点	急性溶血或危象时可有深度黄疸，慢性少量溶血不一定有黄疸	轻重不一，急性肝炎时多短暂	黄疸急起，多在腹痛后出现，历时较短暂，可波动	黄疸缓起，呈进行性加深
瘙痒	无	多无，或胆汁淤积时有	可有	常有
腹痛	急性大量溶血时可累及腰部	肝区隐痛为主	剧烈绞痛	常持续隐痛
消化道症状	无	明显	无	早期不明显
肝脏、脾脏情况	肝脏可稍大、软，无压痛，脾大	肝大，急性肝炎时质软，明显压痛，慢性时质硬，压痛不明显，脾脏急性短暂肿大，肝硬化明显肿大	多不肿大	肝脏可肿大，脾脏一般不肿大
血常规	贫血征，网织红细胞增多	肝硬化后期可有贫血、白细胞下降和血小板减少	白细胞增加	贫血征，白细胞可增加
总胆红素	一般<85 μmol/L	不定，一般<170 μmol/L	可>170 μmol/L	多>170 μmol/L
结合胆红素	<35%	>35%	>35%	>35%
尿胆红素	尿色正常，尿中无胆红素	尿色加深，尿中胆红素阳性	尿色深，尿中无胆红素波动	尿色加深，尿中胆红素阳性
粪中尿胆原	粪色深，粪中尿胆原增加	粪色正常，粪中尿胆原多无改变	粪色变浅，粪中尿胆原波动	粪色呈陶土色，尿胆原逐渐减少
血清碱性磷酸酶、转氨酶	正常	碱性磷酸酶多正常，转氨酶多明显上升	碱性磷酸酶明显上升，呈波动性，转氨酶正常，可轻度上升	碱性磷酸酶明显上升，呈进行性，转氨酶可中度上升
凝血酶原时间	正常	延长，维生素K不能纠正	可延长，维生素K能纠正	晚期延长，维生素K不能纠正
肾上腺皮质激素刺激试验	无诊断价值	急性肝炎的黄疸可明显下降	黄疸下降不明显	黄疸下降不明显

1. 病史：对于黄疸患者首先要确定高胆红素血症是非结合型还是结合型，是急性还是慢性的过程。对于非结合型胆红素升高则要确定是胆红素产生增多、摄取减少还是结合障碍。对于结合型胆红素升高为主者要确定是肝内胆汁淤积还是肝外胆道梗阻。如果发热、黄疸、右上腹痛、腹痛出现较快提示为急性病。不洁饮食、输血史、静脉内滥用药物和不健康性行为可能提示为病毒性肝炎。药物、乙醇或口服避孕药通过引起胆汁淤积和肝细胞损害而产生黄疸。胆结石病史、既往胆道手术和曾经有过黄疸提示胆道疾病。黄疸家族史则提示可能有胆红素转运或合成缺陷或有遗传性疾病。30 岁以下的年轻患者急性器质性疾病较多见，而 65 岁以上的老年患者多为结石和恶性肿瘤。

2. 症状与体征：寒战和高热可能提示为胆管炎或细菌感染，而低热和类似流感的症状通常提示为病毒性肝炎。出现疼痛并放射到肩背部提示胆道或胰腺疾病；瘙痒、黄疸持续 3～4 周可能来自各种原因所致的梗阻性黄疸。恶病质、消瘦、肝掌、男性乳房女性化及蜘蛛痣表明可能为慢性肝病。肝缩小、触及结节并伴有脾大则为肝硬化，而肿块或淋巴结肿大可能为恶性肿瘤。扑翼样震颤和精神症状则为肝病晚期。

3. 实验室检查

①非结合性高胆红素血症：网织细胞数、乳酸脱氢酶（LDH）、结合珠蛋白量及外周血涂片检查能提供溶血依据。要进行免疫功能检查、铅中毒、维生素 B_{12} 缺乏、地中海贫血、铁粒幼细胞贫血的实验检查来确定是否为溶血。

②结合性高胆红素血症：要进行转氨酶、碱性磷酸酶、总蛋白及白蛋白等的测定来区别胆汁淤积性与肝细胞性。包括如果碱性磷酸酶正常，则不大可能是胆汁淤积性。急性黄疸型肝炎时，ALT、AST 明显增高，其他原因肝病时，ALT、AST 也可升高，AST＞ALT 为乙醇损害。胆汁淤积性黄疸时，二酶多数正常，少数病例可有升高，但幅度较小。在重症肝炎时，转氨酶可升高，但往往随着黄疸的加深，二酶活力反而下降，甚至正常，这就是所谓的"胆酶分离"现象，预后险恶。血清学检查可确定特征性肝脏疾病，例如：抗线粒体抗体阳性多为原发性胆汁性肝硬化，肝炎血清标志物阳性多为病毒性肝炎，甲胎蛋白过高多为恶性肿瘤。胆汁淤积常伴有高胆固醇血症。

4. 辅助检查

①B 超检查：超声是检查胆道梗阻的首选方法，它的准确率可达 77%～94%。急性梗阻时要经过 4 小时至 4 日才能发现胆道扩张。部分或间断梗阻可能不引起扩张。但超声不易看到胆管末端，所以不能准确地确定梗阻部位。

②CT：超声检查不能明确诊断时，可以进行 CT 检查，CT 能够较好地判断是肝内还是肝外损害。在超声和 CT 引导下可对团块病变进行细针穿刺吸引。CT 也可了解胰腺及其周围情况。

③MRI：对肝胆系统疾病的诊断价值与其他影像学诊断方法的比较有待进一步评价。但磁共振胰胆管成像（magnetic resonance cholangiopancreatography，MRCP）对胆道疾病的诊断具有一定的价值，能清楚地显示胆道系统，是有用的非创伤性检查。

④经内镜逆行胆胰管成像（ERCP）和经皮穿刺肝胆道成像（PTC）：肝穿刺胆管造影适用于有胆管扩张和怀疑高位胆管梗阻者，而 ERCP 则适用于无胆管扩张和十二指肠壶腹、胰腺和低位胆管病变者。ERCP 诊断胆管梗阻的敏感性为 89%～98%，特异性为 89%～100%。而 PTC 的敏感性和特异性均达到 98%～100%。ERCP 在诊断时，还可行括约肌切开取石术、放置鼻胆管引流、内支架等治疗措施。PTC 除诊断作用外，还可行胆管引流。

⑤上消化道钡餐及胃镜检查：可检查发现曲张的食管胃底静脉，有利于门静脉高压症的诊断。超声内镜（edoscopic ultrasonography，EUS）有助于发现由十二指肠乳头癌、胆管癌或胰腺癌所致黄疸，经超声内镜细针穿刺进行胰腺活体组织学检查更有助于确定胰腺疾病性质。

⑥肝组织检查：急性黄疸很少需要行肝穿刺来协助诊断。肝穿刺常用于持续性黄疸而怀疑肝内胆汁

淤积或为其他弥漫性肝病如慢性肝炎、早期肝硬化病变所致，有时也用于肝内占位性病变的诊断。对先天性非溶血性黄疸的诊断一般需要行肝活检后才能确定。

三、腹泻

正常人每日排便 1 次，重量为 150～200 g，含水分 60%～85%，少数人每 2～3 日排便 1 次或每日排便 2～3 次，但粪便成形，无异常排便感觉，也属正常。腹泻是一种常见的临床症状，是指排便次数明显超过平日习惯的频率，粪质稀薄，水分增加，常伴有排便急迫感及腹部不适甚或失禁等症状。临床上常以每日大便重量超过 200 g 作为腹泻的客观指标。腹泻按病程可分为急性和慢性两类，急性腹泻发病急，病程在 2～3 周，极少超过 8 周；慢性腹泻病程至少在 4 周以上，常超过 8 周。

【发病机制】

正常人每 24 小时会有 9～10 L 液体进入空肠，其中 2 L 来自饮食，其余来自分泌的消化液（包括唾液 1.5 L、胃液 2.5 L、胰液 1.5 L、胆汁 0.5 L、十二指肠液 1.0 L）。小肠可吸收 80%～90% 的液体，仅有 1.5 L 左右排至结肠，结肠又吸收大部分水分，最终仅有 100 mL 水分随粪便排出。如果小肠或结肠的吸收减少或分泌增加，24 小时粪便量超过 200 g 即可起腹泻。水是通过肠上皮的吸收和分泌是按被动方式进行的，随着 Na^+ 的吸收而吸收，Cl^- 的分泌而分泌，任何减少 Na^+、水吸收和（或）增加 Cl^-、水分泌的过程，均可导致腹泻。该病理生理过程涉及旁分泌、免疫、神经及内分泌多个系统，按发病机制可分为渗透性、分泌性、渗出性和动力性腹泻，但很多腹泻的发生可有多个因素同时存在，临床上也常分为吸收不良性腹泻、水样腹泻和炎性腹泻。

【病因分类】

急性腹泻的病因有：①食物中毒，如摄入污染了金黄色葡萄球菌毒素、蘑菇毒素、铅、砷、汞等重金属的食物；②肠道感染，包括细菌如沙门菌、空肠弯曲菌和大肠埃希菌等，病毒如诺如病毒和轮状病毒等，或寄生虫感染；旅行者腹泻为旅途中或旅行后发生的腹泻，多为细菌感染所致；全身感染亦可出现腹泻；③药物，如泻药、化疗药物、广谱抗生素，后者可继发假膜性肠炎；④其他疾病引起的腹泻，如盆腔炎症、粪块堵塞、急性缺血性肠病等。

慢性腹泻的病因比较复杂，主要有：①慢性肠道感染性疾病：如阿米巴痢疾、艰难梭菌感染、肠结核、阿米巴痢疾、慢性细菌性痢疾、血吸虫病、梨形鞭毛虫病、肠道念珠菌病、艾滋病均可引起慢性腹泻；②肠道炎症性疾病：炎症性肠病、放射性肠炎、缺血性肠炎、憩室炎、嗜酸性胃肠炎、尿毒症性肠炎；③肿瘤：大肠癌、结直肠绒毛状腺瘤、肠淋巴瘤及内分泌肿瘤如类癌等；④动力障碍性腹泻；⑤消化不良和吸收不良；⑥药源性腹泻。

【临床表现】

1. 年龄和性别：先天性腹泻多从儿童期起病，青壮年多见功能性腹泻、肠结核和炎症性肠病，而老年男性多见结肠癌，但有年轻化趋势，显微镜下结肠炎多见于中年女性。

2. 起病与病程：起病急伴有发热、腹泻次数频繁者多为肠道感染，如炎症性肠病、肠易激综合征、吸收不良综合征和结肠憩室炎等病引起的腹泻，可长达数年至数十年之久，常呈间歇性发作；结肠癌引起的腹泻很少超过 2 年；集体起病见于食物中毒。询问用药史、饮食习惯（牛奶和糖类）、旅行情况、腹部手术史和放射治疗史。

3. 排便量、粪便外观与腹痛性质：病变位于直肠和（或）乙状结肠的患者多有里急后重，便频，排便量少，有时只排出少量气体和黏液，粪色较深，多呈黏状，可混有血液，腹痛常为持续性，位于下腹或左下腹，便后可稍减轻。右半结肠或小肠病变的腹泻无里急后重，粪便稀烂呈液状或水样，色较淡，每次排便量多。结肠炎则表现为慢性反复发作的水泻。慢性胰腺炎和小肠吸收不良者，粪便中可见脂肪滴，含食物残渣，有恶臭。霍乱弧菌所致腹泻呈米泔水样。慢性痢疾、血吸虫病、溃疡性结肠炎、直肠癌等病引起的腹泻，粪便常带脓血。肠结核和肠易激综合征（irritable bowel syndrome，IBS）常有腹泻与便秘交替现象，IBS 的腹泻多在清晨起床后和早餐后发生，每日 2~3 次或更多，便前常伴有腹痛，粪便有时含黏液。

4. 其他症状和腹部体征：慢性腹泻伴发热时，要考虑炎症性肠疾、阿米巴痢疾、淋巴瘤和肠结核。显著消瘦和（或）营养不良要考虑引起小肠吸收不良的各种疾病、胃肠道肿瘤和甲状腺功能亢进症，而 IBS 患者往往无体重下降。腹泻伴少见部位或难治性消化性溃疡要排除胃泌素瘤。腹泻伴随关节炎症状的要考虑炎症性肠病、Whipple 病等。直肠指检对诊断直肠癌十分重要，在检查病因不明的慢性腹泻患者时不可忽略。

【辅助检查】

1. 新鲜粪便检查：是诊断急、慢性腹泻病因的最重要检查手段，发现粪中红白细胞、吞噬细胞、原虫、虫卵等提示肠道感染；脂肪滴及未消化食物提示消化不良，隐血试验阳性提示肿瘤或炎症。粪培养可发现致病微生物，如沙门菌、志贺菌及真菌等；而耶尔森菌属、气单胞菌属及非霍乱弧菌属等不作常规培养，易漏诊。

2. 血常规和生化检查：可了解有无贫血、白细胞增多、糖尿病及电解质和酸碱平衡情况。

3. 全消化道钡餐和钡剂灌肠：可显示胃肠道病变，小肠增强 CT 可同时评价肠壁及肠外病变，是诊断小肠疾病的常用手段。CT 或 MRI 对诊断慢性胰腺炎、胰腺肿瘤等尤有价值。

4. 内镜和活组织病理检查：对胃肠道的肿瘤有早期诊断价值。怀疑胆道和胰腺病变时，ERCP 有重要价值。

5. 血清及尿中胃肠道激素与化学物质测定：有助于诊断内分泌肿瘤引起的腹泻。

【诊断与鉴别诊断】

腹泻的诊断须从病史、症状体征、实验室检查结果特别是粪便检验中获得依据。首先应通过询问病史筛查中收集是否为感染性、抗生素相关性、泻药、放化疗后或全身疾病如甲状腺功能亢进及系统性硬化引起的腹泻，近期有否外出旅游等，抑或系艾滋病患者。

急性腹泻应首先需鉴别是否为病毒、细菌、寄生虫等引起的感染性腹泻，抑或食物中毒、食物过敏或药物引起的腹泻。食物中毒起病快，进食后 4 小时即可出现，常伴呕吐。肠道感染多出现恶心、呕吐、腹痛、发热、脓血便或水样便，大便可培养出致病菌。病毒感染多为水样腹泻，持续时间较短；细菌感染所致结肠炎多出现脓血便，轻度细菌感染可出现短暂水泻，临床表现酷似病毒性胃肠炎。

慢性腹泻多可通过病史、体检、大便常规培养及找虫卵和寄生虫、大便脂肪测定，以及结肠镜检查和活检等来明确诊断。若有黏液脓血便，需行结肠镜检查，可发现炎症性肠病、放射性肠炎等，感染性肠炎亦可出现黏液血便，但通过粪便常规和培养、血清阿米巴 – 血吸虫抗体检测、大便艰难梭状芽孢杆菌毒素测定等筛查可排除。若有脂肪泻，大便苏丹Ⅲ染色常阳性，当大便脂肪含量 20 g/24 h 或 >9.5 g/100 g 时提示胰腺疾病或胆汁酸不足，而红细胞叶酸含量低提示小肠性脂肪泻。行腹平片、腹部 B 超、腹部 CT、MRI、ERCP、超声内镜等检查发现胰管扩张、胰腺钙化等有助于诊断慢性胰腺炎。测定甲状腺功能、肾上腺皮质功能对相关内分泌疾病引起的腹泻的诊断有帮助。

四、腹腔积液

当腹腔内液体积聚超过 200 mL 就称为腹腔积液。

【病因】

腹腔积液的病因多样，肝硬化门静脉高压是腹腔积液形成的最主要病因，占所有腹腔积液成因的75%，其余为恶性肿瘤（10%）、心力衰竭（3%）、结核（2%）、胰腺炎（1%）或其他少见原因。约5%的患者具有混合性因素，如腹膜结核合并肝硬化，或酒精性肝病合并酒精性心肌病。

【发病机制】

（一）局部因素

门静脉压力增高，肝窦和肠系膜毛细血管压力升高，体液漏出并超出淋巴管和胸导管的引流能力，过多的体液从肝包膜漏至腹腔。

（二）全身因素

1. 肾钠排泄异常："动脉血管扩张假说"认为水钠潴留和腹腔积液的形成继发于循环异常，肝硬化门静脉高压引起周围血管扩张和动脉有效血容量下降，在激发神经体液因素，通过反射性刺激交感神经系统和肾素－血管紧张素－醛固酮系统，刺激血管升压素的释放，导致持续性水钠潴留和腹腔积液形成。

2. 腹腔内渗透压平衡改变：如腹腔内肿瘤转移灶、结核、结缔组织病（如系统性红斑狼疮所致浆膜炎）时富含蛋白的液体渗出到腹腔内。

3. 隐性心功能不全：如黏液性水肿患者的腹腔积液，甲状腺激素替代治疗可逆转液体潴留。

4. 腹膜通透性增高和淋巴管阻塞：如尿毒素血症和血透患者的肾源性腹腔积液。

5. 腹膜化学性灼伤：胆胰系统破裂，胆汁和胰液漏入腹腔。

【临床表现】

临床上会出现不同程度的腹胀、食欲缺乏、少尿，严重者可有腹部疼痛、呼吸困难、活动受限等。体征包括直立时下腹部饱满，仰卧时腹部饱满、隆起或两腰膨隆呈蛙腹状；脐至剑突下距离明显增大，脐至耻骨联合距离缩短；腹壁白纹、紫纹；腹壁、下肢或全身凹陷性水肿。叩诊移动性浊音阳性、有波动感提示腹腔积液已达 1500 mL 以上。大量腹腔积液可并发腹股沟疝、切口疝、膈疝等，亦可并发胸腔积液和自发腹膜炎。

【实验室检查】

（一）腹腔积液分析

1. 血常规和生化检查：包括腹腔积液细胞计数和分类、腹腔积液总蛋白和白蛋白。如只获取极少腹腔积液应先送细胞计数和分类。

2. 肿瘤标志物检查：AFP 检查有助于肝癌诊断；CEA 测定有助于胰腺和胃肠道肿瘤诊断。

3. 腹腔积液 ADA：阳性提示结核性腹膜炎可能。

4. 腹腔积液细菌培养和药物敏感性测定：使用血培养瓶床旁无菌采集 20 mL，如腹腔积液多形核计数 $\geqslant 250 \times 10^6$/L 时提示感染性腹腔积液，部分标本可培养出细菌生长。多种菌阳性提示可能存在消化道穿孔。

5. 腹腔积液病理细胞：有助于肿瘤诊断，如大量腹腔积液离心后送检敏感性增高。

6. 其他：淀粉酶、LDH、胆红素、甘油三酯等。乳糜性和血性腹腔积液是两种具有特殊外观和成分的腹腔积液。

（1）乳糜性腹腔积液：呈乳白色，不透明，高甘油三酯（200~1000 mg/dL，乙醚试验和苏丹Ⅲ染色阳性），白细胞 $>100\times10^6/L$，蛋白 >30 g/L，见于腹腔内肿瘤、腹腔内炎症（包括结核、肠系膜淋巴结炎等）、腹膜后肿瘤、胸导管阻塞（炎症、丝虫病、梅毒）、外伤或手术。乳糜性腹腔积液需与假性乳糜性腹腔积液相鉴别。假性乳糜性腹腔积液也呈乳糜样外观，见于慢性腹腔化脓性感染，脓细胞脂肪变性、破坏。化学成分为卵磷脂、胆固醇与小量蛋白质和脂肪颗粒。乙醚试验阴性。

（2）血性腹腔积液呈粉红色或血水样，含大量红细胞 $>(10~20)\times10^9/L$；蛋白 >30 g/L，见于肝外伤性破裂、肝癌结节破裂、急性门静脉血栓形成及肝外疾病如宫外孕、黄体破裂、自发性或创伤性脾破裂、急性出血坏死性胰腺炎、腹腔内肿瘤、结核性腹膜炎、Meigs 综合征。

（二）血清–腹腔积液白蛋白梯度

腹腔积液分析获得腹腔积液白蛋白定量的同时需常规检查人血白蛋白以计算血清–腹腔积液白蛋白梯度（serum-ascites albumin gradient，SAAG），有助于区分门静脉高压性和非门静脉高压性腹腔积液，识别病因和指导进一步的治疗。

【诊断与鉴别诊断】

（一）诊断

1. 腹腔积液的诊断：可通过病史和局部体检发现。影像学检查和诊断性腹穿可证实腹腔积液的存在，B 超可检出最少 100 mL 的少量腹腔积液。腹腔穿刺是明确腹腔积液病因的最快速、经济的方法。出现发热、腹痛或反跳痛、低血压、肝性脑病、肾衰竭、周围白细胞血症、酸中毒等情况需重复腹穿。

2. 腹腔积液的病因诊断：辅助检查如 CT 与 MRI、血管造影及内镜检查等可助病因诊断。腹腔镜可对腹膜和腹内肿瘤进行活检，适应证为原因不明的腹腔积液、腹痛和急腹症、原因不明的腹痛和腹部肿块等。

（二）鉴别诊断

1. 腹腔隔室综合征：健康状况下腹腔内压力是 0~5 mmHg。ACS 是一系列引起腹腔内压力急剧上升（常 >20 mmHg）的严重病理生理后果的复杂病况：如腹膜炎、烧伤等引起腹壁顺应性下降，或外伤后出血引起腹腔内容量急剧上升，出现大量胸腔积液、腹腔积液，使腹内压力升高到一定限度时，继发低血容量、血液浓缩、循环呼吸功能障碍、电解质紊乱、肝肾功能障碍等多器官受累表现，预后不佳。

2. 腹型肥胖：腹壁及身体其他部位脂肪大量堆积，腹部呈球形，脐下陷，移动性浊音为阴性。

3. 腹腔内占位性病变

（1）黏液瘤：腹部膨胀，移动性浊音阴性，影像学检查结合穿刺活检有助于鉴别。

（2）巨大腹腔囊肿：来源于肝脏、肾脏、胰腺、大网膜或腹膜后，可达到一定的程度而与腹腔积液相混淆。影像学等检查可证明囊肿起源于腹腔内或腹膜后器官。

（3）巨大卵巢囊肿：可引起高度腹部膨胀，囊肿的轮廓可触知；前腹叩诊呈浊音，腹侧部呈鼓音；波动感；脐孔有上移现象；尺压试验阳性；阴道检查提示囊肿起源于卵巢；B 超、CT 等检查可帮助鉴别。

4. 其他：如腹内胃肠道积气、妊娠等。

五、消化道出血

消化道出血按照出血部位可以分为上消化道出血和下消化道出血。上消化道出血是指位于 Treitz 韧带以上的食管、胃、十二指肠和胰胆等病变引起的出血，也包括胃空肠吻合术后的空肠上段病变。下消化道出血则为 Treitz 韧带以下的肠道出血。

临床上消化道出血可以根据病变的失血量与出血速度分为急性出血、慢性隐性出血和慢性显性出血。短时间内消化道大量出血称急性大出血，这种情况通常会伴随有急性周围循环系统障碍，患者死亡率可占到 10% 左右。据统计，临床上大约 80% 的上消化道出血具有自限性，下消化道出血死亡率一般不超过 5% 。

不明原因消化道出血（obscure gastrointestinal bleeding，OGIB），占消化道出血的 3%~5% ，指常规消化内镜检查（包括上消化道内镜、结肠镜）和 X 线小肠钡剂检查（口服钡剂或钡剂灌肠造影）不能明确病因的持续或反复发作的出血。

【病因】

消化道出血可因机械性损伤、血管先天或后天病变、消化道本身的炎症、肿瘤浸润等因素引起，也可因邻近器官的侵入病变和全身性疾病累及消化道所引起。现按消化道解剖位置分述如下。

（一）上消化道出血的病因

上消化道出血在临床上最常见的出血病因是消化性溃疡、食管胃底静脉曲张破裂、急性糜烂出血性胃炎和胃癌，这些病因可以占到上消化道出血的 80%~90% 。

1. 胃、十二指肠疾病：消化性溃疡、急性出血糜烂性胃炎、胃癌、动静脉畸形等胃血管异常、胃部其他肿瘤、十二指肠炎和憩室炎、急性胃扩张、胃扭转、膈疝、钩虫病、胃肠吻合术后的空肠溃疡和吻合口溃疡。

2. 食管胃底静脉曲张破裂出血、门静脉高压、门静脉高压性胃病。

3. 食管疾病：食管肿瘤、食管溃疡、食管炎、物理性损伤、化学性损伤、食管贲门黏膜撕裂症。

4. 上消化道邻近器官或组织的疾病：①胸或腹主动脉瘤破入消化道；②胰腺疾病累及十二指肠；③胆道出血；④纵隔肿瘤或脓肿破入食管。

5. 全身性疾病在胃肠道表现出血，①血液病：白血病、再生障碍性贫血、血友病等；②血管性疾病；③结缔组织病：血管炎；④应激相关性胃黏膜损伤；⑤急性感染性疾病：流行性出血热、钩端螺旋体病；⑥尿毒症。

（二）下消化道出血病因

1. 血管病变作为下消化道出血病因的比例在上升，如肠道血管畸形、肠血管瘤、毛细血管扩张症、异位静脉曲张等。

2. 肠道炎症性疾病，如细菌感染、病毒性感染、缺血性肠炎、抗生素相关性肠炎、非特异性肠炎、放射性肠炎等。

3. 大肠癌肿瘤及大肠息肉。

4. 肠壁结构异常如 Meckel 憩室、肠套叠等。

5. 肛管疾病痔疮、肛裂、局部肿瘤等。

（三）不明原因消化道出血的常见病因（表 1-2）

表 1-2　不明原因消化道出血的常见病因

部位	原因
上消化道	血管扩张性病变、静脉曲张、Cameron 糜烂、Dieulafoy 病变、门静脉高压性胃病、胃窦血管扩张症等

续表

部位	原因
中消化道	年龄＜40岁者，以肿瘤、Meckel憩室、Dieulafoy损害、克罗恩病、腹腔疾病多见；年龄＞40岁者，以腹腔疾病、血管扩张性病变、非甾体抗炎药性肠病多见
下消化道	以血管扩张性病变、新生物为常见病因
其他疾病	胆道出血、胰性出血、主动脉肠瘘等

【临床表现】

消化道出血的临床表现取决于患者的年龄、出血病变的性质、部位、失血量与速度、既往身体状况等。

1. 呕血、黑便及血便：是消化道出血的特征性临床表现。具体表现与出血的部位、速度、出血量有密切关系。上消化道急性大量出血的患者大多数表现为呕血，如破溃创面大、出血速度快，会出现血量多，呕出的血液呈鲜红色。破溃创面小，出血速度慢，少量出血则会在肠道停留时间长，经肠道内细菌作用，表现为黑便、柏油样便或粪便隐血试验阳性。如果出血部位出血速度过快，在肠道停留时间短，可出现暗红色血便。下消化道出血大多为血便或暗红色人便，不伴呕血。右半结肠出血时，粪便颜色可表现为暗红色；左半结肠及直肠出血，粪便颜色多为鲜红色。在空回肠及右半结肠病变引起少量渗血时，也可有黑便。

2. 贫血：有时患者因持续性乏力就诊，在常规体检中发现小细胞低色素性贫血，诊断为慢性消化道出血。急性大出血后早期会出现应激性周围血管收缩与红细胞重新分布等生理调节，血红蛋白、红细胞和血细胞比容的数值可在短时间内无明显改变。但之后，大量组织液渗入血管内以补充失去的血浆容量，血红蛋白和红细胞因稀释而降低。平均出血后32小时，血红蛋白可稀释到最大限度。失血会刺激骨髓代偿性增生，外周血网织红细胞增多，故对急性失血的患者要注意多次复查血常规。

3. 氮质血症：在大量消化道出血后，大量血液进入肠道，在肠道内物质的作用下，血液蛋白的分解产物被吸收，以致血中氮质升高，称肠源性氮质血症。一般出血后1~2天达高峰，出血停止后3~4天可逐渐恢复正常。

4. 发热：大量出血后，部分患者可能由于血容量减少、贫血、血分解蛋白的吸收等因素导致体温调节中枢的功能障碍，常会在24小时内出现低热的表现，持续数日至1周。同时发热时要注意寻找其他非消化道出血引起的原因，比如有无并发肺炎等。

5. 周围循环系统衰竭：消化道出血因外周循环血容量迅速减少可致急性周围循环系统衰竭，多见于短时期内出血量超过1000 mL者。临床上可出现乏力、头昏、心悸、出冷汗、黑蒙或晕厥、皮肤湿冷、面色苍白；严重者呈休克状态。

【诊断】

消化道出血要结合病变的临床表现及实验室化验检查来诊断。

（一）临床表现

1. 消化道出血的初始识别：患者就诊时出现呕血和黑便，呕吐物或粪便隐血试验强阳性，血红蛋白、红细胞计数下降常提示消化道出血，但同时必须详询病史排除消化道以外的出血因素。例如：首先应与口、鼻、咽部的出血相区别；另外，也需与呼吸道和心脏疾病导致的咯血相区别。此外，口服或食用动物血液、骨炭、铋剂和某些中药也可引起粪便发黑，此为正常现象，需要与病理情况相鉴别。

判别消化道出血的部位：呕血和黑便多提示为上消化道出血，下消化道大多为血便。但并不是一成不变的。上消化道大出血时血液快速流过肠道，也可表现为暗红色血便，如不伴呕血，常难以与下消化道出血相鉴别。而慢性下消化道出血量少或部位偏高也可表现为黑便，此时常难以判别出血部位，应在病情稳定后早期行急诊内镜检查。

2. 出血病因和部位诊断：根据不同疾病的不同发病特点，服用非甾体抗炎药（nonsteroidal antiin-flammatory drug，NSAID）或肾上腺皮质激素类药物或处于严重应激状态者，其出血大多可能为急性胃黏膜病变。消化性溃疡患者多有慢性、周期性、节律性上腹疼痛或不适史。食管胃底静脉曲张破裂出血的患者多有慢性肝炎、酗酒史、血吸虫等病史，并伴有肝病、门静脉高压的表现。应当指出的是，肝硬化患者出现上消化道出血，并不能一律认为是食管胃底静脉曲张破裂出血，临床上有相当一部分患者出血可来自消化性溃疡、急性糜烂出血性胃炎或是门静脉高压性胃病。45 岁以上慢性持续性粪便隐血试验阳性，伴有缺铁性贫血、持续性消瘦、间断上腹痛、厌食，应警惕胃癌的可能性。50 岁以上原因不明肠梗阻及便血者，应考虑是否存在结肠肿瘤。60 岁以上有冠心病、房颤病史的腹痛及便血者，则有可能为缺血性肠病。主动脉瘤破裂会表现为突然腹痛、休克及便血。黄疸、发热及腹痛伴消化道出血时，要考虑胆源性出血。儿童发病则 Meckel 憩室、感染性炎症、血液病多见。

3. 出血严重程度的估计和周围循环状态的判断：每日出血量 5 ~ 10 mL 时，粪便隐血试验可呈现阳性反应；每日出血量达 50 ~ 100 mL，可出现黑便。胃内积血量达 250 mL 时，可引起呕血。短时间出血量超过 1000 mL，出现周围循环衰竭表现。对于上消化道出血的估计，主要动态观察血压、心率、周围循环状态。如果患者由平卧位改为坐位血压下降（> 15 ~ 20 mmHg）、心率加快（> 10 bpm），提示血容量明显不足，是紧急输血的指征。患者血红细胞计数、血红蛋白及血细胞比容测定，也可作为估计失血程度的参考。

4. 出血是否停止的判断：有下列临床表现应认为有继续出血或再出血，须及时处理：①反复呕血，黑便次数增多，粪便稀薄，伴有肠鸣音亢进；②周围循环衰竭的表现经积极补液输血后未见明显改善，或虽有好转而又恶化；③红细胞计数、血红蛋白测定与血细胞比容持续下降，网织红细胞计数持续增高；④补液与尿量足够的情况下，血尿素氮再次增高。

（二）辅助检查

1. 内镜检查：内镜检查是确定消化道出血部位、出血性质的首选方法，其诊断正确率达 80% ~ 94%，可确定 90% 消化道出血的病因诊断。内镜检查到病灶后，应取活组织检查或细胞刷检行病理，以提高病灶性质诊断的正确性，并根据镜下表现及临场表现判别是否有继续出血或再出血的危险性，并行内镜下止血治疗。一般主张在出血 24 ~ 48 小时进行内镜检查，称急诊内镜。急诊内镜最好在生命体征平稳后进行，尽可能先纠正休克、补足血容量，改善贫血。胃镜检查可在镜头直视下观察食管、胃、十二指肠球部直至降部，从而判断出血的病因、部位。结肠镜是诊断大肠及回肠末端病变的首选检查方法。重复内镜检查可能有助于发现最初内镜检查遗漏的出血病变。超声内镜、色素放大内镜等均有助于明确诊断，提高对肿瘤、癌前期病变等的诊断准确率。对于小肠疾病的诊断，可选择安全、创伤小的胶囊内镜来进行，对不明原因消化道出血的检出率为 47.3% ~ 76.1%。小肠镜具有可活检、可病灶标记、止血治疗、息肉切除等特点，如操作人员技术熟练，理论上能检查整个肠道，可用于怀疑小肠出血的患者，对不明原因消化道出血的检出率在 48.9% ~ 62.1%。对于胶囊内镜检查阳性的患者，再行小肠镜检查，将提高检出率至 60% ~ 90%。但对于胶囊内镜检查阴性的消化道出血患者，再次进行小肠镜检查，病变检出率仅为 16.7% ~ 37.8%。

2. 血管造影：对活动性大消化道出血或者血管性病变的诊断及治疗选择性血管造影检查具有重要作用，检出率可达 40% ~ 60%。根据脏器的不同可选择腹腔动脉、肠系膜动脉造影，出血速率 > 0.5 mL/min

时，可发现造影剂在出血部位外溢，定位价值较大。对确定下消化道出血的部位（特别是小肠出血）及病因更有帮助，也是发现血管畸形、血管瘤所致出血的可靠方法。但该检查是有创性操作；且有可能发生造影剂过敏、急性肾衰、血栓栓塞等并发症的风险。

3. 放射性核素显像：多用于活动性消化道出血，行内镜和X线钡剂检查无法确诊或无法进行内镜检查者。应用放射性核素显像检查法可发现 $0.05 \sim 0.1$ mL/min 活动性出血的部位，其方法是静脉注射 mTc 标记的自体红细胞后行腹部扫描，以探测标记物从血管外溢的证据，创伤小，可起到初步的定位作用，对 Merkel 憩室合并出血有较大诊断价值。

4. X线钡剂检查：仅适用于出血已停止和病情稳定的患者，对急性消化道出血病因诊断的阳性率不高，多被内镜检查所代替。其诊断小肠疾病的正确性方面，插管的小肠钡灌肠造影较通常的口服钡餐检查在一定程度上有所提高，但目前多被小肠CT取代。

5. CT检查：CT多期增强扫描与以往单期增强扫描相比在发现小血管方面病变更具优势；多排CT在大量出血时检出准确率及阳性预测值均接近90%；并可显示小肠黏膜及黏膜外病变；CT血管造影（CT angiography，CTA）可准确检出并定位出血道血管性疾病。

6. 剖腹探查：各种检查均不能明确原因时应行剖腹探查。术中内镜是明确诊断不明原因消化道出血，尤其是小肠出血的可靠方法，成功率达 $83\% \sim 100\%$。另外，可在术中行选择性血管造影或注射亚甲蓝，以帮助明确诊断。术中内镜可在手术中对小肠逐段进行观察，对确定息肉、肿瘤具有很大价值。

【治疗】

（一）一般治疗

卧床休息，严密监测患者的生命体征，必要时行中心静脉压测定。密切观察记录呕血及黑便情况。定期复查血红蛋白浓度、红细胞计数、血细胞比容与血尿素氮。对老年患者实施心电监护和血氧饱和度监测。

（二）补充血容量

及时补充和维持血容量，改善周围循环，防止微循环障碍引起脏器功能障碍，视情况进行输血，在配血同时可先用其他血浆代用品。紧急输血指征：改变体位出现血压下降、心率增快、晕厥；失血性休克；Hb <70 g/L，血细胞比容 $<25\%$；患者心率 >120 次/分或收缩压 <90 mmHg 及在原来基础血压下降 25%。但要避免输血、输液量过多而引起急性肺水肿，以及对肝硬化门静脉高压的患者造成门静脉压力的增加诱发再出血，肝硬化患者宜用新鲜血，以防出现肝性脑病。

（三）上消化道大出血的止血处理

1. 急性非静脉曲张上消化道大出血的处理（以消化性溃疡多见）

（1）抑制胃酸分泌和保护胃黏膜：急性期静脉给予质子泵抑制药，使胃内 pH >6.0，有助于消化性溃疡和急性黏膜病变的止血。无效时可加用生长抑素及其类似物，收缩内脏血管，控制急性出血。

（2）内镜直视下止血治疗：经内镜直视下局部喷洒5%孟氏液（碱式硫酸铁溶液）、8%去甲肾上腺素液、凝血酶。也可在出血病灶注射1%乙氧硬化醇、1∶10 000肾上腺素或巴曲酶。内镜直视下应用高频点灼、激光、热探头、微波、止血夹等。

（3）手术和介入治疗：内科积极治疗后仍有大量出血危及患者生命时，需考虑联合外科手术治疗。少数患者严重消化道出血，无法进行内镜检查及治疗，又不能耐受手术治疗时，可考虑选择性肠系膜动脉造影并血管栓塞治疗。

2. 食管、胃底静脉曲张破裂出血的非外科治疗：食管、胃底静脉曲张破裂出血是肝硬化严重并发症和死亡的主要原因之一，确定诊断应予以积极抢救。

（1）重症监护生命体征：卧床、禁食、保持气道通畅、补充凝血因子、迅速建立静脉通路以维持循环血容量稳定，密切监测生命体征及出血情况。视情况决定是否输血。短期应用抗生素，不仅可以预防自发性细菌性腹膜炎等出血后感染，还可通过清除内毒素血症降低门静脉压力，从而提高止血率、降低死亡率。排除过敏后可先予以静脉用头孢曲松 1 g/d，能进食时口服左氧氟沙星 0.4 g，每天 2 次，共7 天。

（2）控制急性出血

1）血管活性药物治疗：一旦怀疑食管胃静脉破裂出血，应立即静脉给予收缩血管药物，收缩内脏血管，减少门静脉血流量，达到止血效果。诊断明确后继续用 3 ~ 5 天。常用药物有 14 肽生长抑素，首剂250 g 静脉推注，继以 250 g/h 持续静脉滴注；8 肽奥曲肽，首剂 100 g 静脉推注，继以 25 ~ 50 μg/h 持续静脉滴注，必要时剂量加倍；三甘氨酰赖氨酸加压素（特利加压素）静脉输液泵，12 mg，每日 3 ~ 4 次；垂体后叶激素（VP）0.4 U/分静脉滴注。但 VP 不良反应相对较多，有腹痛、血压升高、心绞痛等，有心血管基础疾病患者禁用。如要使用 VP 可采取合并硝酸甘油 0.3 ~ 0.6 mg（舌下含化或静脉滴注），可起到减少 VP 不良反应，增强降门脉压力的作用。

2）气囊压迫术：使用三腔两囊管对胃底和食管下段行气囊填塞，每 6 小时放松 1 次，压迫总时间不宜超过 24 小时。本法常用于药物止血失败者。但注意时间不要过长，否则易导致黏膜糜烂。这项止血措施，可暂时为急救治疗赢得时间，也为进一步做内镜治疗创造条件。

3）内镜治疗：经过抗休克和药物治疗后，血流动力学稳定者应立即行急症内镜检查，以明确上消化道出血原因及部位。如果仅有食管静脉曲张，还在活动性出血者，应予以内镜下注射硬化剂止血，止血成功率为 90%。如果在做内镜检查时，食管中下段曲张的静脉已无活动性出血，可用皮圈进行套扎。胃底静脉出血，宜注射组织黏合剂。

4）急症手术：上述急症治疗后仍出血不止，如果患者肝脏储备功能为 Child-Pugh A 级可行断流术。

5）介入治疗：上述患者如无手术条件者可行经颈静脉肝内门体静脉内支架分流术（transijugular intrahepatic portosystemic stent-shunt，TIPSS）作为挽救生命的措施。术后门脉压力下降，止血效果好，但易发生肝性脑病和支架堵塞。带膜支架（PTFE-TIPSS）不仅可以控制出血和预防再出血，还可以延长生存期。对胃底静脉曲张活动性出血，药物和内镜治疗无效时可紧急做经皮经肝栓塞术或经静脉球囊逆行堵塞术（balloon occluded retrograde transvenous obliteration，BRTO）。

（3）预防再出血：在患者首次出血后，1 年内再出血的发生率约为 70%，死亡率为 30% ~ 50%，因此在急性出血控制后，还应采用进一步的措施预防再出血。

1）内镜治疗：首选套扎，套扎后较小的曲张静脉可用硬化剂注射。注射黏合剂预防胃底静脉曲张再出血的效果较好并可延长生存期。

2）药物治疗：常用药物为普萘洛尔，通过其受体阻断作用，收缩内脏血管，降低门静脉血流量而降低门静脉压力。用法：从 10 mg/d 开始，逐日加 10 mg，直至静息时心率下降到基础心率的 75%，并可以作为维持剂量，长期服用，并根据心率调整剂量。但是服用本药物有禁忌证，窦性心动过缓、支气管哮喘、慢性阻塞性肺疾病、心力衰竭、低血压、房室传导阻滞、胰岛素依赖性糖尿病者应慎用。可联用扩血管药物 5 - 单硝酸异山梨酯，降门静脉压力效果更好，疗效优于单用普萘洛尔。亦可联合内镜治疗，预防出血效果更好。

3）肝移植：终末期肝病伴食管静脉反复出血者是肝移植的适应证。

4）TIPSS：仅用于药物、内镜治疗失败的肝移植候选人。

5）外科减压或断流：如果患者为代偿期或 Child-Pugh A 级肝硬化伴脾功能亢进，在药物或内镜治疗失败时也可考虑做远端脾肾吻合术或断流术加脾切除术。

（4）预防首次出血：曲张的食管静脉直径 >5 mm，出血危险性高达 75%，首选普萘洛尔预防首次出血，从 10 mg/d 开始，逐日加 10 mg，直至静息时心率下降到基础心率的 75%，并可以作为维持剂量，长期服用，并根据心率调整剂量。目的是使门脉压力下降到 12 mmHg 以下，或下降大于基线 20%，无效或有禁忌证者可用内镜下套扎作为替代疗法。

（四）下消化道大量出血的处理

下消化道大量出血的处理基本措施是输血、输液、纠正血容量不足引起的休克。再针对下消化道出血的定位及病因诊断而做出相应治疗。如有治疗条件，应行内镜下止血治疗。对弥漫性血管扩张病变所致的出血，内镜下治疗或手术治疗有困难，或治疗后效果不佳仍反复出血，可考虑雌激素联合孕激素治疗。选择性动脉造影术后动脉内输注血管升压素可以控制 90% 的憩室和血管发育不良的出血，但要注意心血管方面的不良反应。

（五）OGIB 的治疗

1. 支持治疗：尽早查明病因以针对病因治疗。

2. 药物治疗：对于病变部位不明或病变弥漫，不适用内镜治疗、手术治疗、血管造影栓塞治疗及治疗无效者，可考虑药物治疗。

（1）生长抑素及其类似物（如奥曲肽），其机制可能与抑制血管生成和内脏血流有关，对胃肠道毛细血管扩张和蓝色橡皮疱痣综合征引起的 OGIB 有一定的治疗作用。

（2）性激素，但其预防消化道血管扩张出血复发的疗效仍存在争议，但其心血管不良反应较大，临床上须慎用。

（3）沙利度胺，为谷氨酸衍生物，可能发挥其抗血管生成作用，对血管扩张引起的 OGIB 有效。但存在周围神经病变、深静脉血栓等不良反应。

3. 内镜下治疗：对于 DBE 检查发现病变者，可同时治疗小肠血管损害病变且维持缓解时间较长。

4. 血管造影下栓塞等治疗：主要用于 OGIB 出现急性大量出血的患者。方法主要包括选择性动脉内升压素治疗、超选择性微线圈栓塞或合用吸收性明胶海绵或聚乙烯醇栓塞等。

（吴国志　张向磊　张迎迎　陈洪琳　焦　泽）

第五节　消化系统疾病相关的重要现代医学诊疗项目

1. 化验检查：血常规和血液生化检查对胃肠道疾病缺乏特异性的诊断价值。但这些检查对评估某些疾病的严重程度有一定的作用，例如：胃肠道出血患者常伴随有小细胞性贫血；克罗恩病影响回肠末端吸收功能，可引起叶酸和维生素 B 缺乏而有大细胞性贫血；消化道急性炎症或缺血性腹痛时可有白细胞升高。小肠炎症性疾病（如克罗恩病或肠结核）可有红细胞沉降率（简称血沉）增快和 C 反应蛋白升高。粪便检查对于胃肠道疾病是一种简便易行但十分重要的诊断手段，对肠道感染、寄生虫病、腹泻、便秘，尤其是消化道出血十分重要，必要时还需做细菌检查或药敏培养。粪便的肉眼观察、隐血试验、镜检红白细胞、找脂肪滴、找虫卵也可对诊断提供有价值的帮助。血清胆红素、尿液胆红素和尿胆原、血清蛋白（A）、凝血酶原时间（PT）、肝功能试验等可以反映肝胆细胞损伤程度和评估肝细胞合成功能，有助于对黄疸和肝胆疾病的诊断和病情严重度的判断。血清、胸腹腔积液淀粉酶测定对急性胰腺炎有很高的诊断价值；腹腔积液检查对鉴别肝硬化、腹腔结核、肿瘤等有很大的实用价值。乙型及丙型肝炎病毒抗原和抗体检测对乙型、丙型肝炎，自身抗体测定对自身免疫性疾病，甲胎蛋白、癌胚抗原、CA199等肿瘤标志物对于原发性肝癌、结肠癌和胰腺癌有重要作用。放射免疫测定（RIA）、酶联免疫测定（EIA）、聚合酶链反应（PCR）等已广泛应用于各种抗原、抗体、病毒等的检测。基因芯片的应用对某些特定遗传性疾病的诊断发挥着越来越重要的作用。

2. 超声显像：超声检查是消化系统疾病诊断中首选的非创伤性检查。可显示胆囊、肝、脾的大小和轮廓，对肝病特别是肝癌、肝脓肿的诊断有很大的帮助，对梗阻黄疸患者可以迅速鉴别是由肝内还是肝外原因引起，并能快速测定位于在肝门区、胰头还是胆总管的梗阻部位及辨别梗阻性质。对腹腔积液和腹腔内实质性肿块的诊断也有一定价值。实时灰阶 B 型超声显像，显著地提高了诊断胆总管扩张、胆囊结石、胰腺肿大、门静脉扩张、肝胰占位性病变的正确性，并能监视或导引各种经皮穿刺，例如：穿刺肝脓肿抽取脓液、穿刺肝或胰腺肿瘤取活组织进行病理检查等。

3. X 线检查：X 线钡餐检查适用于怀疑有食管胃疾病但胃镜检查阴性病例，如弥漫浸润型胃癌、贲门失弛缓症等。腹部平片则对于诊断胃肠穿孔、胃肠梗阻、不透 X 线的胆结石等有帮助。选择性腹腔动脉、肠系膜动脉造影对于消化道出血的定位诊断很有帮助。标准试餐加服固体钡条可在 X 线下进行胃排空试验。数字减影血管造影术有助于评价血管的解剖和病变。经皮肝穿刺或经动脉、静脉导管门静脉造影术则有助于判断门静脉阻塞的部位、侧支开放的程度、外科门腔分流术和肝移植的术前评估。借助 X 线进行介入如血管成形术、支架成为治疗动、静脉和胆道阻塞的重要手段。

4. CT 和 MRI：CT 在消化系统疾病的诊断上越来越重要，其对腹内脏器病变，尤其是胰、肝、胆等脏器的占位性病变如囊肿、脓肿、结石、肿瘤等的诊断有重要作用，也是诊断急性重症胰腺炎最可靠的方法。对于弥漫性病变如脂肪肝、肝硬化的诊断也有着独特的优势。磁共振血管成像（MRA）可以清楚地显示门静脉及其分支和腹腔内动脉血管情况，在诊断上可取代上创伤性血管造影。CT 和 MRI 均能够显示消化系统肿瘤边缘及周围组织的病变，进行肿瘤术前 TNM 分期。磁共振胰胆管成像（MRCP）是诊断胆道、胰腺疾病的一项的无创性检查，目前已得到广泛应用，前景广泛。

5. 内镜检查：消化内镜主要包括食管镜、胃镜、十二指肠镜、小肠镜、结肠镜、腹腔镜、胆道镜。应用内镜可以直接观察消化道腔内病变，并随着检查路径进行拍照录像记录。ERCP 通过十二指肠镜镜身的活检通道将导管插入十二指肠乳头，已成为诊断和治疗胰腺、胆道疾病的重要手段。血流动力学稳定后行急诊胃镜检查对急性上消化道出血原因及部位的诊断和治疗起重要作用。双气囊推进式小肠镜可充分检查小肠腔内任何病变部位。结肠镜可插入回盲部，观察回肠末端和整个结肠。胶囊内镜可以无创展现小肠全貌，对于小肠出血及不明原因出血有较高诊断价值。超声内镜对于胃肠道隆起性病变，尤其是膜下病变的性质、起源及诊断有很大帮助，还可了解病变侵犯管腔壁深度。配合经超声内镜细针穿刺，行病变部位活组织检查可帮助确诊。微型腹腔镜检查创伤小、安全性高，对了解腹腔块物的性质、确定腹腔积液的病因、鉴别诊断腹腔疾病（如肝胆疾病、结核性腹膜炎及腹膜间皮瘤等），以及进一步治疗提供帮助。超声腹腔镜的应用，可以更清楚地观察腹膜、肝及血管结构，对于消化系统恶性肿瘤的分级诊断与鉴别起到重要作用。

6. 脱落细胞检查：内镜下冲洗或刷洗消化管腔黏膜，收集脱落细胞可行病理学检查，有助于肿瘤的诊断，尤其对食管癌和胃癌的诊断有很大帮助。通过胃镜行胰腺插管收集胰腺脱落细胞诊断胰腺癌也有较高的阳性率。

7. 活组织检查肝穿刺：活组织检查可以用于确定肝病的临床诊断，明确已知肝病目前状况、活动性、进展性，评价肝病治疗的效果，对异常的肝功能进行评价，不明原因发热、黄疸、肝大的鉴别及诊断，是确诊慢性肝病最有价值的方法之一。此外，在内镜直视下，可应用活检针、钳或刷，取食管、胃或肠道黏膜病变组织做病理检查；在超声或 CT 引导下，用细针经皮穿刺实质性肿块或经超声内镜经胃穿刺胰腺做组织学和细胞学检查；经腹腔镜行腹膜活检；还可通过外科手术进行活组织检查。

8. 胃肠动力学检查：通过胃排空时间、胃张力测定、胃电图等可了解胃的功能变化。结肠动力测定可用于诊断或随访肠易激惹综合征等。胃食管反流病的诊断可通过测定食管腔 24 小时 pH 和食管下端括约肌水平的腔内压力；并可通过这些检测了解食管各段的活动力，对诊断和鉴别食管运动障碍性疾病等有很大帮助。肛门直肠测压、直肠电和盆底肌电描记、排便流速测定等检查是诊断功能性排便异常的有效方法。

9. 正电子发射断层显像术（positron emission tomography，PET）：也称分子影像技术、活体生化成像，是用正电子核素标记的生物活性物质作为探针在活体上观察生物体内代谢过程的一种影像技术。PET 可以阐明体内器官正常功能及功能失调，能反映生理功能而非解剖结构，有助于将生理过程形象化和数量化，PET 结合 CT 可大大提高肿瘤诊断和鉴别诊断；在肿瘤的分期、治疗方案、预后及治疗后随访方面也具有很大优势。目前已被广泛用于结直肠、肝脏、胰腺、神经内分泌系统和其他胃肠病的分析与评估。对于不明部位的怀疑肿瘤的患者，以及怀疑多器官转移的患者，可行 PET 以明确诊断及确定进一步治疗方案。

10. 放射性核素检查：①^{13}C 或^{14}C – 尿素呼气试验，是诊断 Hp 感染的非侵入性试验，具有较高的敏感性和特异性。②单克隆抗体在靶特异性影像方法的发展中起重要作用。

（吴国志　张向磊　张迎迎　陈洪琳　焦　泽）

参 考 文 献

［1］陈灏珠，林果为，王吉耀. 实用内科学［M］.14 版. 北京：人民卫生出版社，2013.

［2］陈灏珠，钟南山，陆再英. 内科学［M］.8 版. 北京：人民卫生出版社，2013.

［3］周仲瑛. 中医内科学［M］.北京：中国中医药卫生出版社，2011.

［4］王晓鹤，刘星，马丽华. 中医脾胃病学发展概略［J］.山西中医，1994（5）：49 – 52.

第二章 食管疾病

第一节 中西医概述

食管，亦称"食道"，是消化管道的一部分，上连咽，沿着脊柱椎体下行，穿膈肌食管裂孔入胃，全长约 25 cm。依其行程可分为颈部、胸部和腹部 3 段。食管主要由环节肌层（内层）和纵行肌层（外层）组成。这两种肌肉的收缩蠕动迫使食物入胃。上 1/3 由骨骼肌组成，下 1/3 由平滑肌组成，中 1/3 由骨骼肌和平滑肌混合组成。由于食管肌肉的蠕动，食物可快速地经过食管。食管通过膈食管韧带附着于膈的食管裂孔的边缘处。膈食管韧带是膈下筋膜的延续，该韧带使膈和食管在呼吸和吞咽时能独立运动。

食管黏膜湿润而光滑，呈粉红色，下段略呈浅灰色。黏膜上有 7～10 条纵行皱襞，凸向内腔，有助于液体下流。黏膜的下层，由疏松结缔组织构成，其中含有较大的血管、神经、淋巴管和食管腺等。正常食管有 3 个生理性狭窄，由相邻结构压迫形成。第 1 狭窄位于食管的起始处，距中切牙约 15 cm，相当于第 6 颈椎体下缘水平。第 2 狭窄位于食管在左主支气管的后方与其交叉处，距中切牙约 25 cm，相当于第 4、第 5 胸椎体之间水平。第 3 狭窄位于食管通过膈的食管裂孔处，相当于第 10 胸椎水平，距中切牙约 40 cm。

食管疾病并不是一种单一性的疾病，是指发生在食道部位所有疾病的统称。食道疾病发作的时候都会出现明显的临床表现症状，尤其是在吞咽食物的时候更加明显。具体表现如下，①咽部干燥和紧缩感：食管病变会反向引起咽食管括约肌收缩，进而患者咽部会出现干燥和紧缩的感觉。②食物通过缓慢：一般有食道疾病的患者在吞食食物的时候都会出现食物下咽缓慢的现象，随着病情的发展，症状逐渐加重。③食管内有异物感：在病变部位会出现明显的异物感，随着病情的加重，异物感也会加重，甚至出现哽咽感及疼痛症状。④上腹部疼痛：在吞咽食物的时候有可能会出现上腹部及剑突疼痛的症状，停止进食之后，疼痛的症状会略缓解。

食管疾病，包括食管的畸形、运动失调、炎症和肿瘤。有些无症状或症状轻微，对健康影响不大。有些则影响进食，甚至威胁生命。对无症状或症状轻微者无须治疗，对影响进食或威胁生命者则需手术治疗。

食管畸形，主要有以下几种，①气管食管瘘：胚胎期食管发育不全而造成。最常见的是上段食管为盲端，下段与气管相连接，或上段食管与气管相连接，下段为盲管，出生后立即发生气管吸入现象，呼吸困难，喂奶时发生青紫及呛咳等，较易诊断。另一种为气管与食管之间有一条瘘管相连接，出生后易屡发肺炎，治疗均需手术纠正畸形。②食管蹼或环：均为胚胎发育过程中的残遗。蹼较薄，由黏膜层和黏膜下层组成，可发生于食管的任何部位，可出现一个或多个。环较厚，由黏膜和肌肉组成，发生于食管与胃的交界处，呈狭窄的细腔，两者均可引起吞咽困难。X 射线钡餐造影可发现病变，以食管扩张术进行治疗。③食管憩室：食管壁上的囊状外突。由食管壁的一层或多层组成，主要发生在三个部位：a. 上食管括约肌的上方，又称岑克尔憩室。b. 下食管括约肌的上方，又称膈上憩室。此两种憩室可能由食管运动失调造成。c. 食管中点附近，称牵引憩室。原因尚不肯定，可能为食管壁外的炎症引起食管壁的反应，造成瘢痕牵引而成。诊断依靠钡餐造影诊断，症状明显可考虑手术治疗。

中医学上并没有食管疾病这一说法。食管疾病可出现咽部不适、反酸、胃灼热、胸骨后灼热疼痛、口苦、呕吐苦水，以及嗳气、上腹饱胀等。与中医学之"吞酸""吐酸""泛酸""嘈杂"等疾病相关，中医认为与饮食所伤、气机不利等有关。食管疾病最早可追溯至《黄帝内经》。《素问·阴阳别论》云："三阳结，谓之膈。"《素问·通评虚实论》云："隔塞闭绝，上下不通，则暴忧之病也。"《素问·至真要大论》曰"诸呕吐酸，暴注下迫，皆属于热"，认为吐酸证多属于热证。隋代巢元方《诸病源候论》将噎膈分为气、忧、食、劳、思五噎和忧、恚、气、寒、热五膈，指出精神因素对本病的影响甚大。宋代严用和《济生方·五噎五膈论治》认为："阳气先结，阴气后乱，阴阳不和，脏腑生病，结于胸膈，则成膈气，留于咽嗌，则成五噎。"其同时提出了"调顺阴阳，化痰下气"的治疗原则。元代朱丹溪《脉因证治·噎膈》云："血液俱耗，胃脘亦槁，在上近咽之下……名之曰噎。其槁在下，与胃为近……名之曰膈。"并提出了"润养津血，降火散结"的治法，侧重以润为通。朱丹溪还在《丹溪心法·吞酸》提到吐酸，"吞酸者，湿热郁积于肝而出，伏于肺胃之间"，说明吞酸与肺气有关。而在《丹溪心法·嘈杂》中首次记载了"嘈杂"病证："嘈杂，是痰因火动，治痰为先。"又谓："食郁有热。"这些文献记载为现代中医学理解食管疾病提供了丰富的材料。明代张介宾对噎膈和反胃进行了较为全面的论述，指出噎膈与反胃是两个不同的病证，认为脾主运化，肾为化生之本，运化失职，精血枯涸是噎膈的病机，提出了温脾滋肾治疗大法。同时张介宾对嘈杂也有详细描述，《景岳全书·嘈杂》云："嘈杂一证，或作或止，其为病也，则腹中空空，若无一物，似饥非饥，似辣非辣，似痛非痛，而胸膈懊侬，莫可名状，或得食而暂止，或食已而复嘈，或兼恶心，而渐见胃脘作痛。"清代叶天士《临症指南医案·噎膈反胃》中记载噎膈的病机为"脘管窄隘"，其中脘管可认为是解剖学所示之食管。近代张锡纯《医学衷中参西录·论胃病噎膈（胃癌）治法及反胃治法》认为，噎膈"无论何因，其贲门积有瘀血者十之七八"，强调活血化瘀在治疗中的重要性，并指出预后与"瘀血之根蒂未净，是以有再发之"有关。

（吴国志　张向磊　张迎迎　孙文琴　陈洪琳）

第二节　胃食管反流病

胃食管反流病（gastroesophageal reflux disease，GERD）指的是胃、十二指肠内容物反流入食管引起胃灼热等症状，可引起反流性食管炎（reflux esophagitis，RE），以及咽喉、气道等食管邻近的组织损害。该病在西方国家十分常见，人群中7%～15%有胃食管反流症状，发病率随年龄增加而增加，40～60岁为高峰发病年龄，男女发病无差异，但反流性食管炎中，男性多于女性［（2～3）∶1］。有相当部分胃食管反流病患者内镜下可无食管炎表现，这类胃食管反流病又称为内镜阴性的胃食管反流病或称非糜烂性反流病（nonerosive reflux disease，NERD）。中医学没有胃食管反流病的病名，根据其主要临床表现口苦、咽喉不适、胃灼热、反酸、胸骨后灼痛、嗳气、反胃等症状，将其归属于"吐酸""呕苦""吞酸""嘈杂""食管瘅"等范畴。

【病因和发病机制】

胃食管反流病是一种消化道动力障碍性疾病，其主要发病机制是抗反流防御机制减弱及反流物对食管黏膜攻击共同作用的结果。

（一）食管抗反流防御机制减弱

抗反流防御机制包括抗反流屏障、黏膜对反流攻击作用的抵抗力及食管对反流物的清除。

1. 抗反流屏障：抗反流屏障是指在食管和胃交接的解剖结构，包括膈食管韧带、膈肌脚、食管下括约肌（lower esophageal sphincter，LES）等，这些部分如果在结构和功能上出现问题，均可造成胃食管反流，其中最主要的结构是食管下括约肌。

LES 是指食管末端为 3 ~ 4 cm 长的环形肌束。正常人静息时 LES 压为 10 ~ 30 mmHg，可防止胃内容物反流入食管。当该部位结构受到破坏时，会使 LES 压力下降，如贲门失弛缓症手术后易并发反流性食管炎。一些因素也可导致 LES 压力降低，如巧克力等高脂肪食物、地西泮、钙通道阻滞剂等药物、缩胆囊素、血管活性肠肽等激素。腹内压增高及胃内压增高也可引起 LES 压相对降低而导致胃食管反流。

一过性食管下括约肌松弛（transit LES relaxation，TLESR）是指非吞咽情况下 LES 自发性松弛，其松弛时间明显长于吞咽时 LES 松弛的时间。TLESR 既是正常人生理性胃食管反流的主要原因，也是 LES 静息压正常的胃食管反流病患者的主要发病机制。

2. 食管黏膜屏障：反流物进入食管后，食管还可以凭借食管上皮表面黏液、不移动水层等构成的上皮屏障，以及丰富的血液供应构成的后上皮屏障，发挥其抗反流物对食管黏膜损伤的作用。因此，任何导致食管黏膜屏障作用下降的因素，比如长期吸烟、饮酒及抑郁等，都会使食管黏膜损伤而使得抵御反流物的功能减弱。

3. 食管清除作用：正常情况下，一旦发生胃食管反流，大部分反流物通过 1 ~ 2 次食管自发和继发性蠕动性收缩将食管内容物排入胃内，即容量清除。剩余的则由唾液缓慢地中和。故食管蠕动和唾液产生的异常也参与胃食管反流病的致病作用。当存在食管裂孔疝时，可引起胃食管反流并降低食管对酸的清除，导致胃食管反流病。

（二）反流物对食管黏膜的攻击作用

反流物刺激和损害食管黏膜，其受损程度与反流物的质和量密切相关，也与反流物与黏膜的接触时间、部位有关。胃酸与胃蛋白酶是反流物中损害食管黏膜的主要成分。胆汁反流中的非结合胆盐和胰酶也参与损害食管黏膜。

【中医病因病机】

1. 病因：感受外邪、寒热客胃；情志不遂、思虑太过；饮食不节、烟酒无度；素罹胆病、胆邪犯胃及禀赋不足、脾胃虚弱等为主要病因。

2. 病位：胃食管反流病的病位虽在食管和胃，但涉及肝、胆、脾等脏腑的功能失调。

3. 病机：胃食管反流病的病机是胃失和降，胃气上逆，具体而言，肝胆疏泄不利、脾失健运、胃失和降、肺气失降、胃气上逆，上犯食管，形成本病的一系列临床症状。本病病理因素有虚有实：属实的病理因素是痰、热、湿、郁、气、瘀；属虚者则为脾虚。脾胃虚弱是胃食管反流病发病基础，逆、热、郁三点为本病的病机特点：土虚木乘或木郁土壅，致肝木乘克脾土，胆木逆克胃土，则出现肝胃不和、肝脾不和或胆胃不和之证。肝主酸，肝气郁久则化火生酸，肝胆邪热犯及脾胃，导致脾气不升，胃气不降，肝胆功能失调，上述因素致胃气挟火热上逆；肝火亦上炎侮肺，克伐肺金，煎灼津液，肺气失降而咳逆上气，气机不利，痰气郁阻胸膈；病程日久，气病及血，则因虚致瘀或气滞血瘀。

【病理】

存在有反流性食管炎的胃食管反流病患者，其病理组织学基本改变可有：①复层鳞状上皮细胞层增生；②黏膜固有层乳头向上皮腔面延长；③固有层内中性粒细胞浸润；④糜烂及溃疡；⑤食管下段鳞状上皮被化生的柱状上皮所替代，称之为 Barrett 食管。

【临床表现】

（一）食管症状

1. 典型症状：胃灼热和反流是本病最典型的症状。胃灼热是指胸骨后或剑突下烧灼感，常由胸骨下段向上延伸。反流是指胃内容物在无恶心和不用力的情况下涌入咽部或口腔的感觉，含酸味或仅为酸水时称反酸。胃灼热和反流常在餐后 1 小时出现，卧位、弯腰或腹压增高时可加重，部分患者胃灼热和反流症状可在夜间入睡时发生。

2. 非典型症状：指除胃灼热和反流之外的食管症状。吞咽困难见于部分患者，可能是由于食管痉挛或功能紊乱，症状呈间歇性，进食固体或液体食物均可发生。有严重食管炎或并发食管溃疡者，可伴吞咽疼痛。胸痛由反流物刺激食管引起，疼痛发生在胸骨后。严重时可为剧烈刺痛，可放射到后背、胸部、肩部、颈部、耳后，有时酷似心绞痛，可伴有或不伴有胃灼热和反流。

（二）食管外症状

患者有时表现为慢性咳嗽、咽喉炎和哮喘，其由反流物刺激或损伤食管以外的组织或器官引起。对一些病因不明、久治不愈的上述疾病患者，要注意是否存在 GERD。严重者可发生吸入性肺炎，甚至出现肺间质纤维化。

（三）并发症

1. 上消化道出血：临床表现可有呕血和（或）黑便及不同程度的缺铁性贫血。
2. 食管狭窄食管炎：反复发作致使纤维组织增生，最终导致瘢痕狭窄。
3. Barrett 食管：Barrett 食管是食管腺癌的癌前病变，其腺癌的发生率较正常人高 30～50 倍。Barrett 食管可发生在反流性食管炎的基础上，亦可不伴有反流性食管炎。Barrett 食管内镜下的表现为正常呈现均匀粉红带灰白的食管黏膜出现胃黏膜的橘红色，分布可为环形、舌形或岛状。

【实验室及其他检查】

（一）内镜检查

内镜检查是诊断反流性食管炎最准确的方法，内镜下无反流性食管炎不能排除胃食管反流病。目前多采用洛杉矶分级法。

正常：食管黏膜没有破损；

A 级：一个或一个以上食管黏膜破损，长径小于 5 mm；

B 级：一个或一个以上食管黏膜破损，长径大于 5 mm，但没有融合性病变；

C 级：食管黏膜破损有融合，但小于 75% 的食管周径；

D 级：食管黏膜破损有融合，至少达到 75% 的食管周径。

（二）钡餐检查

该检查敏感性不高，其目的主要是排除食管癌等其他食管疾病。

（三）24 小时食管 pH 监测

应用便携式 pH 记录仪在生理状态下对患者进行 24 小时食管 pH 连续监测，可提供食管是否存在过度酸反流的客观证据，并了解酸反流的程度及其与症状发生的关系，是诊断胃食管反流病的重要检查方法。常用的观察指标：24 小时内 pH <4 的次数、pH <4 的总百分时间、持续 5 分钟以上的反流次数及最长反流时间等指标。但要注意在行该项检查前 3 日应停用抑酸药与促胃肠动力的药物。

（四）食管测压

可测定 LES 的长度和部位、食管体部压力、食管上括约肌压力、LES 压及 LES 松弛压等。LES 静息压为 10~30 mmHg，若 LES 压 <6 mmHg 易导致反流。

（五）食管滴酸试验

在滴酸过程中，出现胸骨后疼痛或胃灼热的患者为阳性，多在 15 分钟内出现。

【诊断与鉴别诊断】

胃食管反流病的诊断是基于：①有反流症状；②内镜下可能有反流性食管炎的表现；③食管过度酸反流的客观证据。如患者有典型的胃灼热和反酸症状，可做出胃食管反流病的初步临床诊断；如进一步行内镜检查发现存在反流性食管炎并能排除其他原因引起的食管病变，本病诊断可成立。如有典型症状而内镜检查阴性者，行 24 小时食管 pH 监测，如证实有食管过度酸反流，诊断成立。

由于 24 小时食管 pH 监测需要一定仪器设备且为侵入性检查，常难于在临床常规应用。虽然胃食管反流病的症状有其特点，临床上仍应与其他病因的食管病变、消化性溃疡、胆道疾病等相鉴别。胸痛为主要表现者，应与心源性胸痛及其他原因引起的非心源性胸痛进行鉴别。

【西医治疗】

胃食管反流病的治疗目的是控制症状、治愈食管炎、减少复发和防治并发症。治疗包括调整生活方式及内科、外科和内镜治疗。具体措施包括抑酸以提高胃内 pH；增加 LES 张力；促进胃排空；增加食管对酸、碱反流物的清除能力。

（一）一般治疗

改变生活方式与饮食习惯。避免睡前 2 小时内进食，白天进餐后亦不宜立即卧床。日常尽量减少卧位，如夜间反流严重可将床头抬高 15~20 cm。应避免进食使 LES 压降低的食物，如高脂肪、巧克力、咖啡、浓茶等。应戒烟及禁酒。注意减少一切引起腹压增高的因素，如便秘、肥胖、紧束腰带等。避免应用降低 LES 压的药物及引起胃排空延迟的药物。一些支气管哮喘患者如合并胃食管反流可加重或诱发哮喘症状，尽量避免应用茶碱及多巴胺受体激动剂，并加用抗反流治疗。如一些老年患者因 LES 功能减退易出现胃食管反流，如同时合并有心血管疾病而服用硝酸甘油制剂或钙通道阻滞剂可加重反流症状，应适当避免。

（二）药物治疗

治疗本病的常用药物如下。

1. 质子泵抑制剂（proton pump inhibitor，PPI）：能持久抑制基础胃酸分泌与刺激后胃酸分泌，是治疗 GERD 最有效的药物，对本病的疗效优于 H_2 受体拮抗剂（H_2 receptor antagonist，H_2RA），特别适用于症状重、有严重食管炎的患者。常用药物主要包括艾司奥美拉唑、雷贝拉唑、泮托拉唑、兰索拉唑等。治疗上一般按消化性溃疡常规用量，疗程为 4~8 周。对个别疗效不佳者可加倍剂量或与促胃肠动力药联合使用，并适当延长疗程。PPI 常规或双倍剂量治疗 8 周后，多数患者症状完全缓解。但由于部分患者存在 LES 张力未能得到根本改善的情况，故停药后约 80% 的病例在 6 个月内复发。所以推荐采取维持治疗的方案，即在愈合治疗后继续维持治疗 1 个月。若停药后仍有复发，建议在再次取得缓解后给予按需维持治疗：任选一种上述提到的 PPI，当有症状出现时及时用药以控制症状，可大大减少患者的痛苦及节省患者的治疗费用。对部分须严格控制胃酸分泌的患者，可以在 PPI 早晨 1 次的基础上，临睡前加用 H_2 受体拮抗药 1 次，起到协同作用，以防夜间酸突破（night acid breakthrough，NAB）的发生。

2. H_2 受体拮抗剂：如雷尼替丁、西咪替丁、法莫替丁等。H_2RA 能减少 24 小时胃酸分泌量的 50%~

70%，但不能有效抑制进食刺激引起的胃酸分泌，因此适用于轻、中症患者。

3. 促胃肠动力药：如西尼必利、依托必利、莫沙必利等，这类药物可能通过增加 LES 压力、改善食管蠕动功能、促进胃排空，从而达到减少胃内容物食管反流及减少其在食管的暴露时间。多与抑酸剂配合使用进行治疗。联合用药抑酸与促动力药物的联合应用是目前治疗反流性食管炎最常用的方法，多为临床采用。

4. 抗酸药：胃食管反流病具有慢性复发倾向，为减少症状复发，防止食管炎反复复发引起的并发症，需考虑给予维持治疗。抗酸药仅用于症状轻、间歇发作的患者作为临时缓解症状用。对于停药后很快复发且症状持续者，往往需要长程维持治疗；有食管炎并发症如食管狭窄、食管溃疡、Barrett 食管者，肯定需要长程维持治疗。维持治疗的剂量因患者而异，以调整至患者无症状的最低剂量称为最适剂量；对无食管炎的患者也可考虑采用按需维持治疗，即有症状时用药，症状消失时停药。如氢氧化铝、碳酸钙等，近来较常用的有铝碳酸镁，常用方法为每次 2 片，每日 3 次，饭后 1～2 小时嚼碎服下。铝碳酸镁对黏膜也有保护作用，同时能可逆性吸附胆酸等碱性物质，使黏膜免受损伤，尤其适用于非酸反流相关 GERD 患者。黏膜保护药包括替普瑞酮、硫糖铝和铋剂，此类药能在受损黏膜表面形成保护膜以隔绝有害物质的侵蚀，从而有利于受损黏膜的愈合。替普瑞酮的常用剂量为 50 mg，每日 3 次，饭后 30 分钟内服用。

5. 用药个体化：不同患者用药要个体化。可根据临床分级，轻度 GERD 及 RE 可单独选用 PPI 或促动力药；中度 GERD 及 RE 宜采用 PPI 和促动力药联用；重度 GERD 宜加大 PPI 口服剂量，或 PPI 与促动力药联用。对久治不愈或反复发作伴有明显焦虑或抑郁者，应加用抗抑郁或抗焦虑治疗。

（三）GERD 的内镜治疗

美国食品药品监督管理局（Food and Drug Administration，FDA）目前批准两种新的内镜手术治疗 GERD，即 Stretta 和 EndoCinch 法，前者是对 LES 区实施热凝固，后者是对贲门做缝合折襞。初步研究结果提示，二者都可使 GERD 患者对药物治疗的依赖性减低 30%～50%，但长期安全性及有效性仍有待随访。对于并发食管狭窄的患者，应当首选扩张治疗；在进行内镜手术之前，也宜先行扩张治疗。

（四）GERD 的手术治疗

GERD 抗反流手术的主要适应证：①年龄较轻、手术条件好的患者，可作为药物维持疗法的另一选项；②控制反流及其伴随的吸入性肺炎。药物治疗失败一般不是手术治疗的指征，因为这表明症状不是 GERD 引起的，往往与内脏敏感性增高或焦虑、抑郁有关。手术治疗的首选方法是腹腔镜下 Nissen 胃底折叠术。手术成功率为 85%～90%；死亡率约为 0.2%；再发病率为 2%～8%。但手术后可出现并发症，如出现咽下困难、嗳气、呕吐等症状。手术不能使症状根本治愈（50% 以上患者仍需再次接受药物治疗），也不能防止以后发生食管癌。但对无法停药且手术条件好的患者，手术治疗比终身服药更可取，控制反流症状也比药物疗法好。

（五）并发症的治疗

1. 食管狭窄：除极少数严重瘢痕性狭窄需行手术切除外，绝大部分狭窄可行内镜下食管扩张术治疗。扩张术后予以长程 PPI 维持治疗可防止狭窄复发，对年轻患者亦可考虑抗反流手术。

2. Barrett 食管：必须使用 PPI 治疗及长程维持治疗。Barrett 食管发生食管腺癌的危险性大大增加，其发生食管腺癌风险比一般人群高 30 倍以上，故应定期内镜随访。随访周期应根据异型增生的程度而定。不伴有异型增生的患者应每 2 年接受 1 次内镜复查，如果 2 次复查后都未检出异型增生和癌变，可以酌情将随访间隔放宽；对伴有轻度异型增生者，第 1 年应每 6 个月接受 1 次内镜复查，如果异型增生没有进展，可以每年内镜复查 1 次；对重度异型增生的 BE 患者应立即行内镜下治疗或手术治疗。内镜下治疗包括射频消融、高频电治疗、光动力治疗、氩离子激光凝固术（APC）、内镜下黏膜剥离术（ESD）等。内镜随访及治疗的以期尽量降低患者罹患食管癌转外科手术的概率。

【中医辨证分型】

胃食管反流病其初病以实热为主，食、湿、痰、热互结致气机升降失司，胃气挟酸上逆；久病则火热耗伤阴津，虚火上逆，逐渐因实致虚。初病在气，脾胃气郁失其升降，肝气郁失其条达，肺气郁失其肃降，大肠气郁而失其通导；气郁迁延，由气滞而渐成血瘀，或气虚而致瘀，或气郁日久则化热，煎灼阴血，血燥津枯而致瘀，是乃气病及血。素体禀赋不足，先天气虚，或久病迁延，耗伤正气，均可引起脾胃虚弱，运化失常，浊气内生，故可有食滞、气逆、火郁、湿阻、痰凝、血瘀相兼为病，因虚致实。

1. 肝胃郁热证：胃灼热，反酸。胸骨后灼痛，胃脘灼痛，脘腹胀满，嗳气或反食，易怒，易饥。舌脉：舌红，苔黄，脉弦。

2. 胆热犯胃证：口苦咽干，胃灼热。胁肋胀痛，胸背痛，反酸，嗳气或反食，心烦失眠，易饥。舌脉：舌红，苔黄腻，脉弦滑。

3. 气郁痰阻证：咽喉不适如有痰梗，胸膺不适。嗳气或反流，吞咽困难，声音嘶哑，半夜呛咳。舌脉：舌苔白腻，脉弦滑。

4. 瘀血阻络证：胸骨后灼痛或刺痛。后背痛，呕血或黑便，胃灼热，反酸，嗳气或反食，胃脘刺痛。舌脉：舌质紫暗或有瘀斑，脉涩。

5. 中虚气逆证：反酸或泛吐清水，嗳气或反流。胃脘隐痛，胃痞胀满，食欲缺乏，神疲乏力，大便溏薄。舌脉：舌淡，苔薄，脉细弱。

6. 脾虚湿热证：餐后反酸，饱胀。胃脘灼痛，胸闷不舒，不欲饮食，身倦乏力，大便溏滞。舌脉：舌淡或红，苔薄黄腻，脉细滑数。

【辨证论治】

1. 肝胃郁热证

症状：胃灼热，反酸。胸骨后灼痛，胃脘灼痛，脘腹胀满，嗳气或反食，易怒，易饥。舌脉：舌红，苔黄，脉弦。

治法：疏肝泄热，和胃降逆。

主方：柴胡疏肝散（《景岳全书》）合左金丸（《丹溪心法》）。

药物：柴胡、陈皮、川芎、香附、枳壳、芍药、甘草、黄连、吴茱萸。柴胡、香附合用，疏肝理气解郁，川芎行气活血止痛，陈皮、枳壳理气行滞。芍药、甘草养血柔肝，缓急止痛，甘草调和诸药。左金丸中是黄连合吴茱萸治疗肝火犯胃的吐酸。二方合用疏肝泄热，和胃降逆。

加减：泛酸多者，加煅瓦楞、乌贼骨、浙贝母；胃灼热重者，加珍珠母、玉竹、煅牡蛎。

2. 胆热犯胃证

症状：口苦咽干，胃灼热。胁肋胀痛，胸背痛，反酸，嗳气或反食，心烦失眠，易饥。

舌脉：舌红，苔黄腻，脉弦滑。

治法：清化胆热，降气和胃。

主方：小柴胡汤（《医方集解》）合温胆汤（《备急千金要方》）。

药物：柴胡、黄芩、人参、甘草、半夏、生姜、大枣、竹茹、枳实、陈皮、茯苓。柴胡为少阳专药，轻清升散，疏邪透表。黄芩苦寒，善清少阳相火，配伍柴胡，一散一清，共解少阳之邪。半夏和胃降逆，散结消痞，为攻邪之用。人参扶正鼓舞正气，迫邪外出，生姜、大枣调和胃气，甘草调药。温胆汤方中半夏辛温，燥湿化痰，和胃止呕。配伍竹茹，其甘而微寒，清热化痰，除烦止呕。半夏与竹茹相伍，一温一凉，化痰和胃，止呕除烦，陈皮辛苦温，理气行滞，燥湿化痰，枳实辛苦微寒，降气导滞，消痰除痞。陈皮与枳实相合，亦为一温一凉，而理气化痰之力增。茯苓，健脾渗湿，治疗生痰之源，姜、枣调和脾胃，且生姜制约半夏毒性。甘草调药。

加减：口苦呕恶重者，加焦栀子、香附、龙胆草；津伤口干甚者，加沙参、麦冬、石斛；反酸甚者，加煅瓦楞子、海螵蛸。

3. 气郁痰阻证

症状：咽喉不适如有痰梗，胸膺不适。嗳气或反流，吞咽困难，声音嘶哑，半夜呛咳。

舌脉：舌苔白腻，脉弦滑。

治法：开郁化痰，降气和胃。

主方：半夏厚朴汤（《金匮要略》）。

药物：半夏、厚朴、茯苓、生姜、苏叶。方中半夏辛温入肺胃，化痰散结，降逆和胃。厚朴苦辛性温，下气除满，助半夏散结降逆。茯苓甘淡渗湿健脾，助半夏化痰，生姜辛温散结，和胃止呕，且制半夏之毒，苏叶芳香行气，理肺疏肝，助厚朴行气宽胸、宣通郁结之气，全方开郁化痰，降气和胃。

加减：咽喉不适明显者，加苏梗、玉蝴蝶、连翘、浙贝母；痰气交阻明显，酌加苏子、白芥子、莱菔子。

4. 瘀血阻络证

症状：胸骨后灼痛或刺痛。后背痛，呕血或黑便，胃灼热，反酸，嗳气或反食，胃脘刺痛。

舌脉：舌质紫暗或有瘀斑，脉涩。

治法：活血化瘀，行气止痛。

主方：血府逐瘀汤（《医林改错》）。

药物：桃仁、红花、当归、生地黄、川芎、赤芍、牛膝、桔梗、柴胡、枳壳、甘草。方中桃仁破血行滞而润燥，红花活血化瘀以止痛。赤芍、川芎活血化瘀，牛膝长于祛瘀通脉，引瘀血下行。当归养血活血，祛瘀生新，生地黄凉血清热除瘀热，与当归养血润燥，使祛瘀不伤正，枳壳调畅胸中气滞，桔梗宣肺利气，与枳壳配伍，一升一降，开胸行气，使气行血行，柴胡疏肝理气。甘草调和诸药。本方为活血祛瘀药、行气药、养血药合用，活血行气，祛瘀止痛。

加减：胸痛明显者，加制没药、三七粉、全瓜蒌；瘀热互结甚者，加丹皮、郁金。

5. 中虚气逆证

症状：反酸或泛吐清水，嗳气或反流。胃脘隐痛，胃痞胀满，食欲缺乏，神疲乏力，大便溏薄。

舌脉：舌淡，苔薄，脉细弱。

治法：疏肝理气，健脾和胃。

主方：旋覆代赭汤（《伤寒论》）合六君子汤（《医学正传》）。

药物：旋覆花、代赭石、人参、生姜、半夏、大枣、甘草、陈皮、白术、茯苓。方中旋覆花性温而能下气消痰，降逆止嗳。代赭石质重而沉降，善镇冲逆，但味苦气寒，用量不宜过大以防损伤胃气。生姜于本方，寓意有三：一为和胃降逆以增止呕之效；二为宣散水气以助祛痰之功；三可制约代赭石的寒凉之性，使其镇降气逆而不伐胃。半夏辛温，祛痰散结，降逆和胃。人参、炙甘草、大枣益脾胃，补气虚，扶助已伤之中气。

加减：嗳气频者，加砂仁、豆蔻；大便溏薄甚者，加赤石脂、山药。

6. 脾虚湿热证

症状：餐后反酸，饱胀。胃脘灼痛，胸闷不舒，不欲饮食，身倦乏力，大便溏滞。

舌脉：舌淡或红，苔薄黄腻，脉细滑数。

治法：清化湿热，健脾和胃。

主方：黄连汤（《伤寒论》）。

药物：黄连、甘草、干姜、桂枝、人参、半夏、大枣。方中黄连苦寒以清胸中之热，干姜辛温以去胃中之寒，二药合奏清上温下、平调寒热之功。半夏和胃降逆，桂枝温阳升清二药配伍，使升降复司，胃肠安和。党参、大枣补中益气，共奏扶正以祛邪之功，甘草调和诸药。

加减：大便溏滞严重者，加木香、黄芩、茯苓；胃脘灼痛甚者，加吴茱萸、煅瓦楞、乌贼骨。

【常用中成药】

1. 乌贝散：制酸止痛。用于肝胃不和证型的胃脘疼痛、胃脘嘈杂伴形似饥饿之感、泛吐酸水。

2. 开胸顺气丸：消积化滞，行气止痛。用于气郁食滞所致的胸胁胀满、胃脘疼痛、嗳气呕恶、食少纳呆。

3. 越鞠丸：理气解郁，宽中除满。用于胸脘痞闷、腹胀腹满、饮食积滞、嗳气吞酸。

4. 左金丸：清肝泻火，降逆止呕。用于肝火犯胃证型出现胁肋胀痛、呕吐口苦、嘈杂吞酸等症状者。

5. 胆胃康胶囊：疏肝利胆，清利湿热。用于肝胆湿热所致的胁痛、黄疸，以及胆汁反流性胃炎、胆囊炎见上述症状者。

6. 舒肝和胃丸：疏肝解郁，和胃止痛。用于肝胃不和引起的胃脘胀痛、胸胁满闷、呕吐吞酸、腹胀便秘等症状者。

7. 甘海胃康胶囊：健脾和胃，收敛止痛。用于脾虚气滞证型的胃及十二指肠溃疡、慢性胃炎、反流性食管炎。

8. 达立通颗粒：清热解郁，和胃降逆，通利消滞。用于肝胃郁热所致痞满证型，症见纳差、胃脘胀满、嗳气、胃中灼热、嘈杂泛酸、脘腹疼痛、口干口苦；动力障碍型功能性消化不良见上述症状者。

9. 胃康胶囊：行气健胃，化瘀止血，制酸止痛。用于气滞血瘀所致的嘈杂吞酸、胃脘疼痛、痛处固定不移、胃及十二指肠溃疡、慢性胃炎见上述症状者。

10. 加味左金丸：平肝降逆，疏郁止痛。用于肝郁化火、肝胃不和引起的急躁易怒、胸脘痞闷、嗳腐吞酸、胃痛纳差。

【中医外治法】

首先需明确，本病易反复，大都病程较长，仅仅依靠外治法，很难单独奏效，故以下介绍的外治法在临床上大都结合口服中药和（或）西药，内外治法并取，可以显著缩短本病疗程，节约医疗成本，但切记不可过分夸大外治法的功效。

1. 针灸疗法：针灸是治疗胃食管反流病的非药物疗法之一，体针疗法常用穴位：实证用内关穴、足三里穴、中脘穴；虚证用脾俞穴、胃俞穴、肾俞穴、膻中穴、曲池穴、合谷穴、太冲穴、天枢穴、关元穴、三阴交穴等，以泻法和平补平泻为主要手法。用合谷穴、脾俞穴、胃俞穴、肾俞穴、膻中穴、曲池穴、天枢穴、关元穴、三阴交穴、太冲穴等，以泻法和平补平泻为主要手法。

2. 药穴指针疗法：是将药物与穴位有机联合的一种新型外治疗法。谢胜等提出的"以俞调枢"的理论认为脾胃为中心的气机升降失衡，不是病机的根本，只是消化系统疾病的病机表象而已。任降督升，任督二脉的气机调畅，升降如常，环周有序，是三焦气机协调的生理基础，亦为脾胃等脏腑气机正常运行的内在动力，依此提出"以俞调枢"的理论。这个理论是药穴指针的理论基础，具体方法是其通过药液涂敷于患者双侧足太阳膀胱经胆俞穴、肝俞穴、脾俞穴和胃俞穴等穴后，以按捏法、揉法、扣法等操作手法，调理足太阳膀胱经之经气，从而影响任督二脉的升降，继而复健脾胃正常生理功能，取得确切的临床疗效。蒋守忠采取药穴指针疗法治疗胃食管反流病30例，中药组成：香附20 g，郁金24 g，丁香

10 g，旋覆花 15 g，吴茱萸 10 g，黄连 6 g，半夏 24 g，陈皮 18 g，厚朴 24 g，槟榔 24 g，生姜 10 g。将上药置于棕色瓶中，加入 1 升 50 度白酒浸制 2 日方可使用。操作时，医师经少许的棉花缠指后，沾适量药液涂敷于患者双侧足太阳膀胱经肝俞穴、胆俞穴、脾俞穴、胃俞穴上，手法以捏法、按揉法、扣法操作手法，每次 15 分钟，每日上午和下午各 1 次，3 周为 1 个疗程。

3. 腹针疗法：是在中医理论指导下，通过针刺腹部特定的穴位从而调整气机阴阳，以实现人体的阴阳动态平衡，达到治疗全身性疾病目的的一种全新针灸疗法。腹针选穴如下：右上风湿点穴、承满穴、梁门穴、中脘穴、关元穴、天枢穴、下脘穴。配穴：胸痛者取下脘穴，纳差者取承满穴、梁门穴。行针手法：用 2 寸毫针来候气、行气及催气，留针 30 分钟后起针。

4. 穴位注射联合内服中药：配合穴位注射可选用维生素 B_6 注射液穴位注射；或者维生素 B_{12} 注射液穴位注射，选穴为双侧足三里穴和（或）内关穴，隔日 1 次。

穴位埋线疗法对胃食管反流病亦有较佳效果，穴位埋线选穴：足三里穴、脾俞穴、胃俞穴、肝俞穴、胆俞穴。

【护理概要】

护理上应当行个体化护理干预。首先在患者入院之时应当及时进行健康教育，帮助患者了解疾病相关知识，告之其治疗中要点和可能会发生的不良反应，并告之不良反应发生时的应对方式。帮助患者调整心态，消除治疗的恐惧感，增加耐受程度和顺应性。要给予患者心理上的护理。胃食管反流病病程较长且容易反复，属于慢性疾病。患者在患病过程中常常要承受较大的心理压力，比较容易出现焦虑烦躁失落等负面情绪。因此护理上应当积极与患者沟通交流，及时疏导其负面情绪，树立患者康复的信心，更好地遵从药物指导和饮食指导。其次应当帮助患者戒烟戒酒。酒精能够刺激人体胃肠黏膜，香烟中也有大量的有毒有害物质。在胃食管反流病中，有吸烟喝酒史的患者，其临床症状比不吸烟喝酒的患者更加严重。且健康四大基石中，就有戒烟限酒，在患胃食管反流病时，更应当戒酒戒烟，不使症状加重。戒烟戒酒期间，因戒断反应的出现，复吸率及复饮率非常高，应当重新安排日常生活习惯，培养兴趣爱好，同时转移注意力，帮助患者戒除烟酒瘾。治疗过程中患者睡眠时护理人员应将其床头抬高，保持患者上身倾斜，防止在睡眠时发生胃食管反流，引起误吸，在饮食后做轻度运动，以帮助食物消化，餐后禁止做剧烈的运动，注意腹部的减压，松解腰带。个体化护理干预在胃食管反流病患者中应用，可提高其护理与治疗的依从性，加快患者康复的速度。由于现代社会不断发展与进步，人们对精神上的服务要求不断增高，也由于对自身疾病的不了解，以及担心紧张恐惧等负面情绪，使之与医护人员的关系不断发生摩擦。研究表明，应用个体化护理干预与常规护理分别对胃食管反流患者进行护理，结果提示个体化护理干预对护患关系有着改善作用。

【预后】

目前尚无足够的临床随访资料阐明本病的自然病程。本病的转归：本病可合并溃疡、食管狭窄及上消化道出血；本病有发展为食管腺癌的风险。这 3 种疾病之间相互关联及进展的关系需进一步研究。本病初起为实证居多，随着病情的发展逐渐转变为虚实夹杂甚则完全是虚证表现，其虚证表现以气虚为主，其实证表现以气滞、痰阻、湿阻、郁热几个方面较为多见；而且兼夹证多。本病与生活方式和情志变化等因素关系密切，病情容易反反复复，但一般预后较好。本病因与生活方式和情志变化等关系密切，病情容易复发，但一般预后较好。

（吴国志 张向磊 张迎迎 孙文琴 王 帅 王 俪）

第三节　食管动力性疾病

食物进入下咽部时诱发吞咽反射。吞咽是下咽部、食管上括约肌、食管体部、食管下括约肌松弛或收缩产生的协调运动。食管动力紊乱者常有咽下困难、食物通过困难、心绞痛样胸骨后疼痛等表现。此外还可伴有食管综合征、食管外综合征。

食管动力性疾病分为原发性或继发性动力紊乱。原发性食管动力障碍包括胡桃夹食管、贲门失弛缓症、弥漫性食管痉挛等。继发性动力障碍可源于胃食管反流病、肿瘤、炎症感染、代谢紊乱等。食管动力障碍可表现为动力过强、动力减弱或紊乱。

中医学并无食管动力性疾病的病名，食管动力性疾病的临床表现有咽部不适、反酸、胃灼热、胸骨后灼热疼痛、口苦、呕吐苦水，以及嗳气、上腹饱胀等。与中医学之"吞酸""吐酸""泛酸""嘈杂""呕吐""噎膈""胃痞""胸痹""咳嗽"等相当。

【发病机制】

既往研究认为贲门失弛缓症、弥漫性食管痉挛、胡桃夹食管和其他非特异性原发动力紊乱是食管肌肉抑制性和兴奋性失衡所致。

【中医病因病机】

1. 病因：本病病邪主要为湿、痰、热、气、瘀。本病的发病原因包括禀赋虚弱、劳累过度、情志失调、烟酒所伤、饮食不节等；但以饮食不节、情志失调两种病因最为多见。需要注意的是本节所言的饮食不节，不仅指食量无节制，亦包括咀嚼不精细、狼吞虎咽等不良饮食习惯。

2. 病位：其病位在食管，重点在胃，但与肝、脾、肺关系密切。

3. 病机：从本病临床表现的形成过程来看，其病机特点一曰逆，二曰热。常见肝郁气滞，肝气犯胃，肝胃不和，气机阻滞，则可出现嗳气甚则反胃（反胃时气味一般无酸腐气味）、脘腹痞满、腹胀等症；气郁日久化热，或气滞不能运化，酝酿则生湿热，可有泛酸、胃灼热等症；胃气不降，挟热上逆，则症状从胃脘向食道、咽喉部蔓延，可有咽喉干涩疼痛、咽喉异物感和吞咽困难等症状；甚则波及胸部，出现胸骨后疼痛等症状，而胃气上逆，亦可影响肺气的肃降，肺气不降则出现咳嗽、喘促等症，即发咳嗽。

【临床表现】

主要有胸痛、食管综合征（吞咽困难、吞咽痛、反酸等）及食管外综合征（如因反流吸入引起的慢性肺支气管病变，患者主诉咳嗽、咳痰、呼吸困难和哮喘）。

贲门失弛缓症的临床表现如下。

1. 反食：多数患者在进食过程中或进食后不久发生反食，多为未消化食物，甚至出现夜间反流。严重者出现营养不良及体重下降明显。因贲门失弛缓时反流物未进入胃腔，故无胃内呕吐物酸臭的特点，并发食管炎、食管溃疡时反流物可含有血液。

2. 吞咽困难：症状时轻时重，轻时能连续进餐，胸骨后滞留或有堵塞感，进食延长，重时进干、流食均困难，与他人共餐时常加重。当食管极度扩张时，常存留大量食物和黏液，吞咽困难反而减轻。

3. 气道症状：尤其是夜间有反流的患者，常伴咳嗽、咳痰、气促及睡眠有鼾声等。

4. 胸痛：约半数患者有胸痛，可能因：①食物潴留，扩张食管；②LES 压明显升高；③食管体部出现高幅的同步性收缩。胸痛常发生在进餐或冷饮后，喝热水常使之减轻。

【辅助检查】

1. 食管测压：是经鼻将测压导管插入食管，测定 UES、LES 和食管体部动力功能的检查技术。24 小时动态测压能获得食管运动的资料，与 pH 检测联合应用，就能更好地研究清醒、睡眠状态及进餐等各种生理情况下食管运动功能的改变。

2. 食管 pH 监测：24 小时食管 pH 监测能详细显示酸反流、昼夜酸反流规律、酸反流与症状的关系及患者对治疗的反应。目前已能实现食管 pH 与胆汁反流监测同步进行。

3. 食管传输时间测定：固体、半固态或液体从咽部至胃通过食管全长所用的时间。可用于估计食管动力障碍的程度，同时可评判治疗效果。

4. 食管 X 线钡剂检查：贲门失弛缓症时动态造影可见食管的推进性收缩波消失，其收缩具有紊乱及非蠕动性质；LES 不随吞咽松弛，而呈间断开放，可见少许造影剂从食管漏入胃内。钡剂充盈时，食管体部，尤其是其远端明显扩张，末端变细呈鸟嘴状。胡桃夹食管时钡餐可见食管蠕动波仅达主动脉弓水平，食管下 2/3 被一种异常强烈的、不协调的、非推进性收缩所取代，因而食管腔出现一系列同轴性狭窄，致使食管呈螺旋状或串珠状，形似"开塞钻"。

5. 食管感觉检查，①依酚氯铵试验：依酚氯铵为胆碱酯酶抑制药。在 18%～30% 的非心源性胸痛患者中可诱发胸痛，但在正常人中则不诱发。②气囊扩张试验：用气囊扩张食管下段，食管源性胸痛患者 60% 诱发胸痛，而正常组只有 20% 有胸痛，非心源性胸痛患者引起胸痛的膨胀容量明显低于正常组。③Bernstein 酸灌注试验：如酸灌注试验激发心绞痛样胸痛发作，而盐水灌注不诱发胸痛则为试验阳性，提示为食管源性胸痛。

【诊断程序】

食管动力性疾病必须结合临床表现和各种检查方法，才能做出正确的病因学诊断。对于反复发作性胸骨后或胸骨下疼痛的患者，首先应排除心脏疾病。然后进行常规食管钡剂造影、内镜检查，以明确食管是否有功能或结构的异常，必要时进行食管动力学特殊监测。部分患者胸痛与食管异常的因果关系不易确立，因此尚需进行激发试验。需和胃食管反流病相鉴别。

【西医治疗】

对于继发性食管动力疾病，首先治疗其原发病。

1. 贲门失弛缓症的治疗：目前尚无有效方法恢复已损害的肌间神经丛功能。对本病的治疗。目的在于解除 LES 的松弛障碍，降低 LES 的压力和预防并发症。目前可用于本病治疗的手段主要有药物治疗（如硝苯地平 10 mg 饭前舌下含服）、肉毒杆菌毒素注射（LES 处注射肉毒杆菌毒素，每象限 20 U）、气囊或水囊扩张、LES 切开（如腹腔镜下 Heller 肌切开术）4 种。有研究显示药物治疗疗效最好；其次是肉毒杆菌毒素注射治疗和球囊扩张，腹腔镜微创手术疗效最持久。气囊扩张和 Heller 肌切开术能有效缓解 85% 患者症状 5～10 年。

2. 高张性食管动力紊乱和食管蠕动失调的治疗：药物治疗可改善弥漫性食管痉挛、胡桃夹食管、高压性 LES 和非特异性食管运动障碍等的症状，常用药物有硝酸甘油类、抗胆碱能药、钙拮抗药等。整个食管远端的纵行肌切开术可作为缓解症状的最后手段，但罕有施行。

3. 食管动力紊乱者躯体症状的治疗：首先使患者充分了解这是一个良性病变，从而解除其思想顾虑。焦虑、抑郁明显者可进行心理暗示治疗以消除患者的精神紧张，同时可给予镇静或安眠类药物如地西泮、多塞平等治疗。

【中医辨证分型】

食管动力性疾病初期多为实证，以肝气犯胃或肝胃郁热为多，中期以阴津受损、痰热或湿热阻滞为主，后期以胃阴亏损或痰瘀互结、脾阳虚衰为主。胃失和降、胃气上逆是其基本病机，情志失调，肝气犯胃，甚则肝胃之气横逆犯肺，是其病理特点，痰阻血瘀、胃阴亏损为其后期的病理转归。

中医对于本病尚未达成专家共识，总的原则是谨守病机，审明虚实，辨证施治，虚则补之，实则泻之，以通为用，以降为和。运用辨证论治的方法，病机上强调气滞、郁热、痰湿，着重于疏肝降逆、清热和中、化痰祛湿等治法，酌加化痰利咽、泻肺化痰、活血化瘀之药，治疗需辨病之寒热虚实，以和胃降逆贯穿治疗始终。食管动力性疾病目前常见中医证型如下。

上证可以单一出现，也可以兼夹出现，临床上不能拘泥理论上的分型。本病邪实为标，正虚为本，邪实为主症时要适当祛邪，但不能忽视本虚的调理，即时刻不忘调补脾胃为要。

1. 气滞痰阻证

症状：咽食梗阻，胸膈痞满，甚则疼痛，随情志变化可加重或减轻，伴有嗳气呃逆，呕吐痰涎甚则反食，在进食过程中或进食后不久出现反食，多为未消化之食物原形，口干咽燥，大便干涩。舌脉：舌质红，苔薄腻，脉弦滑。

2. 瘀血阻滞证

症状：吞咽梗阻，胸膈疼痛，食不得下，甚则滴水难进，食入即吐，或吐出物如赤豆汁，兼面色暗黑，肌肤枯燥，形体消瘦，大便坚如羊屎，或便血。舌脉：舌质紫暗，或舌红少津，脉细涩。

3. 津亏热结证

症状：进食时咽喉梗涩而痛，水饮可下，食物难进，或入食即吐，兼胸背灼痛，五心烦热，口干咽燥，形体消瘦，肌肤枯燥，大便干结。舌脉：舌质红而干，或有裂纹，脉弦细数。

4. 脾阳虚衰证

症状：长期吞咽受阻，饮食不下，胸膈疼痛，面色㿠白，形瘦神衰，气短畏寒，面浮足肿，泛吐清涎，或宿食不化，反食吐出未消化的食物，腹胀便溏。舌脉：舌淡苔白，脉细弱。

5. 胃气犯肺证

症状：咽食梗阻，胸膈痞满，甚则疼痛，有明显咳嗽、咳痰、气促及睡眠有鼾声等肺系症状。舌脉：舌淡，苔白腻，脉弦滑。

【辨证论治】

1. 气滞痰阻证

症状：咽食梗阻，胸膈痞满，甚则疼痛，随情志变化可加重或减轻，伴有嗳气呃逆，呕吐痰涎甚则反食，在进食过程中或进食后不久出现反食，多为未消化之食物原形，口干咽燥，大便干涩。

舌脉：舌质红，苔薄腻，脉弦滑。

治法：理气化痰，解郁宽胸

主方：启膈散（《医学心悟》）。

药物：本方有理气化痰解郁、润燥和胃降逆之功效，适用于气滞痰阻之证；丹参、郁金、砂仁、沙参、贝母、茯苓、荷叶蒂、杵头糠。

加减：痰湿较重可加瓜蒌、天南星、半夏以助化痰之力；若津液耗伤，加麦冬、石斛、天花粉以润燥；若郁久化热，心烦口干，加黄连、栀子、山豆根；若津伤便秘，加桃仁、蜂蜜以润肠通便。

2. 瘀血阻滞证

症状：吞咽梗阻，胸膈疼痛，食不得下，甚则滴水难进，食入即吐，或吐出物如赤豆汁，兼面色暗黑，肌肤枯燥，形体消瘦，大便坚如羊屎，或便血。

舌脉：舌质紫暗，或舌红少津，脉细涩。

治法：活血祛瘀，滋阴养血。

主方：通幽汤（《脾胃论》）。

药物：本方有理气化痰解郁、润燥和胃降逆之功效，方中生地黄、熟地黄、当归身、桃仁、红花、甘草、升麻升清降浊。

加减：若胸膈刺痛，酌加三七、丹参、赤芍、五灵脂活血祛瘀、通络止痛；胸膈闷痛，加海藻、昆布、贝母、瓜蒌软坚化痰，宽胸理气；若呕吐痰涎，加莱菔子、生姜汁以温胃化痰。

3. 津亏热结证

症状：进食时咽喉梗涩而痛，水饮可下，食物难进，或入食即吐，兼胸背灼痛，五心烦热，口干咽燥，形体消瘦，肌肤枯燥，大便干结。

舌脉：舌质红而干，或有裂纹，脉弦细数。

治法：滋阴养血，润燥生津。

主方：沙参麦冬汤（《温病条辨》）。

药物：方中沙参、麦冬、玉竹滋补津液；桑叶、天花粉养阴泄热；扁豆、甘草安中和胃；可加玄参、生地黄、石斛以助养阴之力；加栀子、黄连、黄芩以清肺胃之热。

加减：若肠燥失润，大便干结，可加当归、瓜蒌仁、生首乌润肠通便；若腹中胀满，大便不通，胃肠热盛，可用人参利膈丸或大黄甘草汤泄热存阴，但应中病即止，以免耗伤津液；若食道干涩，口燥咽干，可用滋阴清膈饮以生津养胃。

4. 脾阳虚衰证

症状：长期吞咽受阻，饮食不下，胸膈疼痛，面色㿠白，形瘦神衰，气短畏寒，面浮足肿，泛吐清涎，或宿食不化，反食吐出未消化的食物，腹胀便溏。

舌脉：舌淡苔白，脉细弱。

治法：温补脾阳，益气回阳。

主方：补气运脾汤（《准绳·类方》卷三引《统旨》加减）。

药物：方中人参、黄芪、白术、茯苓、甘草补脾益气；砂仁、陈皮、半夏和胃降逆；加旋覆花降逆止呕；加附子、干姜温补脾阳；加枸杞子、杜仲温养肝肾，填充精血。

加减：若气阴两虚加石斛、麦冬、沙参以滋阴生津。若中气下陷、少气懒言可用补中益气汤；若气血两亏、心悸气短可用十全大补汤。在此阶段，阴阳俱竭，如因阳竭于上而水谷不入，阴竭于下而二便不通，称为关格，系开合之机已废，为阴阳离决的一种表现，当积极救治。

5. 胃气犯肺证

症状：阵发性呛咳、气急，咳甚时呕吐酸苦水，平卧或饱食后症状加重，平素上腹部不适，常伴嗳腐吞酸、嘈杂或灼痛。

舌脉：舌红、苔白腻，脉弦弱。

治法：降浊化痰，和胃止咳。

主方：旋覆代赭汤（《伤寒论》）加减。

药物：旋覆花降逆止呃，代赭石重镇降逆。反酸、胃灼热较甚者，加吴茱萸、黄连、煅瓦楞子以降逆制酸。

加减：呃逆较重者，加丁香、柿蒂；痰多者，加款冬花、紫菀以化痰止咳；兼痰气交阻者，可合用半夏厚朴汤；兼寒热错杂者，合用半夏泻心汤（《伤寒论》）；兼肝胃不和者，可用柴胡疏肝散（《景岳全书》）合左金丸（《丹溪心法》）；兼胆胃郁热者，可用龙胆泻肝汤（《医方集解》）合温胆汤（《备急千金要方》）；兼胃阴不足者，可用沙参麦冬汤（《温病条辨》）。本证多见于西医临床慢性咳嗽之胃食管反流性咳嗽。

【常用中成药】

1. 加味左金丸：平肝降逆，舒郁止痛。用于肝郁化火、肝胃不和引起的胸脘痞闷，急躁易怒、嗳气吞酸、胃痛少食。

2. 香砂养胃丸：温中和胃。用于不思饮食、胃脘满闷或泛吐酸水。

3. 柴胡舒肝丸：疏肝理气，消胀止痛。用于肝气不舒，胸胁痞闷，食滞不清，呕吐酸水。

4. 木香顺气丸：行气化湿，健脾和胃。用于脘腹胀痛，恶心，嗳气。

【中医外治法】

1. 针灸治疗。基本处方取穴：天突穴、膻中穴、内关穴、上脘穴、膈俞穴、足三里穴、胃俞穴、脾俞穴。天突穴散结利咽，宽贲门；膻中穴、内关穴宽胸理气，降逆止吐；上脘穴和胃降逆，调气止痛；膈俞穴利膈宽胸；足三里穴、胃俞穴、脾俞穴和胃扶正。

加减运用：气滞痰阻证：加丰隆穴、太冲穴理气化痰，针用泻法。余穴针用平补平泻法。瘀血阻滞证：加合谷穴、血海穴、三阴交穴以行气活血，针用泻法，余穴针用平补平泻法。津亏热结证：加天枢穴、照海穴以滋补津液、泄热散结，针用补法，余穴针用平补平泻法。脾阳虚衰证：加命门穴、气海穴、关元穴以温补脾肾、益气回阳，诸穴针用补法，或加灸法。胃气犯肺证取穴：肺俞穴、中府穴、列缺穴、太渊穴、内关穴、足三里穴、脾俞穴。

2. 耳针疗法：取神门、食道、膈、胃等，用中等刺激，每日 1 次，10 次为 1 个疗程，或使用王不留行来行耳穴压丸。

3. 穴位注射疗法：取足三里穴、内关穴，使用维生素 B_1 及维生素 B_6 注射液，每穴注射 1 mL，每 3 天注射 1 次，10 次为 1 个疗程。

【护理概要】

胃食管动力性疾病神经控制功能因受内或外部病变的影响，不能进行正常动力活动而发生的异常改变。包括贲门失弛缓症和胃食管反流病。贲门失弛缓症是一种食管动力障碍性疾病，由于食管平滑肌无效蠕动及食管下括约肌松弛障碍，而引起吞咽困难、反流、胸痛及体重减轻等临床症状。经口内镜下贲门肌切开术（peroral endoscopic myotomy，POEM）治疗贲门失弛缓症患者创伤小、治疗周期短等优点，国内外广泛使用。手术效果可存在受多方面的影响因素，单一护理无法达到预计效果，集束化护理是通过循证医学对常规的护理模式进行分析，提供干预措施，形成模式化的护理方案，从入院进行规范的护理措施干预，针对影响手术疗效的高危因素采取针对性的干预措施，可明显缓解患者的症状，降低并发症的发生，缩短住院时间，提高患者及医护人员的满意度，临床值得推广。

【预后】

若病情始终停留在动力性疾病的阶段，不向其他疾病继续发展，一般预后尚好。按其病发展快慢之不同，其发展快而治疗效果差，可在较短时间危及生命。如病情发展慢而治疗见效者，可延缓生命，少数患者可达到临床治愈。古代文献对本病危重证候也有相应的描述。如《景岳全书·噎膈》谓："凡年高患此者多不可治，以血气虚败故也。粪如羊矢者不可治，大肠无血也。吐痰如蟹沫者不可治，脾气败也。腹中疼痛，杂如刀割者不可治，营虚之极，血竭于中也。"

【古文文献摘要】

《素问·五常政大论》云："少阳司天，火气下临……心痛，胃脘痛。"

《金匮要略·呕吐哕下利病脉证治第十七》描述为"趺阳脉浮而涩，浮则为虚，涩则伤脾，脾伤则不磨，朝食暮吐，暮食朝吐，宿谷不化，名曰胃反。"

《诸病源候论》："胸痹之候，胸中愊愊，噎塞不利，习习如痒，喉里涩。甚者心里强痞急痛，胸满短气。"《诸病源候论》："此由脏气冷而不理，津液涩少而不能传行饮食，故饮食入则噎塞不通也。胸内痛，不得喘息，食不下。"

《太平圣惠方·第四十七卷》中："夫反胃者，为食物呕吐，胃不受食，言胃口翻也"。

《医贯》称："饮食倍常，尽入于胃矣，但朝食暮吐，暮食朝吐，或一两时而吐，或积至一日一夜，腹中胀闷不可忍而复吐，原物酸臭不化，此已入胃而反出，故曰翻胃。"

《丹溪心法·卷四》曰："胃病者，腹䐜胀，胃脘当心而痛，上支两胁，膈咽不通，食饮不下。"

《医林绳墨》曰："吞酸者，胃口酸水攻激于上，以致咽嗌之间不及吐出而咽下，酸味刺心，自若吞酸之状也。吐酸者，吐出酸苦之水。"

《古今医统大全》曰："倏而腹中如火发，腔内空空若无一物，似辣非辣。"

《景岳全书》指出："痛在膈上，此即胃脘痛也。"

《普济方·虚劳心腹痞满》："夫虚劳之人，气弱血虚，荣卫不足，复为寒邪所乘，食饮入胃，不能传化，停积于内，故中气痞塞，胃胀不通，故心腹痞满也。"

《脾胃论》："治老幼元气虚弱，饮食不消，或脏腑不调，心下痞闷，枳实、橘皮各一两，白术二两。……夫内伤用药之大法，所贵服之强人胃气，令胃气益厚，虽猛食、多食、重食而不伤，此能用食药者也。此药久久益胃气，令不复致伤也。"

《景岳全书·痞满》："虚寒之痞，……治宜温补，但使脾肾气强，则痞满开而饮食自进，元气自复也。……饮食偶伤，致为痞满者，当察其食滞之有无而治之。凡食滞未消而作痞满，或兼疼痛者，宜大和中饮，或和胃饮加减治之，或枳术丸亦可。若食滞既消，脾气受伤，不能营运，而虚痞不开者，当专扶脾气。微者，异功散、养中煎，甚至五福饮、温胃饮、圣术煎。……实滞之痞，当察其所因而治之，若湿胜气滞而痞者，宜平胃散，或《良方》厚朴汤，或五苓散；若寒滞脾胃，或为病为痞，而中气不虚者，厚朴温中汤；若脾寒气滞而痞者，和胃饮；若怒气暴伤，肝气未平而痞者，解肝煎；若大便气秘，上下不通而痞者，河间厚朴汤；若胃口停痰而痞者，二陈汤，或橘皮半夏汤；胃寒气滞停痰，痞而兼呕者，加减二陈汤；胶痰不开，壅滞胃口者，药不易化，须先用吐法，而后随证治之。……外邪之痞，凡寒邪感人者，必自表入里。若邪浅在经，未入于腑，则饮食如故，稍深则传入胸，渐犯胃口，即不能饮食，亦痞之类也，治此者，但解外邪，而或散或消，或温或补，邪去则胃口自和，痞满自去，此当与伤寒门求法治之。"

（吴国志　张向磊　张迎迎　王莹莹　王丽欣）

参 考 文 献

［1］陈灏珠，林果为，王吉耀．实用内科学［M］.14 版．北京：人民卫生出版社，2013.

［2］陈灏珠，钟南山，陆再英．内科学［M］.8 版．北京：人民卫生出版社，2013.

［3］周仲瑛．中医内科学［M］.北京：中国中医药卫生出版社，2011.

［4］陆再英，钟南山．内科学［M］.7 版．北京：人民卫生出版社，2008.

［5］杨旭，潘飞辰，李平，等．沈洪治疗胃食管反流病临证经验［J］.河北中医，2015，37（5）：653－655.

［6］谢胜，张越，周晓玲，等．以背俞调节脾胃功能的"以俞调枢"理论的提出与构建［J］.辽宁中医药杂志，2011，38（9）：1876－1877.

［7］ 蒋守忠 . 药穴指针疗法治疗 60 例胃食管反流病的疗效观察［J］. 中国当代医药，2012，19（17）：93，96.

［8］ 郭映玲，王华军，布小玲 . 24 h 食管 pH 值监测在胃食管反流症状老年患者中的应用及护理体会［J］. 广东医学，2013，34（24）：3841 - 3843.

［9］ 刘梅娟，程凤平 . 胃食管反流病的危险因素及护理对策［J］. 现代消化及介入诊疗，2011，16（2）：115 - 116.

［10］ 曾鹏，孔晓丽，向晶，等 . 胃食管反流病患者应用个体化护理干预的临床效果及对生命质量的影响［J］. 现代消化及介入诊疗 . 2016，21（2）：249 - 251.

［11］ FASS R，OFMAN J J. Gastroesophageal reflux disease—should we adopt a new conceptual framework［J］. Am J Gastroenterol，2002，97（8）：1901 - 1909.

［12］ 孙永顺，朱生梁，马淑颖，等 . 260 例胃食管反流病中医证候特点剖析［J］. 江苏中医药，2004，25（12）：11 - 12.

［13］ 刘晓彤，赵威，陈鑫，等 . 贲门失弛缓症的诊断及治疗［J］. 中华内科杂志，2022，61（2）：214 - 218.

［14］ 蒲文凤，代剑华，周晓晴，等 . 经口内镜下肌切开术与球囊扩张术治疗贲门失弛缓症的临床对比研究［J］. 中华消化内镜杂志，2018，35（2）：120 - 125.

［15］ 王晓茹 . 集束化护理在 POEM 术后护理的应用效果［J］. 淮海医药 . 2021（5）：527 - 530.

第三章 胃 炎

第一节 中西医概述

1728 年 Stahl 最先提出了慢性胃炎的诊断，但由于当时缺乏影像学及内镜学等技术的支持，慢性胃炎的诊断仅仅停留在症状学的诊断之上。由于半屈式内镜的发明，1947 年 Schindler 根据内镜形态学分类将胃炎分为原发性及继发性慢性胃炎两大类——原因不明者为原发性，同时合并胃溃疡、胃癌及胃手术者为继发性，其中原发性慢性胃炎又被分为浅表性、萎缩性及肥厚性 3 种。我国在 1982 年全国慢性胃炎座谈会后，也同意并使用该分类方式。1973 年 Strickland 等根据萎缩性胃炎血清免疫学检查与病变胃内的分布情况将其分为 A 型及 B 型两个独立类型。1990 年悉尼系统分类法将胃炎分为：红斑渗出性胃炎、平坦糜烂性胃炎、隆起糜烂性胃炎、萎缩性胃炎、出血性胃炎、胃肠反流性胃炎及皱襞肥厚性胃炎 7 大类型。按胃炎部位分类将胃炎分为胃窦炎、胃体炎和全胃炎。同时悉尼系统提倡组织学分类应包括三部分：病因学（前缀）、局部解剖学（核心）、形态学（后缀）。1994 年胃炎分类的新悉尼系统强调了胃黏膜活检部位和活检块数（胃窦大弯、小弯各 1 块，胃角 1 块，胃体大弯、小弯各 1 块），并对炎症、活动性、萎缩、化生和 Hp 感染这 5 项组织学变化及其严重程度分级（0、1、2、3）提出了直观模拟评分，该项评分对胃炎程度的评估进行了系统化处理，并减少了观察者之间的评分差异，为较前进步之处。2000 年中华消化学会井冈山分类明确了 Hp 相关性胃炎的定义，并分别规定了用于科研和临床的活检块数，同时规定每块活检的组织变化都要报告临床医生，以增加活检反馈信息量，这些比悉尼标准有所进步。

2006 年《中国慢性胃炎共识意见》提出我国的慢性胃炎病理诊断标准采取文字描述与直观模拟评分法相结合的方式，同时该共识还指出为明确慢性胃炎的病因，并建议将慢性浅表性胃炎更名为慢性非萎缩性胃炎。2007 年制定的可操作的与胃癌风险联系的胃炎评估及可操作的与胃癌风险联系的肠上皮化生评估系统是由慢性胃炎分类新悉尼系统发展而来的胃癌风险分期方法。按照慢性胃炎新悉尼系统要求活检，每块活检标本观察 10 个腺体，根据观察腺体中的萎缩（OLGA）或肠化（OLGIM）腺体个数，计算萎缩（包括肠化）或肠化（仅肠化）区域。OLGA 或 OLGIM 分期Ⅲ期或Ⅳ期者，属于胃癌高风险患者。由于萎缩判定有主观性，而肠化易于识别，OLGIM 评估的重复性和与胃癌发生风险的关联性优于 OLGA。这是目前评估胃黏膜萎缩/肠化准确性相对较高的方法。

胃黏膜对损害的反应涉及上皮损伤、黏膜炎症和上皮细胞再生等过程。胃炎指的是任何病因引起的胃黏膜炎症，常伴有上皮损伤和细胞再生。某些病因引起的胃黏膜病变主要表现为上皮损伤和上皮细胞再生而胃黏膜炎症缺如或很轻，此种胃黏膜病变宜称为胃病，但临床习惯上仍将本属于"胃病"的疾病归入"胃炎"中。胃炎是最常见的消化道疾病之一。按临床发病的缓急和病程的长短，一般将胃炎分为急性胃炎和慢性胃炎。

中医学并无胃炎病名，但是对于急慢性胃炎的各种症状诊断有着极为丰富的记载。可以归类到中医学"痞""胃脘痛""呕吐"等疾病中。

春秋战国时期，就有相关记载，《内经》记载有"痞""痞塞""痞隔""胃脘痛""呕吐"等，如《素问·五常政大论》云"备化之纪……其令湿，其藏脾……其病痞""卑监之纪……其发濡滞，其藏脾……其病留满痞塞"，并认为痞满的病因是饮食不节、起居不时和寒气为患等。如《素问·太阴阳明论》云："饮食不节，起居不时者，阴受之。阴受之则入五脏，入五脏则膜满闭塞。"《素问·异法方宜论》云："脏寒生满病。"《素问·至真要大论》云："太阳之复，厥气上行……心胃生寒，胸膈不利，心痛痞满。"东汉张仲景《伤寒论》中首见痞满病名，《伤寒论·辨太阳病脉证并治下》云："若心下……但满而不痛者，此为痞，柴胡不中与之，宜半夏泻心汤。"隋代巢元方《诸病源候论·诸痞候》在病机病位的角度阐述，"诸痞者，营卫不和，阴阳隔绝，脏腑痞塞而不宣，故谓之痞""其病之候，但腹内气结胀满，闭塞不通"。唐代王焘《外台秘要·心痛方》说："足阳明为胃之经，气虚逆乘心而痛，其状腹胀归于心而痛甚，谓之胃心痛也。"此处记载胃心痛实为胃痛。金元时期，朱震亨《丹溪心法·痞》记载，"痞者与否同，不通泰也"，并与胀满进行了鉴别，"胀满内胀而外亦有形，痞者内觉痞闷，而外无胀急之形也"。明代张介宾在《景岳全书·痞满》中更明确地指出："痞者，痞塞不开之谓；满者，胀满不行之谓。盖满则近胀，而痞则不必胀也。"其通过辨证虚实提出不同的治法："凡有邪有滞而痞者，实痞也；无物无滞而痞者，虚痞也。有胀有痛而满者，实满也；无胀无痛而满者，虚满也。实痞实满者，可消可散；虚痞虚满者，非大加温补不可。"清代叶天士《临证指南医案·痞满》："六淫外侵，用仲景泻心汤；肠胃内伤，用仲景苓姜桂甘汤，即遵古贤治痞之以苦为泻，辛甘为散之法。其于邪伤津液者，用辛苦开泄而必资酸味以助之。"

（吴国志　张向磊　张迎迎　孙文琴　徐　佳　刘　畅）

第二节　急性胃炎

急性胃炎是由多种病因引起的急性胃黏膜炎症。临床上急性发病，常表现为上腹部症状。内镜检查可见胃黏膜充血、水肿、出血、糜烂（可伴有浅表溃疡）等一过性病变。病理组织学特征为胃黏膜固有层见到以中性粒细胞为主的炎症细胞浸润。

急性胃炎主要包括：①急性幽门螺杆菌感染引起的急性胃炎；②除幽门螺杆菌之外的病原体感染和（或）其毒素对胃黏膜损害引起的急性胃炎；③急性糜烂出血性胃炎。本病是由各种病因引起的、以胃黏膜多发性糜烂为特征的急性胃黏膜病变，常伴有胃黏膜出血，可伴有一过性浅溃疡形成。

中医学并无急性胃炎病名，急性胃炎相当于中医学的"胃脘痛""呕吐""嘈杂"等范畴，表现为上腹饱胀和疼痛，可伴有嘈杂、泛酸、纳差、恶心、呕吐、嗳气吞腐等症状。西医学诊断为急性胃炎的疾病，起病急，病程短，在临床上大多对应中医学的实证。

急性糜烂出血性胃炎临床常见，需要积极治疗，本节予以重点讨论如下。

【病因和发病机制】

引起急性糜烂出血性胃炎的常见病因如下。

1. 药物：常见的有非甾体抗炎药，特别是阿司匹林等非特异性环氧合酶抑制剂，某些抗肿瘤药、口服氯化钾或铁剂等。这些药物直接损伤胃黏膜上皮层。其中，NSAID 还可以通过抑制环氧合酶的作用而抑制胃黏膜生理性前列腺素的产生，削弱胃黏膜的屏障功能；某些抗肿瘤药如氟尿嘧啶对快速分裂的细胞如胃肠道黏膜细胞产生明显的细胞毒作用。

2. 应激：严重创伤、大手术、大面积烧伤、颅内病变、败血症及其他严重脏器病变或多器官衰竭等均可引起胃黏膜糜烂、出血，严重者发生急性溃疡并大量出血，如烧伤所致者称 Curling 溃疡、中枢神经系统病变所致者称 Cushing 溃疡。虽然急性应激引起急性糜烂出血性胃炎的确切机制尚未完全明确，但一般认为应激状态下胃黏膜微循环不能正常运行而造成黏膜缺血、缺氧是发病的重要环节，由此可导致胃黏膜黏液和碳酸氢盐分泌不足、局部前列腺素合成不足、上皮再生能力减弱等改变，胃黏膜屏障因而受损。

3. 乙醇：具有亲脂性和溶脂能力，因而高浓度乙醇可直接破坏胃黏膜屏障。黏膜屏障的正常保护功能是维持胃腔与胃黏膜内氢离子高梯度状态的重要保证，当上述因素导致胃黏膜屏障破坏，则胃腔内氢离子便会反弥散进入胃黏膜内，从而进一步加重胃黏膜的损害，最终导致胃黏膜糜烂和出血。上述各种因素也可能导致增加十二指肠液反流入胃腔，其中的胆汁和各种胰酶，参与了胃黏膜屏障的破坏。

4. 创伤和物理因素：大剂量放射线照射等均可导致胃黏膜糜烂甚至溃疡。

【中医病因病机】

1. 病因：多由外邪犯胃（寒邪、热邪、湿邪）、饮食伤胃、情志不畅而引起。

2. 病位：病位在胃，但与肝脾二脏关系密切。

3. 病机：胃为阳土，喜润恶燥，为五脏六腑之大源，主受纳、腐熟水谷，其气以和降为顺，不宜郁滞。上述病因如寒邪、饮食伤胃等皆可引起胃气阻滞，胃失和降而发生胃痛、呕吐、嘈杂等症状。急性胃炎的病变部位在胃，但与肝、脾的关系极为密切。肝为刚脏，属木，主疏泄，其性喜条达；胃属土，主受纳，喜濡润。肝胃之间，木土相克。肝气郁结，易于横逆犯胃，以致中焦气机不通，发为胃痛、呕吐、嘈杂等即急性胃炎的一系列的综合征。肝与胃是木土乘克的关系。若忧思恼怒，气郁伤肝，肝气横逆，则势必克脾犯胃，致气机阻滞，胃失和降而发作急性胃炎。脾与胃同居中焦，一脏一腑，互为表里，共主升降，故脾胃二者在生理病理方面，相互牵涉，难解难分。若先天禀赋不足，又逢后天失养，或饮食无度，饥饱失常，过度劳倦，久病正虚等原因，均能引起脾气虚弱，运化失职，气机升降失司而发为急性胃炎。

【临床表现和诊断】

这些患者多数症状轻微或无症状，常见症状有上腹痛、胀满、恶心、呕吐和食欲缺乏等，重症可有呕血、黑便、脱水、酸中毒或休克。临床上，急性糜烂出血性胃炎患者多以突然发生呕血和（或）黑便的上消化道出血症状而就诊。有近期服用 NSAID 史、严重疾病状态或大量饮酒患者，如发生呕血和（或）黑便，应考虑急性糜烂出血性胃炎的可能，确诊有赖急诊胃镜检查。内镜可见以弥漫分布的多发性糜烂、出血灶和浅表溃疡为特征的急性胃黏膜病损，一般应激所致的胃黏膜病损以胃体、胃底为主，而 NSAID 或乙醇所致者则以胃窦为主。强调内镜检查宜在出血发生后 24 ~ 48 小时进行，因病变（特别是 NSAID 或乙醇引起者）可在短期内消失，延迟胃镜检查可能无法确定出血病因。

【西医治疗】

急性单纯性胃炎，治疗上需去除病因、适当休息、清淡饮食，必要时禁食 1 ~ 2 餐。呕吐、腹泻剧烈者注意水与电解质补充，保持酸碱平衡；对症处理，可给予 H_2 受体拮抗剂（西咪替丁、雷尼替丁、法莫替丁）、质子泵抑制剂（奥美拉唑、兰索拉唑、泮托拉唑、雷贝拉唑、埃索美拉唑）、胃黏膜保护剂；细菌感染所致者应给予抗生素；腹痛明显可给阿托品或山莨菪碱（654-2）。对已发生上消化道大出血者，按上消化道出血治疗原则采取综合措施进行治疗。

临床上对存在应激状态，可能引起急性胃黏膜病变的患者常给予适当抑酸治疗达到预防目的；对长期服用非甾体抗炎药物患者应首选肠溶片、选择性 COX-2 抑制药，饭后服用，或加用质子泵抑制药、H_2 受体阻断药。

【中医辨证分型】

本病应辨虚实寒热，在气在血，还应辨兼夹证。急性胃炎实者居多，症状痛剧，固定不移，拒按，脉盛；胃痛遇寒则痛甚，得温则痛减，为寒证；胃脘灼痛，痛势急迫，遇热则痛甚，得寒则痛减，为热证。一般急性胃炎起病急、病程短，多在气分，形成气滞，多见胀痛，或涉及两胁，或兼见恶心呕吐，嗳气频频，疼痛与情志因素显著相关；在血者，疼痛部位固定不移，痛如针刺，舌质紫暗或有瘀斑，脉涩，或兼见呕血、便血。有的证型是单一出现，有的则可以相兼出现（涉及血分证详见本书上消化道出血、下消化道出血等章节）。

根据临床常见症状的不同，把急性胃炎分为以下几个证型，有的是单一证型，有的证型又根据症状侧重点不同，分为几个不同中医亚型。

1. 寒邪客胃证

（1）急性胃炎寒邪客胃证，以胃痛为主症者

症状：胃痛暴作，恶寒喜暖，得温痛减，遇寒加重，口淡不渴，或喜热饮。

舌脉：舌淡苔薄白，脉弦紧。

（2）急性胃炎寒邪客胃证，以呕吐为主症者

症状：突然呕吐，无明显胃脘痛，胸脘满闷，发热恶寒，头身疼痛。

舌脉：舌苔白腻，脉濡缓。

2. 饮食伤胃证

症状：胃脘疼痛，胀满拒按，嗳腐吞酸，或呕吐不消化食物，其味腐臭，吐后痛减，不思饮食，大便不爽，得矢气及便后稍舒。

舌脉：舌苔厚腻，脉滑。

3. 肝气犯胃证

（1）急性胃炎肝气犯胃证，以胃痛为主症者

症状：胃脘胀痛，痛连两胁，遇烦恼则痛作或痛甚，嗳气、矢气则痛舒，胸闷嗳气，喜长叹息，大便不畅。

舌脉：舌苔多薄白，脉弦。

（2）急性胃炎肝气犯胃证，以呕吐为主症者

症状：呕吐吞酸，嗳气频繁，胸胁胀痛。

舌脉：舌质红，苔薄腻，脉弦。

（3）急性胃炎肝气犯胃证，以吐酸为主症者

症状：吞酸时作，嗳腐气秽，胃脘闷胀，两胁胀满，心烦易怒，口干口苦，咽干口渴。

舌脉：舌红，苔黄，脉弦数。

4. 湿热中阻证

（1）急性胃炎湿热中阻证，以胃痛为主症者

症状：胃脘疼痛，痛势急迫，脘闷灼热，口干口苦，口渴而不欲饮，纳呆恶心，小便色黄，大便不畅。

舌脉：舌红，苔黄腻，脉滑数。

（2）急性胃炎湿热中阻证，以嘈杂为主症者

症状：嘈杂而兼恶心吞酸，口渴喜冷，口臭心烦，疑闷痰多，多食易饥，或似饥非饥。

舌脉：舌质红，苔黄干，脉滑数。

【辨证论治】

为了便于临床实践应用，本节涉及的急性胃炎中医证型分类，依据急性胃炎临床的胃痛、吐酸、呕吐、嘈杂的症状侧重点不同，每一个证型又分为几个不同的中医亚型，对应几套不同的理法方药，对于

临床罕有中医亚型者，只对应一套理法方药。

1. 寒邪客胃证

（1）急性胃炎寒邪客胃证，以胃痛为主症者

症状：胃痛暴作，恶寒喜暖，得温痛减，遇寒加重，口淡不渴，或喜热饮。

舌脉：舌淡苔薄白，脉弦紧。

治法：温胃散寒，行气止痛。

主方：香苏散（《太平惠民和剂局方》）合良附丸（《良方集腋》）加减。

药物：香苏散理气散寒，适用于外感风寒、胃有气滞；良附丸温胃散寒，理气止痛，适用于胃痛暴作、喜热恶寒的胃痛之证。高良姜、吴茱萸温胃散寒；香附、乌药、陈皮、木香行气止痛。

加减：若兼见恶寒、头痛等风寒表证，加苏叶、藿香等以解表散寒，或可口服生姜汤或胡椒汤以散寒止痛；若兼见胸脘痞闷，胃纳呆滞，嗳气、呕吐，此为胃寒夹食滞，加枳实、鸡内金、制半夏、神曲、生姜等以消食导滞，降逆止呕。若寒邪郁久化热，演变为寒热错杂之证，可用半夏泻心汤辛开苦降，寒热并调。

（2）急性胃炎寒邪客胃证，以呕吐为主症者

症状：突然呕吐，胸脘满闷，发热恶寒，头身疼痛。

舌脉：舌苔白腻，脉濡缓。

治法：疏邪解表，化浊和中。

主方：藿香正气散（《太平惠民和剂局方》）加减。

药物：此方以芳香化浊、散寒解表为主，并具理气和胃降逆之功，适用于寒湿之邪犯胃，中焦气机不利，浊邪上逆之呕吐。藿香、紫苏、白芷芳香化浊，散寒解表化湿；大腹皮、厚朴理气除满；半夏、陈皮和胃燥湿、降逆止呕；白术、茯苓健脾化湿；生姜和胃止呕。

加减：兼有脘痞嗳腐，饮食停滞者，可去白术，加神曲、鸡内金以消食导滞；如症见发热无汗，头身痛楚，加荆芥、防风、羌活祛风散寒解表；兼气机阻滞，脘闷腹胀者，可酌加枳壳、木香行气消胀。

2. 饮食伤胃证

症状：胃脘疼痛，胀满拒按，嗳腐吞酸，或呕吐不消化食物，其味腐臭，吐后痛减，不思饮食，大便不爽，矢气及便后稍得舒。

舌脉：舌苔厚腻，脉滑。

治法：消食导滞，和胃止痛。

主方：保和丸（《丹溪心法》）加减。

药物：本方消食导滞，适用于脘满不适、嗳腐吐食的胃痛之证。神曲、山楂、莱菔子消食导滞；茯苓、制半夏、陈皮和胃化湿；连翘清解食积之热。

加减：脘腹胀甚者，可加枳实、槟榔等以行气消滞；若胃脘胀痛而便秘者，可加用小承气汤或改用枳实导滞丸以通腑行气，泄肠热解肠燥，通腑荡积。

3. 肝气犯胃证

（1）急性胃炎肝气犯胃证，以胃痛为主症者

症状：胃脘胀痛，痛连两胁，遇烦恼则痛作或痛甚，嗳气、矢气则痛舒，胸闷嗳气，喜长叹息，大便不畅。

舌脉：舌苔多薄白，脉弦。

治法：疏肝解郁，理气止痛。

主方：柴胡疏肝散（《景岳全书》）加减。

药物：本方具有疏肝理气的作用，用于治疗胃痛胀闷及胁之证。柴胡、芍药、川芎、郁金、香附疏

肝解郁；陈皮、枳壳、佛手、甘草理气和中。

加减：胃痛较甚者，可加川楝子、延胡索以加强理气止痛之功；嗳气较频者，可加沉香、旋覆花以顺气降逆；泛酸者加乌贼骨、煅瓦楞子制酸和胃。痛势急迫，嘈杂吐酸，口干口苦，舌红苔黄，脉弦或数，乃肝胃郁热之证，改用化肝煎或丹栀逍遥散加左金丸以疏泄肝胃之热。

（2）急性胃炎肝气犯胃证，以呕吐为主症者

症状：呕吐吞酸，嗳气频繁，胸胁胀痛。

舌脉：舌质红，苔薄腻，脉弦。

治法：疏肝理气，和胃降逆。

主方：四七汤（《三因极一病证方论》）加减。

药物：该方具有理气宽中和胃、降逆止呕之功效，适用于因肝气郁结、气逆犯胃引起的呕吐。苏叶、厚朴理气宽中；半夏、生姜、茯苓、大枣和胃降逆止呕。

加减：若胸胁胀满疼痛较甚，加川楝子、郁金、香附、柴胡疏肝解郁；如呕吐酸水，心烦口渴，宜清肝和胃，辛开苦降，可酌加左金丸及栀子、黄芩等；若兼见胸胁刺痛，或呕吐不止，诸药无效，舌有瘀斑者，可酌加桃仁、红花等活血化瘀。

（3）急性胃炎肝气犯胃证，以吐酸为主症者

症状：吞酸时作，嗳腐气秽，胃脘闷胀，两胁胀满，心烦易怒，口干口苦，咽干口渴。

舌脉：舌红，苔黄，脉弦数。

治法：清泻肝火，和胃降逆。

主方：左金丸（《丹溪心法》）加味。

药物：黄连、吴茱萸、黄芩、栀子清肝泻火；乌贼骨、煅瓦楞子制酸。

加减：若吐酸较明显，应着重清胃热，可加半枝莲、白花蛇舌草、蒲公英等。若见口干烦渴，是大量吐酸之后的胃热伤津，可加大量石膏以清热生津。

4. 湿热中阻证

（1）急性胃炎湿热中阻证，以胃痛为主症者

症状：胃脘疼痛，痛势急迫，脘闷灼热，口干口苦，口渴而不欲饮，纳呆恶心，小便色黄，大便不畅。

舌脉：舌红，苔黄腻，脉滑数。

治法：清化湿热，理气和胃。

主方：清中汤（《古今医彻》）加减。

药物：本方具有清化中焦湿热的作用，适用于痛势急迫、胃脘灼热、口干口苦的胃痛。黄连、栀子清热燥湿；制半夏、茯苓、草豆蔻祛湿健脾；陈皮、甘草理气和中。

加减：热偏重者加黄芩、蒲公英以清胃泄热；湿偏重者加苍术、藿香以燥湿醒脾；伴见恶心呕吐者，可加竹茹、橘皮以清胃降逆；气滞腹胀者加厚朴、枳实以理气消胀；纳呆者，加神曲、谷芽、麦芽以健脾消食导滞。大便秘结者，可加大黄（后下）以通下导滞。

（2）急性胃炎湿热中阻证，以嘈杂为主症者

症状：嘈杂而兼恶心吞酸，口渴喜冷，口臭心烦，脘闷痰多，多食易饥，或似饥非饥。

舌脉：舌质红，苔黄干，脉滑数。

治法：清热化痰和中。

主方：温胆汤（《三因极一病证方论》）加减。

药物：法半夏燥湿化痰降逆，陈皮理气燥湿，竹茹清热化痰降逆，枳实行气导滞，生姜降逆和胃，甘草调和诸药，加黄连、栀子清泄胃热。

加减：恶心明显者，去甘草；泛酸明显者，重用黄连清胃热，同时可加蒲公英等；口臭明显者，可酌加焦三仙等消食导滞之品。

【常用中成药】

1. 陈香露白露片：健脾和胃，理气止痛，用于胃溃疡、糜烂性胃炎、急性胃炎、慢性胃炎、胃肠功能紊乱和十二指肠炎等。

2. 胃力胶囊：行气止痛，和胃利胆，消积导滞，通腑降浊，用于饮食不节、痰浊中阻、痞满呕吐、胃脘胁肋疼痛、食欲缺乏、大便秘结、急性胃炎、胆囊炎属于上述证候者。

3. 藿香正气胶囊：解表化湿，理气和中，可用于外感风寒合并急性胃炎者。

4. 温胃降逆颗粒：温中散寒，缓急止痛，用于急性胃炎和慢性胃炎的寒证者。

5. 加味左金丸：平肝降逆，疏郁止痛。用于急性胃炎，慢性胃炎中肝胃不和证。

【中医外治法】

1. 针灸疗法：除上述中药方剂外，针灸治疗方案对于急性胃炎也有较好的疗效。针灸疗法适用于急性胃炎初期，治疗时可选择中脘穴、梁门穴及天枢穴等穴位，应用毫针，配合捻、转、提、插等手法予以穴位施针治疗。若患者体质属于寒证，则需要配合艾灸来治疗，针灸时的留针时间一般在30分钟以内。该疗法应用时，配伍、辨证和循经等3种取穴法来综合运用，从而达到确切的疗效，迅速治愈疾病的目的。

2. 穴位注射：应用药物穴位注射疗法。杨春晓的研究中，取适量的硫酸阿托品及硫酸庆大霉素等药物，以一定比例融合后配制成混合注射液，于患者的两侧足三里穴分别进行药物注射治疗，疗效确切。

3. 肛门放血法：肛门放血法在治疗急性胃炎方面也具有一定的可行性和较好疗效。有研究提示，肛门放血法在操作时，需要医师找出患者肛门处的静脉窦，对放血区域进行消毒，然后用针刺破，待放血量达2 mL时，停止放血并再次消毒。该疗法要求患者在治疗结束后禁食1天以上。此方法在此仅作知识了解即可，急性胃炎治疗方法众多，肛门放血疗法患者接受度不佳，影响其可行性。

【护理概述】

近年来临床上，循证护理成为渐受重视的一种护理模式，其主要提倡护理的科学性、针对性和有效性，也就是确保各项护理操作均具备足够的证据支持下的护理操作，不但需要护理人员具备充分的护理经验，而且还要求护理人员有足够的业务能力对患者性格特征、症状特点等开展详细观察的同时，能够结合专业理论依据进行循证分析，从而保障在制定护理方案时具有科学性、针对性、有效性。例如：制定急性胃炎患者的护理方案时要充分观察患者的症状表现，同时分析患者性格和心理状态，思考急性胃炎的发病原因和控制措施及治疗方案的实施等方面内容，确保针对各方面因素寻找有效的护理措施，有的放矢，使护理工作具足针对性。急性胃炎大部分患者都存在一定的焦虑等心理问题，这时要求护理人员可通过与患者的沟通，以进一步了解其心理状态，这样才能做好有效的心理疏导。此外不良生活习惯是各种疾病的促进因素，护理人员需帮助患者养成健康的饮食等生活习惯，从而加快病情康复的速度，未病防病，已病防变。

综上所述，循证护理能充分针对急性胃炎发病急、病因多等临床特点，并为患者提供科学有效的护理服务，提高患者康复速度和对循证护理模式的知晓度、认可度。循证护理对急性胃炎患者护理中的临床应用效果较显著，能加快症状消失的进程，不但能提高患者对治疗的配合度和满意度，而且能提高健康知识的普及度，有较满意的临床疗效。

【预后】

多数胃黏膜糜烂和出血可自行愈合及止血；少数患者黏膜糜烂可发展为溃疡，并发症增加，但通常对药物治疗反应良好。除大出血外，本病一般预后良好。

【预防】

停用不必要的 NSAID。严重创伤、烧伤、大手术和重要器官衰竭及需要长期服用阿司匹林或氯吡格雷等患者，可预防性给予 PPI 或 H_2RA。倡导文明饮食习惯，避免酗酒。

（吴国志　张向磊　张　洋　施　妤　王悦华）

第三节　慢性胃炎

慢性胃炎是由各种病因引起的胃黏膜慢性炎症。临床常见，其发病率随年龄增长而增加，中年以上更为常见。

中医学大都根据疾病的症状命名，西医学的慢性胃炎可以对应中医学的胃痛、痞满、吐酸、嘈杂等，慢性胃炎临床以中医学的胃痛和痞满较为常见。中医临床时不应受西医诊断和客观检查结果的制约，而应该根据患者的主症来灵活地确定证型和治疗方案。

【分类】

慢性胃炎的分类方法很多，基于内镜和病理诊断，可分为萎缩性和非萎缩属性两大类；按照病因可以分为 Hp 胃炎和非 Hp 胃炎；按照胃炎分布可以将慢性胃炎分为胃窦为主胃炎、胃体为主胃炎及全胃炎三大类。

【病因和发病机制】

1. 幽门螺杆菌感染：Hp 经口进入胃内，部分可被胃酸杀灭，部分则附着于胃实部黏液层，依靠其鞭毛穿过黏液层，定居于黏液层与胃窦黏膜上皮细胞表面，一般不侵入胃腺和固有层内。一方面避免了胃酸的杀菌作用；另一方面难以被机体的免疫机能清除。Hp 产生的尿素酶可分解尿素，产生的氨可中和反渗入黏液内的胃酸，形成有利于 Hp 定居和繁殖的局部微环境，使感染慢性化。

2. 十二指肠 - 胃反流：为各种原因引起的胃肠道动力异常、肝胆道疾病、慢性炎症及消化吸收不良等所致。长期反流，可导致胃黏膜慢性炎症。

3. 自身免疫：上述表现提示本病属自身免疫病。自身抗体攻击壁细胞，使壁细胞总数减少，导致胃酸分泌减少或丧失，形成炎症；内因子抗体与内因子结合，阻碍维生素 B_{12} 吸收不良从而导致恶性贫血。

4. 药物和毒物：如酗酒、服用 NSAID 等、某些刺激性食物等均可反复损伤胃黏膜。

5. 其他因素：如老年人胃黏膜可出现退行性改变等。

【中医病因病机】

1. 病因：胃的气机在生理方面，以降为顺，在病理方面以气机的郁滞和升降失司而为病。本病主要与外邪（幽门螺杆菌感染）侵袭、饮食不节、情志失调、脾胃虚弱等多重因素有关；以上述因素损伤脾胃，致运化失司，升降失常，而发生气滞、湿阻、寒凝、火郁、血瘀等病理变化，表现为胃痛、脘胀等症状。

2. 病位：慢性胃炎病位主要在胃，与肝、脾两脏关系密切。

3. 病机：慢性胃炎的病机可分为本虚和标实两个方面。本虚主要表现为脾气（阳）虚和胃阴虚，标实主要表现为气滞、湿热和血瘀证型，脾虚和气滞是疾病的基本病机，而久病的重要病机则是血瘀，血瘀的病理变化在胃黏膜萎缩的发生发展甚至恶变的进程中的发挥着重要作用。

【病理】

胃镜下，慢性非萎缩性胃炎的黏膜可充血水肿或黏膜褶皱肿胀增粗，萎缩性胃炎的黏膜色泽变淡，褶皱变细而平坦，黏液减少，黏膜变薄，有时可透见黏膜血管纹。

不同病因所致胃黏膜损伤和修复过程中产生的慢性胃炎组织学变化主要有以下几种。

1. 炎症：淋巴细胞、浆细胞为主的炎性细胞浸润，初在黏膜浅层，称浅表性胃炎。病变继续发展，可波及黏膜全层。由于 Hp 感染常呈簇状分布，胃窦黏膜炎症也有多病灶分布的特点，也常有淋巴滤泡出现。

炎症的活动性是指中性粒细胞出现，它存在于固有膜、小凹上皮和腺管上皮之间，严重者可形成小凹脓肿。

2. 化生：长期慢性炎症使胃黏膜表层上皮和腺上皮被杯状细胞和幽门腺细胞所取代。其分布范围越广，发生胃癌的危险性越高。胃腺化生分为 2 种，①肠上皮化生：以杯状细胞为特征的肠腺替代了胃固有腺体；②假幽门腺化生：泌酸腺的颈黏液细胞增生，形成幽门腺样腺体，它与幽门腺在组织学上一般难以区别，需根据活检部位做出判断。

3. 萎缩：病变扩展至腺体深部，腺体破坏、数量减少，固有层纤维化，黏膜变薄。根据是否伴有化生而分为非化生性萎缩及化生性萎缩等，以胃角为中心，波及胃窦及胃体的多病灶萎缩发展为胃癌的风险增加。

4. 异型增生：又称不典型增生，是细胞在再生过程中过度增生和分化缺失，增生的上皮细胞拥挤、有分层现象，核增大失去极性，有丝分裂象增多，腺体结构紊乱。

【临床表现】

由幽门螺杆菌引起的慢性胃炎多数患者无症状；有症状者表现为上腹痛或不适、上腹胀、早饱、嗳气、恶心等消化不良症状，这些症状之有无及严重程度与慢性胃炎的内镜所见及组织病理学改变并无肯定的相关性。自身免疫性胃炎患者可伴有贫血，在典型恶性贫血时除贫血外还可伴有维生素 B_{12} 缺乏的其他临床表现。

【实验室和其他检查】

1. 胃镜及活组织检查：胃镜检查并同时取活组织做病理组织学检查是诊断慢性胃炎的最可靠方法。由于内镜所见与活组织检查的病理表现不尽一致，因此诊断时应两者结合，在充分活检基础上以组织病理学诊断为准。

2. 幽门螺杆菌检测：活组织病理学检查时可同时检测幽门螺杆菌，并可在内镜检查时再多取 1 块活组织做快速尿素酶检查以增加诊断的可靠性。行根除幽门螺杆菌治疗后，可在胃镜复查时重复上述检查，也可采用呼气试验检查。

幽门螺杆菌检测的侵入性方法还包括快速尿素酶试验和胃黏膜活体组织检查，但这 2 种方法的不便之处是需要进行内镜检查。非侵入性的幽门螺杆菌检测包括尿素呼气试验、血清抗体检测和粪便抗原检测，是目前临床常用的检测方法，被国内外多部幽门螺杆菌感染处理共识推荐，适用于家庭成员的幽门螺杆菌检测，但以上方法各有特点和使用限制，需根据其特点和优势选用。^{13}C 尿素呼气试验和 ^{14}C 尿素呼气试验具有检测准确性和特异度相对较高、操作方便、不受幽门螺杆菌在胃内斑片状分布影响等优点，但当检测值接近临界值时需谨慎判断结果。尿素呼气试验易受到临床药物使用的影响，如检测前使用过抗生素、PPI、某些中药等，胃出血、胃部分切除术后、胃肿瘤、胃内残留食物、胃黏膜严重萎缩或胃黏膜幽门螺杆菌菌量少也会干扰检测结果，可能导致假阴性和假阳性结果；而血清抗体和粪便抗原检测则不受以上因素影响。血清抗体检测包括幽门螺杆菌抗体和幽门螺杆菌抗体分型检测，已经在国内广泛开展。对于感染过幽门螺杆菌的患者，血清抗体会长期存在，所以对于幽门螺杆菌根除治疗后的患者，由于血清抗体长期存在，无法确认现症感染和用于随访，^{13}C 尿素呼气试验、^{14}C 尿素呼气试验和粪便抗原检测可以弥补以上不足。因此，多种方法结合使用，对有效检测家庭成员幽门螺杆菌感染有较大帮助。幽门螺杆菌培养可用于药敏试验和细菌学研究，分子生物学技术可用于检测粪便或胃黏膜组织等标本，尤其适用于菌株的 DNA 分型、耐药基因突变的检测。口腔菌斑或唾液的幽门螺杆菌检测具备简便、快速的特点，有望用于家庭成员入户检测的初筛手段。

3. 自身免疫性胃炎的相关检查：可进行血清抗壁细胞抗体、内因子抗体及维生素 B_{12} 水平测定。

4. 血清胃泌素 G17、胃蛋白酶原 I 和 II 测定：血清胃泌素 G17、胃蛋白酶原 I 和 II 测定属于无创性检查，有助判断萎缩是否存在及其分布部位和程度，近年国内已开始在临床试用。胃体萎缩者血清胃泌素 G17 水平显著升高、胃蛋白酶原 I 和（或）胃蛋白酶原 I / II 比值下降；胃窦萎缩者血清胃泌素 G17 水平下降、胃蛋白酶原 I 和胃蛋白酶原 I / II 比值正常；全胃萎缩者则两者均低。

【诊断】

确诊必须依靠胃镜检查及胃黏膜活组织病理学检查。幽门螺杆菌检测有助于病因诊断。怀疑自身免疫性胃炎应检测相关自身抗体及血清胃泌素。

【西医治疗】

1. 关于根除幽门螺杆菌：幽门螺杆菌是一种可以在家庭成员之间传播的致病菌。人与人之间的相互传播是幽门螺杆菌传播的重要途径。幽门螺杆菌主要经口途径传播，家庭内传播是其感染的主要方式之一。国内外多项研究提示幽门螺杆菌主要通过口－口、粪－口和水源途径传播，由于感染的个体可存在不同来源菌株的情况，提示也存在外源性感染的现象，但目前尚无法说明家庭内传播和外源性感染这 2 种感染方式的比例。由于幽门螺杆菌感染者不经治疗很难自我痊愈，被幽门螺杆菌感染的家庭成员始终是整个家庭潜在的传染源，存在持续传播的可能性。当与幽门螺杆菌感染的家庭成员共同生活时，其他成员（如配偶和子女）感染幽门螺杆菌的风险增加，但并非所有的家庭成员一定会感染幽门螺杆菌，是否感染幽门螺杆菌与接触的亲密度和遗传背景有关。因此，对家庭成员进行宣教，提倡良好的卫生和饮食习惯，防止重复和交叉感染，如增强使用公筷、公勺的意识，提倡分餐制，避免食用受污染的食品和饮用受污染的水等，有助于防止幽门螺杆菌在家庭成员之间传播，降低幽门螺杆菌感染和相关疾病的发生风险。

中华医学会儿科学分会消化学组于 2015 年制定了《儿童幽门螺杆菌感染诊治专家共识》。该共识指出，大多数幽门螺杆菌的感染发生在儿童和青少年时期，成年后也会感染。家庭内传播是儿童感染幽门螺杆菌的主要途径，主要由父母尤其是母亲传播。家庭成员之间常见的感染途径包括共用食物、咀嚼食物喂食、共用餐具、亲吻及其他不良的卫生习惯等。该共识推荐：对有消化性溃疡、胃淋巴瘤的幽门螺杆菌感染患儿必须进行幽门螺杆菌根除治疗；对有慢性胃炎、胃癌家族史、不明原因的难治性缺铁性贫血、计划长期服用 NSAID（包括低剂量阿司匹林）、监护人或年长（年龄为 12 ~ 14 岁）儿童自己强烈要求治疗的幽门螺杆菌感染患儿可给予根除治疗。幽门螺杆菌感染的儿童检测指征包括上述情况和一级亲属中有胃癌的患儿，但未建议将幽门螺杆菌感染检测作为常规检测项目。

老年人群的幽门螺杆菌感染率较高，根除幽门螺杆菌可以使老年患者的胃肠道症状得以改善，并且可以在一定程度上阻止或延缓胃黏膜萎缩和肠化生的发生，甚至还可以使部分胃黏膜萎缩或肠化生发生逆转。我国研究显示，老年人对根除幽门螺杆菌常用抗生素的耐药率并未明显增高，如无抗衡因素，可以给予根除治疗。然而，老年幽门螺杆菌感染者常同时患有心血管、脑血管、肾脏和其他系统疾病，或长期服用 NSAID。因此，在进行幽门螺杆菌根除治疗前，应根据患者既往服用药物情况、生理特点、疾病和药物不良反应等，对老年人进行风险获益评估，选择制定个体化、规范化的治疗方案。同时，加强患者服药前和服药过程中的宣教工作，提高患者的依从性，使老年患者的个体化治疗更加合理、规范和安全。

对幽门螺杆菌感染的家庭成员进行共同治疗，有助于减少根除后再感染。84.2% 幽门螺杆菌感染有典型的家庭聚集特点，胃癌患者一级亲属中幽门螺杆菌感染者通常有较高的胃黏膜病变风险。持续的幽门螺杆菌感染是萎缩性胃炎和肠化生发生、发展的最重要因素，多数患者在儿童时期感染后，经多年发展，逐渐演变为萎缩性胃炎和肠化生。对于家庭中出现胃黏膜癌前病变如萎缩性胃炎和肠化生的患者，也应明确其幽门螺杆菌感染情况，并定期进行内镜检查。胃癌患者的家属是胃癌的高风险人群，应对其进行幽门螺杆菌检测，并对幽门螺杆菌阳性者进行根除治疗。

多项国内外临床观察、国际共识均明确指出，根除幽门螺杆菌可减缓炎症反应向胃黏膜萎缩、肠化生甚至上皮内瘤变发展的进程和降低胃癌发生率。即便进行幽门螺杆菌根除治疗时患者已进入肠化生或上皮内瘤变阶段，亦有较好的预防胃癌的作用。对已经手术的胃癌患者，也可减少异时癌的发生。消化性溃疡患者通常有较高的幽门螺杆菌感染率，与患者共同生活的家庭成员因而也可能有较高的感染风险，对于家庭中的成年幽门螺杆菌感染者，除非有抗衡因素，均建议给予根除治疗。

根除幽门螺杆菌与其他细菌性感染治疗的性质相似，但特点不同。选择高效抑酸的 PPI 提高胃内pH、提高抗生素的生物利用度可提高幽门螺杆菌根除率。近年来随着幽门螺杆菌根除治疗在国内的广泛开展，幽门螺杆菌对抗生素的耐药率逐步升高，经验治疗的根除率呈下降趋势。首次根除失败容易导致细菌耐药的产生，使再次治疗时的用药选择范围缩小，因此，建议应尽可能在首次治疗时即成功根除幽门螺杆菌。对于幽门螺杆菌感染的儿童和青少年患者，应根据个人感染和抗生素使用情况认真考虑根除的安全性和获益，实施根除时需根据儿童体重调整抗生素的剂量。幽门螺杆菌的耐药性与患者所在地区细菌的耐药性模式和既往抗生素的使用情况有关，经验性治疗方案的选择需根据结合患者的具体情况考虑方案治愈率、服药的简便性、抗生素耐药性、药物不良反应、患者的依从性和治疗费用等多种因素，以取得最佳治疗效果。国内近年的研究结果显示，以药敏试验结果指导的个体化治疗与经验性治疗的疗效差异并没有明显统计学意义，但对于需要根除幽门螺杆菌但反复根除幽门螺杆菌治疗失败的患者，以药敏试验指导的个体化治疗更为必要。对于既往抗生素使用情况明确的患者，经验性治疗也有助于提高幽门螺杆菌的首次根除率，减少耐药的发生及过敏情况的发生。

我国《第五次全国幽门螺杆菌感染处理共识报告》推荐了含铋剂的四联方案（PPI + 铋剂 + 2 种抗生素）作为主要的根除幽门螺杆菌的经验性治疗方案（表3-1），疗程为10日或14日，这些方案目前在临床上被广泛使用。甲硝唑、克拉霉素、左氧氟沙星的耐药率均较高，阿莫西林、呋喃唑酮和四环素的耐药率相对较低。家庭成员可选用疗效好、药物不良反应率低的四联方案。由于铋剂不存在耐药性，短期应用安全性高，除非有铋剂禁忌，我国根除幽门螺杆菌的经验治疗方案推荐尽可能应用铋剂四联方案。近年来，大剂量、高频次的 PPI + 阿莫西林二联疗法也有初步报道，该方法简便、易行、患者依从性好，其幽门螺杆菌根除率与四联疗法相似，但该方案不适用于对阿莫西林过敏的患者，且既往阿莫西林使用史可能导致潜在耐药风险，有条件时可依据药敏试验结果酌情选用，其在大规模人群中应用的疗效有待进一步验证。同时，新的钾离子泵阻滞剂对胃酸分泌的抑制作用强、持续时间久，且不受细胞色素 P450

基因多态性的影响，为提高幽门螺杆菌根除率提供了新的选择。

表3-1　我国《第五次全国幽门螺杆菌感染处理共识报告》推荐的四联方案

方案序号	抗生素1	抗生素2	标准剂量 PPI	标准剂量铋剂
1	阿莫西林 1000 mg，2 次/日	克拉霉素 500 mg，2 次/日	2 次/日	餐前半小时口服枸橼酸铋钾 220 mg，2 次/日
2	阿莫西林 1000 mg，2 次/日	左氧氟沙星 500 mg，1 次/日	2 次/日	餐前半小时口服枸橼酸铋钾 220 mg，2 次/日
3	阿莫西林 1000 mg，2 次/日	呋喃唑酮 100 mg，2 次/日	2 次/日	餐前半小时口服枸橼酸铋钾 220 mg，2 次/日
4	四环素 500 mg，3 次/日或 4 次/日	甲硝唑 400 mg，3 次/日或 4 次/日	2 次/日	餐前半小时口服枸橼酸铋钾 220 mg，2 次/日
5	四环素 500 mg，3 次/日或 4 次/日	呋喃唑酮 100 mg，2 次/日	2 次/日	餐前半小时口服枸橼酸铋钾 220 mg，2 次/日
6	阿莫西林 1000 mg，2 次/日	甲硝唑 400 mg，3 次/日或 4 次/日	2 次/日	餐前半小时口服枸橼酸铋钾 220 mg，2 次/日
7	阿莫西林 1000 mg，2 次/日	四环素 500 mg，3 次/日或 4 次/日	2 次/日	餐前半小时口服枸橼酸铋钾 220 mg，2 次/日

注：PPI 为质子泵抑制剂。在艾司奥美拉唑 20 mg、雷贝拉唑 10 mg 或 20 mg、奥美拉唑 20 mg、兰索拉唑 30 mg、泮托拉唑 40 mg、艾普拉唑 5 mg 中任选 1 种。

　　具有感染风险的家庭成员间的相互关心、督促和参与能够提高患者的依从性，使得监测感染患者的癌前病变和随访变得相对容易。因此，在公众和社区层面预防幽门螺杆菌感染应当包括基于家庭幽门螺杆菌感染防控的内容，以减少传染源，提高公众对幽门螺杆菌感染的认识、增强预防意识、逐步建立良好的生活方式和习惯，最终达到减轻幽门螺杆菌感染相关疾病和胃癌负担的目的。另外，临床医师、社区和家庭医师在临床诊治、健康宣教和实施检测等过程中也应正确引导公众，在对感染者或其家庭成员诊疗的同时，避免不必要的医疗资源浪费。在尚无有效疫苗的情况下，预防新生的幽门螺杆菌感染和根除家庭成员已存在的感染均是较为有效的感染防控策略。

　　2. 关于消化不良症状的治疗：可给予抑酸或抗酸药、促胃肠动力药、胃黏膜保护药、中药等。

　　以反酸、腹痛为主要表现，尤其内镜下表现糜烂的病例，可给予抑酸治疗。消化不良以腹胀、早饱为主，应用促动力药物如西尼必利、伊托必利、莫沙必利、甲氧氯普胺、多潘立酮等治疗有助于改善症状。存在胆汁反流可给予中和胆汁的黏膜保护药如铝碳酸镁、瑞巴派特等。中药及维生素类药物对肠上皮化生可能有益，存在心理因素可以考虑对患者进行心理干预。

　　3. 自身免疫性胃炎的治疗：可注射维生素 B_{12} 或糖皮质激素。

　　4. 癌前病变的干预：内镜下治疗是胃癌癌前病变治疗的重要手段之一，其中包括内镜下黏膜切除术、内镜黏膜下剥离术、内镜下高频电切治疗、内镜下氩气刀治疗、内镜下激光治疗、内镜下微波治疗等。

【中医辨证分型】

　　慢性胃炎应审证求因来辨证，其临床表现常为本虚标实及虚实夹杂的证型。早期以实证居多，病程久则证型演变为虚证或虚实夹杂之证；慢性胃炎早期病理变化多在气分，病久则牵涉血分。慢性非萎缩性胃炎以脾胃虚弱、肝胃不和证居多，慢性萎缩性胃炎以脾胃虚弱、气滞血瘀证居多，慢性胃炎伴胆汁反流以肝胃不和证居多，伴幽门螺杆菌感染则以脾胃湿热证居多，伴有癌前病变者以湿热内阻证、气阴两虚证、气滞血瘀证居多。

根据现有的共识和标准，运用定量的文献统计方法，对慢性胃炎临床常用的相对单一证候进行统计，确定常用证候如下。

①脾胃虚弱证，此证型包含脾胃气虚证和脾胃虚寒证。

②肝胃不和证，此证型包含肝胃气滞证和肝胃郁热证。

③脾胃湿热证。

④胃络瘀阻证。

⑤胃阴不足证。

上述证候可单一显现，也可相兼显现；中医临床在辨识单一证候的基础上来辨识复合的证候。慢性胃炎中医临床常见复合证候：脾虚气滞证、肝郁脾虚证、气阴两虚证、寒热错杂证、气滞血瘀证、虚寒夹瘀证、湿热夹瘀证等证型。与此同时，跟随病情的发展变化，中医证候也是处于动态变化的进程，这需要与时俱进的临床思维来判定，不能墨守成规。

1. 脾胃虚弱

（1）脾胃气虚证

症状：胃脘胀满或胃痛隐隐，餐后加重，疲倦乏力，纳呆，四肢不温，大便溏薄。

舌脉：舌淡或有齿印，苔薄白；脉虚弱。

（2）脾胃虚寒证

症状：胃痛隐隐，绵绵不休；喜温喜按，劳累或受凉后发作或加重，泛吐清水，神疲，四肢倦怠，腹泻或伴不消化食物。

舌脉：舌淡胖，边有齿痕，苔白滑；脉沉弱。

2. 肝胃不和证

（1）肝胃气滞证

症状：胃脘胀满或胀痛；胁肋部胀满不适或疼痛。症状因情绪因素诱发或加重；嗳气频作。

舌脉：舌淡红，苔薄白，脉弦。

（2）肝胃郁热证

症状：胃脘灼痛，两胁胀闷或疼痛。心烦易怒，反酸，口干，口苦，大便干燥。

舌脉：舌质红，苔黄；脉弦或弦数。

3. 脾胃湿热证

症状：脘腹痞满或疼痛；身体困重；大便黏滞或溏滞。食少纳呆，口苦，口臭，精神困倦。

舌脉：舌质红，苔黄腻，脉滑数。

4. 胃络瘀阻证

症状：胃脘痞满或痛有定处，胃痛日久不愈，痛如针刺。

舌脉：舌质暗红或有瘀点、瘀斑，脉弦涩。

5. 胃阴不足证

症状：胃脘灼热疼痛，胃中嘈杂，饥而不欲食，口干舌燥，大便干结。

舌脉：舌红少津或有裂纹，苔少或无；脉细和（或）数。

【辨证论治】

1. 脾胃虚弱证

(1) 脾胃气虚证

症状：胃脘胀满或胃痛隐隐，餐后加重，疲倦乏力，纳呆，四肢不温，大便溏薄。

舌脉：舌淡或有齿印，苔薄白；脉虚弱。

治法：益气健脾。

主方：香砂六君子汤（《古今名医方论》）。

药物：本方主治气虚肿满，痰饮结聚，脾胃不和，变生诸证者。方中以党参益气健脾，补中养胃，白术健脾燥湿，茯苓渗湿健脾，陈皮、木香芳香醒脾、理气止痛，半夏化痰湿，砂仁健脾和胃、理气散寒，甘草调和诸药。

加减：痞满者可加佛手、香橼；气短、汗出者可加炙黄芪；四肢不温者可加桂枝、当归。

(2) 脾胃虚寒证

症状：胃痛隐隐，绵绵不休；喜温喜按，劳累或受凉后发作或加重，泛吐清水，神疲，四肢倦怠，腹泻或伴不消化食物。

舌脉：舌淡胖，边有齿痕，苔白滑；脉沉弱。

治法：温中健脾。

主方：黄芪建中汤（《金匮要略》）合理中汤（《伤寒论》）。

药物：黄芪建中汤以黄芪、大枣、甘草补脾益气，桂枝、生姜温阳散寒，白芍缓急止痛，饴糖补脾缓急。理中汤以干姜温运中焦，祛散寒邪，恢复脾阳，人参补气健脾，振奋脾胃，白术健脾燥湿，以炙甘草调和诸药而兼补脾和中，合用具有温中祛寒、补益脾胃的作用。

加减：便溏者可加炮姜炭、炒薏苡仁；畏寒明显者可加炮附子。

2. 肝胃不和证

(1) 肝胃气滞证

症状：胃脘胀满或胀痛；胁肋部胀满不适或疼痛。症状因情绪因素诱发或加重；嗳气频作。舌脉：舌淡红，苔薄白，脉弦。

治法：疏肝理气和胃。

主方：柴胡疏肝散（《景岳全书》）。

药物：本方作用主要为行气疏肝解郁。主要治疗肝气郁结之证，方中以柴胡疏肝解郁，香附理气疏肝而止痛，川芎活血行气以止痛，二药相合，助柴胡以解肝经之郁滞，并增行气活血止痛之效，陈皮、枳壳理气行滞，芍药、甘草养血柔肝，缓急止痛。甘草调和诸药。诸药相合，共奏疏肝行气、活血止痛之功。

加减：胃脘疼痛者可加川楝子、延胡索；嗳气明显者，可加沉香、旋覆花。

(2) 肝胃郁热证

症状：胃脘胀满或胀痛；胁肋部胀满不适或疼痛。症状因情绪因素诱发或加重；嗳气频作。

舌脉：舌淡红，苔薄白，脉弦。

治法：清肝和胃。

主方：化肝煎（《景岳全书》）合左金丸（《丹溪心法》）。

药物：化肝煎中青皮、陈皮宣通气机，丹皮、栀子将郁于内的热邪清泄于体外，浙贝母佐金以平木，同时解郁，泽泻将郁热从二便排出体外，白芍养肝阴。左金丸方中重用苦寒之黄连一则清心火以泻肝火，即所谓"实则泻其子"，肝火得清，自不横逆犯胃；二则清胃热，胃火降则其气自降，如此标本兼顾。吴茱萸辛苦而温，入肝、脾、胃、肾经，辛能入肝散肝郁，苦能降逆助黄连降逆止呕之功，温则佐制黄连之寒，使黄连无凉遏之弊，且能引领黄连入肝经。二药辛开苦降，寒热并用，泻火而不凉遏，温通而不助热，使肝火得清，胃气得降，则诸症自愈。

　　加减：反酸明显者加乌贼骨、瓦楞子；胸闷胁胀者，可加柴胡、郁金。

　　3. 脾胃湿热证

　　症状：脘腹痞满或疼痛；身体困重；大便黏滞或溏滞。食少纳呆，口苦，口臭，精神困倦。

　　舌脉：舌质红，苔黄腻，脉滑数。

　　治法：清热化湿。

　　主方：黄连温胆汤（《六因条辨》）。

　　药物：黄连温胆汤方中半夏降逆和胃，燥湿化痰；枳实行气消痰；竹茹清热化痰，止呕除烦；陈皮理气燥湿化痰；茯苓健脾渗湿消痰；黄连清热燥湿，泻火解毒；甘草、生姜、大枣益脾和胃，以绝生痰之源。

　　加减：腹胀者可加厚朴、槟榔；嗳食酸腐者可加莱菔子、神曲、山楂。

　　4. 胃络瘀阻证

　　症状：胃脘痞满或痛有定处，胃痛日久不愈，痛如针刺。

　　舌脉：舌质暗红或有瘀点、瘀斑，脉弦涩。

　　治法：活血化瘀。

　　主方：失笑散（《太平惠民和剂局方》）合丹参饮（《时方歌括》）。

　　药物：失笑散方中五灵脂苦咸甘温，入肝经血分，功擅通利血脉，散瘀止痛；蒲黄甘平，行血消瘀，炒用并能止血，二者相须为用，为化瘀散结止痛的常用组合。调以米醋，或用黄酒冲服，乃取其活血脉、行药力、化瘀血，以加强五灵脂、蒲黄活血止痛之功，且制五灵脂气味之腥膻。丹参饮方中丹参用量为其他二味药的5倍，重用以活血祛瘀；然血之运行，有赖气之推动，若气有一息不运，则血有一息不行，况血瘀气亦滞，故伍入檀香、砂仁以温中行气止痛，协同发挥作用。

　　加减：疼痛明显者加延胡索、郁金；气短、乏力者可加黄芪、党参。

　　5. 胃阴不足证

　　症状：胃脘灼热疼痛，胃中嘈杂，饥而不欲食，口干舌燥，大便干结。

　　舌脉：舌红少津或有裂纹，苔少或无；脉细和（或）数。

　　治法：养阴益胃。

　　主方：一贯煎（《续名医类案》）。

　　药物：方中重用生地黄滋阴养血、补益肝肾，内寓滋水涵木之意。当归、枸杞子养血滋阴柔肝；北沙参、麦冬滋养肺胃，养阴生津，意在佐金平木，扶土制木。以少量川楝子，疏肝泄热，理气止痛，复其条达之性。该药性虽苦寒，但与大量甘寒滋阴养血药相配伍，则无苦燥伤阴之弊。诸药合用，使肝体得养，肝气得舒，则诸症可解。

　　加减：胃痛明显者加芍药、甘草；便秘不畅者可加瓜蒌、火麻仁。

　　另外，面对临床症状复杂、复合证型患者，可以灵活排列组合单方，根据辨证，形成复方来加减治疗。

【常用中成药】

　　1. 虚寒胃痛颗粒：益气健脾，温胃止痛。治疗脾胃虚弱所致的胃痛，症见胃脘隐痛、喜温喜按、胃脘痛遇冷加重或空腹加重；用于十二指肠球部溃疡、慢性萎缩性胃炎见上述证候者。

　　2. 气滞胃痛颗粒：疏肝理气，和胃止痛。用于慢性胃炎中肝郁气滞所致的胸痞胀满、胃脘疼痛等症状。

3. 温胃舒胶囊：温中养胃，行气止痛。治疗中焦虚寒所致的胃痛，症见纳差、胃脘冷痛、腹胀嗳气、畏寒无力，慢性萎缩性胃炎、浅表性胃炎见上述证候者。

4. 胃苏颗粒：理气消胀，和胃止痛。用于慢性胃炎中的气滞型胃脘痛。症见胃脘胀痛，窜痛牵及两胁，嗳气或矢气则舒，每遇情郁不畅，则病情加重，胸闷纳差，大便不畅，以及慢性胃炎见上述证候者。

5. 养胃舒胶囊：扶正固体，滋阴养胃，调理中焦，行气消导。治疗慢性萎缩性胃炎、慢性胃炎所引起的胃脘灼热胀痛、口干、口苦、手足心热、纳差、消瘦等症状。

6. 摩罗丹（剂型：浓缩丸）：降逆和胃，健脾消胀，通络定痛。治疗慢性萎缩性胃炎见有纳呆、胀满、胃疼、痞闷、嗳气等症者。

7. 荜铃胃痛颗粒：行气活血，和胃止痛。治疗气滞血瘀引起的胃脘胀痛、刺痛，以及慢性胃炎属上述证候者。

8. 胃复春：健脾益气，活血解毒。治疗慢性萎缩性胃炎的癌前病变、胃癌术后辅助治疗、慢性浅表性胃炎的脾胃虚弱证。

9. 胃康胶囊：行气健胃，化瘀止血，制酸止痛。治疗气滞血瘀所致的胃脘疼痛（痛有定处）、吞酸嘈杂等症状，用于胃及十二指肠溃疡、慢性胃炎属上述证候者。

10. 达立通颗粒：清热解郁，和胃降逆，通利消滞。治疗肝胃郁热所致之痞满证，症状：口干口苦、嗳气、纳差、胃脘胀满、嘈杂泛酸、胃中灼热、脘腹疼痛，动力障碍型功能性消化不良见上述症状者。

11. 荆花胃康胶丸：理气散寒，清热化瘀。用于寒热错杂症，气滞血瘀所致的胃脘胀闷疼痛、嗳气、反酸、嘈杂、口苦；十二指肠溃疡见上述证候者。

12. 延参健胃胶囊：健脾和胃，平调寒热，除痞止痛。用于治疗本虚标实、寒热错杂之慢性萎缩性胃炎。症见胃脘痞满、疼痛、纳差、嗳气、嘈杂、体倦乏力等。

13. 甘海胃康胶囊：健脾和胃，收敛止痛。用于脾虚气滞所致的胃及十二指肠溃疡、慢性胃炎、反流性食管炎。

14. 三九胃泰颗粒：清热燥湿，行气活血，柔肝止痛。用于湿热内蕴、气滞血瘀所致的胃痛，症见嘈杂纳少、脘腹隐痛、饱胀反酸、恶心呕吐，浅表性胃炎、糜烂性胃炎、萎缩性胃炎见上述证候者。

15. 东方胃药胶囊：疏肝和胃，理气活血，清热止痛，用于肝胃不和、瘀热阻络所致的胃脘疼痛、嗳气、吞酸、嘈杂、饮食不振、烦躁易怒等，以及胃溃疡、慢性浅表性胃炎见上述证候者。

16. 胆胃康胶囊：疏肝利胆，清利湿热。用于肝胆湿热所致的胁痛、黄疸，以及胆汁反流性胃炎、胆囊炎见上述证候者。

【中医外治法】

1. 针灸基本处方。慢性胃炎中医针灸取穴：中脘、内关、足三里。中脘、足三里募合相配，内关属心包经，历络三焦，调畅三焦气机以和胃，以上三个穴位远近配伍，共同调达胃腑之气机。

2. 针灸加减运用

（1）脾胃气虚证：加气海、天枢以补益脾胃之气，针刺手法用补法。

（2）脾胃虚寒证：加神阙、气海、脾俞、胃俞以温中散寒，神阙用灸法，余穴针刺手法用补法，或可加灸法。

（3）肝胃不和证：加太冲、期门以疏肝理气，针刺手法用泻法。余穴手法用平补平泻法。

（4）脾胃湿热证：加内庭、阴陵泉以清利湿热，阴陵泉针刺手法用平补平泻法，余穴针刺手法用泻法。

（5）胃络瘀阻证：加膈俞、阿是穴以化瘀止痛，针刺手法用泻法，余穴针刺手法用平补平泻法，或可加灸法。

（6）胃阴不足证：加胃俞、太溪、三阴交以滋阴养胃，诸穴针刺手法皆用补法。

3. 中医其他外治法

（1）指针疗法：取中脘、至阳、足三里等穴，以双手拇指或中指点压、按揉，力度以患者能耐受并感觉舒适为度，同时令患者行缓慢腹式呼吸，连续按揉 3~5 分钟即可止痛。

（2）耳针疗法：取胃、十二指肠、脾、肝、神门、下脚端，每次选用 3~5 穴，毫针浅刺，留针 30 分钟，或用王不留行贴压。

（3）穴位注射疗法：根据中医辨证，分别选用当归注射液、丹参注射液、参附注射液或生脉注射液等，也可选用维生素 B_1 或维生素 B_{12}，按常规取 2~3 穴，每穴注入药液 2~4 mL，每日或隔日 1 次。

（4）埋线疗法：取穴：肝俞、脾俞、胃俞、中脘、梁门、足三里。方法：将羊肠线用埋线针植入穴位内，无菌操作，每月 1 次，连续 3 次，适用于慢性胃炎之各型胃痛症者。

（5）兜肚外敷法：取艾叶 30 g，荜茇、干姜各 15 g，甘松、山柰、细辛、肉桂、吴茱萸、延胡索、白芷各 10 g，大茴香 6 g 共研为细末，用柔软的棉布折成 15 cm 直径的兜肚形状，将上药末均匀放入，紧密缝好，日夜兜于中脘穴或疼痛处，适用于脾胃虚寒胃痛。

【护理概要】

慢性胃炎是由各种病因引起的胃黏膜慢性炎症。慢性胃炎在中医学中属于"胃脘痛""痞满"的范畴，临床上认为慢性胃炎与劳动过度、情志失调及饮食不健康等原因有关。目前对于慢性胃炎的治疗方案，西医以药物治疗为主，但是治疗时间长、病情反复，且所采用的药物甚至产生较大的不良反应，可能会对患者造成的肝肾功能损害，因此患者多采用中医治疗的方式。

在中医治疗的诊疗过程之中，患者的情志调养和起居饮食指导都起到较为重要的作用。慢性胃炎在常规护理基础上给予中医护理：首先，为患者进行情志调养，积极与患者沟通交流，帮助患者疏导负面情绪，让患者积极正确面对疾病和治疗，树立起对治疗的信心；同时，为患者实施中药塌渍联合红外线照射治疗，可有效为患者疏肝解郁、活血化瘀、理气止痛等。饮食调养：可少食多餐，忌暴饮暴食，防止胃胀而胃痛；忌过度饮食燥热食品，防止引起胃热而胃痛；多食冷暖适宜、软烂的食品，有助养胃。不仅对患者的饮食进行有效正确的控制，还为患者准备有效的中药膳食，在为患者准备中药膳食时还可依照患者个人喜欢的口味，可有效增加患者的食欲，提高患者的胃肠功能，起到了养胃护胃的功效，能够有效缓解慢性胃炎对患者胃肠功能造成的影响。起居管理：中医认为，久卧伤气、过劳伤脾。脾主四肢，过度劳累，容易脾受损伤。久卧少动，则会使气血瘀滞，影响脾胃的运化功能。因此，慢性胃炎患者在静养之余，应该进行适当锻炼，注意劳逸结合。

研究表明：慢性胃炎患者从情志疏导、饮食调养、起居管理等方面实施中医护理，完善了慢性胃炎（胃脘痛）的中医护理技术，丰富了中医护理内容，提高了护理质量。尤其在技术水平上面，发挥了中医特色护理的优势，使患者对护理工作产生极大的认同，不但有效提高患者的临床治疗效果，还提高患者对护理工作的满意度，临床上具有广泛推广的价值。

【预后】

慢性非萎缩性胃炎预后良好；肠上皮化生通常难以逆转；部分患者萎缩可以改善或逆转；不典型增生虽也可逆转，但重度容易变成癌，对于有胃癌家族史、食物营养单一、常食熏制或腌制食品的患者，要高度警惕肠上皮化生、萎缩及不典型增生向胃癌的进展。2011 年欧洲发表了胃癌前状态（萎缩、肠化生）和胃癌前病变（上皮内瘤变）的处理指南，建议伴有萎缩和（或）肠化生的患者：轻度病变且局限于胃窦的患者无其他高危因素无须随访，而重度或累及胃体胃窦的患者需 3 年随访 1 次胃镜；上内瘤变患者：有明确病灶，均应行内镜下切除；未发现明确病灶的，低级别者建议 12 个月内随访胃镜，高级别者需即行内镜下切除大块病灶活检并至少于 6～12 个月复查。

（张向磊　张迎迎　王丽华　仓怀芹　吴艺玲）

第四节　特殊类型的胃炎

【感染性胃炎】

一般人很少会患除幽门螺杆菌之外的感染性胃炎，但如果为艾滋病患者、长期大量使用免疫抑制剂者、严重慢性疾病晚期时，机体免疫力下降，可发生非特异性细菌、特异性细菌（如结核、梅毒）、真菌和病毒（如巨细胞病毒）所引起的感染性胃炎。其中感染引起的急性化脓性胃炎病情凶险，该病常见致病菌为甲型溶血性链球菌、金黄色葡萄球菌或大肠埃希菌，化脓性炎症常起源于黏膜下层，并逐步扩展至全层胃壁，严重时可发生胃穿孔，内科治疗多无效而需行紧急外科手术。

【化学性胃炎（病）】

胆汁反流、长期服用 NSAID 或其他对胃黏膜损害的物质，可引起以胃小凹增生为主且炎症细胞浸润很少为特征的反应性胃黏膜病变。如胃大部分切除术后失去了幽门的功能，含胆汁、胰酶的十二指肠液长期大量反流入胃，由此而引起的残胃炎和吻合口炎是典型的化学性胃炎（病）改变，治疗上可予以促胃肠动力药和吸附胆汁药物（如硫糖铝、铝碳酸镁或考来烯胺），严重者需行 Rous-en-Y 转流术。

【Ménétrier 病】

本病多见于 50 岁以上的男性。本病特点是：①胃体、胃底皱襞粗大、肥厚，扭曲呈脑回状；②胃黏膜组织病理学见胃小凹延长扭曲、深处有囊样扩张，伴壁细胞和主细胞减少，胃黏膜层明显增厚；③胃酸分泌减少；④低蛋白血症（由蛋白质从胃液丢失引起）。需要与胃黏膜的癌性浸润、胃淋巴瘤及淀粉样变性等相鉴别。因病因未明，目前无特效治疗，有溃疡形成时予以抑酸药，伴有幽门螺杆菌感染者宜根除幽门螺杆菌，蛋白质丢失持续而严重者可考虑胃切除术。

【其他】

嗜酸细胞性胃炎、淋巴细胞性胃炎、非感染性肉芽肿性胃炎（如克罗恩病、结节病）、放射性胃炎（放射治疗引起）、充血性胃病（如门静脉高压性胃病）等。痘疮样胃炎表现为内镜下见胃体和（或）胃窦有多发性的小隆起，其中央呈脐样凹陷，凹陷表面常有糜烂，活组织病理学检查见胃黏膜以淋巴细胞浸润为主。痘疮样胃炎多与幽门螺杆菌感染或服用 NSAID 有关，但亦有病因不明者。

【古文文献摘要】

《证治汇补·心痛》："服寒药过多，致脾胃虚弱，胃脘作痛。"

《临证指南医案·胃脘痛》："夫痛则不通，通字须究气血阴阳，便是看诊要旨矣。""初病在经，久痛入络，以经主气，络主血，则可知其治气治血之当然也。凡气既久阻，血亦应病，循行之脉络自痹，而辛香理气，辛柔和血之法，实为对待必然之理。"

《素问玄机原病式·六气为病·吐酸》："酸者，肝木之味也。由火盛制金，不能平木，则肝木自甚，故为酸也。如饮食热则易于酸矣。或言吐酸为寒者误也。又如酒之味苦而性热……烦渴呕吐，皆热证也；

其吐必酸，为热明矣。"

《素问·六元正纪大论》："太阴所致，为积饮痞隔。"

《素问病机气宜保命集》："脾不能行气于肺胃，结而不散，则为痞。"

《伤寒论》："伤寒发汗，若吐若下，解后，心下痞硬，噫气不除者，旋覆代赭汤主之""病发于阴而反下之，因作痞""太阳病，医发汗，遂发热恶寒，因复下之，心下痞""医见心下痞，谓病不尽，复下之，其痞益甚""脉浮而紧，而复下之，紧反入里，则作痞，按之自濡，但气痞耳""伤寒大下后，复发汗，心下痞，恶寒者，表未解也，不可攻痞，当先解表，表解乃可攻痞。解表宜桂枝汤，攻痞宜大黄黄连泻心汤"。

《金匮要略·腹满寒疝宿食病脉证治》："腹满时减，复如故，此为寒，当与温药。……夫人绕脐痛，必有风冷，谷气不行，而反下之，其气必冲，不冲者，心下则痞。"

《诸病源候论·痞噫病》："夫八痞者，荣卫不和，阴阳隔绝，而风邪外入，与卫气相搏，血气壅塞不通而成痞也。痞者，塞也，言脏腑痞塞不宣通也。由忧恚气积，或坠堕内损所致。其病，腹内气结胀满，时时壮热是也。其名有八，故云八痞。"

《兰室秘藏·中满腹胀》："或多食寒凉，及脾胃久虚之人，胃中寒则胀满，或脏寒生满病""亦有膏粱之人，湿热郁于内而成胀满者""风寒有余之邪，自表入里，寒变为热，而作胃实腹满"。

《丹溪心法》："脾气不和，中央痞塞，皆土邪之所为也。"

《医学正传·痞满》："故胸中之气，因虚而下陷于心之分野，故心下痞。宜升胃气，以血药兼之。若全用利气之药导之，则痞尤甚。痞甚而复下之，气愈下降，必变为中满鼓胀，皆非其治也。"

《证治汇补·痞满》："大抵心下痞闷，必是脾胃受亏，浊气夹痰，不能运化为患。初宜舒郁化痰降火，二陈、越鞠、芩、连之类；久之固中气，参、术、苓、草之类，佐以他药。有痰治痰，有火清火，郁则兼化。若妄用克伐，祸不旋踵。又痞同湿治，惟宜上下分消其气，如果有内实之证，庶可疏导。""痞由阴伏阳蓄，气血不运而成，处于心下，位于中央，填塞痞满，皆湿土之为病也。""痞与胀满不同，胀满则内胀而外亦无形，痞满则内觉满塞而外无形迹。""暴怒伤肝，气逆而痞。"

《类证治裁·痞满》："伤寒之痞，从外之内，故宜苦泄；杂病之痞，从内之外，故宜辛散。……痞虽虚邪，然表气入里，热郁于心胸之分，必用苦寒为泻，辛甘为散，诸泻心汤所以寒热互用也。杂病痞满，亦有寒热虚实之不同。""饮食寒凉，伤胃致痞者，温中化滞。""有湿热太甚，土来心下为痞者，分消上下，与湿同治。""脾虚失运，食少虚痞者，温补脾元；胃虚气滞而痞者，行气散满。""寒热往来，胸胁痞满者，和解半表半里；热郁心胸之分，必用苦寒为泻，辛甘为散。"

《张氏医通·诸气门上》："肥人心下痞闷，内有痰湿也；瘦人心下痞闷，乃郁热在中焦；老人、虚人脾胃虚弱，运转不及。"

《临证指南医案·痞满》："六淫外侵，用仲景泻心汤；脾胃内伤，用仲景苓姜桂甘汤，即遵古贤治痞之以苦为泻，辛甘为散之法。其于邪伤津液者，用辛苦开泄而必资酸味以助之。"

《证治准绳》："胀在腹中，其病有形；痞在心下，其病无形。"

《杂病源流犀烛》："痞满，脾病也，本由脾气虚及气郁运化，心下痞塞满。"

（吴国志　张向磊　张迎迎　陈洪琳　焦　泽）

参 考 文 献

[1] 陈灏珠，林果为，王吉耀.实用内科学［M］.14版.北京：人民卫生出版社，2013.

[2] 陈灏珠，钟南山，陆再英.内科学［M］.8版.北京：人民卫生出版社，2013.

[3] 周仲瑛.中医内科学［M］.北京：中国中医药卫生出版社，2011.

［4］陆再英，钟南山．内科学［M］.7 版．北京：人民卫生出版社，2008.

［5］邱懿雯，房静远．胃炎分类的历史及研究进展［J］.中华医学杂志，2017，97（38）：3038 – 3040.

［6］国家消化系疾病临床医学研究中心（上海），国家消化道早癌防治中心联盟，中华医学会消化病学分会幽门螺杆菌和消化性溃疡学组，等．中国居民家庭幽门螺杆菌感染的防控和管理专家共识（2021 年）［J］.中华消化杂志，2021，41（4）：221 – 233.

［7］中华医学会消化病学分会．中国慢性胃炎共识意见［J］.胃肠病学，2017，22（11）：670 – 687.

［8］董莉莉，王军燕，刘安国，等．针灸治疗急性胃炎的临床选穴规律研究［J］.西部中医药，2013，26（11）：129 – 132.

［9］杨春晓．针灸治疗急性胃炎的临床选穴规律研究［J］.中医临床研究，2015（17）：26 – 27.

［10］王水平．急性胃炎患者实施循证护理干预的效果观察［J］.当代护士（上旬刊），2019，26（5）：39 – 41.

［11］张声生，唐旭东，黄穗平，等．慢性胃炎中医诊疗专家共识意见（2017）［J］.中华中医药杂志，2017，32（7）：3060 – 3064.

［12］牛文娟．探讨中医护理在慢性胃炎患者中的有效应用［J］.世界最新医学信息文摘，2019，19（18）：253 – 254.

［13］胡乃毅，张江春．胃脘痛（慢性胃炎）中医护理方案临床应用效果及评价［J］.内蒙古中医药，2014，24（3）：253 – 254.

第四章　消化性溃疡

第一节　中西医概述

消化性溃疡（peptic ulcer，PU）是由于胃酸、胃蛋白酶、幽门螺杆菌等化学或物理因素对胃黏膜的侵袭与防御之间失衡导致的一种多发、常见的慢性溃疡。其发生、发展及机制较为复杂，引起了国内外许多学者及研究机构的研究。20 世纪初期就有学者提出了"无酸就无溃疡"的概念，这个概念也一直影响至今。到 20 世纪后期，因幽门螺杆菌的发现，就有研究人员提出了"没有幽门螺杆菌就没有溃疡"，提出了"漏屋顶学说"，该学说内涵为被比作为"雨"的胃酸侵袭破坏了被比作为漏雨的屋顶的感染幽门螺杆菌后导致的炎症性胃黏膜。这些理论也是目前 PU 的发生机制及防治的理论基础。随着分子生物学的发展，人们从分子机制探讨消化性溃疡病因的研究越来越多。其中表皮生长因子基因、人类白细胞抗原基因、三叶肽基因、凋亡基因、降钙素基因等是现在研究最多的几种基因。近年来还有专家学者认为消化性溃疡的本质是扩血管因子与内源性缩血管因子失衡，消化道黏膜微循环调节障碍，进而导致消化道黏膜血流减少所致。

一直以来，胃酸被认为是导致消化性溃疡的主要原因，但是目前研究普遍认为 PU 的发生与发展是多因素综合作用的结果。其基本机制为胃、十二指肠黏膜的防御机制与损伤因素之间失去平衡。如果幽门螺杆菌、胃酸、胃蛋白酶或物理化学因素等损伤因素逐渐增强，而胃黏膜防御和修复因素（如胃黏膜屏障、黏膜血供、细胞更新及前列腺素和表皮生长因子等因素）减弱时容易发生溃疡。其他的相关因素除性别、年龄、季节、血型等不可变因素外，幽门螺杆菌感染、口服非甾体抗炎药、社会心理、治疗不规范、吸烟、饮酒及不良的饮食生活方式等也是 PU 发生的重要原因。这些因素既可以降低胃黏膜的保护和防御机制，又同样是溃疡的重要攻击因子。

中医学并无消化性溃疡病名，但是对消化性溃疡相关症状的记载非常丰富。属于中医学"胃脘痛""结胸""痞满"等病证的范畴。

消化性溃疡的典型表现就是胃脘部疼痛。"胃脘痛"之名最早记载于《黄帝内经》，如《灵枢·邪气脏腑病形》指出："胃病者，腹䐜胀，胃脘当心而痛。"首先提出胃痛的发生与肝、脾有关。如《素问·六元正纪大论》说："木郁之发……民病胃脘当心而痛。"《灵枢·经脉》说："脾足太阴之脉……入腹属脾络胃……是动则病舌本强，食则呕，胃脘痛，腹胀，善噫，得后与气则快然如衰。"唐宋以前文献多称胃脘痛为心痛，与属于心经本身病变的心痛相混。如东汉张仲景《伤寒论·辨太阳病脉证并治》说："伤寒六七日，结胸热实，脉沉而紧，心下痛，按之石硬者，大陷胸汤主之。"这里的心下痛其实是胃脘痛，亦有现代医家实用大陷胸汤治疗溃疡后消化道穿孔。又如唐代王焘《外台秘要·心痛方》说："足阳明为胃之经，气虚逆乘心而痛，其状腹胀，归于心而痛甚，谓之胃心痛也。"这里说的心痛也是指胃脘痛。宋代之后医家对胃痛与心痛混谈提出质疑，如宋代陈言《三因极一病证方论·九痛叙论》曰："夫心痛者，在《方论》有九痛，《内经》则曰举痛，一曰卒痛，种种不同，以其痛在中脘，故总而言曰心痛，其实非心痛也。"金代李东垣《兰室秘藏》首立"胃脘痛"一门，将胃脘痛区分于心痛，使胃痛成为独立的病证。明清时代进一步澄清了心痛与胃痛相互混淆之论，提出了胃痛的治疗大法，丰富了胃痛的内容。如王肯堂《证治准绳·心痛胃脘痛》曰："或问丹溪言痛即胃脘痛然乎？曰：心与胃各一脏，其病形不同，因胃脘痛处在心下，故有当心而痛之名，岂胃脘痛即心痛者哉?"虞抟《医学正传·胃脘痛》："古方九种心痛……详其所由，皆在胃脘，而实不在于心也。"又曰："气在上者涌之，清气在下者提之，寒者温之，热者寒之，虚者培之，实者泻之，结者散之，留者行之。"同时指出，要辨证理解和运用"通则不痛"之法："夫通者不痛，理也。但通之之法，各有不同。调气以和血，调血以和气，通也；下逆者使之上行，中结者使之旁达，亦通也；虚者助之使通，寒者温之使通，无非通之之法也。"此为后世辨治胃痛奠定了基础。叶天士在胃痛治疗方面重视通阳化浊，滋养胃阴，注重调理气机，强调脾胃分治，同时对于久痛入络者重视活血化瘀通络。近代张锡纯、章次公等认识到本病与邪侵膜损有关。

（吴国志　张向磊　张迎迎　徐　佳　刘　畅）

第二节　胃、十二指肠溃疡

消化性溃疡好发于胃和十二指肠，称为胃溃疡（gastric ulcer，GU）和十二指肠溃疡（duodenal ulcer，DU）也可发生于食管下段、小肠、胃肠吻合术吻合口等处，其形成与胃肠道黏膜被胃酸及胃蛋白酶的消化作用有关。

消化性溃疡是全球性的多发病、常见病。欧美国家资料显示，本病发病率约为 10%。本病中年最为常见，但任何年龄段均可发病。DU 多发生于青壮年，而 GU 多发生于中老年，后者发病高峰比前者约迟 10 年。发病具有季节性、地域性的特征，冬春交替及秋冬交替之际发病较高，城市高于农村，南方患病率高于北方。

中医学并无胃溃疡、十二指肠溃疡的病名，根据本病的症状具有周期性、节律性上腹部疼痛及泛酸、嗳气的临床表现特点，中医病名为"胃痛""嘈杂"范畴。因本病病理性质主要为黏膜损害形成溃疡，故中华中医药学会脾胃病分会根据多数专家意见在沿用上述命名基础之上，在 2017 年《消化性溃疡中医诊疗专家共识意见》，又增加了"胃疡"的病名。

【病因和发病机制】

通常来说，某些病理性因素导致胃黏膜抵御胃酸、胃蛋白酶侵蚀的防御和修复的机制受损，导致溃疡形成。近现代研究表明，幽门螺杆菌和非甾体抗炎药是损害胃、十二指肠黏膜屏障从而导致消化性溃疡发病的最常见病因。现将这些病因及其导致溃疡发生的机制分述如下。

（一）胃酸和胃蛋白酶

消化性溃疡的最终形成是胃酸及胃蛋白酶对胃黏膜的侵蚀所致。但胃蛋白酶在 pH >4 时便失去活性，故在探讨消化性溃疡发病机制和治疗措施时主要考虑胃酸的影响。

GU 患者多伴多灶萎缩性胃炎，故胃体壁细胞泌酸功能已受影响，基础酸排量（BAO）及 MAO 多属正常或偏低。DU 患者大多属于慢性胃窦炎，胃体黏膜未受损或受损轻微，故泌酸能力仍较高。

（二）幽门螺杆菌

目前已经公认消化性溃疡的最重要病因为幽门螺杆菌，研究发现在 GU 及 DU 人群中幽门螺杆菌的患病率均可达到 70% 以上。成功根除 Hp 后溃疡复发率明显下降，用常规抑酸治疗后愈合的溃疡年复发率为 50%~70%，而根除 Hp 可使溃疡复发率降至 5% 以下，可以有效减少溃疡复发，促进溃疡愈合，缩短溃疡愈合时间。幽门螺杆菌感染导致消化性溃疡发病的确切机制尚未阐明。一般认为是胃黏膜的屏障功能被幽门螺杆菌感染引起的胃黏膜炎症所削弱，导致了胃酸对屏障受损的胃黏膜的侵蚀作用。

（三）非甾体抗炎药

国内外研究显示，服用 NSAID 是患者发生消化性溃疡及其并发症的危险性因素之一。长期服用 NSAID 的患者中 10%～25% 可发现胃或十二指肠溃疡，患者发生出血、穿孔等并发症的概率为 1%～4%。NSAID 引起的溃疡以 GU 的患者较多。溃疡是否形成及其并发症发生的危险性与服用 NSAID 种类、剂量、疗程、服药年龄、是否同时服用抗凝血药、糖皮质激素等因素有关。

传统的 NSAID 在抑制 COX-2 而减轻炎症反应的同时抑制了 COX-1，后者在组织细胞中恒量表达，催化生理性前列腺素合成而参与机体生理功能调节，故导致了胃肠黏膜生理性前列腺素 E 合成不足，而后者通过增加黏液和碳酸氢盐分泌、促进黏膜血流增加、细胞保护等作用在维持黏膜防御和修复功能中起重要作用。故 NSAID 通过削弱黏膜的防御和修复功能而导致消化性溃疡发病。

Hp 和 NSAID 是引起消化性溃疡发病的两个独立因素，尚不明确二者是否有起协同作用。

（四）其他因素

吸烟可通过增加胃酸分泌、影响胃、十二指肠协调运动、减少十二指肠及胰腺碳酸氢盐分泌、黏膜损害性氧自由基增加等因素影响溃疡愈合和促进溃疡复发。胃、十二指肠运动异常使胃排空增快，造成十二指肠球部酸负荷增大而增加溃疡出现的风险。长期精神紧张、过劳，易使溃疡发作或加重，情绪应激可能通过神经内分泌途径影响胃、十二指肠分泌、运动和黏膜血流的调节。遗传因素曾一度被认为是消化性溃疡发病的重要因素，但随着幽门螺杆菌在消化性溃疡发病中的重要作用得到认识，遗传因素可能与 Hp 有关。吸烟、饮食因素、遗传、应激与心理因素、胃、十二指肠运动异常等在消化性溃疡的发展中也起一定作用。

【中医病因病机】

1. 病因：主要有外邪犯胃、饮食伤胃、肝气犯胃、脾胃素虚等。在这些作用的影响之下，胃受纳腐熟水谷的功能失常，以致胃失和降，胃气郁滞，不通则痛。

脾为太阴湿土，喜燥而恶湿。湿邪较易侵犯人体脾胃，阴虚之人易感受湿热，阳虚之人易感寒湿，邪气所犯之处，气机阻滞，胃气不和，乃发本病；饮食不洁，饮食不节，容易损伤脾胃，导致运化失职，食滞停胃脘，气机不畅而失于和降，发胃脘痛；忧思恼怒，焦虑紧张，肝失疏泄则肝气横逆犯胃，胃失和降，发胃脘痛；若肝郁日久化热，热邪犯胃，耗伤胃阴，胃络失于濡润，脘部隐隐灼痛；若气郁日久，阻滞经络，血行不畅，血脉凝滞，瘀血阻胃，致胃脘刺痛；或劳倦内伤，或久病不愈，或先天不足致素体脾胃虚弱，或用药不当，损伤脾胃，脾胃虚弱，气虚不能运化或阳虚不能温养，致胃脘疼痛。

2. 病位：本病病位在胃，与肝、脾脏的功能失调相关。

3. 病机：本病的病理性质有虚实寒热的差异，病理因素包括虚实两方面，病理因素属实的主要有：气滞、寒凝、食积、湿热、血瘀。病理因素属虚的主要有：气（阳）虚，阴虚。其基本病机是胃之气机阻滞或脉络失养，致胃失和降，不通则痛，枯荣则痛。

本病初起时，常常为外邪、饮食、情志等一种病因，或可相兼为病。病机则多是寒邪客胃，胃气不降，寒凝血滞；或肝气犯胃，气血瘀阻；或食滞胃肠，阻滞气机，最终使胃部充血、水肿，络瘀血败而成溃疡，故临床上常表现呈实证。发病日久则可由实转虚，由气及血，而因实致虚；或素体脾胃虚弱，无力运化水湿并推行气血，从而出现气虚血瘀，致胃黏膜失养溃烂，形成因虚致实之虚实夹杂证。

【病理】

从易发病位置上看 GU 多在胃窦小弯和胃角；DU 发生在球部，前壁比较常见。从组织学上，GU 大多发生在泌酸腺区（胃体）与幽门腺区（胃窦）交界处的幽门腺区一侧。幽门腺区黏膜可随年龄增长而扩大，使其与泌酸腺区之交界线上移，故老年患者 GU 的部位多较高。数量上溃疡一般为单个，也可出现多个，呈椭圆形或圆形。DU 直径多小于 10 mm，GU 要比 DU 稍大。亦可见到直径大于 2 cm 的巨大溃疡。溃疡上面覆盖有灰白色或灰黄色纤维渗出物，边缘光整、底部洁净，由肉芽组织构成。周围黏膜常有炎症水肿。溃疡轻者仅累及黏膜肌层，重者可达肌层甚至浆膜层，溃破血管时引起出血，穿破浆膜层时引起穿孔。溃疡向愈时，可见周围黏膜炎症水肿消退，溃疡面被增生的边缘上皮细胞覆盖，其下的肉芽组织纤维转化，变为瘢痕，瘢痕使周围黏膜皱襞向其收缩集中。

【临床表现】

本病部分患者可无症状或症状较轻，以至不为患者所注意。上腹痛是消化性溃疡的最常见症状，而有相当数量的患者以出血、穿孔等并发症为首发症状就诊。腹痛的特点包括：病程长，可达数年至数十年，周期性发作，发作与自发缓解相交替，发作常有季节性，可因精神情绪不良或过劳而诱发；发作时上腹痛呈节律性，DU 疼痛好发于两餐之间，GU 疼痛发生不规则，常在餐后 1 小时发作，经 1~2 小时逐渐缓解。多位于中上腹，可偏右或偏左。性质多为灼痛，亦可为钝痛、胀痛、剧痛或饥饿样不适感。一般为轻至中度持续性痛。部分患者无上述典型表现的疼痛，而仅表现为无规律性的上腹隐痛或不适。具或不具典型疼痛者均可伴有反酸、嗳气、上腹胀等症状。

【实验室和其他检查】

（一）胃镜检查

胃镜检查可对胃、十二指肠黏膜直接观察，并可在直视下取活组织做病理学检查及幽门螺杆菌检测，是确诊消化性溃疡首选的检查方法。

内镜下消化性溃疡多呈圆形或椭圆形，也有呈线形，边缘光整，底部覆有灰黄色或灰白色渗出物，周围黏膜可有充血、水肿，可见皱襞向溃疡集中。内镜下溃疡可分为活动期（A）、愈合期（H）和瘢痕期（S）三个病期。

（二）X 线钡餐检查

龛影是对溃疡有确诊价值的 X 线征象，适用于对胃镜检查有禁忌或不愿接受胃镜检查的患者。

（三）幽门螺杆菌检测

对于有消化性溃疡病史或是怀疑存在消化性溃疡的患者，都应进行幽门螺杆菌检测。检测方法分为侵入性和非侵入性两大类。侵入性的主要指通过胃镜检查取胃黏膜活组织进行检测，主要包括快速尿素酶试验、组织学检查和幽门螺杆菌培养；非侵入性主要包括有 ^{13}C 或 ^{14}C 尿素呼气试验、粪便幽门螺杆菌抗原检测及血清学检查。如果近期应用过抗生素、质子泵抑制剂、铋剂等药物，因有暂时抑制幽门螺杆菌作用，会使上述检查（血清学检查除外）呈假阴性。

【诊断和鉴别诊断】

临床上初步诊断消化性溃疡要根据病程、症状、周期性、节律性等要素。有了初步诊断后，进行内镜检查做出确诊。

本病应与下列疾病进行鉴别。

1. 胃癌：该病确诊需要内镜活组织病理检查。对于高度怀疑存在恶性溃疡的患者，要在内镜下取多处进行活检；对于活检阴性但仍怀疑存在的患者要定期按时复查内镜并再次取多处活检。内镜下恶性溃疡表现为溃疡底面凹凸不平，形状不规则，覆污秽苔，边缘呈现结节样隆起。X 线钡餐显示龛影边缘不整，周围胃壁结构僵硬，呈结节状隆起，向溃疡聚集的皱襞有融合中断现象。

2. 功能性消化不良：患者常有上腹饱胀、疼痛、胃灼热、嗳气、反酸、恶心、呕吐、食欲缺乏等，需行内镜检查。

3. 慢性胆囊炎和胆石症：发病常与进食油腻有关，疼痛部位位于右上腹并放射至背部，且伴发热、黄疸。部分症状不典型的患者，鉴别需借助腹部 B 超检查。

4. 胃泌素瘤：该病由胰腺非 B 细胞瘤分泌大量胃泌素引起，本病出现的肿瘤往往较小，生长病程长，多为恶性。大量胃泌素刺激胃酸分泌增多可引起多发溃疡，并易发出血。可行胃液分析、胃泌素检测来定性诊断。

5. 克罗恩病：累及胃和十二指肠的克罗恩病较少，不足 5%。鉴别可借助于肠镜检查。

【并发症】

（一）上消化道出血

出血是消化性溃疡临床上最常见的并发症，原因为溃疡侵蚀周围血管引起。出血也是上消化道大出血最常见的病因（约占所有病因的 50%）。

（二）穿孔

溃疡导致的消化道穿孔临床上可分为急性、亚急性和慢性三种类型，以急性穿孔最为常见。病因为溃疡病灶向深部发展穿透浆膜层。溃疡的位置常位于十二指肠前壁或胃前壁，发生穿孔后胃肠的内容物易漏入腹腔而引起急性腹膜炎。十二指肠或胃后壁的溃疡深至浆膜层时已与邻近的组织或器官发生粘连，穿孔时胃肠内容物不流入腹腔，称为慢性穿孔，又称为穿透性溃疡。这种穿透性溃疡改变了腹痛规律，变得顽固而持续，疼痛常放射至背部。溃疡穿孔还可以穿入空腔器官形成瘘管。

（三）输出道梗阻

大多是由 DU 或幽门管溃疡导致。急性发作时可因炎症水肿和幽门部痉挛而引起暂时性梗阻，可随炎症好转而缓解；慢性梗阻主要由于瘢痕收缩而呈持久性。患者可发生体重减轻和严重营养不良。体检时患者可见胃型和胃蠕动波，可检查出振水声。进一步行胃镜或 X 线钡剂检查可明确诊断。

（四）癌变

GU 可能会发生癌变，易发生于溃疡边缘。长期慢性 GU 患者、年龄在 45 岁以上、溃疡顽固不愈者应按时复查胃镜。对高度怀疑存在癌变倾向者，要取多点活检做病理检查；积极治疗后复查胃镜，直到溃疡完全愈合；必要时定期随访复查。

【西医治疗】

治疗的目的是消除病因、缓解症状、愈合溃疡、防止复发和避免及治疗并发症。

（一）一般治疗

避免过度劳累和精神紧张，生活要有规律。注意三餐饮食规律，避免食用生冷、辛辣、油腻食物，戒烟、酒。服用 NSAID 者要进行消化道出血与心血管系统的评估，选择合适的药物。

（二）治疗消化性溃疡的药物及其应用

降低胃酸的药物和保护胃黏膜的药物是常用的治疗用药，主要起缓解症状和促进溃疡愈合的作用，如果患者存在 Hp 感染，需要与根除 Hp 治疗配合使用。

1. 降低胃酸药物

（1）碱性制酸药：中和胃酸，降低胃蛋白酶活性，缓解疼痛，促进溃疡愈合。如碳酸氢钠、氢氧化铝等，目前常作为止痛的辅助用药。

（2）H_2 受体拮抗剂（H_2RA）：选择性竞争结合 H_2 受体，使胃酸分泌明显减少，促进溃疡愈合。已进入市场的品种有西咪替丁、雷尼替丁、法莫替丁。H_2RA 有良好的疗效，价格低廉，是治疗溃疡中应用广泛的药物。DU 治疗 4 周的愈合率为 75%~95%，GU 治疗 8 周的愈合率为 80%。

（3）质子泵抑制剂（PPI）：明显减少任何通路引起的酸分泌。目前治疗上较多选择 PPI，其作用机制为可使 H^+-K^+ ATP 酶不可逆失活，从而抑制胃壁细胞胃酸分泌，抑酸作用比 H_2RA 更强且作用持久。对根除幽门螺杆菌治疗，PPI 与抗生素的协同作用较 H_2RA 好，因此是根除幽门螺杆菌治疗方案中最常用的基础药物。使用推荐剂量的各种 PPI，对消化性溃疡的疗效相仿，不良反应均少。H_2RA 可抑制基础及刺激的胃酸分泌，以前者为主，对于后一作用不如 PPI 充分。

目前较常用的 PPI 有奥美拉唑（治疗溃疡量 20 mg/d）、兰索拉唑（30 mg/d）、泮托拉唑（40 mg/d）、雷贝拉唑（10 mg/d）和埃索美拉唑（20 mg/d）等。常规剂量下 PPI 可迅速控制症状和使溃疡愈合。DU 治疗 2 周的愈合率为 70%，4 周为 90%，6~8 周几乎可以全部愈合。

对长期应用 PPI 者血清胃泌素可以中度升高（达正常的 2~3 倍），但临床上尚无明显肠嗜铬细胞（ECL）增生和类癌者报道。长期抑酸可引起上腹饱胀、腹痛、便秘、恶心等消化不良表现，也可诱发胃肠道菌群过度繁殖。

2. 胃黏膜保护药物

（1）铋剂：在酸性环境下铋剂与溃疡面的黏蛋白形成螯合剂，覆盖于胃黏膜上发挥治疗作用，促进胃上皮细胞分泌黏液，抑制胃蛋白酶活性，促进前列腺素的分泌，对胃黏膜起保护作用。能干扰 Hp 的代谢，可用于根除 Hp 的联合治疗。慢性肾功能不全者慎用，有舌苔、牙齿黑染、黑便等不良反应，为避免铋剂在体内过量积聚，引起脑病，不宜长期使用。

（2）硫糖铝：在酸性胃液中，凝聚成糊状黏稠物，附着黏膜表面，阻止胃酸、胃蛋白酶侵袭溃疡面，有利于黏膜上皮细胞的再生和阻止氢离子向黏膜内逆弥散，促进内源性前列腺素合成。不良反应轻微，主要为便秘。

（3）米索前列醇：能抑制胃酸分泌，增加胃、十二指肠黏膜黏液/碳酸氢盐分泌，增加黏膜血流量，加速黏膜修复。主要用于 NSAID 溃疡的预防。不良反应主要是腹泻，孕妇慎用，能引起子宫收缩。

（4）其他：用于保护胃黏膜的药物还有铝碳酸镁、替普瑞酮、瑞巴派特等。

3. 胃肠动力药物：当部分患者出现恶心、呕吐和腹胀等症状，提示有胃潴留、排空迟缓、胆汁反流或胃食管反流者，可予以促进胃动力药物，如西尼必利、伊托必利、甲氧氯普胺、多潘立酮、莫沙必利等。

（三）根除幽门螺杆菌治疗

1. 对于存在幽门螺杆菌感染的消化性溃疡，根除幽门螺杆菌是治疗上必不可少的一部分，根除幽门螺杆菌可有效促进溃疡愈合及预防复发，从而彻底治愈溃疡。因此，凡有幽门螺杆菌感染的消化性溃疡，无论初发或复发、病程长短、活动或静止、有无合并症的情况，均应考虑予以根除幽门螺杆菌治疗。根除幽门螺杆菌的治疗方案具体方案见第三章第三节。

2. 根除幽门螺杆菌治疗结束后的抗溃疡治疗：在根除幽门螺杆菌疗程结束后，继续给予一个常规疗程的抗溃疡治疗（如 GU 患者 PPI 常规剂量、每日 1 次、总疗程 4～6 周，或 H_2RA 常规剂量、疗程 6～8 周；DU 患者予以 PPI 常规剂量、每日 1 次、总疗程 2～4 周，或 H_2RA 常规剂量、疗程 4～6 周）是最理想的。这对有并发症或溃疡面积大的患者尤为必要。

3. 根除幽门螺杆菌治疗后复查：抗幽门螺杆菌治疗后应常规复查幽门螺杆菌是否已被根除，复查应在治疗结束至少 4 周后进行，且在检查前未使用 PPI 或铋剂 2 周或以上，否则会出现假阴性。建议采用非侵入性的 ^{13}C 或 ^{14}C 尿素呼气试验，也可在胃镜复查检查溃疡愈合情况时取活检做尿素酶和（或）组织学检查。对怀疑胃恶性溃疡或有并发症的消化性溃疡应常规定期进行胃镜复查。

（四）NSAID 溃疡的治疗、复发预防及初始预防

对服用 NSAID 后出现的溃疡，如情况允许应立即停用 NSAID，予以常规剂量常规疗程的 H_2RA 或 PPI 治疗。如病情不允许可换用对黏膜损伤少的 NSAID，选用 PPI 治疗（H_2RA 疗效差）。同时检测幽门螺杆菌，如有幽门螺杆菌感染应同时根除幽门螺杆菌。溃疡愈合后，如不能停用 NSAID，无论幽门螺杆菌阳性还是阴性都必须继续 PPI 长程维持治疗以预防溃疡复发。

（五）外科手术指征

由于内科治疗的进展，目前轻症已经能通过药物较好地控制。外科手术主要限于少数有并发症者，包括：①瘢痕性幽门梗阻；②胃溃疡癌变急性穿孔；③大量出血经内科治疗无效；④严格内科治疗无效的顽固性溃疡。

（六）溃疡复发的预防

抑制分泌疗法治愈溃疡者 1 年内复发率为 30%～50%。吸烟、胃酸分泌高、以前有过并发症、使用 NSAID、Hp 感染等是导致溃疡复发的重要危险因素，应尽可能地消除上述危险因素。对 Hp 感染阳性的溃疡者，根除 Hp 感染后，溃疡的复发率明显降低。溃疡的愈合不仅是缺损黏膜的修复，更需要黏膜下组织结构的修复与重建，从而具备完整的黏膜防御功能。溃疡高质量愈合者 1 年溃疡复发率明显低于低质量愈合者，因此应同时加强胃黏膜保护剂的应用。维持抑酸治疗是预防溃疡复发的一种治疗方法，但维持治疗需长期服药，停药后溃疡仍会复发，而根除 Hp 后，大部分溃疡患者复发率明显降低。因此维持抑酸和根除 Hp 互补治疗能更有效预防溃疡复发和减少并发症。维持治疗的指征：有复发史的非 Hp、非 NSAID 溃疡者，根除 Hp 感染后溃疡仍复发者；Hp 相关性溃疡而 Hp 感染未能根除者；长期服用 NSAID 者；高龄或伴有并发症不能耐受者及伴有严重疾病者都需使用药物维持治疗。维持治疗方法：每日 2 次或睡前 1 次服用 H_2RA，也可用标准 PPI 剂量，根据病情维持 3～6 个月，长者 1～2 年，3 个月后可减为半量维持，对于老年人治疗时间甚至更长。

（七）并发症治疗

1. 大量出血：①有休克者，密切观察生命体征，补充血容量，纠正酸中毒。②局部止血药的使用，用冰水或在冰盐水 150 mL 中加入去甲肾上腺素 8 mg 反复灌洗胃腔，观察胃液。也可口服。老年人慎用强烈血管收缩剂。③全身用药，H_2RA 和 PPI 抑制胃酸分泌，如奥美拉唑 40 mg，每 12 小时 1 次，静脉滴注或静脉推注，必要时可增至剂量 80 mg 或 8 mg/h 静脉泵入，维持使用。PPI 止血效果显著优于 H_2RA。生长抑素可直接抑制胃酸和胃泌素分泌，促进前列腺素合成，减少胃黏膜血流量。④内镜下止血是快速而有效的手段。

2. 急性穿孔：需要立即禁食并放置胃管抽吸胃内容物，防止腹腔感染。饱食后发生穿孔，常伴有弥

漫性腹膜炎，于 6～12 小时施行急诊手术。慢性穿孔进展较缓慢，若对毗邻脏器可引起粘连和瘘管形成，必须外科手术。

3. 输出道梗阻：幽门或十二指肠梗阻的初期，功能性或器质性梗阻治疗方法基本相同，包括：①静脉输液，纠水、电解质代谢紊乱和代谢性碱中毒，补充能量；②放置胃管，以解除胃潴留；③口服或注射 H_2RA 和 PPI；④不全性梗阻可应用促进胃动力药，减少胃潴留。

【中医辨证分型】

本病辨证分型为两个大类：虚证和实证。虚证包括脾胃虚寒证、胃阴不足证；实证包括肝胃不和证、肝胃郁热证、胃络瘀血证。导致发病的原因多为长期的饮食不节或精神刺激。情志不畅，肝气郁滞，横逆犯胃，胃失和降；肝气乘脾，脾失运化，升降失常，湿浊内生或湿浊化热，湿热上泛导致胃气上逆，并可因气郁化火而伤阴，气滞寒凝而伤人体阳气，或气滞致血脉瘀阻而形成气滞血瘀疼痛。

1. 肝胃不和证

症状：胃脘胀满或疼痛，两胁胀满不适。每因情志不畅发作或加重，心烦，嗳气频作，善叹息。

舌脉：舌淡红，苔薄白，脉弦。

2. 脾胃虚寒证

症状：胃脘部隐痛，喜温喜按，得食痛减。倦怠乏力；畏寒肢冷；口淡不渴；便溏；纳少。

舌脉：舌淡，或舌边齿痕；舌苔薄白；脉虚弱或迟缓。

3. 脾胃湿热证

症状：胃脘痞满或疼痛；口干不欲饮，或口苦。纳呆；恶心，呕吐；小便短黄。

舌脉：舌红，苔黄厚腻；脉滑。

4. 肝胃郁热证

症状：胃脘部灼热疼痛；口干口苦。胸胁胀满疼痛；胃脘嘈杂；心烦易怒；大便秘结。

舌脉：舌红，苔黄；脉弦数。

5. 胃阴不足证

症状：胃脘隐隐作痛；饥不欲食。口干，渴不多饮；形体消瘦；五心烦热。

舌脉：舌红少津或舌裂纹无苔；脉细。

6. 胃络瘀阻证

症状：胃脘刺痛或胀痛，痛处不移。夜间疼痛加重；口干不欲饮；或呕血或黑便。

舌脉：舌质紫暗，常见有瘀点、瘀斑；脉涩。

【辨证论治】

1. 肝胃不和证

症状：胃脘胀满或疼痛，两胁胀满不适。每因情志不畅发作或加重，心烦，嗳气频作，善叹息。舌淡红，苔薄白，脉弦。

治法：疏肝解郁，理气止痛。

主方：柴胡疏肝散（《景岳全书》）。

药物：柴胡、香附、川芎、郁金、香附疏肝解郁理气，陈皮、枳壳、佛手、炙甘草理气和中止痛。

加减：若胃痛较甚者，加川楝子、延胡索等；若嗳气较频者，加沉香、半夏、旋覆花等；若泛酸者，加乌贼骨、煅瓦楞子。若肝气犯胃，胃火明显，表现为口热，口气重，可酌加黄连、石膏等药物以清胃火。

2. 脾胃虚寒证

症状：脘部隐痛，喜温喜按，得食痛减。倦怠乏力；畏寒肢冷；口淡不渴；便溏；纳少。舌淡，或舌边齿痕；舌苔薄白；脉虚弱或迟缓。

治法：温中健脾，和胃止痛。

主方：黄芪建中汤（《金匮要略》）。

药物：黄芪建中汤以黄芪、大枣、甘草补脾益气，桂枝、生姜温阳散寒，白芍缓急止痛，饴糖补脾缓急。

加减：泛吐清水较多，加干姜、制半夏、陈皮、茯苓；泛酸，可去饴糖，加黄连、炒吴茱萸、乌贼骨、煅瓦楞子；胃脘冷痛，里寒较甚，呕吐，肢冷，加理中丸；若兼有形寒肢冷，腰膝酸软，可用附子理中汤；无泛吐清水，无手足不温者，可改用香砂六君子汤。纳呆明显者，可酌加焦山楂、神曲、麦芽以健脾助运。

3. 脾胃湿热证

症状：胃脘痞满或疼痛；口干不欲饮，或口苦。纳呆；恶心，呕吐；小便短黄。

舌脉：舌红，苔黄厚腻；脉滑。

治法：清利湿热，和胃止痛。

主方：连朴饮（《霍乱论》）。

药物：黄连清热燥湿；厚朴、半夏燥湿化痰；淡豆豉、栀子、芦根宣郁清热。

加减：舌红苔黄腻者，加蒲公英、黄芩；头身困重者，可加白扁豆、苍术、藿香。恶心偏重者，可加橘皮、竹茹；反酸者，加瓦楞子、海螵蛸。

4. 肝胃郁热证

症状：胃脘部灼热疼痛；口干口苦。胸胁胀满疼痛；胃脘嘈杂；心烦易怒；大便秘结。

舌脉：舌红，苔黄；脉弦数。

治法：清胃泄热，疏肝理气。

主方：化肝煎（《景岳全书》）合左金丸（《丹溪心法》）。

药物：陈皮、青皮疏肝理气；浙贝母、泽泻、牡丹皮、栀子清热利湿；黄连、吴茱萸佐金平木。

加减：口干明显者，加北沙参、麦冬；恶心者，加姜半夏、竹茹；舌苔厚腻者，加苍术；便秘者加枳实。

5. 胃阴不足证

症状：胃脘隐隐作痛；饥不欲食。口干口渴；形体消瘦；五心烦热。

舌脉：舌红少津或舌裂纹无苔；脉细。

治法：养阴益胃。

主方：益胃汤（《温病条辨》）。

药物：沙参、麦冬、生地黄、玉竹养阴宜胃，冰糖和里缓急。

加减：情志不畅者加柴胡、佛手、香橼；嗳腐吞酸、纳呆者加麦芽、鸡内金；大便臭秽不尽者，加黄芩、黄连；胃刺痛、入夜加重者则加丹参、红花、降香；恶心呕吐者用陈皮、半夏、苍术。

6. 胃络瘀阻证

症状：胃脘刺痛或胀痛，痛处不移。夜间疼痛加重；口干不欲饮；或可见呕血或黑便。舌质紫暗，常见有瘀点、瘀斑；脉涩。

治法：活血化瘀，行气止痛。

主方：失笑散（《太平惠民和剂局方》）合丹参饮（《时方歌括》）。

药物：生蒲黄、五灵脂、丹参活血散瘀止痛；檀香、砂仁行气和胃。

加减：胃痛甚者，加延胡索、木香、郁金、枳壳；若四肢不温，舌淡脉弱者，加党参、黄芪；便黑加三七、白及；若口干咽燥，且舌光无苔，加生地黄、麦冬。

【常用中成药物】

1. 安胃疡胶囊：补中益气，解毒生肌。可用于胃及十二指肠球部溃疡。对虚寒型和气滞型患者有较好的疗效。

2. 气滞胃痛颗粒：疏肝理气，和胃止痛。可用于肝郁气滞、胸痞胀满、胃脘疼痛。

3. 东方胃药胶囊：疏肝和胃，理气活血，清热止痛。可用于肝胃不和、瘀热阻络所致的胃脘疼痛、嗳气、吞酸、嘈杂、饮食不振、烦躁易怒等，以及胃溃疡、慢性浅表性胃炎见上述证候者。

4. 三九胃泰颗粒：清热燥湿，行气活血，柔肝止痛。可用于湿热内蕴、气滞血瘀所致的胃痛，症见脘腹隐痛、饱胀反酸、恶心呕吐、嘈杂纳减；浅表性胃炎、糜烂性胃炎、萎缩性胃炎见上述证候者。

5. 复方田七胃痛胶囊：制酸止痛，理气化瘀，温中健脾，收敛止血。可用于胃酸过多、胃脘痛、胃溃疡、十二指肠球部溃疡及慢性胃炎。

6. 元胡止痛片：理气、活血、止痛。可用于气滞血瘀的胃痛、胁痛。

7. 金胃泰胶囊：行气活血，和胃止痛。可用于肝胃气滞、湿热瘀阻所致的急慢性胃肠炎、胃及十二指肠溃疡等。

8. 胃热清胶囊：清热理气，活血止痛。可用于郁热或兼有气滞血瘀所致的胃脘胀痛，有灼热感，痛势急迫，食入痛重，口干而苦，便秘易怒，舌红苔黄等症；胃及十二指肠溃疡见上述证候者。

9. 胃康胶囊：健脾和胃，收敛止痛。可用于脾虚气滞所致的胃及十二指肠溃疡、慢性胃炎、反流性食管炎。

10. 胃乃安胶囊：补气健脾，活血止痛。可用于脾胃气虚、瘀血阻滞所致的胃痛，症见胃脘隐痛或刺痛、纳呆食少；慢性胃炎、胃及十二指肠溃疡见上述证候者。

11. 健胃愈疡片：疏肝健脾、生肌止痛。可用于肝郁脾虚、肝胃不和所致的胃痛，症见脘腹胀痛、嗳气吞酸、烦躁不适、腹胀便溏；消化性溃疡见上述证候者。

12. 胃康胶囊：行气健胃，化瘀止血，制酸止痛。可用于气滞血瘀所致的胃脘疼痛、痛处固定、吞酸嘈杂，胃及十二指肠溃疡、慢性胃炎见上述症状者。

13. 香砂六君丸：益气健脾、和胃。可用于脾虚气滞，消化不良、嗳气食少、脘腹胀满、大便溏泄。

【中医外治法】

1. 针灸：治疗根据不同症状证型来选择相应的穴位进行针灸治疗。主穴取中脘、足三里，根据不同证型配穴：脾胃虚寒证配伍胃俞、脾俞、内关；气滞血瘀证主要配伍胃俞、脾俞、膈俞、内关；肝郁气滞证则应当配伍胃俞、脾俞、期门；肝气犯胃证可配伍内关、太冲；脾胃虚弱证需要配伍胃俞、脾俞；胃寒证则配伍胃俞、脾俞、内关及公孙；胃阴不足证能够配伍胃俞、脾俞、内关和三阴交；痰湿壅滞证常常配胃俞、脾俞、肝俞、内关和阴陵泉。根据不同症状配：泛酸因肝气犯胃多配伍胃俞、脾俞、内关、太冲；腹胀多配胃俞、内关、天枢和公孙；胃痛难忍应及时止痛，可配伍胃俞、内关、梁丘、公孙；乏力多属虚证，配伍胃俞、脾俞、内关、气海、公孙。

2. 耳穴贴压法：如采用王不留行耳穴贴压，主穴取胃、脾、皮质下、下肢端、神门，配合辨证取穴治疗。

3. 耳穴针刺法：临床上常常可以采用耳针治疗消化系统疾病，治疗方法以病因、经络、中医脏腑辨证为依据，结合临床经验，以耳郭穴位神门、三焦、胆、脾、胃、胰、交感、皮质下为主。

4. 推拿疗法：应根据"虚则补之，实则泻之"的治疗原则，一般不宜重刺激，以温补为主，运用手法时，当以柔绵。可运用一指推、摩、揉、按、振等手法方法，取穴腹部的阿是穴、中脘、梁门、天枢及气海，背部取肝俞、脾俞、胃俞、三焦俞，肩臂和下肢部取肩井、内关、足三里。

5. 穴位埋线：溃疡病患者采用羊肠线穴位埋藏。取穴中脘透上脘，或中脘透下脘，胃俞透脾俞。

6. 穴位贴敷：可用白芥子、细辛、甘遂、延胡索、檀香等药，共研末，用生姜汁调后取适量，用胶布固定，贴敷于足三里、天枢、中脘、下脘、胃俞，脾俞等，可选贴 2～4 个穴位。

【护理概要】

1. 胃溃疡的护理概要：胃溃疡是胃黏膜发生的炎性反应和坏死性病变，其病变深度可达黏膜肌层，是消化系统较为常见的疾病。该疾病具有反复发作、难治愈的特点，临床多采取药物保守治疗，依靠药物治疗难以从根本上缓解病情，需加强自我保健意识，提升治疗配合依从性，确保治疗的持续性，才能达到改善预后及生活质量的目的。有关研究显示，科学、合理的饮食习惯及饮食控制，加以针对性的护理干预是治疗胃溃疡的最佳方式。

基于 Orem 自护理论的综合护理将胃溃疡患者的自护能力、生活影响及免疫功能影响应用于临床护理中，通过为患者进行个体化的护理干预，从患者心理、生理及自理等切入点入手，制定三位一体化的护理干预措施，全面调动患者参与治疗护理的主观能动性，全面提升自身的自我防护知识、技能及治疗的依从性。研究表明：应用 Orem 自护理论的综合护理干预能够明显提升胃溃疡患者的自我照护能力，增强患者机体免疫力，降低复发的风险，对促进患者的生活质量起到重要作用。

2. 十二指肠溃疡的护理概要：十二指肠溃疡是常见的消化系统疾病，该病属于慢性病范畴。随着医疗技术手段的发展，被检出的概率逐年提升，该病与饮食生活习惯有着明显关系，现在生活节奏快、工作压力大，部分人群出现暴饮暴食或饮食不当等行为，引起反复发作。大多数十二指肠球部溃疡患者对病情没有系统化且全面的认知知识架构，导致无法全方位意识到自身负面或者错误的行为习惯会影响其对病情全方位认知。

有研究指出，患者所呈现出负面的行为模式与其当前的认知知识框架有着明显关系，常规健康教育仅注重个体在认知维度的填鸭式指导，忽视了对病情的内在动机与意识形态的管控，可导致其无法进行填鸭式认知行为。由此，我们从患者当前的认知框架与自我照护能力着手，以循证视角作为切入点展开护理行动策略的逻辑思维重塑，借助各项循证措施，能帮助患者开展系统化、规范化认知管理，最终可内化有关知识体系及提高个体的自我护理能力。基于循证逻辑下的护理行为策略应用于临床十二指肠溃疡的患者，能帮助患者完善知识储备，提高自我管理能力，值得临床上推广。

【预后】

目前，经中医或中西医结合治疗，本病大多数可以痊愈，预后较好。但是复发率较高。且有少数患者饮食调摄不当，在治疗不及时的情况下可能会出现出血、穿孔、梗阻，甚至是癌变等严重的并发症。因少数溃疡型胃癌可像良性溃疡那样愈合，因此胃溃疡治疗后应复查胃镜。对于胃溃疡患者病理组织学等检查有上皮内瘤变者应根据级别高低，建议每半年到 1 年进行胃镜随访，确保患者生命安全。

（张向磊　张迎迎　孙文琴　邹　楠　王丽欣　姜晓晓）

第三节　特殊类型的消化性溃疡

【老年人消化性溃疡】

统计资料表明，GU 的发病率随年龄的增加而增加。临床表现可无明显症状，多发生于高位胃体的小弯或后壁。

【无症状型溃疡】

15%～30%的消化性溃疡患者无明显自觉症状，常因其他疾病或发生出血或穿孔等严重并发症时，做胃镜或X线钡餐检查时偶然发现存在溃疡病变。这类消化性溃疡由NSAID原因引起的占30%～40%，可见于任何年龄，老年人尤多。

【球后溃疡】

本病常为慢性，约占消化性溃疡的5%，好发部位一般为十二指肠乳头近端。穿孔时会穿透至浆膜腔进入胰腺及周围脏器。见夜间腹痛和背部放射性疼痛，常并发大量出血。

【幽门管溃疡】

幽门管位于胃的远端，与十二指肠相连接。幽门管易形成瘢痕和痉挛，易诱发梗阻而出现呕吐，甚至出血和穿孔。幽门管溃疡常伴胃酸分泌过高，餐后易出现中上腹疼痛，程度较为剧烈而无节律性，抑酸疗效差。

【难治性溃疡】

通常指经正规治疗（DU8周，GU12周）后，疗效一般或不佳，仍腹痛、呕吐和体重减轻等症状的消化性溃疡。

【复合性溃疡】

复合性溃疡指的是胃与十二指肠同时存在溃疡，约占消化性溃疡的7%。

【Dieulafoy溃疡】

本病多发生于距贲门6 cm以内的胃底贲门部，是引起上消化道出血的少见原因之一，病情凶险，病死率高。该病产生的黏膜破溃虽然仅限于黏膜肌层的浅溃疡，范围较小，但黏膜下有易破裂出血的管径较粗的小动脉，即恒径动脉，该血管易发育异常，易形成迂曲或扩张，一旦黏膜受损，可引起大出血。

【应激性溃疡】

应激性溃疡指在颅脑外伤、严重烧伤、严重外伤和大手术、严重的急性或慢性内科疾病等应激的情况下，在胃或十二指肠、食管产生的急性黏膜糜烂和溃疡。严重烧伤引起的急性应激性溃疡又称为Curling溃疡；颅脑外伤、颅内神经外科手术引起的溃疡亦称为Cushing溃疡。

【Meckel憩室】

溃疡回肠末段先天性憩室内常含有异位组织，最多见是胃黏膜，其次是胰腺组织、十二指肠和空肠黏膜。异位组织分泌胃酸引起憩室和周围黏膜产生溃疡。多见于儿童，表现为大量出血或穿孔。

【古文文献摘要】

《素问·至真要大论》："厥阴司天，风淫所胜，……民病胃脘当心而痛。""太阳之盛，凝溧且至，……寒厥入胃，则内生心痛。""少阴司天，火气下临……心痛，胃脘痛。"

《三因极一病证方论·九痛叙论》："若十二经络外感六淫，则其气闭塞，郁于中焦，气与邪争，发为疼痛，属外所因；若五脏内动，泪以七情，则其气痞结，聚于中脘，气与血搏，发为疼痛，属内所因；

饮食劳逸，使脏气不平，痞隔于中，食饮遁痊，变乱肠胃，发为疼痛，属不内外因。"

《景岳全书·心腹痛》："胃脘痛证，多有因食、因寒、因气不顺者……因虫、因火、因痰、因血者……，惟食滞、寒滞、气滞者最多，因虫、因火、因痰、因血者，皆能作痛，大多暴痛者多由前三证，渐痛者多由后四证。""因寒者常居八九，因热者十惟一二。……盖寒则凝滞，凝滞则气逆，气逆则痛胀由生。""痛有虚实……辨之之法，但当察其可按者为虚，拒按者为实；久痛者多虚，暴痛者多实；得食稍可者为虚，胀满畏食者为实；痛徐而缓，莫得其处者多虚，痛剧而坚，一定不移者为实；痛在肠脏中，有物有滞者多实，痛在腔胁经络，不于中脏而牵连腰背，无胀无滞者多虚。""郁而生热，或素有热，虚热相搏，结郁于胃脘而痛，或有食积痰饮；或停结胃口而痛。"

《医学正传·胃脘痛》："胃脘当心而痛……未有不由痰涎食积郁于中，七情九气触于内所致焉。……多是纵恣口腹，喜好辛酸，恣饮热酒煎煿，复食寒凉生冷，朝伤暮损，日积月深，自郁成积，自积成痰，痰火煎熬，血亦妄行，痰血相杂，妨碍升降，故胃脘疼痛。"

（吴国志　张向磊　王悦华　吴艺玲　孙雪霞）

参 考 文 献

[1] 陈灏珠，林果为，王吉耀.实用内科学［M］.14版.北京：人民卫生出版社，2013.

[2] 陈灏珠，钟南山，陆再英.内科学［M］.8版.北京：人民卫生出版社，2013.

[3] 周仲瑛.中医内科学［M］.北京：中国中医药卫生出版社，2011.

[4] 陆再英，钟南山.内科学［M］.7版.北京：人民卫生出版社，2008.

[5] 中华消化杂志编委会.消化性溃疡诊断与治疗规范［J］.中华消化杂志，2016，36（18）：508-513.

[6] 罗云坚，黄穗平.消化病专科中医临床诊治［M］.3版.北京：人民卫生出版社，2013.

[7] 方药中，邓铁涛，李克光，等.实用中医内科学［M］.上海：上海科学技术出版社，1985.

[8] 孙静晶，赵晓丹，王伟珍，等.消化性溃疡中医辨证分型研究［J］.环球中医药，2015，8（3）：381-384.

[9] 孟醒，齐淑兰.针灸治疗消化性溃疡病的选穴规律研究［J］.中国针灸，2016，36（4）：437-441.

[10] 郭雪梅.中西医结合治疗慢性胃溃疡的临床疗效分析［J］.山西医药杂志，2019，48（2）：197-199.

[11] 陈刚，郭姣红.半夏泻心汤联合西药治疗难治性胃溃疡疗效分析［J］.四川中医，2017，35（6）：173-175.

[12] 孙博，王高临，朱秀红，等.个性化饮食护理在慢性胃溃疡患者护理中的效果［J］.贵州医药，2017，41（11）：1222-1223.

[13] 崔梅.基于Orem自护理论的综合干预对胃溃疡患者自护能力、生活质量及免疫功能的影响［J］.国际护理学杂志，2021，40（6）：1094-1097.

[14] 覃晓玲.人性化护理在十二指肠溃疡急性穿孔手术治疗中的应用［J］.医学食疗与健康，2020，18（14）：164-165.

[15] 姜丽.护理干预在胃十二指肠溃疡大出血术后的应用探究［J］.临床医药文献电子杂志，2020，7（51）：103，108.

[16] 沈琼，张邵衡，吴燕梅.基于循证逻辑下的护理行动策略在十二指肠球部溃疡患者中的应用［J］.齐鲁护理杂志，2022，1（28）：146-148.

第五章　消化道出血

第一节　中西医概述

临床上一般以十二指肠悬韧带为界，将消化道发生于其上位置的出血称为上消化道出血，其下位置的出血称为下消化道出血。

上消化道出血是临床上最常见的急重症之一，总体死亡率高达30%，每年的发病率为（48～160）/100 000，欧洲国家的一项临床调查显示上消化道出血总死亡率为14%，其中住院之前发生出血患者的死亡率为11%，住院期间出血的死亡率则高达33%。近年来，我国国民的生活水准不断上升，加之饮食结构逐渐不合理，运动量相对不足，导致消化系统疾病发病率逐年升高。

目前随着抑酸药物的研发和广泛应用，加之幽门螺杆菌的规范根除，近年来溃疡导致的出血已明显减少，临床上通常怀疑胃炎或溃疡病的患者早期就会被医生建议使用质子泵抑制剂，这很大程度上可以缓解溃疡，预防大出血。乙肝疫苗的广泛接种、肝硬化患者二级预防使得食管胃底静脉曲张破裂出血的发病率也逐渐出现下降趋势。内镜技术的迅猛发展及人们对疾病认识程度的提高，以及内镜技术的不断进步也有效地提高了消化道出血的检出率及治疗效果。但是根据国内统计，上消化道出血的发病率和死亡率却没有下降，其仍是危害人类健康及生命安全的重大公共卫生问题。这是因为我国不断向人口老龄迈进，高血压、冠状动脉粥样硬化性心脏病等疾病患病率逐渐增多，阿司匹林及抗凝药物的应用明显增加，加之西方文化和生活方式等逐渐影响我国社会，国民饮食结构不合理，高脂肪、高糖等食物摄入增多，以及不良嗜好、工作紧张、焦虑等原因，导致急性胃黏膜病变、反流性食管炎发病率呈上升趋势。目前最新的流行病学研究发现，我国上消化道出血主要病因依次是溃疡、食管胃底静脉曲张破裂出血、急性胃黏膜病变、恶性肿瘤、少见病因、不明病因。

对于下消化道出血，肠道息肉和癌肿是下消化道出血的最常见病因。由于下消化道较长且隐匿部位较多，仍有5%～10%下消化道出血原因不明确，本病的诊断具有非常多的检查手段，但目前仍然首选结肠镜检查及小肠镜检查。根据患者的病史、症状及体征等，在高度怀疑下消化道出血时，入院24～48小时行急诊结肠镜检查能帮助明确出血原因并能在内镜下止血治疗，而对于病情平稳的慢性中下消化道出血则可以待肠道充分准备完成后再行结肠镜检查。

消化道急性大量出血，临床表现通常为呕血、黑便、血便等，并伴有血容量减少引起的急性周围循环障碍乃至休克，病情严重者，可危及生命。

消化道出血在中医学可以归属到"血证""呕血""便血""呕吐"等病证内。"呕血"和"便血"首载于《内经》，书上记载"怒则气逆，甚则呕血及飧泄""结阴者，便血一升，再结二升，三结三升"。所提到的"阴结"就是我们所讲的便血，"呕血"就是我们所讲的吐血。《内经》还认为吐血属怒伤肝气，《素问》曰："怒则气逆，甚则呕血。"有关便血，《内经》中也有记载。《素问·气交变大论》曰："岁火太过，炎暑流行，……民病咳、喘、血泄……下甚血溢泄不已。""岁金不及，炎火乃行，……民病肩背瞀重，鼽嚏，血便注下。"《素问·至真要大论》曰："岁少阳在泉，火淫所胜，民病溺赤，甚则血便。"又曰"太阳司天，寒淫所胜，……血变于中，民病厥心痛，呕血、血泄。"东汉张仲景《伤寒杂病论》中记载"夫酒客咳者，必致吐血""心气不足，吐血……""下血，由脾虚气寒，失其统御之权，而血为之不守也"。张仲景认为饮食不节、脾胃虚寒、气血不足易导致吐血。并且记载"亡血不可发其表，汗出即寒栗而振"，对于大失血患者发汗容易导致休克做了记录。对于便血，张仲景首次区分"远血"和"近血"。《金匮要略》中记载："下血先便后血，此远血也，黄土汤主之。下血先血后便，此近血也，赤小豆当归散主之。"隋代巢元方《诸病源候论》云："吐血有三种：有内衄、有肺疽、有伤胃……伤胃者，因饮食大饱之后，胃中冷则不能消化，不能消化便烦闷，强呕吐之，所食之物与气共上冲蹙，因伤裂胃口，吐血色鲜正赤，腹绞痛，自汗出，其脉紧而数者，为难治。"描述了广义上"吐血"的病因病机。而在书中，也对便血的病因做了详细描述。《诸病源候论·大便下血候》言："此由五脏伤损所为，脏气既伤，则风邪易入，热气在内，亦大便下血；鲜而腹痛。冷气在内，亦大便血下，其色如小豆汁，出时疼而不甚痛。"唐代孙思邈《千金要方》专列"吐血门"，收录方剂 30 首，灸法 15 首；《千金翼方》对"吐血门"也有记录。宋代陈无择《三因极一辨证方论》中分析了吐血的内因、外因和不内外因。宋代许叔微首分将便血区分出"肠风"和"脏毒"。金元时期，朱丹溪在《丹溪心法》中记载："吐血，阳盛阴虚，故血不得下行……呕吐，血出于胃也。实者，犀角地黄汤主之；虚者，小建中汤加黄连主之。"认为吐血为阳盛阴虚、相火妄动所致。朱丹溪认为便血的病因是内伤，这区别于《内经》中认为的内伤和外感两种病因。《丹溪心法》云："肠胃不虚，邪气无从而入，人惟坐卧风湿，醉饱房劳，生冷停寒，酒面积热，以致荣血失道，渗入大肠，此肠风脏毒之所由作也。"到了明清时期，张景岳在《景岳全书》中记录了便血和肠澼的区别。唐容川著《血证论》："吐血者，血出无声，……其病在于胃；呕血者，血出有声，……其病在于肝。"提出将"呕血"与"吐血"作为两种不同的病进行阐述。《景岳全书》云："便血之与肠澼，本非同类。盖便血者，大便多实，而血自下也。肠澼者，因泻痢而见脓血，即痢疾也。""且便血有凤疾，而肠澼惟新邪，尤为易辨。"肠澼便是痢疾下血。叶天士在书中对于"便血"做了细分，并主要按照五脏论治。明清以前医家所论之"吐血"，范围较广，泛指一切血从口而出的疾病。而从清代以后，则范围明显缩小，只指血由胃而来，经口而出，为"狭义"的吐血。明代医家虞抟《医学正传·血证》："从胃而上溢于口者，曰呕血……咳血嗽血者出于肺也"。明代医家缪希雍《先醒斋医学广笔记·吐血》："吐血三要法：宜行血不宜止血。血不行经络者，气逆上壅也，行血则血循经络，不止自止。止之则血凝，血凝则发热恶食，病日痼矣。宜补肝不宜伐肝。经曰：五脏者，藏精气而不泻者也。肝为将军之官，主藏血。吐血者，肝失其职也。养肝则肝气平而血有所归，伐之则肝虚不能藏血，血愈不止矣。宜降气不宜降火。气有余即是火，气降即火降，火降则气不上升，血随气行，无溢出上窍之虞矣。降火必用寒凉之剂，反伤胃气，胃气伤则脾不能统血，血愈不能归经矣。"清代医家叶天士《临证指南医案·便血》："便血一证，古有肠风、脏毒、脉痔之分……肺病致燥涩……心病则火燃血沸……脾病必湿滑……肝病有风阳痛迫……肾病见形消腰折……至胆经为枢机，逆则木火煽营……大肠为燥腑，每多湿热风淫……脏病腑病，无不兼之……"从历史上，中医对消化道出血的记载非常丰富，不仅有理论基础，还有医案和方药组成。

（吴国志　张向磊　张迎迎　丁广智　陈燕华）

第二节　上消化道出血

上消化道出血临床上常表现为急性大量出血，通常为呕血、黑便、血便等，是临床常见的消化系统危急重症，虽然目前疾病诊断及规范治疗水平已经有了提高，但如果患者存在严重基础疾病、高龄、有严重基础疾病等情况病死率仍相当高。

中医学没有上消化道出血的病名，但是古代中医和现代中医对消化道出血均有较深刻的认识，此病相当于中医学血证中的"吐血""便血"范畴。其中《景岳全书·血证》对血证的内容做了比较系统的阐述，将引起出血的病机概括为"火盛"及"气虚"两个方面。现代中医认为上消化道出血是由外感六淫、内伤七情、饮食不节、体虚血瘀、药物或外物损伤等各种原因导致热盛伤络，瘀血阻络，气不摄血及瘀血凝滞而导致络伤血溢，发为本病。具体病因分为：血随胃气下降入肠道，随便而出，则为黑便；若失血可致气血不足，则见神疲乏力、头晕心悸等，若出血量大可致气随血脱，见昏厥、汗出肢冷等危症。上述各种原因之所以导致出血，其共同的病机可归结为火热熏灼、迫血妄行及气虚不摄、血溢脉外两类。

【病因】

根据临床病史资料统计，临床上最常见的病因是消化性溃疡、食管胃底静脉曲张破裂、急性胃黏膜病变、胃癌、食管贲门黏膜撕裂综合征等。还有一些少见的病因如血管异常，诊断起来相对困难。但不仅是消化系统疾病，部分全身性疾病也可以导致消化道出血。

1. 上消化道疾病

（1）胃、十二指肠疾病：消化性溃疡，胃泌素瘤（Zollinger-Ellison 综合征），急性糜烂出血性胃炎，胃癌，胃血管异常（血管瘤、动静脉畸形、Dieulafoy 病等），其他肿瘤（平滑肌瘤、平滑肌肉瘤、息肉、淋巴瘤、神经纤维瘤、壶腹周围癌），胃黏膜脱垂，急性胃扩张，胃扭转，膈裂孔疝，十二指肠憩室炎，急性糜烂性十二指肠炎，胃手术后病变（吻合口溃疡、吻合口或残胃黏膜糜烂、残胃癌）、其他病变（如重度钩虫病、胃血吸虫病、胃或十二指肠克罗恩病、胃或十二指肠结核、嗜酸性粒细胞性胃肠炎、胃或十二指肠异位胰腺组织等）。

（2）食管疾病：食管炎（反流性食管炎、食管憩室炎），食管癌，食管损伤（物理损伤：食管贲门黏膜撕裂综合征、器械检查、异物或放射性损伤；化学损伤：强酸、强碱或其他化学剂引起的损伤）。

2. 门静脉高压引起的食管胃底静脉曲张破裂或门静脉高压性胃病。

3. 上消化道邻近器官或组织的疾病

（1）纵隔肿瘤或脓肿浸润侵犯食管。

（2）主动脉瘤浸润侵犯食管、胃或十二指肠。

（3）部分胰腺疾病进展累及十二指肠。

（4）胆道出血：胆囊或胆管癌，胆道蛔虫病，胆管或胆囊结石，术后胆总管引流管造成的胆道受压坏死，肝癌、肝脓肿或肝血管瘤浸润侵犯胆道。

4. 全身性疾病：过敏性紫癜、遗传性出血性毛细血管扩张症、弹性纤维假黄色瘤（Gronblad-Strandberg 综合征）、动脉粥样硬化等血管性疾病，血友病、血小板减少性紫癜、白血病、弥散性血管内凝血及其他凝血机制障碍。还包括急性感染，结缔组织，尿毒症及应激相关胃黏膜损伤。

【中医病因病机】

1. 病因

（1）感受外邪：凡外感风热燥火之阳邪，或风寒之邪郁而化热，热伤营血，气血沸腾，邪热迫血妄行，血随胃气上逆而吐血。如《症因脉治·外感吐血》："外感吐血之因，内有积热，诸经火盛，外有风寒，束其肌表，血络热甚，不得外越，妄行上冲，从口呕出，故外感吐血，责之邪热妄行"。

（2）饮食不节：如饮酒过度，或过食酸辣煎炸之品，均可导致热蕴胃肠，或燥热伤阴，虚火扰动血络，血因火动而产生出血。《金匮要略·惊悸吐衄下血胸满瘀血病脉证治第十六》："夫酒客咳者，必致吐血，此因急饮过度所致也。"

（3）情志不和：忧思恼怒，情志失和则可致肝郁化火，横逆犯胃，损伤胃络，火载血升，气逆血奔，从而产生吐血。如《景岳全书·血证》："血动之由，惟火惟气耳"。

（4）劳倦过度：脾主统血，脾气健旺则血循行于脉道；若劳倦过度，或肝病、胃病日久导致脾胃虚弱，统摄无权，则血不循经，溢于脉外。如《景岳全书·血证》说："血主营气，不宜损也，而损则为病。……损者多由于气，气伤则血无以存"。

（5）久病之后：肝主藏血，性喜条达疏泄，若肝病日久迁延不愈，则见气滞与血瘀，造成瘀血阻络，血行失常；或因胃病反复不愈，久病入络，从而使血不循经而外溢。

当上述各种原因导致脉络损伤或血液妄行时，可引起血液溢出脉外，若血随气火上逆，从口而出，则为呕血。

2. 病位：上消化道出血的病位在中医的胃与肝，与脾息息相关。

3. 病机：其病机主要责之于"热""瘀""虚""郁"，总结其病机特点为"火热熏灼，迫血妄行；气虚不摄，血溢脉外；血脉瘀阻，血不循经"。

【临床表现】

上消化道出血的临床表现与出血量及出血速度有关。

（一）呕血与黑便

呕血与黑便是上消化道出血的特征性表现。上消化道大量出血之后，血液进入下消化道后，会出现黑便。如果出血部位在幽门以上，常会有呕血出现。但若出血量较少、速度慢亦可无。反之，幽门以下部位如出血量较大、出血速度快，也可因血反流入胃腔引起恶心、呕吐而表现为呕血。

呕血一般多棕褐色，呈咖啡渣样表现，如出血量大，未经胃酸充分混合即呕出，可为鲜红或夹杂血块。黑便呈柏油样，黏稠而发亮，出血量大时，血液在肠内推进快，粪便可呈暗红甚至鲜红色。

（二）失血性周围循环衰竭

急性大量失血由于循环血容量迅速减少而导致周围循环衰竭。典型的表现为头晕、心慌、乏力、肢体冷感、心率加快、血压偏低等。严重者可出现休克状态危及生命。

（三）贫血和血常规变化

在出血的早期，血红蛋白浓度、红细胞计数与血细胞比容可无明显变化。在出血后，组织液渗入血管内，使血液稀释，一般须经3~4小时以上才出现贫血，出血后24~72小时血液稀释到最大限度。贫血程度除取决于失血量外，还和出血前有无贫血基础、出血后液体平衡状况等因素有关。

急性出血患者为正细胞正色素性贫血，在出血后骨髓有明显代偿性增生，可暂时出现大细胞性贫血，慢性失血则呈小细胞低色素性贫血。出血24小时内网织红细胞即见增高，出血停止后逐渐降至正常。

上消化道大量出血2~5小时，白细胞计数轻至中度升高，血止后2~3天才恢复正常。但在肝硬化患者，如同时有脾功能亢进，则白细胞计数可不显著增高。

（四）氮质血症

在上消化道大量出血后，由于大量血液蛋白质的消化产物在肠道被吸收，血中尿素氮浓度可暂时增高，称为肠源性氮质血症。一般于一次出血后数小时血尿素氮开始上升，24~48小时可达高峰，大多不超出14.3 mmol/L（40 mg/dL），3~4天后降至正常。

（五）发热

上消化道大量出血后，多数患者在24小时内出现低热，持续3~5天后降至正常。引起发热的原因尚不清楚，可能与周围循环衰竭，导致体温调节中枢的功能障碍等因素有关。

【诊断】

（一）上消化道出血诊断的确立

1. 根据呕血、黑便和失血性周围循环衰竭的临床表现，呕吐物或黑便隐血试验呈强阳性，血红蛋白浓度、红细胞计数及血细胞比容下降的实验室证据，排除来自呼吸道、口、鼻、咽喉部出血，以及进食引起的黑便，可做出上消化道出血的诊断。

2. 判断上消化道还是下消化道出血：呕血提示上消化道出血，黑便大多来自上消化道出血，而血便大多来自下消化道出血。但是，上消化道短时间内大量出血亦可表现为暗红色甚至鲜红色血便，应在病情稳定后即做急诊胃镜检查。高位小肠乃至右半结肠出血，如血在肠腔停留时间久亦可表现为黑便，这种情况应先经胃镜检查排除上消化道出血后，再行下消化道出血的有关检查。

（二）出血严重程度的估计和周围循环状态的判断

一般来说，成年人每日消化道出血超过 5 mL 粪便隐血试验出现阳性，每日出血量 50～100 mL 可出现黑便。胃内储积血量在 250～300 mL 可引起呕血。一次出血量不超过 400 mL 时，因轻度血容量减少可由组织液及脾脏贮血所补充，一般不引起全身症状。出血量超过 400 mL，可出现全身症状，如头昏、心慌、乏力等。短时间内出血量超过 1000 mL，可出现周围循环衰竭表现。

急性大出血严重程度的估计最有价值的指标是血容量减少所导致周围循环衰竭的表现，而周围循环衰竭又是急性大出血导致死亡的直接原因。血压和心率是关键指标，需进行动态观察，综合其他相关指标加以判断。如果患者由平卧位改为坐位时出现血压下降（下降幅度大于 15 mmHg）、心率加快（上升幅度大于 10 次/分），已提示血容量明显不足，是紧急输血的指征。如收缩压低于 90 mmHg、心率大于 120 次/分，伴有面色苍白、四肢湿冷、烦躁不安或神志不清则已进入休克状态，属严重大量出血，需积极抢救。也要结合患者平时的血压、心率综合考虑评估。同时要监测意识状态、脉搏、呼吸、肢体温度、皮肤和甲床色泽、周围静脉特别是颈静脉充盈情况、尿量等，对意识丧失、呼吸停止及大动脉搏动不能触及者应立即行心肺复苏；对存在气道阻塞者，应采取必要措施保持气道开放，特别是当使用高流量吸氧仍不能缓解呼吸窘迫时，应及时实施人工通气支持；对出现意识障碍或呼吸循环障碍者，应常规采取"OMI"，即吸氧（oxygen，O）、监护（monitoring，M）和建立静脉通路（intravenous，I）；对于意识障碍患者，因无创通气增加误吸危险，不提倡应用；意识障碍和排尿困难者需留置导尿管，危重大出血者必要时进行中心静脉压、血清乳酸测定，老年及危重患者常需心电、血氧饱和度和呼吸监护。

但应该指出，呕血与黑便的频度和量对出血量的估计虽有一定帮助，但由于流出的血液大部分还是积存于胃肠道，且呕血与黑便分别混有胃内容物与粪便，因此很难据此对出血量做出精确的估计。此外，患者的血常规检验包括血红蛋白浓度、红细胞计数及血细胞比容虽可估计失血的程度，但由于机体代偿机制的作用，并不能在短时间急性失血后立即反映出来，且还受到出血前有无贫血存在的影响，因此也只能供估计出血量的参考。

（三）出血是否停止的判断

上消化道大出血经过恰当治疗，可于短时间内停止出血。由于肠道内积血需经数日（一般约 3 日）才能排尽，故不能以黑便作为继续出血的指标。临床上如果出现下列情况应考虑出血未停止或再出血：①呕血或黑便次数增多，呕吐物呈鲜红色或排出暗红血便，或伴有肠鸣音活跃；②经快速输液输血，周围循环衰竭的表现未见明显改善，或虽暂时好转而后又恶化，中心静脉压仍有波动，稍稳定又再下降；

③红细胞计数、血红蛋白浓度和血细胞比容继续下降，网织红细胞计数持续增高；④补液和尿量足够的情况下，血尿素氮持续或再次增高；⑤胃管抽出物有较多新鲜血。

【西医治疗】

上消化道大量出血病情急、变化快，严重者可危及生命，应采取积极措施进行抢救。抗休克、迅速补充血容量治疗应放在一切医疗措施的首位。

（一）一般急救措施

患者应卧位休息，保持呼吸道通畅，避免呕血时血液吸入引起窒息，必要时吸氧。活动性出血期间禁食。

严密监测患者生命体征，如心率、血压、呼吸、尿量及神志变化；观察呕血与黑便情况；定期复查血红蛋白浓度、红细胞计数、血细胞比容与血尿素氮；必要时行中心静脉压测定；对老年患者根据情况进行心电监护。

（二）积极补充血容量

应立即建立多条快速静脉通路，并选择较粗静脉以备输血，建议留置中心静脉导管。常用液体包括氯化钠注射液（0.85%～0.95%）、平衡液、全血或其他血浆代用品。根据失血的多少在短时间内输入足量液体，以纠正循环血量的不足。对于血流动力学不稳的患者，液体复苏要优先于内镜止血治疗。为防止出现肺水肿、稀释性凝血功能障碍、血管外液体的蓄积等，在液体复苏达到终点指标，血流动力学稳定后应尽早采用限制性液体复苏。对于急性大量出血者，应尽可能施行中心静脉压监测以指导液体的输入量。下列情况时可输血，紧急时输液、输血同时进行：①收缩压＜90 mmHg，或较基础收缩压降低幅度＞30 mmHg；②血红蛋白＜70 g/L，血细胞比容＜25%；③心率增快（＞120 次/分）。随机对照研究及荟萃分析均显示，对上消化道出血患者采取限制性输血，与开放性输血相比，可改善患者的预后，减少再出血率和降低病死率。对于合并有缺血性心脏病等严重疾病者，输血治疗的血红蛋白目标值可适当提高。在积极补液的前提下，可以适当选用血管活性药物（如多巴胺或去甲肾上腺素），以改善重要脏器的血液灌注。

但对于血容量的补充，可以以意识恢复；四肢末端由湿冷、青紫转为温暖、红润，肛温与皮温差减小（＜1 ℃）；脉搏由快弱转为正常有力，收缩压接近正常，脉压差＞30 mmHg；尿量＞0.5 mL/（kg·h）；中心静脉压改善作为指导。

（三）止血措施

1. 食管、胃底静脉曲张破裂大出血：本病往往出血量大、再出血率高、死亡率高，在止血措施上有其特殊性。

（1）药物止血。使用降低门静脉压力的药物，①血管升压素：为最强内脏血管收缩剂，能减少所有内脏器官的血流，导致门静脉血液入肝血流减少并降低门静脉压力，因其有较高的心、脑血管并发症发生率，临床较少应用。应用血管升压素持续静脉输注0.2～0.4 U/min，最大剂量可增加至0.8 U/min。鼓励血管升压素与血管扩张剂（硝酸甘油）联用，可进一步减少门静脉血流量，降低门静脉压力，同时可减少血管升压素的不良反应。特利加压素的主要不良反应包括心脏和外周器官的缺血、心律失常、高血压和肠道缺血等。急性出血期禁用β-受体阻滞剂。②生长抑素及其类似物（奥曲肽）：包括生长抑素类药物。八肽生长抑素首次静脉推注50 μg后，继以50 μg/h持续静脉输注；十四肽生长抑素首次静脉推注250 μg后，继以250 μg/h持续静脉滴注，严重者可增加至500 μg/h静脉滴注。生长抑素及其类似物可连续使用 5 日及以上。③建议在大出血时，行 EVL 或 TIPSS 操作治疗前后给予抗菌药物预防感染。

（2）气囊压迫止血：经鼻腔或口插入三腔二囊管，注气入胃囊（囊内压 50～70 mmHg），向外加压牵引，用以压迫胃底，若未能止血，再注气入食管囊（囊内压为 35～45 mmHg），压迫食管曲张静脉。用气囊压迫过久会导致黏膜缺血坏死出现糜烂，故持续压迫时间最长不应超过 24 小时，放气解除压迫一段时间后，必要时可重复充盈气囊恢复牵引。气囊压迫止血效果肯定，但缺点是患者痛苦大、并发症多（如食管炎、窒息、食管黏膜坏死、吸入性肺炎、心律失常等），由于不能长期压迫，停用后早期再出血率高。鉴于近年药物治疗和内镜治疗的进步，目前已不推荐气囊压迫作为首选止血措施，其应用宜限于药物不能控制出血时作为暂时止血用，以赢得时间去准备其他更有效的治疗措施。

（3）内镜治疗：内镜直视下注射硬化剂或组织黏合剂至曲张的静脉（前者用于食管曲张静脉、后者用于胃底曲张静脉），或用皮圈套扎曲张静脉，不但能达到止血目的，而且可有效防止早期再出血，是目前治疗食管胃底静脉曲张破裂出血的重要手段。一般经药物治疗（必要时加气囊压迫）大出血基本控制，患者基本情况稳定，在进行急诊内镜检查的同时进行治疗。并发症主要有局部溃疡、出血、穿孔、瘢痕狭窄等，注意操作及术后处理可使这些并发症大为减少。

（4）外科手术或经颈静脉肝内门体静脉分流术：急诊外科手术并发症多、死亡率高，因此应尽量避免。但在大量出血上述方法治疗无效时唯有进行外科手术。有条件的单位亦可用经颈静脉肝内门体静脉分流术治疗，该法尤适用于准备做肝移植的患者。但存在可能出现肝性脑病的风险。

2. 非曲张静脉上消化道大出血：除食管胃底静脉曲张破裂出血之外的其他病因引起的上消化道大出血，习惯上又称为非曲张静脉上消化道大出血，其中以消化性溃疡所致出血最为常见。止血措施主要有以下几种。

（1）抑制胃酸分泌的药物：血小板聚集及血浆凝血功能所诱导的止血作用需在 pH >6.0 时才能有效发挥，而且新形成的凝血块在 pH <5.0 的胃液中会迅速被消化。因此，抑制胃酸分泌，提高胃内 pH 具有止血作用。临床上，对消化性溃疡和急性胃黏膜损害所引起的出血，常规予以 H_2 受体拮抗剂（H_2RA）或质子泵抑制剂（PPI），后者提高及维持胃内 pH 的作用优于前者。急性出血期应静脉途径给药。临床常用的抑酸剂包括 PPI 和 H_2RA，常用的 PPI 针剂有：艾司奥美拉唑、泮托拉唑、雷贝拉唑等，常用的 H_2RA 针剂包括法莫替丁、雷尼替丁等。PPI 的抑酸效果显著优于 H_2RA，它起效快并可显著降低再出血的发生率。

（2）内镜治疗：消化性溃疡出血约 80% 不经特殊处理可自行止血，其余部分患者则会持续出血或再出血。内镜如见有活动性出血或暴露血管的溃疡应进行内镜止血。常用的内镜止血方法包括药物局部注射、热凝止血和机械止血 3 种。药物注射可选用 1∶10 000 去甲肾上腺素盐水、高渗钠 – 肾上腺素溶液（HSE）等，其优点为简便易行；热凝止血包括高频电凝、热探头、氩离子凝固术（APC）、微波等方法，止血效果可靠，但需要一定的设备与技术经验；机械止血主要采用各种止血夹，尤其适用于活动性出血，但对某些部位的病灶难以操作。

（3）手术治疗：对经各种检查仍未能明确诊断而出血不止，病情特别凶险者；或药物、内镜和放射介入治疗失败者，可进行内科、影像介入、外科等多学科协作诊疗，病情紧急时可考虑剖腹探查，可在术中结合内镜检查，明确出血部位后进行治疗。

（4）介入治疗：患者严重消化道大出血在少数特殊情况下，既无法进行内镜治疗，又不能耐受手术，可考虑在选择性肠系膜动脉造影找到出血灶的同时进行血管栓塞治疗。

【中医辨证分型】

上消化道出血中医辨证需注意辨别病变脏腑有在胃和在肝的不同，亦应重视辨别证候的虚实，一般初病多为实证，久病则虚证居多，无论初起之之为何证，后期多有虚损，而出现气随血脱证，故临床要注意辨脏腑和辨虚实。

1. 胃热炽盛证

症状：吐血色红或紫暗或便色暗红或柏油样便，口臭，口干，口苦，伴有脘腹胀闷，甚则作痛，大便秘结。

舌脉：舌质红，苔黄腻，脉滑数。

2. 肝火犯胃证

症状：吐血色红或紫暗或便色暗红或柏油样便，胃灼热、泛酸，胃脘灼热疼痛，心烦易怒，胁痛口苦。

舌脉：舌质红，苔黄，脉弦数。

3. 瘀血阻络证

症状：便血紫暗，胃脘疼痛如针刺，固定不移，口干不欲饮，面色暗滞或黧黑，或见赤丝蛛缕，胁下癥块。

舌脉：舌质紫或有瘀斑，苔薄，脉涩。

4. 肝胃阴虚证

症状：大便色黑如柏油状，脘胁隐痛，嘈杂吐酸，烦热颧红，盗汗，咽干口燥。

舌脉：舌红无苔，脉细弦数。

5. 脾不统血证

症状：便溏色黑，或便血暗红，胃脘隐痛，喜按，食欲缺乏，神疲乏力，心悸气短，自汗，面色苍白。

舌脉：舌质淡，苔白，脉细弱。

6. 气随血脱证

症状：呕血或便血不止，呼吸微弱而不规则，或昏仆或昏迷，汗出不止，面色苍白，四肢冰凉，口开目合，手撒身软，二便失禁。

舌脉：舌淡白，苔白润，脉微欲绝。

【辨证论治】

以"急则治其标"为原则，急性出血期常给予口服止血药物，如云南白药粉、白及粉等；内镜检查时，根据情况镜下喷洒止血散、白及粉、炮姜灰、乌贼骨、大黄炭等止血药物；或若气随血脱，有休克表现者，可加用扶正、固脱治疗，静脉滴注益气生脉中药针剂等。而在出血的静止期（未见明显活动性出血期）及恢复期（出血完全停止期），中医辨证的优势明显，可辨证给予中药汤剂口服，能够改善患者症状，提高临床疗效，治疗上总以"止血、消瘀、宁血、补血"为治疗大法。

1. 胃热炽盛证

症状：吐血色红或紫暗或便色暗红或柏油样便，口臭，口干，口苦，伴有脘腹胀闷，甚则作痛，大便秘结。

舌脉：舌质红，苔黄腻，脉滑数。

治法：清胃泻火，化瘀止血。

主方：泻心汤合十灰散加减。前方清胃泻火；后方清热凉血，收涩止血，为治疗血证的常用方剂。两方合用适于胃热壅盛的吐血。

药物：黄芩、黄连、大黄苦寒泻火；丹皮、栀子清热凉血；大蓟、小蓟、侧柏叶、茜草根、白茅根清热凉血止血；棕榈皮收敛止血。且大蓟、小蓟、茜草根、大黄、丹皮等药均兼有活血化瘀的作用，故有止血而不留瘀的优点。胃气上逆而见恶心呕吐者，可加代赭石、竹茹、旋覆花和胃降逆；热伤胃阴而表现口渴、舌红而干、脉象细数者，加麦冬、石斛、天花粉养胃生津。

2. 肝火犯胃证

症状：吐血色红或紫暗或便色暗红或柏油样便，胃灼热、泛酸，胃脘灼热疼痛，心烦易怒，胁痛口苦。

舌脉：舌质红，苔黄，脉弦数。

治法：泻肝清胃，凉血止血。

主方：龙胆泻肝汤加减。

药物：本方清肝泄热，清利湿热，适用于肝火犯胃的吐血。龙胆草、柴胡、黄芩、栀子清肝泻火；泽泻、木通、车前子清热利湿；生地黄、当归滋阴养血；白茅根、藕节、旱莲草、茜草凉血止血。

加减：胁痛甚者，加郁金、制香附理气活络定痛；血热妄行，吐血量多，加犀角、赤芍清热凉血止血。

3. 瘀血阻络证

症状：便血紫暗，胃脘疼痛如针刺，固定不移，口干不欲饮，面色暗滞或黧黑，或见赤丝蛛缕，胁下癥块。

舌脉：舌质紫或有瘀斑，苔薄，脉涩。

治法：活血通络，化瘀止血。

主方：化血丹加味。

药物：花蕊石、参三七、血余炭活血止血、茜草化瘀止血，地榆、牡丹皮凉血止血，白芍滋阴养血，去瘀生新。

加减：若神疲乏力明显，可加红参、黄芪补气摄血；若见脱肛中气下陷者，予以升麻、柴胡等升提之品，但用量不宜过大，恐伤血耗阴。

4. 肝胃阴虚证

症状：大便色黑如柏油状，脘胁隐痛，嘈杂吐酸，烦热颧红，盗汗，咽干口燥。

舌脉：舌红无苔，脉细弦数。

治法：养胃柔肝，滋阴凉血。

主方：六味地黄丸合茜根散。

药物：六味地黄丸方中重用熟地黄，滋阴补肾，填精益髓。山萸肉补养肝肾，并能涩精；山药补益脾阴，亦能固精。三药相配，滋养肝脾肾，称为"三补"。但熟地黄的用量是山萸肉与山药两味之和，故以补肾阴为主，补其不足以治本。配伍泽泻利湿泄浊，并防熟地黄之滋腻恋邪；牡丹皮清泄相火，并制山萸肉之温涩；茯苓淡渗脾湿，并助山药之健运。三药为"三泻"，渗湿浊，清虚热，平其偏胜以治标。六味合用，三补三泻，其中补药用量重于"泻药"，是以补为主；肝脾肾三阴并补，以补肾阴为主，这是本方的配伍特点。茜根散方中茜根凉血去瘀；生地黄、阿胶、侧柏叶养阴止血；黄芩清肝火；甘草和中养胃。

加减：若虚热明显，可加生地黄、旱莲草、地骨皮、白薇等；若阴虚明显，可加石斛、麦冬等滋阴之品，亦可酌加仙鹤草、藕节、白茅根等以增加凉血止血之功。可酌情增加海螵蛸和白及以收涩止血。

5. 脾不统血证

症状：便溏色黑，或便血暗红，胃脘隐痛，喜按，食欲缺乏，神疲乏力，心悸气短，自汗，面色苍白。

舌脉：舌质淡，苔白，脉细弱。

治法：益气摄血，健脾和胃。

主方：归脾汤加减。

药物：方中以人参、黄芪、白术、甘草甘温之品补脾益气以生血，使气旺而血生；当归、龙眼肉甘温补血养心；茯苓（多用茯神）、酸枣仁、远志宁心安神；木香辛香而散，理气醒脾，与大量益气健脾药配伍，复中焦运化之功，又能防大量益气补血药滋腻碍胃，使补而不滞，滋而不腻；用法中姜、枣调和脾胃，以资化源。

加减：胁痛甚者，加郁金、制香附理气活络定痛；血热妄行，吐血量多，加犀角（水牛角代替）、赤芍清热凉血止血。

6. 气随血脱证

症状：呕血或便血不止，呼吸微弱而不规则，或昏仆或昏迷，汗出不止，面色苍白，四肢冰凉，口开目合，手撒身软，二便失禁。

舌脉：舌淡白，苔白润，脉微欲绝。

治法：益气止血，固脱复脉。

主方：独参汤或参附汤加减。

药物：以人参、制附子来扶危救急、大补元气、回阳救逆等。

加减：虚阳外越，阴不敛阳者，津液失于内守，汗泄过多者，可酌加煅龙骨、煅牡蛎敛汗回阳，阴随阳脱，舌干，脉微，加黄精、玉竹以固阴救脱。

注：止血用云南白药，固脱用参附针静脉推注。本型危重，须及时应用西医手段急救，临床一切以患者生命安全为重，不拘泥治疗方法。

【常用中成药】

1. 云南白药：具有止血愈伤、活血散瘀、消炎消肿、排脓去毒等作用。国内有文献认为可以加速止血，缩短病程。

2. 止血宝胶囊：凉血止血、祛瘀消肿。用于鼻衄、吐血、尿血、便血、崩漏等出血证。

3. 致康胶囊：清热凉血止血，化瘀生肌定痛。用于创伤性出血、崩漏、呕血、便血。

4. 一清胶囊：清热泻火解毒，化瘀凉血止血。用于火毒血热所致的身热烦躁、目赤口疮、咽喉牙龈肿痛、大便秘结、齿衄、鼻衄、吐血、便血等证。

5. 归脾丸：补气摄血，治疗气虚脾不统血引起的各种出血证。

【中医外治法】

由于科学技术的发展，上消化道出血的诊断在大多数情况下没有困难。但是，治疗方面尚缺少简便、有效、灵活、价廉的止血措施。中医相应的外治法，有简便灵验的特点。治疗上，消化道出血常禁食禁水，外治法不进入消化道内，避免消化道用药的刺激，具有一定的治疗效果，可以有效缩短患者在本病上的治疗时间。临床上可以灵活选用。

1. 针灸：本病针灸治疗原则为降逆止血，调和阴阳，行气和胃。主穴为中脘、血海、内关、公孙。若胃热炽盛配尺泽、曲池；若痰壅气滞，呃逆不止配丰隆、膻中；若脾不统血配足三里。

2. 耳针：主穴为前列腺、膈、肾上腺、脾。随消化道出血原发病选用配穴。例如：胃溃疡配食管、贲门、胃等，应激性溃疡可选用神门、枕、胃等，十二指肠溃疡可配胃、十二指肠等。

3. 穴位贴敷：大黄 5 g，蒲黄 5 g，吴茱萸 2.5 g，白及 5 g，研粉，用蛋清调制后贴敷在脾俞穴、胃俞穴及三焦俞穴上。每日一换，贴敷 2 ~ 3 小时。

【护理概要】

上消化道出血为临床消化系统常见的危重疾病，主要是由于食管、胃部与十二指肠等出现病变引起的出血症状。大多数患者病情具有突发性、高危性的特征，为患者提供优质护理时要考验护理服务质量，对主观能动性要求更高。因此，在为患者开展临床治疗的同时，要注重患者在认知内化层面的护理。研究表明：基于认知内化为导向的目标执行护理方案的落实，借助对患者认知目标进行细化，逐步形成学习的框架，逐渐深入不同阶段的任务学习，可调动主观能动性。强化学习，通过自身形成的知识框架，指导个人做出行为改变，潜意识地进行巩固，可提高自我照护的能力。将护理方案应用于上消化道出血的患者，能有效提高患者对疾病知识的认知及掌握程度，改善生活质量。

【预后】

国内外临床研究资料统计，80%～85%的急性上消化道大量出血患者除支持疗法外，无须特殊治疗出血可在短期内自然停止。仅有15%～20%的患者持续出血或反复出血，而主要是这类患者由于出血并发症而导致死亡。如何早期识别再出血及死亡危险性高的患者，并予以加强监护和积极治疗，便成为急性上消化道大量出血处理的重点。提示预后不良危险性增高的主要因素有：①高龄患者（＞60岁）；②有严重伴随病（心、肺、肝、肾功能不全、脑血管意外等）；③本次出血量大或短期内反复出血；④特殊病因和部位的出血（如食管胃底静脉曲张破裂出血）；⑤消化性溃疡伴有内镜下活动性出血，或近期出血征象如暴露血管或溃疡面上有血痂。

上消化道出血的预后主要与3个因素有关。首先与出血量最为密切。出血量少者病轻；出血量多者病重，甚至可形成气随血脱的危急重证。其次是引起出血的原因。一般情况下，外感易治，内伤难疗；新病易愈，久病难治。最后是伴随症状。伴有发热、咳喘、脉数等临床表现的患者，一般病情较重，正如《景岳全书·血证》："凡失血等证，身热脉大者难治，身凉脉静者易治，若喘咳急而上气逆，脉见弦紧细数，有热不得卧者死。"

（吴国志　张向磊　张迎迎　邹　楠　李凤娟）

第三节　下消化道出血

下消化道出血最常见的位置为大肠，其发病的概率虽不及上消化道高。近年来随着检查手段逐渐增多及治疗技术的提高，下消化道出血的病因诊断率及治愈率得到了明显提高，但也要提高警惕。下消化道出血临床常见，占全部消化道出血的20%～30%。但由于各种原因，目前对下消化道出血的研究却不及上消化道出血深入，相关指南和共识亦较少。此外，近年来内镜和影像技术快速发展，逐渐发现小肠出血的临床特点、诊疗方法和转归均不同于结肠直肠出血。

中医学无下消化道出血的病名，但根据本病的症状是黑便和鲜血便，可以将本病归于中医学"便血"范畴。

【病因】

引起下消化道出血的病因不仅包括肠道原发疾病，还有全身性疾病的因素在内。

（一）肠道原发疾病

1. 炎症性病变：主要包括特异性肠炎及非特异性肠炎，特异性肠炎又包括引起出血的感染性肠炎，如肠结核、肠伤寒等；以及阿米巴、血吸虫等寄生虫感染所致的肠炎，还包括由大量钩虫或鞭虫感染所引起的下消化道出血。非特异性肠炎有克罗恩病、溃疡性结肠炎等。此外还有缺血性肠炎、坏死性小肠炎、抗生素相关性肠炎等。

2. 息肉和肿瘤：息肉多由肠镜发现大肠，主要是腺瘤性息肉，还有幼年性息肉等。

恶性肿瘤以癌最常见，多发生于大肠。其他还包括类癌、恶性淋巴瘤、平滑肌肉瘤、纤维肉瘤、神经纤维肉瘤、平滑肌瘤、脂肪瘤等。

3. 肠壁结构性病变：如肠道憩室、肠气囊肿病、肠重复畸形、肠套叠等。

4. 血管病变：如血管瘤、血管畸形、毛细血管扩张症等。

5. 肛门病变：痔和肛裂。

（二）全身疾病累及肠道

腹腔邻近脏器出现恶性肿瘤所致浸润或脓肿破裂侵犯肠腔可引起出血。白血病和出血性疾病；风湿性疾病如系统性红斑狼疮、结节性多动脉炎等；淋巴瘤等。

【中医病因病机】

1. 病因

（1）感受外邪：凡外感湿热之邪或风寒之邪郁而化热，湿热之邪损伤肠部脉络则引起便血。

（2）饮食不节：如饮酒过度，或过食酸辣煎炸之品，均可导致湿热酝酿于肠道，损伤肠络而出血。

（3）素体脾胃虚寒或劳倦过度：脾主统血，脾气健旺则血循行于脉道；若劳倦过度，或肝病、胃病日久导致脾胃虚弱，统摄无权，则血不循经，溢于脉外。

2. 病位：病位在肠，与脾胃湿热或脾虚不能统摄血液关系密切。

3. 病机：各种原因导致出血，其共同的病机可以归结为火热熏灼、迫血妄行及气虚不摄、血溢脉外几类。实证和虚证虽各有其不同的病因病机，但在疾病发展变化的过程中，又常发生实证向虚证的转化。如开始为湿热迫血妄行，但在反复出血之后，则会导致气随血脱，以致气虚阳衰，不能摄血。此外，出血之后，已离经脉而未排出体外的血液，留积体内，蓄结而为瘀血，瘀血又会妨碍新血的生长及气血的正常运行，使出血反复难止。

【诊断】

（一）排除上消化道出血

一般来说，下消化道出血为血便或暗红色大便，不伴呕血。但出血量大的上消化道出血亦可表现为暗红色大便；高位小肠出血乃至右半结肠出血，如血在肠腔停留较久亦可呈柏油样。如怀疑存在这种情况，应常规做胃镜或其他检查排除上消化道出血。

（二）下消化道出血的定位及病因诊断

病史、体格检查和实验室检查结果应该在患者就诊时获得，以评估出血的严重程度、可能的出血部位和原因。便血患者就诊后初步临床评估时应详细采集病史，包括便血的性状、持续时间、次数及数量等，以及有无其他伴随症状，如腹痛、腹胀、大便习惯改变、体重下降、头晕、心悸等；同时，了解患者既往病史，其中包括近期是否做过消化道外科手术或者内镜下治疗，以及便血前是否曾进行直肠灌肠等局部治疗；通过采集患者既往病史了解患者是否有其他合并症，如慢性肝病、慢性肾病及呼吸循环系统疾病等。病史采集中要注意患者的用药情况，尤其是可能增加患者消化道出血风险的药物，如非甾体抗炎药、抗血小板药物和抗凝药物等。具体如下。

1. 综合收集患者病史：老年患者一般以大肠癌、缺血性肠炎、结肠血管扩张多见。儿童患者则以Meckel 憩室、幼年性息肉、感染性肠炎、血液病多见。肛门、直肠、乙状结肠病变的患者便血血色鲜红，多附于粪便表面，痔或肛裂便后会出现滴血或喷血。右侧结肠出血停留时间长可呈柏油样便。小肠出血与右侧结肠出血相似，出血停留时间较长也可呈柏油样便。黏液脓血便多见于菌痢、溃疡性结肠炎，大肠癌特别是直肠、乙状结肠癌有时亦可出现黏液脓血便。由肠道炎症性疾病或全身性疾病如白血病、淋巴瘤、恶性组织细胞病及风湿性疾病引起的肠出血多伴发热。伴不完全性肠梗阻症状常见于肠结核、大肠癌、克罗恩病、肠套叠。上述情况往往伴有不同程度的腹痛，而不伴有明显腹痛的多见于息肉、未引起肠梗阻的肿瘤、无合并感染的憩室和血管病变。结核病、血吸虫病可引起相应的肠道疾病。动脉硬化、口服避孕药易引起缺血性肠炎。

2. 体格检查应特别注意

（1）腹部检查要全面细致，要注意有无腹部压痛及腹部包块。

（2）皮肤黏膜检查要注意观察有无皮疹、紫癜、毛细血管扩张，浅表淋巴结有无肿大。

（3）要养成常规检查肛门直肠的习惯，注意痔、肛裂、瘘管；直肠指检有无肿物。肛门指诊一方面可以发现一些可能导致出血的直肠和肛门病变；另一方面可以明确便血的颜色和性状。

3. 实验室检查：常规血、尿、粪便及生化检查，疑似全身性疾病者做相应检查。

4. 内镜及影像学检查：绝大多数下消化道出血的定位及病因需依靠内镜和影像学检查确诊。

（1）结肠镜检查：具有诊断敏感性高的优点，是诊断大肠及回肠末端病变的首选检查方法。结合活检病理检查可判断病变性质。

（2）X线钡剂造影：X线钡剂灌肠用于诊断大肠、回盲部及阑尾病变，一般主张进行双重气钡造影。已行结肠镜全结肠检查患者一般不强调X线钡剂灌肠检查。X线钡剂造影检查一般要求在大出血停止至少3天之后进行。

（3）放射性核素扫描或选择性腹腔动脉造影：必须在活动性出血时进行，主要用于内镜检查（特别是急诊内镜检查）和X线钡剂造影不能确定出血来源的不明原因出血。

对持续大出血患者则宜及时做选择性腹腔动脉造影，在出血量 >0.5 mL/min 时，可以发现造影剂在出血部位溢出，有比较准确的定位价值。对于某些血管病变如血管畸形和血管瘤、血管丰富的肿瘤兼有定性价值。

（4）胶囊内镜或气囊辅助式小肠镜检查：患者吞服胶囊内镜后，内镜在胃肠道拍摄的图像通过无线电发送至体外接收器进行图像分析。可以针对十二指肠降段以下小肠病变所致的消化道出血。该检查对小肠病变诊断的阳性率为 60%~70%。传统推进式小肠镜插入深度仅达幽门下 50~150 cm，近年发展起来的气囊辅助式小肠镜具有插入深度好、诊断率高的特点，不但可以在直视下清晰观察病变，且可进行活检和治疗，因此已逐渐成为诊断小肠病变的重要手段。胶囊内镜或气囊辅助式小肠镜检查适用于常规内镜检查和X线钡剂造影不能确定出血来源的不明原因出血，出血活动期或静止期均可进行，可视病情及医疗条件选用。

5. 手术探查：对于各种检查不能明确出血灶，持续大出血可能危及患者生命的情况，必须行手术探查。但是有些微小病变特别是血管病变手术探查亦不易发现，此时可借助术中内镜检查帮助寻找出血灶。

（三）下消化道出血的诊断步骤

多数下消化道出血有明显血便，结合临床及必要实验室检查，通过结肠镜全结肠检查，必要时配合X线小肠钡剂造影检查，确诊一般并不困难。但是如果出现不明原因消化道出血，就要提高警惕，其多为小肠出血（如小肠的肿瘤、Meckel 憩室和血管病变等），临床上并不多见（占消化道出血的 3%~5%），但却是消化道出血诊断的难点。可以在出血停止期，先行小肠钡剂检查；在出血活动期，应及时做放射性核素扫描或（及）选择性腹腔动脉造影；若上述检查结果阴性则选择胶囊内镜和（或）小肠镜检查；出血不止、危及生命者行手术探查，探查时可辅以术中内镜检查。

病情严重程度与失血量呈正相关。当患者出现周围循环衰竭的征象时也提示失血量较大。休克指数（心率/收缩压）是判断失血量的重要指标。既往的研究发现下列因素可能与患者预后不良有关：血流动力学不稳定、持续性出血、年龄大于 60 岁、合并症多、血肌酐升高和严重贫血等，高危的风险因素越多则病情越严重，需要更积极的抢救治疗手段。

【西医治疗】

（一）一般急救措施及补充血容量

详见本章第二节。

（二）止血治疗

（1）炎症及免疫性病变：较为常见，如重型溃疡性结肠炎、克罗恩病、过敏性紫癜等，可以通过应用糖皮质激素抗感染达到止血的目的。也可应用生长抑制素或奥曲肽、5-氨基水杨酸类药物。

（2）小肠、结肠黏膜下静脉和黏膜毛细血管畸形发育不良出血常可自行停止，但可达 50% 的再出血率，内镜下高频电凝或氩离子凝固器烧灼治疗可使黏膜下层小血管残端凝固，适用于病灶较局限的患者。此外，凝血酶保留灌肠时对左半结肠出血有效。

（3）各种病因的动脉性出血：急诊结肠镜检查如能发现出血病灶，可在内镜下止血。对内镜操作不能止血的病灶，可行肠系膜上、下动脉血管介入栓塞治疗。

（4）不明原因反复大量出血：经内科保守治疗仍出血不止，危及生命，可行紧急手术的指征。

（5）肠息肉及痔疮：前者多在内镜下切除，后者可通过局部药物治疗、注射硬化剂及结扎止血。

【小肠出血】

在小肠检查手段还未完全发展时期，小肠出血曾被称为不明原因消化道出血，指经常规内镜（包括胃镜与结肠镜）检查不能明确病因的持续或反复发作的消化道出血。2015 年，美国胃肠病学会提出以"小肠出血"替代不明原因消化道出血，将其定义为十二指肠悬韧带起始部至回盲瓣之间的空肠及回肠出血。小肠出血包括显性出血及隐性出血：显性出血以黑便、便血为主要症状，同时通过检查手段可明确出血部位；隐性出血表现为存在反复发作的缺铁性贫血，粪便隐血试验阳性，同时通过检查手段可明确出血部位。由于小肠出血症状通常较隐匿，缺乏特异性，且小肠具有长度较长、排列复杂、腹腔内活动度较大等解剖学特点，胃镜及结肠镜检查难以全面探及，导致小肠出血的诊断仍十分困难，漏诊、误诊率较高。需要进一步采取小肠镜、胶囊内镜等来进行检查确诊。

（一）病因

1. 常见病因

（1）小于 40 岁：肿瘤、Dieulafoy 病、炎症性肠病（克罗恩病）、Meckel 憩室及息肉综合征等。

（2）大于 40 岁：应激性溃疡、Dieulafoy 病、血管畸形、非甾体抗炎药相关性溃疡、小肠憩室、肿瘤及缺血性肠病等。

2. 少见病因：肠道寄生虫感染、过敏性紫癜、蓝色橡皮疱痣综合征、遗传性息肉综合征、小肠血管畸形、淀粉样变性、门静脉高压、血管肠瘘和卡波西肉瘤等。

（二）诊断

1. 临床表现：进行诊断可根据出血的部位、速度、出血量及相关病因，表现为缺铁性贫血、粪便隐血试验阳性、黑便、血便、呕血，甚至全身循环衰竭表现如头晕、乏力、心悸、晕厥等。血管病变引起的出血一般多以无痛性血便及黑便为主；炎性病变多为间歇性大出血或慢性少量出血，常伴有发热、腹痛或腹泻，其中克罗恩病可同时伴有腹部包块及瘘管形成；小肠钩虫病及肿瘤引起的出血多表现为粪便隐血试验阳性或黑便、缺铁性贫血，恶性肿瘤可同时伴有消瘦、腹部包块及肠梗阻；息肉、肠套叠及憩室则常表现为腹痛及血便。

2. 体格检查：对于怀疑小肠出血的患者，需进行详细的体格检查，包括生命体征及全身体格检查。

3. 辅助检查

（1）全消化道钡餐造影：对小肠出血的总检出率不高，为 10%～25%，此检查对憩室、肿瘤、肠腔狭窄、炎性病变及扩张等诊断价值较高，同时价格低廉，并发症少，技术要求相对简单。小肠尤其是气钡双重造影更加准确，随着内镜技术及 CT 重建的应用，此方法在检查小肠疾病中应用逐渐减少。

（2）内镜检查

1）但进行初次检查胃镜和结肠镜时，因为病灶微小、位置为观察盲区、检查者经验不足等可能会造成漏诊，大多数初诊为"潜在的小肠出血"的患者在常规胃肠镜检查中被漏掉了出血部位，通过重复内镜检查后可明确出血部位，其中重复胃镜检查患者的诊断率从 2% 提高至 25%，重复结肠镜检查的诊断率从 6% 提高至 23%，大多数明显出血可以通过二次检查进行明确。

2）小肠镜：可经口或经肛途径检查，能直接观察小肠腔内的病变，可进行组织活检和内镜下治疗，包括双气囊小肠镜和单气囊小肠镜，是小肠疾病的主要检查手段。双气囊小肠镜和单气囊小肠镜对可疑小肠出血的诊断率分别为 60%～80% 和 65%～74%，且对显性小肠出血的诊断阳性率高于隐性出血。虽然对小肠出血的诊断率高，但同时存在一些缺点，如检查时间较长，患者耐受性较差，技术要求高，有一定并发症危险（如肠出血及穿孔），且无法检测小肠浆膜面生长的肿瘤，即使经口和经肛两次小肠镜检查仍有部分患者不能完成对全小肠的检查而出现漏诊。

3）胶囊内镜：于 2002 年 10 月正式在国内临床使用，是一种无创的检查方法，目前为小肠疾病的常用及主要的检查技术，特别是小肠出血的主要诊断方法之一，对可疑小肠出血的诊断率可达 38%～83%，胶囊内镜检查阴性者再出血率为 6%～27%，重复检查能提高诊断率。诊断率的高低与出血状况密切相关，显性出血和持续性出血的诊断率较高，但急性出血期因视野不佳会影响观察，建议择期胶囊内镜的最佳时机为出血停止后 3 日，最长不应超过 2 周。应用复方聚乙二醇联合二甲硅油进行肠道准备可显著提高小肠图像质量。尽管诸多临床研究都提示胶囊内镜对小肠出血的诊断率要明显高于其他影像及内镜检查，但是本病在以下情况进行检查需慎重，例如：消化道梗阻、小肠狭窄或瘘管形成、小肠憩室、双小肠畸形等引起的消化道出血及消化道出血量比较大或伴有吞咽困难或患者情况不适宜行手术时。胶囊内镜存在以下不足：每秒钟仅输出 2 帧图像，可能会造成出血病灶遗漏；对急性期消化道出血的诊断率高于非急性期，但在出血量较多或有血凝块时视野不清，易漏诊；对出血病灶的定位诊断不如小肠镜精确，获取的图像质量亦不如小肠镜，且不能进行组织活检，检查时间长，内镜在肠道内的移动无法控制，部分滞留在肠道内需经手术取出等；由于肠道蠕动过慢，约 35% 的病例可因胶囊内镜电池电量耗尽无法顺利完成全小肠检查。

（3）小肠造影：目前多包括磁共振小肠造影（magnetic resonance imaging enterography，MRE）、CT 血管造影（computed tomography angiography，CTA）、CT 小肠造影（computed tomography enterography，CTE），CTE 集小肠造影和 CT 检查的优点于一体，能够同时显示小肠腔内腔外病变。对于肿瘤性小肠出血，增强 CTE 能清楚显示肿瘤病灶的大小、形态、向腔内和腔外侵犯的范围及肿瘤的血液供应情况等，荟萃分析显示 CTE 对疑似小肠出血患者的诊断率为 40%。CTA 对急性小肠出血的诊断价值较高，适用于活动性出血（出血速率≥0.3 mL/min）患者。MRE 应用于小肠出血诊断的相关研究较少，可观察的肠道疾病包括肠壁增厚及强化、肠腔狭窄及肠管扩张等，对小肠克罗恩病的早期诊断价值较高。

（4）选择性肠系膜动脉数字减影血管造影（digital substraction angiography，DSA）：为有创性检查，对小肠出血有定性及定位作用，异常血管是小肠出血的间接征象，造影剂外溢是出血部位的直接征象，对消化道出血的定位诊断率为 44% ~ 68%。DSA 检查结果受消化道出血速度影响：当出血速度达到 0.5 mL/min 以上时，其对出血部位的检出率达 50% ~ 72%；而当出血速度低于 0.5 mL/min 时检出率则下降到 25% ~ 50%；在非出血期或出血减慢时，可显示血管瘤、动静脉畸形、血管发育不良及富血供的肿瘤等疾病。由此可见，DSA 对于显性及隐性小肠出血均有一定的诊断价值，同时可对出血病灶进行注药和栓塞等治疗。但 DSA 的缺点在于为有创性的操作，存在造成肾衰竭及缺血性肠病等并发症的可能，对于造影剂过敏、严重凝血功能障碍、严重高血压及心功能不全者应慎用，同时有辐射暴露风险。

（5）核素显像（emission computed tomography，ECT）：常运用 ^{99m}Tc 标记的红细胞进行扫描，对微量慢性出血有其他方法不可替代的作用。主要用于出血病变的初筛和大致定位。适用于出血量介于 0.1 ~ 0.5 mL/min 的慢性反复性出血，不适于大出血患者，怀疑憩室出血、疑似小肠出血的患者可考虑应用 ECT，对于 Meckel 憩室的诊断阳性率为 75% ~ 80%，其对小肠出血的检出率为 15% ~ 70%。

（三）治疗

小肠出血的药物治疗主要适用于出血病变部位不明或病变弥漫，不适用内镜治疗、手术治疗或血管造影栓塞治疗和治疗无效者。针对小肠出血的药物治疗研究有限，性激素类药物已被证实无效，生长抑素及其类似物和沙利度胺有一定疗效。

1. 生长抑素及其类似物：生长抑素及其类似物在急性消化道出血治疗中的短期应用较为广泛，长期应用对胃肠道毛细血管扩张和蓝色橡皮疱痣综合征引起的慢性肠道出血有一定的治疗作用，其机制包括通过抑制血管生成，减少内脏血流量，增加血管阻力和改善血小板聚集来减少出血。推荐用法：先用奥曲肽 100 g 皮下注射，3 次/日，共 4 周，第 2 周起采用长效奥曲肽 20 mg 每月肌内注射 1 次，疗程 6 个月；或兰瑞肽（lanreotide，一种长效生长抑素八肽类似物）90 mg 每月肌内注射 1 次。

2. 沙利度胺：为谷氨酸衍生物，对血管扩张引起的小肠出血有效，可能与其抑制表皮生长因子的抗血管生成作用有关。推荐用法：沙利度胺 100 mg，每日 1 次或分次服用。沙利度胺的不良反应主要有眩晕、疲劳、便秘和周围水肿等，其他还有周围神经病变、深静脉血栓等。沙利度胺对胎儿有严重的致畸性，禁用于妊娠期女性。

【结直肠出血】

结直肠出血是消化科常见的临床病变之一。近年来，随着各学科技术的快速发展和内镜诊治技术的不断提高，临床上对结直肠出血的诊断和治疗研究有了很大的进展。国内尚缺乏急性下消化道出血的流行病学资料。

（一）病因

1. 常见病因：结肠肿瘤、结肠憩室病、结肠溃疡性病变、缺血性结肠炎、急性感染性肠炎、结肠病变外科或者内镜治疗术后出血等。近年来服用非甾体抗炎药、阿司匹林或其他抗血小板药物、抗凝药物也逐渐成为结直肠出血的重要病因。

2. 少见病因：结肠血管畸形、放射性肠炎、直肠静脉曲张及物理化学损伤、Dieulafoy 病、孤立性直肠溃疡等。某些全身疾病，如凝血机制障碍、肝肾功能障碍、血液系统恶性肿瘤、结缔组织病等也可引起结直肠出血。

（二）诊断

1. 临床表现：典型临床表现为突然发作的便血，即暗红色或鲜红色血液通过直肠排出，出血量较大时可以伴有周围循环衰竭征象，如头晕、黑蒙、面色苍白、心率增快、血压下降等表现。然而，在少数情况下，来自右半结肠的出血患者可表现为黑便或柏油样便。此外，便血也可能在急性上消化道出血患者中发现，约15%的假定急性下消化道出血患者最终发现出血来源于上消化道。痔疮、肛裂等肛门疾病引起的出血在临床上也非常常见，诊断急性下消化道出血（结直肠）时需除外肛门疾病引起的出血。缺血性结肠炎患者在便血前多有突发的痉挛性腹痛，药物相关的结直肠出血患者多有明确的用药史，结肠恶性肿瘤常有乏力、消瘦、大便习惯改变等表现。

2. 体格检查：详细查体检查是否存在腹部压痛及腹部包块；详细的肛门指检。

3. 辅助检查

（1）影像学检查：常用的影像学检查手段是腹部增强CT或者腹部CT血管重建。影像学检查是结直肠出血病因诊断和定位诊断的重要手段。CT检查有助于发现结肠占位性病变及肠壁增厚水肿等炎症性改变，并能提示可能的出血部位。行增强CT时需采取措施预防造影剂肾病等不良反应。应用放射核素标记红细胞的核素检查也是明确消化道出血部位的手段之一，因需要使用放射性核素及准备复杂等原因临床上较少采用。磁共振诊断消化道空腔脏器疾病的价值有限，临床上也较少采用。

（2）内镜检查：结肠镜检查是明确结直肠出血原因和部位的最重要手段，并且可以在内镜直视下进行止血治疗。为了更好地发现出血部位，进镜和退镜过程中均需仔细检查结肠黏膜，还需要将肠腔内的粪水和积血冲洗干净。结肠镜检查中除了完成结肠的检查，需要尽可能深地插入回肠末端，以除外来自小肠的出血。对于病情平稳的结直肠出血患者可以等出血停止且行肠道准备后完善结肠镜检查，对于活动性出血或者可能需要内镜下止血的患者，在告知患者结肠镜检查的获益与风险并获得患者知情同意后可在24～48小时行急诊结肠镜检查。国外指南推荐，对于有高危风险的结直肠出血患者或者活动性出血的患者，入院24小时内行急诊结肠镜可以早期明确出血原因并能内镜下止血。国内关于结肠镜检查时机的研究相对较少。推荐服用复方聚乙二醇溶液进行肠道准备，充分的肠道准备有利于发现病变，紧急情况下可用灌肠或其他方法替代。

（三）治疗

1. 药物治疗：临床上常用的止血药物有垂体后叶素、生长抑素、蛇毒血凝酶（巴曲亭）、去甲肾上腺素等。

2. 内镜下治疗

（1）热凝固治疗：对于血管畸形病变出血，氩离子凝固术是目前常用的方法。结直肠血管畸形常见于老年人和右半结肠。如有急性或慢性出血的证据应给予内镜下止血治疗。在内镜止血治疗后，小肠出血会有一定的再发率，尤其是血管扩张性病变的患者病变发生率更高。小肠血管扩张性病变再出血的风险因素包括年龄>65岁、病变数量、病变位于空肠、合并心血管疾病、合并慢性肾脏病、应用抗凝药和输血等。非接触热凝固治疗使用简便、安全且效果更好，能够有效提高患者血红蛋白水平并减少输血的频次。对于肠壁较薄的右半结肠，建议氩气流速控制在1 L/min，选用30～45 W的较低功率，以减少穿孔的风险。探头距离黏膜面的距离应保持在1～3 mm且发射1～2 s脉冲。对于面积较大（>10 mm）及位于右半结肠的血管扩张，可在行凝固治疗之前使用生理盐水进行黏膜下注射，从而减少并发症的发生。对于一些息肉切除术后或内镜黏膜下剥离术后出血的患者，由于出血部位有溃疡形成，有时金属夹夹闭止血无效或者一些病例很难释放金属夹，可以考虑使用非接触式的热凝固治疗止血。

（2）金属夹止血：Dieulafoy溃疡及小肠溃疡表面裸露血管所致的活动性出血应用内镜下钛夹止血的效果较好。憩室出血为动脉性出血，通常表现为无痛性便血，出血部位通常位于憩室颈部或穹隆部。内镜下金属夹止血是憩室出血的有效治疗方法。与热凝固治疗相比，金属夹止血能够避免透壁性损伤和穿孔的风险。另外，金属夹设计的改进，如闭合力量的增加，可旋转及在释放前能够开闭的能力都使其可更简易地用于止血。使用金属夹治疗憩室出血时可以以"拉链"的方式封闭憩室开口来达到止血的目的，也可以直接夹闭出血部位。当有活动性出血时，可以使用稀释的肾上腺素于憩室内或憩室旁注射以减慢出血速度，获得更好的视野，从而方便金属夹的止血。

息肉切除术后出血可发生在切除术后即刻或术后数天至数周内。息肉切除术后出血的危险因素包括息肉大小（>2 cm）、位置（右半结肠）、粗蒂和服用抗凝药物。息肉切除术后出血的止血方法包括热凝固法、金属夹止血、黏膜下注射稀释的肾上腺素及套扎治疗。热凝固法止血组织损伤较大，因此对于息肉切除术后出血更推荐使用金属夹止血。此外，由镍钛合金制成的 OTSC 也可作为息肉切除术后出血的挽救性治疗方法，OTSC 装置可安装于内镜头端，其工作的原理类似于套扎器。

（3）黏膜下注射：对于较局限的小出血病灶，尤其是血管性病变，或者视野不清晰无法进行镜下治疗时，可经结肠镜插入注射针进行局部黏膜下注射治疗。1：10 000 肾上腺素是黏膜下注射最常用的药物。其作用机制有两个方面：一是直接作用于血管，引起血管收缩；二是局部组织扩张引起的压迫作用。通常黏膜下注射治疗需与其他方法联合使用，否则止血成功率较低且再出血风险大。对于一些高危的下消化道出血患者，尤其是憩室出血和息肉切除后出血的患者，两种或多种内镜下止血方法联合应用，能够显著降低再出血、手术及死亡的风险。

（4）血管栓塞治疗：该法适用于下消化道活动性出血，尤其是常规内科止血治疗无效者。目前常用微小线圈、聚乙烯醇颗粒或水溶性明胶进行超选择性栓塞治疗，从而提高治疗成功率并减少肠坏死等不良事件的发生。一项荟萃分析表明，将血管栓塞作为一线方法可以有效治疗憩室出血，止血成功率为85%，而血管栓塞对其他原因的下消化道出血的止血成功率仅为50%（$P < 0.01$）。但是，血管造影栓塞治疗下消化道出血后的早期再出血发生率却达到了22%。血管造影栓塞的疾病诊断率和治疗成功率均低于内镜下。血管造影栓塞的主要并发症包括肠坏死、肾毒性和血肿，发生率可高达17%。与憩室出血相比，使用血管造影栓塞的方法治疗血管扩张更加困难，再出血率可高达40%。有关血管造影下栓塞治疗小肠出血的报道较少。

3. 外科治疗：手术探查的困难在于难以发现小肠腔内微小的病灶，尤其是血管扩张性病变，因而可能发生术后再出血。随着内镜技术的不断发展，外科手术已不再是治疗小肠出血的重要手段。但小肠肿瘤、经保守治疗无效的大出血、小肠穿孔、小肠梗阻和不明原因的小肠反复出血等仍是手术治疗的指征。术中内镜检查有助于明确病因，提高小肠出血的疗效。腹腔镜探查在小肠出血诊治中是一种较为高效、安全的方法，若辅以术中内镜检查，则可进一步提高小肠出血的确诊率，缩短手术时间，并减少小肠切除的长度。大部分结直肠出血患者经过恰当的药物治疗、内镜治疗或血管栓塞治疗后都能成功止血，复发率也较低，只有那些反复发生的难治性憩室出血需要行手术治疗。对于已经明确病变部位和性质的患者，如有手术适应证，应择期手术。术前确定出血部位十分重要，以避免盲目的结肠切除。急诊手术死亡率高，应慎重选择患者进行手术治疗。

【中医辨证分型】

下消化道出血辨证中辨虚实尤为重要。出血必然导致一定的虚象，患者的气血不足固然存在，但其根源为因实致虚的情况，如湿热内蕴，损伤血络，血液妄行故见出血，血出后，大都留有余热在体内，此时万万不可见到患者有一定的虚象，辨证为脾不统血证，即可给予补气摄血治法，而应当着重清余热凉血止血，而非急于补气血，当知"一份气便是一份火"，益气过早易生热，加重后续出血，临床辨证须注意。

1. 肠道湿热证
症状：便血色红黏稠，大便不畅或稀溏，或有腹痛，口苦。
舌脉：舌质红，苔黄腻，脉濡数。

2. 气虚不摄证

症状：便血色红或紫暗，食少，体倦，面色萎黄，心悸，少寐。

舌脉：舌质淡，脉细。

3. 脾胃虚寒证

症状：便血紫暗，甚则黑色，腹部隐痛，喜热饮，面色不华，神倦懒言，便溏。

舌脉：舌质淡，脉细。

【辨证论治】

1. 肠道湿热证

症状：便血色红黏稠，大便不畅或稀溏，或有腹痛，口苦。

舌脉：舌质红，苔黄腻，脉濡数。

治法：清化湿热，凉血止血。

主方：地榆散（验方）合槐角丸（《丹溪心法》）加减。

药物：两方均能清热化湿，凉血止血，但两方比较，地榆散清化湿热之力较强，而槐角丸则兼能理气活血，可根据临床需要酌情选用或合用。地榆、茜草、槐角凉血止血；栀子、黄芩、黄连清热燥湿，泻火解毒；茯苓淡渗利湿；防风、枳壳、当归疏风理气活血。

加减：若便血日久，湿热未尽而营阴已亏，应清热除湿与补益阴血双管齐下，虚实兼顾，扶正祛邪，可酌情选用清脏汤或脏连丸。

2. 气虚不摄证

症状：便血色红或紫暗，食少，体倦，面色萎黄，心悸，少寐。

舌脉：舌质淡，脉细。

治法：益气摄血。

主方：归脾汤（《济生方》）加减。

药物：本方补气生血，健脾养心，适用于气虚不摄的血证。党参、茯苓、白术、甘草补气健脾；当归、黄芪益气生血；酸枣仁、远志、龙眼肉补心益脾，安神定志；木香理气醒脾；阿胶、槐花、地榆、仙鹤草养血止血。

加减：若中气下陷，神疲气短，加人参大补元气；若脏器下垂，肛门下坠感明显，加柴胡、升麻、黄芪升阳举陷。

3. 脾胃虚寒证

症状：便血紫暗，甚则黑色，腹部隐痛，喜热饮，面色不华，神倦懒言，便溏。

舌脉：舌质淡，脉细。

治法：健脾温中，养血止血。

主方：黄土汤（《金匮要略》）。

药物：本方温阳健脾，养血止血。适用于脾阳不足的便血、吐血，四肢不温，面色萎黄，舌淡脉细者。灶心土、炮姜温中止血；白术、附子、甘草温中健脾；地黄、阿胶养血止血；黄芩苦寒坚阴，起反佐作用；白及、乌贼骨收敛止血；三七、花蕊石活血止血。适用于脾阳不足的便血、吐血、四肢不温、面色萎黄，舌淡、脉沉细者。

加减：阳虚较甚者，畏寒肢冷明显，去黄芩、地黄之苦寒滋润，加鹿角霜、炮姜、艾叶等温阳止血。

轻症便血应注意休息，重症者则应卧床。可根据病情进食流食、半流食或无渣饮食。应注意观察便血的颜色、性状及次数。若出现头昏、心慌、烦躁不安、面色苍白、脉细数等症状，常为大出血的征兆，应积极救治。

【常用中成药】

1. 补中益气丸：补中益气，用于中气下陷的出血证。
2. 槐角丸：清肠疏风，凉血止血，用于血热所致的肠风便血、痔疮肿痛。
3. 痔康片：清热凉血，泄热通便，用于热毒风盛或湿热下注所致的便血、肛门肿痛等症。
4. 致康胶囊：清热凉血止血，化瘀生肌定痛。用于创伤性出血、崩漏、呕血、便血。
5. 云南白药等具有止血愈伤、活血散瘀、消炎消肿、排脓去毒等作用。国内有文献认为可以加速止血，缩短病程，提高临床疗效。

【中医外治法】

由于本病多发为急症，故下消化道出血不是传统中医药学的优势病种，现代文献对于下消化道出血的外治法，虽然文献量有限，但仍然有明显的分型情况。总结如下：下消化道出血主穴：长强穴、承山穴、大肠俞穴；取穴原则：长强穴、大肠俞穴，属于局部取穴；承山穴属于循经取穴。方义：承山穴、大肠俞穴属于太阳经穴，二穴配伍，疏导肠道气机。长强穴，属督脉穴，具有升阳止泻的功效。配穴：肠道湿热加次髎穴；脾胃虚寒加关元穴、太白穴。刺灸手法：肠道湿热用泻法；脾胃虚寒加灸法，补虚泻实。

【护理概要】

加强健康宣教，给患者讲解下消化道出血相关知识，提高其对疾病的认知，消除患者负面情绪。注意心理干预，因下消化道出血原发病因多，有的病程较长，且病情容易反复，从而影响其心理情绪。我们应积极了解患者的心理变化，并给予及时处理，帮助疾病恢复，防止意外情况的发生。加强关心、帮助，给予鼓励及生活帮助，同时加强对家属的思想教育工作，让家属多给予患者关心、支持和帮助。

下消化道出血情况较为常见。患者可能因出血不止而威胁生命，所以，及时治疗及护理干预不但可挽救其生命，还可改善其预后。下消化道出血发病原因较多，因此，患者预后及临床干预措施也存在一定差异性，实施针对性护理干预有利于正确处理其症状，提高抢救成功率。下消化道出血患者对临床护理质量具有较高要求，积极采取全面、有效护理干预对策，对下消化道出血患者具有重要意义。

在执行个体化护理后 HAMA、HAMD 评分均明显下降，而疾病认知程度、护理满意度及生活质量评分较干预前明显提高。当患者出现下消化道出血时，因出现便血、黑便或出血量大等情况，使患者的心理出现紧张、恐惧等情绪，甚至联想到绝症。并且患者对下消化道出血并不一定了解，有部分患者甚至从网上查询而得知该病情况，但因网上说法不一，还有部分预后较差的病例，给患者带来一定恐慌，最终降低其治疗信心，进而影响患者的生活质量和预后。当感到情绪低落时，在治疗及护理过程中，患者可能因情绪问题与医护发生争执或不遵医嘱等情况。所以应当在加强基础护理的同时，给予针对性的健康教育及心理护理等，通过健康教育可让患者更多地了解及认识该疾病，从而让患者心理更加轻松地对待，减轻其不良情绪，同时护理人员给予患者必要的关心和帮助及安慰，可让患者获得信任感，并增进护患关系，增强其治疗自信心，提高其对疾病的认知及对护理的满意度，最终改善其生活质量。实施综合护理干预可有效改善下消化道出血患者不良心理状态，提高其对疾病的认知，更好地改善护患间关系，提高对护理的满意度，使患者更好地配合及接受治疗，从而有利于改善其预后，并改善其生活质量。

【预后】

下消化道出血病因不同，预后也不相同，如肠息肉引起的预后较好，肿瘤引起的一般预后较差。大多数患者经积极治疗后逐渐好转，少部分出血量大，可能出血休克，甚至危及生命。

【古文文献摘要】

《灵枢·百病始生》："阳络伤则血外溢，血外溢则衄血；阴络伤则血内溢，血内溢则后血。"

《素问·大奇论》："脉至而搏，血衄身热者死。"

《金匮要略·惊悸吐衄下血胸满瘀血病脉证治第十六》："心气不足，吐血，衄血，泻心汤主之。"

《太平圣惠方·治尿血诸方》："夫尿血者，是膀胱有客热，血渗于脬故也。血得热而妄行，故因热流散，渗于脬内而尿血也。"

《三因极一病证方论·失血叙论》："夫血犹水也，水由地中行，百川皆理，则无壅决之虞。血之周流于人身荣、经、府、俞，外不为四气所伤，内不为七情所郁，自然顺适，万一微爽节宣，必致壅闭，故血不得循经流注，荣养百脉，或泣或散，或下而亡返，或逆而上溢，乃有吐、衄、便、利、汗、痰诸证生焉。"

《济生方·血病门》："夫血之妄行也，未有不因热之所发，盖血得热则淖溢，血气俱热，血随气上，乃吐衄也。"

《医学正传·血证》："从胃而上溢于口者，曰呕血"。"咳血嗽血者出于肺也"。

《先醒斋医学广笔记·吐血》："吐血三要法：宜行血不宜止血。血不行经络者，气逆上壅也，行血则血循经络，不止自止。止之则血凝，血凝则发热恶食，病日痼矣。宜补肝不宜伐肝。经曰：五脏者，藏精气而不泻者也。肝为将军之官，主藏血。吐血者，肝失其职也。养肝则肝气平而血有所归，伐之则肝虚不能藏血，血愈不止矣。宜降气不宜降火。气有余即是火，气降即火降，火降则气不上升，血随气行，无溢出上窍之虞矣。降火必用寒凉之剂，反伤胃气，胃气伤则脾不能统血，血愈不能归经矣。"

《景岳全书·血证》："血从齿缝牙龈中出者为齿衄，此手足阳明二经及足少阴肾家之病。盖手阳明入下齿中，足阳明入上齿中，又肾主骨，齿者骨之所终也。此虽为齿病，然血出于经，则惟阳明为最。""便血之与肠澼，本非同类，盖便血者，大便多实而血自下也，肠澼者，因泻痢而见脓血，即痢疾也。"

（吴国志　张向磊　张迎迎　辛苗苗　贺秀丽）

参 考 文 献

[1] 陈灏珠，林果为，王吉耀．实用内科学［M］.14 版．北京：人民卫生出版社，2013.

[2] 陈灏珠，钟南山，陆再英．内科学［M］.8 版．北京：人民卫生出版社，2013.

[3] 周仲瑛．中医内科学［M］.北京：中国中医药卫生出版社，2011.

[4] 陆再英，钟南山．内科学［M］.7 版．北京：人民卫生出版社，2008.

[5] 《中华内科杂志》编辑委员会，《中华医学杂志》编辑委员会，《中华消化杂志》编辑委员会，等．急性非静脉曲张性上消化道出血诊治指南（2018 年，杭州）［J］.中华医学杂志，2019，58（3）：173 - 180.

[6] 中华医学会消化内镜学分会结直肠学组，中国医师协会消化医师分会结直肠学组，国家消化系统疾病临床医学研究中心．下消化道出血诊治指南［J］.中华消化内镜杂志，2020，37（10）：685 - 695.

[7] 张介宾．景岳全书［M］.北京：中国中医药出版社，1996：350 - 351.

[8] 吴勉华，王新月．中医内科学［M］.北京：中国中医药出版社，2012：358 - 366.

[9] 周晓云．内镜下中药喷洒治疗上消化道出血 176 例［J］.陕西中医，2002，23（1）：21 - 22.

[10] 沈惠兰，李琳，马雄英，等．中药穴位贴敷治疗上消化道出血的护理体会［J］.新疆中医药，2012，30（5）：81 - 82.

[11] 张蔚蔚．基于认知内化为导向的目标执行护理方案对上消化道出血患者的影响［J］.国际护理学杂志，2021，40（20）：3768 - 3771.

[12] 于本性．内科诸血症针灸处方配穴原则及规律的研究［D］.沈阳：辽宁中医学院，2005.

[13] 刘淑艳．普通外科消化道出血患者护理潜在危险因素分析［J］.河北医药，2013，35（4）：623 - 624.

［14］张小春.生长抑制素治疗肝炎肝硬化消化道出血疗效及护理体会［J］.中国药业，2014（23）：119－120.

［15］左悦，仇淼.1例急性肾梗死合并冠心病患者使用抗凝及抗血小板药物致消化道出血的护理［J］.中国实用护理杂志，2013，29（15）：52－53.

［16］黄琦，杨慧颖.综合护理干预对下消化道出血患者心理状态、疾病认知及满意度的影响分析［J］.中国初级卫生保健，2016，30（9）：80－81.

第六章　功能性胃肠病

第一节　中西医概述

功能性胃肠病（functional gastrointestinal disorder，FGID）以慢性或反复发作性消化道症状为主要表现，但经系统检查未发生器质性改变。FGID 是最常见的消化科疾病，在人群中发病率为 10%～20%，占消化科专科门诊患者的 40%～50%，FGID 的治疗缺乏特异性方法，给临床工作带来极大困难，也给患者带来极大困扰，严重影响生活质量。

由生理和心理因素相互作用并通过肠脑神经系统（enteric nervous system，ENS）调控的消化系统疾病，肠道菌群作为肠－脑轴的一部分，也在 FGID 的发病机制中发挥重要的作用。关于 FGID 的发病机制，近年来研究发现，与肠神经系统胶质细胞密切相关，肠神经系统胶质细胞并非单纯地为肠神经元提供营养和结构支撑，还在肠道运动、消化系统屏障结构与功能、肠道微生态的调节中起重要作用，与肠道肿瘤、肠道炎症及神经退变性疾病等的发生发展关系紧密。ENS 决定胃肠道的运动方式，控制胃酸分泌，调节内皮细胞的体液交换，调节局部血液流量，与肠道的淋巴系统和内分泌系统相互作用，控制肠道对营养物质的吸收，保持健康的肠道菌群。胃肠功能的正常发挥有赖于 ENS 和 CNS 之间的协调和整合作用，其中任何一个或多个功能受损都会导致广泛且明显的肠神经病。肠道菌群－肠－脑轴可以通过多种途径相互影响 FGID：①连接大脑和消化道之间的 ENS；②与大脑保持联系的免疫系统；③影响肠壁和血脑屏障的通透性；④影响下丘脑－垂体－肾上腺轴。FGID 与心理社会因素密切相关，临床上 FGID 患者常伴头痛、头晕，胸闷、乏力等躯体症状，并有怀疑自身病情严重、反复求医、对医师信任度降低的疑病心理。这类患者常常有较大的生活压力，少数可有不愉快的童年经历，且持续的躯体症状对常规的治疗效果有一定的负面影响。FGID 与生理过程异常包括胃肠道动力紊乱、内脏高敏感、胃肠道屏障功能、免疫调节紊乱及饮食因素有关。

总之，功能性胃肠病是一组表现为慢性或反复发作性的胃肠道综合征，临床表现主要是胃肠道（包括咽、食管、胃、胆道、小肠、大肠、肛门）的相关症状，因症状特征而有不同命名。常伴有失眠、焦虑、抑郁、头昏、头痛等其他功能性症状，且多伴有精神因素的背景。需经检查排除器质性病因方可确诊。

功能性胃肠病为胃肠道功能紊乱造成，其临床表现体现在"泄泻""痞满"及"胃脘痛"的范畴。

其中上腹痛综合征定义为中医的"胃脘痛"，餐后饱胀不适综合征定义为中医的"胃痞"。以排便困难、粪便干结为主症者，应属于"便秘"范畴。以腹痛、腹部不适为主症者，应属于"腹痛"范畴；以大便质清稀为主症者，应属于"泄泻"范畴。

因学科差异，功能性胃肠病中各种不同的症状在中医上分属于不同的病证。而最早记载这些症状的，也是从《内经》开始。《素问·气交变大论》曰："岁土太过，雨湿流行，病腹满溏泄肠鸣。"《灵枢·师传》曰："肠中寒，则肠鸣飧泄。"《素问·举痛论》曰："寒气客于小肠，小肠不得聚，故后泄腹痛矣。"《素问·举痛论》："怒则气逆，甚则呕血及飧泄。"朱丹溪开始将湿作为泄泻的主要病因，《丹溪治法心要·泄泻》："有湿、有气虚、有水、有痰、有积，世俗类用涩药治痢与泄，若积久而虚者，或可行之，而初得者，必变他证，为祸不少，殊不知多因于湿。"明代医家张介宾《景岳全书》云："凡遇怒气便作泄泻者，必先以怒时挟食，致伤脾胃。"《症因脉治》曰："饮食自倍，膏粱纵口，损伤脾胃，不能消化，则成食积泄泻之症。"《医宗必读·泄泻》："无湿则不泄，故曰湿多成五泄。"历代医家多认为本病是土虚木乘、肝脾不和，脾受肝制，运化失常所致。《素问·宝命全形论》曰"土得木而达"，故此肝气失和，郁结不疏，横逆克脾，或土虚木乘，气机失调，亦见泄泻。《素问·举痛论》曰："脾病者，虚则腹满肠鸣，飧泄食不化。"金元四大家之一李杲《脾胃论》曰："形体劳役则脾病，病脾则怠惰嗜卧，四肢不收，大便泄泻。"张景岳云："泄泻之本，无不由于脾胃。""饮食不节，起居不时，以致脾胃受伤，则水反为湿，谷反为滞，精华之气不能输化，乃致合污下降而泻利作矣。"金元四大家之一朱震亨《丹溪心法·六郁》曰："气血冲和，万病不生，一有怫郁，诸病生焉。故人身诸病，多生于郁。"肝郁不达，木易克土，正如清代叶天士所谓："肝病必犯土，是侮其所胜也，克脾则腹胀，便或溏或不爽"《丹溪心法》中记载有"痛泻药方"治疗腹泻型肠易激综合征。《景岳全书·泄泻》："凡遇怒气便作泄泻者，必先以怒时挟食，致伤脾胃，故但有所犯，即随触而发，此肝脾两脏病也。盖以肝木克土，脾气受伤而然。使脾气本强，即有肝邪，未必能入，今即易伤，则脾气非强可知矣。"明末清初医家李中梓具体阐明了泄泻、湿、脾土三者之间的关系，认为泄泻之病机病理为：湿胜困遏脾阳，脾失健运而致清浊不分，水谷相火杂并走大肠而泄泻。清代医家唐宗海《血证论》曰："木之性上于疏泄，食气入胃，全赖肝木之气以疏泄之，而水谷乃化，设肝不能疏泄水谷，渗泻中满之证，在所不免。"清代叶天士《临证指南医案·泄泻》"阳明胃土已虚，厥阴肝风振动"，故以甘养胃，以酸制肝，创泄木安土之法。

（吴国志　张向磊　张迎迎　陈洪琳　焦　泽）

第二节　功能性消化不良

功能性消化不良（functional dyspepsia，FD）在临床上常见的症状包括上腹痛、上腹灼热感、餐后饱胀和早饱之中一种或多种，亦可同时存在食欲缺乏、嗳气、腹胀、恶心、呕吐等消化道不适感。其是由胃和十二指肠功能紊乱所引起，但经检查可排除引起这些症状的器质性疾病的一组临床综合征。FD是临床上最常见的一种功能性胃肠病。普通人群中有消化不良症状者占19%～41%。FD不仅影响患者的生活满意度及生活质量，还极大可能造成不必要的医疗费用，因此已逐渐成为现代社会医疗中一个重要的问题。

中医学并无功能性消化不良的病名，根据其主要症状，本病属于中医学反复发作的"胃脘痛""胃痞"等范畴。与其他消化系统疾病比较而言，本病特点是容易反复发作但客观检查未见明显异常者。

【病因和发病机制】

FD发病过程中可能出现以下几点，①动力障碍：包括胃的排空延迟、胃、十二指肠运动协调失常、消化间期Ⅲ相胃肠运动异常等；②胃底部对食物的容受性舒张功能下降；③FD患内脏感觉过敏。

精神社会因素、幽门螺杆菌感染、胃酸敏感性降低等因素一直被认为与FD的发病有密切关系。但确切的致病机制尚未阐明，目前还未有统一定论。主要与以下因素相关。

1. Hp感染：流行病学研究无足够证据证实或排除两者存在因果关系。根除Hp后确实有部分FD患者消化不良症状得到改善。症状的产生是Hp宿主和环境因素共同作用的结果。

2. 胃酸：胃酸在FD病理生理机制中的作用未明，但抑酸治疗对少数患者确实可起到缓解消化不良症状的作用。

3. 胃肠运动功能障碍：目前认为是FD的主要病理生理学基础。研究发现：空腹时FD患者消化间期移行性运动复合波（migrating motor complex，MMC）明显异常；患者胃内食物分布异常，在远端胃积聚相对较多，与恶心和早饱症状有明显相关性；其胃窦－幽门十二指肠－空肠协调收缩运动异常可致十二指肠胃反流、上腹痛等症状；患者还表现为固体、液体或固液混合餐的胃排空延迟，引起餐后腹胀、恶心、呕吐等症状。另外，胃肠动力障碍常与胃电活动异常并存。

4. 内脏感觉异常：也是 FD 的主要病理生理学基础之一。内脏感觉过敏表现为一个或多个部位对机械或化学刺激的敏感性增高，如近端胃容受性障碍（适应性舒张不足），并与早饱症状有关，更易出现上腹疼痛和嗳气；FD 患者还可存在十二指肠对酸、脂质等化学物质敏感，出现恶心症状。内脏感觉过敏的具体机制尚未明确，研究较多的炎性细胞及其释放的介质的作用，包括 5 － 羟色胺（5-hydroxytryptamine，5-HT）的作用。

5. 胃肠激素紊乱和脑－肠轴功能障碍：胃肠激素如胃动素、胃泌素、胆囊收缩素及血管活性肠肽、降钙素基因相关肽及 P 物质等，可能涉足了 FD 的病理生理机制，且与胃电活动的变化相关。自主神经系统功能异常，尤其是迷走传出神经功能障碍，被认为是胃容受功能受损和胃窦动力低下的可能机制之一。

6. 精神心理因素：FD 是一种公认的心身疾病，精神、心理因素的研究进展表明其可能是 FD 的重要病因。中枢神经系统对内脏高敏感性的发生起重要作用。

【中医病因病机】

1. 病因：本病多因感受外邪、饮食不节、劳倦过度、情志失调，以及素体禀赋不足等多因素共同产生作用的结果。

2. 病位：本病病位在胃，与肝脾两脏关系尤为密切。

3. 病机：本病初起以寒凝、气滞、食积、痰湿等病理因素为主，当属实证；邪羁日久，损耗正气，大多由实而转虚，或显虚实夹杂之象。病情因邪羁日久，郁而化热，亦可转化为寒热夹杂之象。邪气久病入络，易产生瘀阻之变化。总而言之，脾虚气滞，胃失和降为功能性消化不良的基本病机，纵贯疾病的始终。病理表现大都为本虚标实，虚实夹杂，本病以脾虚为本，痰湿、食积、气滞、血瘀等邪实为标。

【临床表现】

FD 的患者主要症状可能会出现上腹痛、上腹灼热感、餐后饱胀和早饱中一种或多种，也可同时存在食欲缺乏、嗳气、腹胀、恶心、呕吐等一系列消化道症状。常以某一个或某一组症状为主，在病程中症状也可发生变化。起病多缓慢，病程长，常因饮食、精神等诱发，多持续或反复发作。

上腹痛为常见症状，常与进食有关，表现为餐后痛，亦有表现为饥饿痛、进食后缓解，亦可无规律性。餐后饱胀是指正常餐量即出现饱胀感。早饱是指有饥饿感但进食后不久即有饱感，使得摄入食物明显减少。餐后饱胀和早饱则是另一类常见症状，可伴或不伴有上腹痛。这些症状的发生与进食密切相关。不少患者同时伴有失眠、焦虑、抑郁、头痛、注意力不集中等精神症状。

【诊断和鉴别诊断】

按罗马Ⅲ标准本病的诊断标准为：①有上腹痛、上腹灼热感、餐后饱胀和早饱症状之一种或多种，呈持续或反复发作的慢性过程（超过半年，近 3 个月症状持续）；②上述症状排便后不能缓解（排除症状由肠易激综合征所致）；③排除可解释症状的器质性疾病。

诊断程序：FD 为一排除性诊断，在临床实际工作中，要在全面病史采集和体格检查的基础上，如果患者 45 岁以上，近期出现消化不良症状；有消瘦、贫血、呕血、黑便、吞咽困难、腹部肿块、黄疸等；消化不良症状进行性加重。必须进行彻底检查直至找到病因。对年龄在 45 岁以下且无上述症状者，可选择基本的实验室检查和胃镜检查。亦可先予以经验性治疗 2~4 周观察疗效，对诊断可疑或治疗无效者有针对性地选择进一步检查。

罗马Ⅲ标准将本病分为两个临床亚型：①上腹痛综合征（epigastric pain syndrome，EPS）：上腹痛和（或）上腹灼热感；②餐后不适综合征（postprandial distress syndrome，PDS）：餐后饱胀和（或）早饱。两型可有重叠。

鉴别诊断，需要鉴别的疾病包括：各种肝胆胰系统疾病；食管、胃和十二指肠的各种器质性疾病如消化性溃疡、胃癌等；由全身性或其他系统疾病引起的上消化道症状如糖尿病、肾脏病、结缔组织病及精神病等；药物引起的上消化道症状如服用非甾体抗炎药；其他功能性胃肠病和动力障碍性疾病如胃食管反流病、肠易激综合征等。

【西医治疗】

治疗以缓解症状，提高患者的生活质量为主要目的，依据其可能存在的病理生理学异常进行整体调节，选择个体化的治疗方案。

（一）一般治疗

帮助患者认识、理解病情，建立、改善生活习惯，避免烟、酒及服用非甾体抗炎药。无特殊食谱要注意，但应避免个人生活经历中会诱发症状的食物。失眠、焦虑者可适当予以镇静剂。

（二）药物治疗

1. 抑制胃酸分泌药：一般适用于第一类以上腹痛、上腹灼热感为主要症状的患者，可选择 H_2 受体拮抗剂或质子泵抑制剂，目前多选用雷贝拉唑、泮托拉唑等。

2. 促胃肠动力药：一般适用于第二类以餐后饱胀、早饱为主要症状患者。目前多使用西尼必利及伊托必利。多潘立酮及甲氧氯普胺因长期服用不良反应大，现已少用于 FD 治疗。对疗效不佳者，抑制胃酸分泌药和促胃肠动力药可换用或合用。

3. 根除 Hp 治疗：对小部分有 Hp 感染的 FD 患者可选择使用。

4. 助消化药消化酶和微生态制剂：可作为治疗消化不良的辅助用药，改善与进餐相关的腹胀、食欲缺乏等症状。

5. 抗抑郁药：上述治疗疗效欠佳而伴随精神症状明显者可试用。常用的有三环类抗抑郁药如阿米替林、选择性抑制 5-羟色胺再摄取的抗抑郁药如帕罗西汀等，宜从小剂量开始，注意药物的不良反应。

【中医辨证分型】

病理表现大都为本虚标实，虚实夹杂，本病以脾虚为本，以痰湿、食积、气滞、血瘀等邪实为标。

1. 脾虚气滞证

症状：胃脘痞闷或胀痛，纳呆。嗳气，疲乏，便溏。

舌脉：舌淡，苔薄白；脉细弦。

2. 肝胃不和证

症状：胃脘胀满或疼痛，两胁胀满。每因情志不畅而发作或加重，心烦，嗳气频作，善叹息。

舌脉：舌淡红，苔薄白；脉弦。

3. 脾胃湿热证

症状：脘腹痞满或疼痛，口干或口苦。口干不欲饮，纳呆，恶心或呕吐，小便短黄。

舌脉：舌红，苔黄厚腻；脉滑。

4. 脾胃虚寒（弱）证

症状：胃脘隐痛或痞满，喜温喜按。泛吐清水，食少或纳呆，疲乏，手足不温，便溏。

舌脉：舌淡，苔白；脉细弱。

5. 寒热错杂证

症状：胃脘痞满或疼痛，遇冷加重，口干或口苦。纳呆，嘈杂，恶心或呕吐，肠鸣，便溏。

舌脉：舌淡，苔黄；脉弦细滑。

【辨证论治】

1. 脾虚气滞证

症状：胃脘痞闷或胀痛，纳呆。嗳气，疲乏，便溏。

舌脉：舌淡，苔薄白；脉细弦。

治法：健脾和胃，理气消胀。

主方：香砂六君子汤（《古今名医方论》）。

药物：本方木香，砂仁是芳香、行气、醒脾的药物，能够推动脾胃的消化。而茯苓，白术，人参，甘草健脾补气，再加上陈皮和半夏，在补气的同时又能化痰。

加减：脘腹胀满、饱胀不适明显者，加枳实、大腹皮、厚朴等。亦可加鸡内金等消食导滞之品。本方内有人参，加消食药时，勿使用莱菔子。临床应注意补虚药和消导药用量的比例，切莫消导药过量更损伤脾胃之气。

2. 肝胃不和证

症状：胃脘胀满或疼痛，两胁胀满。每因情志不畅而发作或加重，心烦，嗳气频作，善叹息。

舌脉：舌淡红，苔薄白；脉弦。

治法：理气解郁，和胃降逆。

主方：柴胡疏肝散（《景岳全书》）。

药物：方中以柴胡功善疏肝解郁。香附理气疏肝而止痛，川芎活血行气以止痛，二药相合，助柴胡以解肝经之郁滞，并增行气活血止痛之效。陈皮、枳壳理气行滞，芍药、甘草养血柔肝，缓急止痛。甘草调和诸药。诸药相合，共奏疏肝行气、活血止痛之功。

加减：嗳气频作者，加半夏、旋覆花、沉香等。亦可加合欢皮、佛手等药物以增加疏肝理气之功。

3. 脾胃湿热证

症状：脘腹痞满或疼痛，口干或口苦。口干不欲饮，纳呆，恶心或呕吐，小便短黄。

舌脉：舌红，苔黄厚腻；脉滑。

治法：清热化湿，理气和中。

主方：连朴饮（《霍乱论》）。

药物：方中黄连清热燥湿，厚朴行气化湿。石菖蒲芳香化湿而悦脾，半夏燥湿降逆而和胃，增强化湿和胃止呕之力。栀子、豆豉清宣胸脘之郁热；芦根性甘寒质轻，清热和胃，除烦止呕，生津行水。

加减：大便不畅者，加瓜蒌、枳实等以通便。上腹烧灼感明显者，加乌贼骨、凤凰衣、煅瓦楞子等以制酸；恶心明显者加苏叶、苏梗理气和中。亦可加白蔻仁、草豆蔻等增加芳香化湿之功，若胃腑热重，可以加生大黄泄胃腑之热。

4. 脾胃虚寒（弱）证

症状：胃脘隐痛或痞满，喜温喜按。泛吐清水，食少或纳呆，疲乏，手足不温，便溏。

舌脉：舌淡，苔白；脉细弱。

治法：健脾和胃，温中散寒。

主方：理中丸（《伤寒论》）。

药物：方中干姜辛热，温中焦脾胃，助阳祛寒。人参益气健脾，培补后天之本助运化；白术健脾燥湿。炙甘草益气和中，缓急止痛，调和诸药。四药合用，温中焦之阳气，祛中焦之寒邪，健中焦之运化，吐、泻、冷痛诸症悉可解除。

加减：上腹痛明显者，加延胡索、荜茇、蒲黄等；纳呆明显者，加焦三仙、神曲、焦山楂等。须注意理中丸内有人参，药物加减时，勿使用莱菔子。因本型属于虚证，亦不可见有纳呆就过于消导，有时因气虚而导致的气滞，适度增加补益药用量，只需少佐消导药，效果更好。

5. 寒热错杂证

症状：胃脘痞满或疼痛，遇冷加重，口干或口苦。纳呆，嘈杂，恶心或呕吐，肠鸣，便溏。

舌脉：舌淡，苔黄；脉弦细滑。

治法：辛开苦降，和胃开痞。

主方：半夏泻心汤（《伤寒论》）。

药物：方中半夏散结消痞、降逆止呕；干姜温中散邪，黄芩、黄连苦寒，泄热消痞；人参、大枣甘温益气，补脾气；甘草调和诸药。

加减：口舌生疮者，加连翘、栀子等；腹泻便溏者，加附子、肉桂等。临床应仔细辨证，若属于寒郁化热者，清热药不可用量过大，而应加大干姜等温热药物，以治其根本，则诸证速消。临床亦不可因有寒证之象而忽略热证，对清热药胆怯，须谨守病机，辨别寒证与热证的权重比例，精准用药。

【常用中成药】

1. 达立通颗粒：清热解郁，和胃降逆，通利消滞。用于肝胃郁热所致痞满证，症见胃脘胀满、嗳气、纳差、胃中灼热、嘈杂泛酸、脘腹疼痛、口干口苦；动力障碍型功能性消化不良见上述症状者。

2. 枳术宽中胶囊（丸）：健脾和胃，理气消痞。用于胃痞（脾虚气滞），症见呕吐、反胃、纳呆、反酸等，以及功能性消化不良见以上症状者。

3. 气滞胃痛颗粒：疏肝理气，和胃止痛。用于肝郁气滞，胸痞胀满，胃脘疼痛。

4. 四磨汤：顺气降逆，消积止痛。用于气滞、食积证，症见脘腹胀满、腹痛、便秘。

5. 胃苏颗粒：理气消胀，和胃止痛。用于气滞型胃脘痛，症见胃脘胀痛，窜及两胁，得嗳气或矢气则舒，情绪郁怒则加重，胸闷食少，排便不畅，以及慢性胃炎见上述证候者。

6. 健胃消食口服液：健胃消食。用于脾胃虚弱所致食积，症见不思饮食，嗳腐酸臭，脘腹胀满；消化不良见以上症状者。

7. 越鞠丸：理气解郁，宽中除满。用于胸脘痞闷，腹中胀满，饮食停滞，嗳气吞酸。

8. 荜铃胃痛颗粒：行气活血，和胃止痛。用于气滞血瘀引起的胃脘痛，以及慢性浅表性胃炎见有上述症状者。

9. 三九胃泰颗粒：清热燥湿，行气活血，柔肝止痛。用于湿热内蕴、气滞血瘀所致的胃痛，症见脘腹隐痛、饱胀反酸、恶心呕吐、嘈杂纳减；浅表性胃炎、糜烂性胃炎、萎缩性胃炎见上述证候者。

10. 胃肠安丸：芳香化浊，理气止痛，健胃导滞。用于湿浊中阻、食滞不化所致的腹泻、纳差、恶心、呕吐、腹胀、腹痛，以及消化不良、肠炎、痢疾见上述证候者。

11. 枫蓼肠胃康颗粒：清热除湿化滞。用于症见腹痛腹满、泄泻臭秽、恶心呕腐或有发热恶寒、苔黄、脉数等，亦可用于食滞胃痛而症见胃脘痛、拒按、恶食欲吐、嗳腐吐酸、舌苔厚腻或黄腻、脉滑数者。

12. 理中丸：温中散寒，健胃。用于脾胃虚寒，呕吐泄泻，胸满腹痛，消化不良。

13. 胃肠安丸：芳香化浊，理气止痛，健胃导滞。用于湿浊中阻、食滞不化所致的腹泻、纳差、恶心、呕吐、腹胀、腹痛。消化不良、肠炎、痢疾见上述证候者。

14. 温胃舒胶囊：温中养胃，行气止痛。用于中焦虚寒所致的胃痛，症见胃脘冷痛、腹胀嗳气、纳差食少、畏寒无力。

15. 荆花胃康胶丸：理气散寒，清热化瘀。用于寒热错杂症，气滞血瘀所致的胃脘胀闷疼痛、嗳气、反酸、嘈杂、口苦；十二指肠溃疡见上述证候者。

16. 虚寒胃痛颗粒：益气健脾，温胃止痛。用于脾虚胃弱所致的胃痛，症见胃脘隐痛、喜温喜按、遇冷或空腹加重；十二指肠球部溃疡、慢性萎缩性胃炎见上述证候者。

【中医外治法】

外治法治疗功能性消化不良颇为见效，主要包括针灸、穴位贴敷、中药热熨法等。

1. 针灸：主穴选胃俞、中脘、足三里、内关；肝气犯胃者，加太冲；脾胃虚寒者，加气海和关元；饮食停滞者，加下脘、梁门；气滞血瘀者，加膈俞。

2. 穴位贴敷：用溶剂随证调制不同中药，贴于神阙、中脘、天枢等穴位。山东大学齐鲁医院的王凯等，自拟贴敷方，方名胃舒宁，药物组成：党参、香附、川芎、白术、小茴香、丹参、砂仁、柴胡、苍术、厚朴、半夏、陈皮，置于患者神阙穴，每15天更换1次药物，连续使用30天，效果显著。（胃舒宁由外带、药袋组成，药物研末。药袋用透气性良好的无纺布或棉布缝制，腰围带用棉布缝制，根按照患者腰围分3个规格来调节尺寸和松紧程度）

3. 中药热熨法：吴茱萸、食盐、麦麸等炒热，装入布袋中，或先装入布袋，然后微波炉加热，热熨患处。

【护理概要】

1. 心理护理：功能性消化不良患者伴随诸多消化道的症状，容易引起不适，且患者饮食及营养均受到影响，同时多伴随焦虑、抑郁等不良情绪，护理人员需针对此类特征展开护理服务。可以使用量表评估者心理状态，主动与患者沟通交流，了解其导致不良情绪原因，增强其治疗信心。

2. 健康教育：开展系统的健康教育，帮助患者认识疾病、用药、饮食、生活及情绪等相关知识，充分了解功能性消化不良的原因、危险因素、治疗方案及预后，鼓励患者科学用药，选择适合自身的饮食，维持良好饮食习惯、作息规律等。尤其加强对其情绪管理，认识情绪与疾病之间的关系，改善自身情绪状况。不良情绪可以影响疾病，在健康教育中，应重视情绪管理教育，使得患者能够识别压力源并了解压力反应，了解控制情绪的方法，引导患者释放情绪。

3. 行为护理：可指导患者进行放松训练，可使用舒缓音乐，令患者深呼吸，并凝神想象肢体放松、躯干放松和呼吸放松，继而达到全身心放松，由心理放松逐渐到全身的肌肉放松，利于减轻心理应激的不利影响，恢复身心平衡；患者此时正处于心理脆弱阶段，护理时应当给予安慰和鼓励，以增强其治疗信心；指导患者加强自我的管理，指导患者进行日常活动记录，了解自身每个阶段的状态和变化，认识到医护对症状、心理、身体的改善作用。

通过开展综合性护理干预，关注患者身心状态及疾病特征，让患者在外界因素引导下逐渐释放内心的压力，可以指导患者转移注意力，增加休闲活动，利于逐渐改善不良情绪，提高依从性。此外功能性消化不良患者饮食受到较大影响，且患者多自暴自弃，在饮食方面出现疏忽，应指导其加强饮食管理，促使其认识到饮食影响疾病的机制，日常需避免高盐高脂饮食，应以清淡、易消化及营养丰富食物为主，严禁生冷、辛辣食物。在护理1～3个月后，患者心理状态、生活质量及消化道症状均有明显的改善，提示综合护理干预从患者心理状态、饮食及生活加以指导和改善，并给予放松疗法，可有效疏导不良情绪，提高治疗信心，形成健康的生活方式，提高生活质量，帮助症状缓解，减轻身体不适。功能性消化不良患者接受综合护理干预对不良心理状态调节有积极的作用，提高生活质量。

【预后】

患者一般预后良好，但功能性消化不良的症状可反复或间断发作，影响生活质量，故而，仍然需要注意随访，但一般预后良好。若患者症状持续不缓解或进行性加重或出现报警症状，应定期复查电子胃镜，以排除其他器质性疾病。

（吴国志　张向磊　王莹莹　聂娜娜　李凤娟）

第三节　肠易激综合征

肠易激综合征（irritable bowel syndrome，IBS）是一种经检查可排除引起这些症状的器质性疾病的以排便习惯改变伴腹痛或不适为特征的功能性肠病。本病是最常见的一种功能性肠道疾病，患者以中青年居多，50 岁以后首次发病少见。男女比例约 1:2。肠易激综合征是临床上最常见的一种胃肠道功能紊乱性疾患，是一组包括腹痛、腹胀不适、以大便习惯改变为主要特征，并伴大便性状异常，持续存在或间歇发作，而又缺乏形态学和生物化学异常改变等可用器质性疾病解释的临床症状。

罗马诊断标准根据大便的性状细分临床分型为腹泻型（IBS-D）、便秘型（IBS-C）、混合型（IBS-M）和未定型（IBS-U）。IBS 是西方国家最常见的消化性疾病之一，其患病率为 9%～22%。我国患病率为7%～12%。患者多以年轻人和中年人为主，为 20～50 岁，老年后初次发病者少见，但患病率并非明显降低，女性较男性更为多见［男女比例为 1:（1.2～2）］，有家族聚集倾向。IBS 对患者的生活质量和社会交往有明显的负面影响，并直接或间接地消耗大量的医疗保健资源。

中医学并无肠易激综合征病名，根据肠易激综合征主要临床表现，中医学病名属于"泄泻""腹痛""便秘"的范畴。以大便粪质清稀为主症者，应归属于"泄泻"的范畴，可以命名为"泄泻"；以腹痛、腹部不适为主症者，应归属于"腹痛"的范畴，可以命名为"腹痛"；以排便困难、粪质干结为主症者，应归属于"便秘"的范畴，可命名为"便秘"。

【病因和发病机制】

目前认为，IBS 的病理生理学基础主要是胃肠动力学异常和内脏感觉异常。一般认为肠道感染后和精神心理障碍是 IBS 发病的重要因素，具体变化的机制则尚未阐明。

（一）胃肠动力学异常

IBS 以便秘、腹痛为主者 3 次/分钟的慢波频率明显增加，而正常人结肠的基础电节律为慢波频率 6次/分钟。正常人结肠高幅收缩波主要出现在进食或排便前后，与肠内容物长距离推进性运动有关，腹泻型 IBS 高幅收缩波明显增加。使用放射性核素显像技术显示腹泻型。IBS 口－盲肠通过时间较正常人明显增快，而便秘型正好相反。长期以来胃肠道动力学异常是症状发生的主要病理学基础，并具有以下特征：①广泛性，功能异常不仅局限于结肠，常可涉及全胃肠道，包括食管、胃、小肠、回盲肠部及胆管系统等也在一定程度上存在"易激性"，尤其是小肠，目前被认为是与 IBS 症状的产生有密切关系；②高反应性：对各种生理性和非生理性刺激（如进食、肠腔扩张、肠内化学物质、某些胃肠激素等）的动力学反应过强，并呈反复发作过程。结肠动力改变腹泻型 IBS 患者结肠运动指数增多，各段结肠推进性蠕动明显增加，以降乙结肠明显，并可伴腹痛。而便秘型 IBS 患者则多表现为痉挛性收缩和腹胀，结肠节段性收缩增加，高幅推进性收缩减少。腹泻型 IBS 患者胃结肠反射呈持续的增高反应，便秘型则反应减少。小肠动力异常消化期，IBS 患者小肠高幅性收缩明显增加。消化间期，IBS 患者小肠消化间期移行运动复合波（migrating motor complex，MMC）异常，腹泻型患者的 MMC 周期在白天比正常人缩短，于Ⅰ期出现更多的快速推进性收缩波群。便秘型患者 MMCⅠ期收缩的幅度降低。其他部位胃肠动力异常腹泻型患者乙状结肠肠壁张力减低，而直肠的节律性收缩增强；而便秘型患者相反。IBS 患者下食管括约肌压力较低，食管体部重复性收缩和自发性收缩较多，食管下段对气囊扩张的耐受性差。部分患者见胃食管反流。

（二）内脏感觉异常

回肠运动研究发现，回肠的推进性蠕动增加可导致超过半数的 IBS 患者产生腹痛，而在健康对照组不足 2 成。行直肠气囊充气试验，显示 IBS 患者充气疼痛阈值明显低于对照组。

（三）感染

部分患者 IBS 症状发生于肠道感染治愈之后，其发病与感染的严重性及应用抗生素时间均有一定相关性。

（四）精神因素

心理应激对胃肠运动有明显影响。大量调查表明，IBS 患者存在个性异常，焦虑、抑郁积分显著高于正常人，应激事件发生频率亦高于正常人。但研究还发现，因症状而求医与有症状而不求医者相比，有更多的精神心理障碍，对应激反应更敏感和强烈。因此，有关精神因素在 IBS 发病学上有两种观点，一种认为精神因素并非直接病因，但可诱发和加重症状；另一种认为 IBS 是机体对各种应激的超常反应，而使患者就医。应激可以引起大部分人产生胃肠道症状，但是在 IBS 患者中，这种反应尤其明显，比正常人更多抱怨生活中的应激事件，并且症状的发生、严重程度和应激强度相关。IBS 患者往往同时有心理和精神障碍，社会心理因素对 IBS 患者的影响可能通过 CNS 介导。心理社会因素和社会文化因素影响健康状态和临床结果，也可以影响 IBS 患者的临床表现和治疗效果。不利因素包括：情感、性、生理虐待史、睡眠剥夺、应激生活事件、长期社会应激及不良的心理应对等。

（五）其他

约 1/3 患者对某些食物不耐受而诱发症状加重。近年研究还发现某些肽类激素如缩胆囊素等可能与 IBS 症状有关，有助于解释精神、内脏敏感性及胃肠动力异常之间的内在联系。

【中医病因病机】

1. 病因：肠易激综合征的发病多归结为先天禀赋不足和（或）后天失养，饮食不节、感受外邪情志失调等因素是其发病的主要诱因。

2. 病位：肠易激综合征的病位主要在肠，本病大都涉及脾胃、肝、肾等脏腑，与心和肺尚有一定的关联。

3. 病机。肠易激综合征的发病由 3 个主要环节组成：一则脾胃虚弱和（或）肝失疏泄是肠易激综合征发病的重要环节；二则肝郁脾虚是导致肠易激综合征发生的重要病机；三则脾肾阳虚、虚实夹杂是导致久病缠绵难愈的关键病机。

具体病机为诸因和合，导致脾失健运，逐渐形成水湿、食积、湿热、痰瘀等病理产物，阻滞气机，导致肠道气机失调，则肠道功能紊乱；肝郁气滞，肝失疏泄，肝气横逆而犯脾，致清阳不升则发为泄泻；若上述因素导致腑气通降不利，则发为腹痛、腹胀；肠腑传导失司则发为便秘；病久则脾肾阳虚，虚实夹杂。

本病病初，多为肝气郁结，肝失疏泄，肝气横逆乘脾；进而脾失健运，湿邪渐生；脾虚日久而必然导致脾阳不足，进而累及肾阳受损。故而此病以湿为焦点，同时肝气郁结纵贯始终，肠易激综合征以脾肾阳虚为本，以气机失调为标。在本病的全病程中，肝失疏泄，脾失健运，脾肾之阳失于温煦之职，终而导致肠易激综合征的病机转归趋势由实转虚，形成虚实夹杂之势。

【临床表现】

最主要的临床表现是腹痛与排便习惯和粪便性状的改变。症状反复发作或慢性迁延难愈，病程可长达数年至数十年，但全身健康状况却不受影响。精神、饮食等因素常诱使症状复发或加重。

（一）腹痛

几乎所有 IBS 患者都有不同程度的腹痛，腹痛位置不定，可于排便或排气后缓解。睡眠中不易痛醒。

（二）腹泻

出现腹泻的患者一般每日排便次数在 3~5 次，少数严重发作期可达十数次。大便多呈稀糊状，也可为成形软便或稀水样，多带有黏液，部分患者粪质少而黏液量很多，但绝无脓血。排便不干扰睡眠。部分患者腹泻与便秘交替发生。

（三）便秘

排便困难，粪便干结、量少，呈羊粪状或细杆状，表面可附黏液。

（四）其他消化道症状

可伴腹胀，部分患者同时有消化不良症状，有排便不净感、排便窘迫感。

（五）全身症状

为数不少的患者可有焦虑、头昏、抑郁、头痛、失眠等精神症状。

（六）体征

无明显体征，可在相应部位有轻压痛，部分患者可触及腊肠样肠管，直肠指检可感到肛门痉挛、张力较高，可有触痛。

（七）分型

根据临床特点可分为腹泻型、便秘型和腹泻便秘交替型。

【诊断和鉴别诊断】

（一）诊断

罗马Ⅲ诊断标准：

1. 病程半年以上且近 3 个月来持续存在腹部不适或腹痛，并伴有下列特点中至少 2 项：①症状在排便后改善；②症状发生伴随排便次数改变；③症状发生伴随粪便性状改变。

2. 以下症状不是诊断所必备，但属常见症状，这些症状越多越支持 IBS 的诊断：①排便频率异常（每天排便 >3 次或每周 <3 次）；②粪便性状异常（块状/硬便或稀水样便）；③粪便排出过程异常（费

力、急迫感、排便不尽感）；④黏液便；⑤胃肠胀气或腹部膨胀感。

3. 缺乏可解释症状的形态学改变和生化异常。

（二）推荐诊断程序

1. 首先根据病史和临床特征等为基础做出初步诊断。诊断较明确者可试行诊断性治疗并进一步观察。

2. 对新近出现持续的大便习惯（频率、性状）改变或与以往发作形式不同或症状逐步加重者、有大肠癌家族史者、年龄≥40岁者，应将结肠镜检查或钡剂灌肠 X 线检查列为常规。对无上述情况，年龄在40岁以下，具有典型 IBS 症状者，粪便常规为必要检查。IBS 患者有一部分症状与器质性疾病是重叠的，例如：乳糜泻、乳糖不耐受、甲状腺疾病、炎症性肠病、小肠细菌过度生长、显微镜下结肠炎，甚至结肠癌，如果缺乏预警症状，临床表现都可类似 IBS。因此对怀疑 IBS 的患者进行一些针对性的检查，是有一定临床意义的。对于诊断可疑和症状顽固、治疗无效者，应有选择性地做进一步检查以排除器质性疾病：乳糖氢呼气试验，血钙，粪便培养和镜检，甲状腺功能检查，72 小时粪便脂肪定量，上胃肠道内镜检查和抽取胃、十二指肠液镜检、培养（以排除小肠细菌污染综合征和某些寄生虫感染，如贾第鞭毛虫），胃肠通过时间测定，肛门直肠压力测定，小肠造影，钡灌肠，排粪造影，胃、十二指肠压力测定，腹部 B 超，抗肌内膜抗体，肠腔放置气囊和直肠测压等运动功能检查。

3. 对年老、症状进展迅速的患者则需要更彻底的检查以排除器质性疾病。

（三）鉴别诊断

1. 以腹痛为主的 IBS 应与肠道炎症性疾病相鉴别，如与肝胆胰疾病引起的腹痛相鉴别，主要依赖于超声波、CT、MRI 等影像学检查结果。与肠道细菌感染、肠结核、溃疡性结肠炎和克罗恩病等，可根据粪便细菌培养和纤维结肠镜检查加以鉴别。也需与妇科疾病引起的腹痛相鉴别。功能性消化不良亦引起腹痛，也需要注意鉴别。若患者还存在上述预警症状，需立即行内镜检查以资鉴别。

2. 以便秘为主的 IBS 除了需与由于饮食习惯改变、妊娠或外出旅游等有关的偶发便秘相鉴别，还要考虑腹腔内脏器质性病变阻塞肠道的原因，如腹腔内巨大肿瘤等。功能性便秘，与 IBS 便秘型有时在临床上鉴别较为困难。

3. 以腹泻为主的 IBS 与功能性腹泻有时在临床上鉴别较为困难。功能性腹泻是持续性或反复排稀便（糊状便）或水样便，不伴有腹痛。其罗马诊断标准为：至少 75% 的大便为不伴有腹痛的松散（糊状）便或水样便。诊断前症状出现至少 6 个月，近 3 个月满足以上诊断。许多疾病可引起不伴腹痛的慢性腹泻，但达不到 IBS 的诊断标准。有时仅据病史对 IBS 与功能性腹泻难以鉴别，必要时可进行诊断性试验治疗。

4. 鉴别诊断还应包括甲状腺功能亢进症、胃泌素瘤、乳糖酶缺乏症、肠道吸收不良综合征等。一般而言，以下临床症状不支持 IBS 的诊断，而多提示存在肠道器质性疾病：老年起病，进行性加重，发热，脱水，惊扰睡眠，吸收不良，明显消瘦，夜间腹泻，大便带脓血或脂肪泻，腹痛与排便关系不肯定，直肠出血，心身疾病多继发于症状等，但也不可截然区分，需行进一步检查。

总之，IBS 是指一组以腹痛、腹胀、排便习惯和大便性状异常，缺乏特异性的形态学、生化和感染性病因的综合征。临床上以症状为诊断基础，结合肠镜和钡剂灌肠检查排除肠道器质性病变后可成立诊断，胃肠道运动、内脏敏感性检查等是近年来值得进一步研究的方向。

【西医治疗】

IBS 治疗的目的是消除患者顾虑，改善症状，提高生活质量。治疗原则是在建立良好医患关系的基础上，积极寻找并去除促发因素，根据症状严重程度进行分级治疗和根据症状类型进行对症治疗。注意治疗措施的个体化和综合运用。建议采用综合治疗，应包括精神心理行为干预。

（一）一般治疗

详细询问病史以求发现促发因素，并设法予以去除。告知患者 IBS 的诊断并详细解释疾病的性质，以解除患者顾虑和提高对治疗的信心，是治疗最重要的一步。教育患者建立良好的生活习惯。饮食上避免诱发症状的食物，因各人而异，一般而言宜避免产气的食物如乳制品、大豆等。高纤维食物有助改善便秘。对失眠、焦虑者可适当给予镇静药。

建立良好的医患关系是最有效、经济的 IBS 治疗方法，也是所有治疗方法得以有效实施的基础。在这种关系中，医师须注意倾听、分析解释、明确问题和期望、给予答复，并使患者参与到治疗过程中，使患者树立信心，增加信任，提高患者的满意度。

饮食治疗包括调整饮食（减少小麦、乳糖和难溶性纤维的摄入），避免以下因素：咖啡因、过度饮食、高脂饮食、大量饮酒、精加工面粉和人工食品、某些具有"产气"作用的蔬菜或豆类等、山梨糖醇及果糖。注意调整膳食纤维及纤维制剂：如谷物、水果、蔬菜、种子、坚果和豆类等主要膳食纤维，包括水溶性纤维（如果胶、树胶、黏胶和一些植物，如欧车前、卵叶车前、瓜儿豆等）及非水溶性纤维（如纤维素、半纤维素和木质素等）。主要用于便秘为主要症状的 IBS 患者，一般从低剂开始逐步增加剂量并应个体化。发现由饮食引起的不良反应（食物不耐受、食物过敏）采用食物过敏原皮肤试验和食物激发试验发现致敏食物，包括亚裔人群常见的乳糖不耐受，行剔除饮食治疗。

（二）针对主要症状的药物治疗

1. 胃肠解痉药：抗胆碱药物可作为缓解腹痛的短期对症治疗。匹维溴铵为选择性作用于胃肠道平滑肌的钙拮抗药，对腹痛亦有一定疗效且不良反应少。抗胆碱能药物最常用，除阿托品和莨菪碱外；常使用相对特异性肠道平滑肌钙离子通道拮抗药，调节肠道运动，如匹维溴铵 50 mg，3 次/日；奥替溴胺 40 mg，3 次/日。另外，曲美布汀为外周性脑啡肽类似物，作用于外围阿片类受体以刺激小肠动力以抑制结肠动力，是一种胃肠运动双向调节剂，100 mg，3 次/日。

2. 止泻药：洛哌丁胺或地芬诺酯止泻效果好，适用于腹泻症状较重者，但不宜长期使用。轻症者宜使用吸附止泻药如蒙脱石、药用炭等。

3. 泻药：便秘可使用导泻药，一般主张使用作用温和的轻泻药以减少不良反应和药物依赖性。如高渗性轻泻剂，氧化镁乳 30~45 mL 睡前服，或乳果糖 15~30 mL 睡前服，或乳果糖（10~15 mL，3 次/日）、山梨醇（5~10 g，3 次/日）；也常用渗透性轻泻剂如聚乙二醇、容积性泻剂如欧车前制剂或甲基纤维素等。IBS 可选用洛哌丁胺，为人工合成的外周阿片肽受体激动剂，2~4 mg，以后每腹泻 1 次再服 2 mg，日用量不超过 16 mg，或复方地芬诺酯（苯乙哌啶），每次 1~2 片，2~4 次/日；但需注意便秘、腹胀等不良反应。轻症者可选用吸附剂，如双八面体蒙脱石等。

4. 肠道感觉和（或）动力调节药：非多托嗪是阿片类受体激动剂，特异性抑制外周内脏传入神经而降低内脏敏感性，30~70 mg，3 次/日，能有效地缓解 IBS 患者的腹痛症状。氯谷胺为胆囊收缩素（OCK 受体拮抗药），可促进结肠转运及胃排空，缩短结肠转运时间，增加排便频率；还可降低内脏高敏感性。生长抑素及其类似物，如奥曲肽具有缓解躯体和内脏疼痛的作用。促动力药如多潘立酮 10 mg，3 次/日；莫沙比利，5~10 mg，3 次/日，或伊托必利均可使用。

5. 益生菌：是一类具有调整宿主肠道微生物群生态平衡而发挥生理作用的微生物制剂，某些益生菌可以减低肠道细胞钙离子通道和类阿片受体的表达，减少循环中细胞因子的水平。从而减少内脏的高敏感性和炎症反应，在 IBS 中起作用。目前证据显示在 IBS 中，益生菌比安慰剂更加有效。它们可以作为患者（特别是有腹痛和胀气患者）的二线用药。

6. 抗精神病药：对腹痛症状重而上述治疗无效，特别是伴有较明显精神症状者可试用。腹泻型患者对抗痉挛药或薄荷油反应不好，可使用三环类抗抑郁药，如阿米替林 25 ~ 50 mg，2 ~ 4 次/日。而在便秘型患者中，可以使用帕罗西汀或西酞普兰，可加快小肠蠕动，并避免三环类抗抑郁药最常见的不良反应便秘。

此外，小剂量的抗抑郁药即可显著地降低内脏敏感性，减少胃肠道症状。IBS 患者常常反感医师对其使用抗抑郁药，导致患者依从性差。因此，应用抗抑郁药的关键在于用药前对患者进行充分解释，使患者理解用药意图并愿意试用。

（三）心理和行为治疗

许多研究认为认知行为治疗、标准心理及催眠疗法对部分 IBS 患者具有一定疗效。

【中医辨证分型】

为了便于肠易激综合征的中医辨证分型，特按照其主症的不同，分为腹泻性和便秘型来总领具体分型。

1. 肠易激综合征腹泻型

（1）肝郁脾虚证

症状：腹痛即泻，泻后痛减，急躁易怒。两胁胀满，纳呆，身倦乏力。

舌脉：舌淡胖，有齿痕，苔薄白；脉弦细。

（2）脾虚湿盛证

症状：纳呆、大便溏泻，腹痛隐隐。劳累或受凉后发作或加重，神疲倦怠。

舌脉：舌淡，边有齿痕，苔白腻；脉虚弱。

（3）脾肾阳虚证

症状：腹痛即泻，多于晨起时发作，腹部冷痛，得温痛减。腰膝酸软，不思饮食，形寒肢冷。

舌脉：舌淡胖，苔白滑；脉沉细。

（4）脾胃湿热证

症状：腹中隐痛，泻下急迫或不爽，大便臭秽。脘闷不舒，口干不欲饮，可有口苦或口臭，肛门灼热。

舌脉：舌红，苔黄腻；脉濡数或滑数。

（5）寒热错杂证

症状：便前腹痛，大便时溏时泻，便后痛减，可伴有腹胀或肠鸣。口苦或口臭，畏寒，每受凉则发病。

舌脉：舌质淡，苔薄黄；脉弦细或弦滑。

2. 肠易激综合征便秘型

（1）肝郁气滞证

症状：排便不畅，腹痛或腹胀。胸闷不舒，嗳气频作，两胁胀痛。

舌脉：舌暗红；脉弦。

（2）胃肠积热证

症状：排便艰难，数日一行，便如羊粪，外裹黏液，少腹或胀或痛。口干或口臭，头晕或头胀，形体消瘦。

舌脉：舌质红，苔黄少津；脉细数。

（3）阴虚肠燥证

症状：大便硬结难下，便如羊粪，少腹疼痛或按之胀痛。口干，少津。

舌脉：舌红苔少根黄；脉弱。

（4）脾肾阳虚证

症状：大便干或不干，排出困难，腹中冷痛，得热则减。小便清长，四肢不温，面色㿠白。

舌脉：舌淡苔白；脉沉迟。

（5）肺脾气虚证

症状：便前腹痛，但大便不干硬，纵有便意，但排便困难，神疲气怯，懒言，便后乏力。

舌脉：舌淡苔白；脉弱。

【辨证论治】

肠易激综合征的中医治疗应分型辨证论治，总体上分为腹泻型、便秘型、混合型及不定型四大类型，首先根据其腹泻型、便秘型、混合型及不定型的临床表现，其次结合上述四个证型和具体分证变化，来确定治则和方药，适当佐以通便或止泻等方法进行治疗。

1. 肠易激综合征腹泻型

（1）肝郁脾虚证

症状：腹痛即泻，泻后痛减，急躁易怒。两胁胀满，纳呆，身倦乏力。

舌脉：舌淡胖，有齿痕，苔薄白；脉弦细。

治法：抑肝扶脾。

主方：痛泻要方（《丹溪心法》）。

药物：方中白术苦温，补脾燥湿。白芍酸寒，柔肝缓急止痛。陈皮辛苦而温，理气燥湿，醒脾和胃。防风燥湿以助止泻，为脾经引经药。

加减：嗳气频繁者，加柿蒂、豆蔻；腹痛甚者，加香附、延胡索；泻甚者，加乌梅、党参、木瓜；腹胀甚者，加大腹、槟榔等；烦躁易怒者，可加牡丹皮和栀子。

（2）脾虚湿盛证

症状：纳呆、大便溏泻，腹痛隐隐。劳累或受凉后发作或加重，神疲倦怠。

舌脉：舌淡，边有齿痕，苔白腻；脉虚弱。

治法：健脾益气，化湿止泻。

主方：参苓白术散（《太平惠民和剂局方》）。

药物：方中人参补气，健脾养胃；白术、茯苓燥湿健脾；山药、薏苡仁、扁豆健脾化湿；砂仁芳香化湿，和胃降逆；桔梗宣肺养肺；甘草调和诸药，诸药合用，共奏健脾益气、渗湿止泻之效。

加减：舌白腻者，加厚朴、藿香；泻下稀便者，加苍术、泽泻；夜寐差者，加炒酸枣仁、夜交藤。

（3）脾肾阳虚证

症状：腹痛即泻，常见于晨起时发作，腹部冷痛，得温痛减。腰膝酸软，不思饮食，形寒畏冷、四末不温。

舌脉：舌淡胖，苔白滑；脉沉细。

治法：补脾温肾。

主方：附子理中汤（《太平惠民和剂局方》）合四神丸（《内科摘要》）。

药物：附子理中汤方中以附子温补脾肾，人参补气益脾，白术健脾燥湿，甘草和中补土，干姜温胃散寒。四神丸方中补骨脂补命火，散寒邪；吴茱萸温中散寒，肉豆蔻温暖脾胃，涩肠止泻；五味子收敛固涩；生姜暖胃散寒，大枣补益脾胃。共成温肾暖脾、涩肠止泻之功。

加减：情绪郁闷不畅者，可加香附、合欢花、玫瑰花；便溏怯寒、腹痛且腹部喜温喜按者，重用干姜，可加少量肉桂。

（4）脾胃湿热证

症状：腹中隐痛，泻下急迫或不爽，大便臭秽。脘闷不舒，口干不欲饮，可有口苦或口臭，肛门灼热。

舌脉：舌红，苔黄腻；脉濡数或滑数。

治法：清热利湿。

主方：葛根黄芩黄连汤（《伤寒论》）。

药物：方中重用葛根，既能发表解肌，以解在表之邪，又能升清阳，止泻利，使表解里和。因里热已炽，故用黄芩、黄连以清里热，甘草协调诸药。共奏表里两解、清热止利之功。

加减：口甜、苔厚腻者，加佩兰醒脾；苔厚者为湿浊甚，加豆蔻、石菖蒲、藿香以芳香化湿；腹胀者，加厚朴、枳实、陈皮以理气；脘腹痛者，加大腹皮、枳壳以行气止痛。

（5）寒热错杂证

症状：便前腹痛，大便时溏时泻，便后痛减，可伴有腹胀或肠鸣。口苦或口臭，畏寒，每受凉则发病。

舌脉：舌质淡，苔薄黄；脉弦细或弦滑。

治法：平调寒热，益气温中。

主方：乌梅丸（《伤寒论》）。

药物：方中乌梅酸温安蛔，涩肠止痢。花椒、细辛性味辛温，辛可伏蛔，温能祛寒并用。附子、干姜、桂枝温脏祛寒；人参、当归养气血。全方共奏缓肝调中、清上温下之功。

加减：口苦或胃脘灼热者，去附子、花椒及干姜，加吴茱萸、栀子；少腹冷痛者，去黄连，加荔枝核和小茴香；大便黏滞不爽、里急后重者，加槟榔、山楂炭、厚朴。

2. 肠易激综合征便秘型

（1）肝郁气滞证

症状：排便不畅，腹痛或腹胀。胸闷不舒，嗳气频作，两胁胀痛。

舌脉：舌暗红；脉弦。

治法：疏肝理气，行气导滞。

主方：四磨汤（《症因脉治》）。

药物：方中以乌药行气疏肝解郁。沉香下气降逆以平喘；槟榔行气导滞以除心下痞满，共为臣药。三药合用，行气疏肝以消痞满，下气降逆以平喘急。然而人以气为本，为防三药耗伤正气，故又配以人参益气扶正，以冀行气降气而不伤气。四药合用，共奏行气降逆、宽胸散结之功。

加减：肝郁化热见口苦或咽干肝火盛者，加菊花、黄芩、夏枯草；粪质干硬者，加麻仁、桃仁、杏仁。腹痛甚者，加延胡索、白芍。

（2）胃肠积热证

症状：排便艰难，数日一行，便如羊粪，外裹黏液，少腹或胀或痛。口干或口臭，头晕或头胀，形体消瘦。

舌脉：舌质红，苔黄少津；脉细数。

治法：泄热清肠，润肠通便。

主方：麻子仁丸（《伤寒论》）。

药物：方中麻子仁性味甘平，质润多脂，功能润肠通便。杏仁上肃肺气，下润大肠；白芍养血敛阴，缓急止痛。大黄、枳实、厚朴即小承气汤，以轻下热结，除胃肠燥热。蜂蜜甘缓，既助麻子仁润肠通便，又可缓和小承气汤攻下之力。

加减：便秘甚者，加生地黄、玄参、麦冬；腹痛甚者，加延胡索，要重视原方重用白芍之深意。

（3）阴虚肠燥证

症状：大便硬结难下，便如羊粪，少腹疼痛或按之胀痛。口干，少津。

舌脉：舌红苔少根黄；脉弱。

治法：滋阴泄热，润肠通便。

主方：增液汤（《温病条辨》）。

药物：方中重用玄参，其性咸寒润下，善滋阴降火，润燥生津。麦冬甘寒滋润，大有滋阴润燥之功；生地黄滋阴壮水，清热润燥。三药合而用之，大补阴津，即以增水，水满则舟自行。

加减：烦热或口干少津者，加知母、天花粉；头昏脑胀者，加枳壳、当归。若有五心烦热、潮热盗汗等阴虚甚，加熟地黄等滋阴通便；若有心悸、失眠、面色无华、内眼睑色淡等血虚之象，重用当归养血通便。

（4）脾肾阳虚证

症状：大便干或不干，排出困难，腹中冷痛，得热则减。小便清长，四肢不温，面色㿠白。

舌脉：舌淡苔白；脉沉迟。

治法：补益脾肾，温阳通便。

主方：济川煎（《景岳全书》）。

药物：方中肉苁蓉味甘咸性温，功能温肾益精，暖腰润肠。当归补血润燥，润肠通便；牛膝补益肝肾，壮腰膝，性善下行。枳壳下气宽肠而助通便；泽泻渗利小便而泄肾浊；妙用升麻以升清阳，清阳升则浊阴自降，相反相成，以助通便之效。诸药合用，既可温肾益精治其本，又能润肠通便以治标。

加减：舌边有齿痕、舌体胖大脾虚甚者，加炒白术、炒苍术健脾补肾通便；四肢畏冷或小腹冷痛喜暖者，加补骨脂、肉豆蔻温补脾肾通便。

（5）肺脾气虚证

症状：便前腹痛，但大便不干硬，纵有便意，但排便困难，神疲气怯，懒言，便后乏力。

舌脉：舌淡苔白；脉弱。

治法：补益肺脾，益气润肠。

主方：黄芪汤（《金匮翼》）。

药物：方中黄芪补脾肺之气，麻仁、白蜜润肠通便，陈皮理气。

加减：气虚明显者，可加党参、炒白术；久泻不止、中气不足者，加升麻、柴胡、黄芪；肺脾气虚型肠易激综合征很可能发展为便秘与腹泻不规则出现的混合型，见有腹痛喜按、畏寒便溏者，此方加炮姜、肉桂；脾虚湿盛者，加藿香、苍术、泽泻。

【常用中成药】

1. 补中益气颗粒（丸）：补中益气、升阳举陷，用于脾胃虚弱、中气下陷所致的泄泻。

2. 参苓白术颗粒（丸）：健脾、益气，用于体倦乏力、食少便溏。

3. 肉蔻四神丸：温中散寒、补脾止泻，用于大便失调、黎明泄泻、肠泻腹痛、不思饮食、面黄体瘦、腰酸腿软。

4. 附子理中丸：温中健脾，用于脾胃虚寒所致脘腹冷痛、呕吐泄泻、手足不温。

5. 滋阴润肠口服液：养阴清热、润肠通便，用于阴虚内热所致大便干结、排便不畅、口干舌燥、舌红少津等。

6. 人参健脾丸：健脾益气、和胃止泻，用于脾胃虚弱所致腹痛便溏、不思饮食、体弱倦怠。

7. 补脾益肠丸：补中益气、健脾和胃、涩肠止泻，用于脾虚泄泻。

8. 参倍固肠胶囊：固肠止泻、健脾温肾，用于脾肾阳虚所致的慢性腹泻、腹痛、肢体倦怠、神疲懒言、形寒肢冷、食少、腰膝酸软；肠易激综合征（腹泻型）见上述证候者。

9. 固本益肠片：健脾温肾、涩肠止泻，用于脾虚或脾肾阳虚所致慢性泄泻。

10. 痛泻宁颗粒：柔肝缓急、疏肝行气、理脾运湿，用于肝气犯脾所致腹痛、腹泻、腹胀、腹部不适等症；肠易激综合征（腹泻型）见上述证候者。

11. 枫蓼肠胃康颗粒：清热除湿化滞，用于伤食泄泻型及湿热泄泻型。

12. 固肠止泻丸：调和肝脾、涩肠止痛，用于肝脾不和所致泻痢腹痛。

13. 苁蓉润肠口服液：益气养阴、健脾滋肾、润肠通便，用于气阴两虚、脾肾不足、大肠失于濡润而致的虚证便秘。

14. 麻仁软胶囊：润肠通便，用于肠燥便秘。

15. 清肠通便胶囊：清热通便、行气止痛，用于热结气滞所致大便秘结。

16. 麻仁润肠丸：润肠通便，用于肠胃积热所致胸腹胀满、大便秘结。

【中医外治法】

1. 针灸：腹泻型肠易激综合征取足三里、天枢、三阴交，其实证用泻法，其虚证用补法，脾虚湿盛证加章门和脾俞；脾肾阳虚证加命门、关元、肾俞，亦可应用灸法；若有脘痞、纳呆加公孙；若肝郁则加肝俞、行间。肠易激综合征便秘型可取背俞穴和腹部募穴及下合穴为主穴，一般常用穴位是支沟、大肠俞、天枢、丰隆，实证宜用泻法，虚证宜用补法，患者见有寒象则可应用灸法，肠燥可用合谷穴和曲池穴；气滞可用泻法针刺中脘穴和行间穴；阳虚则加灸法于神阙穴。

2. 中医的按摩、穴位注射、穴位埋线、药浴等外治法均可对改善患者的临床症状有一定的积极作用。如中药敷贴疗法：敷贴的主穴为神阙穴，其中，体质偏虚患者的敷贴中药配方用白术、当归、党参、升麻等；体质偏实患者的敷贴中药配方用大黄、牡丹皮、黄芪等。敷贴频率为每日1次，敷贴时间为每次3~4小时，7天为1个疗程。采用多重给药途径等综合治疗方法可以最大限度地提高临床疗效。

目前肠易激综合征的治疗观念中已经引入了身心医学的概念，抗焦虑抑郁药物的使用已经逐渐在消化界引起重视，但使用的起点与结点仍有待深入研究和探析，中医因其辨病与辨证相结合的特点及整体调整的优势，可弥补现代医学对肠易激综合征中关于重叠症状及伴焦虑抑郁障碍等类型的患者治疗方案的不足，并且中医药治疗方法能够减少长期应用抗焦虑抑郁药物的不良反应，在肠易激综合征的临床方面作用重大，意义深远。

【护理概要】

近年来临床肠易激综合征发生正呈逐年增加趋势发展。在治疗肠易激综合征过程中主要存在3个问题，①负性情绪：部分肠易激综合征患者存在着不同程度焦虑、抑郁等负性情绪，这些情绪通过对神经系统产生不良刺激，对胃肠功能产生干扰，影响内脏的敏感性，可以诱发肠易激综合征；②不良生活习惯：功能性消化不良与患者的生活习惯密切相关；③迁延不愈：肠易激综合征病程较长，因病情久治不愈导致患者出现焦虑、抑郁、消极等情绪，而负性情绪又会加重病情或影响疾病发作，形成恶性循环，更加延长了患者的病情。可见，肠易激综合征患者均存在不同程度的心理或生理上不良表现，影响临床治疗效果。合理的、科学的护理能够显著改善肠易激综合征患者的心理状态及生活质量，帮助患者加速康复。基于循证理念的护理模式是一种新型护理模式。伴随循证医学发展，已逐渐渗入各个护理领域中。对于便秘型肠易激综合征患者，在治疗中联合应用穴位按摩与循证护理，结果显示能显著提高临床治疗效果，改善患者疾病症状，提高生活质量。对肠易激综合征患者，实施基于循证理念的整体护理干预，成立循证小组，寻找肠易激综合征的发病原因、临床治疗、疾病特征、护理原理和方法等证据。以循证实践为依托，从收集的证据入手，结合患者实际，从生理、心理等方面对患者进行综合指导。护理后患者症状严重指数、频率指数及 SAS、SDS 评分均较护理前有显著下降。提示基于循证理念的整体护理在改善患者临床症状及负性心理状态方面具有理想的效果。护理后患者生活质量各评估项评分均较护理干预前明显提高。提示在肠易激综合征治疗中给予有效的护理措施能显著改善其生活质量。基于循证理念的整体护理能够提高患者对疾病认识程度，改善其生活质量，临床意义显著。基于循证理念的整体护理对患者进行有针对性的心理指导、饮食指导、生活指导，可以有效促进患者心理状态改善，同时纠正其生活饮食习惯，利于胃肠功能恢复。此外，家属给予鼓励与支持，避免负性情绪对病情的不利影响，可以弥补常规护理内容单一的缺点，能够有效提高临床治疗效果。

【预后】

虽然肠易激综合征极易反复间歇发作，但是本病呈现的是一个良性过程，即使影响生活质量但绝大部分患者不至于严重影响全身情况，预后良好。当然，临床也有少数本病患者由于病程长、病情反复发作而影响全身状况。肠易激综合征多数情况下由情志因素诱发，症状又常常伴有心烦、失眠等情志病相关症状，所以须重视情志在肠易激综合征中的作用。可以对肠易激综合征患者进行心理疏导，也可以利用中医情志病方面的多重治疗方法的优势，在常规药物治疗的同时，配合应用音乐疗法、呼吸吐纳导引术等传统中医多重治疗方法来治疗本病。肠易激综合征大多受心理、社会等因素影响，建议可在治疗症状消失 4 周后进行随访。

IBS 呈良性过程，症状可反复或间歇发作，影响生活质量，但一般不会严重影响全身情况。在医师的持续关注下许多患者经进一步咨询、健康教育和合理用药，可在数周至数年内达到症状的缓解。无疗效者可增加精神心理方面的支持治疗和应用一些有特殊作用的药物；对重症、顽固的病例，不必追求治愈，更应着力于患者功能的改善，提高生活质量。

（吴国志　王艳丽　姜晓晓　孙雪霞　辛苗苗）

第四节　其他功能性胃肠病

【神经性厌食】

神经性厌食（anorexia nervosa，AN）是一种以厌食、严重的体重减轻和闭经（女性）为主要表现而无器质性基础的病证。病因不清，可能是精神因素、生理、家庭及社会文化等综合作用的结果。胃排空延迟及运动障碍是长期饥饿的结果还是食欲缺乏的原因，亦不十分清楚。西方青年女性中患病率为 10%。患者常因害怕发胖破坏体型而节制饮食、拒食，甚至贪食后又偷偷呕掉，在情绪上孤立，回避亲属；虽然体重减轻仍认为自己过胖，避免饮食，进行过度的体育活动，通过服药抑制食欲，甚至服利尿药和泻药。体重减轻甚至达恶病质程度。患者有多种胃电生理和神经激素的异常，如胃电节律障碍、胃窦收缩受损、固体食物的胃排空明显迟缓。患者常有神经内分泌功能失调，表现为闭经、低血压、心动过缓、体温过低及贫血水肿等。体重、症状与胃排空之间无明显关系。诊断依赖于典型的临床表现，食欲消失为特征性症状，恶病质的外表与充沛的精力共存为一特征，胃排空明显延迟是另一客观指标，还需排除其他器质性疾病。精神障碍的恢复十分重要，故抗抑郁药有应用价值。

【功能性呕吐】

功能性呕吐最主要的主诉是反复呕吐，而无导致呕吐的病理或明显心理病因。罗马诊断标准将其归入胃、十二指肠疾病,其诊断标准如下(必须包括以下所有条件):诊断前症状出现至少 6 个月,近 3 个月满足以上标准。①呕吐平均每周发作 1 次或 1 次以上;②不存在进食障碍、反刍或主要精神疾病(依据 DSM-Ⅳ);③不存在自行诱导或长期应用大麻;④没有可以解释反复呕吐的中枢神经系统疾病或代谢性疾病。标准中另外还提及"周期性呕吐综合征"的诊断,主要表现为同样的呕吐症状反复急性发作,每次发作持续不超过 1 周,且在前 1 年有 3 次或多次间断发作,在发作间期无恶心和呕吐。如果有偏头痛史或家族史则更加支持。诊断时需特别注意除外胃食管反流病和功能性消化不良。治疗时需重视营养支持,可试用抗恶心药物、抗抑郁药物,而心理支持、行为治疗等尚未证明有明确疗效。

【嗳气症】

嗳气症曾被称为神经性嗳气,显示其内在的功能性异常。患者有反复发作的连续性嗳气,企图通过吸气来解除患者本人认为是胃肠充气所造成的腹部不适和饱胀。事实上是由于不自觉地反复大量空气才吸气不尽,与进食无关。此症亦有癔症色彩,多在别人面前发作。罗马标准将其归入胃、十二指肠疾病中,并根据症状再细分为吞气症和非特异性过度嗳气。吞气症诊断标准为:在诊断前症状出现至少 6 个月,近 3 个月满足以下标准(必须包括以下所有条件):①每周至少发生数次反复嗳气;②可以客观地观察或检测到吞咽空气。非特异性过度嗳气诊断标准为:诊断前症状出现至少 6 个月,近 3 个月满足以下标准(必须包括以下所有条件):①每周至少发生数次反复嗳气;②没有过度吞咽空气的证据。

嗳气症需与胃食管反流病鉴别。治疗上可通过解释症状、演示正确动作、避免嚼硬物、口香糖和饮产气饮料,鼓励慢咽、小口吞咽等来改善,一般不提倡药物治疗,症状严重时,可试用精神镇静类药物。

【癔球症】

癔球症是患者主观上有某种说不清楚的东西或团块,在咽底部环状软骨水平处引起胀满、受压或阻塞等不适感,也被称为环咽部运动障碍,中医学称为"梅核气"。不少普通人群可间歇性地有此感觉,但以绝经期女性多见。患者在发病中多有精神因素,性格上有强迫观念。病因包括环咽部运动障碍、神经肌肉疾病和局部损害等,而发病机制很可能与咽肌或上食管括约肌的功能失调有关,临床表现主要为特殊形式的吞咽困难,经常做吞咽动作以求解除症状,有咽部异物感等。用食管镜和直接喉镜检查不能发现咽食管部有任何器质性病变或异物。最常用的诊断方法是 X 线活动摄影术和食管测压,但其压力改变亦无明确的定论。

罗马Ⅲ标准把癔球症列为功能性食管疾病的一种,其诊断标准为:诊断前症状出现至少 6 个月,近 3 个月满足以下标准(必须包括以下所有条件):①喉部持续或间断的无痛性团块或异物感;②感觉出现在两餐之间;③没有吞咽困难或吞咽痛;④没有胃食管酸反流引起症状的证据;⑤没有伴组织病理学异常的食管运动障碍。虽然病因治疗对有明确的神经肌肉疾病引起的症状有效,但病因常常欠清晰,尚未发现有明显有效的药物,可试用钙拮抗药。对环咽高压或松弛不全的患者可应用探条扩张术,甚至环咽部切开术。

【古文文献摘要】

《灵枢·邪气脏腑病形》:"大肠病者,肠中切痛而鸣濯濯,冬日重感于寒即泄,当脐而痛……小肠病者,小腹痛,腰脊控睾而痛,时窘之后……膀胱病者,小腹偏肿而痛,以手按之,即欲小便而不得。"

《兰室秘藏·中满腹胀》:"或多食寒凉,及脾胃久虚之人,胃中寒则胀满,或脏寒生满病"。

《诸病源候论·腹病诸候》:"久腹痛者,脏腑虚而有寒,连滞不歇,发作有时,发则肠鸣而腹绞痛,谓之寒中。是冷搏于阴经,令阳气不足,阴气有余也。寒中久痛不瘥,冷入于大肠,则变下利。"

《丹溪心法》:"脾气不和,中央痞塞,皆土邪之所为也。"

《医学正传》："浊气在上者涌之，清气在下者提之，寒者温之，热者清之，虚者培之，实者泻之，结者散之，留者行之，此治法之大要也。"

《医学入门》："大腹痛多食积外邪，脐腹痛多积热痰火，小腹痛多瘀血及痰与溺涩，脐下卒大痛，人中黑者，中恶客忤不治。"

《临证指南医案·腹痛》："腹处乎中，痛因非一，须知其无形及有形之为患，而主治之机宜，已先得其要矣。所谓无形为患者，如寒凝火郁，气阻营虚，及夏秋暑湿痧秽之类是也。所谓有形为患者，如蓄血、食滞、癥瘕、蛔蛲、内疝，及平素偏好成积之类是也。"

《景岳全书·心腹痛》："胃脘痛证，多有因食、因寒、因气不顺者……因虫、因火、因痰、因血者……，惟食滞、寒滞、气滞者最多，因虫、因火、因痰、因血者，皆能作痛，大多暴痛者多由前三证，渐痛者多由后四证。""因寒者常居八九，因热者十惟一二。……盖寒则凝滞，凝滞则气逆，气逆则痛胀由生。""痛有虚实……辨之之法，但当察其可按者为虚，拒按者为实；久痛者多虚，暴痛者多实；得食稍可者为虚，胀满畏食者为实；痛徐而缓，莫得其处者多虚，痛剧而坚，一定不移者为实；痛在肠脏中，有物有滞者多实，痛在腔胁经络，不干中脏而牵连腰背，无胀无滞者多虚。"

（吴国志　张向磊　张迎迎）

参 考 文 献

[1] 陈灏珠，林果为，王吉耀. 实用内科学 [M].14 版. 北京：人民卫生出版社，2013.

[2] 陈灏珠，钟南山，陆再英. 内科学 [M].8 版. 北京：人民卫生出版社，2013.

[3] 周仲瑛. 中医内科学 [M]. 北京：中国中医药卫生出版社，2011.

[4] 陆再英，钟南山. 内科学 [M].7 版. 北京：人民卫生出版社，2008.

[5] 王凯，范晓鹏. 中医外治法治疗功能性消化不良 120 例 [J]. 中医杂志，2002，43 (12)：927 - 928.

[6] 佘文艳. 针对性护理干预对功能性消化不良患者症状及睡眠质量的影响观察 [J]. 基层医学论坛，2018，22 (14)：1991 - 1992.

[7] 何琼. 护理干预对功能性消化不良患者抑郁焦虑及临床疗效的影响分析 [J]. 大家健康（上旬版），2017，11 (4)：219 - 220.

[8] 文华海. 黛力新改善功能性消化不良患者心理预后效果的分析 [J]. 中国中西医结合消化杂志，2017，25 (5)：50 - 53.

[9] 邓小清，韦月兰. 综合护理干预对功能性消化不良患者焦虑抑郁和生活质量的影响 [J]. 数理医药学杂志，2019，32 (3)：133 - 135.

[10] 王爽. 探讨护理干预对功能性消化不良患者抑郁焦虑心理的影响 [J]. 中国医药指南，2017，15 (21)：236 - 237.

[11] 窦振侠. 护理干预对功能性消化不良患者情绪的影响和措施探讨 [J]. 系统医学，2019，4 (4)：170 - 172.

[12] 江竹慧，张琦. 功能性消化不良护理干预方法及作用 [J]. 中国继续医学教育，2020，12 (23)：185 - 187.

[13] DEIANAS, GABBANIT, BAGNOLIS, etal. Emerging drug for diarrhea predominant irritable bowel syndrome [J]. Expert Opin Emerg Drugs, 2015, 20 (2)：247 - 261.

[14] 樊荣荣. 功能性胃肠病伴焦虑、抑郁状态及其与胃肠道症状积分的相关性研究 [J]. 世界临床医学，2017，11 (5)：65，67.

[15] 林燕妹，林益平，邱妹妹，等. 正念疗法心理干预对伴有焦虑抑郁状态的肠易激综合征患者心理和生活质量的影响 [J]. 中国临床研究，2016，29 (10)：1431 - 1433.

[16] 陈丽萍，刘小苹，罗世秋，等. 穴位按摩结合循证护理对 IBS-C 患者临床效果的研究 [J]. 国际护理学杂志，2016，35 (3)：341 - 344.

[17] 欧华妙，韩燕萍，陈益耀，等. 基于循证理念的整体护理对肠易激综合征患者心理状态、生活质量及疾病认知的影响 [J]. 海南医学，2020，31 (9)：1213 - 1217.

第七章 腹 泻

第一节 中西医概述

健康人每日解成形便一次，粪便量不超过 200~300 g。腹泻是一种临床上常见症状，是指排便次数明显超过平日习惯的频率，排便次数增多（>3 次/日），粪便量增加（>200 g/d），粪质稀薄，水分增加，每日排便量超过 200 g，或含未消化食物或脓血、黏液。腹泻常伴有排便急迫感、肛门不适、失禁等症状。

【胃肠道水电解质生理学】

每日摄取三餐后，约有 9 L 液体进入肠道，其中大约 2 L 来自所摄取的食物和水分，而其余约 7 L 则为消化道分泌液。在禁食期间，肠腔内含极少量液体。通过小肠的食糜容量取决于摄取食物的性质，高渗性饮食所造成的容量比等渗或低渗者大得多。在通过小肠的过程中，食糜转变为与血浆相同的渗透压，当到达末端回肠时，它已是等渗状态。每日有 1~2 L 液体进入结肠，而结肠每日有吸收 3~5 L 水分的能力，因此，每日粪中水分仅 100~200 mL。总之，肠道能处理大量来自上消化道的分泌液和食物中的水和电解质，由于其巨大的吸收能力，正常粪中丢失很少。

【腹泻的病理生理】

从病理生理角度进行分析，腹泻的发病机制主要包括以下 4 种类型。在临床上，大多数腹泻往往是在多种机制共同作用下发生的。

（一）分泌性腹泻

分泌性腹泻是由于肠黏膜受到外界刺激，如异常介质、代谢物质等，而致水、电解质分泌过多或吸收受抑所引起的腹泻。肠吸收细胞的刷状缘含有许多微绒毛，同时小肠黏膜的隐窝细胞顶膜有起分泌水和电解质至肠腔作用的 Cl^- 传导通道。当肠细胞分泌功能增强、吸收减弱或二者同时存在时，均可引起水和电解质的净分泌相对增加而引起分泌性腹泻。能引起分泌性腹泻的疾病很多，大致分为 5 类。

1. 异常的介质：各种异常的介质可激活小肠、大肠细胞膜上的 cAMP，胞内 cAMP 含量剧增，使细胞质钙离子含量增高，导致肠道分泌增加，大量水分、碳酸氢钠、氯化物和钾离子丧失。这些介质包括细菌的肠毒素、摄取胺前体脱羧（amine precursor uptake and decarboxylation，APUD）细胞肿瘤病理性分泌的胃肠多肽、5 - 羟色胺、前列腺素等。

2. 内源或外源性导泻物质：如胆酸、脂肪酸、某些泻药等。正常人的胆酸在肝内合成后，随胆汁进入肠腔，大部分在肠肝循环的作用下由回肠被吸收而回到肝脏，每日由粪便排出的胆酸仅 500 mg 左右。在广泛回肠病变、回肠切除或旁路时，胆酸重吸收发生障碍而进入结肠，刺激结肠分泌而引起分泌性腹泻。过量脂肪酸对结肠的刺激也是分泌性腹泻的原因之一。

3. 肠道淋巴引流障碍：肠结核、广泛小肠淋巴瘤、克罗恩病等。

4. 分泌性直肠或乙状结肠绒毛腺瘤。

5. 先天性氯化物腹泻（Cl^-：HCO_3^- 交换机制缺陷）和先天性钠腹泻（Na^+：H^+ 交换机制缺陷）等。

分泌性腹泻具有如下特点：①每日大便量超过 1 L（多达 10 L 以上）；②大便为水样，无脓血；③血浆 – 粪质渗透差 <50 mmol/L H_2O，这是由于粪便主要来自肠道过度分泌，其电解质组成和渗透压与血浆十分接近；④粪便的 pH 多为中性或碱性；⑤禁食 48 小时后腹泻仍持续存在，大便量仍大于 500 mL/24 h。

（二）渗透性腹泻

渗透性腹泻是由于肠腔内存在大量高渗性食物或药物，导致大量水分被动进入肠腔使渗透压明显升高而引起腹泻，多由糖类吸收不良引起。在机体双糖酶或单糖转运机制缺乏时，这些小分子糖不能被吸收而积存在肠腔内，体液水分大量进入肠腔而致。当肝胆胰疾病导致消化不良时，常伴有脂肪和蛋白质吸收不良，亦可致腹泻。

渗透性腹泻有两大特点：①粪便渗透压差扩大；②禁食 48 小时后腹泻停止或显著减轻。所谓粪便渗透压差是指粪便渗透压与粪便电解质摩尔浓度之差。由于粪便在排出体外时，渗透压一般与血浆渗透压相等，因此，可用血浆渗透压代替粪便渗透压。计算公式为：粪便渗透差 = 血浆渗透压 – 2×（粪 Na^+ + 粪 K^+），血浆渗透压取恒数即 290 mOsm/L。正常人的粪便渗透压差为 50～125 mOsm/L，渗透性腹泻患者粪便渗透压主要由不被吸收的溶质构成，Na^+ 浓度往往少于 60 mmol/L，因此粪便渗透压差 >125 mOsm/L。

（三）渗出性腹泻

渗出性腹泻可分为非感染性和感染性两类，前者可为炎症性肠病、放射线、肿瘤、自身免疫、营养不良等。后者的病原体可是细菌、病毒、真菌、寄生虫等。当各种因素导致肠黏膜的完整性受到破坏，肠壁大量渗出液体，此时炎症渗出虽占重要地位，但因肠壁组织炎症及其他改变而导致肠分泌增加。此外，吸收不良和运动加速等病理生理过程在腹泻发病中亦起很大作用。

渗出性腹泻的特点是粪便含有渗出液和血。结肠特别是左半结肠病变多可见有肉眼脓血便。小肠病变渗出物及血均匀地与粪便混在一起，除非有大量渗出或蠕动过快，一般无肉眼脓血，需显微镜检查发现。

（四）胃肠动力失常

部分药物、疾病和胃肠道手术可改变肠道正常的运动功能，促进肠蠕动，使肠内容物过快地通过肠腔，与黏膜接触时间过短，从而影响消化与吸收，发生腹泻。

引起肠道运动加速的原因包括神经病变（糖尿病等）、肠促动力性激素（甲状腺素、生长抑素等）、药物性因素（莫沙必利、普萘洛尔等）、胃肠手术（胃次全切除或全胃切除、回盲部切除）等。由肠运动加速引起腹泻的常见疾病有：肠易激综合征、甲状腺功能亢进症、糖尿病、胃肠手术、甲状腺髓样癌、类癌综合征等。

单纯胃肠运动功能异常性腹泻的特点是粪便不带渗出物，往往伴有肠鸣音亢进，腹痛可有可无。腹泻的发生往往有以上几种机制混合作用，相互推动。此外还有一些腹泻难以用以上机制解释，其病理生理尚待阐明。

腹泻以排便次数增多，粪便溏稀为主症，中医病名为"泄泻"。最早记载于《黄帝内经》，如《素问·气交变大论》中有"鹜溏""飧泄""注下"等病名。指出了风、寒、湿、热皆可致泻，如《素问·举痛论》中记载："寒气客于小肠，小肠不得成聚，故后泄腹痛矣。"《素问·阴阳应象大论》有：

"湿盛则濡泄""春伤于风，夏生飧泄"等。《素问·至真要大论》提出热泄的概念："暴注下迫，皆属于热。"对于泄泻所涉及的脏腑及临证表现，《素问·宣明五气》曰："大肠小肠为泄。"《素问·脏气法时论》谓："脾病者……虚则腹满肠鸣，飧泄食不化。"《素问·脉要精微论》曰："胃脉实则胀，虚则泄。"《难经·第五十七难》提出了"五泄"，"泄凡有五，其名不同：有胃泄，有脾泄，有大肠泄，有小肠泄，有大瘕泄，名曰后重……"东汉张仲景在《金匮要略·呕吐哕下利病脉证治第十七》中将泄泻与痢疾统称为下利，"下利清谷，里寒外热，汗出而厥者，通脉四逆汤主之。""气利，诃梨勒散主之。"还有关于实热积滞造成下利及治法的记载："下利谵语者，有燥屎也，小承气汤主之。"至隋代巢元方《诸病源候论》始明确将泄泻与痢疾分述之。宋代以后才统称为泄泻。宋代陈无择在《三因极一病证方论·泄泻叙论》中提出情志失调亦可引起泄泻，如"喜则散，怒则激，忧则聚，惊则动，脏气隔绝，精神夺散，以致溏泄。"金元四大家之一的朱丹溪不仅对泄泻做了记载，还对泄泻和痢疾进行了鉴别。《局方发挥》："水谷或化或不化，并无努责，惟觉困倦。若滞下则不然，或脓或血，或脓血相杂，或肠垢，……虽有痛、不痛、大痛之异，然皆里急后重，逼迫恼人。"明代张介宾提出治疗泄泻的原则是分利，《景岳全书·泄泻》云："凡泄泻之病，多由水谷不分，故以利水为上策。"明代李中梓在《医宗必读·泄泻》中提出治泻九法，即淡渗、升提、清凉、疏利、甘缓、酸收、燥脾、温肾、固涩，对后世治疗泄泻影响巨大。清代何梦瑶《医碥·泄泻》："泄泻之证，水谷或化或不化，腹痛或不痛，并无努责，亦无脓血及里急后重，惟觉困倦耳，故与痢疾异。"提出了泄泻与痢疾的鉴别诊断要点。叶天士在《临证指南医案·泄泻》创立了治疗久泻的泄木安土之法。

（吴国志　张向磊　张迎迎　陈洪琳　丁广智）

第二节　急性腹泻

肠蠕动过快、肠黏膜的分泌旺盛与吸收障碍，致排便频率增加，粪质稀薄，含有异常成分，起病急骤，每天排便可达3次以上，粪便量多而稀薄，排便时常伴腹鸣、肠绞痛或里急后重者称为急性腹泻。

腹泻应与肠运动过快所致的排便次数增多和肛门括约肌松弛失禁区别。

中医学没有急性腹泻的病名，中医学"泄泻"的概念是指以排便次数增多，粪质溏薄或完谷不化，甚则泻出如水样为主症的病证。本病的临床表现与中医"泄泻"中"暴泻"的证型相对应，故应属于中医学"泄泻"范畴。

【急性腹泻的常见病因】

（一）急性肠疾病

急性肠疾病主要包括急性肠道感染：细菌性、病毒性、真菌性、寄生虫性、阿米巴性等；以及细菌性食物中毒：由金黄色葡萄球菌、沙门菌、变形杆菌、嗜盐菌等引起。

（二）急性中毒

急性中毒包括植物性（毒蕈、桐油等）、动物性（河豚、鱼胆）、化学毒物（有机磷、砷）等。

（三）全身性疾病

败血症、霍乱与副霍乱、伤寒或副伤寒、流行性感冒、麻疹、过敏性紫癜、变态反应性肠病、内分泌疾病（甲状腺危象、慢性肾上腺皮质功能减退性危象等）、药物不良反应等。

【中医病因病机】

1. 病因：感受外邪、饮食所伤为急性腹泻的病因。
2. 病位：急性腹泻病位在肠，脾为其主病之脏。
3. 病机：六淫皆可导致泄泻，六淫致泻多以湿邪为主，常夹寒、夹暑热之邪共同为病，干扰脾胃升降功能；饮食过量、嗜食肥甘和生冷之品或误食不洁之物而伤于脾胃。

【临床表现】

急性腹泻多由感染因素所引起，临床上除腹泻外，一般都有发热、腹痛及白细胞增多等表现。这些临床表现是共同的，对肠道感染的部位及病原菌均无诊断价值，因此，需首先鉴别是小肠或结肠感染。小肠感染性腹泻的特点是脐周或右下腹阵发性痛，且伴有腹胀或肠鸣，腹泻每天 5～10 次，粪便量多呈稀水便，混有泡沫及未消化食物残渣，严重感染者为稀水血便，排便前腹痛，便后腹痛可减轻或消失而有舒适感。结肠感染性腹泻的腹痛，常在下腹或左下腹部，一般不伴肠鸣，腹泻频繁，较小肠感染性腹泻次数显著增多，粪便量少，呈脓血便外观，有里急后重及下坠感。小肠感染性腹泻多见于葡萄球菌食物中毒或沙门菌属肠炎，而结肠感染性腹泻常由志贺菌或其他痢疾杆菌所引起。

【诊断】

病史在急性腹泻中对诊断的帮助很大。细菌性痢疾发生于各种年龄，但以儿童及青壮年多见，轮状病毒性胃肠炎和致病性大肠埃希菌肠炎则多见于婴幼儿，阿米巴痢疾以成年男性多见，肠道寄生虫病、肠结核、克罗恩病和溃疡性结肠炎、双糖酶缺乏症多见于青壮年，肠易激综合征则以中年女性为主，结肠癌和胰头癌则主要见于中老年。血管硬化所致大肠缺血性腹泻主要见于老年。

急性腹泻以感染性占大多数。急性菌痢常有和痢疾患者接触史或不洁饮食史。霍乱在沿海地区相对多见，在短期内呈水型或食物型暴发流行，可沿交通线传播，内陆患者常有到沿海旅游及食用海鲜等病史。急性细菌性食物中毒常于进食后 2～24 小时发病，常有同餐者先后发病。旅游者腹泻常在热带国家旅游时发生，可在抵达旅游地后 2～3 周发生腹泻。中毒者有特定的毒物摄入史。艾滋病常有腹泻、消瘦症状，应详细询问性病和药瘾史。如进食牛奶后腹泻者，应考虑乳糖酶缺乏，部分患者腹泻也要考虑服用药物的原因。手术后、老年或有休克患者，尤以在接受广谱抗生素治疗后，应考虑抗生素相关性腹泻或假膜性肠炎可能。

大便量多而水样，提示分泌性腹泻，如结合胆酸缺乏、VIP 瘤、促泌素瘤或肠瘘、小肠切除等引起。粪便中仅见黏液无脓血者，常为肠易激综合征。有大量黏液者，提示结肠绒毛状腺瘤。小肠源性腹泻大便量多，次数较少，大肠源性腹泻则次数频繁，大便量少，常伴黏液或血液。急性菌痢先为稀便后呈脓血便，伴里急后重。空肠弯曲菌、小肠结肠耶尔森菌、侵袭性大肠埃希菌等所引起的肠炎，亦可有同样表现。此外，还应除外急性阿米巴痢疾、血吸虫病和胃肠型恶性疟疾。典型阿米巴痢疾大便为深红色果酱样。粪便稀薄如水，伴明显恶臭、呕吐者，多见于食物中毒性感染，食后 2～5 小时发生者，多为金黄色葡萄球菌、蜡样芽孢杆菌食物中毒，食后 6～24 小时发病，则以沙门菌、变形杆菌、A 型产气荚膜梭状芽孢杆菌引起者可能性大。腹泻呕吐物呈米泔水样，失水严重，应考虑霍乱。急性出血坏死性肠炎的大便带有恶臭，呈紫红色血便。尿毒症时亦可有血便发生。

腹泻以便血为主者应考虑小肠淋巴瘤、肠结核、结肠癌、恶性组织细胞病和缺血性肠病。脂肪性腹泻者，因其脂肪酸及羟基脂肪酸对肠黏膜刺激，水电解质分泌增加表现为水泻，大便油腻，量多，气味难耐，不易从便池冲洗，如胰腺病变、乳糜泻等。糖吸收不良者常有肠鸣、腹胀、大便有泡沫及酸臭味，除见于脂肪泻外，大便恶臭者，尚提示未吸收的氨基酸由细菌腐败分解，见于小肠淋巴管扩张所致的蛋白丢失性胃肠疾病。

进一步的辅助检查如下。

（一）实验室检查

1. 粪便检查：常用的粪便检查有大便隐血试验、涂片查白细胞、脂肪、寄生虫及虫卵，大便培养细菌等，对于腹泻的诊断有很大的帮助。

2. 血液检查：测血红蛋白、白细胞及其分类（嗜酸性粒细胞）、血浆蛋白、电解质、血浆叶酸和维生素 B_{12} 浓度、肾功能及血气分析等。

3. 小肠吸收功能试验：可通过粪脂测定、糖类吸收试验、蛋白质吸收试验、维生素 B_{12} 吸收试验（Schilling 试验）、胆盐吸收试验等有助于了解小肠吸收功能。

4. 血浆胃肠多肽和介质测定：对于各种 APUD 瘤引起的分泌性腹泻有重要诊断价值，多采用放射免疫法检测。

（二）器械检查

1. B 超：是用于检测肝胆胰疾病的最常用方法。

2. X 线检查：包括腹部平片、钡餐、钡灌肠、CT 及选择性血管造影，有助于观察胃肠道黏膜的形态、胃肠道肿瘤、胃肠动力等。螺旋 CT 仿真内镜，提高了肠道病变的检出率和准确性。

3. 内镜检查：结肠镜检查和活检对于结肠的肿瘤、炎症等病变具有重要诊断价值。小肠镜可观察十二指肠和空肠近端病变，并可取活检及吸取空肠液做培养。ERCP 有助于胆、胰疾病的诊断。胶囊内镜提高了小肠病变的检出率。

【西医治疗】

1. 一般治疗：尽量卧床休息，口服葡萄糖、电解质液以补充体液的丢失。如果持续呕吐或明显脱水，则需静脉补充 5%～10% 葡萄糖盐水及其他相关电解质。鼓励摄入清淡流质或半流质食品，以防脱水或治疗轻微的脱水。

2. 对症治疗：必要时可使用止吐药、解痉药、止泻药。

3. 抗菌治疗：对于感染性腹泻，可适当选用有针对性的抗生素，尽量根据药敏结果选择适宜的抗生素药物。但应防止抗生素滥用。对于其他类型的腹泻，要针对病因用药治疗，不可盲目使用抗生素。

【中医辨证分型】

急性腹泻多以湿盛为主，重在化湿，佐以分利，其次根据寒热不同运用清化湿热和温化寒湿治法，兼表邪者，可疏解；兼伤食者，可消导。

另外需要说明：本节内容急性腹泻辨证分型没有纳入脾胃虚弱型，是因为脾胃虚弱型腹泻大都时发时止，病程较长，归属于慢性腹泻之中，但是，必须明确的是脾胃虚弱型体质患者可以发作急性腹泻，因其急性发作时的证型可归类于本章节的寒湿阻滞证、湿热伤中证、食积肠胃证类型，治疗时须在本节证型基础上加减运用补益脾胃的药物即可，故没有单独列出。

1. 寒湿阻滞证

症状：泄泻清稀，甚者如水样，纳呆，腹痛肠鸣，或可兼见外感风寒症状，如发热、恶寒、头痛、肢酸头身困重疼痛等。

舌脉：舌苔白或白腻，脉濡缓。

2. 湿热壅滞证

症状：泄泻伴腹痛，暴注下迫或泻而壅滞不爽，烦热口渴，小便短黄，大便黄褐色，气味臭秽，肛门灼热。

舌脉：舌质红，苔黄腻，脉滑。

3. 食积肠胃证

症状：脘腹胀满，肠鸣腹痛，泻下粪便臭如败卵，泻后痛减，可伴有纳呆、嗳腐酸臭等症状。

舌脉：舌苔厚腻，或垢浊，脉滑。

【辨证论治】

1. 寒湿阻滞证

症状：泄泻清稀，甚者如水样，纳呆，腹痛肠鸣，或可兼见外感风寒症状，如发热、恶寒、头痛、肢酸头身困重疼痛等。

舌脉：舌苔白或白腻，脉濡缓。

治法：芳香化湿，散寒止泻。

主方：藿香正气散（《太平惠民和剂局方》）加减。

药物：藿香解表散寒化湿，芳香化浊；半夏、苍术、茯苓、陈皮化湿健脾，和中止呕；厚朴、大腹皮理气除满；紫苏、白芷、桔梗解表散寒，调畅气机，加木香理气止痛。本方既解表散寒，又兼有理气和中，芳香化湿健脾之功效，适用于外感风寒、内伤湿滞的泻下清稀、腹痛肠鸣、恶寒头痛之证。

加减：若湿邪偏重，小便不利，肠鸣腹满，可改用胃苓汤健脾行气祛湿；若表寒重，加荆芥、防风以发散风寒；若外感寒湿，且饮食生冷，泻下清稀伴有腹痛，可加服纯阳正气丸以温中散寒，化湿理气（纯阳正气丸详见下文常用中成药）。

2. 湿热壅滞证

症状：泄泻伴腹痛，暴注下迫或泻而壅滞不爽，烦热口渴，小便短黄，大便黄褐色，气味臭秽，肛门灼热。

舌脉：舌质红，苔黄腻，脉滑。

治法：清热燥湿，分利止泻。

主方：葛根芩连汤（《伤寒论》）加减。

药物：葛根解肌清热，升清止泻；黄芩、黄连苦寒燥湿清热，木香理气止痛，甘草甘缓调中；车前草和茯苓利水止泻。本方有解表清里、升清降浊止泻之功。

加减：若有头痛、发热、脉浮等表证未解，加用薄荷、金银花、连翘以疏风清热；若在夏暑之间，症见发热头重，烦渴自汗，小便短赤，脉濡数，可改用新加香薷饮合六一散表里双解，清暑利湿止泻。若湿邪偏重，加藿香、茯苓、厚朴、猪苓、泽泻健脾利湿；若夹食滞，加山楂、麦芽、神曲消食导滞。

3. 食积肠胃证

症状：脘腹胀满，肠鸣腹痛，泻下粪便臭如败卵，泻后痛减，可伴有纳呆、嗳腐酸臭等症状。

舌脉：舌苔厚腻，或垢浊，脉滑。

治法：消食导滞，和中止泻。

主方：保和丸加减。

药物：神曲、山楂、莱菔子消食和胃；半夏、陈皮和胃降逆；茯苓健脾祛湿；连翘清肠胃食积之热。本方不但消积和胃，且有清利肠道食积所化之热的作用，可治疗食滞肠胃导致的急性腹泻。

加减：食积化热可加黄连清热燥湿止泻；本病亦可加谷芽、麦芽增强消食之力；若食积较甚，脘腹胀满，以"通因通用"为原则，用枳实导滞丸，以大黄、枳实涤荡肠道积滞，则邪去正安泄泻得止；兼脾虚可加白术、扁豆、焦白术等健脾祛湿，但加健脾药物须谨慎斟酌用量，勿关门留寇。

【常用中成药】

1. 肠舒止泻胶囊：益气健脾，清热化湿。用于脾虚湿热所致的急慢性泄泻。
2. 枫蓼肠胃康颗粒：清热除湿化滞。用于急性胃肠炎属伤食泄泻型及湿热泄泻型者。
3. 克痢痧胶囊：解毒辟秽，理气止泻。用于急性腹泻、痢疾。中病即止，避免长久使用。
4. 纯阳正气丸（胶囊）：温中散寒，用于暑天感受寒湿之邪引起的腹痛吐泻，胸膈胀满，头痛恶寒，肢体酸重。

【中医外治法】

1. 针灸治疗

（1）针刺：以手足阳明经和足太阴经经穴为主，辅以足太阳经经穴。主穴：天枢、大肠俞、中脘、气海、关元、足三里；配穴：肝郁者加期门和太冲穴；寒湿困脾加神阙、阴陵泉、三阴交；肠道湿热加合谷和下巨虚穴；食滞胃肠加建里穴；脾气亏虚加脾俞穴。

（2）灸法：急性腹泻的艾灸治疗，腹部的任脉俞穴最为常用，例如：神阙、气海、关元、天枢等穴位；临床须辨证施灸，脾虚患者腹泻伴乏力甚者灸气海；若脐部疼痛不适灸神阙；若寒湿困脾证灸水分穴。急性腹泻可用温热之品作为隔物灸的介质，如隔葱灸治疗泄泻腹胀，隔附子灸治疗寒湿困脾腹泻，此证亦可隔姜灸。

2. 其他外治疗法

（1）耳针疗法

取穴：大肠、小肠、交感、肺、神门、直肠下段，刺后埋针，每日1次。

（2）刺络疗法

取穴：曲池、委中、金津、玉液，湿热胜者，加十二井穴和十宣穴。三棱针取曲泽、委中放血5～10 mL，金津、玉液、十二井穴或十宣穴用三棱针点刺出血，直到放血的血色变为鲜红方停止放血，此方法适用于急性腹泻的肠道湿热证，也可以用于急性腹泻脱水者。寒湿困脾证腹泻严重者，可用曲泽、委中表面青色血管隆起处刺络放血。

【护理概要】

急性腹泻病情进展迅速，如果治疗不及时会引发严重的并发症，对患者造成不利影响，甚至危害患者的生命安全。所以在确诊之后，需要进行药物等手段治疗。秉承着"以人为本"的原则，综合落实病情观测、药物指导、心理及环境护理等措施。将患者作为重心，要及时掌握患者的病情变化，生命体征不平稳时尤其需要注意，尽量加强监测力度，通过针对性的护理来稳定患者的病情。而心理护理可以降低患者不良情绪的程度，使患者保持愉快，并积极主动参与到疾病康复治疗中。药物指导则可以在最短时间内改善患者的腹泻症状。但是，在药物治疗时，存在部分患者用药过程中出现药物错服、药物漏服，此时护理人员应指导家属一同加强患者的用药监督，并在药瓶上明显处标注药物服用剂量及服用方法，设置服药时间的闹钟，确保患者用药。

护理人员除了上述护理措施，也应当宣传预防感染性腹泻的方法：①养成良好的生活习惯，餐前、排便后要洗手。②亲密接触者中存在腹泻患者，需要对该患者的餐具进行消毒。③不饮用生水、过期食品，尽量少吃刺激性、隔夜的食物。④分开放置消毒、未消毒的物品，降低交叉感染风险。⑤在急性腹泻的高发期，尽量避免去人群聚集的场所。

急性腹泻患者在综合护理过后，病情均得到显著改善。加强腹泻的临床观察与护理具有重要的现实意义。在药物治疗成年人急性感染性腹泻患者时，配合病情观测、饮食护理、心理护理、用药指导、环境护理等措施，可以取得最佳的治疗效果，预防各类并发症，降低疾病的复发概率，缩短病程，提高患者的预后。

【预后】

急性腹泻如果治疗及时且用药准确，绝大多数在短期内可痊愈，偶尔有少数患者，暴泄不止，破气消津伤及阴液，有可能转为痉、厥、闭、脱等危重证候，尤其是伴有高热、呕吐、热毒症状甚者恐预后大凶。急性腹泻因失治、误治，迁延日久，亦可由实转虚，转变为慢性腹泻。腹泻日久脾病及肾，肾阳亏虚，脾失温煦，不能腐熟水谷，可成命门火衰之五更泄泻。

（吴国志　张向磊　陈燕华　王　帅　王　珺）

第三节　慢性腹泻

慢性腹泻指排便次数增多（＞3 次/日），粪便量增加（＞200 g/d），粪质稀薄（含水量＞85%）超过 3～6 周或反复发作。

中医学没有慢性腹泻的病名，本病的临床表现与中医"泄泻"中"久泄"的证型相对应，故应属于中医学"泄泻"的范畴。

【慢性腹泻的常见病因】

（一）胃肠道疾病

胃癌、萎缩性胃炎、慢性菌痢、肠结核、嗜酸性粒细胞性胃肠炎、肠易激综合征、原发性小肠吸收不良、溃疡性结肠炎、回盲部切除术后、胃切除术后、克罗恩病、结肠息肉、类癌、结肠癌、慢性阿米巴结肠炎、肠道菌群失调、放射性肠炎、肠淋巴瘤、盲袢综合征、Whipple 病等。在血吸虫病流行区，慢性腹泻亦可见于结肠血吸虫病。

（二）肝、胆道、胰腺疾病

慢性肝炎、肝硬化、肝癌、长期阻塞性黄疸、胰腺癌、慢性胰腺炎、胆管癌、APUD 瘤等。

（三）全身性疾病

糖尿病、系统性红斑狼疮、甲状腺功能亢进症、慢性肾上腺皮质功能减退、腺垂体功能减退结节性多动脉炎、混合性风湿免疫疾病、动脉粥样硬化、食物过敏、尿毒症、甲状旁腺功能减退、烟酸缺乏等。

【中医病因病机】

1. 病因：感受外邪、饮食所伤、情志失调、病后体虚、禀赋不足等都可以成为慢性腹泻的主要病因。
2. 病位：病位在肠，主病之脏当属脾脏，与肝、肾二脏密切相关。
3. 病机：基本病机是各种因素导致脾胃受损，湿困脾土，肠道分清泌浊和传导功能失司导致本病发生。病理因素主要是湿，湿为阴邪，极易困阻脾阳；湿邪同时可以兼夹寒、热、积滞等。脾主运化，喜燥恶湿，大小肠司泌浊和传导。若脾失健运，小肠失于分清泌浊，则发生本病。慢性腹泻多见于虚证，多因脾运失职而生湿，或他脏伤脾，如肝木克脾，或肾虚则肾阳之火不能暖脾，致水谷不化所致本病。

临床中仍然有因暑湿之邪、寒湿之邪、湿热之邪侵袭损伤脾脏和肠道功能，久泻不愈，形成实证或虚实夹杂之证的慢性腹泻。

【诊断】

慢性腹泻的原发疾病或病因诊断须从病史、症状、体征、实验室检查中获得依据。可从起病及病程、腹泻次数及粪便性质、腹泻与腹痛的关系、伴随症状和体征、缓解与加重的因素等方面收集临床资料。

进一步的辅助检查同第七章第二节。

【西医治疗】

腹泻的治疗应针对病因进行治疗，但相当部分的腹泻需根据其病理生理特点给予对症和支持治疗。

（一）病因治疗

感染性腹泻需根据病原体进行治疗。乳糖不耐受症和乳糜泻需分别剔除食物中的乳糖或麦胶类成分。高渗性腹泻应停食高渗的食物或药物。胆盐重吸收障碍引起的结肠腹泻可用考来烯胺吸附胆汁酸而止泻。治疗胆汁酸缺乏所致的脂肪泻，可用中链脂肪代替日常食用的长链脂肪，前者无须经结合胆盐水解和微胶粒形成等过程而直接经门静脉系统吸收。慢性胰腺炎可补充胰酶等消化酶，过敏引起的要注意避免接触过敏原及停用相关药物。

（二）对症治疗

1. 纠正腹泻所引起的失水、电解质紊乱和酸碱平衡失调。

2. 对严重营养不良者，应给予营养支持。谷氨酰胺是体内氨基酸池中含量最多的氨基酸，它虽为非必需氨基酸，但它是生长迅速的肠黏膜细胞所特需的氨基酸，与肠黏膜免疫功能、蛋白质合成有关。因此，对弥漫性肠黏膜受损者，谷氨酰胺是黏膜修复的重要营养物质，在补充氨基酸时应注意补充谷氨酰胺。

3. 严重的非感染性腹泻可用止泻药。如蒙脱石散 3 g/次，3 次/日；药用炭 1.5 ~ 4 g/次，2 ~ 3 次/日；鞣酸蛋白 1 ~ 2 g/次，3 次/日；复方樟脑酊 2 ~ 5 mL/次，3 次/日；洛哌丁胺 4 mg/次，3 次/日；消旋卡多曲 100 mg/次，3 次/日。

【中医辨证分型】

慢性腹泻以虚证居多，但是临床中仍然有以暑湿证和寒湿证、湿热证等实证或虚实夹杂为主症的慢性腹泻，所以慢性腹泻中医辨证证型较为复杂，临床不能把本病完全归于虚证来看待，应视病情具体临床表现而辨证。

1. 寒湿困脾证

症状：大便清稀或如水样，腹痛肠鸣。食欲缺乏，脘腹闷胀，胃寒。

舌脉：舌苔薄白或白腻，脉濡缓。

2. 肠道湿热证

症状：患者可有外感湿热之邪的症状，如头痛头昏沉，咽痛，肢节酸痛身体困重等，腹痛即泻，泻下急迫，粪色黄褐臭秽。肛门灼热，腹痛，烦热口渴，小便短黄。

舌脉：舌苔黄腻，脉濡数或滑数。

3. 食滞胃肠证

症状：泻下大便臭如败卵，或伴不消化食物，腹胀疼痛，泻后痛减。脘腹痞满，嗳腐吞酸，纳呆。

舌脉：舌苔厚腻，脉滑。

4. 肝气乘脾证

症状：每因恼怒抑郁，或情绪紧张而发病，常见泄泻肠鸣，腹部攻撑窜痛，矢气频作，伴有胸胁胀闷，嗳气食少等。

舌脉：舌淡红，脉弦。

5. 脾胃虚弱证

症状：面色萎黄，大便时溏时泻，迁延难愈，纳差，食后痞满不舒，稍进油腻厚味之品，则便次增多，伴有神疲倦怠懒言。

舌脉：舌质淡，苔白或舌边齿痕，脉细弱。

6. 肾阳虚衰证

症状：多于黎明前脐腹疼痛，肠鸣即泻，大便完谷不化，腹部喜暖喜按，泻后得舒，形寒肢冷，腰膝部位畏寒酸软。

舌脉：舌淡苔白，脉沉细。

【辨证论治】

1. 寒湿困脾证

症状：大便清稀或如水样，腹痛肠鸣。食欲缺乏，脘腹闷胀，胃寒。

舌脉：舌苔薄白或白腻，脉濡缓。

治法：芳香化湿，解表散寒。

主方：藿香正气散（《太平惠民和剂局方》）。

药物：方中藿香以其辛温之性而解在表之风寒，又取其芳香之气而化在里之湿浊，且可辟秽和中而止呕，为治霍乱吐泻之要药。半夏曲、陈皮理气燥湿，和胃降逆以止呕；白术、茯苓健脾运湿以止泻，共助藿香内化湿浊而止吐泻。湿浊中阻，气机不畅，以大腹皮、厚朴行气化湿，畅中行滞，且寓气行则湿化之义；紫苏、白芷辛温发散，助藿香外散风寒，紫苏尚可醒脾宽中，行气止呕，白芷兼能燥湿化浊；桔梗宣肺利膈，既益解表，又助化湿；煎用生姜、大枣，内调脾胃，外和营卫，加使以甘草调和药性，并协姜、枣以和中。

加减：恶寒重者，加荆芥、防风；发热、头痛者，加金银花、连翘、薄荷。若为阴暑证则合香薷饮加减。

2. 肠道湿热证

症状：患者可有外感湿热之邪的症状，如头痛头昏沉，咽痛，肢节酸痛身体困重等，腹痛即泻，泻下急迫，粪色黄褐臭秽。肛门灼热，腹痛，烦热口渴，小便短黄。

舌脉：舌苔黄腻，脉濡数或滑数。

治法：清热燥湿，分利止泻。

主方：葛根芩连汤（《伤寒论》）。

药物：方中葛根辛甘而凉，入脾胃经，既能解表退热，又能升阳脾胃清阳之气而治下利。黄连、黄芩清热燥湿、厚肠止利；甘草甘缓和中，调和诸药。

加减：外感湿热症状明显者，可加栀子、豆豉、佩兰、苍术、滑石、生薏苡仁等清利湿热。肛门灼热重者，加地榆、槐花；嗳腐吞酸、大便酸臭者，加神曲、山楂、麦芽。若属于阳暑证损伤肠道导致的慢性腹泻，可以合桂苓甘露饮。

3. 食滞胃肠证

症状：泻下大便臭如败卵，或伴不消化食物，腹胀疼痛，泻后痛减。脘腹痞满，嗳腐吞酸，纳呆。

舌脉：舌苔厚腻，脉滑。

治法：消食导滞，和中止泻。

主方：保和丸（《丹溪心法》）。

药物：方中山楂消油腻肉积；神曲消酒食陈腐之积；莱菔子消面食痰浊之积；陈皮、半夏、茯苓理气和胃，燥湿化痰；连翘散结清热。诸药合用，有消食导滞、理气和胃之功。

加减：食积较甚，症状脘腹胀满重者，可以考虑"通因通用"治法，用枳实导滞丸，兼呕吐者，加砂仁、紫苏叶。食积化热可以加黄连，脾虚食积者，加四君子汤或者香砂六君丸以健脾化湿消积止泻。

4. 肝气乘脾证

症状：每因恼怒抑郁，或情绪紧张而发病，常见泄泻肠鸣，腹部攻撑窜痛，矢气频作，伴有胸胁胀闷，嗳气食少等。

舌脉：舌淡红，脉弦。

治法：疏肝健脾，理气止泻。

主方：痛泻要方加减（《丹溪心法》）。

药物：方中白术苦温，补脾燥湿。白芍酸寒，柔肝缓急止痛。陈皮辛苦而温，理气燥湿，醒脾和胃。防风燥湿以助止泻，为脾经引经药。

加减：若胸胁和腹胀满疼痛，伴有嗳气者，可加柴胡、香附、木香、郁金以疏肝理气止痛；若兼神疲乏力，伴有纳呆，此为脾虚甚者，可加党参、鸡内金、茯苓、扁豆等益气健脾消食开胃；若久泻反复发作可加乌梅、焦山楂、甘草酸甘敛阴，加强收涩止泻之效。

5. 脾胃虚弱证

症状：面色萎黄，大便时溏时泻，迁延难愈，纳差，食后痞满不舒，稍进油腻厚味之品，则便次增多，伴有神疲倦怠懒言。

舌脉：舌质淡，苔白或舌边齿痕，脉细弱。

治法：健脾益气，化湿止泻。

主方：参苓白术散（《太平惠民和剂局方》）加减。

常用药：方中人参补气，健脾养胃；白术、茯苓燥湿健脾；山药、薏苡仁、扁豆健脾化湿；砂仁芳香化湿，和胃降逆；桔梗宣肺养肺；甘草调和诸药，诸药合用，共奏健脾益气、渗湿止泻之效。

加减：中气下陷，久泻不止，或兼脱肛者，用补中益气汤以补气健脾，升阳止泻；若脾阳虚甚，肠胃阴寒内盛，可用理中丸温中散寒。

6. 肾阳虚衰证

症状：多于黎明前脐腹疼痛，肠鸣即泻，大便完谷不化，腹部喜暖喜按，泻后得舒，形寒肢冷，腰膝部位畏寒酸软。

舌脉：舌淡苔白，脉沉细。

治法：温肾健脾，固涩止泻。

主方：四神丸（《证治准绳》）加减。

常用药：补骨脂温补肾阳；肉豆蔻、吴茱萸温中散寒；五味子收敛止泻；加附子、炮姜温脾祛寒以止泻。

加减：若脐腹冷痛甚，可加附子理中丸温补脾肾以止泻。若虚坐努责，或泻下滑脱不禁，可改用真人养脏汤涩肠止泻，并加以养血之品。若虚寒症状不明显，反而出现心烦嘈杂，大便夹黏冻，表现寒热错杂证候，可改用乌梅丸。若年老虚衰，久泻不止，伴有脱肛，为中气下陷，可加黄芪、党参、白术、升麻、柴胡等益气升阳之品。

【常用中成药】

1. 参苓白术颗粒（丸）：健脾益气。用于体倦乏力，食少便溏。

2. 肠舒止泻胶囊：益气健脾，清热化湿。用于脾虚湿热所致的急慢性泄泻。

3. 参倍固肠胶囊：固肠止泻，健脾温肾。用于脾肾阳虚所致的慢性腹泻、腹痛、肢体倦怠、神疲懒言、形寒肢冷、食少、腰膝酸软；肠易激综合征（腹泻型）见上述证候者。

4. 人参健脾丸：健脾益气，和胃止泻。用于脾胃虚弱所致的饮食不化、脘闷嘈杂、恶心呕吐、腹痛便溏、不思饮食、体弱倦怠。

5. 补脾益肠丸：益气养血，温阳行气，涩肠止泻。用于脾虚气滞所致的泄泻。

6. 固本益肠片：健脾温肾，涩肠止泻。用于脾肾阳虚所致的泄泻。

7. 四神丸：温肾散寒，涩肠止泻。用于肾阳不足所致的泄泻。

8. 痛泻宁颗粒：柔肝缓急，疏肝行气，理脾运湿。用于肝气犯脾所致的腹痛、腹泻、腹胀、腹部不适等症，肠易激综合征（腹泻型）等见上述证候者。

9. 胃肠灵胶囊：温中祛寒，健脾止泻。用于中焦虚寒，寒湿内盛，脘腹冷痛，大便稀溏或泄泻；慢性胃肠炎、慢性结肠炎见上述证候者。

10. 补中益气颗粒（丸）：补中益气，升阳举陷。用于脾胃虚弱、中气下陷所致的泄泻。

【中医外治法】

1. 针灸治疗

取穴：神阙、天枢、大肠俞、上巨虚、三阴交。天枢与大肠俞是俞募配穴，与大肠之下合穴上巨虚合用，调理肠腑功能以止泻；神阙一般不针刺，无论急慢性腹泻皆可灸神阙穴；三阴交健脾调肝肾，针灸皆佳。

（1）寒湿困脾证：加脾俞、阴陵泉以温中散寒、健脾化湿，阴陵泉针用平补平泻法，余穴针用补法，或加灸法。

（2）肠道湿热证：加合谷、内庭、阴陵泉以清利湿热，合谷、内庭针用泻法，余穴针用平补平泻法。

（3）食滞胃肠证：加下脘、建里、内庭以消食导滞，针用泻法，余穴针用平补平泻法。

（4）肝气乘脾证：加期门、太冲以疏肝理气，针用泻法，余穴针用平补平泻法。

（5）脾胃虚弱证：加气海、脾俞、足三里以益气健脾，诸穴针用补法，或加灸法。

（6）肾阳虚衰证：加肾俞、命门、关元以温肾固本，诸穴针用补法，或加灸法。

2. 穴位贴敷。取穴：中脘、天枢、关元、大肠俞、上巨虚、足三里、三阴交。贴敷方：延胡索、炮附片、白芥子、肉桂合细辛、甘遂，前者与后者比例为 2：1，研为细末，加姜汁调和成稠膏状，做成 1 cm³ 的中药丸，置于约 5 cm×5 cm 的胶布上，固定于上述穴位。每隔 7 日贴敷 1 次，每次贴敷 4~6 小时，连续贴敷 3 次。此疗法用于脾胃虚弱型泄泻的治疗。

3. 脐疗：脐疗方法是以脐（神阙穴）为用药部位，把中药的丸、散、膏等不同剂型，运用贴脐、敷脐、涂脐、蒸脐等方法，激发元气，调畅经络，促进气血运行，平衡阴阳，调节人体脏腑功能，来防治疾病的一种治疗方法。常用药物：丁香、木鳖子、艾叶、肉桂、麝香、吴茱萸、大蒜、胡椒等。

4. 穴位注射法：取中脘、天枢、足三里、大肠俞，用小檗碱注射液（或选用普鲁卡因注射液、维生素 B₁ 注射液、硫酸阿托品注射液），每穴注入 0.5~1 mL 每周治疗 2 次，急慢性腹泻均适用。

【护理概要】

常规消化内科护理，指导患者正确用药，注意日常饮食和休息。在为患者治疗基础上，可以实行中西医结合的护理：①布置合适的病房环境，检查有无药物及食物因素的存在，部分患者住院前服用的药物中含有大黄或多潘立酮、甲氧氯普胺等成分。确认患者在住院前腹泻是否常服用豆类、海鲜类、部分麦类食物，一旦发现异常情况及时改进。②进行健康教育讲述。饮食习惯是慢性腹泻主要原因，通过健康教育，帮助患者养成良好的卫生习惯。例如：饭前便后洗手；喝开水而不喝生水；规律饮食，避免暴饮暴食，避免饮食不洁，改良患者不良饮食习惯。③辨证分型施护。五更泻，清晨起来后感觉到肠鸣腹痛，泻下清稀，为肾阳虚症状；可以食用羊肉，使用打算贴敷等方法。食滞泻，由于消化不良，应当嘱咐患者少吃多餐，延长进食的间隔时间，减缓胃肠负担；待病情好转后，可以适当增加食物种类，多吃容易消化的食物，如面片和稀饭，直到饮食恢复正常。湿热泻，饮食清淡，忌辛辣、生冷和油腻性食物，戒烟戒酒。

【预后】

腹泻在得到合理的治疗和辨证施护的情况下，可以夯实治疗效果，缩短住院时间。西医治疗方法可以联合中医辨证治疗，通过望、闻、问、切来收集资料，综合分析患者的病情，以便于明确病因和性质，在获取辨证结果基础上对症治疗，夯实和巩固治疗效果。充分发挥不同治疗方法的优势，更加有效地改善患者的临床症状，避免病情恶化患上多种并发症，提升治疗效果的同时，建立和谐护患关系，对于社会和谐稳定发展意义深远。

【古文文献摘要】

《素问·生气通天论》："因于露风，乃生寒热，是以春伤于风，邪气留连，乃为洞泄。"

《素问·举痛论》："怒则气逆，甚则呕血及飧泄。"

《难经·五十七难》："泄凡有五，其名不同：有胃泄，有脾泄，有大肠泄，有小肠泄，有大瘕泄，名曰后重。胃泄者，饮食不化，色黄；脾泄者，腹胀满，泄注，食即吐逆；大肠泄者，食已窘迫，大便色白，肠鸣切痛；小肠泄者，溲而便脓血，小腹痛；大瘕泄者，里急后重，数至圊而不能便，茎中痛。此为五泄之要法也。"

《丹溪心法·泄泻》："泄泻有湿、火、气虚、痰积、食积……湿用四苓散加苍术，甚者苍白二术同加，炒用燥湿兼渗泄。火用四苓散加木通、黄芩，伐火利小水。"

《景岳全书·泄泻》："泄泻之病，多见小水不利，水谷分则泻自止，故曰：治泻不利小水，非其治也。""有寒泻而小水不利者……有命门火衰作泻而小水不利者……，惟暴注新病者可利，形气强壮者可利，酒湿过度，口腹不慎者可利，实热闭塞者可利，形气虚弱者不可利，口干非渴而不喜冷者不可利。"

《杂病源流犀烛·泄泻源流》："湿盛则飧泄，乃独由于湿耳。不知风寒热虚，虽皆能为病，苟脾强无湿，四者均不得而干之，何自成泄？是泄虽有风、寒、热、虚之不同，要未有不源于湿者也。"

《症因脉治·内伤泄泻》："脾虚泻之因，脾气素虚，或大病后，过用寒冷，或饮食不节，劳伤脾胃，皆成脾虚泄泻之症。"

（张向磊　张迎迎　王艳丽　贺秀莉　王　俪）

参 考 文 献

[1] 陈灏珠，林果为，王吉耀. 实用内科学 [M].14 版. 北京：人民卫生出版社，2013.
[2] 陈灏珠，钟南山，陆再英. 内科学 [M].8 版. 北京：人民卫生出版社，2013.
[3] 周仲瑛. 中医内科学 [M]. 北京：中国中医药卫生出版社，2011.
[4] 陆再英，钟南山. 内科学 [M].7 版. 北京：人民卫生出版社，2008.
[5] 罗成宇，李点，姚欣艳，等. 熊继柏教授辨治泄泻经验 [J]. 中华中医药杂志，2014，29 (9)：2851.

［6］李瑞．基于成人急性感染性腹泻临床观察与护理分析［J］.医学食疗与健康，2021，19（9）：119－120.

［7］刘德强，林立，张文峰，等．中西医结合治疗小儿迁延性、慢性腹泻疗效分析［J］.承德医学院学报，2017，34（2）：126－128.

［8］殷海燕．中西医结合治疗小儿迁延性及慢性腹泻的疗效观察［J］.中国医药指南，2017，15（10）：199－200.

［9］吕昌群．用健脾止泻汤加减方与推拿法治疗小儿慢性腹泻的效果观察［J］.当代医药论丛，2016，14（16）：113－114.

［10］沈荣妫，陈丽霞．蒙脱石散剂联合中药治疗小儿慢性腹泻的效果观察［J］.现代实用医学，2014，26（6）：707－708.

［11］诸葛远莉，金海林，刘万里．参苓白术散对慢性腹泻幼年大鼠肠黏膜屏障影响的研究［J］.江苏中医药，2015，47（5）：80－82，85.

［12］王琳．老年人慢性腹泻的中西医结合护理体会［J］.心理月刊，2020，15（12）：137.

第八章　便　秘

第一节　中西医概述

便秘是指排便困难或费力、排便不畅、排便次数减少、粪便干结量少。一般认为便秘时间大于 12 周为慢性便秘。调查显示，我国老年人便秘患者比例高达 15%～20%，女性便秘患者数量多于男性患者，随着年龄的增长，患病率明显增加。便秘按病程或起病方式可分为急性和慢性便秘，按有无器质性病变可分为器质性和功能性便秘。器质性便秘是指由于脏器的器质性病变（如消化道系统疾病、神经系统疾病、代谢性疾病、药物及化学品中毒等）所致的便秘。功能性便秘是指缺乏器质性病因，没有结构异常或代谢障碍，又除外肠易激综合征的慢性便秘。

【器质性便秘的常见病因】

1. 直肠、肛门病变：直肠内脱垂、痔疮、直肠前膨出、耻骨直肠肌肥厚、耻直分离、盆底病等。
2. 肠管器质性病变：肿瘤、炎症或其他原因引起的肠腔狭窄或梗阻。
3. 内分泌或代谢性疾病：糖尿病、甲状腺功能减退、甲状旁腺疾病等。
4. 系统性疾病：硬皮病、红斑狼疮等。
5. 神经系统疾病：中枢性脑部疾病、脑卒中、多发硬化、脊髓损伤及周围神经病变等。
6. 结肠神经肌肉病变：假性肠梗阻、先天性巨结肠、先天性巨直肠等。

【功能性便秘的常见病因】

功能性便秘的病因学并不十分明确，可能是多因素的影响。

1. 饮食因素：摄入的食物过少，饮食过于精细少渣，缺乏食物纤维。液体摄入量过少，使得粪便在肠道内移动缓慢，水分被过度吸收。
2. 习惯因素：部分患者因在排便时做一些其他事情，如看报、看小说、听音乐之类的无意识地抑制排便，造成排便反射感觉降低。还有部分患者不能在有便意的时候及时去排便，久而久之导致排便不畅。
3. 活动因素：活动量过少使得肠蠕动减慢，肠内容物通过肠道的时间延长，水分被肠道过度吸收，粪便干结，通行受阻，排出困难。
4. 药物因素：长期服用泻药、灌肠等因素也可引起肠壁神经麻痹，引起便秘的发生；以及某些药物不良反应也可以导致便秘。
5. 社会心理因素：抑郁症和焦虑的患者也常常伴有胃肠功能障碍。此部分患者临床上比例不低。再就是精神上受到强烈刺激、惊恐，或情绪紧张、注意力高度集中某一工作时会使便意消失，形成便秘。

【临床表现及辅助检查】

患者临床上可表现为大便干结，排便费力，粪便可呈羊粪状或出现假性腹泻，伴腹痛、腹泻、恶心及头昏。查体有时可在左下腹扪及粪块及痉挛的肠段。凡有排便困难费力，排便次数减少，粪便干结、量少，可以诊断为便秘。但要区别器质性和功能性便秘，需仔细询问患者病史和症状、排便频率、排便时间、粪便性状（包括粪便形状、量、硬度、有无黏液和脓血等）。体格检查特别是肛门指检常能帮助了解粪便嵌塞、肛门痔疮或直肠黏膜脱垂和直肠肿块等，加上粪便和血常规检查是排除结、直肠和肛门器质性病变的重要且简单的检查。辅助检查有助于便秘的诊断与鉴别诊断。

【便秘的防治】

器质性便秘的治疗主要靠治疗原发病和手术治疗，必要时可临时使用泻药缓解症状。功能性便秘通过改变饮食习惯、生活方式、心理因素、社会因素及生物反馈治疗缓解症状。

"便秘"病名首见于《黄帝内经》，指出便秘与脾胃、小肠、肾有关，如《素问·厥论》曰："太阴之厥，则腹满䐜胀，后不利。"《素问·举痛论》曰："热气留于小肠，肠中痛，瘅热焦渴，则坚干不得出，故痛而闭不通矣。"东汉时期，张仲景则称便秘为"脾约""闭""阴结""阳结"，认为其病与寒、热、气滞有关，提出了便秘寒、热、虚、实不同的发病机制，创立了承气汤的苦寒泻下，麻子仁丸的养阴润下，厚朴三物汤的理气通下，以及蜜制药"内谷道中"、猪胆汁和醋"以灌谷道内"诸法，为后世医家认识和治疗本病确立了基本原则，有的方药至今仍广泛应用于临床。《诸病源候论·大便难候》曰："大便难者，由五脏不调，阴阳偏有虚实，谓三焦不和，则冷热并结故也。"又云："邪在肾，亦令大便难。""渴利之家，大便亦难"，指出引起便秘的原因很多，与五脏不调、阴阳虚实寒热均有关系。金元时代，《丹溪心法·燥结》则认为便秘是由于血少，或肠胃受风，涸燥秘涩所致。直至明清，张介宾按仲景之法把便秘分为阴结、阳结两类，认为有火为阳结，无火是阴结。《景岳全书·秘结》云："秘结一证，在古方书有虚秘、风秘、气秘、热秘、寒秘、湿秘等说，而东垣又有热燥、风燥、阳结、阴结之说，此其立名大烦，又无确据，不得其要，而徒滋疑惑，不无为临证之害也。不知此证之当辨者惟二，则曰阴结、阳结而尽之矣。"清代医家陈士铎在《石室秘录·大便秘结》曰："大便秘结者，人以为大肠燥甚，谁知是肺气燥乎？肺燥则清肃之气不能下行于大肠。"清代医家沈金鳌在《杂病源流犀烛·大便秘结源流》则强调："大便秘结，肾病也。"以上指出大便秘结与肺、肾均有密切关系。

（吴国志　张向磊　张迎迎　焦泽　丁广智）

第二节　功能性便秘

功能性便秘是指缺乏器质性病因，没有结构异常或代谢障碍，又除外肠易激综合征的慢性便秘。功能性便秘患者可以有粪便坚硬、排便困难、便不尽感和便次减少等表现。

中医学有便秘病名，便秘指排便次数减少，每周排便次数在 3 次以内，粪便干结难下，或粪质不干但排便困难；或有排便不尽感，或排便时需手法协助方可便出。功能性便秘应归属于中医学"便秘""脾约""后不利""秘结""大便难"等范畴；只要排除器质性因素导致的便秘皆应归于本节论述的内容。

【中医病因病机】

1. 病因：便秘的病因主要包括饮食不节、情志失调、缺乏运动、劳倦过度、年老体虚、病后产后体虚、药物因素所致等，一少部分患者可能与禀赋不足的先天因素相关。

饮食不节，恣食肥甘厚腻之品，长期可致胃肠积热，则必然大便干结；恣食生冷之品，则必然阴寒凝滞，腑气不通则发为冷积寒秘。若思虑过度损伤脾气，或缺乏运动，致使气机壅滞不通，腑气失于通降的功能则发为本病。此外，劳倦过度、年老体虚及病后产后体虚等情况，必然导致气血不足，不但大肠传送无力，而且肠道失于濡润，大肠传导失司，故发为本病。药物因素亦可导致本病的发生，屡次应用苦寒泻下之药物，逐渐耗伤脾肾之阳气，使肠道失于温煦亦可发为本病。部分患者与先天禀赋不足有关，出生后极易长期发生功能性便秘。

2. 病位：便秘的病位在大肠，本病与肺、脾胃、肝、肾的脏腑机能失调因素相关。

"大肠者，传导之官，变化出焉"，本病的病位主要在大肠，大肠失于传导则发为本病。能够导致大肠传导失司的原因颇多：肺与大肠相表里，肺失宣降，则大肠传导无力发为本病；脾胃虚弱，脾失健运，则糟粕内停而发为本病；胃热炽盛，耗伤津液，则肠失濡润而发为本病；肝气郁结，导致肠道气机发生壅滞，或肝气郁结，日久化火，煎灼肠腑，损伤肠腑津液，肠腑失于通利之功，而发为本病；肾主水且司二便，肾阴为全身阴液之根本，肾阴亏损，肠道失于滋润和濡养；或肾阳不足，肠道失于温通之功，均可发为功能性便秘。

3. 病机：便秘的基本病机为大肠通降不利，传导失司。具体而言：寒邪凝滞肠腑，阳明燥热伤津，肠腑气滞腑失通降，脾胃气虚推动无力，血虚肠腑失于荣养，阴虚肠腑失于濡润、阳虚肠腑失于温煦皆可导致本病的发生；病理性质可用寒、热、虚、实四个方面来总领，寒热虚实之间亦常相互兼夹（和）或转化，如肠道蕴热，久延不愈，津液渐消，肠失濡润，则病情由实转虚；脾胃肠道气血不足，运化失健，饮食停滞，积滞化热，亦可由虚转实。屡次应用苦寒泻下之品，耗伤阳气，阳虚不能温通，则可由热转寒；寒凝日久，寒郁化热，郁热伤阴，则可由寒转热；若病情日久反复迁延，又可见寒热虚实夹杂之象。

【临床表现】

功能性便秘可因便秘的类型和病程长短而临床表现有所不同。主要表现为每周排便少于 3 次，排便困难，每次排便时间长，排出粪便干结如羊粪且数量少，排便后仍有粪便未排尽的感觉，可伴有下腹疼痛，食欲减退，疲乏无力，头晕、烦躁、焦虑、失眠等症状。

【诊断】

2016 年罗马Ⅳ中对于 FC 的诊断标准较罗马Ⅲ更加严谨。具体如下。

（1）必须包括以下两项或两项以上：＞25% 的排粪感到费力；＞25% 的排粪为干球粪或硬粪；＞25% 的排粪有不尽感；＞25% 的排粪有肛门直肠梗阻（或堵塞）感；＞25% 的排粪需要手法辅助；每周自发排粪少于 3 次。

（2）不用泻药时很少出现稀粪。

（3）不符合 IBS 的诊断标准。诊断前必须符合症状出现至少 6 个月，且近 3 个月内满足症状要求。

【辅助检查】

1. 内镜检查：体重下降、直肠出血或贫血的便秘患者应做结肠镜检查，可直接观察结、直肠黏膜是否存在病变以除外器质性病变。

2. 胃肠道 X 线检查：钡剂在 12～18 小时可达结肠脾区，24～72 小时应全部从结肠排出，便秘时可有排空延迟。钡剂灌肠造影检查能发现结肠扩张、肠腔狭窄或乙状结肠冗长等病变，有助于便秘的病因诊断。

3. 结肠传输试验：利用不透 X 光线的标志物，口服后定时拍摄腹平片，追踪观察标志物在结肠内运行的时间、部位，判断结肠内容物运行的速度及受阻部位的一种诊断方法，有助评估便秘的性质。

4. 排粪造影检查：在模拟排便过程中，通过钡剂灌肠，了解肛门、直肠、盆底在排便时动静态变化，用于便秘的诊断，如直肠前突、盆底失弛缓症等。

5. 肛管直肠压力测定：利用压力测定装置置入直肠内，令肛门收缩和放松，检查肛门内外括约肌、盆底、直肠功能及协调情况，对分辨出口梗阻型便秘的类型提供帮助。

6. 肛门肌电图检查：利用电生理技术检查盆底肌中耻骨直肠肌、外括约肌的功能，能帮助明确便秘是否为肌源性。

【治疗】

1. 患者教育：增加膳食纤维和多饮水，养成定时排便习惯，增加体能运动，避免滥用泻药等。膳食纤维的补充是功能性便秘首选的治疗方法。因膳食纤维本身不被吸收，纤维素具有亲水性，能吸收肠腔水分，增加粪便容量，刺激结肠蠕动，增强排便能力，富含膳食纤维的食物有麦麸、蔬菜、水果等。中老年可多进食粗粮、糙米，对体重正常、血脂也不高的患者，可以适当进食含油性的食物如黑芝麻、蜂蜜、核桃、松子等坚果类食品和植物油等，达到润滑肠道，稀释粪便，促进排便。避免久坐，可早晚慢跑、健身运动，闲暇站立时可做提肛运动，睡前做腹部按摩、腹式呼吸等。保持心情愉悦，避免精神长时间压抑。

2. 药物治疗

（1）泻药：泻药是通过刺激肠道分泌和减少吸收、增加肠腔内渗透压和流体静力压而发挥导泻作用。一般分为刺激性泻剂（如大黄、番泻叶）、盐性泻剂（如硫酸镁）、渗透性泻剂（如乳果糖）、膨胀性泻剂（如聚乙二醇）、润滑性泻剂（如液体石蜡、甘油）。

（2）促动力药：常用的药物有西尼必利和伊托必利，其作用机制是刺激肠肌间神经元，促进肠平滑肌蠕动，促进小肠和大肠的运转。

（3）手术治疗：经上述治疗无效的确诊慢性传输型便秘，可采用结肠次全切除手术和回直肠吻合术。

（4）生物反馈疗法：该法是通过测压和肌电设备使患者直观地感知其排便的盆底肌的功能，学会如何在排便时放松盆底肌肉，同时增加腹内压实现排便的疗法。对部分直肠、肛门盆底肌功能紊乱的便秘有效果。

【中医辨证分型】

1. 寒积秘
症状：大便艰涩，腹内拘急冷痛，得温痛减。口淡不渴，四肢不温。
舌脉：舌质淡暗、苔白腻，脉弦紧。

2. 热积秘
症状：大便干结，腹胀和（或）腹痛。口干，口臭，面赤，小便短赤。
舌脉：舌红苔黄，脉滑。

3. 气滞秘
症状：排便不爽，腹胀。肠鸣，胸胁满闷，呃逆或矢气频。
舌脉：舌暗红、苔薄，脉弦。

4. 气虚秘
症状：如厕努责，排便无力，腹中隐隐作痛，喜揉喜按。乏力懒言，食欲缺乏。
舌脉：舌淡红、体胖大或边有齿痕、苔薄白，脉弱。

5. 血虚秘
症状：大便干结，排便困难，面色少华。头晕，心悸，口唇和内眼睑色淡。
舌脉：舌质淡、苔薄白，脉细弱。

6. 阴虚秘
症状：大便干结如羊屎，呈小粪球状；口干欲饮。手足心热，形体消瘦，心烦少眠。

舌脉：舌质红、有裂纹、苔少，脉细。

7. 阳虚秘

症状：大便干或不干，排出困难，畏寒肢冷。面色㿠白，腰膝酸软，腰腹畏冷；小便清长。

舌脉：舌质淡胖、苔白，脉沉细。

【辨证论治】

针对病情的寒热虚实采取相应的治疗方法，实者泻之，虚者补之。辨证论治时须区分便秘病程的长短、虚实的主次。对于病程短的实证者，可直接采取通下的方法；而对于病程长，迁延日久不愈，虚实夹杂者，应注意在辨证论治的基础上综合应用多种治疗方法：在行滞通腑的基础上，联合宣肺通下、养血润肠、滋阴润燥、益气运脾、温补肾阳等治疗方法，以平衡气血阴阳、调节脏腑功能、恢复肠道气机的正常通降之功。

在辨证论治的基础上可以适当选用具有泻下之功的药物，需要注意以下内容：除非病情急骤者，否则慎用峻下药；体格壮实的实证者，可短期应用番泻叶、大黄、芦荟等泻下药，但不宜久用，必须中病即止，以防正气的耗损；功能性便秘病程长者，应充分考虑患者的气血阴阳不足，选用具有相应补益作用的润下药；另外，避免大量或长期服用蒽醌类刺激性泻药，部分蒽醌类泻药有药物性肝损伤风险，需定期监测肝功能。目前公认的引起结肠黑变病的主要药物因素是大黄、番泻叶、芦荟、决明子、何首乌等蒽醌类泻药的长期应用，部分蒽醌类泻药如何首乌有导致肝功能损伤的风险，服药过程中需定期检查肝功能。总之，缘于便秘多伴有肠腑气机郁滞，故而理气行滞应贯彻始终。

1. 寒积秘

症状：大便艰涩，腹内拘急冷痛，得温痛减。口淡不渴，四肢不温。

舌脉：舌质淡暗、苔白腻，脉弦紧。

治法：温通导下。

主方：温脾汤（《备急千金要方》）。

药物：方中用附子之大辛大热温壮脾阳，解散寒凝，配大黄泻下已成之冷积。芒硝润肠软坚，助大黄泻下攻积；干姜温中助阳，助附子温中散寒。人参、当归益气养血，使下不伤正。甘草既助人参益气，又可调和诸药。诸药协力，使寒邪去，积滞行，脾阳复。

加减：腹痛如刺，舌质紫暗者，加桃仁、红花以活血通便；腹部胀满者，加厚朴、枳实以通导腑气。

2. 热积秘

症状：大便干结，腹胀和（或）腹痛。口干，口臭，面赤，小便短赤。

舌脉：舌红苔黄，脉滑。

治法：清热润下。

主方：麻子仁丸（《伤寒论》）。

药物：方中麻子仁性味甘平，质润多脂，功能润肠通便。杏仁上肃肺气，下润大肠；白芍养血敛阴，缓急止痛。大黄、枳实、厚朴即小承气汤，以轻下热结，除胃肠燥热为佐。蜂蜜甘缓，既助麻子仁润肠通便，又可缓和小承气汤攻下之力。

加减：大便干结难下者，短期应用芒硝、番泻叶以增加通便之功；热积伤阴者，加生地黄、玄参、麦冬以滋补阴液、润肠通便。

3. 气滞秘

症状：排便不爽，腹胀。肠鸣，胸胁满闷，呃逆或矢气频。

舌脉：舌暗红、苔薄，脉弦。

治法：行气导滞。

主方：六磨汤（《世医得效方》）。

药物：方中木香、乌药行气止痛，沉香降逆调中，枳壳、槟榔、大黄导滞通便。诸药合用，共奏其功效。

加减：忧郁寡欢者，加郁金、合欢花、香附以理气开郁；急躁易怒者，加当归、芦荟、龙胆草以降肝火。

4. 气虚秘

症状：临厕努责，排便无力，腹中隐隐作痛，喜揉喜按。乏力懒言，食欲缺乏。

舌脉：舌淡红、体胖大或边有齿痕、苔薄白，脉弱。

治法：益气运脾。

主方：黄芪汤（《金匮翼》）。

药物：黄芪补脾肺之气，麻仁、白蜜润肠通便，陈皮理气。

加减：乏力汗出者，加党参、白术以补益脾气；气虚下陷脱肛者，加升麻、柴胡以升提阳气；纳呆食积者，可加莱菔子、焦三仙以消积导滞。

5. 血虚秘

症状：大便干结，排便困难，面色少华。头晕，心悸，口唇和内眼睑色淡。

舌脉：舌质淡、苔薄白，脉细弱。

治法：养血润肠。

主方：润肠丸（《脾胃论》）。

药物：本中重用麻子仁润肠通便；辅以桃仁、当归活血养血，润肠通便；大黄泄热通幽；羌活祛风散邪。诸药配伍，共奏润肠通便之效。

加减：头晕者，加熟地黄、桑椹补益阴血，气血两虚者，加炙黄芪、白术补益气血。

6. 阴虚秘

症状：大便干结如羊屎、呈小粪球状；口干欲饮。手足心热，形体消瘦，心烦少眠。

舌脉：舌质红、有裂纹、苔少，脉细。

治法：滋阴润燥。

主方：增液汤（《温病条辨》）。

药物：方中重用玄参，其性咸寒润下，善滋阴降火，润燥生津。麦冬甘寒滋润，大有滋阴润燥之功；生地黄滋阴壮水，清热润燥。三药合而用之，大补阴津，即以增水，水满则舟自行。

加减：大便干结者，加杏仁、火麻仁、瓜蒌仁以增加润肠通便之功；口干者，加玉竹、石斛滋补阴液；烦热少眠者，加女贞子、旱莲草、柏子仁、炒枣仁以滋阴降火安神。

7. 阳虚秘

症状：大便干或不干，排出困难，畏寒肢冷。面色㿠白，腰膝酸软，腰腹畏冷；小便清长。

舌脉：舌质淡胖、苔白，脉沉细。

治法：温阳泄浊。

主方：济川煎（《景岳全书》）。

药物：方中肉苁蓉味甘咸性温，功能温肾益精，暖腰润肠。当归补血润燥，润肠通便；牛膝补益肝肾，壮腰膝，性善下行。枳壳下气宽肠而助通便；泽泻渗利小便而泄肾浊；妙用升麻以升清阳，清阳升则浊阴自降，相辅相成，以助通便之效。诸药合用，既可温肾益精治其本，又能润肠通便以治标。

加减：腹中冷痛明显者，加木香、肉桂、小茴香以温里行气止痛；腰膝酸冷者，加锁阳、核桃仁以温肾补阳。

【常用中成药】

1. 麻仁丸：润肠通便。用于肠热津亏所致的便秘。

2. 便通胶囊：健脾益肾、润肠通便。用于脾肾不足、肠腑气滞所致的便秘。

3. 麻仁软胶囊：润肠通便。用于肠燥便秘。

4. 枳实导滞丸：消积导滞、清利湿热。用于饮食积滞、湿热内阻所致的脘腹胀痛、不思饮食、大便秘结。

5. 四磨汤口服液：顺气降逆，消积止痛。用于中老年气滞、食积证。

6. 厚朴排气合剂：行气消胀，宽中除满。用于腹部非胃肠吻合术后早期肠麻痹等。

7. 清肠通便胶囊：清热通便，行气止痛。用于热结气滞所致的大便秘结。

8. 芪蓉润肠口服液：益气养阴、健脾滋肾、润肠通便。用于气阴两虚，脾肾不足，大肠失于濡润而致的便秘。

9. 通便宁片：宽中理气、泻下通便。用于实热便秘。

10. 滋阴润肠口服液：养阴清热，润肠通便。用于阴虚内热所致的大便干结、排便不畅。

11. 麻仁润肠丸：润肠通便。用于肠胃积热，胸腹胀满，大便秘结。

12. 苁蓉通便口服液：润肠通便。用于老年便秘，产后便秘。

【中医外治法】

1. 灌肠疗法：灌肠常用药物组成：实证者，应用大黄、芒硝；虚证者，应用当归、桃仁、火麻仁等。也可在辨证基础上选用中药复方煎剂灌肠。操作方法：将药物加沸水 150～200 mL，浸泡 10 分钟，若含芒硝者搅拌至完全溶解，去渣，药液温度控制在 40 ℃，患者取左侧卧位，暴露臀部，保留灌肠。肛管插入 10～15 cm 后缓慢注入药液，保留 30 分钟后，如厕排便，若无效，可于 3～4 小时后重复灌肠或配合其他疗法。

2. 针灸疗法：功能性便秘针刺的主穴多选用天枢、大肠俞、支沟、上巨虚等穴位。寒积秘可加关元穴；热积秘可加合谷、曲池、内庭等穴位；气滞秘可加中脘、太冲等穴位；气虚秘加肺俞、脾俞、胃俞、气海；血虚秘、阴虚秘均可加足三里、三阴交；阳虚秘可艾灸神阙、关元。

针刺手法：实证功能性便秘，以泻法为主，手法重，强刺激腹部穴位如天枢等穴，虚证功能性便秘，以补法为主，轻刺激穴位，可加用灸盒悬灸或者温针灸，向穴位散发热力以达到通便效果。

耳穴压豆：选用胃、大肠、直肠、交感、皮质下、三焦等穴位。每日按压 3～4 次，以酸麻胀痛为度。3 天左右换另一侧的耳穴。7 天为一个疗程。

3. 贴敷疗法，贴敷药物的选择如下。

(1) 实证功能性便秘：中药组成可包含：大黄、芒硝、甘遂、冰片等。选取穴位：神阙穴。

(2) 虚证功能性便秘：中药组成可包含当归、肉桂、大黄、丁香、木香、黄芪等药物。贴敷穴位的选择：虚证便秘及实证便秘皆可选用神阙穴，此外还可依据证候不同，选取相应的背部俞穴；如实证功能性便秘可选三焦俞、膈俞、脾俞、胃俞、大肠俞等；虚证功能性便秘可选脾俞、肺俞、膈俞、关元俞、肾俞等。贴敷时间及疗程：每日 1 次，每次 6～8 小时，3～5 天为 1 个疗程。

【护理概要】

在护理功能性便秘时，首先应当调整心理，降低直肠便意感觉阈值。护理人员应与患者建立一个良好和谐的护患关系。作为护理人员，应当倾听患者倾诉，了解其内心的想法。与患者家属多交流沟通，了解患者的病情变化；通过讲解治疗成功的案例，减轻心理负担，树立能够增强患者战胜疾病的信心。

还可以应用物理方式改善胃肠道功能。比如采用局部按摩、仰卧起坐等疗法对功能性便秘患者进行护理，患者的便秘症状得到了明显改善。按摩方法可由右下腹沿顺时针方向按摩，逐渐增加力度，达到腹部下陷 1~2 cm，按摩时间在餐后 30 分钟为宜，10~15 分/次，2~3 次/日。功能性便秘患者可以保持适量的运动，如太极拳、散步等，可以促进胃肠蠕动，帮助食物代谢，减少食物滞留，可以改善便秘状况。护理人员应该帮助患者形成定时排便的良好习惯，可以在每天清晨起床或早餐之后进行排便，在排便时也要尽量使用蹲姿。护理人员应该为患者制定出合适的饮食方案，适当多摄入膳食纤维，如韭菜和芹菜等。做好家属的饮食指导工作，如对于牙齿不好的患者，护理人员可以指导家属将水果切成小块薄片，或者将食物切细煮烂，并且需要保证患者的饮食规律性，还要确保拥有足够的食物摄入，对肠壁神经加以刺激，进而促进肠蠕动和排便。护理人员应当进行药物指导，嘱患者如果出现便秘症状，应及时就诊。用药必须严格按照医生指导用药，不可以滥用泻剂，如果必要可以采用盐水灌肠或选用缓泻药等手段。

【预后】

功能性便秘已经成为影响人们的一种常见病，必须重视对患者的综合护理措施，不仅要使其养成定时排便的良好习惯，要进行适量运动，改变不良生活习惯，保证患者饮食的合理搭配，提高生活质量，降低功能性便秘的发病率。

【古文文献摘要】

《重订严氏济生方·秘结论治》："夫五秘者，风秘、气秘、湿秘、寒秘、热秘是也。更有发汗利小便，及妇人新产亡血，走耗津液，往往皆令人秘结。"

《景岳全书·秘结》："秘结证，凡属老人、虚人、阴脏人及产后、病后、多汗后，或小水过多，或亡血失血、大吐大泻之后，多有病为燥结者，盖此非气血之亏，即津液之耗。凡此之类，皆须详察虚实，不可轻用芒硝、大黄、巴豆、牵牛、芫花、大戟等药，及承气、神芎等剂。虽今日暂得痛快，而重虚其虚，以致根本日竭，则明日之结，必将更甚，愈无可用之药矣。"

《证治汇补·秘结》："如少阴不得大便以辛润之，太阴不得大便，以苦泄之，阳结者清之，阴结者温之，气滞者疏导之，津少者滋润之。大抵以养血清热为先，急攻通下为次。"

《万病回春·大便闭》："身热烦渴，大便不通者，是热闭也；久病人虚，大便不通者，是虚闭也；因汗出多大便不通者，精液枯竭而闭也；风证大便不通者，是风闭也；老人大便不通者，是血气枯燥而闭也；虚弱并产妇及失血，大便不通者，血虚而闭也；多食辛热之物，大便不通者，实热也。"

《谢映庐医案·便闭》："治大便不通，仅用大黄、巴霜之药，奚难之有？但攻法颇多，古人有通气之法，有逐血之法，有疏风润燥之法，有流行肺气之法，气虚多汗，则有补中益气之法，阴气凝结，则有开冰解冻之法，且有导法、熨法，无往而非通也，岂仅大黄、巴霜哉。"

（吴国志　张向磊　陈洪琳　张　洋　施　妤）

参 考 文 献

[1] 陈灏珠，林果为，王吉耀. 实用内科学［M］.14 版. 北京：人民卫生出版社，2013.

[2] 陈灏珠，钟南山，陆再英. 内科学［M］.8 版. 北京：人民卫生出版社，2013.

[3] 周仲瑛. 中医内科学［M］. 北京：中国中医药卫生出版社，2011.

[4] 陆再英，钟南山. 内科学［M］.7 版. 北京：人民卫生出版社，2008.

[5] CHEN J Y, PAN F, ZHANG T, et al. Experimental study on the molecular mechanism of anthraquinone cathartics in inducing melanosis coli［J］. Chin J Integr Med, 2011, 17 (7): 525-530.

[6] 李宇飞，王晓锋，李华山. 习惯性便秘临证经验［J］. 中医杂志，2014，55（4）：344-346.

［7］尤小玲．应用护理干预改善功能性便秘患者生活质量［J］.中外医学研究，2017，15（20）：95 - 97.

［8］司秋霞．综合护理干预对慢性功能性便秘患者心理健康水平及生活质量的影响［J］.慢性病学杂志，2017，18（5）：588 - 590.

［9］吴忠芳，浦晓纯．穴位电刺激改善住院老年患者功能性便秘的效果观察及护理［J］.当代护士（上旬刊），2017，40（5）：134 - 135.

［10］赵丽娜．老年功能性便秘的相关护理进展分析［J］.中国城乡企业卫生，2019，34（9）：68 - 70.

第九章　肠结核和结核性腹膜炎

第一节　中西医概述

据国内外资料统计，全球有约 1/3 的人曾感染过结核分枝杆菌。结核病的流行状况与各地经济水平呈正相关，与国民生产总值的低水平相对应。全球 80% 的结核病例集中在印度、南非、俄罗斯、中国、秘鲁等国家，这些国家被世界卫生组织列为结核病高负担、高危险性国家。这些国家的结核病控制将对全球的结核病形势产生重要影响。当前我国的结核病疫情特点有：①高感染率；②高肺结核患病率；③死亡人数多；④地区患病率差异大，西部地区活动性肺结核患病率、涂片阳性肺结核和培养阳性肺结核患病率明显高于全国平均水平，而东部地区低于平均水平。

中医学将肠结核及结核性腹膜炎归属于"痨瘵"范畴，认为是因患者脾胃气虚、邪毒入侵而引起的一种本虚标实证。中医很早就有关于"痨瘵"的记载。《黄帝内经》曰："久视伤血，久卧伤气，久坐伤肉，久立伤骨，久行伤筋。是谓五劳所伤。"后世医家加"疒"变为痨字。最早有关结核病的记载是肺痨病，也就是肺结核。东汉《中藏经》首提"传尸"一名，曰："传尸者，非一门相染而成也。人之血气衰弱，脏腑虚羸，中于鬼气，因感其邪，遂成其疾也。"因其邪气居住人身之内，故又名曰"尸注""鬼疰"。隋唐宋时期有关痨病是因瘵虫感染的记载。正如隋代医家巢元方《诸病源候论·骨注候》说："……令人气血减耗，肌肉消尽，骨髓间时翕翕而热，或戢戢有汗、柴瘦骨立。"王焘《外台秘要》更是进一步记录了肠结核的有关症状："腹中有块，或脑后近下两边有小结。"宋代陈言首提"痨瘵"。南宋医家陈无择《三因极一病证方论·卷之十》："以三因收之，内非七情所忤，外非四气所袭，虽若丽乎不内外因，奈其证多端，传变迁移，难以推测。故自古及今，愈此病者，十不得一"。宋代医家杨士瀛《仁斋直指方》已提出"治瘵疾，杀瘵虫"。明清时期中医学家对痨病的认识更加深刻。明代医家虞抟《医学正传·劳极》则提出"杀虫"和"补虚"的两大治疗原则；清代（日本）丹波元坚的《杂病广要》中记录："久嗽成痨，积热成痨，久疟成痨，久病日远成痨，伤风不醒成痨，产怯成痨，传染习气成痨，小儿疳疾成痨，干嗽成痨。"认为多是久病或感染而成痨。

【结核分枝杆菌】

结核病的病原菌为结核分枝杆菌。结核分枝杆菌的生物学特性如下。

1. 多形性：典型的结核分枝杆菌是细长稍弯曲两端圆形的杆菌，痰标本中的结核分枝杆菌可呈现为"Y""V""T"字形及棒状、球状、丝状等多种形态。

2. 抗酸性：结核分枝杆菌抗酸染色呈红色，可抵抗盐酸酒精的脱色作用，故称抗酸杆菌。一般细菌无抗酸性，因此，可利用抗酸染色是鉴别分枝杆菌和其他细菌。

3. 生长缓慢：结核分枝杆菌的增代时间为 14~20 小时，对营养有特殊的要求；结核分枝杆菌为需氧菌，但 5%~10% CO_2 的环境能刺激其生长；适宜生长温度为 37 ℃左右。培养时间一般为 2~8 周。

4. 抵抗力强：结核分枝杆菌对冷、酸、碱、干燥等抵抗力强。低温条件下如 -40 ℃仍能存活数年。在室内阴暗潮湿处，结核分枝杆菌能数月不死。在干燥的环境中可存活数月或数年。

5. 菌体结构复杂：结核分枝杆菌菌体成分复杂，主要是类脂质、蛋白质和多糖类。

【结核病在人群中的传播】

（一）传染源

结核病的传染源主要是继发性肺结核的患者。由于结核分枝杆菌主要是随着痰排出体外而播散，因而痰里查出结核分枝杆菌的患者才有传染性，才是传染源。而传染性的大小取决于痰内菌量的多少。如直接涂片法查出结核分枝杆菌者属于大量排菌，直接涂片法检查阴性而仅培养出结核分枝杆菌者属于微量排菌。

（二）传播途径

飞沫传播是肺结核最重要的传播途径。结核分枝杆菌可以通过咳嗽、喷嚏、大笑、大声谈话等方式把含有结核分枝杆菌的微滴排到空气中而传播。吞咽含结核分枝杆菌的痰液会引起肠结核发作。

（三）易感人群

影响机体对结核分枝杆菌自然抵抗力的因素除遗传因素外，还包括营养不良、生活贫困、居住拥挤等社会因素。婴幼儿细胞免疫系统不完善、HIV 感染者、老年人、免疫抑制剂使用者、慢性疾病患者等免疫力低下，都是结核病的易感人群。

（四）影响传染性的因素

传染性的大小取决于患者个体免疫力的状况及排出结核分枝杆菌量的多少、空间含结核分枝杆菌微滴的密度及通风情况、接触的密切程度和时间长短。通风换气减少空间微滴的密度是减少肺结核传播的有效措施。

【病原】

结核分枝杆菌复合群包括结核分枝杆菌、牛分枝杆菌、非洲分枝杆菌和田鼠分枝杆菌。引起人类疾病的主要是结核分枝杆菌。牛分枝杆菌对人类的毒力略逊于结核分枝杆菌但对家兔显示强毒性。结核分枝杆菌和牛分枝杆菌的生物学性状、免疫性及其疾病的临床表现和治疗等基本相同。非洲分枝杆菌见于赤道非洲，是一种过渡类型，西非国家分离菌株倾向于牛分枝杆菌，而东非国家分离株更类似于结核分枝杆菌。田鼠分枝杆菌对人无致病力。结核分枝杆菌大小为 $(0.3 \sim 0.6)$ μm × $(1 \sim 4)$ μm，细小而略弯或显多形性，两端略钝，不能运动，无荚膜、鞭毛及芽孢。抗酸染色是其重要特性，临床上一旦在标本涂片中发现抗酸杆菌，在我国绝大多数代表结核分枝杆菌，但仍需要培养进一步鉴定和确认，因有分枝菌酸的其他一些细菌也呈抗酸染色性。结核菌培养虽无须特殊营养，但生长缓慢，至少需要 $2 \sim 4$ 周才有可见菌落。有毒菌株菌落呈粗糙型，标准菌株为 H37Rv；光滑型菌株大多表示毒力减低。

结核菌细胞壁富含脂质，约占细胞壁的 60%。其主要成分是分枝菌酸和酸化海藻糖。前者是一高分子 α - 烷基 - 羟基脂肪酸，是抗酸着色反应的主要物质基础；后者包括海藻糖双分枝菌酸和硫苷酸，分别具有介导肉芽肿形成和促进细菌在吞噬细胞内存活的作用。细胞壁中尚含脂多糖，其中脂阿拉伯甘露聚糖（lipoarabinomannan，LAM）具有广泛的免疫原性，生长中的结核菌能大量产生，是血清学诊断中应用较多的一类抗原。结核菌的菌体主要是蛋白，占菌体干重的 50%。依据蛋白抗原定位结核蛋白可区分为分泌蛋白、胞壁蛋白和热休克蛋白。结核蛋白被认为是变态反应的反应原，已从中鉴定出数十个蛋白抗原，部分已用于免疫血清学诊断，但至今尚缺少特异性很高的结核血清学诊断方法。

耐药是结核菌极重要的生物特性，与治疗成败关系极大，目前认为结核菌耐药主要是药物作用的靶位突变所致。由于结分枝杆菌缺乏碱基错配修复机制，使错配突变得到更多固定，导致高耐药。目前这方面研究迅速发展，现已鉴定出一些主要抗结核药物的耐药基因，如 *rpoB* 基因和 *pncA* 基因突变分别与利福平和吡嗪酰胺耐药有关系，为深入研究耐药机制和开发分子诊断技术奠定了基础。

【发病机制】

结核菌的毒力是多因子的，但没有毒素。在结核病的发病机制中细菌在细胞内的存在和长期存活引发的宿主免疫反应是影响发病、疾病过程和转归的决定性因素。

（一）结核杆菌感染的自然史

原发感染 3～8 周后结核菌素（简称结素）转阳。95% 免疫机制健全的感染者原发复合征可自行消退，成为潜伏感染（肺和肺外器官），约 5% 在日后因潜在感染复燃而发病。现在认为这种原发后结核病除了内源性感染，已证明不少病例为外源性再感染，包括完成化疗后的复发性结核病。

（二）结核菌感染的宿主反应及其生物学过程

结核菌入侵宿主体内，从感染、发病到转归均与多数细菌性疾病有显著不同，宿主反应在其发病、临床过程和转归上具有特殊意义。Dannenberg 等将结核菌感染引起的宿主反应分为 4 期，即起始期、T 细胞反应期、共生期及细胞外增殖和传播期。

1. 起始期：伴随微小飞沫吸入而入侵呼吸道的结核菌被肺泡巨噬细胞吞噬。因菌量、毒力和巨噬细胞非特异性杀菌能力的不同，被吞噬结核菌的命运各异。若在细菌增殖和宿主细胞反应之前结核菌就被杀灭，则不留任何感染痕迹。如果细菌在肺泡巨噬细胞内存活并复制，便可扩散至邻近非活化的肺泡巨噬细胞并形成早期感染灶。

2. T 细胞反应期：结核菌最初在巨噬细胞内生长，形成中心固态干酪坏死的结核灶，它能限制结核菌继续复制。T 细胞介导的细胞免疫（cell mediated immunity，CM）和迟发型变态反应（delay type hypersensitivity，DTH）在此期形成，两者对结核病发病、演变及转归产生决定性影响。

3. 共生期：生活在流行区的多数感染者发展至 T 细胞反应期，仅少数发生原发性结核病。大部分感染者结核菌可以持续存活，细菌与宿主处于共生状态。纤维包裹的坏死灶干酪性中央部位被认为是细菌持续存在的主要场所。低氧、低 pH 和抑制性脂肪酸的存在使细菌不能增殖。宿主的免疫机制亦是抑制细菌增殖的重要因素，若免疫损害便可引起受抑制结核菌重新活动和增殖。

4. 细胞外增殖和传播期：固体干酪灶中包含具有生长能力、但不繁殖的结核菌。干酪灶一旦液化便给细菌增殖提供了理想环境。即使免疫功能健全的宿主，从液化干酪灶释放的大量结核分枝杆菌亦足以突破局部免疫防御机制，引起播散。

（三）T 细胞介导的细胞免疫（CM1）

在分枝杆菌及活化 T 细胞释放的多种 CKs（如 IFN-γ、MAF、IL-4 等）作用下，巨噬细胞进一步被激活为充分活化的巨噬细胞，后者释放大量溶细胞蛋白、溶酶体酶、TNF、过量的超氧阴离子、过氧化氢及反应性氧中间产物，杀灭、消化和清除被吞噬的结核菌。倘若刺激过度，巨噬细胞会过分活化而转化为抑制性巨噬细胞。粟粒型肺结核结核菌素试验常呈阴性反应，推测即可能与过度刺激造成巨噬细胞抑制有关。

（四）迟发性变态反应（DTH）

Koch 在 1890 年就观察到，用结核菌素注入未受过感染的豚鼠皮下，经 10～14 日后出现注射局部红肿、硬结，随后溃烂，形成深溃疡，很难愈合，并且进一步发展为肺门淋巴结肿大，终因全身播散而死亡。结核菌素试验呈阴性反应。但对 3～6 周前受染、结核菌素反应转阳的豚鼠注射同等量的结核菌，2～3 日后局部呈现剧烈反应，迅速形成浅表溃疡，以后较快趋于愈合，无淋巴结肿大和周身播散，动物存活。此即 Koch 现象，其解释是前者为初次感染，机体无 DTH，亦无 CM；后者由于事先致敏，出现剧烈的局部反应，是 DTH 的表现，而病灶趋于局限化，则为获得 CMI 的证据。因而长期以来 DTH 和 CMI 视为密不可分的同一反应的不同表现。Koch 现象同临床上儿童原发性肺结核与成年人继发性肺结核表现的差异是一致的。近年来随着免疫学的发展，大量的研究表明，DTH 和 CMI 是两种不同的免疫学反应，两者本质不同。

1. 刺激两种反应的抗原不同：结核菌核糖体 RNA 能激发 CMI，但无 DTH；结核蛋白及脂质 d 仅引起 DTH，而不产生 CM。

2. 介导两种反应的 T 细胞亚群不同：DTH 是由 TDTH 细胞介导的，而介导 CMI 的主要是 Th 细胞，Tc 在两种反应都可以参与作用。

3. 菌量或抗原负荷差异和 Th1/Th2 偏移：感染结核菌后机体同时产生 Th1 + Th2 介导的免疫反应，在菌量少、毒力低或感染早期 Th1 型反应起主导作用，表现为 CMI 为主；而菌量大、毒力强或感染后期，则向 Th2 型反应方向偏移，出现以 DTH 为主的反应，这一过程也受到肾上腺内分泌激素及其代谢产物平衡的影响，皮质醇加强 Th2 型细胞成熟，而脱氢表雄甾酮有利于 Th1 型细胞成熟。

4. 起调节作用的 CKs 不同：如前所述调节 CMI 的 CKs 很多，而引起组织坏死的主要是 TNF。

5. 对结核菌的作用方式不同：CMI 通过激活巨噬细胞来杀灭细胞内吞噬的结核菌，而 DTH 则通过杀死含菌而未被激活的巨噬细胞及其邻近的细胞组织以消除十分有利于细菌生长的细胞内环境。轻度 DTH 可以动员和活化免疫活性细胞，并直接杀伤靶细胞；比较剧烈的 DTH 则造成组织溃烂、坏死液化和空洞形成，使已被吞噬的结核菌释放至细胞外，继续进行复制和增殖，并引起播散。所以总体上 DTH 的免疫损伤超过免疫保护作用，人们正在努力探索能增强 CMI、而避免 DTH 的新的免疫预防方法。

（五）持留菌

初次感染和原发后结核病的发生相距数年或数十年，细菌长期在组织中存活，从而提出分枝杆菌持留菌的概念，但持留菌的性质仍是一个谜。有人认为这些细菌处于代谢低落状态或称休眠菌，可能是对于低氧的一种适应反应；另一些人则主张这很少量的细菌仍处于主动复制（繁殖）状态，只是它们被同样速率的免疫防御机制所消灭。该问题尚待研究。

【病理学】

（一）基本病理变化

结核病的基本病理变化是炎性渗出、增生和干酪样坏死。结核病的病理过程特点是破坏与修复常同时进行，故上述三种病理变化多同时存在，也可以某一种变化为主，而且可相互转化。这主要取决于结核分枝杆菌的感染量、毒力大小及机体的抵抗力和变态反应。

（二）病理变化转归

抗结核化学治疗问世前，结核病的病理转归特点为吸收愈合十分缓慢、多反复恶化和播散。采用化学治疗后早期渗出性病变可完全吸收消失或仅留下少许纤维索条。一些增生病变或较小干酪样病变在化学治疗下也可吸收缩小逐渐纤维化，或纤维组织增生将病变包围，形成散在的小硬结灶。未经化学治疗的干酪样坏死病变常发生液化或形成空洞，含有大量结核分枝杆菌的液化物可经支气管播散到对侧肺或同侧肺其他部位引起新病灶。经化疗后干酪样病变中的大量结核分枝杆菌被杀死，病变逐渐吸收缩小或形成钙化。

（吴国志　张向磊　张迎迎　陈洪琳　陈燕华）

第二节　肠结核

肠结核是一种由结核分枝杆菌引起的肠道慢性特异性感染。过去由于结核病难以治疗，多以在我国比较常见，但近几十年来，随着生活及卫生条件改善，结核患病率下降，结核病治疗措施的普及，本病已逐渐减少。但由于结核目前在我国仍较常见，故在临床上对本病须继续提高警惕。

肠结核发病部位好发于回盲部，是我国常见的肺外结核之一。中医没有肠结核这个医学概念，中医学将肠结核归属于"痨瘵"的范畴，肠结核早期无明显的特异症状，伴随本病病情进展，可以出现如下症状，①腹痛：此为最常见的症状，多为腹部隐痛，疼痛部位大都位于右下腹或脐周部位，可伴有不同程度的腹胀。并发肠梗阻或肠穿孔时，腹痛会明显加剧。②腹部包块：此包块多位于下腹部，常以回盲部位的包块居多。③腹泻与便秘：多数属于单纯腹泻，呈水样泻，也可能腹泻与便秘交替发生，单纯便秘者比较少见。少数患者或有便血症状。④月经紊乱：女性患者或可出现月经紊乱表现。⑤全身可能出现结核中毒症状：出现乏力、骨蒸潮热、盗汗、纳差、形体消瘦等全身症状。

【病因和发病机制】

人型结核分枝杆菌可引起肠结核。结核分枝杆菌主要是经口感染侵犯肠道。患者多有开放性肺结核或喉结核的病史，吞咽下含结核分枝杆菌的痰液而引起肠结核发作。如果和开放性肺结核患者经常密切接触，也可被感染。结核分枝杆菌入侵消化道后，多在肠道回盲部引起结核病变，可能和下列因素有关：①带有菌的肠内容物在回盲部停留时间较久，增加了局部肠黏膜的感染机会；②回盲部有丰富的淋巴组织，而结核分枝杆菌易侵犯淋巴组织，因此成为肠结核的好发部位。但不仅限于回盲部，胃肠道其他部位有时亦可受累。

肠结核也可通过血液途径传播，见于粟粒性结核；或由腹腔内结核病灶如女性生殖器结核直接蔓延引起。

结核病的发病是结核分枝杆菌和人体免疫情况共同作用的结果。获得感染仅是致病的条件，只有当侵入人体消化道的结核分枝杆菌数量较多、毒力较大，并同时人体免疫功能低下、肠功能紊乱引起局部抵抗力削弱时，发病的概率才会较大。

【中医病因病机】

1. 病因

（1）感染"痨虫"（也称为"瘵虫"）。

（2）正气虚弱：禀赋不足、久病体虚，营养不良、酒色劳倦。

2. 病位：肠结核病位在肠腑，与肺、脾、肾三个脏腑关系密切。

3. 病机：肠结核在中医认为是因患者脾胃气虚、"瘵虫"入侵而引起的一种本虚标实之证。肾为先天之本，脾胃为后天之本、气血生化之源，肾虚则全身气血阴阳之根本匮乏，脾胃虚则饮食运化不利，故不能抵御"瘵虫"入侵而发病，"瘵虫"作为一种毒邪，可能加重脏腑虚弱情况，脾虚、肾虚之不足造成的郁滞与外来"瘵虫"这种毒邪纠结，形成水湿内生、气滞血瘀，容易导致腹痛、便秘等症状。中医理论认为肠结核的病理产物即腹部包块是因气血受阻与"瘵虫"带来的毒邪互结积聚而成。气滞血瘀致肠内痰湿积聚，肠腑邪盛则导致腹泻，肠腑气滞血瘀日久而化热，消耗肠腑津液，故大便干结。机体的正气虚弱与肠腑湿热之邪相互为害，导致肠道的排泄功能失调，故而出现腹痛、腹胀等症状。"痨虫"侵袭人体，消耗机体阴液，可能出现一系列阴虚症状，如骨蒸潮热、盗汗、形体消瘦等。

【病理】

肠结核主要位于回盲部即回盲瓣及其相邻的回肠和结肠，其他好发的部位依次为升结肠、空肠、横结肠、降结肠、阑尾、十二指肠和乙状结肠等处，少数见于直肠。偶见食管结核、胃结核。

结核分枝杆菌的菌数量和毒力与人体对结核分枝杆菌的免疫斗争反应程度影响决定本病的病理性质。按大体病理，肠结核可分为以下3型。

（一）溃疡型肠结核

肠壁的淋巴组织表现为充血、水肿及炎症渗出性病变，可进一步发展为干酪样坏死，然后形成溃疡。溃疡病变边缘不规则，深浅不一，可深达肌层或浆膜层，常可累及周围腹膜或邻近肠系膜淋巴结。较少发生肠出血及急性穿孔的原因可能为溃疡基底常发生闭塞性动脉内膜炎，并且在慢性发展过程中，病变肠段常与周围组织紧密粘连。所以慢性穿孔而形成肠瘘或腹腔脓肿也远较克罗恩病少见。在病变修复过程中，肠管狭窄和变形可能与大量纤维组织的增生及瘢痕组织的形成有关。

（二）增生型肠结核

可出现有大量纤维组织和结核肉芽肿增生，但多局限在回盲部，使局部肠壁僵硬、增厚，有时可见瘤样肿块突入肠腔，均可使肠腔变窄，引起梗阻。

（三）混合型肠结核

为兼有这两种病变者，亦称之为混合型或溃疡增生型肠结核。

【临床表现】

本病一般见于中青年，女性发病人数稍多于男性。

（一）腹痛

多位于右下腹或脐周，常呈间歇性发作，多为痉挛性的阵痛伴腹鸣，在进餐后可出现加重，如有排便或肛门排气后缓解。进餐引起胃肠反射或肠内容物通过炎症、狭窄肠段，引起局部肠痉挛可能是腹痛发生的原因。体检可见腹部压痛，部位多在右下腹。腹痛亦可由部分或完全性肠梗阻引起，此时伴有其他肠梗阻症状。

（二）腹泻与便秘

腹泻是该病的主要临床表现之一。病变严重程度和范围不同而导致排便次数不同，一般可达每日2~4次，重者每日达10余次。粪便多呈糊样，一般不含脓血，并且不伴有里急后重。部分患者由于病变引起的胃肠功能紊乱会出现腹泻与便秘交替。便秘为主要表现多见于增生型肠结核。

（三）腹部肿块

增生型肠结核常出现腹部肿块。肿块常位于右下腹，中等质地，位置一般比较固定，伴有轻度或中度压痛。肿块也可见于溃疡型肠结核，病变肠段和周围组织粘连，或同时有肠系膜淋巴结结核。

（四）全身症状和肠外结核表现

结核毒血症状表现为不同热型的长期发热，伴有盗汗多见于溃疡型肠结核。肠外结核特别是活动性肺结核可出现患者倦怠、消瘦、贫血，随病程发展而出现维生素缺乏等营养不良的表现。增生型肠结核病程较长，全身情况一般较好，有时低热或无发热。

并发症见于晚期患者，以肠梗阻多见，瘘管和腹腔脓肿远较克罗恩病少见，肠出血较少见，少有急性肠穿孔。可因合并结核性腹膜炎而出现相关临床表现。

【实验室和其他检查】

（一）实验室检查

血沉多明显增快，可作为估计结核病活动程度的指标之一。溃疡型肠结核可有轻至中度贫血，无并发症时白细胞计数一般正常。溃疡型肠结核的粪便多为糊样，一般无肉眼黏液和脓血，但显微镜下可见少量脓细胞与红细胞，隐血试验阳性。结核菌素试验呈强阳性有助本病诊断。

（二）X线检查

X线小肠钡剂造影对肠结核的诊断具有重要的参考价值。在溃疡型肠结核，钡剂于病变肠段排空很快，充盈不佳，呈现激惹征象，而在病变的上、下肠段则钡剂充盈良好，称为X线钡影跳跃征象。病变肠段如能充盈，则显示黏膜皱襞粗乱、肠壁边缘不规则，有时呈锯齿状，可见溃疡。

（三）结肠镜检查

因病变主要在回盲部，故可采用结肠镜对全结肠和回肠末段进行直接观察，对本病诊断有重要价值。内镜下的病变表现为肠黏膜充血、水肿，溃疡形成（常边缘呈鼠咬状、呈横形），肠腔变窄，形态及大小各异的炎症息肉等。镜下取活体组织送病理检查具有确诊价值。内镜检查肠镜能对全结肠和回肠末端进行直接观察，如发现病变可行组织活检，对本病的确诊最有价值，内镜下可见结肠黏膜出现如下改变。

1. 溃疡：典型的肠结核溃疡呈环形分布，溃疡可融合，但融合后仍呈环形，可出现环周性巨大溃疡。溃疡深浅不一，边缘不规则，呈潜行性，表面覆有白色或黄白苔。早期溃疡较小时多位于结肠皱襞的脊上并沿皱襞向环周方向扩展，溃疡周边黏膜皱襞紊乱等改变，但溃疡之间有正常黏膜存在，与克罗恩病极为相似。

2. 假息肉和增生结节：由于结核性肉芽肿和纤维组织增生，导致局部肠壁增厚、僵硬，表面有糜烂、小溃疡和大小不等的假息肉或隆起结节，严重者形成较大团块，需与结肠癌相鉴别。

3. 狭窄：大部分由环形溃疡、周围结节增生引起，也可因为愈合过程中，大量纤维组织增生，瘢痕形成，引起肠管变形，假憩室形成。

4. 回盲瓣病变：在所有肠结核中，回盲瓣的累及率超过90%。一般为全周性或次周性溃疡，病变的回盲瓣僵硬，失去闭合功能呈鱼口状改变。回盲瓣的溃疡可向回肠末端及盲肠升结肠方向扩展，形成巨大融合性溃疡，溃疡间可见到增生性病变。

【诊断和鉴别诊断】

如有以下情况应考虑本病：①中青年患者有肠外结核，尤其是肺结核；②临床表现有腹痛、右下腹压痛、腹泻，也可有腹块、原因不明的肠梗阻，伴有盗汗、发热等结核毒血症状；③X线小肠钡剂检查发现跳跃征、肠管狭窄、肠腔变形和溃疡等征象；④结肠镜检查发现主要位于回盲部的肠黏膜炎症、溃疡、炎症息肉或肠腔狭窄；⑤结核菌素（PPD）试验强阳性。如活体组织病检能找到干酪性肉芽肿具确诊意义，活检组织中找到抗酸染色阳性杆菌有助诊断。对高度怀疑肠结核的病例，如抗结核治疗数周内（2～6周）症状明显改善，2至3个月后肠镜检查病变明显改善或好转，可做出肠结核的临床诊断。对诊断有困难而又有手术指征的病例行手术剖腹探查，病变肠段和（或）肠系膜淋巴结病理组织学检查发现干酪性肉芽肿可获确诊。

诊断上需与下列有关疾病相鉴别。

（一）克罗恩病

本病的临床表现、X 线及内镜所见常和肠结核酷似，两者鉴别有时非常困难，然而两病治疗方案及预后截然不同，因此必须仔细鉴别。对鉴别有困难不能除外肠结核者，应先行诊断性抗结核治疗。克罗恩病经抗结核治疗 2～6 周后症状多无明显改善，治疗 2～3 个月后内镜所见无改善。有手术指征者可行手术探查，同时对病变肠段及肠系膜淋巴结进行病理组织学检查。

（二）右侧结肠癌

本病常在 40 岁以上发病，比肠结核发病年龄大。结肠镜检查及活检可确定结肠癌诊断。一般无发热、盗汗等结核毒血症表现。

（三）阿米巴病或血吸虫病性肉芽肿

脓血便常见。结肠镜检查多有助于鉴别诊断。粪便常规或孵化检查可发现有关病原体。既往有相应感染史。相应特效治疗有效。

（四）其他

肠结核有时还应与耶尔森杆菌肠炎、肠恶性淋巴瘤及一些少见的感染性肠病如肠放线菌病、梅毒侵犯肠道、性病性淋巴肉芽肿、非结核分枝杆菌（多见于艾滋病患者）等鉴别。以发热为主要表现者需与伤寒等长期发热性疾病相鉴别。

【并发症】

肠结核主要包括两种并发症。

1. 肠梗阻：是本病最常见的并发症，主要发生在增生性肠结核，往往是肠壁环状狭窄或腹膜粘连、肠系膜挛缩、肠袢扭曲变形引起，梗阻呈慢性进行性，以不完全性肠梗阻多见，轻重不一，少数可发展为完全性肠梗阻。

2. 肠穿孔：主要为亚急性慢性穿孔，可在腹腔内形成脓肿，破溃后形成肠瘘。急性穿孔较少见，常发生在梗阻近端极度扩张的肠曲，严重者可因肠穿孔并发腹膜炎或感染性休克而致死。

【西医治疗】

消除症状、改善全身情况、促使病灶愈合及防治并发症是肠结核治疗的目的。强调早期治疗，因为肠结核早期病变是可逆的。

（一）休息与营养

休息与营养可加强患者的免疫抵抗力，是治疗的基础。

（二）抗结核化学药物治疗

1. 抗结核药物

（1）异烟肼（INH）：具有强杀菌作用、价格低廉、不良反应少、可口服等特点，是治疗肺结核病的基本药物之一。INH 是肼化的异烟酸，能抑制结核菌叶酸合成。其作用包括三个环节：①INH 被结核菌摄取；②INH 被结核菌内过氧化氢 - 过氧化物活化；③活化的 INH 干扰结核菌叶酸合成。INH 对于胞内、外代谢活跃持续繁殖或近乎静止的结核菌均有杀菌作用。小分子的 INH 可渗入全身各组织中，可通过血脑屏障，胸腔积液、干酪样病灶中药物浓度很高。成年人剂量每日 300 mg（或每日 4 ~ 8 mg/kg），一次口服；儿童每日 5 ~ 10 mg/kg（每日不超过 300 mg）。急性血行播散性肺结核和结核性脑膜炎，剂量可以加倍。如果患者意识不清时，INH 可经胃管、肌内注射和静脉给药。本药常规剂量时不良反应发生率低，主要包括周围神经炎、中枢神经系统中毒，采用维生素 B_6 能缓解或消除中毒症状。但维生素 B_6 可影响 INH 疗效，故一般剂量 INH 时无须服用维生素 B_6。肝脏损害（血清 ALT 升高等）与药物的代谢毒性有关，如果 ALT 高于正常值上限 3 倍则需停药。通常每月随访一次肝功能，对肝功能已有异常者应增加随访次数，且需与病毒性肝炎相鉴别。

（2）利福平（RFP）：对胞内和胞外代谢旺盛和偶尔繁殖的结核菌均有杀菌作用。它属于利福霉素的半合成衍生物，抑制 RNA 聚合酶，阻止 RNA 合成发挥杀菌活性。RFP 主要在肝脏代谢，胆汁排泄。仅有 30% 通过肾脏排泄，功能损害一般无须减量。RFP 能穿透干酪样病灶和进入巨噬细胞内。在正常情况下不通过血脑屏障，而脑膜炎症可增加其渗透能力。RFP 在组织中浓度高，在尿、泪、汗和其他体液中均可检测到。意识不清者可采用鼻饲和静脉途径给药。成年人剂量空腹 450 ~ 600 mg，每日一次。主要不良反应有胃肠道不适、肝功能损害（ALT 升高、黄疸）、皮疹和发热等。应用高剂量、间歇疗法（600 ~ 1200 mg/d）易产生免疫介导的流感样反应、溶血性贫血、进行性肾衰竭和血小板减少症，一旦发生，应停药。肝功能损害发生率为 5% ~ 10%。INH 与 RFP 合成引起肝损害（药物性肝炎）的发生率比单用 NH 高 2 ~ 4 倍。利福霉素其他衍生物利福喷汀（rifapentine，RFT）和利福布汀（rifabutine，RBT）的临床疗效与利福平相似。前者半衰期 32.8 小时，一周 2 次给药，适合于间歇治疗，后者对部分 NTM 作用强，且与抗反转录酶药物相互作用少，推荐用于 HIV/AIDS 患者合并结核或 NTM 感染的治疗和预防。

（3）吡嗪酰胺：类似于 NH 的烟酸衍生物，但与 NH 之间无交叉耐药性。PZA 能杀灭巨噬细胞内，尤其酸性环境中的结核菌，已成为结核病短程化疗中不可缺少的主要药物。胃肠道吸收好，全身各部位均可到达，包括中枢神经系统。PZA 经肾脏排泄。最常见不良反应为肝脏毒性反应（ALT 升高和黄疸）、高尿酸血症，皮疹和胃肠道症状少见。

（4）链霉素：通过抑制蛋白质合成来杀灭结核菌。对于空洞内胞外结核菌作用强，pH 中性时起效。尽管链霉素具有很强的组织穿透力，而对于血脑屏障仅在脑膜炎才能透入。主要不良反应为不可逆的第Ⅷ对脑神经损害，包括共济失调、眩晕、耳鸣、耳聋等。与其他氨基糖苷类相似，可引起肾脏毒性反应。过敏反应少见。用法和用量：成年人每日 15 ~ 20 mg/kg，或每日 0.75 ~ 1.0 g（50 岁以上或肾功能减退者可用 0.5 ~ 0.75 g），分 1 ~ 2 次肌内注射。目前已经少用，仅用于怀疑 INH 初始耐药者。其他氨基糖苷类如阿米卡星（AMK）、卡那霉素（KM）也有抗结核作用，但不用作一线药物。

（5）乙胺丁醇：通过抑制结核菌 RNA 合成发挥抗菌作用，与其他抗结核药物无交叉耐药性，且产生耐药性较为缓慢。成年人与儿童剂量均为每日 15 ~ 25 mg/kg，开始时可以每日 25 mg/kg，2 个月后减至每日 15 mg/kg。可与 NH、RFP 同时一次顿服。常见不良反应有球后视神经炎、过敏反应、药物性皮疹、皮肤黏膜损伤等。球后视神经炎可用大剂量维生素 B 和血管扩张药物治疗，必要时可采用烟酰胺球后注射治疗，大多能在 6 个月内恢复。

（6）对氨基水杨酸：对结核菌抑菌作用较弱，仅作为辅助抗结核治疗药物。可能通过与对氨苯甲酸竞争影响叶酸形成，或干扰结核菌生长素合成，使之丧失摄取铁的作用而起到抑菌作用。成年人口服 8 ~ 12 g/d，每天 2 ~ 3 次。静脉给药一般用 8 ~ 12 g，溶于 5% 葡萄糖液 500 mL 滴注。本药需新鲜配制和避光滴注。肾功能不全患者慎用。主要不良反应有胃肠道刺激、肝功能损害、过敏反应包括皮疹、剥脱性皮疹、溶血性贫血等。

（7）其他：氨硫脲（thiosemicarbazone，TB1）、卷曲霉素（capreomycin，CPM）、环丝氨酸（cycoserinum，CS）、乙硫异烟胺（ethionamide，1314Th）和丙硫异烟胺（prothionamide，1321Th）曾作为第二线抗结核药物，由于作用相对较弱，加之不良反应发生率甚高且较严重，仅用于 MDR-TB。

为使治疗规范化、便于督导、减少耐药、方便服药、改善患者接受治疗的顺从性，近年来有固定剂量复合剂的出现，主要有 NH + RFP + PZA 和 INH + RFP 两种。

2. 化疗理论基础和基本原则：初治病例的大多数细菌对药物敏感，但也有少量先天耐药菌株。这些先天耐药菌随药物不同而不同，其概率 RFP 为 10^{-8}，INH、SM 和 EMB 等为 10^{-6}，1314Th、CPM、TB1 等为 10^{-3}。应用一种药物后大量敏感菌被杀灭而为旺盛生长的耐药菌取代，造成临床细菌耐药、病灶恶化、治疗失败。所幸先天耐药大多为单一耐药，联合用药可起交叉杀灭作用，从而大大减少耐药菌出现的概率。如联合 INH 和 SM，耐药菌概率即从 10^{-6} 降至 10^{-12}。菌量越高，耐药机会越多。但若联合 2 ~ 3 种药物，则耐药菌将很少或者不出现。实验证明每克干酪组织或空洞壁组织含菌量为 10^6 ~ 10^{10}，单一化疗势必导致绝大部分或全部细菌耐药，只有联合用药才能有效减少和预防耐药性产生。现代化疗的目标不仅是杀菌和防止耐药性产生，而且在于最终灭菌，防止和杜绝复发。然而现有抗结核药物大多是作用于生长期和代谢旺盛的细菌，对代谢低落的静止菌很少或者没有作用。因此，结核菌的代谢状态及其同药物的相互作用是影响化疗的另一重要因素。

Denis Mitchison 根据实验结果提出结核病灶中存在 4 种不同状态特殊菌群的理论假设。A 组为处于持续生长繁殖状态的菌群，但其生长速度也不尽一致，如开放性空洞内的结核菌生长快，接近培养基上的对数生长，而在包裹性病灶内由于氧供少，可以生长很慢。INH 对快速生长的细菌作用最强，RFP 其次。B 组为酸性环境中半休眠状态的菌群，PZA 能作用于此类菌群，有利于最终消灭细胞内静止菌。C 组是半休眠状态但偶有突发性或短期内旺盛生长的细菌，RFP 对此最为有效。D 组则为完全休眠菌，药物不起作用，须依赖机体免疫机制加以消除。在动物实验模型和临床上应用 INH，快速生长繁殖的结核菌迅速被扑灭，显示早期的高效治疗效果。随着细菌生长速度减慢，则渐渐失去作用。RFP 杀灭突发生长的结核菌。可减少复发，但疗程过短仍有复发，故应贯彻疗程始终。消灭 B 组细菌是实现灭菌目标的关键。这些细菌存在于巨噬细胞内酸性条件下，仅有 PZA 是唯一比较有效的药物。结核菌区别于其他病原菌的重要生物学特性，是它可以长期处于代谢低落的静止或者半休眠状态（B、C 组菌群），一定条件下又重新生长繁殖。因此，药物治疗除联合外尚需长时间维持相对恒定血药浓度，使未被杀灭的静止菌重新转为生长繁殖菌时即暴露在有效药物的控制下，这就需要规则用药并完成全疗程。大量研究和经验表明，用药不规则或未完成疗程是化疗失败的最重要原因之一。从结核病的病理组织学特点来看，以渗出为主的早期病变，血运丰富，药物易于渗入病灶内。而这类病灶中细菌大多处于代活跃状态，药物最易发挥作用。相反在纤维干酪性病灶特别是厚壁空洞，药物作用明显削弱。结核病的化疗显著区别于通常细菌性感染的化疗，有其特有的作用规律。结核病化疗的目标是预防耐药性产生，早期杀菌和最终灭菌。为达到这一目标，结核病化疗必须根据其特有规律，掌握正确原则。这些原则可以概括为早期、联合、规则、足量、全程，其中以联合和规则用药最为重要。

3. 耐药结核病的分类：耐药结核病指体外试验证实患者感染的结核分枝杆菌对一种或多种抗结核药物耐药。据所耐药物数分为：

（1）单耐药结核病（single-resistant tuberculosis，SDR-TB）：患者感染的结核分枝杆菌体外对 1 种药物耐药。

（2）多耐药结核病（poly-drug resistant tuberculosis，PDR-TB）：对不包括 INH 和 RFP 在内的 >2 种药物耐药。

（3）耐多药结核病（multidrug-resistant tuberculosis，MDR-TB）：至少对一线抗结核药物中的 INH 和 RFP 耐药。

（4）广泛耐药结核病（extensively drug-resistant tuberculosis，XDR-TB）：在 MDR 基础上还对卷曲霉素、卡那霉素、阿米卡星中的任一种注射类药物和氧氟沙星、左氧氟沙星、莫西沙星中任一种氟喹诺酮类药物耐药。

（5）全耐药结核病（totally drug-resistant tuberculosis，TDR-TB）：对所有一线抗结核药（H，R，Z，S，E）和进行药敏试验的所有二线抗结核药（Ofx，Km，Am，Cm，Eto，Pto，Cs，PAS）均呈现耐药。

4. 标准化疗方案：总结抗结核化疗的经验和研究成果，贯彻化疗基本原则，彻底治愈患者，消灭传染源，预防复发和耐药性的产生，一致主张肺结核（包括肺外结核）必须采用标准化治疗方案。在新病例其方案分两个阶段，即 2 个月强化（初始）期和 4~6 个月的巩固期。强化期通常联合 3~4 种杀菌药，约在 2 周之内传染性患者经治疗转为非传染性，症状得以改善。巩固期药物减少，但仍需灭菌药，以清除残余菌并防止以后的复发。强化期 3~4 种药和巩固期 2 种药的短程化疗方案可以降低选择性耐药菌产生的危险性，对初始耐药患者与敏感患者一样有效。

目前国内推荐的化疗方案如下。

（1）初治：

菌阳肺结核：2HRZE/4HR，2HRZE（S）/4HR 或 2HRZE（S）/4HRE，即：

强化期（2 个月）：异烟肼（H）+利福平（R）+吡嗪酰胺（Z）+乙胺丁醇（E）或链霉素（S）；

巩固期（4 个月）：异烟肼（H）+利福平（R），或再联合乙胺丁醇（E）。

说明：

①如果强化期 2 个月痰菌仍阳性，原方案延长 1 个月。

②在严格执行 DOTS 的地区或个体可选择后两个间歇化疗方案，如 $3HRZE/6H_3R_3E_3$，或 $3H_3R_3Z_3E_3S_3/6H_3R_3E_3$（左下角数字表示每周给药次数）。

菌阴肺结核：2HRZ/4HR，$2HRZ/4H_3R_3$，$2HRZE_3S_3/4H_3R_3$，$2H_3R_3Z_3E_3S_3/4H_3R_3$。

说明：

①如果强化期 2 个月痰菌仍阳性，原方案延长 1 个月。

②在严格执行 DOTS 的地区或个体可选择后两个间歇化疗方案。

（2）复治：2HRZES/1HRZE/6HRE，2HRZES/6HRE，3HRZES/6HRZE，3HRZFS/6HRE，3HRZES/3HRZE/3HRE，$3HRZFS/6H_3R_3E_3$，$3HRZEOfx（Lfx）/5H_3L_1Ofx_3（Lfx_3）$

说明：

①任何原因造成的复治均应当首先留取标本做分枝杆菌培养、菌种鉴定和药敏试验。

②在获得药敏结果前应参考既往治疗史选择治疗方案。如果初治方案正规，用药规则，仍可采用原方案治疗；反之，则应在上述方案中选择含 2 种未用药物的新组合。

③疗程视不同情况而定，通常 8~9 个月。糖尿病患者延长至 12 个月，有其他伴发症者疗程至少 12 个月。

④严格执行 DOTS 的地区或个体可在巩固期采用间歇化疗方案。

⑤获得药敏结果后调整治疗方案。

（3）耐多药肺结核（MDR-TB）：治疗困难。主张采取化疗、免疫治疗、萎陷治疗、介入治疗和手术等综合治疗。但化疗是最基本和最重要的治疗，尚无标准推荐方案。强调遵循下列要点：

1）一旦确诊结核病，在初治前采用快速药敏试验检测异烟肼和利福平的敏感性，以便识别耐药；应用痰涂片和培养进行疗效监测，有助于尽早发现治疗失败。

2）化疗方案应含有 4 种确定或几乎确定敏感的核心药物，通常应当包括吡嗪酰胺、氟喹诺酮药物（静脉用）、乙胺丁醇（或丙硫异烟胺）和环丝氨酸。如果没有环丝氨酸，则改用对氨基水杨酸。氟喹诺酮类优选新一代药物。没有证据支持使用超过 4 种二线药物的治疗，但如果某些药物效果不佳，则药物数量可以增加。

3）2008 年 WHO 指南主张按顺序选择药物，在第一至四组药物不足以组成有效方案时才考虑从第五组药物中选择，2011 年更新的指南认为第五组药物也可以使用，但不列为标准方案。

4）强化治疗至少 8 个月，总疗程 20 个月。某些患者需视临床和细菌性反应调整疗程。

5）及时发现和处理药物不良反应。

6）强调经济有效的门诊治疗，但必须全程实施 DOTS。

（三）对症治疗

腹痛可应用抗胆碱能药物。摄入不足或腹泻严重者应注意纠正水、电解质与酸碱平衡紊乱。对不完全性肠梗阻患者，需进行胃肠减压。

（四）手术治疗

适应证包括：①完全性肠梗阻；②急性肠穿孔，或慢性肠穿孔瘘管形成经内科治疗而未能闭合者；③肠道大量出血经积极抢救不能有效止血者；④诊断困难需剖腹探查者。

【中医辨证分型】

中医认为肠结核病多为本虚标实之证，临床上须根据患者正气与"痨虫"在本病不同发展阶段的正邪盛衰情况来具体辨证分型。

肠结核病由于其发展阶段不同，临床表现不同，临床辨证较为复杂，为了便于理解，在理论上分型较为单纯，临床应用须考虑复合证型的叠加应用。

1. 中气下陷证

症状：反复腹痛隐隐，或腹部包块，脘腹重坠作胀，食后坠胀感加重，或便意频数，肛门重坠；或久泻不止，甚或脱肛；或子宫下垂；伴见少气乏力，声低懒言，头晕目眩。

舌脉：舌淡苔白，脉弱或脉伏。

2. 肾阴虚证

症状：反复腹胀和（或）腹部隐痛，腹部包块，腹泻或便秘，或腹泻与便秘交替出现，五心烦热、骨蒸潮热、盗汗、腰膝酸疼、眩晕耳鸣、失眠多梦，男子遗精，女子经少或闭经等。

舌脉：舌红少苔，脉细数。

【辨证论治】

由于从古至今，抗痨治疗并不是中医药的优势，故而目前肠结核的治疗，临床上多见西医疗法搭配中医辨证论治的中西医结合疗法，西医在本病治疗起到主要作用，而传统中医药在本病方面多发挥其辅助作用。

单纯中医疗法治疗肠结核的临床报道颇为罕见，《中国现代名医验方荟海》仅报道了跨越民国与新中国的传奇医家柯与参大师治疗肠结核的验方，非常值得中医界诸位新老医者借鉴。柯氏治肠结核方：生黄芪 60 g，炒当归 24 g，茯苓 24 g，白术 20 g，诃子 15 g，薏苡仁 45 g，山药 30 g，枸杞子 30 g，炙鳖甲 45 g，仙茅 30 g，白芍 24 g，川芎 15 g，党参 45 g，炒补骨脂 20 g，煨肉豆蔻 15 g，炒吴茱萸 15 g，炒阿魏 15 g，升麻 15 g，云木香 12 g，枯白矾 12 g，甘草 9 g。服法：每日 2 次，早、晚各服一次，每次 4.5 g，白开水送下。制丸方法：将药研细末，用猪胰脏 1 具在黄酒内煮至半熟，连同黄酒捣如泥状，拌入药末和适量蜂蜜捻成丸。忌食辛辣、酒及生冷、油腻饮食。

柯与参大师遵循了"杀痨虫"与"补正虚"相结合的结核病治则，本方有黄芪、党参等补益脾气的一组中药，有枸杞子、仙茅等滋补肾之阴阳的一组中药，还有肉豆蔻等一组收涩药物，有阿魏等一组活血化瘀消癥药物，加吴茱萸散寒温肠止痛，加升麻以升提脾气，加云木香以行气导滞，甘草调和诸药；这充分体现了中医学科抗痨治疗肠结核病的扶正补虚攻邪等整体观念的用药特点。注：炒阿魏传统中医治疗癥瘕积聚，当然也包括类似肠结核的腹部包块，阿魏煎剂在体外对人型结核分枝杆菌有抑制作用。阿魏有股特异的臭气，临床上一般制成散剂或丸剂服用。即使大量（每次 12 g）亦无显著毒性。但临床一般常规用量每次 0.9～1.5 g。

总之，医家柯与参大师在肠结核病研究上发挥了中医学科特长，其疗效在抗痨治疗方面给全体中医信心，值得全体中医学习、借鉴。

1. 中气下陷证

症状：反复腹痛隐隐，或腹部包块，脘腹重坠作胀，食后坠胀感加重，或便意频数，肛门重坠；或久泻不止，甚或脱肛；或子宫下垂；伴见少气乏力，声低懒言，头晕目眩。

舌脉：舌淡苔白，脉弱或脉伏。

治法：补中益气，健脾抗痨。

主方：补中益气汤（《脾胃论》）加减。

药物：黄芪、人参、白术、当归、陈皮、升麻、柴胡、甘草。方中味甘微温的黄芪，入脾肺经，升阳固表，补中益气。伍人参、炙甘草、白术，增加补气健脾之力。当归养血和血，配伍人参、黄芪以补气养血。陈皮燥湿健脾，理气和胃，避免诸药补而壅滞之嫌。少量升麻、柴胡升阳举陷，协助升提下陷之中气，炙甘草调和诸药。

加减：若患者水样泻明显，可合参苓白术散；若患者纳呆明显，可加焦三仙、连翘等；若患者肾阴虚明显，可加六味地黄丸；若虚热明显，加知柏地黄丸；盗汗明显者，加麦味地黄丸；若久泻不愈，可酌加诃子等少量收涩药。

2. 肾阴虚证

症状：反复腹胀和（或）腹部隐痛，腹部包块，腹泻或便秘，或腹泻与便秘交替出现，五心烦热、骨蒸潮热、盗汗、腰膝酸疼、眩晕耳鸣、失眠多梦，男子遗精，女子经少或闭经等。

舌脉：舌红少苔，脉细数。

治法：补肾养阴，抗痨扶正。

主方：六味地黄丸（《小儿药证直诀》）加减。

药物：熟地黄、山药、山萸肉、茯苓、泽泻、丹皮。熟地黄、山药、山萸肉补肾，为中药"三补"；茯苓和泽泻淡渗利湿，丹皮则凉血活血，此三药为中药"三泻"，诸药相合，补而不滋腻，为补肾阴之妙方。

加减：虚热明显者，改为知柏地黄丸；盗汗明显者，改为麦味地黄丸。兼有失眠健忘，加炒酸枣仁、柏子仁；脾虚腹胀明显者加枳术丸；虚阳浮越者，可酌加补肾阳药及潜阳之品，当知阳虚不固才出现虚阳浮越，且不可只潜阳不补阳；此时，可酌加珍珠母或者生龙牡或龟板、鳖甲等；此处须特别注意：本病忌峻补肾阳之品，可用阴阳并补之品枸杞子、沙苑子等，缓缓图之。

【常用中成药】

目前的中成药因为不具备对肠结核的特异性作用，疗效不甚确切，大都属于辅助治疗，下述内容仅作参考。

1. 参苓白术颗粒（丸）：健脾益气。用于体倦乏力，食少便溏。用于肠结核脾虚腹泻为主症的辅助治疗。

2. 补中益气颗粒（丸）：补气健脾，升提中气。用于气虚下陷证，内脏脱垂。可以用来做肠结核病的辅助治疗。

3. 六味地黄丸：滋阴补肾，用于各种疾病的肾阴虚证。可用于结核病等慢性疾病肾阴虚证型的辅助治疗。

4. 金水宝胶囊：补益肺肾，秘精益气。用于肺肾两虚，精气不足所致的久咳虚喘，神疲乏力，不寐健忘，腰膝酸软，月经不调。注：本药重在补益肺肾，可用于结核病患者日常调理。

5. 健脾润肺丸（浓缩丸）：滋阴润肺，止咳化痰，健脾开胃。用于痨瘵，肺阴亏耗，潮热盗汗，咳嗽咯血，食欲减退，气短无力，肌肉瘦削等肺痨诸症。并可辅助治疗抗痨药物引起的肝功损害。

6. 润肺化核膏（外用）：养血育阴，解毒化瘀，用于浸润性肺结核、结核性胸膜炎证属阴虚火旺或血虚血瘀者的辅助治疗。

注：主要适合各种结核病外用贴敷。

【中医外治法】

肠结核部分中医外治法报道甚少，健运脾胃，疏调肠腑。针刺取穴天枢、上巨虚、合谷、足三里、大椎等穴每日一次，手法宜补，留针 20 分钟。

【护理概要】

肠结核在早期如果采取有效治疗措施，其早期病变可以逆转痊愈。因此，在患者入院期间进行全面的病情评估，以强调早期治疗为主。护理上应该强调按时服用药物，提高患者的免疫力，增加机体的抵抗能力，嘱咐患者充分休息，并指导膳食均衡营养等。对于肠结核患者，特别是处于活动期患者，应当提供舒适护理，保证患者充分休息，以减轻腹痛的情况。由于肠结核患者或存在持续性低热、盗汗等症状，因此要及时注意更换被服，以利于患者充分休息。

护理人员还应指导膳食均衡营养。肠结核存在腹泻的情况，同时结核病属于长期慢性消耗性疾病，因此患者常表现为机体抵抗力低下等情况。所以肠结核患者要均衡膳食，提高营养。具体饮食主张多以高热量、高蛋白、高维生素且易消化的食物为主。例如：精瘦肉及优质黄豆，因为此类食物中含有优质蛋白质和脂肪酸。忌食牛奶、茄子、鱼等存在拮抗抗结核药物作用的食物。一定注意对患者的餐具及时消毒以避免交叉感染。

肠结核病情发展全过程都有可能出现腹痛，因此要给予患者疼痛护理。根据疼痛的程度不同，要采取针对性的干预措施。此外还应全面评价患者的排便次数及粪便的性质，判断患者胃肠道功能，注意监控患者的水电解质酸碱平衡，防止脱水或电解质紊乱，观察患者生命体征、神志、尿量等护理措施，避免发生低血容量性休克。可以采用热敷疗法减少患者胃肠道运动次数，指导患者注意膳食结构避免加重腹泻。指导患者便后的肛周护理，可以在便后用温水清洗肛周，避免因排便次数的增多而引发肛周脓肿等。

通过有效的护理内容安排患者充分休息，合理膳食，提高免疫力，同时给予适当的抗结核药物治疗，结果显示获得较为满意的临床疗效。通过对肠结核患者的临床治疗与护理内容的回顾，可以认为在常规治疗方案基础上，通过强调内容护理让患者全面了解治疗过程，给予舒适护理和心理护理能够减轻痛苦，减少腹泻、便秘等症状出现，提高临床治疗效果。

【预后】

早期诊断与及时治疗决定本病的预后。当病变尚在渗出性阶段，经治疗后可以痊愈，预后良好。合理选用抗结核药物，保证充分剂量与足够疗程，也是决定预后的关键。

【预防】

本病的预防应着重肠外结核特别是肺结核的早期诊断与积极治疗，使痰菌尽快转阴。肺结核患者不可吞咽痰液，应保持排便通畅，并提倡用公筷进餐，牛奶应经过灭菌。

（一）建立防治系统

根据我国结核病疫情，为搞好防治工作，仍须强调建立、健全和稳定各级防痨机构，负责组织和实施治、管、防、查的系统和全程管理，按本地区疫情和流行病学特点，制定防治规划，并开展防痨宣传，教育群众养成良好文明卫生习惯，培训防痨业务技术人员，推动社会力量参与和支持防痨事业。

（二）实施 DOTS 策略

策略本意为"直接督导下的短程化疗"。1995 年 WHO 结核病对策部总结近 20 余年来的经验，认识到 DOTS 是所有干预项目中费用最低、疗效最好的方法，因而将它上升为一种保证结核病控制对策成功的战略，扩展为 5 个方面：①政府的支持和承诺；②通过对因症就诊进行痰涂片镜检发现患者；③对涂阳患者给予标准短程化疗（6~8 个月）或至少初治 2 个月在直接面视下服药；④保证抗结核药物供应；⑤可以用来评估治疗效果和全部规划实施的标准化病 DOTS 的核心是规则、全程治疗。因此结核病治疗除制定正确化疗方案外，保证其实施十分重要。不仅防治工作者和专业医师必须掌握和切实贯彻 DOTS，广大内科医师也都应当了解和积极实践这一重要战略。

（三）卡介苗接种

机体获得性特异性免疫只产生在活菌感染之后。卡介苗（bacillus calmette guerin，BCG）是一种无毒牛型结核菌活菌疫苗，接种后机体反应与低毒结核菌原发感染相同，产生变态反应同时获得免疫力，除对结核病有一定特异性抵抗力外，对其他细胞内病原菌感染和肿瘤等的非特异性抵抗力亦有提高。BCG自 1921 年用于预防结核病以来，虽被积极推荐和推广，但至今对它的作用和价值仍有争论。目前比较普遍的看法是 BCG 尚不足以预防感染，但可以显著降低儿童发病及其严重程度，特别是使结核性脑膜炎等严重结核病减少，并可减少此后内源性恶化的可能性。WHO 已将 BCG 列入儿童扩大免疫计划。我国结核病感染率和发病率仍高，推行 BCG 接种仍有现实意义，规定新生儿出生时即接种 BCG，每隔 5 年左右对结核菌素转阴者补种，直至 15 岁。对边远低发病地区进入高发区的新生和新兵等，结核菌素阴性者亦必须接种 BCG。接种方法普遍采用皮上划痕法，以每毫升含 75 mg 菌苗 1 滴滴在左上臂外侧三角肌中部皮肤上，以针划破表皮，呈"井"字形，长宽各 1~1.5 cm，略有血浆渗出。皮内注射法以每毫升含 0.5 mg 菌苗 0.1 mL 于左臂三角肌部位，剂量准确，结核菌素阳转率高，但技术要求精确，不易为初级卫生人员掌握和大规模接种。BCG 接种后 2~3 周，局部出现红肿、破溃，数周内自行结痂痊愈。少数（约 1%）有腋窝或锁骨上淋巴结肿大，可予以热敷；偶有破溃，可用 5% INH 或 20% PAS 软膏敷贴。BCG 接种是安全的，但对已患肺结核、急性传染病愈后未满 1 个月或患有慢性疾病的患儿禁忌接种。

（四）治疗潜伏结核（化学预防）

任何年龄结核菌素新近阳转者第 1 年发病危险性是 3.3%，5 年内为 5%~15%。业已证明 INH 可以有效预防感染者的发病。在低感染率的发达国家主张推行 INH 化学性预防，对象主要为 35 岁以下结核菌素阳性特别是新近阳转者。方法为 INH 300 mg/d，持续 9 个月，疗程中应当注意肝功能监测。HIV 阳性而未治疗及与活动性肺结核有亲密接触的患者，如果对 INH 敏感建议应用异烟肼 9 个月，INH 耐药者用 RFP 或衍生物 RBU4 个月，或联合 PZA 将预防疗程缩短至 2 个月。

（吴国志　张向磊　张迎迎　丁广智　王丽华　仓怀芹）

第三节　结核性腹膜炎

结核性腹膜炎是由结核分枝杆菌引起的慢性弥漫性腹膜感染。在我国，解放初期由于卫生健康条件较差，发病率较高，现在由于卫生条件的改善和生活的提高，本病患病率虽有明显减少，但仍不少见。本病可见于任何年龄，以中青年多见，女性患者较多见，男女之比约为 1∶2。

结核性腹膜炎是由结核分枝杆菌感染引发的慢性、弥漫性腹膜炎。本病常继发于腹腔内结核病，如肠结核、肠系膜淋巴结核、输卵管结核等，少数病例由血行播散引发。本病临床表现主要有发热、盗汗、消瘦、腹胀、腹痛、腹腔肿块等。中医学并无结核性腹膜炎的病名，依据其不同时期临床症状，结核性腹膜炎相当于中医学"瘰疬""积聚""臌胀""腹痛"等范畴。

【病因和发病机制】

本病多继发于肺结核或体内其他部位结核病，是由结核分枝杆菌感染腹膜引起，结核分枝杆菌感染腹膜的途径以腹腔内的结核病灶直接蔓延为主，肠结核、输卵管结核、肠系膜淋巴结结核等为常见的原发病灶。少数病例可通过血液播散引起，常可发现活动性肺结核（原发感染或粟粒型肺结核）、骨、关节、睾丸结核，并可伴结核性脑膜炎、结核性多浆膜炎等。

【中医病因病机】

1. 病因：①身体禀赋虚弱，感受痨虫。先天禀赋不足，素体虚弱，机体正气较弱，无法抵御痨虫入侵体内，留着于腹部而发生此病。②劳倦内伤、正气虚损，饮食失调。劳倦内伤，使机体气血阴阳明显亏虚，无法抵御痨虫入侵，留着不去，发生此病。③久病失养、气血不足。病久耗伤机体气血，正气明显耗损，同时感受外之痨虫，或机体内痨瘵病灶复发，导致结核性腹膜炎的发生。

2. 病位：病位在肠腑，与肺、脾、肾三个脏腑关系密切。

3. 病机：结核性腹膜炎由于素体虚弱、劳倦内伤，正气虚损，此时无法抵御外邪痨虫的入侵，病邪留着于腹部不去，耗气伤阴，致脏腑功能虚弱，三焦决渎失职，水湿内聚，气血壅滞所致。

【病理】

根据本病的病理解剖特点，可分为渗出、粘连、干酪三型，以前两型为多见。在本病发展的过程中，上述两种或三种类型的病变可并存，称为混合型。

（一）渗出型

腹膜充血、水肿，表面覆有纤维蛋白渗出物，有许多黄白色或灰白色细小结节，可融合成较大的结节或斑块。腹腔积液少量至中等量，有浆液纤维蛋白渗出物积聚在腹腔，呈草黄色，有时可为淡血性，偶见乳糜性腹腔积液。

（二）粘连型

肠系膜、腹膜明显增厚，有大量纤维组织增生，肠袢相互粘连，并和其他脏器紧密缠结在一起，常因受到束缚与压迫肠管易发生肠梗阻。大网膜也增厚变硬，卷缩成团块。本型常由渗出型在腹腔积液吸收后逐渐形成，但也可因起病隐匿，病变发展缓慢，病理变化始终以粘连为主。

（三）干酪型

肠系膜、大网膜、肠管或腹腔内其他脏器之间相互粘连，分隔成许多内有混浊积液小房，以干酪样坏死病变为主，坏死的肠系膜淋巴结也参与其中，形成结核性脓肿。小房可向肠管、腹腔或阴道穿破而形成瘘管或窦道。本型多由前两型演变而来，是本病的重型，并发症常见。

【临床表现】

结核性腹膜炎的临床表现因病理类型及机体反应性的不同而异。一般起病缓慢，早期症状较轻；少数起病急骤，以急性腹痛或骤起高热为主要表现；有时起病隐匿，无明显症状，仅因和本病无关的腹部疾病在手术进入腹腔时，才被意外发现。

（一）全身症状

主要是发热与盗汗等结核毒血症常见的症状。发热以低热与中等热为最多，约1/3患者为弛张热，少数可呈稽留热。高热伴有明显毒血症者，主要见于渗出型、干酪型，或见于伴有粟粒型肺结核、干酪样肺炎等严重结核病的患者。后期有营养不良，可出现水肿、消瘦、贫血、舌炎、口角炎等。

（二）腹痛

早期腹痛不明显，中后期可出现持续性钝痛或隐痛，也可从始至终没有腹痛。疼痛多位于脐周、下腹，有时在全腹。当并发不完全性肠梗阻时，有阵发性绞痛。偶可表现为急腹症，是因肠系膜淋巴结结核或腹腔内其他结核的干酪样坏死病灶溃破引起，也可由肠结核急性穿孔所致。

（三）腹部触诊

腹部触诊是结核性腹膜炎的常见体征，常见于干酪型结核性腹膜炎，表现为腹壁柔韧感，是腹膜遭受轻度刺激或有慢性炎症所致。腹部压痛一般轻微；少数压痛严重，且有反跳痛。

（四）腹腔积液

腹腔积液以少量至中量多见，少量腹腔积液在临床检查中不易察出，因此必须认真检查。患者常有腹胀感，可由结核毒血症或腹膜炎伴有肠功能紊乱引起，不一定有腹腔积液。

（五）腹部肿块

肿块多由增厚的大网膜、肿大的肠系膜淋巴结、粘连成团的肠曲或干酪样坏死脓性物积聚而成，其边缘不整，大小不一，表面不平，有时呈结节感，活动度小。多见于粘连型或干酪型，常位于脐周，也可见于其他部位。

（六）其他

腹泻主要由腹膜炎所致的肠功能紊乱引起，偶可由伴有的溃疡型肠结核或干酪样坏死病变引起的肠管内瘘等引起。粪便多呈糊样,一般每日不超过 3~4 次。有时腹泻与便秘交替出现。

粘连型并发症多以肠梗阻为常见。肠瘘一般多见于干酪型,往往同时有腹腔脓肿形成。

【实验室和其他检查】

(一) 血常规、红细胞沉降率与结核菌素 (PPD) 试验

病程较长而有活动性病变的患者有轻度至中度贫血。白细胞计数多正常,有腹腔结核病灶急性扩散或干酪型患者,白细胞计数可增高。病变活动时血沉增快,病变趋于静止时逐渐正常。PPD 试验呈强阳性有助本病诊断。

(二) 腹腔积液检查

对鉴别腹腔积液性质有重要价值。本病腹腔积液为草黄色渗出液,静置后有自然凝固块,少数为淡血色,偶见乳糜性,比重一般超过 1.018,蛋白质含量在 30 g/L 以上,白细胞计数超过 500×10^6/L,以淋巴细胞为主。但有时因低白蛋白血症,腹腔积液蛋白含量减少,检测血清 – 腹腔积液白蛋白梯度有助诊断。结核性腹膜炎的腹腔积液腺苷脱氨酶活性常增高,有一定特异性。本病的腹腔积液普通细菌培养结果为阴性,结核分枝杆菌培养的阳性率很低。腹腔积液细胞学检查目的是排除癌性腹腔积液,宜作为常规检查。

(三) 腹部 B 型超声检查

少量腹腔积液需靠 B 型超声检查发现,并可提示穿刺抽腹腔积液的准确位置。对腹部包块性质鉴别有一定帮助。

(四) X 线检查

腹部 X 线平片检查有时可见到钙化影,提示钙化的肠系膜淋巴结结核。胃肠 X 线钡餐检查可发现肠粘连、肠结核、肠瘘、肠腔外肿块等征象,对本病诊断有辅助价值。

(五) 腹腔镜检查

对诊断有困难者具确诊价值。一般适用于有游离腹腔积液的患者,可窥见腹膜、网膜、内脏表面有散在或集聚的灰白色结节,浆膜失去正常光泽,呈混浊粗糙。活组织检查有确诊价值。腹腔镜检查在腹膜有广泛粘连者属禁忌。

【诊断和鉴别诊断】

有以下情况应考虑本病:①中青年患者,有相关部位的结核病史,伴有其他器官结核病证据;②长期发热原因不明,伴有腹胀、出现腹腔积液、腹痛、腹壁柔韧感或腹部包块;③腹腔积液为渗出液性质,以淋巴细胞为主,普通细菌培养阴性;④X 线胃肠钡餐检查发现肠粘连等征象;⑤PPD 试验呈强阳性。

典型病例可做出临床诊断,予以抗结核治疗(2 周以上)有效可确诊。不典型病例,主要是有游离腹腔积液病例,行腹腔镜检查并做活检,符合结核改变可确诊。有广泛腹膜粘连者腹腔镜检查属禁忌,需结合 B 超、CT 等检查排除腹腔肿瘤,有手术指征者剖腹探查。

鉴别诊断如下。

(一) 以腹腔积液为主要表现者

1. 腹腔恶性肿瘤:包括腹膜间皮瘤、恶性淋巴瘤、腹膜转移癌等。临床不时会见到肿瘤原发灶相当

隐蔽而已有广泛腹膜转移的病例，此时与结核性腹腔积液相鉴别较困难。腹腔积液细胞学检查如果方法得当，阳性率较高且假阳性少，如腹腔积液找到癌细胞，腹膜转移癌可确诊。可同时通过 B 超、CT、内镜等检查寻找原发癌灶（一般以肝、胰、胃肠道及卵巢癌肿常见）。原发性肝癌或肝转移癌、恶性淋巴瘤在未有腹膜转移时，腹腔积液细胞学检查为阴性，此时主要靠 B 超、CT 等检查寻找原发灶。对腹腔积液细胞学检查未找到癌细胞而结核性腹膜炎与腹腔肿瘤相鉴别有困难者，腹腔镜检查多可明确诊断。

2. 肝硬化腹腔积液：肝硬化腹腔积液为漏出液，且伴失代偿期肝硬化典型表现，可以相鉴别。肝硬化腹腔积液合并感染（原发性细菌性腹膜炎）时腹腔积液可为渗出液性质，但腹腔积液细胞以多形核为主，腹腔积液普通细菌培养阳性。肝硬化腹腔积液合并结核性腹膜炎时容易漏诊或不易与原发性细菌性腹膜炎相鉴别，如患者腹腔积液白细胞计数升高但以淋巴细胞为主，普通细菌培养阴性，特别是有结核病史、接触史或伴其他器官结核病灶；应注意肝硬化合并结核性腹膜炎的可能，必要时行腹腔镜检查。

3. 其他疾病引起的腹腔积液，如 Meigs 综合征、缩窄性心包炎、Budd-Chiari 综合征、结缔组织病等。

（二）以急性腹痛为主要表现者

结核性腹膜炎可因干酪样坏死灶溃破而引起急性腹膜炎，或因肠梗阻而发生急性腹痛，此时应与常见外科急腹症相鉴别。注意询问结核病史、寻找腹膜外结核病灶、分析有否结核毒血症等，尽可能避免误诊。

（三）以发热为主要表现者

结核性腹膜炎有时以发热为主要症状而腹部症状体征不明显，需与引起长期发热的其他疾病相鉴别。

（四）以腹部包块为主要表现者

腹部出现包块应与克罗恩病及腹部肿瘤相鉴别。

【西医治疗】

及早给予合理、足够疗程的抗结核化学药物治疗是本病治疗的关键，以求达到早日康复、避免复发和防止并发症的目的。要注意休息和营养，以调整全身情况和增强免疫力及抗病能力是重要的辅助治疗措施。

1. 抗结核化学药物治疗：抗结核化学药物的选择、用法、疗程详见本章第二节。在结核性腹膜炎的应用中应注意：对于一般渗出型病例，由于腹腔积液及症状消失常无须太长时间，患者可能会自行停药，而导致复发，故必须充分告知患者，强调依从性及全程规则治疗；对粘连型或干酪型病例，由于大量纤维增生，药物不易进入病灶达到应有浓度，病变不易控制，必要时宜考虑加强抗结核化疗的联合应用及适当延长抗结核的疗程。

2. 如有大量腹腔积液，可适当放腹腔积液以减轻症状。

3. 手术治疗，手术适应证包括：①并发完全性肠梗阻或有不全性肠梗阻经内科治疗而未见好转者；②急性肠穿孔，或腹腔脓肿经抗生素治疗未见好转者；③肠瘘经抗结核化疗与加强营养而未能闭合者；④本病诊断有困难，与急腹症不能鉴别时，可考虑剖腹探查。

【中医辨证分型】

1. 阳明腑实证
症状：病势急骤，日晡潮热或壮热不已，腹部硬满疼痛且拒按，胸闷不舒，大便秘结或溏滞不爽。
舌脉：舌红，舌苔黄燥；脉沉实。

2. 肝郁气滞证

症状：腹胀、腹痛每随情志变化而增减。胸闷不适，纳食减少，月经不调。

舌脉：舌淡红，苔薄白，脉弦。

3. 气阴两虚证

症状：潮热、盗汗，面色㿠白，颧红，手足心热，倦怠乏力，腹胀，腹痛。

舌脉：苔白，舌红或淡，脉细数或细弱。

4. 水湿内停证

症状：腹大膨隆，纳呆恶心，腹泻或便秘，小便短少。

舌脉：舌淡红，苔白腻，脉弦滑。

5. 瘀血阻滞证

症状：腹大而坚，内有肿块，或见腹痛腹泻，或见呕吐便秘。

舌脉：舌紫暗或有瘀点；脉细涩。

【辨证论治】

结核性腹膜炎属中医学"痨瘵""腹痛""臌胀""积聚"的范畴。患者有结核性病史，除了发热、盗汗的症状，同时伴有气血、阴阳及脏腑功能失调的表现。治疗以补虚益气固本培元和治痨杀虫为辨证论治的原则。

1. 阳明腑实证

症状：病势急骤，日晡潮热或壮热不已，腹部硬满疼痛且拒按，胸闷不舒，大便秘结或溏滞不爽。

舌脉：舌红，舌苔黄燥；脉沉实。

治法：泄热通腑。

主方：大承气汤（《伤寒论》）加减。

药物：方中大黄清热泻下，荡涤腑实，芒硝软坚清热，配以枳实、厚朴理气导滞。全方共奏导滞通便，泄热清腑之功，用于治疗以痞、满、燥、实、坚为表现的阳明腑实证。

加减：如腹痛牵及两胁痛者可加柴胡、郁金、川楝子以行气止痛。若肝火旺者，加丹皮、栀子子、芦荟。

2. 肝郁气滞证

症状：腹胀、腹痛每随情志变化而增减。胸闷不适，纳食减少，月经不调。

舌脉：舌淡红，苔薄白，脉弦。

治法：疏肝理气止痛。

主方：柴胡疏肝散（《景岳全书》）合金铃子散（《素问病机气宜保命集》）加减。

药物：柴胡疏肝散，疏肝理气，金铃子散理气止痛。方中柴胡、香附疏肝理气；枳壳理气宽胸，川芎理血中之气，活血通经；元胡、川楝子理气止痛，芍药敛肝阴，柔肝体；合甘草，酸甘化阴，缓急止痛。合方共奏疏肝理气活血止痛之功。

加减：如腹痛、肠鸣腹泻者，可加白术、茯苓、泽泻、薏苡仁以健脾利水；如肝郁化热，口干口苦，性情急躁，可加丹皮、栀子、郁金清解郁热。

3. 气阴两虚证

症状：潮热、盗汗，面色㿠白，颧红，手足心热，倦怠乏力，腹胀，腹痛。

舌脉：苔白，舌红或淡，脉细数或细弱。

治法：益气养阴。

主方：四君子汤（《太平惠民和剂局方》）合清骨散（《证治准绳》）加减。

药物：四君子汤益气健脾。补益中气，清骨散滋阴清热。方中党参、白术益气健脾；茯苓健脾利湿，中焦乃气血生化之源，中焦气足以达四末；银柴胡、地骨皮善退虚热，鳖甲滋阴清热，配青蒿滋而不腻，使内里之虚热外达于表；知母养阴清热，黄精培补肾阴；全方共奏益气健脾、养阴清热之功。

加减：若气阴两虚较甚，可加入西洋参，以增加益气养阴之功。若气虚严重，把党参易为人参，可加大量黄芪补益正气。

4. 水湿内停证

症状：腹大膨隆，纳呆恶心，腹泻或便秘，小便短少。

舌脉：舌淡红，苔白腻，脉弦滑。

治法：行气化湿，宽中利水。

主方：中满分消丸（《兰室秘藏》）加减。

药物：方中人参、白术补益脾气，枳实、厚朴调理气机；半夏、干姜辛开散结；茯苓健脾利湿；泽泻、猪苓分利水湿；大腹皮理气行水；黄芩、黄连清热燥湿；姜黄活血化瘀以助散结；全方共奏行气宽中、化湿利水的作用。

加减：如内有水湿，兼阴伤，见口干口渴，小便量少，可加麦冬、花粉、玉竹等；如见恶寒怕冷等阳虚之证，可加桂枝、熟附片等以温阳化水。

5. 瘀血阻滞证

症状：腹大而坚，内有肿块，或见腹痛腹泻，或见呕吐便秘。

舌脉：舌紫暗或有瘀点；脉细涩。

治法：活血化瘀，软坚散结。

主方：血府逐瘀汤（《医林改错》）加减。

药物：方中桃仁、红花、当归、赤芍活血化瘀；川芎理血中之气；柴胡、枳壳调理气机；元胡理气止痛；生地黄滋阴清热。全方共奏活血化瘀、理气散结。

加减：如体内瘀滞，腹部包块，可加三棱、莪术、鳖甲、山甲等以活血软坚散结；如便秘较甚可配伍大黄䗪虫丸。

【中医外治法】

1. 针灸疗法

（1）若有肠系膜粘连的患者可用毫针进针到粘连处，持续单方向捻转到滞针时停止捻转，此时施针的手用力向上提拉针柄数次；提针之时或可听到响声。

（2）取中脘穴、下脘穴、天枢穴、大横穴、关元穴、气海穴，渗出型结核性腹膜炎隔姜灸，粘连型结核性腹膜炎隔附子灸。

2. 耳针或耳穴压豆疗法：取耳穴肝、脾、胃、大肠、小肠、交感、肾上腺。可针刺，也可取上述穴位进行耳穴压豆贴敷。同时腹穴点刺放血。

结核性腹膜炎是由结核分枝杆菌引起的慢性、弥漫性腹膜感染。目前已明确其致病菌为结核分枝杆菌，当病情较平稳，出现一系列并发症时，可采用中医药辨证治疗以缓解临床症状，但要达到根治的目的，必须应用西药抗结核正规治疗，出现外科治疗适应证时必须及时采取手术治疗。

【中医常用抗痨辅助药物小结】

以下内容仅作为中医药抗痨相关知识普及，涉及中成药不一定都是结核性腹膜炎的治疗药物，故放于本节最后作为补充内容，仅作参考。

1. 抗痨丸（抗痨胶囊）

药物组成：矮地茶、百部、白及、桑白皮、五指毛桃、穿破石。

功能主治：活血止血，散瘀生新，祛痰止咳。用于浸润性肺结核，痰中带血。

临床应用：肺痨病久，肺虚络损，症见咳声短促，痰中带血，气短，乏力，身疲，或有胸胁刺痛，潮热盗汗，舌红而暗，舌下瘀络明显，脉细涩，肺结核见上述证候的辅助治疗。

述评：主要用于肺结核痰中带血患者的症状治疗。

2. 骨痨敌注射液

药物组成：三七、黄芪、骨碎补、制乳香、制没药。

功能主治：益气养血，补肾壮骨，活血化瘀。用于肾气不足气虚血瘀所致骨关节结核，淋巴结核、肺结核等各种结核病及瘤型麻风病者。

注意事项：①骨痨见骨蒸潮热阴虚症状者应配合滋阴凉血除蒸药同用；②本方含活血之品孕妇忌服，月经期停用；③饮食宜清淡，忌食生冷油腻及不易消化食物。

述评：该处方重在益气活血，补肾壮骨。多用于骨关节结核初期见上述证候者。

3. 小金丸（胶囊）

药物组成：制草乌、地龙、木鳖子（去壳去油）、酒炒当归、醋炒五灵脂、制乳香、制没药、枫香脂、香墨、麝香。

功能主治：散结消肿、化瘀止痛，用于痰气凝滞所致的瘰疬、瘿瘤、乳岩、乳癖，症见肌肤或肌肤下肿块一处或数处、推之能动，或骨及骨关节肿大、皮色不变、肿硬作痛。

述评：该方重在散结消肿，化瘀止痛。主要用于痰气凝滞所致的瘰疬即淋巴结核的治疗。

4. 内消瘰疬丸

药物组成：夏枯草、海藻、蛤壳（煅）、连翘、白蔹、大青盐、天花粉、玄明粉、浙贝母、枳壳、当归、地黄、熟大黄、玄参、桔梗、薄荷、甘草。

述评：该方化痰、软坚、散结用于痰湿凝滞所致的瘰疬，即淋巴结核的治疗。

5. 阳和解凝膏（外用）

药物组成：肉桂、生附子、生川乌、生草乌、鲜牛蒡草（或干品）、荆芥、防风、白芷、鲜凤仙透骨草（或干品）、乳香、没药、五灵脂、大黄、当归、赤芍、川芎、续断、桂枝、地龙、僵蚕、麝香、苏合香、木香、香橼、陈皮、白蔹、白及、植物油、红丹。

功能主治：温阳化湿，消肿散结。用于脾肾阳虚、痰瘀互结所致的阴疽、瘰疬未溃、寒湿痹痛。

注意事项：本品性偏温热，疮疡阳证者慎用。

述评：该方温阳化湿，消肿散结，可用于阴疽，瘰疬未溃，寒湿痹痛，即寒性脓肿、淋巴结核、风湿关节疼痛的治疗。

6. 疗肺宁片

药物组成：百部、穿心莲、羊乳根、白及。

功能主治：润肺，清热，止血。可与其他抗结核药物用于肺结核具有相关证候者。

述评：该方润肺，清热，止血，可用于肺结核发热、痰血症状的治疗。

7. 复方柳菊片

药物组成：旱柳叶、野菊花、白花蛇舌草。

功能主治：清热解毒，辅助治疗肺结核。

述评：该方重在清热解毒。对结核分枝杆菌有抑杀作用。

8. 夏枯草膏

药物组成：本品为夏枯草经加工制成的煎膏。

功能主治：清火，明目，散结，消肿。用于头痛，眩晕，瘰疬，瘿瘤，乳痈肿痛；甲状腺肿大，淋巴结结核，乳腺增生症。

述评：该方重在散结，消肿，可用于淋巴结核的治疗。

9. 金荞麦片

药物组成：金荞麦。

功能主治：清热解毒，排脓祛瘀，祛痰止咳平喘。用于急性肺脓疡、急慢性气管炎、喘息型慢性气管炎、支气管哮喘及细菌性痢疾。症见咳吐腥臭脓血痰液或咳嗽痰多，喘息痰鸣及大便泻下赤白脓血。

述评：该方重在清热解毒，排脓祛瘀，可用于咳喘脓痰的对症治疗。

10. 结核灵片

药物组成：狼毒。

功能主治：抗结核。主治淋巴结核。

述评：该方主治淋巴结核。对结核分枝杆菌有抑杀作用。

11. 猫爪草胶囊

成分：猫爪草。

功能主治：抗结核。主治淋巴结核未溃者。

述评：该方主治淋巴结核。

12. 结核丸

药物组成：龟甲（醋制）、百部（蜜炙）、生地黄、熟地黄、阿胶、鳖甲（醋制）、北沙参、白及、牡蛎、川贝母、熟大黄、蜂蜡、麦冬、天冬、紫石英、龙骨。

功能主治：滋阴降火，补肺止嗽，用于阴虚火旺引起的潮热盗汗，咳痰咯血，胸胁闷痛，骨蒸痨嗽，肺结核，骨结核。

述评：本方重在滋阴，可用于结核病相关证候的治疗。

13. 肺结核丸

药物组成：制何首乌、白及、土鳖虫。

功能主治：敛阴补肺。用于肺空洞，肺出血。

用途：滋阴降火，补肺止嗽。用于阴虚火旺引起的潮热盗汗、咳痰咯血、胸胁闷痛、骨蒸痨嗽，肺结核，骨结核。

述评：该方重在敛阴补肺，可用于肺结核潮热盗汗、咳痰、咯血症状的治疗。

14. 补肺丸

药物组成：熟地黄、党参、黄芪（蜜炙）、桑白皮（蜜炙）、紫菀、五味子。

功能主治：益气固表，补养肺肾。

述评：该方益气固表，补养肺肾，可用于结核病患者偏于气虚者日常调理。

15. 金水宝胶囊

药物组成：发酵虫草菌。

功能主治：补益肺肾，秘精益气。用于肺肾两虚，精气不足所致的久咳虚喘，神疲乏力，不寐健忘，腰膝酸软，月经不调。

述评：该方重在补益肺肾，可用于结核病患者日常调理。

16. 芪贝胶囊

药物组成：黄芪、冬虫夏草、蛤蚧、川贝母、百部、百合、白果、白及、薏苡仁等。

功能主治：养阴益气，调补肺肾。用于肺痨气阴两虚证，症见：咳嗽，咯血，潮热，乏力，盗汗等。肺结核病辅助用药。

述评：用于气阴两虚的患者。

17. 健脾润肺丸

药物组成：山药、地黄、天冬、麦冬、黄精、制何首乌、黄芪、茯苓、白术、川贝母、北沙参、党参、山茱萸、五味子、丹参、鸡内金、山楂、阿胶、瓜蒌、白及、当归、白芍、甘草、百合、知母、柴胡、黄芩、陈皮。

功能主治：滋阴润肺，止咳化痰，健脾开胃。用于痨瘵，肺阴亏耗，潮热盗汗，咳嗽咯血，食欲减退，气短无力，肌肉瘦削等肺痨诸症。并可辅助治疗抗结核药物引起的肝功损害。

述评：用于偏于阴虚的患者。

18. 百地滋阴丸

处方：地黄、地骨皮、白芍、山药、山茱萸、茯苓、女贞子、北沙参、麦冬、泽泻、知母、五味子、鳖甲（制）、牛膝、黄芪、百部、香附、百合（炙）、炮姜、砂仁、木香、川贝母。

功能主治：滋补肺肾，凉血除蒸。用于肺痨属肺肾不足、气阴两伤所致的咳喘少气，干咳少痰，潮热盗汗，形寒自汗，声嘶失音，心慌肢冷，形体消瘦的辅助治疗。

述评：用于气阴两伤偏于阴虚的患者。

19. 参芪益肺丸

处方：黄芪（蜜炙）、党参、白芍、山药、茯苓、陈皮、五味子（蒸）、法半夏、白术、鸡内金（炒）、北沙参、麦冬、白及、木香、香附、豆蔻、百部、肉桂、炙甘草、炮姜。

功能主治：健脾益肺，化痰止咳，适用于肺痨属肺脾同病、痰湿稽留者，症见有短气声低，咳痰清稀，食少纳呆，腹胀便溏，面色㿠白，疲乏胸闷、体质消瘦、畏寒自汗等的辅助治疗。

述评：用于气阴两伤偏于阳虚的患者。

20. 润肺化核膏（外用）

处方：地黄、玄参、黄柏、百部、狼毒（醋制）、板蓝根、黄芩、法半夏、木鳖子、白附子（制）、干蟾（制）、丹参、赤芍、乳香（制）、没药（制）、桃仁、三棱、莪术、当归、黄芪、白芷、冰片、人工麝香、血竭、松香。

功能主治：养血育阴，解毒化瘀，用于浸润性肺结核、结核型胸膜炎证属阴虚火旺或血虚血瘀者的辅助治疗。

述评：主要适合各种结核病外用贴敷。可用于病灶相对应的体表和相关穴位。

21. 百合固金丸

药物组成：百合、地黄、熟地黄、麦冬、玄参、川贝母、当归、白芍、桔梗、甘草。

功能主治：养阴润肺，化痰止咳。用于肺肾阴虚，燥咳少痰，痰中带血，咽干喉痛。

述评：该药可用于虚火灼肺型结核病的辅助治疗。

22. 麦味地黄丸

药物组成：麦冬、五味子、熟地黄、山茱萸（制）、牡丹皮、山药、茯苓、泽泻。

功能主治：滋肾养阴，敛肺止咳。肺肾阴亏，潮热盗汗，咽干口渴，咳喘带血，眩晕耳鸣，腰膝酸软。

述评：该药可用于肺阴虚型结核病的辅助治疗。

23. 化核膏（外用）

药物组成：壁虎、蜘蛛、蜗牛、菊花根、牛蒡子、何首乌藤叶、苍耳子、连翘、玄参、苦参、白蔹、白芥子、僵蚕、水红花子、大黄、荆芥、防风、木鳖子、藿香、丁香、麝香、苏合油、炒黄丹。

功能主治：化核解毒，消坚止痛。瘰疬结核，红肿坚硬。

述评：该药化核解毒，消坚止痛，主要外用于淋巴结核。

结核病的治疗必须按照诊疗规范，严格按照疗程治疗，本节内容的中医药疗法，可作为西医治疗有益的辅助和补充。

【护理概要】

结核性腹膜炎严重影响患者的身体健康状态，且会降低患者的生活质量，给患者造成巨大的负面效应，因此在对患者实施有效治疗措施的同时，还必须要对患者实施行之有效的内科护理措施：①病情的观察用药观察；②饮食护理；③用药指导；④心理护理；⑤并发症护理等。优质的护理可以降低本病并发症的发生概率。在护理的过程中，护理人员要对患者采取全面的健康宣教，提高患者对结核性腹膜炎病情的知晓率，教导患者必须实施分餐制，预防结核菌交叉传染情况的产生。护理人员必须注重每天定时对病房及日常用品进行彻底的消杀，并定时开窗通风，保证患者休息时间充足。监督患者在治疗期间，严格执行医嘱要求用药。总之，把内科护理措施应用在结核性腹膜炎患者中，取得了显著的护理效果，大大降低并发症发生率，在临床上有很大的应用价值。

【预后】

对肺、肠系膜淋巴结、肠、输卵管等结核病的早期诊断与积极治疗，是预防本病的重要措施。合并肝硬化、艾滋病或长期激素治疗的患者预后较差。

【古文文献摘要】

《外台秘要·骨蒸方》："骨蒸之候，男子因五劳七伤，或因肺痈之后……因兹渐渐羸瘦。初著盗汗，盗汗后即寒热往来，寒热往来以后即渐加咳，咳后面色白，两颊微赤如胭脂色，团团如钱许大，左卧则右出，唇口非常鲜赤。"

《十药神书》："万病莫若痛证，最为难治。……医者不穷其本，或投之大寒之剂，或疗之大热之药。殊不知大寒则愈虚其中，大热则愈竭其内。……如呕吐咯嗽血者，先以十灰散劫住，如甚者再以花蕊石散主之。大抵血热则行，血冷则凝，见黑则止，此其理也。"

《明医杂著·捞瘵》："男子二十前后，色欲过度，损伤精血，必生阴虚火动之病，睡中盗汗，午后发热，哈哈咳嗽，倦怠无力，饮食少进，甚则痰涎带血，咯吐出血，或咳血、吐血、衄血，身热，脉沉数，肌肉消瘦，此名劳瘵。"

《医宗必读·虚劳》："大抵虚劳之证，疑难不少，如补脾保肺，法当兼行。然脾喜温燥，肺喜清润，保肺则碍脾，补脾则碍肺。惟燥热而盛，能食而不泻者，润肺当急，而补脾之药亦不可缺也。……脾有生肺之能，肺无扶脾之力，故补脾之药，尤要于保肺也。"

《理虚元鉴》："阴虚证统于肺，就阴虚成劳之统于肺者言之，约有数种：曰劳嗽，曰吐血，曰骨蒸，极则成尸疰。……凡此种种，悉宰于肺治。所以然者，阴虚劳证，虽有五劳七伤之名，而要之以肺为极则。故未见骨蒸劳嗽吐血者，预宜清金保肺；已见骨蒸劳嗽吐血者，急宜清金保肺；曾经骨蒸劳嗽，吐血而愈者，终身不可忘护肺。此阴虚之治，所当悉统于肺也。"

《医宗必读·虚劳》："大抵虚劳之证，疑难不少，如补脾保肺，法当兼行。然脾喜温燥，肺喜清润，保肺则碍脾，补脾则碍肺。惟燥热而盛，能食而不泻者，润肺当急，而补脾之药亦不可缺也。……脾有生肺之能，肺无扶脾之力，故补脾之药，尤要于保肺也。"

（吴国志　张向磊　丁广智　聂娜娜　王丽欣）

参 考 文 献

[1] 陈灏珠，林果为，王吉耀. 实用内科学［M］. 14版. 北京：人民卫生出版社，2013.

［2］陈灏珠，钟南山，陆再英．内科学［M］.8 版．北京：人民卫生出版社，2013.

［3］周仲瑛．中医内科学［M］.北京：中国中医药卫生出版社，2011.

［4］陆再英，钟南山．内科学［M］.7 版．北京：人民卫生出版社，2008.

［5］王鸿翔．中医肺外结核研究（Ⅲ肠结核篇）［J］.科学中国人，2001（12）：63.

［6］王富春．针刺治疗肠结核 1 例［J］.上海针灸杂志，1987（4）：47.

［7］赵江．肠结核患者临床治疗与护理体会［J］.中国现代药物应用，2018，12（6）：190－191.

［8］滑东方．现有辅助抗结核中成药综述［J］.临床肺科杂志，2010，15（9）：1286－1288.

［9］何庆梅，张璐，杨小艳．结核性腹膜炎的内科护理［J］.医药前沿，2012（34）：261－262.

第十章 炎症性肠病

第一节 中西医概述

炎症性肠病（inflammatory bowel disease，IBD）一词专指病因未明的炎症性肠病，主要包括溃疡性结肠炎（ulcerative colitis，UC）和克罗恩病（Crohn's disease，CD）。

炎症性肠病可以归结为中医学中"泄泻""痢疾""久痢""腹痛""肠澼"等疾病范畴。"痢疾"一病经过病名变迁，古今不同。中医病名繁杂而众多，以病因而论者，有"疫毒痢""热痢""冷痢"等；从泻下物的性质形态症情命名者，有"赤白病""水谷痢""脓血痢"等；从脏腑命名者，如"大肠泄""小肠泄""肠澼"等。

炎症性肠病最早可以追溯至至前秦时期。《黄帝内经·素问》："少阳厥逆，机关不利者，腰不可以行，项不可以顾，发肠痈。"此处不仅记载了炎症性肠病，还记载了克罗恩病发病时骶髂关节炎、强直性脊柱炎的并发症。

对"肠澼"的记载如《素问·至真要大论》提出："火淫所胜……民病注泄赤白，小腹痛溺赤，甚则血便。""厥阴之胜，少腹痛，注下赤白。""少阴之胜，腹满痛，溏泄，传为赤沃气。"《素问·六元正经大论》说："太阳司天之政，四之气，风湿之争，民病注下赤白《素问·太阴阳明》云："饮食不节，起居不时者，阴受之。阳受之则入六腑，阴受之则入五脏。……入五脏则满闭塞，下为飧泄，久为肠澼。"

东汉末年，张仲景在《伤寒论》《金匮要略》将痢疾与泄泻统称为"下利"，其治疗痢疾的有效方剂白头翁汤等一直为后世沿用。对"肠痈"也有记载："肠痈之为病……腹皮急，按之濡，如肿状，腹无积聚……此为肠内有痈脓。""肠痈者，少腹肿痞，按之即痛如淋，小便自调，时时发热……脓未成，可下之，当有血。"此处记载与克罗恩病活动期和急性阑尾炎的临床表现相类似。现代中医常将"肠痈"与阑尾炎相论，但中医病名和现代医学病名并不能完全一一对应，且不论"肠痈"还分为"大肠痈"及"小肠痈"。

此外"痢疾"古今也有区别。唐宋时期，孙思邈《备急千金要方·脾脏下》称本病为"滞下"。严用和《济生方·痢疾论治》使用"痢疾"病名，"今之所谓痢疾者，古所谓滞下是也"。隋代巢元方《诸病源候论·卷十七·痢病诸候》首先提出"休息痢"的病名。他认为"痢疾"有"冷痢""热痢""赤白痢""水谷痢""休息痢""久痢"等几十种，休息痢的形成是由于肠胃虚弱，胃管有停饮，冷热气乘之而成。

宋代朱肱《类证活人书》认为休息痢病因病机是痢初失于通利，湿热留于冲任，脏气受伤，"气血愈陷，清阳不升"，治应调和气血，培补脾肾为主。并提出了邪留于冲任、脾肾不足的新认识。

宋代窦材《扁鹊心书》提出休息痢最重，应早治，并认为过服寒凉下药必死。"痢因暑月食冷，及湿热太过，损伤脾胃而致。若伤气则成白痢，服如圣饼、全真丹、金液丹亦可；若伤血则成赤痢，服阿胶丸、黄芩芍药汤。初起腹痛者，亦服如圣饼，下积血而愈，此其轻者也；若下五色鱼脑，延绵日久，饮食不进者，此休息痢也，最重，不早治，十日半月，害人性命。"明代张昶《百病问对辨疑·卷三·痢疾问对辨疑》对于休息痢病因病机的认识与隋代巢元方一致。明代秦景明《症因脉治》有外感休息痢、内伤休息痢之别。因治疗失宜，或气血虚弱，脾肾不足，以致正虚邪恋，湿热积滞优于肠胃而成。发作时，治以清热化湿为主，或兼补气血，或兼补脾肾，选用香连丸、驻车丸等。缓解期，可见神疲乏力、食欲缺乏、形体消瘦、四肢不温等症，治以健运脾胃、补益气血为主，选用补中益气汤、八珍汤等方；肾亏者用四神丸。其原文如下："外感休息痢之症：暴发热痢而起，后乃久久不愈，或暂好一月半月，旋复发作，缠绵不愈，积滞不除，此外感休息痢症也。外感休息痢之因：外感六淫之邪，以成痢疾，或失于解表，或寒凉抑遏外邪，或早食膏粱助其邪热，或补涩太早，邪伏肠胃，则成休息之痢矣。外感休息痢之脉：脉若见涩，气凝积滞；或见沉滑，食积未彻；或见沉数，内有积热；或见沉弦，脾伤气血。外感休息痢之治：脉涩滞者，和气四七汤；脉沉滑者，行积香连丸；脉沉数者，泼火散；脉沉弦者，助脾消积，枳术汤，合保和丸；久痢不止，下纯血，家秘独圣散，煎汤服。""内伤休息痢之症：无外感之邪，非暴发暴痢之症，但因脾胃亏损，渐成积痢，或发或止，经年不愈，此内伤休息痢症也。内伤休息痢之因：或因劳心过度，思虑伤脾，或因胃强脾弱，饮食伤损，或因寒凉不谨，肠胃受伤，脾肾相传，则内伤休息之痢作矣。内伤休息痢之脉：脉见弦细，思虑所伤；或见虚大，脾气亏损；或见细涩，脾血有伤；或见沉弦，食积伤脾；或见迟弦，寒凉伤损。内伤休息痢之治：思虑伤脾者，归脾汤。饮食伤脾者，枳术丸、大安丸、家秘消积散、楂术膏。寒泻不禁者，理中汤、钱氏异功散。"

明代李槐《医学入门》认为休息痢的病因病机：一是过服凉药，以致气血虚、脾胃虚、肾虚，并指出用八物汤、补中益气汤、四神丸等加减治疗；二是误服涩药余毒不散或有积，所用方剂为古芩术汤、神效丸、六神丸或通玄二八丹等。明代赵献可《医贯·痢病》认为休息痢的病机为寒积在大肠底，治宜用通因通用之法，独巴豆一味，碾炒蜡丸如龙眼大，空腹服之。清代唐容川《痢证三字诀》指出，休息痢止而复作，是瘀热伏于膜油隐匿之地。治当消除其邪，伏邪去，则邪自不作，且提出了治疗方药。"若休息，瘀热脏，逾时发，攻下良。或逾时逾年而又复发，名休息痢，谓其已休止而又复生息也，是瘀热留伏于膜油隐匿之地。仲景云宜承气下之，时法用黄连末调羊脂服。余每用清宁丸，日服八分，或当归芦荟丸多服皆效。""休息痢者，止而复作。乃固涩太早，留邪在内，故时复发作。治宜按上治痢之法，视何经见证，则用何经之药，以消除其邪。伏邪即去，而邪自不作。如羊脂、白蜜、黄连末服，不过取滑去着，寒去火之义。尤未若视其邪所发见之情，而分经用药，更为对证。"清代张锡纯《医学衷中参西录》分析了休息痢的病情皆不甚重但不易根除的原因。病因之一是指现代医学的阿米巴痢疾和细菌性痢疾迁延不愈而言；病因之二是由外感之热潜伏未净而成，而非因痢之毒菌未净。在治法上，创立了燮理汤、通变白头翁汤、生化丹等方剂。

明清时期，秦景明在书中对于"肠痈"和"腹痛"也做了区分。《症因脉治》："凡作痛于内，即防内痈。以其外不现形，最能误人。今以肠痈列入腹痛门，则咳嗽胸痛之肺痈，胁痛寒热之肝胆疽，能食胃痛夜间寒热之胃痈，腰痛之腰注，推之身痛寒热，未发之流注，腿痛内溃之附骨疽，皆有下手真诀矣。"说明在中医理论内，"腹痛"与"肠痈"并非一病。

【病因和发病机制】

IBD 的病因和发病机制各国学者尚未完全明确，目前主要认为肠道黏膜免疫系统异常反应所导致的炎症反应在 IBD 发病中起重要作用，但也是多因素相互作用所致，主要包括环境、遗传、感染和免疫因素。

（一）环境因素

如饮食、吸烟、卫生条件或暴露于其他尚不明确的因素。

（二）遗传因素

IBD 发病的另一个重要现象是其遗传倾向。IBD 患者一级亲属发病率显著高于普通人群。CD 发病率单卵双胞显著高于双卵双胞。近年来全基因组扫描及候选基因的研究，发现了不少可能与 IBD 相关的染色体上的易感区域及易感基因。*NOD2/CARD15* 基因突变已被肯定与 CD 发病相关，进一步研究发现该基因突变通过影响其编码的蛋白的结构和功能，进而影响免疫反应的信号传导通道。*NOD2/CARD15* 基因突变普遍见于白种人，但在日本、中国等亚洲人中并不存在，反映了不同种族、人群遗传背景的不同。目前认为，IBD 不仅是多基因病，而且也是遗传异质性疾病（不同人由不同基因引起）。

（三）感染因素

微生物在 IBD 发病中的作用一直受到重视，但至今尚未找到某一特异微生物病原与 IBD 有恒定关系。也有学者认为 IBD（特别是 CD）是针对自身正常肠道菌丛的异常免疫反应引起的。有两方面的证据支持这一观点。一方面来自 IBD 的动物模型，用转基因或敲除基因方法造成免疫缺陷的 IBD 动物模型，在肠道无菌环境下不会发生肠道炎症，但如重新恢复肠道正常菌丛状态，则出现肠道炎症；另一方面来自临床观察，临床上见到细菌滞留易促发 CD 发生，而粪便转流能防止 CD 复发；抗生素或微生态制剂对某些 IBD 患者有益。

（四）免疫因素

在 IBD 肠道炎症发生、发展、转归过程中肠道黏膜免疫系统是关键的环节。IBD 发病部位的肠段产生了过量的抗体，但抗原特异性自身抗体在组织损伤中所起作用的证据尚有限。黏膜 T 细胞功能异常在 IBD 发病中起到了重要作用。在患者机体免疫炎症反应中，特异性免疫细胞、肠道的非特异性免疫细胞及非免疫细胞如上皮细胞、血管内皮细胞等均参与在内。免疫反应中释放出各种导致肠道炎症反应的免疫因子和介质，包括免疫调节性细胞因子如 IFN-γ、IL-2、IL-4，促炎症性细胞因子如 TNF-α、IL-1、IL-6、IL-8 等。此外，还有许多参与炎症损害过程的物质，如氮和反应性氧代谢产物可以损伤肠上皮。随着对 IBD 免疫炎症过程的信号传递网络研究的深入，近年不少旨在阻断这些反应通道的生物制剂正陆续进入治疗 IBD 的临床应用或研究。

目前对 IBD 病因和发病机制的认识可概括为：在环境、遗传因素的作用下，在肠道菌群的参与下，肠道启动了免疫及非免疫系统，最终出现免疫反应和炎症过程导致损害。可能由于抗原的持续刺激或（及）免疫调节紊乱，这种免疫炎症反应表现为过度亢进和难于自限。一般认为 UC 和 CD 是同一疾病的不同亚类，组织损伤的基本病理过程相似，但可能由于致病因素不同，发病的具体环节不同，最终导致组织损害的表现不同。

（吴国志　张向磊　张迎迎　孙文琴）

第二节　溃疡性结肠炎

溃疡性结肠炎（ulcerative colitis，UC）是一种直肠和结肠慢性非特异性炎症性疾病，目前病因尚未明确的。病变主要限于大肠黏膜与黏膜下层。可存在眼、皮肤、肝等部位的肠外表现。病情轻重不等，多呈反复发作的慢性病程。本病可发生在任何年龄，常见于青壮年，发病高峰为 20～49 岁，亦可见于儿童或老年。男女发病率无明显差别。病程多在 4～6 周以上，我国本病发病较欧美少，且病情一般较轻，但近 20 年来患病率明显增加，重症也常有报道。UC 缺乏诊断的金标准，主要结合临床、实验室检查、影像学检查、内镜和组织病理学表现进行综合分析，在排除感染性和其他非感染性结肠炎的基础上做出诊断。若诊断存疑，应在一定时间（一般是 6 个月）后进行内镜及病理组织学复查。

溃疡性结肠炎病理表现是炎症和溃疡为主，常累及远端结肠及直肠；临床的主要表现是不同程度的腹痛、腹泻、黏液脓血便、里急后重等，可伴有乏力、纳差、消瘦等症状，病情较为严重者甚至出现发热、多汗、进行性消瘦等症状，以上诸症以腹泻最为多见，依据溃疡性结肠炎的临床表现可将本病归属于中医学的"泄泻""痢疾""休息痢""大瘕泻""肠风"等疾病范畴。

【中医病因病机】

1. 病因：外感时邪、饮食不节、情志内伤、脾肾不足。

2. 病位：其病位在大肠，与肝、脾、胃、肾等脏腑功能失调亦有关。

3. 病机：本病的病理因素为气滞、湿热、寒湿、血瘀、痰浊。脾肾不足是病本，湿热毒邪等病理因素内蕴为致病之标。本病实证的病机为寒邪、毒邪或暑热等外邪，每与湿邪为伍，沆瀣一气，久羁肠道而化热，使湿热蕴结且壅滞于肠道，致肠道传导失司，气滞血瘀，脉络受损腐败成疡，化为脓血，而痢下赤白。本病虚证的病机多因素体脾胃虚弱，脾肾不足，同时感受外邪，或因饮食不节或忧思恼怒致使脾胃损伤，湿热内生，病邪滞留于肠道，致使大肠气血壅滞、脉络受损、传导失司而发病。本病临床以脾肾不足的虚证多见，且多有虚实夹杂之势，无论是外感寒热湿毒之邪，还是情志不遂肝郁所致，以及久病命门火衰引起的溃疡性结肠炎，最终都表现为脾胃受损，脾虚失运，湿浊内生，清浊不分，而成下利赤白脓血。

【病理】

病变位于大肠，范围多自肛端直肠开始，逆行向近段发展，甚至累及全结肠及末段回肠，呈连续性弥漫性分布。

建议活检要多段、多点取材。活动期黏膜呈弥漫性炎症反应。UC 的基本病变为固有膜内弥漫性浸润淋巴细胞、浆细胞、单核细胞等细胞，活动期存在大量中性粒细胞浸润在隐窝上皮（隐窝炎）、固有膜、隐窝内（隐窝脓肿）及表面上皮，同时存在嗜酸性粒细胞的浸润。当隐窝脓肿融合溃破，黏膜出现广泛的小溃疡，并可逐渐融合成大片溃疡。肉眼见黏膜表面弥漫性充血、水肿，呈现细颗粒状，脆性增加、出血、糜烂及溃疡。由于结肠病变一般限于黏膜与黏膜下层，很少深入肌层，所以并发结肠穿孔、瘘管或周围脓肿少见。少数暴发型或重症患者病变涉及结肠全层，可发生中毒性巨结肠，肠壁重度充血、肠壁变薄、肠腔膨大，溃疡累及肌层至浆膜层，常并发急性穿孔。

结肠炎症在反复发作的慢性过程中，黏膜不断破坏和修复，致正常结构破坏。显微镜下见隐窝结构紊乱，表现为腺体变形、排列紊乱、数目减少等萎缩改变，伴杯状细胞减少和帕内特细胞化生。可形成炎性息肉。由于溃疡愈合、瘢痕形成、黏膜肌层及肌层肥厚，使结肠变形缩短、结肠袋消失，甚至肠腔缩窄。少数患者发生结肠癌变。

UC 活检标本的病理诊断：活检病变符合上述活动期或缓解期改变，结合临床，可报告符合 UC 病理改变。宜注明为活动期或缓解期。如有隐窝上皮异型增生（上皮内瘤变）或癌变，应注明。隐窝基底部浆细胞增多被认为是 UC 最早的光学显微镜下特征，且预测价值高。

组织学愈合不同于内镜下愈合。在内镜下缓解的病例，其组织学炎症可能持续存在，并且与不良结局相关，故临床中尚需关注组织学愈合。

【临床表现】

起病多数缓慢，少数急性起病，少见部分患者急性暴发起病。多表现为发作期与缓解期交替，少数症状持续并逐渐加重。部分患者在发作间歇期可因饮食失调、劳累、精神刺激、感染等诱因诱发或加重症状。临床表现与病变范围、病型及病期等有关。

（一）消化系统表现

1. 腹泻和黏液脓血便：绝大多数患者可见。腹泻主要由于炎症导致大肠黏膜对水钠吸收障碍及结肠运动功能失常，粪便中的黏液脓血则为炎症渗出、黏膜糜烂及溃疡所致。黏液脓血便是本病活动期的重要表现。便血的程度及排便次数反映病情轻重，轻者每日排便 2~4 次，便血较轻或无便血；重者每日可排便 10 次以上，脓血显见，甚至大量便血。粪质多数为糊状，重可至稀水样，与病情轻重有关。病变限于直肠或累及乙状结肠患者，除可有便频、便血外，偶尔反有便秘，这是病变引起直肠排空功能障碍所致。

2. 腹痛：轻型患者可无腹痛，部分患者可出现腹部不适或轻至中度腹痛，多为位于左下腹或下腹，部分患者可涉及全腹。有疼痛便意、便后缓解的规律，常有里急后重。若并发中毒性巨结肠或炎症波及腹膜，有持续性剧烈腹痛。

3. 其他症状：可有腹胀，严重病例有食欲缺乏、恶心、呕吐。

4. 体征：轻、中型患者仅有左下腹轻压痛，有时可触及痉挛的降结肠或乙状结肠。重型和暴发型患者常有明显压痛。若伴随明显的腹肌紧张、反跳痛、肠鸣音减弱，应注意中毒性巨结肠、肠穿孔等并发症。

（二）全身表现

一般出现在中、重型患者。重症或病情持续活动可出现衰弱、消瘦、贫血、低蛋白血症、水与电解质平衡紊乱等表现。中、重型患者活动期常有低度至中度发热，高热多提示并发症或见于急性暴发型。

（三）肠外表现

本病可伴有多种肠外表现，包括口腔复发性溃疡、结节性红斑、前葡萄膜炎、巩膜外层炎、坏疽性脓皮病、外周关节炎等，这些肠外表现在结肠炎控制或结肠切除后可以缓解或恢复；部分患者存在骶髂关节炎、原发性硬化性胆管炎、强直性脊柱炎及少见的淀粉样变性、急性发热性嗜中性皮肤病等，可与溃疡性结肠炎共存，但与溃疡性结肠炎本身的病情变化无关。国内报道肠外表现的发生率低于国外。

（四）临床分型

按本病的病程、程度、范围及病期进行综合分型。

1. 临床类型：可分为初发型和慢性复发型。初发型指既往无明显病史而首次发作，该类型在鉴别诊断中应特别注意，也涉及缓解后如何进行维持治疗的考虑；慢性复发型指临床缓解期再次出现症状，临床上最常见。以往所称暴发性结肠炎（fulminant colitis），因概念不统一而易造成认识的混乱，2012 年我国 IBD 共识已经建议弃用，并将其归入重度 UC 中。病变范围推荐采用蒙特利尔分型（表 10-1），该分型特别有助于癌变危险性的估计和监测策略的制定，亦有助于治疗方案的选择。

表 10-1　溃疡性结肠炎病变范围的蒙特利尔分型

分型	分布	结肠镜下所见炎症病变累及的最大范围
E1	直肠	局限于直肠，未达乙状结肠
E2	左半结肠	累及左半结肠（脾曲以远）
E3	广泛结肠	广泛病变累及脾曲以近乃至全结肠

2. 临床严重程度：分为轻度、中度、重度。改良 Truelove 和 Witts 疾病严重程度分型标准（表）易于掌握，临床上非常实用。具体如下：腹泻每日 4 次以下，便血轻或无，无发热、脉速，贫血无或轻，

血沉正常；重度：腹泻每日 6 次以上，并有明显黏液脓血便，体温 >37.8 ℃、脉搏 >90 次/分，血红蛋白 <75% 正常值，血沉 >30 mm/h；中度：介于轻度与重度之间。

3. 病变范围：可分为直肠炎、左半结肠炎（结肠脾曲以远）、广泛性或全结肠炎（病变扩展至结肠脾曲以近或全结肠）。

4. 病情分期：分为活动期和缓解期。

【并发症】

并发症包括中毒性巨结肠、肠穿孔、下消化道大出血、上皮内瘤变及癌变。

【实验室和其他检查】

（一）血液检查

血红蛋白在轻型病例多正常或轻度下降，中、重型病例有轻或中度下降，甚至重度下降。白细胞计数在活动期可有增高。血沉加快和 C 反应蛋白增高是活动期的标志。严重病例人血白蛋白下降。

（二）粪便检查

粪便常规检查肉眼观常有黏液脓血，显微镜检见红细胞和脓细胞，急性发作期可见巨噬细胞。粪便病原学检查的目的是要排除感染性结肠炎，是本病诊断的一个重要步骤，需反复多次进行（至少连续 3 次）。

（三）结肠镜检查

该检查是本病诊断与鉴别诊断的最重要手段之一。应行全结肠及回肠末段检查，直接观察肠黏膜变化，取活组织检查，并确定病变范围。肠腔狭窄时如结肠镜无法通过，可应用钡剂灌肠检查、CT 结肠成像检查显示结肠镜检查未及部位。

（四）X 线钡剂灌肠检查

无条件行结肠镜检查的患者可考虑行钡剂灌肠检查。所见 X 线征主要有：①黏膜粗乱和（或）颗粒样改变；②多发性浅溃疡，表现为管壁边缘毛糙呈毛刺状或锯齿状及见小龛影，亦可有炎症性息肉而表现为多个小的圆或卵圆形充盈缺损；③肠管缩短，结肠袋消失，肠壁变硬，可呈铅管状。结肠镜检查比 X 线钡剂灌肠检查准确，有条件宜行结肠镜做全结肠检查，检查有困难时辅以钡剂灌肠检查。重型或暴发型病例不宜做钡剂灌肠检查，以免加重病情或诱发中毒性巨结肠。

（五）小肠检查

下列情况考虑行小肠检查：倒灌性回肠炎（盲肠至回肠末端的连续性炎症），病变不累及直肠（未经药物治疗者）及其他难以与 CD 鉴别的情况。左半结肠炎伴阑尾开口炎症改变或盲肠红斑改变在 UC 中常见，部分患者无须进一步行小肠检查。小肠影像学检查包括全消化道钡餐、计算机断层扫描小肠成像、磁共振小肠成像、胶囊内镜、腹部超声检查等，上述检查不推荐常规使用。对于有诊断困难者（上述直肠赦免、症状不典型、倒灌性回肠炎），应在回结肠镜检查的基础上考虑加做小肠检查。

【诊断和鉴别诊断】

详细的病史询问应包括从首发症状开始的各项细节，特别注意腹泻和便血的病程；近期旅游史、用药史（特别是非甾体抗炎药和抗菌药物）、阑尾手术切除史、吸烟、家族史；口、皮肤、关节、眼等肠外表现和肛周情况。体格检查应特别注意患者一般状况和营养状态，并进行细致的腹部、肛周、会阴检查和直肠指检。

具有持续或反复发作腹泻和黏液脓血便、腹痛、里急后重，伴有（或不伴）不同程度全身症状者，在排除急性自限性结肠炎、阿米巴痢疾、慢性血吸虫病、肠结核等感染性结肠炎及结肠克罗恩病、缺血性肠炎、放射性肠炎等基础上，具有上述结肠镜检查重要改变中至少 1 项及黏膜活检组织学所见可以诊断本病（没条件进行结肠镜检查，而 X 线钡剂灌肠检查具有上述 X 线征象中至少 1 项，也可以拟诊本病）。初发病例、临床表现、结肠镜改变不典型者，暂不做出诊断，须随访 3 ~ 6 个月，观察发作情况。应强调，本病并无特异性改变，各种病因均可引起类似的肠道炎症改变，故只有在认真排除各种可能有关的病因后才能做出本病诊断。一个完整的诊断应包括其临床类型、临床严重程度、病变范围、病情分期及并发症。结肠镜检查遇肠腔狭窄镜端无法通过时，可应用钡剂灌肠检查、肠道超声检查、CT 结肠成像检查显示结肠镜检查未及部位。

强调粪便常规检查和培养不少于 3 次。根据流行病学特点，进行排除阿米巴肠病、血吸虫病等的相关检查。常规检查包括血常规、人血白蛋白、电解质、红细胞沉降率（ESR）、C 反应蛋白（CRP）等。下列情况考虑行小肠检查：病变不累及直肠（未经药物治疗者）、倒灌性回肠炎（盲肠至回肠末端的连续性炎症），以及其他难以与 CD 鉴别的情况。左半结肠炎伴阑尾开口炎症改变或盲肠红斑改变在 UC 中常见，部分患者无须进一步行小肠检查。

重度活动期患者建议以常规腹部 X 线平片了解结肠情况。缓行全结肠镜检查，以安全为第一要务。但为诊断和鉴别诊断，可行不做常规肠道准备的直肠、乙状结肠有限检查和活检，操作应注意轻柔，尽量少注气。

鉴别诊断如下。

1. 急性感染性肠炎：各种细菌感染，如沙门菌、志贺菌、大肠埃希菌、空肠弯曲杆菌、产气单胞菌、耶尔森菌等。常有发病前的流行病学特点（如不洁食物史或疫区接触史），急性起病常伴发热和腹痛，具有自限性（病程一般数天至 1 周，一般不超过 6 周）；抗菌药物治疗有效；粪便检出病原体可确诊。

2. 阿米巴肠炎：有流行病学特征，病变主要侵犯右侧结肠，也可累及左侧结肠，结肠溃疡较深，边缘潜行间以外观正常的黏膜。果酱样粪便，粪便或结肠镜取溃疡渗出物检查可找到病原体。非流行区患者血清抗阿米巴抗体阳性。抗阿米巴治疗有效。

3. 血吸虫病：有疫水接触史，常有肝脾大，粪便检查可发现血吸虫卵，孵化毛蚴阳性。直肠镜检查在急性期可见黏膜黄褐色颗粒，活检黏膜压片或组织病理检查发现血吸虫卵。免疫学检查亦有助鉴别。

4. 克罗恩病：克罗恩病的腹泻一般无肉眼血便，结肠镜可在回肠末段和邻近结肠发现呈非连续性、非弥漫性分布并有其特征改变的溃疡性病变，与溃疡性结肠炎相鉴别一般不难。但要注意，克罗恩病可表现为病变单纯累及结肠，此时与溃疡性结肠炎相鉴别诊断十分重要。少数情况下，临床上会遇到两病一时难于鉴别者，此时可诊断为结肠 IBD 类型待定，观察病情变化。

5. 大肠癌：多见于中年以后，结肠镜或 X 线钡剂灌肠检查可明确鉴别诊断。

6. 肠易激综合征：该病患者粪便可有黏液但无脓血，显微镜检查正常，隐血试验阴性。结肠镜检查无器质性病变证据。

7. 其他：缺血性结肠炎、胶原性结肠炎、其他感染性肠炎（如抗生素相关性肠炎、肠结核、真菌性肠炎等）、过敏性紫癜、结肠憩室炎、放射性肠炎、结肠息肉病、贝赫切特病，以及人类免疫缺陷病毒感染合并的结肠炎等应和本病相鉴别。

【西医治疗】

治疗目的是控制急性发作，维持缓解，减少复发，防治并发症。主要根据病情活动性的严重程度、病变累及的范围和疾病类型，包括肠外表现、复发频率、既往对治疗药物的反应等，制定治疗方案。治疗方案的选择建立在对病情进行全面评估的基础上。决定治疗方案前与患者充分交流，告知患者并详细解释方案的效益和风险，确定患者的依从性之后合作实施。治疗过程中应根据患者对治疗的反应及对药物的耐受情况随时调整治疗方案。

目前以结合临床症状和内镜检查作为疗效判断标准，完全缓解是指完全无症状（排便次数正常且无血便和里急后重）伴内镜复查见黏膜愈合（肠黏膜正常或无活动性炎症）。关于 UC 患者黏膜愈合的定义，目前尚未达成共识。复发指的是自然或经药物治疗进入缓解期后，UC 症状再发，最常见的是便血，腹泻亦多见。可通过结肠镜检查证实。临床研究应选取某一评分系统进行定义。①复发的类型：复发可分为偶发（≤1 次/年）、频发（发作 2 次/年）和持续型（UC 症状持续活动，不能缓解）。②早期复发：经治疗达到缓解期开始计算至复发的时间 <3 个月。

（一）一般治疗

强调休息、饮食和营养。让活动期的患者能够保持充分的休息时间，在饮食上给予流食或半流食，待病情逐渐好转后改为富营养少渣饮食。病情严重应禁食，并予以完全胃肠外营养治疗。重症或暴发型患者应及时入院治疗，积极纠正水、电解质平衡紊乱，如果发现血红蛋白明显降低导致贫血者可进行输血治疗。患者的情绪对病情会有影响，可给予适当心理治疗。

严格注意抗生素的使用指征，不能无指征使用抗生素进行治疗。如果对重症有继发感染者，则应静脉给予广谱抗生素积极抗菌治疗，按临床经验应合用甲硝唑对厌氧菌感染有效。

要权衡利弊对腹痛、腹泻进行对症治疗，当需要使用抗胆碱能药物或止泻药如洛哌丁胺或地芬诺酯宜慎重，因有诱发中毒性巨结肠的危险，在重症患者应禁用。

（二）药物治疗

轻度 UC 可以使用。①激素：适用于对氨基水杨酸制剂治疗无效的患者，特别是肠道病变较广泛者，可改用口服全身作用激素。②治疗轻度 UC 的首选主要药物是氨基水杨酸制剂（表10-2）。包括传统的柳氮磺吡啶（sulfasalazine，SASP）及其他各种不同类型的 5 - 氨基水杨酸（5-aminosalicylic acid，5-ASA）制剂。传统的柳氮磺吡啶疗效与其他 5 - 氨基水杨酸制剂相似，但不良反应远较 5 - 氨基水杨酸制剂多见。但据目前临床报道显示，不同类型 5 - 氨基水杨酸制剂的疗效有差异。每天 1 次顿服美沙拉嗪和分次服用等效。

表 10-2　氨基水杨酸制剂使用方法

药品名称		结构特点	释放特点	制剂	推荐剂量
柳氮磺吡啶		5 - 氨基水杨酸与磺胺吡啶的偶氮化合物	结肠释放	口服：片剂	3 ~ 4 g/d，分次口服
5-ASA 前体药	巴柳氮	5 - 氨基水杨酸与 P - 氨基苯甲酰 β 丙氨酸偶氮化合物	结肠释放	口服：片剂、胶囊剂、颗粒剂	4 ~ 6 g/d，分次口服
	奥沙拉嗪	两分子 5 - 氨基水杨酸的偶氮化合物	结肠释放	口服：片剂、胶囊剂	2 ~ 4 g/d，分次口服

续表

药品名称	结构特点	释放特点	制剂	推荐剂量
5-ASA	美沙拉嗪	a: 甲基丙烯酸酯控释 pH 值依赖 b: 乙基纤维素半透膜控释时间依赖	a: pH 值依赖药物，释放部位为回肠末端和结肠 b: 纤维素膜控释时间依赖药物，释放部位为远段空肠、回肠、结肠	口服: 颗粒剂、片剂 局部: 栓剂、灌肠剂、泡沫剂、凝胶剂	口服: 2 ~ 4 g/d，分次口服或顿服 局部: 详见"远段结肠炎的治疗"部分

中度 UC: ①氨基水杨酸制剂: 是治疗中度 UC 的主要药物，用法与前相同。②激素: 对于使用足量氨基水杨酸制剂 2 ~ 4 周治疗后症状控制不佳者，尤其是肠道病变较广泛者，应注意需要及时改用激素。具体使用剂量应按泼尼松 0.75 ~ 1 mg/(kg·d)（其他类型全身作用激素的剂量按相当于上述泼尼松剂量折算）给药。达到症状缓解后则开始逐渐缓慢减量至停药，注意如果快速减量会导致疾病症状早期复发。③硫嘌呤类药物: 包括硫唑嘌呤和 6 - 巯基嘌呤（6-mercaptopurine，6-MP）。适用于上述使用激素无效或依赖的患者。我国医家研究的数据显示: 低剂量硫唑嘌呤 [（1.23 ± 0.34）mg/(kg·d)] 对难治性 UC 患者有较好的疗效和安全性，但这一篇文献证据等级较弱。欧美文献推荐硫唑嘌呤的目标剂量为 1.5 ~ 2.5 mg/(kg·d)；另外对激素依赖 UC 患者，低剂量 [1.3 mg/(kg·d)] 硫唑嘌呤可有效维持疾病缓解。临床上，氨基水杨酸制剂会增加硫嘌呤类药物骨髓抑制的毒性，但 UC 治疗时常会将氨基水杨酸制剂与硫嘌呤类药物合用，所以应特别注意关注。④英夫利西单克隆抗体（infliximab，IFX）: 当激素和上述免疫抑制剂治疗无效或激素依赖或不能耐受上述药物治疗时，可考虑 IFX 治疗。国外研究已肯定其疗效，我国 IFX Ⅲ期临床试验也肯定其对中重度 UC 的疗效，其 8 周临床应答率为 64%，黏膜愈合率为 34%。⑤沙利度胺: 适用于难治性 UC 治疗，但由于国内外均为小样本临床研究，故不作为首选治疗药物。⑥选择性白细胞吸附疗法: 其主要机制是减低活化或升高的粒细胞和单核细胞。我国多中心初步研究显示其治疗轻 - 中度 UC 有一定疗效。对于轻中度 UC 患者，特别是合并机会感染者可考虑应用。

远段结肠炎的治疗: 对病变局限在直肠或直肠乙状结肠者，可以采取局部用药，病变局限在直肠的患者可用栓剂，局限在直肠乙状结肠可用灌肠剂，口服与局部用药联合应用疗效更好。轻度远段结肠炎可视情况采取单独局部用药或口服和局部联合用药的方案；中度远段结肠炎应采取口服和局部联合用药的方案；对病变广泛者口服和局部联合用药亦可提高整体疗效。局部用药的使用方法有美沙拉嗪灌肠剂 1 ~ 2 g/次，1 ~ 2 次/日；美沙拉嗪栓剂 0.5 ~ 1.0 g/次，1 ~ 2 次/日。激素可选氢化可的松琥珀酸钠盐（禁用酒石酸制剂）每晚 100 ~ 200 mg；布地奈德泡沫剂 2 mg/次，1 ~ 2 次/日，只适用于病变局限在直肠者，但布地奈德的全身不良反应少。

重度 UC 病情较重、发展迅速，处理不当有可能会危及生命。应及时收治入院，给予积极对症治疗。

（1）一般治疗: ①注意补液、补充电解质，防治水、电解质、酸碱平衡紊乱，特别是注意补钾。便血多、血红蛋白过低者适当输红细胞。病情严重者暂禁食，予以胃肠外营养。定期复查及时检测。②粪便和外周血检查是否合并 C. diff 或 CMV 感染，粪便培养排除肠道细菌感染。如有则应行药敏试验选择适当抗生素进行治疗。③注意忌用阿片类制剂、NSAID、抗胆碱能药物、止泻剂等，以避免诱发结肠扩张。④对中毒症状明显者可考虑静脉使用广谱抗菌药物。

（2）首选治疗为静脉用糖皮质激素，如应用甲泼尼龙 40 ~ 60 mg/d，或氢化可的松 300 ~ 400 mg/d，剂量加大不会明显增加疗效，但剂量不足有可能会降低疗效。治疗期间需注意防治血栓。研究显示中国 IBD 患者静脉血栓发生率为 41.45/10 万，国内外文献记载，重度 UC 患者活动期时血栓形成风险增加，故建议可考虑预防性应用低分子量肝素降低血栓形成风险。

判断的时间点定为"约3日"是欧洲克罗恩病和结肠炎组织（European Crohn's and Colitis Organization，ECCO）和亚太共识的推荐，亦宜视病情严重程度和恶化倾向，亦可适当延迟（如7日）。如果在静脉使用足量激素治疗3日，对症状改善仍无明显帮助时，应转换治疗方案。所谓"无效"除观察排便频率和血便量外，宜参考血清炎症指标、全身状况、腹部体格检查进行判断。但应牢记，如果治疗上的拖延势必大大增加手术风险。转换治疗方案有两大选择，一是转换药物的治疗，如转换药物治疗4~7日无效者，应及时转手术治疗；二是立即行手术治疗。可选择药物包括，①环孢素（cyclosporine，CsA）：该药起效快，短期有效率可达60%~80%。可采用剂量为2~4 mg/（kg·d）静脉滴注。使用该药期间需定期监测血药浓度，严密监测不良反应。有效者待症状缓解，可采用序贯疗法，改为继续口服使用一段时间（不超过6个月），逐渐过渡到硫嘌呤类药物维持治疗。研究显示，以往服用过硫嘌呤类药物者的环孢素A短期和长期疗效显著差于未使用过硫嘌呤类药物者。②IFX：是重度UC患者较为有效的挽救治疗措施。有研究显示，CRP增高、低人血白蛋白等是IFX临床应答差的预测指标。③他克莫司：作用机制与环孢素类似，也属于钙调磷酸酶抑制剂。研究显示，他克莫司治疗重度UC短期疗效基本与环孢素相同，其治疗的UC患者44个月的远期无结肠切除率累计为57%。④手术治疗：在转换治疗前应与患者和外科医师密切沟通，以权衡先给予"转换"治疗或立即手术治疗的利弊，视具体情况决定。对中毒性巨结肠患者一般建议早期实施手术。

重度UC患者特别是发生激素无效时要警惕机会性感染，一旦合并C. diff感染和CMV结肠炎，应给予积极的药物治疗，治疗C. diff感染药物有甲硝唑和万古霉素等。治疗CMV结肠炎药物有更昔洛韦和膦甲酸钠等。甲硝唑是C. diff感染及复发感染的首选，一般为口服200~250 mg（4次/日）或400~500 mg（3次/日），疗程为10~14日。万古霉素可用于治疗复发型C. diff感染或甲硝唑治疗无效的C. diff感染。对于急性C. diff感染，建议万古霉素每6小时口服125 mg治疗。为预防C. diff感染复发，建议万古霉素逐渐减量或间断用药，具体用法为每3日口服125~500 mg，持续2~3周。

UC维持治疗的目标是维持临床和内镜的无激素缓解。除轻度初发病例、很少复发且复发时为轻度易于控制者外，均应接受维持治疗。

不建议以激素作为维持治疗药物。选择维持治疗药物要视当初诱导缓解时用药情况而定。①氨基水杨酸制剂：由氨基水杨酸制剂或激素诱导缓解后尽量以氨基水杨酸制剂维持，用原诱导缓解剂量的全量或半量，如用SASP维持，剂量一般为2~3 g/d，并应补充叶酸。远段结肠炎则以美沙拉嗪局部用药为主，如直肠炎用栓剂每晚1次，直肠乙状结肠炎用灌肠剂隔天至数天1次，并且联合口服氨基水杨酸制剂。②IFX：以IFX诱导缓解后继续IFX维持。③硫嘌呤类药物：用于氨基水杨酸制剂无效或不耐受者、激素依赖者、环孢素或他可莫司有效者。剂量与诱导缓解时相同。④其他：肠道益生菌维持缓解的作用还需要进一步研究来判定。氨基水杨酸制剂维持治疗的疗程为3~5年或长期维持。对硫嘌呤类药物及IFX维持治疗的疗程目前尚未达成共识，要视患者具体情况而定。

（三）手术治疗

紧急手术指征如下。

（1）绝对指征：穿孔、大出血、癌变，以及高度疑为癌变。

（2）相对指征：①积极内科治疗无效的重度UC，合并中毒性巨结肠内科治疗无效者宜更早行外科干预。②内科治疗疗效不佳和（或）药物不良反应已严重影响生命质量者，可考虑外科手术。

起病8~10年的所有UC患者均应行1次结肠镜检查监测癌变，以确定当前病变的范围。肠黏膜活检多部位、多块活检，以及怀疑病变部位取活检。如果分型为蒙特利尔E3型，则此后隔年结肠镜复查，达20年后每年结肠镜复查；如为E2型，则从起病15年开始隔年结肠镜复查；如为E1型，无须结肠镜监测。合并原发性硬化性胆管炎者，从该诊断确立开始每年结肠镜复查。色素内镜有助于识别病变，指导活检。共聚焦内镜、放大内镜等可进一步提高活检的针对性和准确性。

病变的处理方面，如果为平坦黏膜上的低度异型增生可行全结肠切除，或 3～6 个月后随访，如仍为同样改变亦应行全结肠切除；隆起型肿块上发现异型增生而不伴有周围平坦黏膜上的异型增生，可予以内镜下肿块摘除，之后密切随访，如无法行内镜下摘除则行全结肠切除；如果为癌变、平坦黏膜上的高度异型增生应行全结肠切除。

【中医辨证分型】

西医将溃疡性结肠炎分为急性期和缓解期，虽然目前中医关于溃疡性结肠炎的临床辨证研究众说纷纭，但是中医辨证应紧紧抓住主症，不被错综复杂的表象所迷惑。依据中国中西医结合学会消化系统疾病专业委员会的《溃疡性结肠炎中西医结合诊疗共识意见（2017 年）》，将本病分为 7 个常见证型。

1. 大肠湿热证

症状：腹泻黏液脓血便，腹痛，里急后重。肛门灼热，身热不扬，口干口苦，小便短赤。

舌脉：舌质红，苔黄腻；脉滑数。

2. 热毒炽盛证

症状：发病急骤，暴下脓血或血便，腹痛拒按，发热。口渴，腹胀，小便黄赤。

舌脉：舌质红绛，苔黄腻；脉滑数。

3. 寒热错杂证

症状：腹痛冷痛，喜温喜按，下痢稀薄，夹有黏冻，肛门灼热，口腔溃疡。四肢不温，腹部有灼热感。

舌脉：舌质红，苔薄黄，脉沉细。

4. 瘀阻肠络证

症状：腹痛拒按，痛有定处，泻下不爽，下利脓血、血色暗红或夹有血块。面色晦暗，腹部有痞块，胸胁胀痛，肌肤甲错。

舌脉：舌质暗红，有瘀点瘀斑；脉涩或弦。

5. 脾虚湿阻证

症状：大便稀溏，有少量黏液或脓血，腹部隐痛，食少纳差。腹胀肠鸣，肢体倦怠，神疲懒言，面色萎黄。

舌脉：舌质淡胖或有齿痕，苔白腻；脉细弱或濡缓。

6. 肝郁脾虚证

症状：腹痛则泻，泻后痛减，大便稀溏，或有少许黏液便；情绪紧张或抑郁恼怒等诱因可致上述症状加重。胸闷喜叹息，嗳气频频；胸胁胀痛。

舌脉：舌质淡红，苔薄白；脉弦细。

7. 脾肾阳虚证

症状：久病不愈，大便清稀或伴有完谷不化；腹痛绵绵，喜温喜按，腰膝酸软，形寒肢冷。五更泻或黎明前泻；食少纳差，少气懒言；面色㿠白。

舌脉：舌质淡胖或有齿痕，苔白润；脉沉细或尺脉弱。

溃疡性结肠炎急性期以大肠湿热证、热毒炽盛证这两个证型居多，也可见瘀阻肠络证等其他证型。缓解期以寒热错杂证、脾虚湿阻证、肝郁脾虚证、脾肾阳虚证居多，证型可以单一，也可以兼夹，临床辨证非常复杂。

【辨证论治】

因为本病病因病机过于复杂，所以临床治疗需要通过辨证与辨病相结合的方法：本病急性发作期以清热化湿祛邪治法为主，缓解期以健脾益气补肾等补益治法为主。因为本病病程长、缠绵难愈，本虚标实证型多见，很可能还有寒热错杂之证；所以健脾补肾与化湿、温中补肾与清热、解郁调气与行血等法多相兼并行。治疗中也应该根据其疾病发展变化，随证治之。急性期，多以攻邪为主，兼顾正气；缓解期，可根据病证的相兼情况，给予攻补兼施的治法，佐以活血化瘀祛痰浊；如果久病，应以补虚固涩治法为主，兼祛余邪。最忌一味攻伐，勿犯虚虚实实之戒。

1. 大肠湿热证

症状：腹泻黏液脓血便，腹痛，里急后重。肛门灼热，身热不扬，口干口苦，小便短赤。

舌脉：舌质红，苔黄腻；脉滑数。

治法：清热化湿，调气行血。

主方：芍药汤（《素问病机气宜保命集》）加减。

药物：黄芩、黄连、炒芍药、当归炭、大黄炭、槟榔、肉桂、木香等。方中黄芩、黄连性味苦寒，入大肠经，功擅清热燥湿解毒，以除致病之因。重用芍药养血和营、缓急止痛，伍以当归养血活血，体现了"行血则便脓自愈"之义，且可兼顾湿热邪毒熏灼肠络，伤耗阴血之症状；木香、槟榔行气导滞，"调气则后重自除"，四药相合，调和气血。大黄苦寒沉降，合芩、连则清热燥湿之功甚，合归、芍则活血行气之力甚，其泻下通腑作用可通导湿热积滞从大便而泄，体现"通因通用"之法。方以少量肉桂，其辛热温通之性，既可助归、芍行血和营，又可防呕逆拒药。炙甘草和中调药，与芍药相配，又能缓急止痛，亦为佐使。诸药合用，湿去热清，气血调和，故下痢可愈。

加减：便脓血明显者，加白头翁、地榆、紫珠以凉血止痢；大便黏液和白冻较多者，加薏苡仁、苍术健脾燥湿；腹痛严重者，加乌药、延胡索、枳实以理气止痛；身热甚者，加金银花、葛根、连翘以解毒退热。

2. 热毒炽盛证

症状：发病急骤，暴下脓血或血便，腹痛拒按，发热。口渴，腹胀，小便黄赤。

舌脉：舌质红绛，苔黄腻；脉滑数。

治法：清热解毒，凉血止痢。

主方：白头翁汤（《伤寒论》）加减。

药物：白头翁、黄连、黄柏、秦皮等。苦寒而入血分的白头翁，有清热解毒、凉血止痢的功效。黄连苦寒，有泻火解毒、燥湿厚肠之功，为治痢要药；黄柏清下焦湿热，秦皮苦涩而寒，清热解毒而兼以收涩止痢。四药合用，共奏清热解毒、凉血止痢之功。本方与芍药汤同为治痢之方。

加减：便有鲜血、舌质红绛者，加紫草、生地榆、生地；高热者加水牛角粉、金银花、栀子；汗出肢冷，脉微细病情危急者，可静脉滴注参附注射液或生脉注射液。

3. 寒热错杂证

症状：腹痛冷痛，喜温喜按，下痢稀薄，夹有黏冻，肛门灼热，口腔溃疡。四肢不温，腹部有灼热感。

舌脉：舌质红，苔薄黄，脉沉细。

治法：温中补虚，清热化湿。

主方：乌梅丸（《伤寒论》）加减。

药物：乌梅、黄连、黄柏、细辛、干姜、桂枝、制附片、党参、当归、川椒等。方中重用乌梅味酸以收敛，配细辛、干姜、桂枝、制附片、川椒辛热之品以温脏，黄连、黄柏苦寒之品以清热利湿；更以党参、当归补气养血，以补益扶正。全方合用，具有寒热并治、邪正兼顾之功。

加减：大便伴脓血者，去川椒、细辛，加生地榆、秦皮；腹痛甚者，加延胡索、徐长卿。

4. 瘀阻肠络证

症状：腹痛拒按，痛有定处，泻下不爽，下利脓血、血色暗红或夹有血块。面色晦暗，腹部有痞块，胸胁胀痛，肌肤甲错。

舌脉：舌质暗红，有瘀点瘀斑；脉涩或弦。

治法：活血化瘀，理肠通络。

主方：少腹逐瘀汤（《医林改错》）加减。

药物：蒲黄、五灵脂、当归、赤芍、红花、延胡索、川芎、没药、小茴香、乌药、肉桂、干姜等。方用小茴香、干姜、肉桂此三药性温热而味辛，入肝肾而归脾，理气活血，温通血脉；当归、赤芍入肝，化瘀活血；延胡索、川芎、没药、蒲黄、五灵脂入肝，活血理气，气血通畅故能止痛。共奏温逐少腹瘀血之功。

加减：腹胀痞满甚者加枳实、厚朴；肠道多发息肉者加皂角刺、甲珠；腹痛甚者加三七、白芍；五更泻者加补骨脂等。

5. 脾虚湿阻证：大便稀溏，有少量黏液或脓血，腹部隐痛，食少纳差。腹胀肠鸣，肢体倦怠，神疲懒言，面色萎黄。

舌脉：舌质淡胖或有齿痕，苔白腻；脉细弱或濡缓。

治法：健脾益气，化湿止泻。

主方：参苓白术散（《太平惠民和剂局方》）加减。

药物：人参、茯苓、炒白术、白扁豆、陈皮、桔梗、山药、莲子肉、炒薏苡仁、砂仁、甘草等。方中以人参、炒白术、茯苓、甘草、山药平补脾胃之气。配伍莲子肉之甘涩，炒薏苡仁、白扁豆之甘淡，渗湿止泻。加辛温的砂仁以芳香醒脾，促进中焦运化，使上下气机畅通，以止吐泻。桔梗入手太阴肺经，肺经与大肠经相表里，桔梗载药上行，益肺气以健运大肠。诸药相合，补虚，除湿，行滞，调气，则诸症自解。

加减：便脓血明显者，加黄连、广木香、败酱草；大便臭秽甚者为夹有食积，加枳实、神曲以消食导滞；腹痛畏寒喜暖者，加炮姜以温肠散寒；腰腹冷甚者，加附子以温补脾肾；久泻气陷者，加升麻、柴胡黄芪以升阳举陷。

6. 肝郁脾虚证

症状：腹痛则泻，泻后痛减，大便稀溏，或有少许黏液便；情绪紧张或抑郁恼怒等诱因可致上述症状加重。胸闷喜叹息，嗳气频频；胸胁胀痛。

舌脉：舌质淡红，苔薄白；脉弦细。

治法：疏肝理气，健脾和中。

主方：痛泻要方（《景岳全书》）合四逆散（《伤寒论》）加减。

药物：柴胡、白芍、枳实、陈皮、防风、白术、甘草等。痛泻要方的方中苦温的白术，补脾燥湿；酸寒的白芍，柔肝缓急止痛；辛苦温的陈皮，理气燥湿和胃；防风燥湿以助止泻，为脾经引经药。四逆散的方中以柴胡入肝胆经，升发阳气，疏肝解郁，透邪外出；白芍敛阴养血柔肝，与柴胡配伍，补养肝血，调达肝气，避免柴胡升散而耗伤阴血之弊；枳实理气解郁，泄热破结。甘草以调和诸药，益脾和中。

加减：排便不畅、矢气频繁者，加枳实、槟榔以理气导滞；腹痛绵绵，大便稀溏，倦怠乏力者，加党参、茯苓、炒白扁豆以健脾化湿；胸胁胀痛者，加香附、青皮以疏肝理气；大便夹有黄白色黏液者，加黄连、木香以燥湿清肠。

7. 脾肾阳虚证：久病不愈，大便清稀或伴有完谷不化；腹痛绵绵，喜温喜按，腰膝酸软，形寒肢冷。五更泻或黎明前泻；食少纳差，少气懒言；面色㿠白。

舌脉：舌质淡胖或有齿痕，苔白润；脉沉细或尺脉弱。

治法：健脾温肾，温阳化湿。

主方：理中汤（《伤寒论》）合四神丸（《内科摘要》）。

药物：理中汤的方中人参大补元气，干姜温经通阳，白术补益脾气，甘草调和诸药。四神丸的方中补骨脂补肾助阳，肉豆蔻涩肠止泻，温中行气，吴茱萸暖肝肾、温脾胃，五味子涩肠止泻。二药相合，补益脾肾，治疗脾肾阳虚证。

加减：小腹胀满者，加枳实、乌药、小茴香以理气除满；腹痛甚者，加白芍以缓急止痛；大便滑脱不禁者，加诃子、赤石脂以涩肠止泻。

【常用中成药】

1. 肠胃宁片：由党参、白术、黄芪、赤石脂、干姜、木香等组成。具有健脾益肾、温中止痛、涩肠止泻的功效。用于慢性结肠炎、溃疡性结肠炎、肠功能紊乱等病的脾肾阳虚证。用法用量：口服，每次4粒，每日3次，4~6周为1个疗程。

2. 香连丸：由黄连、木香组成，具有清热燥湿、行气止痛的功效，用于大肠湿热证。用法用量：口服，每次3~6 g，每日2~3次。

3. 虎地肠溶胶囊：由朱砂七、虎杖、白花蛇舌草、北败酱、二色补血草、地榆（炭）、白及、甘草等组成。具有清热、利湿、凉血的功效。用于大肠湿热证。用法用量：口服，每次4粒，每日3次，4~6周为1个疗程。

4. 参苓白术散（丸）（颗粒）：由人参、茯苓、炒白术、桔梗、山药、白扁豆、莲子肉、砂仁、炒薏苡仁、甘草组成。具有健脾化湿止泻的功效。用于脾虚湿阻证。用法：口服，每次6~9 g，每日2~3次。

5. 乌梅丸：由乌梅肉、黄连、附子（制）、花椒、细辛、黄柏、干姜、桂枝、人参、当归组成。具有清上温下、寒热并调的功效。用于寒热错杂证。用法用量：口服，每次2丸，每日1~3次。

6. 固本益肠片：由党参、白术、炮姜、山药、黄芪、补骨脂、当归、白芍、延胡索、木香、地榆、赤石脂、儿茶、甘草组成。具有健脾温肾、涩肠止泻的功效。用于脾肾阳虚证。用法用量：口服，每次8片，每日3次。

7. 固肠止泻丸（结肠炎丸）：由乌梅、黄连、干姜、木香、罂粟壳、延胡索组成。具有调和肝脾、涩肠止痛的功效。用于肝郁脾虚证。用法用量：口服，每次4 g，每日3次。

8. 补脾益肠丸：由白芍、白术、补骨脂、赤石脂、当归、党参、防风、干姜、甘草、黄芪、荔枝核、木香、肉桂、砂仁、延胡索等组成。具有补中益气、健脾和胃、涩肠止泻的功效。用于脾肾阳虚证。用法用量：口服，每次6 g，每日3次。

9. 龙血竭片（肠溶衣）：具有活血散瘀、定痛止血、敛疮生肌的功效。用于瘀阻肠络证。用法用量：口服，每次4~6片，每日3次。

10. 结肠宁灌肠剂：由蒲黄、丁香等组成。具有活血化瘀、清肠止泻的功效。用于瘀阻肠络证等。用法用量：灌肠用，取药膏5 g，溶于50~80 mL温开水中，放冷至约37 ℃时保留灌肠，每日大便后1次，4周为1个疗程。

11. 康复新液：本品为美洲大蠊干燥虫体的乙醇提取制成的一种生物制剂，有效成分是多元醇类和肽类。具有通利血脉、养阴生肌的功效。用于各证型溃疡性结肠炎患者。用法用量：口服，每次10 mL，每天3次，或50~100 mL保留灌肠，每日1次。

12. 锡类散：锡类散源于清代《金匮翼》，由牛黄、青黛、珍珠、冰片、人指甲（滑石粉制）、象牙屑、壁钱炭组成。具有清热解毒、化腐生肌等功效。用于溃疡性结肠炎的灌肠治疗。用法用量：保留灌肠，1.5 g加100 mL生理盐水，每日1次。

【中医外治法】

1. 针刺疗法：脾俞穴、天枢穴、足三里穴、大肠俞穴、气海穴、关元穴、太冲穴、肺俞穴、神阙穴、上巨虚穴、阴陵泉穴、中脘穴、丰隆穴。

2. 灸法：中脘穴、天枢穴、关元穴、脾俞穴、大肠俞穴等穴，可采用回旋灸或雀啄灸法。

3. 推拿疗法：对于背部的脊柱两侧膀胱经使用推摩法、双手拇指用推法治疗，从膈俞穴推到大肠俞穴水平；对于肾俞穴、命门穴等穴位运用小鱼际擦法；对于膈俞穴、膏肓俞穴、脾俞穴、胃俞穴、大肠俞穴等穴位运用拇指按法。

4. 穴位贴敷疗法，常用穴位：上巨虚穴、天枢穴、足三里穴、命门穴、关元穴等穴位。常用药物：炮附子、白芥子、细辛、丁香、生姜、赤芍等，临床可根据辨证加减用药。

5. 穴位埋线疗法，常用取穴：大肠俞穴、中脘穴、足三里穴、天枢穴，脾胃虚弱者配脾俞穴，脾肾阳虚者配肾俞穴、关元穴、三阴交穴；脾胃有湿停者配阴陵泉穴。

6. 中药灌肠治疗：中药保留灌肠一般把清热解毒药、活血化瘀药与敛疮生肌类药物配伍应用。清热解毒类常用药：白头翁、青黛、黄连、黄柏、败酱草等。常用活血化瘀类药物：丹参、蒲黄、三七等；常用敛疮生肌类药物：中黄、冰片、琥珀、珍珠、儿茶等。

常用灌肠方有锡类散、溃结清（枯矾、赤石脂、炉甘石、青黛、梅花点舌丹）、锡类散（牛黄、人指甲、青黛、珍珠、冰片、象牙屑、壁钱炭）、康复新液（美洲大蠊干燥虫体的乙醇提取物精制而成的一种生物制剂，有效成分为多元醇类和肽类）、青黛散（青黛、黄柏、珍珠、儿茶、枯矾）、复方黄柏涂剂（连翘、蜈蚣、黄柏、金银花、蒲公英）等。临床可将相关中药制成复方煎剂或中成药，每次灌肠的药量约 80 mL，每日灌肠 1 次。

【护理概要】

本节内容着重概述溃疡性结肠炎的中医辨证施护：中医的精华理论是整体观念和辨证施治，我国的传统中医学一向注重患者的自觉症状，一般通过改善患者症状的方式来提高患者的生活质量。中医的辨证施治就是辨清疾病的病因病机、病位、病性等特点，并将疾病分析概括为某种证，根据不同的证候进行不同的治疗和护理。溃疡性结肠炎以黏液脓血便为主要表现，以脾虚为本。脓血便明显，体质壮实者为实证，属于湿热内蕴证。湿热内结，气血运行不畅，腹痛舌暗者为气滞血瘀证。病程日久，情绪不畅，或忧郁，或焦虑，属于肝郁脾虚证。疾病缠身，忧心忡忡，失眠多梦，健忘神疲，属于心脾两虚证。脾为后天之本，肾为先天之本，脾病日久则久病及肾，形成脾肾阳虚证。通过辨证施膳、情志护理、穴位按摩等整体辨证护理方法，可有效缓解肠道的症状，减轻患者焦虑、抑郁等不良情绪，培养患者健康的生活习惯和行为，提高患者的生活质量。

【预后】

本病病程较长，常者反复发作，轻度预后较好。急性暴发型、有年龄超过 60 岁、存在并发症者预后不良，但近年由于治疗水平提高，病死率已明显下降。病程漫长者癌变危险性增加，应注意随访，推荐对病程 8～10 年以上的广泛性或全结肠炎和病程 30～40 年以上的左半结肠炎、直肠乙状结肠炎患者，至少两年 1 次行监测性结肠镜检查。

（吴国志　张向磊　王艳丽　王悦华　吴艺玲）

第三节　克罗恩病

克罗恩病（Crohn's disease，CD）是一种病因尚不十分清楚的胃肠道慢性炎性肉芽肿性疾病。病变多见于末段回肠和邻近结肠，但从口腔至肛门各段消化道均可受累，呈节段性或跳跃式分布。临床上以腹痛、腹泻、可有便血、体重下降、腹块、瘘管形成和肠梗阻为特点，可伴有发热等全身表现及关节、皮肤、眼、口腔黏膜等肠外损害。诊断需要结合临床表现、实验室检查、内镜检查、影像学检查和病理组织学检查进行综合分析并密切随访。本病有终生复发倾向，重症患者迁延不愈，预后不良。发病年龄多处于青年期，发病高峰为18～38岁，患病率男性略多于女性。本病在欧美多见，且有增多趋势。我国本病发病率不高，但并非罕见。

因为克罗恩病的临床表现异常复杂，且病情变化多端，进展迅猛凶险，所以无法将本病与单一的中医病名相对应，故而临床上常依据克罗恩病的具体不同临床表现特点来命名：如果患者腹痛、腹泻、黏液脓血便等胃肠道症状明显，常可对应为"腹痛""泄泻""便血""肠澼""痢疾""脏毒""肠风"等中医病名；如果患者发热、贫血、食欲缺乏、消瘦、疲劳等全身症状明显，常可对应为"虚劳""内伤发热"等中医病名；如果患者眼病、口腔溃疡、结节性红斑、关节炎或关节病、肝胆病变等肠外表现明显，常可对应为"口疮""口糜""痹证"等中医病名；克罗恩病患者如果病情变证严重，主诉已不是腹痛、腹泻等症状，已经有腹腔脓肿、瘘管、肠狭窄、肠梗阻、肠穿孔、肛周病变等较为严重的并发症出现，此时，常可对应为"肠内痈""肛痈""肠结""肛瘘""痔漏"等中医病名。

【中医病因病机】

1. 病因：目前克罗恩病的病因及发生机制并不明确，当今中医界主流观点认为本病的病因主要为感受外邪、饮食所伤、情志失调及久病体虚等因素所致。

2. 病位：本病病位主要责之于肠，但其病机关键则在于脾，且与肺、肝、肾三脏密切相关。

3. 病机：克罗恩病主要病机为脾胃失调，湿热内蕴。本病所产生的湿、热、毒、瘀等既是病理产物，又是影响本病病理进程的病理因素，又可使病情迁延日久，缠绵难愈；在克罗恩病的发病过程中，湿邪为主要病理因素，而且贯穿病程的始末。本病在活动期主要病机是肠腑湿热内蕴，壅滞肠道，导致气滞血瘀、入营动血、肠道损伤、肉腐血败的病理变化。克罗恩病活动期以邪实为主，多责之于母病及子，肺热循络移肠。克罗恩病缓解期以本虚为主，若先天禀赋不足，可出现脾肾两脏皆虚的情况，亦可因为脾虚日久，久病及肾，肾阳亏虚，火不暖土，继续加重脾虚，如此循环往复。本病患者整体的正虚与局部的邪实相因并见是本病的主要病机特点，本病总属本虚标实、寒热虚实夹杂之证。病理性质有寒热虚实之分，并可互相转化。

【病理】

病变表现为同时累及回肠末段与邻近右侧结肠者；只涉及小肠者；局限在结肠者。病变可涉及口腔、食管、胃、十二指肠，但少见。

大体病理特点：①节段性或者局灶性病变；②融合的纵行线性溃疡；③卵石样外观，瘘管形成；④肠系膜脂肪包绕病灶；⑤肠壁增厚和肠腔狭窄等特征。CD的病理学诊断通常需要观察到3种以上特征性表现（无肉芽肿时）或观察到非干酪样肉芽肿和另一种特征性光学显微镜下表现，同时需要排除肠结核等。相比内镜下活检标本，手术切除取下样本做成的标本诊断价值更大。

【临床表现】

起病大多隐匿、缓渐，从早期发病初期症状出现至症状明显而确诊往往需数月至数年。长短不等的活动期与缓解期交替，有终身复发倾向。少数急性起病，可表现为急腹症，酷似急性阑尾炎或急性肠梗阻。腹痛、腹泻和体重下降三大症状是本病的主要临床表现，尤其是年轻人出现这些症状要提高警惕。但本病的临床表现复杂多变，这与临床类型、病变部位、病期及并发症有关。

（一）消化系统表现

1. 腹痛：为最常见症状。多间歇性发作于右下腹或脐周，表现为痉挛性阵痛伴肠鸣。多于进餐后加重，排便或肛门排气后缓解。进餐引起胃肠反射或肠内容物通过炎症、狭窄肠段，引起局部肠痉挛是腹痛发生的可能原因。体检常有腹部压痛，部位多在右下腹。腹痛亦可由部分或完全性肠梗阻引起，此时伴有肠梗阻症状。出现持续性腹痛和明显压痛，提示炎症波及腹膜或腹腔内脓肿形成。全腹剧痛和腹肌紧张，提示病变肠段急性穿孔。

2. 腹泻：主要由病变肠段炎症渗出、蠕动增加及继发性吸收不良引起，亦为本病常见症状。初期先是间歇发作，后期可转为持续性。多为糊状粪便，一般无脓血和黏液。病变涉及下段结肠或肛门直肠者，可有黏液血便及里急后重。

3. 腹部包块：由于肠系膜淋巴结肿大、肠壁增厚、肠粘连、内瘘或局部脓肿形成所致。多位于右下腹与脐周。固定的腹块提示有粘连，多已有内瘘形成。

4. 瘘管形成：是克罗恩病的特征性临床表现，因透壁性炎性病变穿透肠壁全层至肠外组织或器官而成。瘘分内瘘和外瘘，前者可通向其他肠段、膀胱、肠系膜、腹膜后、阴道、输尿管等处，后者通向肛周皮肤或腹壁。肠段之间内瘘形成可致腹泻加重及营养不良。肠瘘通向的组织与器官因粪便污染可致继发性感染。外瘘或通向膀胱、阴道的内瘘均可见粪便与气体排出。

5. 肛门周围病变：包括肛裂、肛门周围瘘管、脓肿形成等病变，有结肠受累者较多见。有时这些病变可为本病的首发或突出的临床表现。

（二）全身表现

本病全身表现较多且较明显，主要有以下两种。

1. 发热：为常见的全身表现之一，少数患者以发热为主要症状，与肠道炎症活动及继发感染有关。间歇性低热或中度热常见，少数呈弛张高热伴毒血症。部分患者甚至存在较长时间不明原因发热之后才出现消化道症状。

2. 营养障碍：由慢性消耗、食欲减退、慢性腹泻等因素导致。主要表现为体重下降，可有血红蛋白降低、维生素缺乏、低蛋白血症等表现。青春期前患者常有生长发育迟滞。

（三）肠外表现

本病肠外表现与溃疡性结肠炎的肠外表现相似，但发生率较高，我国大宗统计报道以皮肤结节性红斑、口腔黏膜溃疡、眼病及关节炎为常见。

（四）临床分型

区别本病不同临床情况，有助全面估计病情和预后，制定治疗方案。

1. 临床类型：依疾病行为分型，可分为狭窄型（以肠腔狭窄所致的临床表现为主）、穿通型（有瘘管形成）和非狭窄非穿通型（炎症型）。各型可有交叉或互相转化。

2. 病变部位：参考影像和内镜结果确定，可分为回肠末端、结肠、回结肠型。如消化道其他部分受累亦应注明。

3. 严重程度：根据主要临床表现的程度及并发症计算 CD 活动指数，用于病情严重程度估计（轻、中、重度）、疾病活动期与缓解期区分和疗效评定。

【并发症】

肠梗阻最常见，其次是腹腔内脓肿，偶可并发急性穿孔或大量便血。直肠或结肠黏膜受累者可发生癌变。

【实验室和其他检查】

（一）实验室检查

周围血白细胞轻度增高见于活动期，但明显增高常提示合并感染；贫血易出现，且与疾病严重程度平行；人血白蛋白常有降低；粪便隐血试验常呈阳性；活动期血沉加快、C反应蛋白升高。

（二）影像学及结肠镜检查

怀疑为CD的患者应进行结肠镜检查并活检。但无论结肠镜检查结果如何（确诊CD或疑诊CD），均需行进一步相关检查明确小肠和上消化道的累及情况。因此，应建议常规行CTE或MRE检查或小肠钡剂造影和胃镜检查。对怀疑存在CD但结肠镜及小肠放射影像学检查阴性者要行胶囊内镜检查。发现局限在小肠的病变疑为CD者行气囊辅助小肠镜检查全小肠道。有肛周瘘管行直肠MRI检查（必要时结合超声内镜或经皮肛周超声检查）。

【诊断和鉴别诊断】

对慢性起病，反复发作性右下腹或脐周痛、腹泻、体重下降，特别是伴有腹部压痛、肠梗阻、腹块、肛周病变、发热、肠瘘等表现者，临床上应考虑本病。本病诊断，主要根据临床表现、结肠镜及影像学检查和活组织检查所见进行综合分析，表现典型者，在充分排除各种肠道感染性或非感染性炎症疾病及肠道肿瘤后，可做出临床诊断。对初诊的不典型病例，应通过随访观察，以求明确诊断。鉴别有困难而又有手术指征者可行手术探查获得病理诊断。

（一）肠结核

回结肠型CD与肠结核的鉴别相当困难，这是因为除了活检发现干酪样坏死性肉芽肿为肠结核诊断的特异性指标，两种疾病的临床表现、结肠镜下所见和活检所见常无特征性区别，然而即使在活检中，干酪样坏死性肉芽肿的检出率也很低。因此强调，在活检未见干酪样坏死性肉芽肿的情况下，需要依靠对临床表现、结肠镜下所见和活检结果进行综合分析来进行鉴别诊断。

如果有以下表现要倾向肠结核诊断：伴活动性肺结核，结核菌素试验强阳性；活检见肉芽肿分布在黏膜固有层且数目多、直径大（长径 > 400 μm），特别是有融合，抗酸染色阳性；结肠镜下见典型的环形溃疡，回盲瓣口固定开放。

下列表现倾向CD诊断：结肠镜下见典型的纵行溃疡、典型的卵石样外观、病变累及≥4个肠段、病变累及直肠肛管；肛周病变（尤其是肛瘘、肛周脓肿），并发瘘管、腹腔脓肿，疑为CD的肠外表现如反复发作口腔溃疡、皮肤结节性红斑等。

其他检查：CT检查见腹腔肿大淋巴结坏死有助于肠结核诊断。干扰素γ释放试验（如T-SPOT. TB）阴性有助于排除肠结核。活检组织结核分枝杆菌DNA检测阳性有助于肠结核诊断。

鉴别仍有困难者可进行诊断性抗结核治疗，治疗数周（2~4周）内症状明显改善，并于2~3个月后结肠镜复查发现病变痊愈或明显好转，则考虑肠结核，可继续完成正规抗结核疗程。有手术指征者行手术探查，绝大多数肠结核可在病变肠段和（或）肠系膜淋巴结组织病理学检查中发现干酪样坏死性肉芽肿，从而获得病理确诊。

（二）小肠恶性淋巴瘤

原发性小肠恶性淋巴瘤可较长时间内局限在小肠，部分患者肿瘤可呈多灶性分布，此时与克罗恩病鉴别有一定困难。如 X 线检查见一肠段内广泛侵蚀、呈较大的指压痕或充盈缺损，B 型超声或 CT 检查肠壁明显增厚、腹腔淋巴结肿大，有利于小肠恶性淋巴瘤诊断。小肠恶性淋巴瘤一般进展较快。双气囊小肠镜下活检或必要时手术探查可获病理确诊。

（三）溃疡性结肠炎

见表10-3。

表10-3　克罗恩病与溃疡性结肠炎的鉴别诊断

项目	溃疡性结肠炎	克罗恩病
症状	脓血便多见	有腹泻但脓血便较少见
病变分布	病变连续	呈节段性
直肠受累	绝大多数受累	少见
肠腔狭窄	少见，中心性	多见，偏心性
内镜表现	溃疡浅，黏膜弥漫性充血水肿、颗粒状，脆性增加	纵行溃疡、卵石样外观，病变间黏膜外观正常（非弥漫性）
活组织检查特征	固有膜全层弥漫性炎症、隐窝脓肿、隐窝结构明显异常、杯状细胞减少	裂隙状溃疡、非干酪性肉芽肿、黏膜下层淋巴细胞聚集

（四）急性阑尾炎

阑尾炎腹泻少见，常有转移性右下腹痛，压痛多位于麦氏点，血常规检查白细胞计数增高更为显著，可资鉴别。

（五）其他

如阿米巴肠炎、缺血性肠炎、血吸虫病、贝赫切特病、其他感染性肠炎（空肠弯曲菌、耶尔森菌、艰难梭菌等感染）、药物性肠病（如 NSAID）、嗜酸性粒细胞性肠炎、放射性肠炎、各种肠道恶性肿瘤、胶原性结肠炎及各种原因引起的肠梗阻，在鉴别诊断中均需考虑。

【西医治疗】

克罗恩病的治疗原则及药物应用与溃疡性结肠炎相似，但具体实施有所不同。氨基水杨酸类药物应视病变部位选择，对克罗恩病的疗效逊于溃疡性结肠炎。对糖皮质激素无效或依赖的患者在克罗恩病中多见，因此免疫抑制剂、抗生素和生物制剂在克罗恩病中的使用较为普遍。相当部分克罗恩病患者在疾病过程中最终因并发症而需手术治疗，但术后复发率高，至今尚无预防术后复发的有效措施。治疗方案的选择建立在对病情进行全面评估的基础上。开始治疗前应认真检查有无全身或局部感染，特别是使用全身作用激素、免疫抑制剂或生物制剂者。治疗过程中应根据对治疗的反应和对药物的耐受情况随时调整治疗方案。决定治疗方案前应向患者详细解释方案的效益和风险，在与患者充分交流并取得合作之后实施。兹就克罗恩病的治疗简述如下。

（一）一般治疗

必须让患者戒烟。继续吸烟会明显降低各种药物的治疗效果，增加手术率和术后复发率。强调营养支持，一般给高营养低渣饮食，适当给予叶酸、维生素 B_{12} 等多种维生素。首选肠内营养，不足时辅以肠外营养。

腹痛、腹泻必要时可酌情使用抗胆碱能药物或止泻药，合并感染者要注意需静脉途径给予广谱抗生素来进行治疗。

（二）药物治疗

1. 药物治疗方案的选择

（1）根据疾病活动严重程度及对治疗的反应选择适宜的治疗方案。①轻度活动期：CD 的主要治疗原则是减轻或控制症状，尽量减少治疗药物对患者造成的损伤。氨基水杨酸制剂类药物适用于结肠型、回肠型和回结肠型，可应用美沙拉嗪并需及时评估疗效。如果病变局限在回肠末端、回盲部或升结肠者，应用布地奈德疗效优于美沙拉嗪。对上述治疗无效的轻度活动期 CD 患者视为中度活动期 CD，按中度活动期 CD 的治疗方案进行处理。②中度活动期 CD 的治疗：激素是此阶段最常用的治疗药物。如果病变局限于回盲部，为减少全身作用激素的相关不良反应，可考虑应用布地奈德，但该药对中度活动期 CD 的疗效不如全身作用激素。激素无效或激素依赖时加用硫嘌呤类药物或甲氨蝶呤。研究证明，这类免疫抑制剂对诱导活动期 CD 缓解与激素有协同作用，但因硫唑嘌呤用药 12~16 周后才达到最大疗效，故起效较慢，因此其作用主要是在激素诱导症状缓解后，继续维持撤离激素的缓解。硫唑嘌呤和 6-MP：同为硫嘌呤类药物，两药疗效相似，初始选用硫唑嘌呤或 6-MP，主要是用药习惯问题，我国医师使用硫唑嘌呤的经验较多。使用硫唑嘌呤出现不良反应的患者换用 6-MP，部分患者可以耐受。甲氨蝶呤：硫嘌呤类药物治疗无效或不能耐受者，可考虑换用甲氨蝶呤。沙利度胺：已有临床研究证实，沙利度胺对儿童及成年人难治性 CD 有效，可用于无条件使用抗 TNF-α 单克隆抗体者。其起始剂量建议 75 mg/d 或以上，值得注意的是该药治疗疗效及不良反应与剂量相关。对有结肠远端病变者，必要时可考虑美沙拉嗪局部治疗。生物制剂：抗 TNF-α 单克隆抗体用于激素和上述免疫抑制剂治疗无效或激素依赖者或不能耐受上述药物治疗者，IFX 仍然是我国目前唯一批准用于 CD 治疗的生物制剂。③重度活动期 CD 的治疗：重度患者并发症多、病情严重、手术率和病死率高，应及早采取积极有效的措施处理。确定是否存在并发症：局部并发症如脓肿或肠梗阻，全身并发症如机会性感染。强调通过细致检查尽早发现并做相应处理。全身作用激素口服或静脉给药，剂量相当于泼尼松 0.75~1 mg/（kg·d）。抗 TNF-α 单克隆抗体视情况，可在激素无效时应用，亦可一开始就应用。激素或传统治疗无效者可考虑手术治疗。手术指征和手术时机的掌握应从治疗开始就与外科医师密切配合共同商讨。综合治疗：合并感染者予以广谱抗菌药物，视病情给予输液、输血和输白蛋白。视营养状况和进食情况予以肠外或肠内营养支持。④特殊部位 CD 的治疗：存在广泛性小肠病变（累计长度 >100 cm）的活动性 CD，常导致营养不良、小肠细菌过度生长、因小肠多处狭窄而多次手术造成短肠综合征等严重且复杂的情况，因此早期应积极治疗，如早期应用抗 TNF-α 单克隆抗体和（或）免疫抑制剂（6-MP、硫唑嘌呤、甲氨蝶呤）。营养治疗应作为重要辅助手段。轻度患者可考虑全肠内营养作为一线治疗。食管、胃、十二指肠 CD 独立存在，亦可与其他部位 CD 同时存在。其治疗原则与其他部位 CD 相仿，不同的是：加用 PPI 对改善症状有效，轻度胃、十二指肠 CD 可仅予以 PPI 治疗；由于该类型 CD 一般预后较差，中重度患者宜早期应用免疫抑制剂（硫唑嘌呤、6-MP、甲氨蝶呤），对病情严重者早期考虑给予 IFX。

（2）根据对病情预后估计制定治疗方案：国内外研究提示，早期积极治疗可以提高缓解率及减少缓解期复发。而对哪些患者需要早期积极治疗，取决于对患者预后的估计。预测"病情难以控制"的高危因素。所谓"病情难以控制"，一般指患者在短时间内出现复发而需要重复激素治疗或发生激素依赖，或在较短时间内需行肠切除术等预后不良表现。目前，较为认同的预测"病情难以控制"的高危因素包括合并广泛性病变（病变累及肠段累计＞100 cm）、食管胃、十二指肠病变、肛周病变、发病年龄小、首次发病即需要激素治疗等。对于有2个或以上高危因素的患者宜在开始治疗时就考虑给予早期积极治疗；从以往治疗经验看，接受过激素治疗而复发频繁（一般指每年复发≥2次）的患者亦宜考虑给予更积极的治疗。所谓早期积极治疗指不必经过"升阶治疗"阶段，活动期诱导缓解的治疗初始就予以更强的药物。主要包含以下两种治疗方案进行选择：激素联合免疫抑制剂（如硫嘌呤类药物或甲氨蝶呤）或直接予以抗TNF-α单克隆抗体（单独应用或与硫唑嘌呤联用）。

2. 缓解期治疗：用氨基水杨酸制剂或糖皮质激素取得缓解者，可用氨基水杨酸制剂维持缓解，剂量与诱导缓解的剂量相同。因糖皮质激素无效、依赖而加用硫唑嘌呤或硫嘌呤取得缓解者，继续以相同剂量硫唑嘌呤或硫嘌呤维持缓解。使用英夫利西单克隆抗体取得缓解者推荐继续定期使用以维持缓解。维持缓解治疗用药时间可至3年以上。

应用激素或生物制剂诱导缓解的CD患者往往需继续长期使用药物，以维持撤离激素的临床缓解。激素依赖的CD是维持治疗的绝对指征。其他情况宜考虑维持治疗，包括重度CD药物诱导缓解后、复发频繁CD、临床上有被视为"病情难以控制"的高危因素等。

激素不应用于维持缓解。用于维持缓解的主要药物如下，①氨基水杨酸制剂：一般用于氨基水杨酸制剂诱导缓解后仍以氨基水杨酸制剂作为缓解期的维持治疗。氨基水杨酸制剂对激素诱导缓解后维持缓解的疗效不确定。②硫嘌呤类药物或甲氨蝶呤：硫唑嘌呤是激素诱导缓解后用于维持缓解所最常用的药物，能有效维持撤离激素的临床缓解或在维持症状缓解下减少激素用量。硫唑嘌呤不能耐受者可考虑换用6-MP。硫嘌呤类药物治疗无效或不能耐受者，可考虑换用甲氨蝶呤。上述免疫抑制剂维持治疗期间复发者，首先应检查服药依从性和药物剂量或浓度是否足够，以及其他影响因素。如存在，做相应处理；如排除，可改用抗TNF-α单克隆抗体诱导缓解并继以抗TNF-α单克隆抗体维持治疗。③抗TNF-α单克隆抗体：使用抗TNF-α单克隆抗体诱导缓解后应以抗TNF-α单克隆抗体维持治疗。

3. 治疗药物的使用方法

（1）氨基水杨酸制剂：包括SASP、巴柳氮、奥沙拉秦、美沙拉嗪。使用方法详见"溃疡性结肠炎的药物治疗"部分。

（2）激素：泼尼松0.75～1 mg/（kg·d）（其他类型全身作用激素的剂量按相当于上述泼尼松剂量折算），再增加剂量对提高疗效不会有多大帮助，反而会逐渐增加不良反应。达到症状完全缓解开始逐步减量，每周减5 mg，减至20 mg/d时每周减2.5 mg至停用，快速减量会导致早期复发。注意药物相关不良反应并做相应处理，宜同时补充钙剂和维生素D。布地奈德为口服3 mg/次，3次/日，一般在8～12周临床缓解后改为3 mg/次，2次/日。延长疗程可提高疗效，但超过6~9个月则再无维持作用。该药为局部作用激素，全身不良反应显著少于全身作用激素。

（3）硫唑嘌呤：该药不良反应常见，且可发生严重不良反应，应在严密监测下应用。治疗时用药剂量和疗程应足够。硫唑嘌呤存在量效关系，剂量不足会影响疗效，增加剂量会增加药物不良反应风险，有条件的单位建议行药物浓度6-巯基嘌呤核苷酸（6-thioguanine nucleotides，6-TGN）测定指导调整剂量。硫唑嘌呤治疗过程中应根据疗效、外周血白细胞计数和6-TGN进行剂量调整。目前临床上比较常用的剂量调整方案是，按照当地的推荐，一开始即给予目标剂量，用药过程中进行剂量调整。另有逐步增量方案，即从低剂量开始，每4周逐步增量，直至有效或外周血白细胞计数降至临界值或达到当地推荐的目标剂量。该方案判断药物疗效需时较长，但可能减少剂量依赖的不良反应。使用硫唑嘌呤维持撤离激素缓解有效的患者，疗程一般不少于4年。如继续使用，其获益和风险应与患者商讨，大多数研究认为使用硫唑嘌呤的获益超过发生淋巴瘤的风险。严密监测硫唑嘌呤的不良反应：不良反应以服药 3 个月内常见，又尤以 1 个月内最常见。但骨髓抑制可迟发，甚至有发生在 1 年及以上者。用药期间应全程监测定期随诊。最初 1 个月内每周复查 1 次全血细胞，第 2~3 个月内每 2 周复查 1 次全血细胞，之后每月复查全血细胞，半年后全血细胞检查间隔时间可视情况适当延长，但不能停止；最初 3 个月每月复查肝功能，之后视情况复查。TPMT 基因型检查预测骨髓抑制的特异性很高，但灵敏性低（尤其在汉族人群），应用时须充分认识此局限性。研究显示，NUDT15 基因多态性检测对预测包括我国在内的亚洲人群使用骨髓抑制的灵敏性与特异性高，有条件的单位使用硫唑嘌呤前可行检测。

（4）6-MP：欧美共识意见推荐的目标剂量为 0.75~1.50 mg/（kg·d）。使用方法和注意事项与硫唑嘌呤相同。

（5）甲氨蝶呤：国外相关研究指出，诱导缓解期的甲氨蝶呤剂量为 25 mg/周，肌内或皮下注射。12 周达到临床缓解后，可改为 15 mg/周，肌内或皮下注射，亦可改口服，但疗效可能降低。疗程可持续 1 年，更长疗程的疗效和安全性目前尚无共识。妊娠为甲氨蝶呤使用禁忌证，用药期间和停药后数个月内应避免妊娠。国外的剂量和疗程国内尚无共识。用药时需要注意监测药物不良反应：早期胃肠道反应常见，叶酸可减轻胃肠道反应，应常规同时使用。最初 4 周每周，以及之后每个月定期检查全血细胞和肝功能。

（6）抗 TNF-α：IFX 使用方法为 5 mg/kg，静脉滴注，在第 0、第 2、第 6 周给予作为诱导缓解；随后每隔 8 周给予相同剂量行长程维持治疗。使用 IFX 前接受激素治疗时应继续原来治疗，在取得临床完全缓解后将激素逐步减量直至停用。对原先使用免疫抑制剂无效者，不必继续合用免疫抑制剂；但对 IFX 治疗前未接受过免疫抑制剂治疗者，IFX 与硫唑嘌呤合用可提高撤离激素缓解率和黏膜愈合率。

维持治疗期间复发者，应查找原因，包括药物谷浓度及抗药抗体浓度检测。如为浓度不足，可增加剂量或缩短给药间隔时间；如为抗体产生而未合用免疫抑制剂者，可加用免疫抑制剂，也可换用其他治疗方案。目前，尚无足够资料提出何时可以停用 IFX。对 IFX 维持治疗达 1 年，维持无激素缓解伴黏膜愈合和 CRP 正常者，可考虑停用 IFX，继以免疫抑制剂维持治疗。对停用 IFX 后复发者，再次使用 IFX 可能仍然有效。

4. 肛瘘的处理：首先通过症状和体格检查，尤其是麻醉下肛门指检，并结合影像学检查［如 MRI 和（或）超声内镜或经皮肛周超声检查］，了解是否合并感染及瘘管的解剖结构（一般将肛瘘分为单纯性和复杂性两大类），在此基础上制定治疗方案。可以先行结肠镜检查了解直肠结肠病变的存在及严重程度以指导治疗。应由肛肠外科医师根据病情，决定是否需手术及术式的选择，如单纯性肛瘘瘘管切除术、复杂性肛瘘挂线疗法，甚至肠道转流术或直肠切除术。如有脓肿形成必须先行外科充分引流，并给予抗菌药物治疗。无症状的单纯性肛瘘无须处理。有症状的单纯性肛瘘及复杂性肛瘘首选抗菌药物如环丙沙星和（或）甲硝唑治疗，并以硫唑嘌呤或 6-MP 维持治疗。存在活动性肠道 CD 者，必须积极治疗活动性 CD。已有证据证实抗 TNF-α 单克隆抗体对肛瘘的疗效。对复杂性肛瘘，IFX 与外科及抗感染药物联合治疗，疗效较好。

（三）手术治疗

尽管相当部分 CD 患者最终难以避免手术治疗，但因术后复发率高，CD 的治疗仍以内科治疗为主。因此，内科医师应在 CD 治疗全过程中慎重评估手术的价值和风险，并与外科医师密切配合，力求在最合适的时间施行最有效的手术。外科手术指征如下。

（1）CD 并发症：①肠梗阻，由纤维狭窄所致的肠梗阻视病变部位和范围行肠段切除术或狭窄成形术。短段狭窄肠管（一般 <4 cm）可行内镜下球囊扩张术。炎症性狭窄引起的梗阻如药物治疗无效可考虑手术治疗。②腹腔脓肿：先行经皮脓肿引流和抗感染，必要时再行手术处理病变肠段。③瘘管形成：

肛周瘘管处理如前述。非肛周瘘管（包括肠皮瘘和各种内瘘）的处理是一个复杂的难题，应由内外科医师密切配合进行个体化处理。④急性穿孔：需急诊手术。⑤大出血：内科治疗（包括内镜止血）出血无效而危及生命者，需急诊手术。⑥癌变。

（2）内科治疗无效：①激素治疗无效的重度 CD，见前述。②内科治疗疗效不佳和（或）药物不良反应已严重影响生命质量者，可考虑外科手术。

外科手术时机：需接受手术的 CD 患者往往存在营养不良、合并感染，部分患者长期使用激素，因而存在巨大手术风险。内科医师对此应有足够认识，以避免盲目地无效治疗而贻误手术时机，增加手术风险。围手术期的处理十分重要。

手术后复发率高，故手术适应证主要是针对并发症，包括完全性肠梗阻、急性穿孔或不能控制的大量出血、腹腔脓肿与瘘管等。目前的资料提示，回结肠切除术后早期复发的高危因素包括吸烟、肛周病变、穿透性疾病行为、有肠切除术史等。应注意，对肠梗阻要区分炎症活动引起的功能性痉挛与纤维狭窄引起的机械梗阻，前者经禁食、积极内科治疗多可缓解而无须手术；对没有合并脓肿形成的瘘管，积极内科保守治疗有时亦可闭合，合并脓肿形成或内科治疗失败的瘘管才是手术指征。手术方式主要是病变肠段切除。术后复发的预防至今仍是难题。

就术后患者是否均要常规给予预防复发药物治疗、用什么药物、何时开始使用、使用多长时间等问题，目前尚无普遍共识。比较一致的意见是：对有术后早期复发高危因素的患者宜尽早于术后 2 周予以积极干预；术后半年、1 年及 1 年之后定期行结肠镜复查，根据内镜复发与否及其程度给予或调整药物治疗。

癌变的监测：小肠 CD 炎症部位可能并发癌肿，应重点监测小肠；结肠 CD 癌变危险性与 UC 相近，监测方法相同。起病 8～10 年的所有患者均应行 1 次结肠镜检查监测癌变，以确定当前病变的范围。肠黏膜活检多部位、多块活检，以及怀疑病变部位取活检。色素内镜有助于识别病变，指导活检。放大内镜、共聚焦内镜等可进一步提高活检的针对性和准确性。癌变、平坦黏膜上的高度异型增生应行全结肠切除；平坦黏膜上的低度异型增生可行全结肠切除，或 3～6 个月后随访，如仍为同样改变亦应行全结肠切除；隆起型肿块上发现异型增生而不伴有周围平坦黏膜上的异型增生，可予以内镜下肿块摘除，之后密切随访，如无法行内镜下摘除则行全结肠切除。

【中医辨证分型】

中医整合医学认为克罗恩病以脾胃虚弱为发病基础，阳气下陷和三焦功能失常为病情进展的关键因素，同时浊气内停为始动及推动因素，而且因为禀赋不足、环境因素等的相互作用，导致本病存在许多变量，所以诸多因素共同影响本病的整体发展趋势，故而中医治疗克罗恩病并非一方一药即可祛病，而是需要从整合医学的角度出发，灵活辨证论治。

1. 寒湿困脾证

症状：腹痛急暴，得温痛减，大便溏薄，或清稀如水样，或下痢赤白黏冻，白多赤少，头身困重。

舌脉：舌淡，苔白腻，脉濡缓。

2. 湿热蕴结证

症状：腹痛拒按，泻下急迫，或大便黏滞不爽，大便黄褐而臭，或下痢赤白，或便秘，肛周脓液稠厚，肛门胀痛灼热，烦渴喜冷饮，小便短黄。

舌脉：舌红，苔黄腻，脉弦滑或滑数。

3. 气滞血瘀证

症状：腹部积块软而不坚，胀痛不移，或腹部积块，硬痛不移，下痢纯血，腹痛拒按，胃纳不佳，消瘦无力。

舌脉：舌质紫暗，或有瘀斑，脉弦或脉细涩。

4. 肝郁脾虚证

症状：每因忧郁恼怒或情志不遂而腹痛泄泻，以胀痛为主，嗳气食少。

舌脉：舌淡红脉弦。

5. 阴血不足证

症状：腹部隐痛喜按，大便偏干，形体消瘦，口干。男子精少，女子月经不调，耳鸣健忘，遗精盗汗，腰膝酸软，精神迟钝，神疲乏力。

舌脉：舌体偏瘦，或舌红少苔，脉细无力。

6. 脾肾阳虚证

症状：腹痛隐隐，时作时止，痛时喜温喜按，肛周脓液稀薄，肛门隐隐作痛，大便稀溏，或黎明即泻，食欲缺乏，神疲肢冷，腰酸多尿。

舌脉：舌质淡，或舌淡胖有齿痕，舌苔白，脉沉或脉细弱无力。

7. 气血两虚证

症状：腹痛喜按，按后痛减，少腹隐痛，大便溏薄，面色淡白。神疲乏力，长期食少，气短，久不欲食，纳呆腹胀，心悸、多梦、健忘、失眠。

舌脉：舌淡苔薄白，脉细弱。

【辨证论治】

1. 寒湿困脾证

症状：腹痛急暴，得温痛减，大便溏薄，或清稀如水样，或下痢赤白黏冻，白多赤少，头身困重。

舌脉：舌淡，苔白腻，脉濡缓。

治法：温中燥湿，调和气血。

主方：不换金正气散（《太平惠民和剂局方》）。

药物：藿香、苍术、半夏、厚朴、生姜、陈皮、甘草。藿香芳香化湿，半夏、苍术、厚朴健脾燥湿，陈皮行气导滞，甘草和中。

加减：寒积内停，腹痛甚者，大便黏滞不爽，加大黄、槟榔、炮姜、肉桂，以温通导滞。痢下白中夹赤者，加当归、芍药调营和血；脾虚纳呆者，加白术、神曲健脾开胃；暑日感受寒湿而发为本证型者，可用藿香正气散加减。

2. 湿热蕴结证

症状：腹痛拒按，泻下急迫，或大便黏滞不爽，大便黄褐而臭，或下痢赤白，或便秘，肛周脓液稠厚，肛门胀痛灼热，烦渴喜冷饮，小便短黄。

舌脉：舌红，苔黄腻，脉弦滑或滑数。

治法：清热利湿。

主方：白头翁汤（《伤寒论》）。

药物：白头翁、黄连、黄柏、秦皮等。白头翁清热解毒、凉血活血，配伍秦皮、黄连、黄柏清热解毒化湿。

加减：若见热毒秽浊壅塞肠道，腹中满痛拒按，大便滞涩，臭秽难闻，加大黄、枳实、芒硝以通腑泄浊；若有虚脱之象，症见面色苍白、汗出肢冷、唇舌紫暗、尿少、脉微欲绝等危象，必须急服独参汤或参附汤，静脉给予参麦注射液等以益气固脱。

3. 气滞血瘀证

症状：腹部积块软而不坚，胀痛不移，或腹部积块，硬痛不移，下痢纯血，腹痛拒按，胃纳不佳，消瘦无力。

舌脉：舌质紫暗，或有瘀斑，脉弦或脉细涩。

治法：理气活血，消积止痛。

主方：膈下逐瘀汤（《医林改错》）。

药物：五灵脂、当归、川芎、红花、桃仁、丹皮、枳壳、香附、乌药、赤芍、延胡索、红花等。方用红花、桃仁、五灵脂、赤芍、丹皮、延胡索、川芎、当归活血通经，化瘀止痛；香附、乌药、枳壳调气疏肝。全方共奏理气活血、消积止痛之功。

加减：如积块疼痛，加三七粉活血化瘀，止血止痛；如痰瘀互结，舌苔白腻者，可加半夏、苍术等化痰散结药物。

4. 肝郁脾虚证

症状：每因忧郁恼怒或情志不遂而腹痛泄泻，以胀痛为主，嗳气食少。

舌脉：舌淡红脉弦。

治法：疏肝解郁，理气止痛。

主方：痛泻要方（《丹溪心法》）。

药物：陈皮、白术、白芍、防风。方中白术健脾以御木乘，燥湿以止泄泻。白芍养血柔肝，缓急止痛，二药相配，可"土中泻木"。脾虚易生湿，故用陈皮理气燥湿，醒脾和胃。配少量防风，一则辛散调肝，使肝气条达不再乘脾；二则舒脾升清，胜湿止泻；又为脾经引经之药。四药合用，能补脾胜湿而止泻，柔肝理气而止痛，使脾健肝和，痛泻自止。

加减：若胸胁、腹部胀痛，伴有嗳气，可加柴胡、香附、川楝子、延胡索以疏肝理气止痛；若兼神疲乏力，伴有纳呆，此为脾虚甚者，可加党参、焦三仙、茯苓等益气健脾消食开胃；若久泻反复发作可加乌梅、焦山楂、甘草酸甘敛阴，加强收涩止泻之效。

5. 阴血不足证

症状：腹部隐痛喜按，大便偏干，形体消瘦，口干。男子精少，女子月经不调，耳鸣健忘，遗精盗汗，腰膝酸软，精神迟钝，神疲乏力。

舌脉：舌体偏瘦，或舌红少苔，脉细无力。

治法：健脾益气、补益阴血。

主方：六味地黄丸（《小儿药证直诀》）合香砂六君子汤（《古今名医方论》）

药物：山药、山萸肉、熟地黄、丹皮、茯苓、泽泻、砂仁、木香、陈皮、半夏、党参、白术、茯苓、甘草。六味地黄丸方中熟地黄滋肾填精，为主药；辅以山药补脾固精，山萸肉养肝涩精，称为三补。又用泽泻利湿泻浊，并防熟地黄之滋腻；茯苓淡渗脾湿，以助山药之健运，丹皮清泄肝火，并制山萸肉之温，共为经使药，谓之三泻。六药合用，补中有泻，寓泻于补，相辅相成，补大于泻，共奏滋补肝肾之效。木香、砂仁有醒脾、行气的作用；党参、茯苓、白术、甘草可以补气健脾，这四味药配伍半夏和陈皮，补气的同时又兼化痰之功。六味地黄丸合香砂六君子汤，健脾行气，滋补阴血。

加减：因为克罗恩病皆以脾虚为本，患者脾胃虚弱，故于补益阴血之时，必须注意健脾补气，不可一蹴而就。建议本病阴血不足患者，六味地黄丸用量宜轻，缓缓图之，同时重用香砂六君子汤健脾补气理气和胃，若患者脾虚不甚，可将人参换成党参，烦渴加黄芪，有虚热者，加银柴胡或地骨皮，切忌清热太过，伤及脾胃。

6. 脾肾阳虚证

症状：腹痛隐隐，时作时止，痛时喜温喜按，肛周脓液稀薄，肛门隐隐作痛，大便稀溏，或黎明即泻，食欲缺乏，神疲肢冷，腰酸多尿。

舌脉：舌质淡，或舌淡胖有齿痕，舌苔白，脉沉或脉细弱无力。

治法：健脾化湿，温肾助阳。

主方：参苓白术散（《太平惠民和剂局方》）合附子理中汤加减。

药物：人参、茯苓、炒白术、甘草、山药、莲子肉、白扁豆、砂仁、薏苡仁、桔梗、炮附子、炮姜。参苓白术散方中人参、炒白术、茯苓益气健脾渗湿。配伍山药、莲子肉助君药以健脾益气，兼能止泻；并用白扁豆、薏苡仁助白术、茯苓以健脾渗湿。用砂仁醒脾和胃，行气化滞。桔梗宣肺利气，通调水道，又载药上行，培土生金；甘草健脾和中，调和诸药。综观全方，补中气，渗湿浊，行气滞。附子理中汤方中以炮附子温补脾肾，人参补气益脾，炒白术健脾燥湿，甘草和中补土，炮姜温胃散寒。参苓白术散合附子理中汤健脾化湿，温肾助阳。

加减：若肾阳虚水泛，可用金匮肾气丸代替附子理中汤，增加补肾利水渗湿之功；若五更泻明显，加四神丸以固肠止泻；若脾虚食积或纳呆明显，加焦三仙以健脾消积；若腰膝冷痛明显，加巴戟天、淫羊藿以补肾散寒；若阳虚便秘，重用锁阳、肉苁蓉以温肾通便。

7. 气血两虚证

症状：腹痛喜按，按后痛减，少腹隐痛，大便溏薄，面色淡白。神疲乏力，长期食少，气短，久不欲食，纳呆腹胀，心悸、多梦、健忘、失眠。

舌脉：舌淡，苔薄白，脉细弱。

治法：气血双补，缓急止痛。

主方：八珍汤（《正体类要》）。

药物：人参、白术、茯苓、甘草、当归、白芍、川芎、熟地黄、生姜、大枣。方中人参与熟地黄相配，益气养血。白术、茯苓健脾渗湿，助人参益气补脾；当归、白芍养血和营，助熟地黄滋养心肝；川芎活血行气，配伍熟地黄、当归、白芍补而不滞。甘草调和诸药。

加减：大便泄泻者，加重茯苓用量，亦可短期加猪苓、泽泻以化湿止泻，加山药、肉豆蔻健脾止泻；若心悸失眠明显，可用归脾汤以补益气血、宁心安神；若纳呆明显，可加焦三仙以健脾开胃；若乏力明显，可加大量黄芪以补气，若有腹胀伴呃逆或矢气频作，加木香、枳实以理气止痛。

【常用中成药】

由于克罗恩病症状复杂，具体中成药可以参考腹泻、溃疡性结肠炎等章节对症处理，此处不再赘述。下面介绍雷公藤多苷片的一些研究进展。雷公藤多苷片是从卫矛科植物雷公藤根部去皮提取的总苷，具有较强的抗感染及免疫抑制作用。《湖南药物志》记载："雷公藤，苦，大毒，杀虫，消炎，解毒。"郑宇等经过动物实验研究，发现雷公藤多苷对改善克罗恩病有明显的治疗作用，陶庆松等将 45 例手术后克罗恩病患者随机分为雷公藤多苷组和美沙拉嗪组两个组群进行实验，接受相应药物治疗，观察 1 年内复发情况，结果显示两组克罗恩病患者在 3 个月、6 个月及 1 年复发率方面均无明显差异，证明雷公藤多苷与美沙拉嗪对维持术后克罗恩病缓解的作用相似；临床使用雷公藤及其提取物时应注意其生殖、肝肾毒性，可同时应用中药汤剂以减少其不良反应的发生。

【中医外治法】

1. 针灸疗法

（1）针刺法：患者针刺双侧足三里穴、双侧太溪穴、双侧上巨虚穴。

（2）灸法：克罗恩病可以采用悬灸法艾灸天枢穴、神阙穴、关元穴。隔药灸中脘穴、气海穴、双侧的天枢穴，并结合上述针刺疗法以治疗轻、中度克罗恩病有较确切的疗效。

2. 推拿疗法：对克罗恩病腹泻患者推拿取穴，以命门穴、肾俞穴、大肠俞穴为主穴，推拿手法运用擦法，具体为医生手掌放置于患者腰部，用手掌紧贴患者腰部的皮肤，略微用力下压并做左右直线往返摩擦的动作。按次序摩擦肾俞穴、命门穴、大肠俞穴2～3分钟，透热为度，若配合针刺和艾灸，诸法相和，疗效更加确切。

3. 灌肠疗法：当前中药外用治疗克罗恩病的情况，因为肠道局部外用给药可使药物直达病所，直接起到治疗作用，所以目前以肠道局部外用给药，其疗效最确切。灌肠疗法多以中药汤剂浓缩后保留灌肠，或是以中药栓剂塞肛方法为常用疗法，也有报道采取中药洗剂外洗、熏蒸、坐浴治疗等几种外治方法单用或并用。局部用药常以解毒凉血和祛腐生肌的治标方法为主。所用药物涉及中药：明矾、白矾、雄黄、乳香、珍珠、牛黄、琥珀、龙骨、轻粉、冰片、炉甘石、丹参、千里光、黄芪、地榆及硼砂等。可以根据病情的不同症状，选择上述药物中的一部分灵活组方。

【护理概要】

予以常规护理，主要是从疾病科普、用药指导、注意事项等方面进行干预。此外推荐加以循证护理干预。循证护理干预就是首先要寻找循证支持，搜索克罗恩病护理相关问题，分析总结之后，再根据实际患者护理中的问题，制定适合、科学、个性化的护理方案。其次要进行健康教育，护理人员向患者介绍克罗恩病的相关知识，使患者提高疾病认识。重视心理护理，患者在患病住院后，护理人员要主动与患者沟通，排解患者心理压力，可以告知患者疾病是可以有效控制的，通过心理护理能够提高治疗效果，使患者更好地配合医护工作。还要从生活入手，告知患者保证规律良好的作息时间、保证充分的睡眠、爱护卫生等。嘱患者根据个人身体状况，适当进行体育锻炼，增强免疫力。帮助患者调整饮食习惯，制定个性化的饮食方案，以搭配合理、少食多餐为原则，少糖类、不易消化、辛辣的食物。克罗恩病病程较长，患者出院时告知患者需严格遵医嘱用药，保持规律、健康的作息和饮食计划，并要适当进行运动，后期可对患者以电话形式进行随访。

克罗恩病会对患者身体健康及生活质量造成影响，会严重影响人们的身心健康，降低患者的生活质量。临床需针对性地实施护理干预手段，循证医学主要通过提出循证问题，查阅资料，制定个性化护理方案，以期达到能辅助提高患者治疗效果和生活质量的目的。从健康宣教、心理、生活、饮食、出院指导等多方面对克罗恩病患者予以护理干预，可以取得理想效果，能够明显提高治疗效果和生活质量，具有一定临床应用价值。

【预后】

本病可经治疗好转，也可自行缓解。但多数患者常表现为反复发作，迁延不愈，其中部分患者在其病程中因出现并发症而行手术治疗，预后较差。

【古文文献摘要】

《素问·至真要大论》：“少阳司天，火淫所胜，……民病泄注赤白。”

《难经·泄下》：“大肠泄者，食已窘迫，大便色白，肠鸣切痛；小肠泄者，溲而便脓血，少腹痛；大瘕泄者，里急后重，数至圊而不能便，茎中痛。”

《备急千金要方·热冷痢蚀诸痢论》：“大凡痢有四种，谓冷、热、疳、蛊。冷则白。热则赤。疳则赤白相杂，无复节度，多睡眼涩。蛊则纯痢瘀血。”

《仁斋直指方论·痢病证治》：“痢出于积滞。积，物积也。滞，气滞也。物积欲出，气滞而不与之出，故下坠里急，乍起乍出，日夜凡百余度。不论色之赤白，脉之大小，皆通利之，以无积不成痢也。”

《济生方·痢疾》：“今之所谓痢疾者，古所谓滞下是也。”

《圣济总录·休息痢》：“肠中宿夹痼滞，每遇饮食不节，停饮不消，即乍瘥乍发，故取为休息痢。”

《河间六书·滞下》：“夫痢者，五脏窘毒，解而不散，或感冷物，或冒寒者……又伤冷热等食，或服暖药过极，郁化成痢。"

《丹溪心法·痢病》："痢赤属血，血属气。""凡治痢疾，最当察虚实，辨寒热，此泻痢中最大关系。"

《医宗必读·痢疾》："是知在脾者病浅，在肾者病深。肾为胃关，开窍于二阴，未有久痢而肾不损者，故治痢不知补肾，非其治也。"

《证治汇补·痢疾》："凡痢身不热者轻，身热者重，能食者轻，不能食者重，绝不食者死。"

（吴国志　张向磊　王艳丽　邹　楠　李凤娟）

参 考 文 献

[1] 陈灏珠，林果为，王吉耀．实用内科学 [M].14 版．北京：人民卫生出版社，2013.

[2] 陈灏珠，钟南山，陆再英．内科学 [M].8 版．北京：人民卫生出版社，2013.

[3] 周仲瑛．中医内科学 [M].北京：中国中医药卫生出版社，2011

[4] 陆再英，钟南山．内科学 [M].7 版．北京：人民卫生出版社，2008.

[5] 吴开春，梁洁，冉志华，等．炎症性肠病诊断与治疗的共识意见 [J].中国实用内科杂志，2018，38（9）：796 – 814.

[6] 陈雪芹．中医辨证施护对溃疡性结肠炎患者情绪、健康行为及生活质量的影响 [D].青岛：青岛大学，2017.

[7] 张鑫，武祯，李航．雷公藤多苷片药理学研究进展及临床应用 [J].临床药物治疗杂志，2014，12（4）：8 – 13.

[8] 郑宇，陶庆松，嵇振岭，等．雷公藤多苷对克罗恩病大鼠模型治疗作用的机制研究 [J].中国普通外科杂志，2013，22（12）：1650 – 1654.

[9] 陶庆松，任建安，嵇振岭，等．雷公藤多苷在维持术后克罗恩病临床缓解中的作用 [J].中华胃肠外科杂志，2009，12（5）：491 – 493.

[10] 李敏．分析循证护理对于克罗恩病患者治疗效果和生活质量的影响 [J].中西医结合心血管病电子杂志，2020，8（28）：94，98.

[11] 葛变影．循证护理对于克罗恩病患者标准治疗效果和生活质量的改善价值研究 [J].中国标准化，2022（2）：152 – 154.

第十一章 消化道肿瘤

第一节 中西医概述

目前，恶性肿瘤已成为威胁人类健康的重大疾病之一。我国的癌症发病率居高不下，尤其是消化系统肿瘤。目前最新数据显示，我国消化系统肿瘤占所有癌症发病率的43.3%，明显高于西方国家，在发病率排前五的癌症里面有三个都属于消化系统肿瘤，分别为肝癌、胃癌、结直肠癌；而死亡率排前五的癌症里面，有肝癌、胃癌、食管癌、结直肠癌四个消化系统癌症。与世界相比，我国肝癌发病率更高，死亡率几乎位于首位，但结肠癌却明显低于西方国家。

"瘤"在距今约3500多年的殷周时代的甲骨文上已有记载。《周礼·天官》中记录"疡医掌肿疡"，"肿疡"就包含肿瘤。

成书于先秦时期的《黄帝内经》中就有"瘤"的分类记载，提出了一些肿瘤病名，如昔瘤、筋瘤、肠覃、积聚、噎膈等，并对其临床表现进行了描述。其中就有许多是消化道肿瘤。如《灵枢·水胀》中记载"肠覃何如？岐伯曰……其始生也，大如鸡卵，稍以益大，至其成也，如怀子之状，久者离岁，按之则坚，推之则移，月事以时下此其候也。"《内经》还对于形成"瘤"的病因病机有了详细描述。如："营气不通""寒气客于肠外与卫气相搏""邪气居其间""正气虚""邪气胜之"等。在《难经》中将"积聚"分为了两种病证，做了区分。《难经·五十五难》："气之所积者曰积，气之所聚者曰聚，故积者，五脏所生，聚者，六腑所成也。积者阴气也，其始发有常处，其痛不离其部，上下有所始终，左右有所穷处。聚者阳气也，其始发无根本，上下无所留止，其痛无常处，谓之聚。"此外还有对于胰腺癌等消化腺肿瘤的记载，如"伏梁"。《灵枢·百病始生》曰："其着于膂筋，在肠后者，饥则积见，饱则积不见，按之不得。"《难经》："名曰伏梁，……大如臂，上至心下，久不愈。"

隋代巢元方所著《诸病源候论》记载了许多肿瘤疾病，如"癥瘕""积聚""反胃""食噎"等。唐代孙思邈在其《备急千金要方》《千金翼方》中，首先对"瘤"进行分类，有"瘿瘤""骨瘤""脂瘤""石瘤""肉瘤""脓瘤""血瘤"7种。此外，唐代《备急千金要方》《外台秘要》中记载了许多治疗肿瘤的方剂和药物。宋代重新校订《圣济总录》中有记载"瘤之为义，留滞而不去也。气血流行不失其常，则形体和平，无或余赘及郁结壅塞……瘤所以生"。李迅在《集验背疽方》中提出："内发者不热，不肿，不痛，为脏腑深部病患，则较难治。"提示历史记载中，有部分疮疡疾病也属于肿瘤的范畴。金元四大家各有其学术思想，对消化道肿瘤的认识也各有不同。张从正提出情志可以是肿瘤发展的病因："积之成之，或因暴怒喜悲思恐之气。"李东垣认为肿瘤治疗需要补养正气，"养正积自消"。朱丹溪认为肿瘤的形成与痰有关，认为"凡人身上中下有块者多是痰""痰之为物，随气升降，无处不到""凡人身中有结核不痛不仁，不作脓者，皆痰注也"。朱丹溪还以病变部位在上和在下明确地将噎和膈区分开来。他认为噎与食管癌症状相似，膈与贲门癌症状类似："在上近咽之下，水饮可行，食物难入，间或可食，入亦不多，名之曰噎。其槁在下，与胃为近，食虽可入，难进入胃，良久复出，名之曰膈，亦名翻胃。"并认为噎膈是"名虽不同，病本一也"，所以在治疗上可以选用同样的治疗方法。明代张介宾指出凡积聚之治，不过四法，为攻补消散，并提倡内外兼施，针药并用。赵献可书《医贯》中记载食管癌等肿瘤好发于老年人。李时珍在《本草纲目》中记载了非常丰富的药物和方剂。

清代叶天士在《临证指南医案》中谈到噎膈为血枯气衰所致。王清任在《医林改错》中崇尚瘀血理论，书中指出"结块者，必有形之血"，可以使用活血化瘀的手段治疗。中医对于消化道肿瘤记载丰富，为现代中医学提供了丰富了理论依据。

消化系统恶性肿瘤是由多种危险因素综合作用的结果，而这些致癌因素又大致可以分为环境和遗传因素两大类。

（一）环境因素

肿瘤的发生与患者生活的环境有着密切的关系。环境致癌学说认为，在人类恶性肿瘤病因中，有80%~90%是由环境因素引起的。目前发现的与肿瘤发生有关的环境因素很多，因此，避免接触致癌物质和改变不良生活方式，就可能有效地预防癌症的发生。

1. 饮食及生活方式因素：有肿瘤流行病学家通过研究认为，合理膳食可减少90%的胃癌和结肠癌发病率，并可降低10%的癌症总死亡率。下面所列饮食的不合理摄入和不良的饮食习惯可能会增加消化系统肿瘤发生的危险性。

（1）蔬菜、水果和纤维素的摄入少：许多研究都表明，蔬菜和水果的消耗与消化系统肿瘤的发生呈明显的负相关关系，特别是对结肠癌和胃癌的发生保护性作用更大。纤维素摄入主要影响结肠癌的发生，大量的回顾性和前瞻性流行病学调查都显示随着饮食中纤维素摄入的增加，可以降低结肠癌的发病率，特别是来自谷物、蔬菜和水果中的纤维素保护性作用更强。

（2）高脂肪、高蛋白和高热量：关于高脂肪、高蛋白和高热量饮食的摄入可能增加腹部肿瘤发生的危险性研究意见尚不统一，但可以肯定的一点就是高比例饱和脂肪酸和高动物蛋白（主要为红肉）饮食的摄入可以增加消化系统肿瘤，特别是结肠癌发生的危险性。

（3）吸烟：吸烟是导致腹部肿瘤发生的比较常见的危险因素之一，国内相关的研究很多。

（4）维生素与微量元素：流行病学研究已经证明，具有抗氧化作用的维生素和微量元素对肿瘤的发生有保护作用。事实上，它们的保护作用并不是某一元素的单一作用，而是多种元素的共同作用。

（5）饮酒：大量的研究都发现饮酒与肿瘤的发生密切相关，特别是对消化道系统的肿瘤。但饮酒是否直接增加肿瘤的发生危险及作用机制如何，目前的研究一直不完全清楚。

（6）体块指数与体育锻炼：许多研究都发现，人的体形与肿瘤的发生密切相关，肥胖的人结肠癌发生的危险性增高，特别是男性，与之相反，体育锻炼则可以减低消化系统肿瘤发生的危险性，尤其是对结肠癌的影响最大。

（7）高盐饮食：食盐本身无致癌作用，但由食盐造成胃肠黏膜损伤使其癌症易感性增加，或协同其他致癌物可能是增加胃癌和大肠癌危险性的原因。

（8）喝茶：可能由于茶（不包括黑茶）中含有高浓度的多酚类物质，而后者又是比较强的抗氧化剂，具有抑制致癌剂的致癌作用，因此大多数研究表明饮茶可降低胃癌和大肠癌发生的危险性。

（9）食物与水被污染：各种粮食受黄曲霉菌污染，产生黄曲霉毒，可导致肝损害并诱发肝癌。

（10）其他不良饮食习惯：各种原因使得胃内亚硝酸盐浓度明显升高，从而导致肿瘤的发生，特别是对胃和大肠癌影响最大。

2. 疾病因素

（1）病毒：乙肝病毒及丙肝病毒可大大增加肝癌发生的危险性，这两者的相关性已经在数十年前被证实，近几年来的多项研究更肯定其正确性。

（2）细菌：幽门螺杆菌感染与胃癌的发生密切相关，这个观点已被多项研究所证实。

（3）寄生虫：研究发现在亚洲的胆管癌可能和肝内吸虫感染有关。

（二）遗传因素

胃癌、肝癌、结肠癌已经发现血缘关系组中发病率明显高于无血缘关系组，其致病机制目前正在逐步深入地进行研究。

虽然不断改进的肿瘤综合治疗技术，提高了癌症患者的 5 年生存率，但至今为止，早期发现、早期治疗仍然是提高肿瘤远期疗效最有效的手段。

普查或称筛检，严格意义上讲是面向正常个体的，或者说是没有临床症状的个体，通过快速的试验、检查或其他方法发现可疑的个体，再进一步进行诊断治疗。一个有效的普查方法应满足以下 3 条标准。

1. 较常规的方法（如临床检查或自检）能更早地发现肿瘤。

2. 足够的证据证实，早期治疗该疾病可降低与其相关疾病的病死与病残率。

3. 证明对公众健康有益。

尽管完全满足上述 3 条标准很难，但仍有足够的证据证实其在某些疾病中是值得推广提倡的。我国是一个人口众多且地域辽阔的国家，针对我国经济还不很发达的国情，以及我国的肿瘤分布规律，结合已经公认的某些肿瘤的癌前病变，确定高危人群，进行有针对性的普查和随访，无论是从资源的节约还是普查的效率上讲都是可行的。

（三）早期诊断

在无临床症状的亚临床期发现并诊断出肿瘤。是肿瘤二级预防的最高标准。但是由于消化系统肿瘤的发病比较隐蔽，缺乏特异性，早期容易和许多良性病变相混淆。加之现阶段我国人口素质普遍较低，防癌意识淡薄，多数早期癌症易为患者和医务人员忽视。因而多数患者就诊时，往往已处于晚期，失去了最佳的治疗时机。所以对于已出现临床症状的患者，及时发现确诊，也是早期发现的重要方面之一。早期诊断是面对出现临床症状的个体进行是否患有肿瘤的评估，因而和普查或筛选是有区别的。随着分子流行病学标准和遗传分析的应用，大大增加了确定高危人群的能力，使得传统意义上的普查、筛选和早期诊断的界限不再明显。

（吴国志　张向磊　张迎迎　孙文琴）

第二节　食管癌

食管癌是原发于食管部位的恶性肿瘤，多为鳞状上皮细胞癌。临床上呈现的典型表现为进行性吞咽困难。食管癌是消化系统常见的恶性肿瘤之一，其是发生于食管上皮组织的恶性肿瘤。食管癌早期症状不显著，中晚期可出现进行性吞咽困难、胸骨后疼痛等临床表现，甚则出现食管完全梗阻、食药难进等严重症状。食管癌属于中医的"噎膈"等范畴。中医药治疗本病有着悠久的历史，临床实践证明，中医药治疗本病具有较强的优势。目前临床多采用中西医结合的方法治疗本病。

【流行病学】

中国食管癌患者年平均死亡率为（1.3～90.9）/10 万，是世界上食管癌的高发国家，也是高死亡率的国家之一。食管癌的流行病学特点如下：①地区性分布，如在我国北方发病率可达 130/10 万，而美国仅为 5/10 万；在同一省的不同地区发病情况亦不尽相同，高发与低发区之间的发病率相差数十倍到二三百倍；②男性患者数量高于女性，其比例为（1.3～2）：1；③中老年易罹患该病，我国 80% 的患者发病在 50 岁以后，高发地区人群发病和死亡比低发地区提前 10 年。

【病因】

食管癌的确切病因目前尚不清楚。目前多认为其发生与该地区的饮食习惯、生活条件、存在强致癌物、缺乏一些抗癌因素及有遗传易感性等有关。

（一）亚硝胺类化合物和真菌毒素

1. 亚硝胺：亚硝胺的前体包括硝酸盐、亚硝酸盐、二级或三级胺等，这些物质均是被公认的化学致癌物，在高发区的粮食和饮水中经检测含量数值明显增高，并且相关研究临床流调显示，上述物质含量与当地食管癌和食管上皮重度增生的患病率呈正相关。

2. 真菌毒素的致癌作用：各种霉变食物能产生镰刀菌、白地霉菌、黄曲霉菌和黑曲霉菌等真菌，这些真菌不但能还原硝酸盐为亚硝酸盐，并能增加二级胺的含量，促进亚硝胺的合成，并可与亚硝胺协同致癌。

（二）饮食刺激与食管慢性刺激

某些不良的生活或饮食习惯，比如食物粗糙、进食过烫、咀嚼槟榔或烟丝等慢性理化刺激，可造成食管黏膜的局限性或弥漫性上皮增生，形成食管癌的癌前病变。腐蚀性食管灼伤和狭窄、胃食管反流病、贲门失弛缓症或食管憩室等患者食管癌发生率增高，可能是食管内容物滞留而致慢性刺激所致。

（三）营养因素

饮食缺乏新鲜蔬菜、动物蛋白和水果，导致摄入的维生素 A、维生素 B_2 和维生素 C 缺乏，也是食管癌的危险因素。流行病学调查表明，食物、饮水和土壤内的元素钼、硼、锌、镁和铁含量较低，也与食管癌的发生有一定关系。

（四）遗传因素

食管癌的发病常表现家族性聚集现象。其中父系最高，母系次之，旁系最低。在我国高发地区，本病有阳性家族史者达 25%~50%。食管癌高发家族的外周血淋巴细胞染色体畸变率较高，可能是决定高发区食管癌易感性的遗传因素。研究已证实的有 R6、P53 等抑癌基因失活，以及环境等多因素使原癌基因 H-ras、C-myc 和 hsl-1 等激活有关。

（五）人乳头状病毒

一些研究发现食管上皮增生与乳头状病毒感染有关系，而食管上皮增生则与食管癌也存在一定关系。但两者确切的关系有待进一步研究。

【中医病因病机】

1. 病因：多因饮食不慎，习惯饮食过热，或嗜烟酒等致外邪直中，且与情志及久病年老或素体虚弱有关，表现为吞咽食物哽咽不顺或进食胸骨后疼痛等症状。

2. 病位：食管癌病位在食管，属胃气所主，常与肝、脾、肾三脏关系密切。

3. 病机：基本病机是肝、脾、肾三脏功能失调；津亏血燥为本虚，气郁、痰阻、血瘀为标实；和（或）外邪直中食管产生的一系列病理变化导致食管癌发生；若患者长期习惯进食过热饮食，和（或）烟酒等外邪直中食管，日久形成病理产物气、痰、血互结的病理情况，津枯血燥而致食管狭窄、食管干涩等症状。因肝、脾、肾三脏与胃、食管皆有经络络属联系，倘若脾失健运，则可聚湿生痰，阻于食管；

胃失和降，肝失疏泄，气机壅滞，甚者形成气滞血瘀；中焦脾胃依赖肾中阴阳精气得以濡养和温煦，肾阴不足，脾胃失于濡养，发为本病。

【病理】

食管癌的病变部位按发病多少分别为中段、下段及上段。部分胃贲门癌延伸至食管下段，常与食管下段癌在临床上混淆，故又称食管贲门癌。

（一）临床病理分期

食管癌的临床病理分期，对治疗方案的选择和治疗效果的评估有重要意义。1976 年全国食管癌工作会议制定的临床病理分期标准见表 11-1。

表 11-1　食管癌临床病理分期

分期		病变长度	病变范围	转移程度
早期	0	不规则	限于黏膜（原位癌）	（-）
	I	<3 cm	侵及黏膜下层（早期浸润）	（-）
中期	II	3~5 cm	侵及部分肌层	（-）
	III	>5 cm	侵及肌层或外侵	局部淋巴（+）
晚期	IV	>5 cm	明显外侵	局部淋巴结或器官转移（+）

目前临床上国内外最常用的 TNM 分期标准如下。

T（原发肿瘤）。分期分为 Tis：高度不典型增生；T_1：癌症侵犯黏膜固有层，黏膜肌层或黏膜下层，并被分为 T_{1a}（癌症侵犯黏膜固有层或黏膜肌层）和 T_{1b}（癌侵犯黏膜下层）；T_2：癌侵犯固有肌层；T_3：癌症侵犯外膜；T_4：癌侵入局部结构，并且被分类为 T_{4a}：癌侵入相邻结构如胸膜、心包膜、奇静脉、膈肌或腹膜，T_{4b}：癌侵入主要相邻结构，如主动脉、椎体或气管。

N（区域淋巴结）。分期为 N_0：无区域淋巴结转移；N_1：涉及 1~2 个区域淋巴结转移；N_2：涉及 3~6 个区域淋巴结转移；N_3：涉及 7 个或以上区域淋巴结转移。

M（远处转移）。分类为 M_0：无远处转移；M_1：远处转移。

（二）病理形态分型

1. 早期食管癌的病理形态分型：早期食管癌一般根据内镜或手术切除标本所见，可分为斑块型、糜烂型、隐伏型（充血型）和乳头型。其中以癌细胞分化较为良好的斑块型为最多见，其次为糜烂型，其癌细胞分化较差。食管癌最早期的表现为隐伏型，多是原位癌。乳头型病变较晚，但癌细胞分化一般较好。

2. 中晚期食管癌的病理形态分型，可分为以下 5 型：蕈伞型、髓质型、缩窄型、溃疡型和未定型。①蕈伞型属高分化癌，多呈卵圆形或圆形，向食管腔内突起，边缘外翻如蕈伞状，表面常有溃疡，预后较好；②髓质型较为多见，恶性程度最高，呈坡状隆起，癌细胞侵及食管壁各层及周围组织，切面灰白色如脑髓；③缩窄型较少见，其质硬，呈环形生长，涉及食管全周，食管黏膜呈向心性收缩状态，梗阻出现一般较早，而出血和转移发生较晚；④溃疡型表面常见较深的溃疡，边缘稍隆起，出血和转移较早，而发生梗阻较晚；⑤少数中、晚期食管癌不能归入上述各型者，称未定型。

（三）组织学分类

我国食管癌患者约占 90% 为鳞状细胞癌，少数为来自 Barrett 食管或食管异位胃黏膜的柱状上皮的腺癌。另有少数为恶性程度高的未分化癌。

（四）食管癌的扩散和转移方式

1. 直接扩散：早中期食管癌扩散方式主要为壁内扩散并容易直接侵犯其邻近器官。
2. 食管癌转移的主要方式是通过淋巴转移。
3. 晚期血行转移可至其他脏器，如肺、肝、骨、肾、肾上腺、脑等部位。

【临床表现】

（一）食管癌的早期症状

早期食管癌症状多不典型，易被患者忽略而耽误就诊。主要的症状表现为胸骨后不适感及烧灼感、针刺样或牵拉样疼痛，进食下咽缓慢并有食物滞留的感觉或伴有轻度哽噎感。发病早期可时轻时重，持续时间长短不一，甚至可无明显症状。

（二）食管癌的中晚期症状

1. 进行性咽下困难：出现该症状说明已经是本病的较晚期表现，却是临床上绝大多数患者就诊时的主要症状。由较轻微的不能咽下固体食物逐渐发展为液体固体食物皆不能咽下。
2. 食物反流：食管梗阻的近段扩张与潴留导致食物发生反流，反流物含黏液，混杂宿食，可呈血性或可见坏死脱落组织块。
3. 咽下疼痛：为食道黏膜由于糜烂、溃疡或近段伴有食管炎症刺激所致，进食时尤以进热食或酸性食物后更明显，疼痛可涉及颈、肩胛、前胸和后背等处。
4. 其他症状：因吞咽困难使得长期摄食不足导致明显的慢性脱水、营养不良、消瘦与恶病质。有左锁骨上淋巴结肿大，或因癌肿扩散转移引起的其他表现，如压迫喉返神经所致的声嘶、骨转移引起的疼痛、肝转移引起的黄疸等。也有可能因出血引起休克。

（三）体征

早期患者可无明显体征。晚期随疾病进展则可出现进行性加重的消瘦、贫血、营养不良、失水或恶病质等体征。当癌转移时，可触及肿大而坚硬的浅表淋巴结等。

【实验室和其他检查】

（一）食管黏膜脱落细胞检查

食管黏膜脱落细胞检查主要用于食管癌高发区现场普查。吞入双腔塑料管线套网气囊细胞采集器，充气后缓缓拉出气囊。取套网擦取物涂片做细胞学检查，阳性率可达90%以上，常能发现一些早期病例。

（二）内镜检查与活组织检查

内镜检查与活组织检查是发现与诊断食管癌的首选方法。可镜下直接观察病灶及取活组织行病理学检查，以进行诊断确定。内镜下早期食管癌的形态表现：①病变处黏膜充血肿胀，与正常黏膜分界不清，易出血；②病变处黏膜糜烂，较正常黏膜色泽深，且失去正常黏膜光泽，有散在小溃疡，易出血；③病变处黏膜有白斑样改变，微隆起，白斑周围黏膜色泽较深，黏膜中断，食管壁较硬，触之不易出血。

内镜下进展期食管癌直径一般在 3 cm 以上，其形态学依不同类型各有特点。内镜下食管黏膜染色法有助于提高早期食管癌的检出率。用甲苯胺蓝染色，食管黏膜不着色，但癌组织可染成蓝色；用 Lugol 碘液，正常鳞状细胞因含糖原而着棕褐色，病变黏膜则不着色。可在直视下观察肿瘤大小、形态、部位并做组织及细胞刷检查，是最可靠的食管癌诊断方法。早期食管癌与食管重度不典型增生碘染色后不着色（内镜下表现为黄色）且边界清楚，且早期食管癌染色后病变有隆起或凹陷感，但正常黏膜碘染色后着色内镜下表现为棕色。

超声内镜可应用于食管癌的诊断，能精确测定病变在食管壁内发润的深度，可以发现壁外异常肿大的淋巴结，能区别病变位于食管壁内还是壁外。内镜下窄带成像技术（narrow-banding imaging，NBI）在早期食管癌及其癌前病变诊断中也有很高的临床价值，食管癌的毛细血管异常丰富，在病变早期即出现，NBI 下显示病变区域呈明显的褐色，与周围正常黏膜有着明显对比，放大观察可以更清晰地识别界限，能够观察到在褐色区域内密集增生的上皮乳头内毛细血管样的形态。

（三）食管 X 线检查

早期食管癌 X 线钡餐造影的征象有：①黏膜皱襞增粗，迂曲及中断；②食管边缘呈毛刺状；③小充盈缺损与小龛影；④局限性管壁僵硬或有钡剂滞留。病变处管腔不规则狭窄、充盈缺损、管壁蠕动消失、黏膜紊乱、软组织影及腔内型的巨大充盈缺损可见于中晚期病例。

（四）食管 CT 扫描检查

可清晰显示食管与邻近纵隔器官的关系。有助于制订外科手术方式、放疗的靶区及放疗计划。但常规 CT 扫描难以发现早期食管癌。

（五）超声内镜

超声内镜能准确判断食管癌的壁内浸润深度、异常肿大的淋巴结及明确肿瘤对周围器官的浸润情况。对于明确肿瘤分期、诊疗方案的选择及预后的判断有重要意义。

【诊断与鉴别诊断】

食管癌的早期发现和早期诊断十分重要。凡年龄在 50 岁以上（高发区在 40 岁以上），如果出现进食后胸骨后停滞感或咽下梗阻困难者，都应及时做有关检查，以明确诊断。通过详细的病史询问、症状分析和实验室检查等，确诊一般无困难。

鉴别诊断包括下列疾病。

1. **胃食管反流病**：是指胃、十二指肠内容物反流进入食管引起的病证。表现为胃灼热、吞咽性疼痛或吞咽困难。内镜检查可有黏膜炎症，糜烂或溃疡，但无明显的肿瘤的证据。

2. **食管贲门失弛缓症**：临床表现为间歇性咽下困难、下端胸骨后不适或疼痛和食物反流，病程一般较长，多无进行性消瘦。是由于食管神经肌间神经丛等病变，引起食管下段括约肌松弛障碍所致的疾病。

3. **食管良性狭窄**：一般为反流性或腐蚀性食管炎所致，也可因长期留置胃管、食管手术或食管胃手术引起。X 线钡餐检查可见食管狭窄、黏膜消失、管壁僵硬。

【西医治疗】

对食管癌的早期诊断是本病治疗的关键所在。具体治疗方案可根据病情紧张情况选择手术、放疗、化疗、内镜下治疗和综合治疗。

（一）手术治疗

目前针对食管癌相关手术已经比较成熟，对于可切除病灶，外科手术是标准处理方法，患者的术后 5

年存活率可达 30% 以上，如果发现处于较早期行切除常可达到根治效果。T₁~T₃期甚至局部淋巴结转移的肿瘤都能切除。患者术前应充分评估身体状况。食管癌的外科治疗有多种术式，主要依据食管原发肿瘤的大小、部位及外科医师的经验。食管切除后，胃是最常替代食管的器官，其他可以选择的器官有结肠和空肠。

（二）放射治疗

放射治疗一般适用于手术难度较大的上段食管癌和不能切除的中、下段食管癌。对于上段食管癌放疗的效果较好，存活率不亚于手术，故上端食管癌可选放疗作为首选。方案为⁶⁰钴治疗的适宜剂量为 30~40 Gy（3000~4000 rad）。术前亦可先进行放疗使癌块缩小，以提高切除率和存活率。早中期患者如因病变部位高而不愿手术，或因有手术禁忌证而不能手术者均可行放疗。对晚期患者，即使已有左锁骨上淋巴结转移者也应尽量行姑息放疗，但已穿孔或有淋巴结、肝、肺或骨的广泛转移时，则不宜再行放疗。对于食管鳞癌，不推荐术后化疗。对于食管腺癌，可以选择术后辅助化疗。

（三）化疗

化疗常用于不能手术或放疗的晚期病例，其疗效虽仍不满意，但对于预防和治疗食管癌的全身转移，化疗是目前唯一确切有效的方法。多用于食管癌切除术后，但单独使用效果不佳。为提高疗效，以顺铂配平阳霉素（或博来霉素）、甲氨蝶呤、长春地辛（长春花碱酰胺）、氟尿嘧啶（5-氟尿嘧啶）或丝裂霉素等二联或四联等组合，相继用于临床。联合用药比单药治疗效果有所提高，但总体的化疗结果仍需进一步提高。

（四）综合治疗

综合治疗通常是放疗加化疗，两者可同时进行也可序贯应用，能提高食管癌的局部控制率，减少远处转移的概率，延长患者的生存期。化疗可加强放疗的作用，但严重不良反应发生率依然较高，需综合评估考虑。

（五）内镜介入治疗

1. 早期食管癌：如果是高龄或因其他疾病不能行外科手术的患者，内镜治疗是有效的治疗手段。①内镜下消融术：Nd：YAG 激光、微波等亦有一定疗效，缺点是治疗后不能得到标本用于病理检查；②内镜下黏膜切除术：适用于病灶＜2 cm，无淋巴转移的黏膜内癌。

2. 进展期食管癌，①单纯扩张：方法简单，但作用时间短且需反复扩张；对病变范围广泛者常无法应用；②食管内支架置放术：是治疗食管癌性狭窄的一种姑息疗法，在内镜直视下放置塑胶或合金的支架，可达到较长时间缓解梗阻，提高生活质量的目的；但上端食管癌与食管胃连接部肿瘤不易放置；③内镜下行癌肿消融术等：近年来内镜下置入放射粒子支架也被应用于临床，既可解决梗阻情况，又可起到放疗作用，适用于无法手术、术后残留病灶或切缘距肿瘤太近的患者。

【中医辨证分型】

本病早期轻症者仅有吞咽哽噎不顺的症状或无明显症状，并无明显全身症状，病情进展则出现进行性加重的吞咽困难症状，食常复出，甚则胸膈疼痛，食药难入。临床应辨标本之主次，若标实当辨气结、痰阻、血瘀三者之不同。若本虚多责之于阴津枯槁，发展至后期可成为气虚阳微之证。

1. 痰气交阻证

症状：吞咽梗阻，胸膈痞满，甚则疼痛，情志舒畅时稍可减轻，情志抑郁时则加重，嗳气呃逆，呕吐痰涎，口干咽燥，大便艰涩。

舌脉：舌质红，苔薄腻，脉弦滑。

2. 瘀血内结证

症状：饮食难下，或虽下而复吐出，甚或呕出物如赤豆汁，胸膈疼痛，固着不移，肌肤枯燥，形体消瘦。

舌脉：舌质紫暗，脉细涩。

3. 津亏热结证

症状：食入格拒不下，入而复出，甚则水饮难进，心烦口干，胃脘灼热，大便干结如羊屎，形体消瘦，皮肤干枯，小便短赤。

舌脉：舌质光红，干裂少津，脉细数。

4. 气虚阳微证

症状：水饮不下，泛吐多量黏液白沫，面浮足肿，面色㿠白，形寒气短，精神疲惫，腹胀，形寒气短。

舌脉：舌质淡，苔白，脉细弱。

【辨证论治】

1. 痰气交阻证

症状：吞咽梗阻，胸膈痞满，甚则疼痛，情志舒畅时稍可减轻，情志抑郁时则加重，嗳气呃逆，呕吐痰涎，口干咽燥，大便艰涩。

舌脉：舌质红，苔薄腻，脉弦滑。

治法：开郁化痰，润燥降气。

主方：启膈散（《医学心悟》）加减。

药物：本方有理气化痰解郁、润燥和胃降逆之功效。适用于气滞痰阻之食管癌。常用药：郁金、砂仁壳、丹参开郁利气；沙参、贝母润燥化痰；茯苓健脾和中；杵头糠治卒噎；荷叶蒂降逆和胃。

加减：嗳气、呕吐明显者，可加旋覆花、代赭石，以增降逆和胃之力，需注意代赭石量大则重镇伤胃气，若合并脾虚则须加党参或人参健脾补气；泛吐痰涎甚者，加半夏、陈皮，以增强化痰之功，或含化玉枢丹亦可；大便不通，加生大黄、莱菔子，便通即止，以防伤阴；心烦口干，气郁化火者，加山豆根、栀子以增清热解毒之功效。

2. 瘀血内结证

症状：饮食难下，或虽下而复吐出，甚或呕出物如赤豆汁，胸膈疼痛，固着不移，肌肤枯燥，形体消瘦。

舌脉：舌质紫暗，脉细涩。

治法：滋阴养血，破血行瘀。

主方：通幽汤（《兰室秘藏》）加减。

药物：本方有滋阴养血、破血行瘀作用。适用于瘀血内阻，食道不通，饮食不下，生化乏源，气血不能充养肌肤之食管癌。常用药：熟地黄、生地黄、当归滋阴养血；丹参、桃仁、红花、三七活血化瘀；乳香、没药、五灵脂、蜣螂虫活血破瘀止痛；海藻、昆布、贝母软坚散结化痰。

加减：呕吐较甚者，痰涎较多者，考虑加海蛤粉、瓜蒌、法半夏等以化痰止呕；呕吐物如赤豆汁者，须另服云南白药化瘀止血；倘若药入即吐，难于下咽，可含化玉枢丹以开膈降逆，之后再继续其他汤药治疗。瘀阻甚者，可加三棱、莪术、急性子、炙山甲同煎，以增其破结消癥之力。

3. 津亏热结证

症状：食入格拒不下，入而复出，甚则水饮难进，心烦口干，胃脘灼热，大便干结如羊屎，形体消瘦，皮肤干枯，小便短赤。

舌脉：舌质光红，干裂少津，脉细数。

治法：滋阴养血，润燥生津。

主方：沙参麦冬汤（《温病条辨》）加减。

药物：本方有滋阴养血、润燥生津的作用。适用于阴津枯竭，燥热内结之食管癌。常用药：沙参、麦冬、天花粉、玉竹滋阴养血；乌梅、芦根、白蜜生津润肠；竹茹、生姜汁化痰止呕吐；半枝莲清热解毒散结消肿。

加减：肠腑失润，大便干结，大便状如羊屎者，可加火麻仁、全瓜蒌润肠通便；胃火偏盛者，加黄连、栀子以清胃火；咽燥烦渴，噎食难下，食管受阻，口吐酸热食物者，改用竹叶石膏汤加大黄泄热存阴。

4. 气虚阳微证

症状：水饮不下，泛吐多量黏液白沫，面浮足肿，面色㿠白，形寒气短，精神疲惫，腹胀，形寒气短。

舌脉：舌质淡，苔白，脉细弱。

治法：温补脾肾。

主法：补气运脾汤（《准绳·类方》卷三引《统旨》）加减。

药物：本方具有补气健脾运中的作用。适用于脾肾阳虚，中阳衰微之噎膈证。常用药：党参、黄芪、白术、茯苓、砂仁、甘草温补脾气；半夏、陈皮、生姜、大枣，祛痰降逆，养胃和中。

加减：胃虚气逆致呕吐不止者，可加旋覆花、代赭石和胃降逆；阳伤及阴，口干咽燥，形体消瘦，大便干燥者，可加沙参、石斛、麦冬以滋养阴津；口中泛吐白沫者，加吴茱萸、丁香、白蔻仁以温胃降逆摄唾；阳虚明显者加鹿角胶、肉苁蓉、制附子、肉桂以温补肾阳，此中须注意制附子只是温阳即调动阳气，而并无补阳之功，须搭配大量补阳药物方可。

【常用中成药】

1. 复方斑蝥胶囊：破血消瘀，攻毒蚀疮，用于多种恶性肿瘤的治疗。
2. 华蟾素胶囊：消化系统广谱抗肿瘤药物，可以解毒消肿止痛。

【中医外治法】

1. 针刺疗法：针刺治疗可以通过调节经脉气血，疏通经络及调和阴阳，改善人体痰凝、气滞、血瘀的状态。《千金翼方》云："凡病，皆由血气壅滞，不得宣通。针以开导之……"针刺对于治疗气血瘀滞有明确的理论基础。《灵枢·根结》曰："用针之要，在于知调阴与阳，调阴与阳……使神内藏。"针刺具有调和阴阳的作用。针刺治疗胃肠道蠕动功能障碍功效显著，并促进食管癌术后胃肠功能障碍的恢复。针刺可选用的主穴足三里穴、中脘穴、天突穴、胃俞穴及内关穴。足三里为足阳明胃经合穴及下合穴，可以调理消化道疾病，《灵枢·海论》："胃者水谷之海，其输上在气街，下至三里。"中脘为胃的募穴，与胃俞穴共同组成俞募配穴法。天突穴为任脉穴位，常常将胸比作为天，将腹比作为地，天突居于胸腔之上，可以导引滞塞之气。内关为手厥阴之络穴，切通阴维脉，可以治疗胸胁脘腹诸证。若胃肠道蠕动缓慢，吞咽困难可配双侧心俞穴、膈俞穴。心主血脉，膈俞穴为八会穴中的血会，两者都距离食管部位较近，合用可以通利血脉，祛瘀止痛。本处使用心俞穴及膈俞穴既可通利止痛，又可利用穴位的近治作用来治疗食管疾病。若患者因食管癌饮食不下、形体瘦弱、少气乏力等，考虑患者久病气血瘀阻且伤精耗气。亦可以针刺百会穴、双侧涌泉穴、三阴交穴、足三里穴、合谷穴及水沟穴，用来提高食管癌患者平均生存期限，并提高患者临终前生活质量。

2. 药物贴敷：药物贴敷属于中医的特色疗法之一。将中药外敷与经络腧穴理论相结合，可以广泛应用于临床。临床上常用药物炮制后贴敷在神阙穴、腹部等部位，通过药物的热量透过肌肤，促进药效，疏通经络，恢复机体脏腑经络官窍的功能。常用于食管癌疼痛、消化道功能损伤等，改善患者临床症状，提高生活质量。

若食管癌术后胃肠道功能恢复较慢，可用大黄打粉后醋调贴敷于神阙穴上，可促进术后排气，促进胃肠道功能的恢复。若患者放化疗后出现大便干燥等便秘的症状，可在大黄贴敷的基础上配合隔盐灸。以咸味能下能软，以助大黄软坚散结，助患者排便。若患者腹部胀满不适，疼痛较重，可加用莱菔子、吴茱萸、厚朴、桃仁、木香行气活血的药物，若大便干燥坚硬，可加芒硝消积软坚。

若食管癌疼痛会造成患者情志不畅。可使用桃仁、乳香、没药、血竭、莪术、桂枝、全蝎、蟾酥、蜈蚣、细辛、冰片研末外敷。本方以活血祛瘀止痛的药为主，稍加通经解毒散结药，全方配伍以可减轻患者病痛，舒缓患者情绪，提高患者的生活质量。

3. 灌肠法：中药灌肠法也是中医特色的疗法之一，使用中药灌肠能避免药物经胃酸等消化液和肝脏的代谢，直达病所，以促进胃肠道功能恢复。因食管梗阻而无法进食的患者，可以应用药物灌肠，不影响疾病的治疗，且能避免因无法进食而延误治疗，导致病情的变化。药物选用多以大黄为主，食管癌病位在食管，涉及肝、脾、肾、胃多个脏腑，临床上多伴有消化道症状出现，可通过灌肠而有效缓解食管癌患者的胃肠功能不适。可选用大黄、黄连、牡蛎、丹参、芍药、甘草、柴胡等药物进行灌肠治疗。

4. 灸法：灸法应用范围广泛，不局限于寒证，可广泛用于临床。可应用雷火灸于双侧足三里穴及肺俞穴，也可以选用神阙穴、中脘穴、关元穴、气海穴以治疗胃肠道蠕动缓慢，排空障碍。

5. 其他疗法：中医外治法除针灸、药物敷贴及灌肠外，尚存在按摩、穴位注射、拔罐法、挂线法等其他疗法。但需要注意其他治疗手段的适应证及禁忌证。对于食管癌化疗后存在恶心呕吐的患者，可用甲氧氯普胺在足三里穴行穴位注射。治疗食管癌出现胸骨疼痛或背部疼痛者，运用拔罐法，胸骨疼痛者选取痛点（阿是穴）相对应的后背正中线上 2 或 3 指处，背部疼痛者取阿是穴及阿是穴上 2 或 3 指正中线处进行拔罐，每次拔 2~6 个罐，每次留罐 15 分钟。缓解患者疼痛。有研究表明，采用挂线法食管癌支架术治疗晚期食管癌，可使普通食管癌支架术发生支架移位的发生率显著降低，表明挂线法有效减少移位并发症的发生。

食管癌患者往往服药困难，临床可采取中医外治法进行干预，能够有效改善患者临床症状并提高临床疗效。在食管癌诊疗过程当中，单一的治疗手段并不一定能够达到理想的效果，可以多种治疗方法同时使用。将以上外治法联合运用。如运用艾灸联合穴位按摩双侧足三里可恢复食管癌患者术后早期胃肠功能。应用中药贴敷联合穴位按摩，可治疗食管癌术后呃逆。药物贴敷联合针刺对晚期食管癌患者疼痛能够有效缓解，联合应用能够协同起到止痛效果，并且减少不良反应的发生，同时能够解决心理和精神等问题对疼痛的影响。临床常可常采用中药穴位贴敷、中药足浴、药熨疗法等综合疗法进行联合治疗食管癌术后患者，发现患者胃肠蠕动恢复的情况、首次排气时间、首次排便时间相比较均明显缩短，降低并预防术后腹胀发生，能够促进患者胃肠功能的恢复。数种治法并用，临床应用疗效高、见效快。综合疗法改善患者疼痛主观症状，提高机体的免疫力，提高患者生存质量。

【护理概要】

食管癌是一种常见的消化道恶性肿瘤，其发病率和死亡率较高。男性发病率高于女性。典型的症状是进行性的吞咽困难，早期无明显症状，发现时多处于中晚期，患者严重消瘦不能进水，严重影响生命健康。目前还是手术治疗为主，通过手术切除肿瘤病灶，而术后创面大、疼痛显著，局部淋巴结不易清除，同时诱发局部或全身的不良反应及损伤，导致患者出现焦虑、绝望等不良情绪发生，严重降低生活质量。

以 IBM 模型为基础的护理干预对食管癌手术患者进行主动沟通交流，建立良好的护患关系，了解治疗的依从性、饮食习惯及自我照护能力。有针对性地对患者疾病认知度进行宣教，对术后饮食、活动、用药进行有效的指导，并做好心理疏导。研究表明以 IBM 模型为基础的护理干预模式应用于食管癌手术的患者中，通过前期的准备阶段、信息支持、动机转变、行为技巧指导一系列的干预后，能够加快患者康复的进程，改善患者自我效能水平，提高生活质量。

【预后】

早期食管癌如果及时发现并及时根治预后良好，手术切除 5 年生存率＞90%。哽噎等症状出现后未经治疗的食管癌患者一般在一年内死亡。食管癌位于食管上段、病变长度超过 5 cm、已侵犯食管肌层、癌细胞分化程度差及已有转移者，预后不良。

【预防】

不少食管癌高发区已经建立了防治基地，进行了肿瘤一级预防（病因学预防），包括改良饮水、防霉去毒，改变不良的生活习惯等。发病学预防（二级预防或称化学预防）是对食管癌高发地区进行普查，对高危人群进行化学药物干预治疗。措施包括：①改变不良饮食习惯，不吃霉变食物，少吃或不吃酸菜；②改良水质，减少饮水中亚硝酸盐含量；③推广微量元素肥料，纠正土壤缺乏硒、钼等元素的状况；④积极治疗反流性食管炎、贲门失弛缓症、Barrett 食管等与食管癌相关的疾病；⑤易感人群监测，普及防癌知识，提高防癌意识。

（吴国志　张向磊　王艳丽　辛苗苗　贺秀莉）

第三节　胃　癌

胃癌约占胃恶性肿瘤发病的 95% 以上。每年新增的癌症患者中，胃癌高居第四位，在癌症病死率中列第二位。随着饮食观念的概念及卫生健康事业的发展，胃癌全球总发病率有所下降，但 2/3 胃癌病例分布仍在发展中国家，尤以日本、中国及其他东亚国家高发。该病在我国也是常见的恶性肿瘤之一，死亡率仍居高不下。男性患者胃癌的发病率和死亡率均高于女性，男女之比约为 2∶1。易发病年龄以中老年居多，35 岁以下较低，55~70 岁为高发年龄段。

胃癌是指起源于胃黏膜上皮细胞的恶性肿瘤，其发病部位包括贲门、胃体、幽门。胃癌是最常见的恶性肿瘤之一，胃癌相当于中医学"胃反""反胃""翻胃""积聚""膈证"等范畴。

【病因和发病机制】

胃癌的发生是一个多因素、多步骤、呈进行性发展的过程。在正常情况下，胃黏膜上皮细胞的增殖和凋亡之间保持动态平衡。这种平衡的维持有赖于癌基因、抑癌基因、环氧合酶 - 2（cyclooxygenase-2，COX-2）及一些生长因子的共同调控。目前研究证实与胃癌发生相关的癌基因包括：ras 基因、bcl-2；抑癌基因包括：野生型 P53、DCC、APC、MCC 等；生长因子包括：表皮生长因子（EGF）、转化生长因子 - α（TGF-α）等。这种平衡一旦破坏，即癌基因被激活，抑癌基因被抑制，生长因子参与及 DNA 微卫星不稳定，使胃上皮细胞过度增殖又不能启动凋亡信号，则可能逐渐进展为胃癌。多种因素会影响上述调控体系，共同参与胃癌的发生。

（一）环境和饮食因素

流行病学研究提示，多食用新鲜水果和蔬菜、使用冰箱并按时清洁，以及正确贮藏食物，可降低胃癌的发生风险。但如果经常食用霉变食品、腌制烟熏食品、咸菜，以及过多摄入食盐，可增加胃癌发生概率。此外，各种慢性胃炎及胃部分切除患者、老年人胃酸分泌减少会导致胃内细菌大量繁殖，胃内增加的细菌可促进亚硝酸盐类致癌物质产生，长期作用于胃黏膜将导致癌变。

（二）幽门螺杆菌感染

幽门螺杆菌（Hp）感染与胃癌的关系已引起广泛关注。Hp 抗体阳性人群发生胃癌的危险高于阴性人群；Hp 是人类胃癌的 I 类致癌原。胃癌可能是 Hp 长期感染并且与其他因素共同作用的结果，其中其可能作为先导作用。Hp 诱发胃癌的可能机制有：Hp 导致的慢性炎症有可能成为一种内源性致突变原；Hp 可以还原亚硝酸盐，N - 亚硝基化合物是公认的致癌物；Hp 的某些代谢产物促进上皮细胞变异。

（三）遗传因素

胃癌有明显的家族聚集倾向，家族发病率高于人群 2～3 倍。一般认为遗传素质使致癌物质对易感者更易致癌。

（四）癌前状态

胃癌的癌前状态分为癌前病变和癌前疾病，前者是指较易转变为癌组织的病理学变化，后者是指与胃癌相关的胃良性疾病，有发生胃癌的危险性。

1. 癌前病变

（1）肠型化生：肠化有小肠型和大肠型两种。大肠型化生又称不完全肠化，其肠化细胞不含亮氨酸氨基肽酶和碱性磷酸酶，被吸收的致癌物质易于在细胞内积聚，导致细胞异型增生而发生癌变。

（2）异型增生：胃黏膜腺管结构及上皮细胞失去正常的状态出现异型性改变，组织学上介于良恶性之间。重度异型增生恶变概率比较高，应注意密切随访。

2. 癌前疾病

（1）胃溃疡：癌变多从溃疡边缘发生，多为溃疡边缘的炎症、糜烂、再生及异型增生所致。

（2）胃息肉：炎性息肉约占 80%，直径多在 2 cm 以下，癌变率低；腺瘤性息肉癌变的概率较高，特别是直径 > 2 cm 的广基息肉。

（3）慢性萎缩性胃炎。

（4）残胃炎：毕 II 式胃切除术后，癌变常在术后 10～15 年发生。

【中医病因病机】

1. 病因：外感六淫，内伤七情，饮食失调，素体虚弱正气不足。
2. 病位：胃癌的病变在脾胃，与肝肾两脏密切相关。
3. 病机：六淫外邪，从皮毛侵入渐及脏腑，稽留日久，脏腑受损，气机壅阻，痰湿内生，瘀血凝滞，逐渐发为积聚，则脾胃升降失常，脾气当升不升，胃气当降不降，则有朝食暮吐，或暮食朝吐的临床表现。情志不舒，饮食不节，胃失和降，脾胃升降失常，运化失司，痰凝气滞，日久则产生热毒血瘀的病理变化，交阻于胃，积聚成块，发为胃癌，可见正气亏虚、脏腑功能失调是发病的重要因素；气滞血瘀，痰湿内阻，是胃癌的主要病理特点。

【病理】

据统计，胃腺癌的好发部位依次为胃窦（58%）、贲门（20%）、胃体（15%）、大部分胃或全胃（7%）。根据胃癌的进程来分，可以分为早期胃癌和进展期胃癌。早期胃癌是指病灶局限且深度不超过黏膜下层的胃癌，不论有无局部淋巴结转移。进展期胃癌深度超过黏膜下层，中期表现为已侵入肌层者，晚期胃癌表现为侵及浆膜或浆膜外。

（一）胃癌的组织病理学

从不同角度有不同的分类方法。

1. 根据腺体的形成及黏液分泌能力，可分为以下几类。

（1）管状腺癌：癌细胞构成大小不等的腺管或腺腔，分化良好。如向胃腔呈乳突状生长，称乳突状腺癌。

（2）黏液腺癌：组织间质内存在癌细胞产生的大量黏液，称胶质癌，如癌细胞充满大量黏液，将细胞核推向一侧，称为印戒细胞癌。

（3）髓样癌：癌细胞呈条索状或团块状，大多不形成明显的管腔，一般分化较差。

（4）弥散型癌：癌细胞不含黏液也不聚集成团，呈弥散分布，无腺样结构，分化极差。

2. 根据癌细胞分化程度可分为高分化、中度分化和低分化三大类。

3. 根据肿瘤起源将胃癌分为以下几类。

（1）弥漫型胃癌：弥漫型胃癌波及范围较广，无腺体结构，与肠腺化生无关，多见于年轻患者。

（2）肠型胃癌：多发生于胃的远端并伴有溃疡，肿瘤含管状腺体，源于肠腺化生。

4. 根据肿瘤生长方式将胃癌分为以下几类。

（1）浸润型：细胞以分散方式向纵深扩散，预后较差，相当于上述弥漫型。

（2）膨胀型：癌细胞间有黏附分子，以团块形生长，预后较好，相当于上述肠型。

需要注意的是，同一肿瘤中两种生长方式可以同时存在。

（二）侵袭与转移

胃癌有 4 种扩散方式。

1. 直接蔓延侵袭至相邻器官：胃底贲门癌侵犯邻近器官组织，如食管、肝及大网膜，胃体癌侵犯大网膜、肝及胰腺。

2. 淋巴结转移：一般先转移到局部淋巴结，再到远处淋巴结，胃的淋巴系统与锁骨上淋巴结相连接，转移到该处时称为 Virchow 淋巴结。

3. 血行播散：在晚期胃癌患者可占 60% 以上，最常转移到肝脏，其次是肺、腹膜及肾上腺，也可转移到肾、脑、骨髓等。

4. 种植转移：癌细胞侵及浆膜层脱落入腹腔，种植于肠壁和盆腔，如种植于卵巢，称为 Krukenberg 瘤；也可在直肠周围形成一明显的结节状板样肿块。

【临床表现】

早期胃癌仅有一些非特异性消化道症状，部分患者或者无明显症状。因此，仅凭临床症状，诊断早期胃癌十分困难。

进展期胃癌最早出现的症状是上腹部疼痛，常同时伴有纳差，厌食，体重减轻。腹痛开始仅为上腹饱胀不适，餐后更甚，继之有隐痛不适，可急可缓，偶呈节律性溃疡样疼痛，但这种疼痛不能被进食或服用抑酸剂缓解。患者常可见早饱感及体力下降、体重减轻。早饱感是指患者虽感饥饿，但稍一进食即感饱胀不适。早饱感或呕吐是癌细胞侵袭胃壁的表现，皮革胃或部分梗阻时这种症状尤为突出。

胃癌发生并发症或转移时可出现一些特殊症状，贲门癌累及食管下段时可出现吞咽哽咽不顺。并发幽门梗阻时可有恶心呕吐，溃疡型胃癌出血时可引起呕血或黑便，日久出现贫血及恶病质。胃癌转移至肝脏可引起右上腹痛，黄疸和（或）发热；转移至肺可引起咳嗽、呃逆，甚至咳血，累及胸膜可产生胸腔积液而发生呼吸困难；肿瘤侵及胰腺时，可出现背部放射性疼痛、黄疸等。

早期胃癌无明显体征，进展期在上腹部可扪及局部的肿块，有压痛。肿块多位于上腹偏右相当于胃窦处。如肿瘤转移至肝脏可在右上腹肋弓下触及肿大的肝脏及出现黄疸，甚至出现难治性腹腔积液。腹膜有转移时也可发生腹腔积液，移动性浊音阳性。侵犯门静脉或脾静脉时会出现脾脏增大。

一些胃癌患者可以出现副癌综合征，包括反复发作的表浅性血栓静脉炎（Trousseau 征）及过度色素沉着；黑棘皮病，皮肤褶皱处，尤其是双腋下有过度色素沉着；膜性肾病、皮肌炎、累及感觉和运动通路的神经肌肉病变等。

【实验室检查】

血常规检查常可见缺铁性贫血，系长期慢性失血所致。如有恶性贫血，可见巨幼细胞贫血。微血管病变引起的溶血性贫血也常有报道。肝功能异常提示可能存在肝转移。粪便隐血试验常呈持续阳性，有辅助诊断意义。胃液分析对胃癌的诊断意义不大。

肿瘤血清学检查可见血清癌胚抗原（CEA）可能出现异常，但对诊断胃癌的意义不大，也不作为常规检查。不过对于监测胃癌术后情况有一定价值。

【内镜检查】

内镜检查结合黏膜活检，是目前诊断的首先方案。可以多取活检，应在病灶边缘与正常交界处至少取 6 块以上。对早期胃癌，内镜检查更是最佳的诊断方法。

（一）早期胃癌

内镜下早期胃癌可表现为小的息肉样隆起或凹陷。癌灶直径小于 1 cm 者称小胃癌，小于 0.5 cm 者称微小胃癌。早期胃癌有时难于辨认，可在内镜下对可疑病灶行亚甲蓝染色，癌性病变处将着色，有助于指导活检部位。新近的放大内镜，能更仔细地观察细微病变，提高早期胃癌的诊断率。早期胃癌的分型如下。

Ⅰ 型（息肉型）：病灶隆起呈小息肉状，基底宽无蒂，常大于 2 cm，占早期胃癌的 15% 左右。

Ⅱ 型（浅表型）：癌灶表浅，分 3 个亚型，共占 75%。

Ⅱa 型（浅表隆起型）：病变稍高出黏膜面，高度不超过 0.5 cm，表面平整。

Ⅱb 型（浅表平坦型）：病变与黏膜等平，但表面粗糙呈细颗粒状。

Ⅱc 型（浅表凹陷型）：最常见，凹陷不超过 0.5 cm，病变底面粗糙不平，可见聚合黏膜皱襞的中断或融合。

Ⅲ 型（溃疡型）：约占早期胃癌的 10%，黏膜溃烂较 Ⅱc 深，但不超过黏膜下层，周围聚合皱襞有中断、融合或变形成杵状。

（二）进展期胃癌

因此时患者症状较明显，故在临床上较早期胃癌多见，大多可以从肉眼观察做出拟诊，肿瘤表面多凹凸不平，糜烂，有污秽苔，活检易出血；也可呈深大溃疡，底部覆有污秽灰白苔，溃疡边缘呈结节状隆起，无聚合皱襞，病变处无蠕动。

大体形态类型仍沿用 Borrmann 提出的分类法。

Ⅰ型：又称息肉型或蕈伞型，肿瘤呈结状，向胃腔内隆起生长，边界清楚。此型不多见。

Ⅱ型：又称溃疡型，单个或多个溃疡，边缘隆起，形成堤坎状，边界较清楚，此型常见。

Ⅲ型：又称溃疡浸润型，隆起而有结节状的边缘向周围浸润，与正常黏膜无清晰的分界，此型最常见。

Ⅳ型：又称弥漫浸润型，癌组织发生于黏膜表层之下，在胃壁内向四周弥漫浸润扩散，同时伴有纤维组织增生，此型少见。病变如累及胃窦，可造成狭窄；如累及全胃，可使整个胃壁增厚、变硬，称为皮革胃。

超声内镜是指将超声探头引入内镜的一种检查。能判断胃内或胃外的肿块，观察肿瘤侵犯胃壁的深度，对肿瘤侵犯深度的判断准确率可达 90%，有助于区分早期和进展期胃癌；还能了解有无局部淋巴结转移，可作为 CT 检查的重要补充。此外，超声内镜还可以引导对淋巴结的针吸活检，进一步明确肿瘤性质。

【X 线钡餐检查】

仍然有较大的诊断价值。X 线检查采用气 – 钡双重对比法、压迫法和低张造影技术。早期胃癌可表现为小的充盈缺损（Ⅰ、Ⅱa），基底宽，表面粗糙不平，边界比较清楚。Ⅱc 及Ⅲ型常表现为龛影，前者凹陷不超过 5 mm，后者深度常大于 5 mm，边缘不规则呈锯齿状。集中的黏膜有中断、变形或融合现象。对怀疑早期胃癌的患者，应从多角度摄 X 片，仔细寻找微小病变。进展期胃癌的 X 线诊断率可达 90% 以上。具体表现为：肿瘤凸向胃腔内生长，表现为较大而不规则的充盈缺损，多见于蕈伞型胃癌；溃疡型胃癌主要发生在肿块之上，龛影位于胃轮廓之内，形状不规则，侧位缘呈典型半月征，外缘平直，内缘不整齐而有多个尖角。龛影周围绕以透明带，即环堤征，其宽窄不等，轮廓不规则而锐利。溃疡浸润型黏膜皱襞破坏、消失或中断，邻近胃黏膜僵直，蠕动消失。胃壁僵硬失去蠕动是浸润型胃癌的 X 线表现。

【诊断】

早期诊断是根治胃癌的前提。内镜检查加活检及 X 线钡餐是胃癌诊断的主要依据。如有以下高危因素应尽早和定期行胃镜检查：①40 岁以上，特别是男性患者，尤其近期出现消化不良、呕血或黑便者；②经检查存在慢性萎缩性胃炎伴胃酸缺乏，有肠化或不典型增生者；③良性溃疡但胃酸缺乏者；④患有胃溃疡经正规治疗 2 个月无效，X 线钡餐提示溃疡较前增大者；⑤X 线发现大于 2 cm 的胃息肉者，应进一步做胃镜检查；⑥胃切除术后 10 年以上者。

【鉴别诊断】

胃癌需与胃溃疡、胃息肉、胃平滑肌瘤、胃巨大皱襞症、肥厚性胃窦炎、疣状胃炎、胃黏膜脱垂等良性病变相鉴别。还需与原发性恶性淋巴瘤、胃肉瘤等胃部其他恶性肿瘤相鉴别。与其他如胃类癌、胃底静脉瘤、假性淋巴瘤、异物肉芽肿等病变相鉴别。当上腹部摸到肿块时尚须与横结肠或胰腺肿块相区别，有肝转移者与原发性肝癌者相区别。

【并发症】

1. 出血：约 5% 的病变可发生大出血，表现为呕血和（或）黑便。

2. 幽门或贲门梗阻：病变位于贲门或胃窦近幽门部时常发生。可出现呕吐、吞咽食物哽咽不顺等情况。

3. 穿孔：较良性溃疡少见，多见于幽门前区的溃疡型癌。

【西医治疗】

胃癌的治疗原则，①尽早诊治：早期发现、早期诊断、早期治疗是提高胃癌疗效的关键；②手术为主的综合治疗：以手术为中心，开展化疗、放疗、靶向治疗、中医中药等疗法，是改善胃癌预后的重要手段。

胃癌的治疗方案的选择：①Ⅰ期胃癌可视为早癌，一般以根治性手术切除为主。不主张辅助治疗。②Ⅱ期胃癌可视为中期，根治性手术切除为主，术后常规辅以化疗、免疫治疗。③Ⅲ期胃癌已属进展期，手术以扩大根治性切除为主，术后更应强调放化疗、靶向治疗等综合性疗法。④Ⅳ期胃癌属晚期，以非手术治疗为主。

（一）手术治疗

手术切除是胃癌的主要治疗手段，也是目前可以治愈胃癌的唯一方法。胃癌手术分为根治性手术及姑息性手术，应力争根治性切除。对于 Tis（原位癌）和 T_{1a} 期患者，无论身体状况评估如何，有经验的中心均可行内镜下黏膜切除术（EMR）和内镜下黏膜剥离术（ESD）。$T_{1b} \sim T_3$ 应切除足够的胃，保证显微镜下切缘阴性（一般是距离肿瘤 5 cm）。对于 T_4 期肿瘤应将累及组织整块切除。无法切除的肿瘤除非存在症状，否则不应行姑息性胃切除，可行胃空肠吻合术或胃造瘘术缓解症状。

外科手术切除加区域淋巴结清扫是目前治疗胃癌推行较广的手段。目前国内普遍将 D_2 手术作为进展期胃癌淋巴结清扫的标准手术。胃切除范围可分为近端胃切除、远端胃切除及全胃切除，切除后分别用毕Ⅰ式、毕Ⅱ式及 Roux-en-Y 吻合术重建消化道连续性。手术效果取决于胃癌的分期、浸润的深度和扩散范围。对那些无法通过手术达到治愈效果的患者，可行部分切除缓解症状及疾病进展。如果无手术禁忌证或远处转移，应尽可能行手术切除。

此外通过内镜应用注射无水乙醇（酒精）、激光、电灼、微波等方法亦可取得一定效果。对于出血和梗阻的患者，内镜下金属支架置入术和经皮胃镜内造瘘术的治疗方案已经占据了和传统外科手术同等重要的位置。

腹腔镜探查作用受到重视，NCCN 指南建议对 T_3 或淋巴结阳性的患者考虑腹腔镜探查确定分期，并进行腹腔冲洗。腹腔冲洗液脱落细胞学检查阳性，是提示根治术后高复发风险的独立预测因素。

（二）内镜下治疗

早期胃癌可在内镜下行电凝切除或剥离切除术（EMR 或 EPMR）。由于早期胃癌可能有淋巴结转移，故需对切除的癌变息肉进行病理检查，如癌变累及根部或表浅型癌肿侵袭到黏膜下层，需追加手术治疗。

（三）化学治疗

早期胃癌且不伴有任何转移灶者，手术后一般无须化疗。因为胃癌对目前应用的多种药物及多种给药方案的应答并不理想，故尚无标准方案。化疗失败与癌细胞对化疗药物产生耐药性或多药耐药性（multi-drug resistance，MDR）有关。肿瘤 MDR，即指肿瘤细胞对某一化疗药物产生耐药性后，对其他化学结构及机制不同的化疗药物也产生交叉耐药性，这一问题导致肿瘤的化疗效果受到了严重的制约。

化学疗法主要用于 3 个方面：术前新辅助化疗，通过缩小原发灶，降低分期，增大根治性切除可能性；术后辅助化疗，旨在根治性切除术后，清除隐匿性微转移灶，防止复发；而对肿瘤播散者，则希望通过化疗可以控制症状，延长生存。

5-FU 是胃癌治疗的基础药物，衍生物通过改善剂型而增效。优氟啶（UFT）是 FT207 和尿嘧啶 1：4 混合物，后者在细胞内抑制 5-FU 降解而增效；S-1 是新一代药物的代表，配方中 CDHP 可抑制 5-FU 降解。去氧氟尿（5′-DFUR）疗效指数大于 5-FU 的 7～10 倍。卡培他滨经酶作用后生成活性 5-FU，在肿瘤中浓度是正常组织的 3～10 倍，不良反应较 5-′DFUR 少。

新一代药物：紫杉类：紫杉醇和多西紫杉醇；

第三代铂类：奥沙利铂；

拓扑异构酶 I 抑制剂：伊立替康；

新型口服氟尿嘧啶类：卡培他滨和 S-1。

（1）挽救治疗（姑息化疗）：晚期胃癌是不能治愈的。与最佳支持治疗相比较，化疗能明显改善患者生存率。在生存率方面，联合化疗疗效优于 5-FU 单药。联合化疗中，5-FU 和 DDP 联合加或不加蒽环类药物，以加环类药物疗效较好。

而三药联合方案并未显示出较两药方案明显的优势，改良的多西他赛联合 FU 和 DDP 方案减少了毒性，可使身体状况好的患者获益。

2012NCCN 推荐 DCF 及其改良方案、ECF 及其改良方案、5-FU 为基础的化疗方案、紫杉醇为基础的化疗方案为一线治疗方案；指南还增加了二线治疗推荐，包括伊立替康单药或联合 DDP、多西他赛单药或联合紫杉醇 + 伊立替康方案。

（2）术前化疗即新辅助化疗：通过化疗可使肿瘤缩小，增加手术根治及治愈机会。但有如下问题：耐药出现得较早；术前治疗可能会增加术后并发症的发生率，并使其不易处理；术前治疗使得术后病理分期不够精确，需要完全依赖临床分期；一部分患者可能会接受过度治疗；如何能够在治疗前即区分出那些对治疗不敏感的患者，从而避免不必要的治疗延误，失去最佳手术时机，并可能导致肿瘤的转移；为了在术前制定合理的、个体化的治疗方案，需要对肿瘤进行分期，但传统的 CT、B 超等检查手段其敏感性和准确性对准确分期的价值有限，尚不能满足新辅助化疗个体化治疗对分期的要求。

（3）术后辅助化疗：化疗对于进展期胃癌的中位生存时间仍然小于 9 个月。术后化疗方式主要包括静脉化疗、腹腔内化疗、持续性腹腔温热灌注和淋巴靶向化疗等。

单一药物化疗只适合于早期需要化疗的患者或不能承受联合化疗者。常用药物有氟尿嘧啶（5-FU）、丝裂霉素（MMC）、替加氟（FT-207）、顺铂（DDP）、麦卡铂、依托泊苷（VP-16）、亚硝脲类（CCNU、MeCCNU）、阿霉素（ADM）等。联合化疗指采用两种以上化学药物的方案，一般只采用 2～3 种联合，以免增加药物不良反应。

腹腔内化疗对清除腹腔内转移或复发的肿瘤有较好疗效，一般提倡大容量（2 L 左右）、大剂量（如 5-FU、MMC、DDP）给药，化疗药物灌注液加温至 42 ℃左右可提高疗效，低渗液在短时间内也有杀灭癌细胞的作用。

抗癌药物的毒性作用主要为消化道反应，心脏、造血系统、肝肾功能损害、脱发与皮肤反应。用药期间应定期检查。此外，某些抗癌药已制成多相脂质体，可增加其对肿瘤细胞的亲和性，增加疗效，减少不良反应。

（四）放射治疗

放射治疗主要用于胃癌术后辅助治疗，不可手术的局部晚期胃癌的综合治疗，以及晚期胃癌的姑息治疗，可使用常规放疗技术。T_2N_0 期患者可随访或采取放化疗联合（氟尿嘧啶或紫杉类为基础联合放疗增敏）治疗。

（五）靶向治疗

其高效低毒特性越来越引起临床医师的重视。

1. HER2 检查：NCCN 指南建议，对不能手术的局部进展期胃癌、复发或转移的胃或胃食管结合部癌，治疗前应采用免疫组化（IHC）或荧光原位杂交（FISH）检测人表皮生长因子受体 2（HER2）过表达情况。HER2 强阳性患者可应用曲妥珠单抗联合化学治疗。首次 8 mg/kg 静脉给药，以后每 3 周按 6 mg/kg 给药。

2. 血管生成抑制剂：肿瘤血管生成与肿瘤生长、转移有关。血管内皮生长因子（vascular endothelial growth factor，VEGF）在胃癌组织中的表达与胃癌复发、预后有关。贝伐单抗（阿瓦斯汀）是重组人源化抗 VEGF 单抗，其与顺铂、依立替康联合治疗晚期胃癌的 I 期临床研究已完成。

3. 表皮生长因子受体（epidermal growth factor receptor，EGFR）抑制药：表皮生长因子受体属酪氨酸激酶受体，在进展期胃癌高度表达。EGFR 抑制药包括胞外单抗（mABs）如西妥昔单抗等；胞内抑制药（TKIs），如吉非替尼、拉帕替尼等。上述药物与标准化疗方案联合的多项Ⅲ期研究正在进行中。

（六）营养支持、其他症状的控制

应进行合理补充营养或人工营养支持。如果患者不能或无法口服进食，应考虑肠内管饲营养。同时应积极缓解疼痛、恶病质、食欲缺乏、出血、贫血等症状，改善患者生活质量。

【中医辨证分型】

胃癌初期以标实为主，多呈气滞、血瘀、痰湿、邪热；后期以本虚为主，可出现气血亏虚、津液枯槁、脏气衰弱。治宜权衡病情之轻重，根据不同阶段的表现，采取不同的措施，或祛邪，或扶正，或扶正祛邪并举。

1. 肝胃不和证

症状：胃脘胀满或疼痛，疼痛牵及两胁，嗳腐吞酸或呃逆，纳食少或呕吐反胃。

舌脉：舌质淡红，苔薄黄，脉弦。

2. 痰湿结聚证

症状：吞咽困难，脘腹满闷，纳呆，腹部作胀，泛吐黏痰，呕吐宿食，大便稀溏。

舌脉：苔白腻，脉弦滑。

3. 气滞血瘀证

症状：胃脘刺痛拒按，痛有定处，或可扪及肿块，腹满不欲食，呕吐宿食，色如赤豆汁，或见黑便如柏油状。

舌脉：舌质紫暗或有瘀点，苔薄白，脉细涩。

4. 脾肾两虚证

症状：胃脘隐痛，喜温喜按，朝食暮吐，暮食朝吐，宿谷不化，泛吐清水，面色萎黄，大便清薄，神疲肢冷。

舌脉：舌质淡，舌边有齿痕，苔薄白，脉沉缓或细弱。

【辨证论治】

1. 肝胃不和证

症状：胃脘胀满或疼痛，疼痛牵及两胁，嗳腐吞酸或呃逆，纳食少或呕吐反胃。

舌脉：舌质淡红，苔薄黄，脉弦。

治法：疏肝和胃，降逆止痛。

主方：柴胡疏肝散（《景岳全书》）合旋覆代赭汤（《伤寒论》）加减。

药物：方中以柴胡疏肝解郁，旋覆花降气，代赭石重镇逆气；辅以郁金、枳壳、木香、厚朴、陈皮、半夏理气和胃、降逆止呕，白芍养血柔肝、缓急止痛；以川楝子、香附理气止痛；人参、大枣益气补中，亦可防金石伤胃气，甘草又能调和诸药。

加减：体质未虚者，可加半枝莲、重楼、徐长卿等以抗癌解毒；胃中嘈杂、伴口干、舌红少苔者，可去木香、陈皮、半夏、厚朴之燥，加砂仁、麦冬、石斛、佛手以行气同时滋阴润燥；胀痛甚者，可酌加延胡索；嗳腐胀满饮食难化者，加鸡内金、山楂、谷麦芽。

2. 痰湿结聚证

症状：吞咽困难，脘腹满闷，纳呆，腹部作胀，泛吐黏痰，呕吐宿食，大便稀溏。

舌脉：苔白腻，脉弦滑。

治法：理气化痰，软坚散结。

主方：导痰汤（《重订严氏济生方》）加减。

药物：方中以半夏、天南星辛温性燥，善能燥湿化痰，且可降逆和胃；伍以陈皮、枳实理气燥湿使气顺而痰消，茯苓健脾渗湿，使湿无所聚，痰无由生；以海藻、昆布、象贝母、生牡蛎、黄药子消痰散结，木馒头利湿活血消肿；山楂消食和胃。

加减：脘痞腹胀者，加厚朴以行腹气；少气懒言，大便溏薄，四末不温，喜热饮者，是脾阳不振之象，可加干姜、肉豆蔻、小茴香、苍术等温补脾阳化湿。

3. 气滞血瘀证

症状：胃脘刺痛拒按，痛有定处，或可扪及肿块，腹满不欲食，呕吐宿食，色如赤豆汁，或见黑便如柏油状。

舌脉：舌质紫暗或有瘀点，苔薄白，脉细涩。

治法：活血化瘀，理气止痛。

主方：膈下逐瘀汤（《医林改错》）加减。

药物：方中以当归、赤芍、桃仁、红花活血化瘀养血；伍以三棱、莪术、五灵脂破血散瘀消积；延胡索、香附、陈皮、山楂理气活血止痛；甘草调和诸药。

加减：脾胃寒凝明显者，可加附子、高良姜、肉桂、温中散寒；可加肿节风、徐长卿抗癌消积，通络止痛；瘀久损伤血络较甚，出现大量吐血、黑便者，则去桃仁、三棱、莪术、赤芍等，酌加槐花、仙鹤草、蒲黄、参三七等；胃痛甚者，加三七粉化瘀止痛；呕吐甚者，加半夏、生姜和胃降逆止呕吐；胃中灼热者，加蒲公英、栀子、白花蛇舌草以清热泻火解毒。

4. 脾肾两虚证

症状：胃脘隐痛，喜温喜按，朝食暮吐，暮食朝吐，宿谷不化，泛吐清水，面色萎黄，大便清薄，神疲肢冷。

舌脉：舌质淡，舌边有齿痕，苔薄白，脉沉缓或细弱。

治法：温中散寒，健脾暖胃。

方药：理中丸（《伤寒论》）合六君子汤（《妇人大全良方》）加减。

药物：方中以党参、白术、生姜温中补气健脾；配伍附子、吴茱萸、丁香温中散寒，法半夏、陈皮理气和胃，降逆止呕；白蔻仁、藤梨根祛湿；甘草温中健脾调和诸药。

加减：脾肾阳虚，更见形寒肢冷者，可加肉桂、补骨脂、淫羊藿、巴戟天等；大便质软，数日一行者，可加肉苁蓉；恶心、呕吐甚者，加灶心土、代赭石。

【常用中成药】

1. 小金丹（《外科证治全生集》）：由白胶香、草乌、五灵脂、地龙、木鳖子、乳香、没药、当归、麝香、墨炭组成。主治痈疽肿毒、痰核流注、乳岩、瘰疬、横痃恶疮、无名肿毒、阴疽初起。有报道，用加减小金丹治疗中晚期胃癌术后，有延长生存期、提高生存率的作用。适用于病属寒痰瘀阻者，每日 3 次，每次 3 g，温开水送服。

2. 平消胶囊（《癌瘤中医防治研究》）：由郁金、枳壳、仙鹤草、五灵脂等中药组成的抗癌中药复方，具有活血化瘀、止痛散结、清热解毒、扶正祛邪的功效，用于治疗肺癌、肝癌、食管癌、胃癌、宫颈癌、乳腺癌等多种恶性肿瘤。据多家报道，与化学药物联合使用，取得了较好的疗效。每日 3 次，每次 4 ~ 6 片。

3. 西黄丸（《外科证治全生集》）：由牛黄、麝香、乳香、没药组成。主治乳岩、瘰疬、痰核、横痃、肺痈、肠痈。近有报道用于治疗胃癌、肝癌、肺癌等证属热毒内攻、瘀血内结者，有一定疗效。每日 2 次，每次 3 g，温开水或黄酒送服。

【中医外治法】

1. 针灸：主穴：中脘、足三里、内关、公孙、丰隆、太冲。毫针刺，手法：补虚泻实，或平补平泻，留针 30 分钟。10 天 1 疗程。

2. 耳针、耳穴压豆：选脾、胃、肝、腹、耳中、神门、交感、皮质下中的 4 ~ 6 个反应点，留针 20 ~ 30 分钟，每日 1 次，10 天 1 疗程。或王不留行贴压，每日压按 5 ~ 6 次，留贴 3 天，间隔 1 天，可缓解胃癌腹痛、顽固性呃逆等。

3. 穴位注射：用维生素 B_6 和维生素 B_1 各 2 mL，取膈俞行穴位注射，可治疗胃癌化疗后胃肠道反应及顽固性呃逆；或取双侧足三里，穴位注射 654-2 各 10 mg，可治疗顽固性呃逆。

4. 推拿：胃癌呕吐者，可捏拿背部胃俞穴处肌肉 15 ~ 20 次，亦可按揉足三里、内关穴各 1 分钟；胃癌疼痛者：①内关、足三里同时点按，顺序是先左侧后右侧。②双手拇指沿肋弓向两侧做分推法数次。取穴：中脘、梁门。③掌根揉法或大鱼际揉法，揉背部、腰部数次。取穴：至阳、脾俞、胃、三焦俞。④手掌揉搓小腿后侧承山及周边区域数次，有祛寒暖胃之功，适于寒证胃痛。

【护理概要】

首先对患者讲解胃癌知识及注意事项，针对患者的治疗情况进行护理，积极对患者进行生活及心理疏导方面的护理。还能以个性化的胃癌护理方案进行干预，针对每位患者的个性化情况进行制定及实施相应的护理措施，首先针对每位患者的疾病情况与认知程度等情况进行综合评估，根据评估结果进行个性化的宣教，尽量采用多形式的宣教方式进行沟通，对于听力较差或理解能力较弱的患者采用多次和通俗易懂的语言进行交流沟通。另外，针对患者的需求制定基础护理细节，使患者在接受治疗期间，以较好的机体状态接受治疗。再者，积极针对患者的心理状态进行疏导，力求对患者的不同的心理状态进行改善，对不良心理问题进行解决。

对患者的护理还对患者情绪、认知程度及睡眠质量等有重要影响。患者的治疗效能感较好，对于预后的信心则相对较高，心理压力及恐惧感等相对较轻，情绪状态异常也即控制相对较好。当患者对于疾病的认知度越高，其对于治疗的疑问越少，对于预后的信心也更高，因此情绪及与之相关的方面也即控制更好。还有，睡眠质量除受情绪影响，患者自身的效能感及认知度也是对其有间接影响。

个性化护理对于胃癌患者疾病认知度、治疗效能感及睡眠质量这 3 个方面的改善作用明显，表现为护理后个性化护理干预的患者各个方面的改善幅度均大于常规护理，即疾病认知度、治疗效能感及睡眠质量均得到更为有效的改善，说明个性化护理对患者的干预作用更强，临床价值应用更好。个性化护理对胃癌患者疾病认知度、治疗效能感及睡眠质量的影响更为积极，更适用于胃癌患者全方面生存状态的提升。

【预后】

全球胃癌治疗的最佳临床证据表明，胃癌的预后直接与诊断时的分期有关。至今为止，手术仍然是胃癌的最主要治疗手段，但由于胃癌早期（0～Ⅰ）诊断率低（约10%），大部分胃癌在确诊时已处于中晚期，5年生存率较低（7%～34%）。所有接受治疗的患者都应进行随访。一般为治疗后1～3年每3～6个月1次，治疗后3～5年每6个月1次，5年后每年1次。

【预防】

胃癌的一级预防，针对普通未患病人群适用。主要包括幽门螺杆菌的根除及抗感染策略。胃癌的二级预防是指在临床上，对高危人群和癌前病变人群进行严密观察和随访，可以预防胃癌的早期发生。早期胃癌的检出率越高，可使更多的患者得到更早的治愈。胃癌的三级预防指的是临床期和康复期预防，主要目标是防止病情恶化，防止疾病致残，主要任务是采取多学科综合诊断和多学科综合治疗，正确选用最佳的治疗方案，尽早消除癌症，尽力恢复功能，促进康复，提高生活质量乃至重返社会。

【其他胃恶性肿瘤】

(一) 原发性胃淋巴瘤

原发性胃淋巴瘤是原发于胃、起源于黏膜下层淋巴组织的恶性肿瘤，是除了胃癌以外胃内发病率最高的恶性肿瘤，发病率占所有胃恶性肿瘤的3%～11%。发病年龄以50～59岁最多见，儿童罕见，男性发病率高。

病变多好发于胃窦部及幽门前区，病理组织学上绝大部分是B细胞淋巴瘤，呈低度恶性，并具有局限化趋势，即黏膜相关淋巴组织淋巴瘤（mucosa associated lymphoid tissue lymphoma，MALT）。

病因与发病机制尚未完全阐明。但研究发现胃MALT淋巴瘤的Hp检出率可高达80%以上；有效抗Hp治疗可引起了胃MALT淋巴瘤的消退。在认为存在Hp感染的情况下，胃黏膜由淋巴细胞性胃炎不断发展为MALT淋巴瘤。染色体移位T（11；18）（q21；q21）影响对Hp根除的反应，并容易复发。

本病早期症状不明显，最常见的是上腹痛、食欲缺乏或厌食、消瘦等。消化道出血、穿孔、幽门梗阻发生率较低。临床症状表现缺乏特异性。

X线钡餐表现为粗大、紊乱的黏膜，广泛病变浸润可形如皮革胃；也可表现为腔内多发不规则龛影或菜花样充盈缺损。如"鹅卵石样"改变，易误诊为胃癌、胃溃疡。

胃镜下可表现为：①胃内多发结节状隆起或扁平型肿块；②单发或多发不规则呈地图状溃疡，底平边缘增厚，胃壁无明显僵硬感；③异常粗大的黏膜皱襞。由于胃恶性淋巴瘤病变常位于黏膜下层，应于适当深度、多部位取材，提高诊断阳性率。

疾病主要采用Musshoff改良的Ann Arbor分期系统。CT和超声内镜能提供大多数胃淋巴瘤的分期，某种程度上EUS更优于CT。应与胃癌、假性淋巴瘤、慢性胃炎淋巴组织反应性增生相鉴别。

Hp阳性的MALT淋巴瘤在治疗上首选抗Hp治疗，大多数病例可发现肿瘤消退。对Hp根除无效、早期的胃MALT可考虑放射治疗。化疗和靶向治疗可用于各期的胃MALT。而外科手术往往限于治疗内科治疗无效的出血、穿孔等并发症。预后与肿瘤大小、浸润范围、肿瘤组织类型、治疗方式有关。

(二) 胃类癌

胃类癌少见，约占类癌的3%。Ⅰ型主要表现为慢性萎缩性胃炎、恶性贫血，预后较好；Ⅱ型常与Zollinger-Ellison综合征相关，Ⅲ型散发、少见，恶性程度最高。内镜下常见的表现有小息肉样、圆形黏膜下肿块，表面常呈黄色。一般可在内镜下切除肿瘤，并定期随访；对大的无蒂变和恶性病变应外科手术切除。术后定期随访。

（三）胃转移性癌

胃转移性癌少见，发病率为 0.2%～5.4%。X 线下表现为"牛眼征"；内镜下可表现为单发或多发黏膜下病灶，多位于胃体上部，可突出于胃腔伴坏死出血。治疗与原发性肿瘤相似，以放化疗为主。

【胃良性肿瘤】

胃良性肿瘤占胃肿瘤的 1%～5%，可分为上皮性肿瘤和非上皮性肿瘤（来源于胃壁间叶组织）。

（一）胃息肉

胃息肉组织学分类主要为：肿瘤性即腺瘤性息肉；非肿瘤性包括增生性息肉、炎性息肉、错构瘤性息肉等。也可以是胃肠道息肉病的表现之一。

腺瘤性息肉常位于胃窦部，多见于 40 岁以上男性。病理分为管状、绒毛状腺瘤。常单发，基底宽，多平整，后者表面呈乳头状。早期无症状，当息肉增大或有并发症时，可有上腹隐痛、出血、梗阻。临床资料显示，癌变率为 30%～40%，管状腺瘤的癌变率为 10%，与组织学异常增生程度正相关；绒毛状腺瘤的癌变率为 40%～60%，与大小呈正相关。

增生性息肉约占胃良性息肉的 90%，以胃窦部居多，常单发，小而无蒂，表面光滑。增生性息肉不是癌前期病变，但发生息肉的黏膜可能伴有萎缩、肠化、不典型增生，应予重视。

胃黏膜炎症可呈结节状改变，表现为炎性假息肉或炎性纤维息肉。

内镜检查是确诊息肉及其性质的最常用、可靠的方法；活检应选取息肉高低不平、颜色改变、糜烂溃疡处，并包括其顶部和基底部。

内镜下息肉切除术是首选方法，定期内镜随访。对可能发生并发症、内镜下不能切除的广基息肉应手术切除。如发现恶变组织，则按胃癌处理。

（二）胃黏膜下肿瘤

胃黏膜下肿瘤较少见。表面有正常黏膜覆盖，大多数是非上皮源性的，除异位胰腺外，均来自胃壁的间叶组织，主要有间质瘤、神经组织肿瘤、纤维瘤、脂肪瘤、血管瘤等。以间质瘤最常见。

内镜特征有以下几点：①呈丘状、半球形或球形隆起；②基底多宽大，境界不太明显；③表面黏膜紧张光滑，色泽与周围黏膜相同，顶部可出现坏死溃疡；④可见到桥形皱襞。

（三）胃肠道间质瘤

胃肠道间质瘤（gastrointestinal stromal tumor，GIST）是起源于胃肠道间叶组织，原发于胃肠道、网膜及肠系膜的肿瘤。GIST 的好发年龄为 40～69 岁，中位年龄为 58 岁，男女发病率无明显差异。

1. 病理

（1）大体病理学特征：胃肠道间质瘤的好发部位依次为胃、小肠、结直肠和食管，罕见的 GIST 可见于网膜、肠系膜、膀胱、胆囊、胰腺、腹膜后腔及子宫。胃肠道间质瘤通常表现为孤立、界限清楚的结节，体积范围可以从微小到巨大。

（2）组织病理学特征：胃肠道间质瘤依据组织学主要分为 3 型：梭形细胞为主型，上皮样细胞为主型和混合细胞型（梭形细胞和上皮样细胞型混合存在），极少数表现为多种形态的细胞。发生于小肠的胃肠道间质瘤大多数为梭形细胞型，发生于胃的胃肠道间质瘤梭形细胞型和上皮样细胞型均常见，发生于肠系膜的胃肠道间质瘤则与小肠胃肠道间质瘤的特征相似。

（3）免疫组织：化学特征胃肠道间质瘤中 *C-KIT* 基因突变导致其编码的酪氨酸激酶受体 CD117 高表达。90% 以上的 GIST 细胞均表达 CD117，是 GIST 敏感且特异的标志物。功能未知蛋白 1（discovered on GIST 1，DOG1）是新近发现的 GIST 特异性标志物，与 CD117 的总体敏感性几乎相同。在 GIST 中选择性高表达，阳性率为 80% ~ 97%，在 CD117 阴性的 GIST 患者中，DOG1 阳性表达率为 36%。

GIST 中存在 *PDGFRA* 基因激活突变，使得该基因的表达产物 *PDGFRA* 成为诊断 GIST 的新的标志物。CD117 表达阴性的 GIST 患者，约 35% *PDGFRA* 表达阳性，阳性病例主要见于胃部 GIST 而且大多为上皮样细胞型。

2. 西医治疗

（1）手术治疗：手术是对于局部或可切除的 GIST 首选的治疗方法。其目标是尽量做到整块切除，保证假包膜的完整。彻底切除后，应对术后标本进行仔细的病理检查以明确诊断。术中应尽量避免造成肿瘤破裂，减少并发症，避免进行复杂的多脏器联合切除。由于 GIST 淋巴结转移的发生率很低，所以通常无须行淋巴结清扫。

（2）甲磺酸伊马替尼：甲磺酸伊马替尼是一种酪氨酸激酶抑制剂，可选择性抑制 *C-KIT*、*PDGFR* 等酪氨酸激酶受体，抑制肿瘤细胞信号转导通路。

①推荐剂量：初始推荐剂量为 400 mg/d。对于 400 mg/d 治疗无效或肿瘤缓解后再次进展的患者，增加剂量至 800 mg/d，部分患者可以再次获益。对于 400 mg/d 治疗无效或进展，但不能耐受 800 mg/d 剂量的患者，可先增加剂量到 600 mg/d，如果再进展，可以考虑尝试增加到 800 mg/d。

②新辅助治疗：可降低肿瘤分期，降低手术风险，提高手术切除率。关于术前的应用时间，NCCN 和 ESMO 推荐应用至最大疗效时，即连续 2 次增强 CT/MRI 提示肿瘤不再缩小，应视为疗效已经达到最大，可以考虑手术。一旦证实疾病进展，需要立即停止药物治疗，进行手术干预。

③术后辅助治疗：术后应根据肿瘤大小、部位、核分裂计数，以及术前或术中是否有肿瘤破裂等因素综合评估 GIST 的复发风险。中、高危患者是辅助治疗的适应人群。辅助治疗的时间无明确规定，一般中危患者 6 ~ 12 个月，高危患者 ≥ 24 个月，但最新的研究表明服用甲磺酸伊马替尼 ≥ 24 个月可明显降低 GIST 患者远期的复发率和死亡率。

④转移复发或不可切除的 GIST 患者：甲磺酸伊马替尼是这类患者的标准一线治疗药物，如果治疗有效，应持续用药，直至疾病进展或因毒性反应不能耐受。中断治疗将导致疾病加速进展。

（3）伊马替尼：有 10% ~ 30% 的 GIST 患者最初就对伊马替尼的治疗效果抵抗，即原发性耐药；还有部分患者在接受伊马替尼治疗最初有效后 2 年相继出现继发性耐药。*C-KIT*，*PDGFR-A* 的突变类型与耐药密切相关。

对于耐药的患者可以采取主要措施有：①提高伊马替尼的剂量，虽然不能增加客观缓解率，但是有证据表明可以延长患者的无进展生存时间，当然不良反应也相应增加。②尽早应用二线药物：苹果酸舒尼替尼是小分子酪氨酸激酶抑制剂，可以选择性抑制 PDGFR8、VEGFR-2、Flt-3 和 C-KIT 的活性，用于治疗对甲磺酸伊马替尼耐药或不能耐受的 GIST 患者。推荐剂量为 50 mg/d，服药 4 周，停药 2 周；也有临床研究显示 37.5 mg 连续用药方案的疗效与间断用药方案相当，耐受性类似，可作为个体化治疗的选择。

（张向磊　张迎迎　王艳丽　王莹莹　聂娜娜）

第四节　大肠癌

大肠癌包括结肠癌与直肠癌，是临床上常见的消化道恶性肿瘤。其发病率在世界不同地区差异很大，亚非地区较低，欧洲居中，而以北美、大洋洲最高。我国东南沿海发病率明显高于北方。近几十年来，世界上多数国家，包括我国大肠癌（主要是结肠癌）发病率都表现为上升的趋势。

大肠癌包括结肠癌与直肠癌，是临床上常见的消化道恶性肿瘤。中医学没有结肠癌和大肠癌的概念，本病属中医学中"肠积""脏毒""癥瘕""锁肛痔"的范畴。

【病因和发病机制】

目前认为大肠癌发病主要是环境因素与遗传因素综合作用的结果。

（一）环境因素

一般认为大肠癌的发病与环境因素，特别是饮食因素密切关系。高脂肪食谱及食物纤维不足是主要发病因素。

（二）遗传因素

从遗传学观点，可将大肠癌分为遗传性（家族性）和非遗传性（散发性）。前者的典型例子如家族性结肠息肉综合征和家族遗传性非息肉病大肠癌。后者主要是由环境因素引起基因突变。约20%的大肠癌归因危险度与遗传背景有关。近亲中有1人患大肠癌者，其本身患此病的危险度为2，更多亲属患此病的危险度更大。目前已确定两种易患大肠癌的遗传性综合征：①家族性腺瘤性息肉病（familial adenomatous polyposis，FAP）；②遗传性非息肉病性大肠癌（hereditary nonpolyposis colorectal cancer，HNPCC）。

大肠癌的发生发展是一个多阶段的、涉及多基因改变积累的复杂过程，即由正常上皮转化为上皮过度增生、腺瘤的形成，腺瘤伴不典型增生，并演进至癌及癌的浸润与转移，先后发生了许多抑癌基因的激活、错配修复基因（MMR）的突变及抑癌基因的失活与缺如。最常见的有：APC、MCC 基因的突变，MMR 基因失活，K-RAS 基因突变，抑癌基因 DCC 的缺失，抑癌基因 P53 的突变与缺失，以 NM23 改变等。

（三）其他高危因素

1. 大肠息肉（腺瘤性息肉）：一般认为大部分大肠癌起源于腺瘤，故将腺瘤性息肉看作是癌前病变。一般腺瘤越大、形态越不规则、绒毛含量越高、上皮异型增生越重，癌变机会越大。对腺瘤癌的序列演变过程已有了比较深入的了解，大肠癌的发生是正常肠上皮—增生改变/微小腺瘤—早期腺瘤—中期腺瘤—后期腺瘤—癌—癌转移的演变过程。在这一演变过程的不同阶段中所伴随的癌基因和抑癌基因的变化已经比较明确，癌基因和抑癌基因复合突变的累积过程被看作是大肠癌发生过程的分子生物学基础。基因的突变则是环境因素与遗传因素综合作用的结果。

2. 炎症性肠病：溃疡性结肠炎有一定概率发生癌变，多见于幼年起病、病变范围广而病程较长者。

【中医病因病机】

1. 病因：中医学将本病的病因概括为内因和外因。内因包括正气亏虚和情志失调；外因包括感受外邪、环境因素和饮食所伤。

2. 病位：病位在大肠，与脾、肝、肾三脏关系密切。

3. 病机：根本病机是机体阴阳失调，正气虚弱。湿热、火毒、瘀滞乃本病之标，脾虚、肾亏、正气不足乃本病之病本，二者互为因果，因虚致积，因积益虚，日久则积渐增长而体虚加重。因年老体弱、久病导致五脏虚衰，其中以脾肾虚弱为主，复感外邪，邪毒壅滞肠道而发病。长期忧思郁怒，则气机不畅，胃肠失和，肠腑气滞血瘀，久则郁结成块；或情志不畅，肝气郁结，肝郁克脾，则运化失司，湿热邪毒蕴结肠道，日久而发为本病。另外，环境寒温失宜，湿邪浸淫肠道；损伤脾胃，升降失司，气机不畅，气滞血瘀，结于肠道，与外邪相搏结则发病。饮食不洁或饮食偏嗜都伤及脾胃，脾胃健运失常，气机升降功能紊乱；湿浊内聚，抑或化热，伤及气血，形成湿聚血瘀，促发本病。可见饮食因素是本病常见因素。

【病理】

我国有关资料分析，我国大肠癌发生部位约半数以上位于直肠（比欧美为高），1/5 位于乙状结肠，其余依次为盲肠、升结肠、降结肠、横结肠。但近年国内外资料均提示右半结肠癌发病率有增高而直肠癌发病率下降，有人认为左、右半大肠癌二者在发生学和生物学特征上有所不同。

（一）病理形态

分早期大肠癌和进展期大肠癌，前者是指癌瘤局限于大肠黏膜及大肠黏膜下层，后者指肿瘤已经浸润侵入固有肌层。进展期大肠癌病理大体分为肿块型、浸润型和溃疡型 3 型。

（二）组织学分类

常见的组织学类型有腺癌、黏液癌和未分化癌，以腺癌最多见。

（三）临床病理分期

大肠癌的大体形态随病期而不同，可分为早期大肠癌和进展期大肠癌。

1. 早期大肠癌：早期大肠癌是指原发灶肿瘤限于黏膜下层者。其中限于黏膜层者为"黏膜内癌"，癌限于黏膜下层但未侵及肠壁肌层者为"黏膜下层癌"，但因黏膜下层内有丰富的脉管，因此部分黏膜下层癌可发生淋巴结转移或血道转移。早期大肠癌大体分类可分为 3 型：①息肉隆起型（Ⅰ型），此型中多数为黏膜内癌。②扁平隆起型（Ⅱ型），肿瘤如分币状隆起于黏膜表面。此型中多数为黏膜下层癌。③扁平隆起伴溃疡型（Ⅰ型）肿瘤如小盘状，边缘隆起，中心凹陷。此型均为黏膜下层癌。

2. 进展期大肠癌：当癌浸润已超越黏膜下层而达肠壁肌层或更深层时归于进展大肠癌。其大体分型可分为 4 型，其中以隆起型和溃疡型多见，胶样型少见。

（1）隆起型：癌体大，质软，又称髓样癌，肿瘤的主体向肠腔内突出，呈结节状、息肉状或菜花样隆起，境界清楚，有蒂或广基，多发于右半结肠和直肠壶腹部，特别是盲肠。

（2）溃疡型：癌体一般较小，早期形成溃疡，溃疡底可深达肌层，穿透肠壁侵入邻近器官和组织，好发于直肠与远段结肠。

（3）浸润型：肿瘤向肠壁各层弥漫浸润，伴纤维组织异常增生，肠壁增厚，形成环形狭窄，易引起肠梗阻，好发于直肠、乙状结肠及降结肠。

（4）胶样型：癌体较大、易溃烂，外观及切面均呈半透明胶冻状，好发于右侧结肠及直肠。

组织病理学类型有腺癌（管状腺癌、乳头状腺癌、黏液腺癌、印戒细胞癌）、未分化癌、腺鳞癌、鳞状细胞癌、小细胞癌和类癌。临床上以管状腺癌最多见，约占 67%，鳞癌少见，见于直肠与肛管周围。大多数大肠癌细胞分化程度较高，因此病程较长，转移较迟，但有部分癌细胞分化程度低，病程进展快。

大肠癌转移途径有，①直接浸润：癌肿浸润浆膜层而累及附近组织或器官，如腹膜、腹膜后组织、肝脏、胆囊、胃、膀胱、子宫及输尿管等。②淋巴转移：大肠癌如侵犯黏膜肌层，就有淋巴转移的危险。可转移至结肠旁淋巴结、肠系膜血管周围淋巴结及肠系膜根部淋巴结。③血行转移：大肠癌发生血行转移的情况相当常见。癌肿侵犯血管（主要是静脉）后，癌栓易通过门静脉转移到肝脏，也可经体循环到肺、脑、肾、肾上腺、骨骼等处。④种植转移：癌肿浸润大肠浆膜层时，脱落癌细胞可种植到直肠膀胱或直肠子宫陷窝，或手术肠吻合口等处。广泛种植时可出现癌性腹腔积液。

【临床表现】

本病男女差别不大，但其中直肠癌男性较多见。我国发病年龄多在 40～60 岁，发病高峰在 50 岁左右，但 30 岁以下的青年大肠癌的患病率亦不少低。大肠癌起病隐匿，早期常仅见粪便隐血阳性，随后出现排便习惯与粪便性状改变、腹痛、腹部肿块、直肠肿块及全身变化等临床表现。

（一）排便习惯与粪便性状改变

排便习惯与粪便性状改变为本病最常出现也是最早出现的症状。多以血便为突出表现，或有痢疾样脓血便伴里急后重。有时表现为顽固性的便秘，大便形状多变细。也可表现为腹泻与糊状大便，或腹泻与便秘交替，粪质无明显黏液脓血，多见于右侧大肠癌。

（二）腹痛

腹痛也是本病的早期症状，多见于右侧大肠癌的患者。表现为右腹钝痛，或同时疼痛可出现于右上腹、中上腹。因病变导致胃结肠反射加强，可出现餐后腹痛。大肠癌并发肠梗阻时腹痛加重或为阵发性绞痛。

（三）腹部肿块

肿块位置取决于癌发生的部位，发现提示已处于中晚期。

（四）直肠肿块

因大肠癌位于直肠者占半数以上，故直肠指检是临床上可行的诊断方法。多数直肠癌患者经指检可以发现直肠肿块，质地坚硬，表面呈结节状，有肠腔狭窄，指检后的指套上有血性黏液。

（五）全身情况

多见于右侧大肠癌，可有贫血、低热的表现。晚期患者有进行性消瘦、恶病质、腹腔积液等。左、右侧大肠癌临床表现有一定差异。一般右侧大肠癌以全身症状、贫血和腹部包块为主要表现；左侧大肠癌则以便血、腹泻、便秘和肠梗阻等症状为主。并发症见于晚期，主要有肠梗阻、肠出血及癌肿腹腔转移引起的相关并发症。左侧大肠癌有时会以急性完全性肠梗阻为首次就诊原因。

【实验室和其他检查】

（一）粪便隐血检查

粪便隐血试验对本病的诊断虽无特异性，但方法简便易行，可作为早期诊断或普查筛检。

（二）结肠镜检查

结肠镜检查对大肠癌具确诊价值。通过结肠镜能直接观察全大肠的肠壁、肠腔的改变，并确定肿瘤的部位、大小，初步判断癌细胞浸润范围，取活检可获确诊。

（三）X 线钡剂灌肠

X 线钡剂灌肠最好采用气钡双重造影，可发现充盈缺损、肠腔狭窄、黏膜皱襞破坏等征象，显示病变部位和范围。对结肠镜检查因肠腔狭窄等原因未能继续进镜者，钡剂灌肠对肠镜未及肠段的检查尤为重要。

（四）其他影像学检查

CT 主要用于了解大肠癌肠外浸润及转移情况，有助于进行临床病理分期，以制定治疗方案，对术后随访亦有价值。近年超声结肠镜应用，可观察大肠癌在肠壁浸润深度及周围淋巴结的转移情况，对术前癌肿分期颇有帮助。

（五）其他检查

血清癌胚抗原（CEA）对本病的诊断不具有特异性，但对大肠癌手术效果的判断与术后复发的监视有价值，可以定量动态观察。

【诊断和鉴别诊断】

诊断上要求做到早期诊断本病。首先应做到对有症状就诊者不漏诊，认识大肠癌的有关症状如排便习惯与粪便性状改变、腹痛、贫血等，提高对结肠癌的警惕性，及早进行 X 线钡剂灌肠或结肠镜检查。由于早期大肠癌并无症状，如何早期发现这类患者则是目前需要关注的重要课题。对 40 岁以上具有下列高危因素者：大肠腺瘤、有家族史如大肠息肉综合征或家族遗传性非息肉大肠癌或一级血缘亲属中有大肠癌者、溃疡性结肠炎等，应进行长期随访，可定期肠镜检查。

鉴别诊断：一般按右侧或左侧大肠癌的临床表现，考虑和各有关疾病进行鉴别。右侧大肠癌应注意与肠结核、肠阿米巴病、阑尾病变、血吸虫病、克罗恩病等相鉴别。左侧大肠癌则须和痔、血吸虫病、功能性便秘、慢性细菌性痢疾、直肠结肠息肉、克罗恩病、溃疡性结肠炎、憩室炎等相鉴别。结肠镜检查可资鉴别。

【西医治疗】

早期发现与早期诊断是大肠癌的治疗关键，早发现、早诊断有根治的机会。

（一）外科治疗

癌肿的早期切除是大肠癌的唯一根治方法。对有广泛癌转移者，如病变肠段已不具备切除条件，则应进行捷径、造瘘等姑息手术。广泛性根治手术包括癌肿、足够的两端肠段及区域淋巴结清扫。由于结肠具有宽长系膜，易将整个相关的系膜淋巴引流系统全部切除，因此其预后一般较直肠癌为好，手术方法和范围的选择取决于癌肿部位。

（二）经结肠镜治疗

内镜下治疗限于黏膜层的早期大肠癌，多见于腺瘤癌变的病例，采用内镜下黏膜切除术（EMR）或黏膜剥离术（ESD）可将癌变腺瘤完整切除；直肠类癌局限病变也可以考虑内镜下治疗；在不能进行手术治疗的晚期病例，可通过内镜放置金属支架预防或者解除肠腔狭窄和梗阻。

结肠腺瘤癌变和黏膜内的早期癌可经结肠镜用高频电凝切除。切除后的息肉可做病理学检验，如癌未累及基底部则可认为治疗完成；如累及根部，需追加手术，彻底切除有癌组织的部分。

直肠癌手术方法根据癌肿部位而定，一般上段直肠癌行直肠前切除术：下段直肠癌进行 Miles 术；中段直肠癌手术方式根据具体情况而决定是否行括约肌保留（保留肛门）手术。对晚期结、直肠癌形成肠梗阻、一般情况差不能手术者，可用激光治疗，作为一种姑息疗法。

（三）化学药物治疗

大肠癌对化学药物一般不太敏感，早期癌根治后一般无须化疗。大肠癌化疗的首选药物为氟尿嘧啶（5-FU），常与其他化疗药联合应用。临床诊断的大肠癌患者中，20%~30%已属晚期，手术已无法根治，必须考虑予以化疗。化疗药物为5Fu/LV、伊立替康、奥沙利铂、卡培他滨；靶向药物包括西妥昔单抗（推荐用于 KRAS 基因野生型患者）和贝伐珠单抗。而行大肠癌根治术患者中仍有50%左右的病例出现复发和转移，对于有高危因素的 I 期和所有期大肠癌患者推荐术后辅助化疗。化疗方案推荐5Fu/LV、卡培他滨、5Fu/LV/奥沙利铂、卡培他滨/奥沙利铂方案，化疗时限为6个月。含伊立替康的方案不适合作为术后辅助治疗方案。T_3~T_4或N_1~N_2距肛缘≤12 cm 的直肠癌，推荐术前新辅助放化疗，如术前未行新辅助放疗，建议行辅助放化疗，其中化疗方案推荐氟尿嘧啶类单药。目前不常规推荐使用术中或术后区域性缓释化疗与腹腔热灌注化疗。

（四）放射治疗

术前放疗可提高直肠癌手术切除率和降低术后复发率；术后放疗仅用于直肠癌手术未达根治或术后局部复发者。但放疗会有发生放射性直肠炎的危险。

（五）手术后的肠镜随访

鉴于术后可发生第二处原发大肠癌，术中可能漏掉同时存在的第二处癌，故主张在术后3~6个月即行首次结肠镜检查。

（六）肝转移的处理

确诊结肠癌时，有15%~25%的患者已有肝转移。在大肠癌切除后的患者随访中另有20%~30%将发生肝转移。如果结肠癌患者除肝脏转移外无其他远处转移，原发灶又能行根治性切除者，则应对肝脏转移灶行积极的治疗。10%~15%肝转移患者适合行肝叶、肝段切除或局部广泛切除（切缘距病灶2 cm）术。原发瘤未处理的同时伴肝转移患者，如果未发生急性梗阻，姑息性切除的适应证相当少，全身化疗是首选的初始治疗模式。

（七）并发症的处理

结直肠癌发生完全性肠梗阻占比例较高，梗阻时，应在胃肠减压，纠正水和电解质紊乱及酸碱失衡后，早期施行手术。右侧结肠癌，可做右半结肠切除一期回肠结肠吻合术，或先做盲肠造口解除梗阻，二期手术行根治性切除。如肿瘤已不能切除，可切断末端回肠，行近切端回肠横结肠端侧吻合，远切端回肠断端造口。左侧结肠癌并发急性肠梗阻时，一般应在梗阻部位的近侧做横结肠造口，在肠道充分准备的条件下，再二期手术行根治性切除。对于肿瘤已不能切除者，则行姑息性结肠造口。

内镜技术得到广泛应用，结肠梗阻尤其左半结肠梗阻的患者，可在灌肠等准备后经内镜行结肠支架放置术或结肠引流，解除梗阻，减少肠壁水肿，在梗阻解除1~2周后再行 I 期肿块切除+肠吻合术。结直肠癌穿孔的手术和围术期的并发症发生率和死亡率均较高，5年生存率低于10%。手术原则基本与结直肠癌性梗阻相同。

【中医辨证分型】

本病的辨证主要应辨别便血、便形及腹痛、腹泻情况，以区别其虚实。其血色鲜红，常伴大便不爽，肛门灼热，此为湿热下注、热伤血络所致。大便形状变细、变扁，常夹有黏液或鲜血，症状进行性加重，这是肿块不断增大堵塞肠道所致。腹痛时作时止，痛无定处，排便排气稍减，为气滞；痛有定处，腹内结块为血瘀；腹痛隐隐，得温可减，为虚寒；痛则虚汗出或隐痛绵绵，为气血两虚。大便干稀不调多为气滞；泻下脓血、腥臭，为湿热瘀毒；久泻久痢，肠鸣而泻，泻后稍安，常为寒湿；泻下稀薄，泻后气短头晕，多为气血两虚。本病病机的中心环节是湿热，并由湿热进一步演化为热毒、瘀毒蕴结于肠中，日久形成结块，故早中期以清热利湿、化瘀解毒为治疗原则，兼顾扶正。病至晚期，正虚邪实，当根据患者所表现的不同证候，以补虚为主兼以解毒散结。应在辨证论治的基础上，结合选用具有一定抗大肠癌作用的中草药。

1. 大肠湿热证

症状：腹痛腹胀，大便滞下，里急后重，大便黏液或便下脓血，或大便难，胸闷，口渴，口苦口干，恶心，纳差，小便短赤。

舌脉：舌质红，舌苔黄腻，脉滑数。

2. 瘀毒内结证

症状：腹部刺痛，或腹胀腹痛，痛有定处，腹部可及包块，便下黏液脓血，血色紫暗，伴有里急后重，舌质暗红或有瘀斑。

舌脉：舌苔黄腻，脉弦数。

3. 脾肾亏虚证

症状：久泻久痢，面色苍白，形体消瘦，倦怠乏力，或腰酸膝软，畏寒肢冷，腹部冷痛，喜温喜按，五更泄泻，舌质淡胖或有齿印。

舌脉：舌苔薄白，脉沉迟或沉细。

4. 气血两虚证

症状：形体瘦削，大肉尽脱，面色苍白，唇甲无华，甚则肢体水肿，气短乏力，卧床不起，腹痛隐隐，大便溏薄，或脱肛下坠，或腹胀便秘，头晕心悸。

舌脉：舌质淡，苔薄白，脉细数。

【辨证论治】

1. 大肠湿热证

症状：腹痛腹胀，大便滞下，里急后重，大便黏液或便下脓血，或大便难，胸闷，口渴，口苦口干，恶心，纳差，小便短赤。

舌脉：舌质红，舌苔黄腻，脉滑数。

治法：清热利湿、解毒散结。

主方：白头翁汤（《伤寒论》）加减。

药物：白头翁、败酱草、白花蛇舌草、半枝莲、红藤清热解毒、凉血止血、清胃肠湿，且消癥散结；苦寒的黄连，泻火解毒清热燥湿，黄柏清下焦湿热；白术、茯苓、猪苓、薏苡仁则健脾利湿、消积散结；秦皮苦涩而寒，清热解毒而兼以收涩。全方合用，清湿热且不伤正，扶正而不助邪，共奏清热利湿、解毒散结之功。

加减：有腹痛、里急后重明显者，加乌药、木香理气止痛；见有下痢赤白者，可加罂粟壳、木棉花收涩止痢；便血不止者，加用仙鹤草、栀子炭、地榆炭凉血止血。

2. 瘀毒内结证

症状：腹部刺痛，或腹胀腹痛，痛有定处，腹部可及包块，便下黏液脓血，血色紫暗，伴有里急后重，舌质暗红或有瘀斑。

舌脉：舌苔黄腻，脉弦数。

治法：行气活血，祛瘀攻积。

主方：膈下逐瘀汤（《医林改错》）加减。

药物：方中用当归、赤芍养血活血行瘀；桃仁、红花、莪术、三棱破血逐瘀，消散癥瘕，乌药、延胡索活血化瘀，理气止痛；同时以败酱草、马齿苋清热利湿，凉血止血，配伍虎杖、半枝莲泻火通便、消肿散结，全方共奏清热解毒、祛瘀攻积之功。

加减：腹痛甚且腹部包块可触及者，可酌加土鳖虫、桃仁以活血消癥；肠道肿物增大合并有肠梗阻者，可酌加用大黄、川朴、枳实、槟榔以通腑泄热，同时，可辅助应用中药灌肠方法以助瘀毒的清泄。

3. 脾肾亏虚证

症状：久泻久痢，面色苍白，形体消瘦，倦怠乏力，或腰酸膝软，畏寒肢冷，腹部冷痛，喜温喜按，五更泄泻，舌质淡胖或有齿印。

舌脉：舌苔薄白，脉沉迟或沉细。

治法：健脾温肾，消癥散积。

主方：四君子汤（《太平惠民和剂局方》）合四神丸（《证治准绳》）加减。

药物：方中党参甘温补中、强壮脾阳，补骨脂温补脾胃；吴茱萸、肉豆蔻温中散寒，温脾肾而止泻；白术、茯苓、生薏苡仁健脾利湿，五味子酸收固涩，炙甘草调和诸药。二方合用，共奏健脾温肾、消癥散积之效。

加减：若久泻不止，可酌加石榴皮、五倍子、罂粟壳益气固脱而止泻；大便赤白，出血较多者，可酌加用地榆、槐花、大黄炭等凉血止血；兼夹湿毒内阻者，可酌加苦参、黄连等清热燥湿。

4. 气血两虚证

症状：形体瘦削，大肉尽脱，面色苍白，唇甲无华，甚则肢体水肿，气短乏力，卧床不起，腹痛隐隐，大便溏薄，或脱肛下坠，或腹胀便秘，头晕心悸。

舌脉：舌质淡，苔薄白，脉细数。

治法：补气养血，健脾固泄。

主方：八珍汤（《正体类要》）加减。

药物：方中党参与熟地黄配伍，益气养血；白术、茯苓健脾渗湿；丹参、当归、白芍养血和营；川芎活血行气，配伍熟地黄、当归、白芍使补而不滞，薏苡仁、灶心土健脾和中，收敛止泻，甘草调和诸药。

加减：兼见热象者，可酌加黄芩、丹皮清热解毒；兼湿热内阻者，可酌加苦参、黄连清热燥湿；兼有瘀血者，可酌加三七活血祛瘀止痛；贫血明显者，可酌加何首乌、鸡血藤以滋阴补血。

【常用中成药】

1. 西黄丸（《外科证治全生集》）：由麝香、牛黄、乳香、没药组成。具有解毒散结、消肿止痛的功效。主治肠癌及一切恶核。每日3次，每次3 g，温开水送服。

2. 安替可胶囊：由当归、干蟾皮组成，具有软坚散结、解毒定痛、养血活血的功效。主治胃癌、肠癌、肝癌、肺癌等。每次2粒口服，每日3次，饭后服用。

3. 华蟾素片、华蟾素注射液：是中华大蟾蜍皮水制剂，具体用法为华蟾素注射液20～40 mL，加入10%葡萄糖液500 mL中静脉滴注，每日1次，连用1个月为1个疗程，休息4周后再开始第2疗程。此外还有华蟾素片剂，每次3～4片，每日3次，连用1个月为1个疗程。具有清热解毒、利水消肿、化积溃坚的功效。

4. 平消胶囊：由郁金、马钱子粉、仙鹤草、五灵脂、白矾、硝石、干漆（制）、枳壳（或炒）组成。具有活血化瘀、止痛散结、清热解毒、扶正祛邪的功效。对肿瘤具有一定的缓解症状、缩小瘤体、抑制肿瘤生长、提高人体免疫力、延长患者生命的作用。临床上广泛用于胃癌、肠癌等消化道肿瘤。每次 4～8 粒口服，每日 3 次。

【中医外治法】

1. 针灸疗法

（1）针刺止痛：取双侧内关、足三里、三阴交等，进针后提插捻转，得气为宜，留针 15 分钟，每日 1 次，15 次为 1 疗程。

（2）针刺升白细胞：主穴：膈俞、血海、足三里、三阴交；配穴：太冲、太溪，行针手法以补法为主。每日或隔日针刺 1 次，6 次为 1 个疗程，一般需要治疗 1～3 个疗程为佳。

（3）针刺止吐：取穴：内关穴、曲池穴、足三里穴，手法为提插捻转，留针 15～30 分钟。针刺必须于放化疗开始前进行，隔日 1 次。

（4）针灸辨证论治：主穴：取天枢、关元、下巨虚、上巨虚、商丘刺灸。湿热加阳陵泉、阴陵泉、三阴交；瘀血加膈俞、血海；脾肾亏虚加肾俞、命门；气血两亏加足三里、血海，可灸。

2. 耳穴治疗：选穴以内分泌、肾、交感、食道、贲门为主，配肾俞、脾俞，每日按摩 3～4 次，每贴 5～7 日。

3. 穴位注射：可将胎盘针、胸腺素或转移因子等药物注射脾俞、胃俞、三焦俞、大肠俞和秩边以扶正祛邪。

4. 中药灌肠：王氏乌梅汤：黄柏 15 g，紫草 15 g，苦参 30 g，虎杖 15 g，藤梨根 30 g，乌梅 10 g。按中药常规煎法，浓煎成 100 mL，每日 1 次，于睡前保留灌肠，用于晚期大肠癌的治疗。

5. 外洗方（《古今民间妙方》）：蛇床子 30 g，苦参 30 g，薄荷 10 g，加入 1000 mL 水，煮沸后加大黄 10 g，煎 2 分钟后取汁，将雄黄 10 g，芒硝 10 g 放入盆中，将药液倒入盆内搅拌，趁热熏肛门处，待水温适宜时则改为坐浴肛门，每晚 1 次，3 个月为 1 个疗程。

【护理概要】

1. 结肠癌的护理：该疾病在前期并不表现出明显发病症状，中后期症状才明显体现出来，早期仍然有一部分患者因为具有家族性多发性结肠息肉病能够提前诊断，同时采取治疗。但在治疗后，患者容易多发并发症，且预后较差，患者恢复状况较差，因此必须采用有效的护理手段进行治疗。常规护理是结肠癌手术长期以来一直沿用的护理方式，该类护理方式的开展主要围绕疾病本身展开护理手段，在病证监测与并发症治疗上具有一定的积极意义。在护理上除了常规护理，还应当制定一系列护理措施，如健康档案建立、健康知识教育、心理护理、饮食护理、引流管护理、病情监测等，全方位地围绕患者各项因素展开护理，充分保证了患者病情恢复稳定，极大降低了并发症发生概率，同时前期的饮食营养护理能够有效提高患者的手术耐受性，降低患者在手术中的痛苦，有效保证手术的开展。针对结肠癌患者应用综合护理，能够有效围绕可能影响患者具体病情、手术效果、手术后恢复的各种因素充分制定护理内容，通过护理工作规范实施，有效提高患者手术耐受性、改善切口愈合情况、缩短住院时间并且降低并发症发生率。

2. 直肠癌的护理：直肠癌常采用手术处理。除常规护理外，应当采用综合护理的方法。首先，直肠癌患者在发病后大多会产生焦虑、烦躁等悲观情绪，护理人员应对患者进行心理疏导，缓解患者的不良情绪。若需要手术，则在手术前向患者讲述手术过程及患者注意事项。其次，若手术，造口开放前使用凡士林或生理盐水对结肠造口外敷，对造口进行观察。再次，造口开放后，护理人员让患者尽量侧卧位，观察并记录患者的肠部活动及排便情况进行。对造口袋的选择时应根据造口的大小准备 3～4 个，应选择无毒且通气效果好、对皮肤无过敏的造口袋。最后，患者应当在造口排气后开始进食，从流质饮食开始，采用少量多餐的方式，饮食应摄取高热量、高蛋白的食物，饮用含有粗纤维的食物，可以有助于患者胃肠蠕动。

直肠癌患病及术后的并发症主要有弥漫性腹膜炎、局部脓肿、肠穿孔及结肠梗阻等。术后造口会出现出血、造口感染、造口狭窄及造口坏死等症状。弥漫性腹膜炎常伴有中毒性休克，病死率极高。因此患者要做好积极的护理措施，加快术后恢复速度，避免并发症的出现。综合性护理在常规护理的基础上加以护理干预，综合性护理在心理护理、造口护理及饮食营养护理等方面加强对患者的干预。在心理护理中加强对患者的心理疏导，缓解患者的负面情绪；对患者术后的造口选择应符合患者的身体要求，加强对造口的观察及护理；在饮食方面手术患者应食用些许流食，有助于患者的消化。在对直肠癌术后患者进行护理干预时，采用综合护理可有效提高患者的护理满意度，降低造口并发症的发生概率。

【预后】

本病预后取决于是否行早期诊断与手术根治术。结肠癌预后较好，经根治手术治疗后，Dukes A、B和 C 期的 5 年生存率分别约达 80%、65% 和 30%。

【预防】

应积极防治大肠癌的前期病变。对结肠腺瘤性息肉，特别是家族性多发性肠息肉病，须及早切除病灶。对病程长的溃疡性结肠炎应注意结肠镜随访。应避免高脂肪饮食，多进食富含纤维的食物，注意保持排便通畅。

（吴国志 张向磊 张迎迎 姜晓晓 孙雪霞）

第五节 胰腺癌

胰腺癌主要指发于胰外分泌腺的恶性肿瘤，临床上主要表现为腹痛、食欲缺乏、消瘦和黄疸等。发病年龄以 45~65 岁最多见，男性多于女性。发病率近年来明显上升，恶性程度高、发展较快、预后较差。早期诊断十分困难，治疗效果也不理想，死亡率很高，统计 5 年生存率仅 2%~10%。

中医没有胰腺癌的病名。但是古代中医对胰腺癌有较深刻的认识，胰腺癌相当于中医的"伏梁""积聚""癥瘕""黄疸"等病。

【病因和发病机制】

临床资料分析表明，发病可能是多种因素长期共同作用的结果，长期大量无节制地吸烟饮酒、喝咖啡者，糖尿病患者，慢性胰腺炎患者发病率较高。胰腺癌的发生也可能与内分泌有关，其根据是男性发病率较绝经期前的女性高，而女性则在绝经期后则发病率上升。长期接触某些化学物质，如联苯胺、F-萘酸胺、烃化物等可能对胰腺有致癌作用。遗传因素与胰腺癌的发病也似乎有一定关系。

胰腺癌的发病原因尚未完全阐明，一般认为是由于基因和环境多种因素共同作用的结果。

（一）吸烟因素

吸烟是目前唯一公认的胰腺癌的危险因素，19% 的胰腺癌发生可归因于吸烟，目前吸烟者较非吸烟者胰腺癌死亡危险增加 1.2~3.1 倍，研究显示吸烟与胰腺癌原癌基因 *K-RAS* 突变有关。

（二）饮食因素

目前认为大约有 35% 的胰腺癌可归因于饮食因素，高热量摄入、高饱和脂肪酸、高胆固醇食品、富含亚硝胺的食品与胰腺癌发病率的增加有关，而膳食纤维、水果、蔬菜等对胰腺癌的发生起保护作用。

（三）职业暴露

多数学者认为长期接触某些化学物质可能对胰腺有致癌作用，有报道接触联苯胺、甲基胆蒽、N-亚硝基甲胺、乙酰氨基芴、烃化物等化学制剂者，胰腺癌的发病率明显增加。

（四）糖尿病

60%~81%的胰腺癌患者合并有糖尿病。16%的患者在确诊为胰腺癌前2年已诊断为糖尿病，因此糖尿病是胰腺癌的高危因素之一。也有认为年龄＞50岁初发糖尿病患者但无糖尿病家族史者罹患胰腺癌的危险性更高。

（五）遗传因素

1. 遗传综合征与胰腺癌易感性：目前已报道遗传综合征，如家族性胰腺癌、遗传性非结节性结肠癌、林岛综合征、家族性腺瘤样息肉病、遗传性胰腺炎等与胰腺癌的发生风险增加有关，但只占胰腺癌病例发生中的极少部分。

2. 基因多态性与胰腺癌易感性，①外源性致癌物代谢相关基因多态性：致癌物最终能否引起DNA损伤，在很大程度上取决于代谢酶Ⅰ相、Ⅱ相酶的活性及彼此的平衡关系；②叶酸代谢基因多态性：编码MTH2FR C677T及TS串联重复多态与胰腺癌发生风险之间存在显著关联，提示叶酸代谢酶基因的变异可能是决定胰腺癌遗传易感性的重要因素。

【中医病因病机】

1. 病因：中国古代医家曾对胰腺癌相关病证的病因病机论述非常丰富，归纳起来为3个方面。外因包括风、寒、热、湿、燥等；内因如七情内伤、饮食不调等；体质因素主要指年老体虚、脾肾亏虚等。现代医学对胰腺癌有了更加深刻的认识。

现代中医学认为，胰腺癌的病因可以从内、外2个方面来了解。内因包括情志失调，肝气郁结，导致气机不畅；或寒温不调，饮食不节等损伤脾胃，导致脾虚生湿，湿郁而化热，湿热蕴结。外因是"湿、热"毒邪直接侵入人体。内、外因所致湿、热毒邪互结，久之积而成瘤。

2. 病位：本病病位在胰。多与肝脾相关。

3. 病机：胰腺癌的发病及临床表现符合湿热毒邪的致病特点。热为火之渐，火为热之甚，火热邪气，多表现亢盛炎上，以发病急骤、变化迅速为特点。毒性猛烈。内生热毒之邪，致病多具有发病急骤、病情危重、变证多样等特点。比较符合我们临床上所见到胰腺癌的进展迅速，发病后生存期短的特征。湿性为阴邪，易袭阴位、黏滞、重浊、易阻滞气机。湿邪蕴热，黏滞难祛，如薛生白所云"热得湿而愈炽，湿得热而愈横"，进一步造成病情危重错综复杂的局面。而热毒煎灼津液，炼液成痰，阻滞气机，造成瘀血，损伤脏腑，形成邪留不去、正气内耗、顽固不化的局面。最终导致病情迁延日久，甚至缠绵难愈。胰腺癌患者病情常常反复多变，手术切除后的复发、转移率较高，且晚期患者的病情表现复杂多变，均是湿热毒邪致病。中医所认识的胰腺癌，均与"湿、热、毒"邪密切相关，是胰腺癌发生发展的关键环节，"湿热毒聚"是胰腺病机的高度概括。《素问·通评虚实论》云："邪气盛则实，精气夺则虚。"胰腺癌虽为湿热毒邪为患，但在正邪双方的激烈交争下，会表现出实中夹虚、虚中夹实的症状，特别在晚期患者中尤其多见。胰腺癌后期多表现为湿热化燥，邪入营血，如发热、气短乏力、口渴、汗多、口齿干燥等。

【病理】

胰腺癌可发生于胰腺任何部位，胰头癌发病率约占60%，胰体尾癌发病率约占20%，弥漫性的约占10%，还有少数部位不明。

胰腺癌90%以上起源于腺管上皮细胞，称为导管细胞癌，为白色多纤维易产生粘连的硬癌；少数质地较软，易出血坏死，起源于胰腺腺泡细胞的腺泡细胞腺癌，又称髓样癌。其他如黏液性囊腺癌、胰岛细胞癌等甚少见。

胰腺癌因胰腺血管、淋巴管丰富，腺泡又无包膜，易发生早期转移，进展较快，转移的方式有直接蔓延、血行转移、淋巴转移和沿神经鞘转移4种。因早期症状不明显，确诊时大多已有转移。胰体尾癌较胰头癌转移更广泛。癌可直接蔓延至胆总管末端、胃、十二指肠、左肾、脾及邻近大血管；血循环转移至肝、肺、骨、脑和肾上腺等器官；经淋巴管转移至邻近器官、肠系膜及主动脉周围等处的淋巴结；也常沿神经鞘浸润或压迫腹腔神经丛，引起顽固剧烈的腹痛和腰背痛。

【临床表现】

要根据癌的部位、胰管或胆管梗阻情况、胰腺破坏程度及并发转移等情况综合判断。起病隐匿，早期无特殊表现，可诉消化道症状如上腹不适、食欲缺乏、乏力等，数月后出现明显症状时，病程多已进入晚期。整个病程短、病情发展快、迅速恶化。

（一）症状

1. 腹痛：多数患者首发症状为腹痛，早期腹痛较轻或部位不固定，以后症状逐渐加重且腹痛部位相对固定。典型的胰腺癌腹痛为：①位置处于中上腹深处，胰头癌略偏右，体尾癌则偏左；②常为持续性进行性加剧的钝痛或钻痛，也可出现阵发性绞痛，餐后疼痛加剧，用解痉止痛药难以奏效，常需用麻醉药，甚至日久成瘾；③夜间和（或）仰卧与脊柱伸展时加剧，俯卧、蹲位、弯腰坐位或蜷膝侧卧位可使腹痛减轻；④腹痛剧烈者常有持续腰背部剧痛。

2. 体重减轻：90%的患者有迅速而明显的体重减轻，其中部分患者可不伴腹痛和黄疸。晚期常呈恶病质状态。消瘦原因包括癌的消耗、食欲缺乏、焦虑、失眠、消化和吸收功能障碍等。

3. 黄疸：是胰头部癌变的突出症状，病程进展中约90%的患者出现黄疸，但以黄疸为首发症状者不多。黄疸可与腹痛同时或在疼痛发生后不久出现。大多数病例因胰头癌压迫或浸润胆总管引起黄疸，少数为胰体尾癌转移至肝内或肝/胆总管淋巴结所致。黄疸的特征为肝外阻塞胆汁淤积性黄疸，持续进行性加深，伴皮肤瘙痒，尿色如浓茶，粪便呈陶土色。

4. 其他症状：胰腺癌有不同程度的各种消化道症状，最常见的是食欲缺乏和消化不良，因胆总管下端和胰腺导管被肿瘤阻塞，胆汁和胰液不能进入十二指肠所致。患者常有恶心、呕吐与腹胀的表现。因胰腺外分泌功能不全，可导致出现脂肪泻，多为癌症晚期表现。少数胰腺癌患者可因病变侵及胃、十二指肠壁而发生上消化道出血。多数患者有持续或间歇性低热。有精神忧郁、焦虑、个性改变等精神症状，可能与腹痛、失眠有关。常会出现胰源性糖尿病或原有糖尿病加重。

（二）体征

早期一般无明显体征，随着病情进展可出现消瘦、上腹压痛和黄疸等症状。当出现黄疸时，常因胆汁淤积而有肝大，触之质硬、表面光滑。可扪及囊状、无压痛、表面光滑并可推移的肿大胆囊，称Courvoisier征，是诊断胰腺癌的重要体征。胰腺肿块多见于上腹部，呈结节状或硬块，肿块可以是肿瘤本身，也可是腹腔内转移的淋巴结。胰腺癌的肿块一般较深，不活动，而转移至肠系膜或大网膜的癌块则有一定活动性。部分胰体尾癌压迫脾动脉或主动脉时，可在左上腹或脐周听到血管杂音。晚期患者可有腹腔积液，多为腹膜转移所致。少数患者可有锁骨上淋巴结肿大，或直肠指检触及盆腔转移癌。

【实验室和其他检查】

（一）血液、尿、粪检查

黄疸时血清胆红素升高，以结合胆红素为主。ALP、GGT、LDH、亮氨酸氨基肽酶等亦可逐步增高。胰管梗阻或并发胰腺炎时，血清淀粉酶及脂肪酶可升高。葡萄糖耐量不正常的患者或有高血糖和糖尿病。重度黄疸时尿胆红素阳性，尿胆原阴性，粪便可呈灰白色，粪胆原减少或消失。有吸收不良时粪便中可见脂肪滴。

（二）肿瘤标志物检测

1. 目前国内外认为糖抗原（CA199）联合检测可提高对于胰腺癌诊断的特异性与准确性。但临床上发现 CA199 异常升高还需要进一步行影像学检查来明确诊断。CA199、CA242、CA50、CA125 联合检测肿瘤标志物，再结合影像学检查，可增加敏感性和特异性，提高早期胰腺癌的发现率。CA199 是最有诊断价值且应用最广泛的肿瘤相关抗原。有国外研究表明 CA199 的水平与癌肿的大小呈正相关，并与癌肿分期有相关性。肿瘤切除后 CA199 明显下降至正常的预后较好。但是在肝、胆、胰良性疾病如肝硬化腹腔积液、胆汁淤积、胰腺炎患者中，CA199、CA50、CA125 水平也可升高，而 CA242 水平却很低或仅轻度升高。另有研究报告血清 CA242 对胰腺癌的敏感性为 68%～85.7%，特异性为 87% 和 92.2%。以上结果提示在众多肿瘤标志物中，CA242 是诊断胰腺癌的一种较特异的指标。

2. 黏液素（MUC）：MUC1 和 MUC4 是与胰腺癌关系最密切的两种黏液素。MUC1 在胰腺癌中表达提示侵袭性生物学行为，是重要的预后指标。MUC4 是胰腺癌细胞特异性表达的，故可作为鉴别胰腺癌和慢性胰腺炎的诊断标志物。

3. CA494：血清临界值为 40 kU/L，其诊断胰腺癌的敏感性为 90%，特异性 94%，优于 CA199，有助于区别胰腺癌和慢性胰腺炎。

4. CAM17.1：一种 IgM 抗体，对胰液中的黏蛋白有很高的特异性，在胰腺癌组织中过度表达。其诊断胰腺癌的敏感性为 86%，特异性为 91%，是一种较有希望的肿瘤标志物。

（三）影像学检查

1. B超：为胰腺癌的首选筛查方法。对晚期胰腺癌的阳性诊断率可达 90%，可显示 >2 cm 的胰腺肿瘤。可显示胰腺局限性增大，病变边缘呈火焰状，回声不整齐，回声光点减弱、增加或不均匀，声影衰减明显，胆囊肿大，侵及周围大血管时表现血管边缘粗糙及被肿瘤压迫，胰管不规则狭窄、扩张或中断等现象。

2. X线钡餐造影：可间接反映癌的位置、大小及胃肠受压情况，胰头癌可见十二指肠曲扩大或十二指肠降段内侧呈反"3"形等征象。

3. CT：可有胰腺形态变异、局限性肿大、胰周脂肪消失、胰管扩张或狭窄、大血管受压、淋巴结或肝转移等表现，对于大于 2 cm 的肿瘤，CT 诊断准确率可达到 80% 以上。

4. 磁共振胰胆管成像（MRCP）：是无创性且无须造影剂即可显示胰胆系统的检查手段，显示主胰管与胆总管病变的效果基本与 ERCP 相同。但缺点是无法了解壶腹等病变，亦不能放置胆道内支架引流减轻黄疸为手术做准备。

5. 经十二指肠镜逆行胰胆管造影（ERCP）：能够直接观察十二指肠和壶腹有无癌肿浸润情况，诊断的正确率可达90%。并可以直接收集胰液做细胞学检查及壶腹部活检做病理检查，可提高诊断率。少数病例在 ERCP 检查后可发生注射性急性胰腺炎和胰胆管感染，要提前注意预防。

6. 经皮穿刺肝胆道成像（PTC）：对于 ERCP 插管失败或胆总管下段梗阻不能插管时，可以通过 PTC 显示胆管系统。PTC 还可用于术前插管引流，减轻黄疸。

7. 选择性动脉造影：经腹腔动脉可行肠系膜上动脉、肝动脉、脾动脉选择性动脉造影，其可显示胰腺肿块和血管推压移位征象，对显示胰体尾癌可能比 B 超和 CT 更有效，有助于判断病变范围和手术切除的可能性，对于小胰癌（<2 cm）诊断准确性可达88%。

8. 超声内镜检查：行超声胃镜可见胃后壁外有局限性低回声区，凹凸不规整的边缘，内部回声不均匀，结合腹腔镜在网膜腔内直接观察胰腺或胰腺的间接征象，行穿刺活检，胰腺癌检出率将近100%。

（四）组织病理学和细胞学检查

在 B 超、CT 等定位和引导下，或在剖腹探查中用细针穿刺行多处细胞学或活体组织检查，确诊率高。

（五）胰腺癌基因标志物

联合检测 *K-RAS* 基因、*53* 基因、*P16* 抑癌基因及端粒酶活性可能有助于胰腺癌的早期诊断。

【诊断和鉴别诊断】

因无明显早期症状，本病的早期诊断较困难，进展到一定程度时，部分患者才可出现明显的食欲减退、上腹痛、进行性消瘦和黄疸，上腹扪及肿块；当影像学检查出现胰腺有占位时，虽可确诊胰腺癌，但疾病已经处于晚期，预后大多不良。因此，对于 40 岁以上的患者，如果短期内出现下列临床表现应予以重视：①不能解释的进行性消瘦；②食欲缺乏，食量下降，持续性上腹不适，进餐后加重；③不能解释的突发糖尿病或糖尿病突然加重；④多发性深静脉血栓或游走性静脉炎；⑤有胰腺癌家族史、大量吸烟、慢性胰腺炎者应密切随访检查。

本病应与慢性胰腺炎、壶腹癌、胆总管癌等相鉴别。

1. 慢性胰腺炎：以缓起的上腹部胀满不适、消化不良、腹泻、食欲缺乏、消瘦等为主要临床表现的慢性胰腺炎须与胰腺癌相鉴别。慢性胰腺炎常呈慢性病程，有反复的急性发作史，腹泻（或脂肪泻）较著，而黄疸少见。如影像学检查发现胰腺部位的钙化点，则有助于慢性胰腺炎的诊断。有时鉴别仍较困难，即使在手术中慢性胰腺炎的胰腺亦可坚硬如石，或呈结节样改变。若剖腹探查鉴别仍有困难，需行深部细针穿刺或胰腺活组织检查加以鉴别。

2. 壶腹癌和胆总管癌：胆总管、肝胰壶腹和胰头三者的解剖位置邻近，三者发生肿瘤的临床表现十分相似，但在外科手术疗效和预后方面，胆总管和壶腹癌比胰头癌好，故鉴别诊断（表 11-2）十分必要。

表 11-2　几种梗阻性黄疸疾病的鉴别

	胰头癌	胆总管结石	壶腹癌	胆总管癌
发病	不太少见	常见	少见	少见
年龄	老年、成年为主	中壮年较多	老年	老年
病程	短、数月	长、可数年	较短	较短
上腹饱胀、隐痛不适等症状	有	有，可反复出现	仅在短期内有	仅在短期内有

续表

	胰头癌	胆总管结石	壶腹癌	胆总管癌
明显腹痛、绞痛	后期多见，可见绞痛，无反复发作	多伴有绞痛，常反复发作	可见绞痛，也可无或极少，有反复发作	可见绞痛，也可无或极少，有反复发作
梗阻性黄疸	黄疸进行性加重，可有波动，罕有完全消退	发作时迅速加深，间歇期可完全下降或完全消退	黄疸深，持续进行性加重，少有波动，更重，少有退尽	黄疸深，持续进行性加重，少有波动，更重，少有波动，更少退尽
胆囊肿大	常肿大	常不肿大	常肿大	常肿大
腹块	后期多有	无	可见	少见
低张十二指肠造影	十二指肠降段内侧无异常发现有压迹，双重边缘	无异常发现	十二指肠降段内侧黏膜改变，反"3"征，双重边缘或占位性病变阴影	无异常发现
ERCP	胰管中断，梗阻断端远侧突然变细呈鼠尾样，双管征	胆总管内有结石阴影	插管不易成功	可见胆总管梗阻和腔内充盈缺损
实时超声检查	胰腺不规则肿大，光点减弱，回声不规则	可见光点增强的结石阴影或光团	肿瘤回声区突向胆总管内，常呈杯状凹陷或呈弧状凸起	病变部呈低回声，边缘不规则，胆囊一般增大，肝内胆管可扩张
上消化道出血	少见	无	多见	多见
转移	早	无	较晚	较晚
手术根治	常无法根治	有效	可能根治	可能根治
预后	甚差	好	较差	较差

【西医治疗】

胰腺癌的治疗仍为尽早发现，争取行手术根治。对不能手术者可行姑息性短路手术、化学疗法、放射治疗。

（一）外科治疗

应争取早期切除癌，但因早期诊断困难，手术切除也有一定难度，手术死亡率较高，5 年生存率亦较低。

（二）化学治疗

胰腺癌对化疗不敏感。单一药物治疗胰腺癌有效率 >10% 者有 5-Fu、丝裂霉素、表柔比星、吉西他滨、紫杉醇、多西他赛、卡培他滨等。有报道经动脉局部灌注化疗疗效优于全身静脉化疗，其不仅能提高药物在肿瘤组织中的浓度，又能减少化疗药物的不良反应。

（三）放疗及放疗加化疗

胰腺癌对放射不太敏感，但放疗可使 30%～50% 患者腹痛和背痛得到缓解，并在一定程度上抑制肿瘤的发展。某些化疗药物如 5-Fu 及其衍生物、盐酸吉西他滨等有放射增敏作用，而放疗由于改变了血胰屏障，增加了胰腺对化疗药物的通透性，因而又能增加化疗效果。随着放疗技术不断改进，胰腺癌的放疗效果有所提高，常可使症状明显改善，存活期延长。可选择进行术中、术后放疗，佐以化疗。对无手术条件的患者可行高剂量局部照射及放射性核素局部植入照射等。术前放疗可使切除困难的肿瘤局限化，以提高胰腺癌的切除成功率。联合放疗和化疗，可延长存活期。

（四）介入治疗

随着内镜和微创外科的发展，介入治疗在胰腺癌，尤其是无法行外科手术的晚期胰腺癌及其并发症的治疗中发挥越来越大的作用。

1. 解除梗阻性黄疸：内镜下胰胆管支架术（ERPD、ERBD）、内镜下鼻胆管引流术（endoscopic naso-biliary drainage，ENBD）、对于 ERCP 插管失败的病例可行超声内镜引导下胰胆管造影（endosonography-guided cholangiography，EGCP）及引流术或经皮肝穿刺胆道引流术（percutaneous transhepatic cholangial drainage，PTCD）联合 ERCP 引流术。为减少支架堵塞，各种新材料塑料支架、覆膜金属支架和放射性金属支架均有报道。

2. 解除消化道梗阻：常用十二指肠支架置入术。采用自膨式金属支架用于解除恶性十二指肠梗阻，无须对狭窄部位先行扩张术，为晚期胰腺癌患者提供了行之有效的姑息治疗。

3. 晚期胰腺癌镇痛：在超声内镜引导下，向腹腔动脉干根部两侧腹腔神经节注射化学药物从而起到阻滞神经或使神经坏死，以缓解各种原因所致腹痛，称为超声内镜引导下腹腔神经丛阻滞术或毁损术，尤其适用于晚期胰腺癌患者。常用的药物有无水乙醇和（或）丁哌卡因（或利多卡因），酌情加用糖皮质激素。

4. 瘤内注射治疗：指在 B 超、CT 或 EUS 引导下将各种抗肿瘤药直接注射到瘤体内，通过化学、物理或生物效应杀灭肿瘤细胞，创伤小、全身不良反应轻。

5. 动脉插管化疗（transcatheter arterial chemotherapy，TAC）：区域性的动脉灌注化疗能使药物在靶器官区域达到高浓度分布，提高抗肿瘤效果而减少全身化疗的不良反应，还可能减少肿瘤耐药性。

6. 腔内近程放疗（intraluminal brachytherapy，ILBT）：将放射源置于空腔脏器腔内，在局部对肿瘤释放高剂量的射线而不累及周围器官，是一种安全可行的方法。常采用 ^{192}Ir 作为放射源，可缓解胆胰管恶性狭窄引起的黄疸和梗阻性疼痛，但能否延长存活期尚需进一步研究。

（五）支持治疗

支持治疗对晚期胰腺癌及术后患者均十分重要，可选用静脉高能营养和氨基酸液输注以改善营养状况；给予多种维生素及胰酶片等口服。中链脂肪酸的应用可减轻脂肪泻。

【中医辨证分型】

本病的发病机理是肝气受阻，脾失运化产生的湿、热、毒交结成癌。本病分为两个大类，虚证和实证。实证是热毒蕴结证和肝胆湿热证。虚证是脾虚湿阻证和肝阴亏损证。

1. 热毒蕴结证

症状：心下痞硬，或心下满痛，上腹部胀满或积块，质硬痛剧，胸胁苦清，烦闷，身热不退，恶心呕吐，小便黄赤，大便秘结。

舌脉：舌质红，苔黄腻或干，脉弦数且有力。

2. 肝胆湿热证

症状：面目身黄，小便黄赤，恶心呕吐，上腹部胀满不适或胀痛，食欲缺乏，神疲乏力，胁肋疼痛，口苦口臭，便溏气臭，心中懊恼，发热缠绵，口渴而不喜饮。

舌脉：舌红苔黄腻，脉滑数。

3. 脾虚湿阻证

症状：上腹部不适或按之痛减，面浮色白，胸闷气短，纳食减少，或大便清薄，肢体乏力，甚至面浮足肿，或头眩心悸。

舌脉：舌淡苔薄或白腻，脉濡细或沉滑。

4. 肝阴亏损证

症状：上腹痞满或触及肿物疼痛，烦热口干，低热盗汗，胸胁不舒或疼痛，消瘦纳呆，或鼻衄齿衄，便结溺黄。

舌脉：舌红少苔或光剥有裂纹，脉细弦数或细涩。

【辨证论治】

1. 热毒蕴结证

症状：心下痞硬，或心下满痛，上腹部胀满或积块，质硬痛剧，胸胁苦清，烦闷，身热不退，恶心呕吐，小便黄赤，大便秘结。

舌脉：舌质红，苔黄腻或干，脉弦数且有力。

治法：和解少阳，内泄热结。

主方：大柴胡汤（《伤寒论》）加味。

药物：柴胡配伍黄芩、黄连及栀子，连翘以清腑热，枳实、厚朴、生大黄（后下）、芒硝（冲）配伍以通腑泄热，半夏燥湿和胃降逆止呕；白芍柔肝缓急止痛。姜枣调药。

加减：加入蛇六谷和川厚朴以增加燥湿之功；加入白花蛇舌草清热解毒；如热盛烦躁，日久不大便，口干渴，欲饮水，面红，脉洪实者，加芒硝；如心下实痛，难于转侧，大便实者，加瓜蒌、青皮；如呕吐不止者，加姜竹茹、芦根等。如有瘀血证，可酌加桃仁、红花活血化瘀散结通腑。

2. 肝胆湿热证

症状：面目身黄，小便黄赤，恶心呕吐，上腹部胀满不适或胀痛，食欲缺乏，神疲乏力，胁肋疼痛，口苦口臭，便溏气臭，心中懊恼，发热缠绵，口渴而不喜饮。

舌脉：舌红苔黄腻，脉滑数。

治法：清肝利胆，祛湿降浊。

主方：茵陈蒿汤（《伤寒论》）加味。

药物：茵陈蒿汤方中重用茵陈，其性苦泄下降，善能清热利湿，为治黄疸要药。以栀子清热降火为伍，通利三焦，助茵陈引湿热从小便而去。以大黄泻热逐瘀，通利大便，导瘀热从大便而下。

加减：加入黄芩、半枝莲、蒲公英、败酱草以增加清热解毒之功；加入柴胡、枳壳、川厚朴以理气燥湿。如身热不退，可加金银花、白花蛇舌草、连翘等清热解毒；黄疸较深者，可加金钱草等清热利胆；呕恶者，加陈皮、竹茹以降逆止呕；若腹胀甚，加大腹皮以行气除胀；小便黄赤者加滑石、车前子等；苔白腻而厚重者，去大黄、栀子，加猪苓、茯苓、泽泻、白蔻仁、砂仁等甘淡渗湿，使湿从小便而去。

3. 脾虚湿阻证

症状：上腹部不适或按之痛减，面浮色白，胸闷气短，纳食减少，或大便清薄，肢体乏力，甚至面浮足肿，或头眩心悸。

舌脉：舌淡苔薄或白腻，脉濡细或沉滑。

治法：健脾和中，燥湿消肿。

主方：陈夏六君汤（《太平惠民和剂局方》）加减。

药物：方中党参补气健脾。白术苦温，能健脾燥湿。茯苓甘淡，能健脾祛湿，茯苓和白术配伍可使健脾祛湿的功效更加显著。而甘草能够益气和中，调和诸药的药性。

加减：加入八月札疏肝理气、活血止痛；加入虎杖利湿退黄；加入蛇六谷和川厚朴以增加燥湿之功；加入山楂以行气散浊，加入白芍以柔肝止痛。伴胸脘痞闷者，可加枳壳；纳呆食滞者，加山药、神曲、麦芽等；痰吐不利者，加全加入瓜蒌、竹沥等。

4. 肝阴亏损证

症状：上腹痞满或触及肿物疼痛，烦热口干，低热盗汗，胸胁不舒或疼痛，消瘦纳呆，或鼻衄齿衄，便结溺黄。

舌脉：舌红少苔或光剥有裂纹，脉细弦数或细涩。

治法：养阴涵木，消瘀散结。

主方：一贯煎（《柳州医话》）合二至丸（《医方集解》）加减。

药物：一贯煎重用生地黄滋阴养血、补益肝肾，内寓滋水涵木之意。当归、枸杞子养血滋阴柔肝；北沙参、麦冬滋养肺胃，养阴生津，意在佐金平木，扶土制木。佐以少量川楝子，疏肝泄热，理气止痛，复其条达之性。该药性虽苦寒，但与大量甘寒滋阴养血药相配伍，则无苦燥伤阴之弊。诸药合用，使肝体得养，肝气得舒，则诸症可解。如阴虚有热，可加二至丸，方中旱莲草配伍女贞子滋阴清虚热。

加减：有明显气滞血瘀者，可酌加土鳖虫、桃仁、生山楂之品；伴腹部肿块坚实者，可加三棱、莪术；大便秘结严重者，可加大黄、芒硝；兼血虚者，加白芍、何首乌；有热毒者，可酌加白花蛇舌草以清热解毒；阴虚疼痛缠绵者，可酌加白芍以柔肝止痛。

【常用中成药】

1. 华蟾素：为中华大蟾蜍或黑眶蟾蜍的皮肤腺分泌物干燥制剂，有口服液、片剂、注射液等剂型。具有解毒、消肿、止痛作用。用于各种中晚期肿瘤。每次 1 支，每日 3 次。注射液每日 10 ~ 20 mL，5% 葡萄糖 500 mL 稀释后静脉滴注。

2. 慈丹胶囊：由莪术、山慈菇、鸦胆子、马钱子粉、蜂房等组成。具有化积聚、消肿散结、益气养血的功效。主治胰腺癌、胆囊癌、肝癌等恶性肿瘤，同时控制肿瘤引起的并发症。口服，每次 5 粒，每日 4 次。孕妇禁用。

3. 金龙胶囊：由鲜壁虎、鲜金钱白花蛇、鲜蕲蛇等组成。实验表明可明显增强机体及荷瘤动物的免疫功能，对肝癌等癌瘤均有明显抑制癌细胞生长作用。具有破瘀散结、解郁通络的功效。用于胰腺癌、肝癌血瘤郁结证，症见右胁下积块，胸胁疼痛，神疲乏力，腹胀，纳差等。口服，每次 4 粒，每日 3 次。孕妇禁用。

4. 茵栀黄注射液：由茵陈提取物、栀子提取物、黄芩苷、金银花提取物组成。具有清热、解毒、利湿功效，有退黄疸和降低谷丙转氨酶的作用。用于胰腺癌伴黄疸或肝功能异常者。每次 10 ~ 20 mL，用 10% 葡萄糖注射液 250 mL 或 500 mL 稀释后静脉滴注，症状缓解后可改用肌内注射，每日 2 ~ 4 mL。

【中医外治法】

1. 穴位贴敷疗法，方名：疼痛散。组成：南星 50 g，川乌 50 g，白芷 50 g，金银花 200 g，小茴香 200 g。制备方法：按照散剂制作工艺，将药物烘干、粉碎、过 100 目筛，再用香油及蜂蜜和水按比例调和，置于 2 ~ 7 ℃低温中保存、备用。治疗时，将膏剂置于医用无纺布胶贴中心处，形成直径约 2 cm 的药饼，在药饼下层添加1层菲薄的棉质纸巾，使药物效力充分渗透，并尽量缓解药物对局部皮肤的刺激。在胰腺癌西医治疗基础上，将疼痛散外敷于神阙、足三里、涌泉、阿是穴。每日一次，每次持续6小时左右，持续使用7天。

2. 针灸疗法：在西医常规治疗前提下，可取阳陵泉、足三里、胆囊穴、中脘、丘墟、太冲、胆俞为主穴。腹痛较甚者，选用足三里、中脘等穴位，痛剧加合谷；黄疸较重者，可选胆囊穴、胆俞、阳陵泉；高热加曲池；恶心呕吐加内关等。

3. 耳针疗法：在西医常规治疗前提下，耳穴取穴以交感、神门、肝、胆为主穴，或取皮质下、内分泌、肾上腺等穴。

【护理概要】

胰腺癌是起源于胰腺导管上皮及腺泡细胞的恶性肿瘤，起病隐匿，发展迅速。预后最差的恶性肿瘤，被称为"癌中之王"。临床上早期症状不明显，多数患者一旦确诊大部分为中晚期。目前需要手术治疗改善预后，术后出现并发症，远期生存率不高。

胰腺癌本身病情复杂，预后差，患者术后会存在诸多问题，部分患者对疾病认知不足会出现错误行为，不利于疾病的恢复。患者存在问题比较复杂，凭以往的护理临床经验，无法获得最佳治疗效果。因此胰腺癌术后患者的护理干预是十分重要的，多学科护理模式是多科室、不同护理领域为患者提供专业化、个体化的临床护理模式，该模式是提高护理质量的有效方法。研究表明：通过多科室护理互相协作发挥了各科室的专业优势，为患者提供个体化、专业化的优质护理，可促进胰腺癌患者术后胃肠功能的恢复，降低并发症的发生率，缩短住院时间。

【预后】

本病预后相对较差。胰腺癌死亡率很高，其5年生存率低于5%，总中位生存期不到20个月，出现转移后的中位生存期则<6个月由于临床确诊者大多属于肿瘤的中、晚期，手术切除率只有10%~20%，术后5年生存率为5%~20%，术后平均生存17.6个月。

（吴国志　张向磊　张迎迎　焦　泽　王　帅）

第六节　胆道系统恶性肿瘤

胆道系统肿瘤包括胆管（左、右肝管至胆总管下段的肝外胆管）和胆囊部位的肿瘤，原发性胆管癌较少见，发病年龄多为50~70岁，但也可见于年轻人，男女之比为1.5~3.0。因多数胆管系统肿瘤在早期症状较为隐蔽，临床表现缺乏特异性，故早期诊断相对困难，易漏诊，待确诊时已多属晚期。传统中医学中并未明确提出"胆管系统肿瘤"的概念，但根据相关描述，本病可属于中医学"胁痛""积聚""黄疸"等范畴。

【病因和发病机制】

大多数肿瘤病变起源于胰腺头部，而胆总管穿行其中，其次是起源于胆总管和胰腺管连接部位胆管本身，胆囊或肝内胆管。相当少见的情况下，胆管由身体其他部位转移癌压迫导致梗阻，或者被因淋巴肉瘤而肿大的淋巴结压迫引起，胆管的良性肿瘤也可引起梗阻。

1. 慢性胆囊炎、胆石症的长期刺激：胆囊癌患者伴胆石症者占50%~75%，胆石症患者中患胆囊癌者占1.5%~6.3%。胆结石者患胆囊癌的危险性是无结石者的6~15倍，结石直径>3cm者发展为胆囊癌的概率是结石直径 <1 cm 者的 10 倍。推测结石的机械性刺激和胆囊慢性炎症使黏膜上皮在反复损伤修复过程中出现上皮腺体异型增生，进而癌变。

2. 胆囊腺瘤癌变：遵循腺瘤—异型增生—原位癌浸润癌的发展过程。

3. 特殊类型胆囊病变：如胆囊腺肌增生、胆囊壁钙化（瓷胆囊）。

4. 其他：如淤积胆汁中的致癌因子、胆酸代谢失常、遗传因素、性激素、X 线照射等。

【中医病因病机】

1. 病因：湿热外侵、情志不调、饮食内伤、正气亏虚皆可导致本病的发生。

2. 病位：本病病位在胆，与肝、脾、肾三脏关系密切。

3. 病机：中医学认为，肝与胆相表里，胆附于肝，二者经络相连，胆汁来源于肝，受肝之余气而成，注于小肠，胆汁是消化饮食不可缺少的物质，故而本病的成因与肝胆疏泄功能的失常密切相关。内、外致病因素均可使肝胆疏泄失职，胆汁的分泌和排泄发生障碍。外因可由感受外邪，湿热内客于胆，胆液排泄障碍，热毒内聚，蕴于胆腑，最终成瘤；内因可由忧怒太过，内伤肝胆，肝郁气滞，胆失和降，气血瘀滞，日久不散，结聚成癌；或因过食辛辣，偏嗜肥甘厚味之品，蕴酿痰湿，湿郁化热，湿遏热郁，蕴结成毒，热毒内逼于胆，积聚而成为本病。

【病理】

胆囊癌大体形态观察所见可分 4 型。①浸润型：最多见，占 60%～70%；②乳头状：约占 20%；③胶质型：约占 8%，肿瘤细胞呈胶冻样，胆囊壁常有广泛浸润；④混合型：较少见。病理组织类型以腺癌为主，占 80%～90%；鳞癌及鳞腺癌占 5%～10%；小细胞癌约 10%，又称未分化癌，恶性程度最高。各组织类型中未分化癌及黏液腺癌恶性最高，较快发生转移。乳头状腺癌恶性度最低，较少发生转移，预后好。

胆囊癌的分期是基于肿瘤局部浸润和淋巴转移的病理特征。其中最常见的是 Nevin 分期。Ⅰ期：癌组织仅位于黏膜内即黏膜内癌或原位癌；Ⅱ期：癌组织仅位于黏膜及肌层内；Ⅲ期：癌组织累及胆囊壁全层－黏膜层、肌层及浆膜层；Ⅳ期：癌组织累及胆囊壁全层并有胆囊淋巴结转移；Ⅴ期：癌组织累及邻近的脏器或远处转移。

肝门胆管癌分为 4 型：Ⅰ型一般是指肿瘤累及肝总管，但是还没有累及汇合部。而Ⅱ型一般是指肿瘤累及左右肝管汇合部。Ⅲ型也分为 a、b 两型，Ⅲa 型一般是指肿瘤侵犯到右肝管，Ⅲb 型是肿瘤侵犯到了左肝管。此外，Ⅳ型一般是指肿瘤侵犯到了左右肝管。肝外胆管癌的组织学分类与胆囊癌并无区别。但与胆囊癌相比，肝外胆管癌中高分化腺癌所占的比例较高，大约占全部腺癌的 80%。

【临床表现】

胆囊癌起病隐匿，早期大多无症状。症状随病情进展逐渐加重。临床上主要表现为上腹痛（90% 以上）、右上腹肿块（50%）、黄疸（40%）。腹痛无特异性。出现腹块和进行性黄疸往往提示病程已进入晚期。并发症有胆囊感染、穿孔，以及肝脓肿、膈下脓肿、胃肠瘘等。

进行性梗阻性黄疸为胆管癌的主要症状，常伴有皮肤瘙痒、红茶样尿或陶土便。患者常伴有上腹部疼痛、食欲缺乏、体重减轻，有时可出现急性胆管炎症状如寒战、发热等，癌肿位于胆总管时，患者常有胆囊肿大，癌肿位于胆囊管以上者则常无胆囊肿大，但肝脏总因胆汁淤积而肿大，后期可出现脾大和腹腔积液等门静脉高压症状。

【实验室和其他检查】

1. 实验室检查：应进行肝功能试验和血细胞比容的测定。当处于晚期胆囊癌可出现碱性磷酸酶和胆红素水平升高及贫血的表现。血清肿瘤标志物测定有助于胆囊癌的诊断。血清癌胚抗原（CEA）>4 ng/mL 时，诊断临床表现的胆囊癌特异性为 93%，敏感性为 50%；CA199 血清水平 > 20 U/mL 时敏感性为 79.2%，特异性为 79.2%。

2. B 超检查：是显示胆囊最简单可靠的方法。在上腹部可见结构清楚的呈梨形的胆囊，无回声的胆汁可与强回声的腹壁结构形成明显的对比。并且 B 超同样具有早期诊断胆管癌的价值。其检查结果可显示扩张的胆管、梗阻的部位，甚至肿瘤病灶。胆管癌的声像可呈肿块状、条索状、突起状及血栓状。随着声像学技术的发展，B 超对肝门部胆管癌诊断率为 65%~90%，并用于判断胆管癌的肝内直接浸润程度、异时性肝转移及淋巴结转移情况。

3. CT 及 MRI 检查：CT 检查可显示出病灶呈圆形、低密度肿块影、边界不规则或呈分叶状，螺旋 CT 增强扫描可见卫星病灶。MRI 的 T_1 加权影像显示边缘不规则、无包膜的肿块影，信号低于周围正常肝组织，T_2 加权影像中病灶呈高信号，强化后，肿块呈边缘强化。MRI 影像中，肝门胆管癌在 T_1、T_2 加权影像分别呈低信号、高信号，可见因肿瘤性梗阻导致扩张的肝内胆管及肿瘤门静脉浸润引起的肝叶萎缩。FLASH MR 及增强冠状扫描用于鉴别肿瘤的腔内扩散及对血管和胆管的区别。

对于胆囊癌 CT 影像学检查可见局限或弥漫性胆道扩张、胆道内钙化，并可了解肝外胆管与周围腹腔组织之间的关系和肝外胆道的走行。胆囊癌 CT 下可表现为胆囊腔内乳突样生长的肿块或充塞于胆囊腔内的肿块影；胆囊壁呈弥漫性或局限性增厚。

MRI 良好的组织对比性及多层面的成像特点，已成为发现胆囊癌理想的手段。T_2 加权影像中，可见胆囊结石周围的胆囊壁增厚、肿瘤的肝实质浸润、周围淋巴结转移性肿大。

4. X 线胆道造影：胆囊癌早期可显示为胆囊的充盈缺损或隆起性病变，基底部与胆囊壁相连。胆囊壁因肿瘤的浸润而变得僵硬、变形；中晚期胆囊癌不显影，肝外胆道狭窄，充盈缺损及梗阻上方的肝管明显扩张。

5. 血管造影：显示为胆囊动脉增宽、增粗，管腔不规则及肿瘤浸润的血管间断征，血管丰富的胆囊癌可见血管湖形成。也可用于胆管癌的诊断，影像结果可见胆管癌组织血管增生、浓染及癌肿侵犯压迫引起的血管僵硬、宽窄不一、伸展、中断、浸润等表现。

6. ERCP、PTC：当癌侵犯胆管引起不完全梗阻时，ERCP 可显示出胆管癌的侵犯部位及范围，以及梗阻近胆管的扩张情况；当胆管完全梗阻时，ERCP 仅可显示病变胆管的充盈缺损或截断，以及梗阻远段正常的胆囊、胆总管影。近段胆管病变要依赖于 PTC 检查。PTC 可示出扩张的肝内胆管及近侧病变部位。

7. PET：目前 PET 已成为各种恶性肿瘤的诊断方法。可为判断胆道系统肿瘤的诊断及治疗方案的选择提供依据。

【西医治疗】

在不同情况下，胆囊癌外科治疗方案各不相同，与肿瘤的形态位置、扩散程度密切相关。患者预后也明显不同，根据不同情况选择单纯的胆囊切除术、联合部分肝切除或胆总管切除、胰十二指肠切除的胆囊癌切除术式。对于胆管癌外科治疗的方法也不完全相同、手术切除及患者的预后也不相同。手术可作为首选治疗方案，但病变晚期或难以耐受手术患者可以放化疗，但这类肿瘤绝大部分对放射治疗不敏感，化疗有时能缓解部分症状。也可以采取介入治疗、免疫治疗、温热疗法、姑息治疗等方案。

（一）手术治疗

1. 胆囊癌的手术方式包括以下几种。

（1）单纯胆囊切除术：适用于 Nevin Ⅰ、Ⅱ期，其 5 年生存率为 50%~100%。

（2）根治性胆囊切除术：适用于 Nevin Ⅲ、Ⅳ期胆囊癌患者。据报告未超过浆膜下的胆囊癌，行根治性胆囊切除，5 年生存率为 100% ，若侵犯至浆膜外，其 3 年生存率仅 17% 。

（3）胆囊癌扩大根治切除术：适用于 Nevin V 期患者。扩大的根治性胆囊切除术并发症和死亡率均较高，预后差，5 年生存率仅 7.5% 。应严格掌握适应证，仅限于年龄 <75 岁，营养状况良好者。

（4）姑息性手术：包括 3 个部位。①肿瘤的姑息性切除；②胆道转流手术：各种肝管空肠吻合术、穿刺置管引流术、支架置入术；③消化道转流术：肿瘤侵犯十二指肠引起梗阻时可行胃空肠吻合术。

2. 胆管癌的治疗：腹部 CT、血管造影、MRCP 或胆管造影确定病变分期及能否切除。手术禁忌证包括：两侧二级根段受累、肝动脉或门静脉受困或封闭，以及肺、肝或腹膜转移等。完全切除后，再行单独放疗或联合化疗以防局部复发。由于 50% ~ 90% 的病例就诊时肿瘤已不能切除，姑息疗法侧重于缓解疼痛、瘙痒和黄疸，改善生命质量。手术分流相关并发症及死亡率较高，因此内镜胆管引流和经 ERCP 或 CT 的内镜置管可能更为适宜。无淋巴结转移和肝内外大血管侵犯的胆道肿瘤患者可行肝移植，少数研究中，肝移植后的 5 年生存率超过 53% 。

（二）放射治疗

由于胆管周围复杂的解剖关系，即使是达到根治性切除标准，切除范围也有限。放射治疗，可减少局部复发率。适应证：姑息性切除者、切缘阳性、肿瘤不能切除、减黄术后和肿瘤复发的患者。

胆囊癌手术根治切除率较低，术后复发率较高，是导致死亡的主要原因，故主张手术合并放射治疗。胆囊癌对放疗有一定敏感性，手术加放疗可延长生命，改善生活质量，放疗适合根治术后、姑息切除术后、手术不能切除者。

（三）化学治疗

胆道肿瘤对化疗药物的敏感性低，可试用于部分患者。用于胆道肿瘤的化疗药物有：尿嘧啶类（5-FU、卡培他滨、S-1）、吉西他滨、铂类（顺铂、奥沙利铂）、VP-16、MMC、ADM 等，联合方案通常以尿嘧啶类或吉西他滨为基础。

胆道肿瘤术后复发率高，但术后辅助化疗的价值与指正仍不明确。晚期胆道肿瘤的化疗疗效有限。

【中医辨证分型】

首先，初病多实证，久病则多发展为虚实夹杂，后期则正虚邪实。应根据病程长短、邪正盛衰等辨清其虚实不同情况。若患者正气虚，当补益气血，培本为主；肝胆气滞者，当理气解郁为主；而湿热蕴结者，当清热化湿、理气散结为主。应始终注意保护正气，攻伐不宜太过，以免伤正。所谓"大积大聚，其可犯也，衰其大半而止"。其次，由于胆道肿瘤病程中常会出现一些并发症、急症，故应急者治其标，或标本兼治。

1. 肝郁气滞证

症状：右侧胁肋胀痛，甚可扪及肿块，低热，恶心呕吐，饮食减少，郁闷寡言，心烦易怒，口苦咽干，头晕目眩。

舌脉：舌淡红，苔薄白或微黄，脉弦。

2. 肝胆湿热证

症状：右上腹积块，胁肋疼痛，目肤黄染，恶心呕吐，食欲缺乏，疲乏无力，身热不扬。

舌脉：舌色红，舌苔黄腻，脉弦或弦滑数。

3. 胆火瘀结证

症状：上腹积块，硬痛不移，时有发热，身目俱黄，烦热眠差，口苦咽干，恶心呕吐，脘闷不饥，身体瘦削，大便秘结，小便黄赤，甚者神昏谵语。

舌脉：舌质红，舌苔焦黄，或干枯无苔，脉弦数。

4. 肝肾阴虚证

症状：右胁部隐痛，遇劳加重，口干咽燥，午后潮热或五心烦热，头晕目眩，形体消瘦，腰酸脚软。

舌脉：舌红少苔或光剥有裂纹，脉弦细或细数。

【辨证论治】

1. 肝郁气滞证

症状：右侧胁肋胀痛，甚可扪及肿块，低热，恶心呕吐，饮食减少，郁闷寡言，心烦易怒，口苦咽干，头晕目眩。

舌脉：舌淡红苔薄白或微黄，脉弦。

治法：疏泄肝胆，理气解郁。

主方：柴胡疏肝散（《景岳全书》）合逍遥散（《太平惠民和剂局方》）加减。

药物：其中柴胡可疏肝解郁，当归养血和血，白芍养阴敛阴，柔肝缓急，枳壳、青皮、陈皮、香附等理气解郁，白术、茯苓健脾益气；山慈菇、白花蛇舌草、半枝莲等清热解毒；煨姜和中，调和气血；用薄荷辅助柴胡疏肝解郁。

加减：伴有黄疸者，加金钱草、栀子、大黄等以清泄肝胆湿热之邪；痛甚者，可酌加川楝子、郁金、延胡索等以理气止痛；恶心呕吐者，可酌加姜半夏、竹茹等以和胃降逆；肝郁克脾致纳呆、腹胀者，可酌加枳实、焦山楂、神曲等，同时适当加大白术等健脾药物用量。

2. 肝胆湿热证

症状：右上腹积块，胁肋疼痛，目肤黄染，恶心呕吐，食欲缺乏，疲乏无力，身热不扬。

舌脉：舌色红，舌苔黄腻，脉弦或弦滑数。

治法：清热化湿，利胆降浊。

主方：茵陈五苓散（《金匮要略》）加减。

药物：其中茵陈清热渗湿，利胆退黄；猪苓、茯苓、泽泻甘淡渗湿，使湿从小便而去；白芍柔肝缓急，白术健脾燥湿，黄柏、栀子清热利胆退黄，藤梨根清热解毒，柴胡疏肝行气，白蔻仁芳香化湿；甘草调和诸药。

加减：若身热不扬，可酌加白花蛇舌草、蒲公英、金银花、连翘等以清热解毒；若黄疸较重，可加败酱草、金钱草等以清热利胆；若呕恶，加陈皮、竹茹以降逆止呕；若腹胀甚，加厚朴、大腹皮、青皮以行气消胀。

3. 胆火瘀结证

症状：上腹积块，硬痛不移，时有发热，身目俱黄，烦热眠差，口苦咽干，恶心呕吐，脘闷不饥，身体瘦削，大便秘结，小便黄赤，甚者神昏谵语。

舌脉：舌质红，舌苔焦黄，或干枯无苔，脉弦数。

治法：清热解毒，利胆散结。

主方：茵陈蒿汤（《伤寒论》）合下瘀血汤（《金匮要略》）加减。

药物：方中茵陈、金钱草渗湿利胆；栀子、大青叶、黄柏清热解毒，大黄通便泄热；佐以土鳖虫、桃仁化瘀散结，白芍柔肝缓急，肿节风解毒消肿；甘草调和诸药。

加减：若大便干结，加芒硝、厚朴除胀通便；若小便黄甚，加金钱草、滑石、车前子利尿清泄湿热；若见口渴引饮，加生地黄、玄参、麦冬清热生津；若见热毒炽盛、神昏谵语，可应用犀角地黄汤加减。

4. 肝肾阴虚证

症状：右胁部隐痛，遇劳加重，口干咽燥，午后潮热或五心烦热，头晕目眩，形体消瘦，腰酸脚软。

舌脉：舌红少苔或光剥有裂纹，脉弦细或细数。

治法：养阴柔肝，利胆行气。

主方：一贯煎（《柳州医话》）合二至丸（《医方集解》）加减。

药物：方中女贞子、旱莲草、生地黄、枸杞子滋养肝肾；北沙参、麦冬、当归配伍，养阴柔肝；川楝子、枳壳利胆行气，虎杖、肿节风清热消肿，甘草调和诸药。

加减：若潮热、烦热明显，可酌加胡黄连、白薇、黄柏；若见神疲乏力，气短心悸，伴有自汗，可酌加西洋参、黄芪、五味子补益气阴以敛汗；若见盗汗明显，可酌加五味子、麦冬、煅牡蛎、浮小麦以滋阴敛汗；若见鼻衄、牙龈出血、皮下出血、舌红绛，加水牛角粉、紫草根、白茅根、旱莲草以清热止血。

【常用中成药】

1. 西黄丸（《外科证治全生集》）：由麝香、牛黄、乳香、没药组成。具有解毒散结、消肿止痛的功效。主治多种恶性肿瘤。每日 3 次，每次 3 g，温开水送服。

2. 慈丹胶囊：由莪术、山慈菇、鸦胆子、马钱子粉、蜂房等组成。具有化瘀解毒、消肿散结、益气养血的功效。主治胰腺癌、胆囊癌、肝癌等恶性肿瘤，同时可控制肿瘤引起的并发症。口服，每次 5 粒，每日 4 次。孕妇禁用。

3. 茵栀黄注射液：由茵陈提取物、栀子提取物、黄芩苷、金银花提取物组成。功效：清热，解毒，利湿；作用：退黄疸和降低谷丙转氨酶。用于本病伴黄疸或肝功能异常者。用法用量：10～20 mL，用 10% 葡萄糖注射液 250 mL 或 500 mL 稀释后静脉滴注，待症状缓解后，可改为肌内注射，每日 2～4 mL。

【中医外治法】

1. 针灸疗法。体针：取阳陵泉穴、足三里穴、胆囊穴、中脘穴、丘墟穴、太冲穴、胆俞穴为主穴；加减：痛剧加合谷穴；高热加曲池穴；恶心呕吐加内关穴。用深、强刺激手法，每日 1～2 次，留针半小时，可配合电针效果更佳。

2. 穴位注射：胆管系统肿瘤疼痛剧烈者，可采用穴位注射疗法，用维生素 B_{12} 0.5 mg，维生素 B_1 100 mg，2% 利多卡因 3 mL 混合，取足三里穴、阳陵泉穴位封闭。

3. 中药敷贴疗法：本病各证型均可在局部外敷中药，配合内服药物，以助消积软坚散结之作用。

（1）蟾蜍膏（《三因极一病证方论》）

组方：蟾蜍、大黄（胆汁制）、樟脑、蓖麻子、大枫子、血余炭、白芷、木鳖子、巴豆、冰片。功效：拔毒消肿。适应证：痈疽、肿毒、疔疮、瘰疬及一般小疮疖。用法：加温软化，敷贴于患处。每日 1 次。

（2）阿魏膏（《痘疹传心录》）

组方：阿魏、穿山甲、玄参、羌活、独活、官桂、赤芍、生地黄、大黄、白芷、天麻、苏合油、红花、木鳖子、黄丹、芒硝、乳香、没药、麝香。功效：消积，杀虫。适应证：痞块癥瘕。用法：敷贴于患处。每日 1 次。

【护理概要】

部分胆管癌患者患病时或手术后多出现一系列并发症，包括感染、腹腔内出血、恶心呕吐、胆漏、休克等常见并发症，均会对治疗结果及预后造成一定影响。因此，对于此类患者不仅需要给予治疗，还需要采取一定的护理措施。应用常规护理的同时可以加用综合护理干预，明显使得医患之间的沟通与交流顺畅，稳定了患者情绪，对可能出现的并发症给予有针对性的护理，提升了护理服务质量，还降低了并发症发生率。

综合护理干预，就是要护理人员加强了对患者各类并发症的监测与记录，同时对分泌物排出的情况与性质等给予详细记录，需要注意将患者的头部偏向一侧，在很大程度上降低了误吸等情况的发生。如果经过手术，存在腹腔内出血的可能，护理人员需要加强对患者胆汁引流物的观察，并检测心率，若出现异常情况应当立即报告医师。而在休克并发症护理中，护理人员时刻提醒患者及时更换药物，注意日常保暖，并对患者的生理指标加强监测。此外，在实施综合护理干预前，应该对护理人员进行相关的综合培训，并进行良好的沟通与交流，为患者提供了更好的护理服务环境，这样做能够缓解患者内心的压力与不适感，更易于被患者接受与认可。实施综合护理干预可明显降低并发症发生率，提高护理满意度，改善生存质量。护理模式能够有效地对患者进行心理干预，优化心理护理。

【预后】

胆管癌的预后是比较差的，其特点是恶性程度比较高，扩散和转移的时间比较短，治疗的效果比较差，中危的生存时间比较短。早期的胆管癌患者如果能够早发现、早诊断、早治疗，大部分患者通过根治性的手术切除是可以彻底治愈的。

【胆道系统良性肿瘤】

胆道良性肿瘤少见。中年女性占70%～80%，其中30%～40%的患者伴有胆囊炎、胆石症。肝外胆管的良性肿瘤罕见，多见于中老年，男女的发病率几乎相等；部位依次为胆总管、Vater壶腹、胆囊管、肝总管。

（一）类型

胆囊病变表现为突入胆囊腔内的局限性肿块，包括多种良性病变和早期的恶性病变，按其病变性质可分为5类。

1. 胆囊腺瘤：腺瘤为黏膜上皮增生形成的良性肿瘤，是胆囊肿瘤中最常见者，多为单发。胆囊黏膜上皮慢性炎症可导致上皮细胞异型增生。腺瘤有明显的恶变倾向，恶变率为25%～30%，腺瘤大小与恶变有一定相关性，直径 >10 mm 多为恶性，是一种重要的癌前病变。

2. 胆囊腺肌瘤：由黏膜上皮增生和平滑肌增生形成，有20%的恶变率，也是重要的胆囊癌前病变。

3. 增生性息肉：是一种非炎症性又非肿瘤性的增生性病变。

4. 胆固醇性息肉：占胆囊息肉样病变的60%，为胆固醇沉着经巨噬细胞吞噬后形成泡沫细胞的堆积，刺激上皮增生形成，不会癌变。

5. 炎性息肉：为慢性炎症所致肉芽肿，不会癌变。

（二）病理

胆囊以腺瘤和乳头状瘤多见，上皮源性肿瘤恶变为胆囊原位癌，发生率为6%～22%，特别是瘤体直径 >1 cm 时更具有恶变倾向。胆管以源于上皮的乳头状瘤最多见，其次为腺瘤，常为单发。

（三）临床表现

胆囊良性肿瘤多无症状，常在B超检查时被发现。有症状者都与慢性胆囊炎、胆石症相似，主要表现为上腹部不适、疼痛。约有90%的患者出现梗阻性黄疸，有腹痛或绞痛病史者占80%。由于梗阻而常伴有继发性感染，表现为寒战、发热、恶心、呕吐，患者常有胃纳减退，也有发生胆道出血者。

（四）诊断

B 超、肝功能检查为首选的初步检查，B 超和 CT 检查可显示胆囊内肿块或扩张的胆管腔内占位，增强后有强化 ERCP 和 PTC 对胆道梗阻部位有定位诊断价值，但仅靠影像学检查难以与胆管癌区别，需要依赖病理检查。

（五）治疗

手术切除是胆道良性肿瘤的主要治疗方法，如肿瘤不能切除，可采用胆道转流手术和胆道内支架等。

胆囊良性肿瘤的唯一治疗方法是胆囊切除。对于胆囊息肉样病变，其病变大小与良恶性有一定的关系，直径在 10 mm 以下者多为良性病变，11~15 mm 者为良恶性病变均可，15 mm 以上者多为恶性病变，因此对直径 >10 mm 以上者的息肉应积极予以手术治疗。但也有小息肉发生癌变的。其他需要考虑的因素有：有临床症状，年龄 >50 岁，合并胆囊结石，随访中息肉逐渐增大，息肉为多发，符合这些条件之一者应手术治疗。对切除的胆囊标本一旦证明为癌，选用相关式式。

胆管良性肿瘤的常用手术治疗方法是胆管局部切除和胆管断端对端吻合术，外加"T"管支架，也可根据具体情况行胆管空肠 Roux-Y 吻合术或胆管十二指肠吻合术、切开 Oddi 括约肌行肿瘤局部切除术、胰十二指肠切除术等式式。

胆管良性肿瘤局部切除后的复发率较高；另外胆管乳头状瘤和腺瘤有癌变倾向，因此对胆管良性肿瘤应采取积极的态度。

【古文文献摘要】

《灵枢·五变》："人之善病肠中积聚者，何以候之？少俞答曰：皮肤薄而不泽，肉不坚而淖泽，如此则肠胃恶，恶则邪气留止，积聚乃伤。"

《难经·论五脏积病》："肺之积名曰息贲，在右胁下，覆大如杯。久不已，令人洒渐寒热，喘咳，发肺壅。"

《圣济总录·积聚门》："癥瘕癖结者，积聚之异名也。"

《济生方·下痢》："大便下血，血清而色鲜者，肠风也；浊而色黯者，脏毒也。"

《丹溪心法·痰》："凡人身上、中、下有块者，多是痰……痰夹瘀血，遂成窠囊。"

《景岳全书·积聚》："治积之要，在知攻补之宜，而攻补之宜，当于孰缓孰急中辨之。"

《杂病源流犀烛·积聚癥瘕痃癖痞源流》："邪积胸中，阻塞气道，气不宣通，为痰，为食，为血，皆得与正相搏，邪既胜，正不得而制之，遂结成形而有块。"

《医林改错·膈下逐瘀汤所治之症目》："无论何处，皆有气血……气无形不能结块，结块者，必有形之血也。血受寒则凝结成块，血受热则煎熬成块。"

《素问·至真要大论》："厥阴之胜，……胃脘当心而痛，上支两胁，……甚则呕吐，膈咽不通。"

《医说·鬲噎诸气·五噎》："噎者，乃噎塞不通，心胸不利，饮食不下也，各随其证而治之。"

《医学入门·膈噎》："病因内伤，忧郁失志，乃饮食浮欲，而动脾胃肝肾之火，或因杂病，误服辛香燥药，俱令血液衰耗，胃脘枯槁。"

《玉机微义》："夫治此疾也，咽嗌闭塞，膈胸痞闷，似属气滞，然有服耗气药过多，中气不运而致者，当补气而自运。大便燥结如羊矢，似属血热，然服通利药过多，致血液耗竭者，当补血润血而自行。有因火逆冲上，食不得入，其脉洪大而数者，或痰饮阻滞而脉结涩者，当清痰泄热，其火自降。有因脾胃阳火亦衰，其脉沉细而微者，当以辛香之药温其气，仍以益阴养胃之主，非若《局方》之惟务燥裂也。若夫不守戒忌厚味房劳之人，及年高无血者，皆不能疗也。"

《证治汇补·噎膈》："血虚者，左脉无力。气虚者，右脉无力。痰凝者，寸关沉滑而大。气滞者，寸关沉伏而涩。火气冲逆者，脉来数大。瘀血积滞者，脉来芤涩。小弱而涩者，反胃，紧滑而革者，噎膈。"

《临证指南医案·噎膈反胃》徐灵胎评注："噎膈之证，必有瘀血、顽痰、逆气阻隔胃气，其已成者？百无一治。其未成者，用消瘀去痰降气之药，或可望其通利。"

（吴国志　张向磊　张迎迎　王艳丽　王　俪）

参 考 文 献

[1] 陈灏珠，林果为，王吉耀. 实用内科学 [M].14 版. 北京：人民卫生出版社，2013.

[2] 陈灏珠，钟南山，陆再英. 内科学 [M].8 版. 北京：人民卫生出版社，2013.

[3] 周仲瑛. 中医内科学 [M].北京：中国中医药卫生出版社，2011.

[4] 陆再英，钟南山. 内科学 [M].7 版. 北京：人民卫生出版社，2008.

[5] 郝希山，王殿昌. 腹部肿瘤学 [M].北京：中国卫生出版社，2003.

[6] 陈霞，高静东. 中医药治疗食管癌研究进展 [J].亚太传统医药，2019，15（9）：161-164.

[7] 郑玉玲. 食管癌的中医外治法 [J].实用中医内科杂志，1994，8（4）：44.

[8] 韩久付，郑昌英，王晓强，等. 挂线法食道癌支架术的临床应用 [J].河北医药，2017，39（13）：2015-2017.

[9] 刘小林，蒋明，贾辉，等. 食管癌术后家庭肠内营养治疗效果分析 [J].肿瘤药学，2020，10（1）：112-115，128.

[10] 刘莉，杨帆. 以 IBM 模型为基础的护理干预对食管癌手术患者康复、自我效能及生活质量的影响 [J].国际护理学杂志，2022，41（2）：295-298.

[11] 周岱翰. 中医肿瘤学 [M].北京：中国中医药出版社，2011.

[12] 李腾飞，朴瑛. 胃癌辨证分型及其影响因素的研究进展 [J].实用中医内科杂志，2019，33（8）：74-76.

[13] 郭贞. 个性化心理护理对甲状腺癌围手术期患者悲观情绪及治疗配合度的影响 [J].中国伤残医学，2015，23（16）：148-149.

[14] TOMITA R, SAKURAI K, FUJISAKI S. Signi ficance of the lower esophageal sphincter preservation in preventing alkaline reflux esophagitisin patients after total gastrectomy reconstructed by Roux-en-Y for gastric cancer [J]. Int Surg, 2014, 99 (2): 174-181.

[15] 李菁华. 个性化护理对晚期乳腺癌新辅助化疗患者负性情绪和免疫功能的影响 [J].安徽医药，2015，19（6）：1214-1216.

[16] 葛变影. 循证护理对于克罗恩病患者标准治疗效果和生活质量的改善价值研究 [J].中国标准化，2022（2）：152-154.

[17] 肖铃，商健. 中西医结合治疗大肠癌的研究进展 [J].癌症进展，2022，20（2）：127-129.

[18] 黄小艳. 结肠癌手术患者的综合护理体会 [J].世界最新医学信息文摘，2015，15（17）：255-256.

[19] 侯桂英. 探讨对结肠癌患者围手术期护理干预的护理效果 [J].中国继续医学教育，2015（32）：261-262.

[20] 陈雪. 优质护理对结肠癌患者围手术期护理效果及并发症发生率分析 [J].中国急救医学，2018，38（Suppl. 1）：343.

[21] 韩建荣. 综合性护理干预应用于结肠癌患者围手术期的护理效果分析 [J].中国保健营养，2019，29（23）：159-160.

[22] 叶丹. 结肠癌患者的围手术期护理体会 [J].中国实用医药，2020，15（21）：182-184.

[23] 张波. 直肠癌术后结肠造口患者的护理体会 [J].中国实用医药，2018，13（4）：141-142.

[24] 宋梅. 直肠癌（Miles）腹膜外隧道式乙状结肠单腔造口围手术期护理体会 [J].结直肠肛门外科，2016，22（增刊2）：33-35.

[25] 王洁. 直肠癌术后肠造口并发症的观察与护理 [J].全科护理，2015，13（6）：556-557.

[26] 娄光玲. 循证护理对直肠癌术后病人造口并发症的预防的影响 [J].世界最新医学信息文摘（连续型电子期刊），

2015, 15 (3): 13, 52.

[27] 南琼. 直肠癌术后患者造口并发症的预防及其护理体会 [J]. 中国继续医学教育, 2019, 11 (11): 180-181.

[28] 罗婷. 中药穴位贴敷治疗胰腺癌疼痛的临床疗效观察 [D]. 成都: 成都中医药大学, 2019.

[29] 王中国医师协会肿瘤医师分会, 中国医疗保健国际交流促进会胰腺疾病专家委员会, 中国医药教育协会腹部肿瘤专家委员会. 中国胰腺癌多学科综合治疗模式专家共识 (2020 版) [J]. 临床肝胆病杂志, 2020, 36 (9): 1947-1951.

[30] 张玲, 龙芳, 张芳钧, 等. 多学科护理照顾模式在脑膜瘤围术期患者护理中的应用 [J]. 中国肿瘤临床与康复, 2019, 26 (12): 1509-1512.

[31] 孙春杰, 杜玥. 多学科干预模式在胰腺癌患者术后护理中的应用 [J]. 黑龙江医药科学, 2022, 45 (2): 31-33.

[32] 任威颖, 尹大龙. 综合护理干预对经皮肝穿刺引流术治疗胆管癌并发症的影响 [J]. 中国医药导报, 2017, 14 (31): 157-160.

[33] 熊飞阳, 潘博, 唐蔚, 等. 国医大师潘敏求论治胆囊癌经验 [J]. 湖南中医杂志, 2022, 38 (2): 43-45.

[34] 余宋, 郭玉玉, 洪靖, 等. 胆管癌中医证候与方药分布规律文献研究 [J]. 中国中医基础医学杂志, 2022, 28 (3): 398-401.

[35] 谢军, 时启良, 郭长东, 等. 经皮肝穿刺胆管引流术联合金属内支架植入术治疗胆管癌胆肠吻合术后梗阻性黄疸的疗效 [J]. 安徽医学, 2015, 36 (4): 448-450.

[36] 王炳煌. 高位胆管梗阻的外科治疗原则对降低手术率的意义 [J]. 中华肝胆外科杂志, 2002, 8 (4): 197-198.

[37] 柴建中. 经皮肝穿刺胆管引流术相关并发症分析与处理 [J]. 临床医药文献电子杂志, 2014, 1 (13): 2472-2473.

[38] 赵卫平, 白松峰. 经皮肝穿刺胆管引流术治疗胆管癌并发症的护理分析 [J]. 中国卫生标准管理, 2015, 6 (12): 215-216.

第十二章　胰腺炎

第一节　中西医概述

胰腺是一个狭长的腺体，分胰头、胰颈、胰体、胰尾四部分，其横置于腹后壁第 1～2 腰椎椎体平面，质地柔软，呈灰红色。胰管位于胰实质内，从胰尾经胰体走向胰头，其走向与胰的长轴一致，沿途接受许多小叶间导管，最后与胆总管在十二指肠降部的壁内会合成肝胰壶腹，并开口于十二指肠大乳头。在胰头上部有时可见一小管，行于胰管上方，称为副胰管，开口于十二指肠小乳头。

胰腺分为外分泌部和内分泌部两部分。外分泌腺包括腺泡和腺管，腺泡分泌胰液，腺管是胰液排出的通道。胰液中含有碳酸氢钠、胰蛋白酶原、淀粉酶、脂肪酶等。胰液通过胰腺管最终排入十二指肠内，起到消化蛋白质、脂肪和糖的作用。

胰腺炎是胰腺因胰蛋白酶外溢引起了自身消化作用而引起的疾病。临床上出现腹痛、腹胀、恶心、呕吐、发热等症状；胰腺出现水肿、充血，甚至出血、坏死；化验血和尿中脂肪酶、淀粉酶含量升高等。在正常情况下，胰液在其腺体组织中存在无活性的胰酶原。经胰腺管道不断地经胆总管 Oddi 括约肌流入十二指肠，由于十二指肠内有胆汁存在，加上十二指肠壁黏膜分泌一种肠激酶，在二者的作用下，胰酶原开始转变成活性很强的消化酶。如果 Oddi 括约肌痉挛或胆管内压力升高，如结石、肿瘤阻塞流出道受阻，排泄不畅，胆汁会反流入胰管并进入胰腺组织，此时，胆汁内所含的卵磷脂被胰液内所含的卵磷脂酶 A 分解为溶血卵磷脂，可对胰腺产生毒害作用。或者胆道感染时，细菌可释放出激酶将胰酶激活，同样可变成能损害和溶解胰腺组织的活性物质。这些物质将胰液中所含的胰酶原转化成胰蛋白酶，此酶消化活性强，渗透入胰腺组织引起自身消化，亦可引起胰腺炎。

胰腺炎按照病程及起病的缓急可分为急性胰腺炎及慢性胰腺炎。急性胰腺炎（acute pancreatitis，AP）是多种病因导致胰酶在胰腺内被激活后引起胰腺组织自身消化、水肿、出血甚至坏死的局部炎症反应，甚至可以导致器官功能障碍的急腹症。临床以急性上腹部疼痛、恶心、呕吐、发热和血胰酶增高等为特点。慢性胰腺炎（chronic pancreatitis，CP）是指遗传、环境等因素所致的胰腺局部、节段性或弥漫性的慢性进展性炎症，导致胰腺组织和（或）胰腺功能不可逆的损害。

目前胰腺疾病依据其临床症状，分属于中医内科学"脾痹""痞满""腹痛""泄泻""积聚""脾滞"等证中，我国古代文献中并无"胰腺"这一脏器名称。对胰腺解剖的认识经历了一个从无到有，从模糊到部分清晰的过程。早在公元初期，就有古代文献从形态结构的角度对脾进行描述，其中包括了现代解剖学中的脾脏和胰腺。如《难经·四十二难》："脾重二斤三两，扁广三寸，长五寸，有散膏半斤。"一般认为，"散膏"就是现代解剖学所说的胰腺。宋、金、元时期，一些文献论述了胰腺的形态与位置，与现代解剖学较为接近，但仍以脾代替或概括了胰腺。如李东垣所著《脾胃论》认为："脾长一尺掩太仓。"《十四经发挥》载："脾广三寸，长五寸，掩手太仓，附于脊第十一椎。"虽其描述还不够确切，但已是中医胰腺解剖学的起步。清代，中医解剖学有了新的发展，胰腺的概念也较前清晰。例如：中医急诊学中"急性脾心痛"与现代医学所认识的急性胰腺炎是较为一致的疾病。

脾痹病名首见于《黄帝内经》。《素问·痹论》曰："脾痹者，四肢解堕，发咳呕汁，上为大塞。"又曰："肌痹不已，复感于邪，内舍于脾""所谓痹者，各以其时重感于风寒湿之气也""其入藏者死"。指出脾痹的主要表现为四肢肌肉萎缩麻木、呕吐清水或涎沫、饮食不下、脘痞腹胀等症，多由肌痹日久，复感外邪发展而来，预后较差。唐代医家孙思邈《千金翼方》曰："咳满腹痛，气逆唾涕白者，脾痹也。"孙思邈认为"脾痹"兼有腹痛、咳嗽、流涕等症状。"脾痹"治法以通腑泄浊解毒为要，如宋代医家钱乙《小儿药证直诀》指出："脾实者……可下之。"脾滞病名以病机的形式首见于宋代医家陈无择《三因极一病证方论·内因腰痛论》，论曰："失志伤肾，郁怒伤肝，忧思伤脾，皆致腰痛者，以肝肾同系，脾胃表里，脾滞胃闭，最致腰痛。其证虚羸不足，面目黧黑，远行久立，力不能尽，失志所为也；腹急，胁胀……肌肉濡溃，痹而不仁，饮食不化，肠胃胀满。"相当于胰源性消化不良。虽论治腰痛，但实际涵盖了"脾滞"不运后的一系列消化症状，如腹痛、腹胀、乏力、消瘦、厌食等，"脾滞"是这类病证的基本病机。金代医家张元素《脏腑标本寒热虚实用药式》曰："脾实用泻下，以大黄、芒硝、礞石、大戟、续随子、芫花、甘遂等。"脾滞之治疗以健运为要，清代医家《笔花医镜》（又名《卫生便览》）以香砂二陈汤治疗脾滞，脾滞重者加保和丸；清代医家吴尚先《理瀹骈文》（又名《外治医说》）以枳实导滞丸合保和丸创健脾膏，均注重健脾开胃、理气导滞。

（吴国志　张向磊　张迎迎　焦　泽　刘　畅）

第二节　急性胰腺炎

急性胰腺炎是多种病因导致胰酶在胰腺内被激活后引起胰腺组织自身消化、水肿、出血甚至坏死的局部炎症反应，甚至可以导致器官功能障碍的急腹症。临床以急性上腹部疼痛、恶心、呕吐、发热和血胰酶增高等为特点。

急性胰腺炎是由多种病因导致胰酶激活而产生的一系列胰腺病理变化，它以胰腺的局部炎性反应为主要病理特征，伴或不伴其他器官功能改变的疾病。临床以急性的上腹痛、恶心、呕吐、发热和血清淀粉酶升高等为临床特征；急性胰腺炎的特点是起病急、病情重、并发症多、病死率高等；本病是临床常见的消化系统疾病之一。中医学没有急性胰腺炎的概念，根据其主要症状，急性胰腺炎相当于中医学的"腹痛""脾痹""胃脘痛""胁痛""膈痛"等病证范畴。

【病因和发病机制】

急性胰腺炎病因众多，不同病因所引起的急性胰腺炎的患者年龄、性别分布及疾病严重程度各不相同。在我国，胆结石是急性胰腺炎的主要病因，其次为高甘油三酯血症及过度饮酒。年轻男性患者更常发生高甘油三酯血症性及酒精性急性胰腺炎，老年患者以胆源性居多。其他较少见原因包括药物、ERCP术后、高钙血症、感染、遗传、自身免疫疾病及创伤等。对病因的早期鉴别并加以控制有助于缓解病情，改善预后，并可预防急性胰腺炎的复发。

各种胰酶原的不适时提前被激活是急性胰腺炎形成的主要始动因素。

正常情况下，胰腺腺泡细胞内酶蛋白的形成与分泌过程处于与细胞质隔绝状态。胰腺有多种安全机制以对付酶原的自体激活问题。一种机制是胰腺分泌胰蛋白酶抑制剂（pancreatic secretory trypsin inhibitor，PSTI），PSTI可在分泌小粒中发现。PSTI以1:1的比例和胰蛋白酶的活化位点结合以抑制该酶的活性。当超过10%的胰蛋白酶原已被激活时，该机制就失效了。故任何对该保护机制有负面影响或压倒性作用的不利因素均可导致胰腺炎。

胰腺实质与胰管、胰管与十二指肠之间存在压力差，胰液的分泌压也大于胆汁分泌压，因此一般情况下，十二指肠液和胆汁不会反流进入胰腺，激活胰酶。

另外，正常胰管具有黏膜屏障作用，它可以抵挡少量蛋白酶的消化作用。如胆汁中的细菌等有害因子破坏了胰管的黏膜屏障后，胰腺就有可能因各种自身酶的消化而产生炎症。

【中医病因病机】

1. 病因：急性胰腺炎的病因可分为主要和次要两类，主要病因包括素体肥胖、胆石、虫积、饮食不节（主要指暴饮暴食、嗜酒、嗜食肥甘厚腻），次要病因主要有外感六淫之邪、素体亏虚（先天性胰腺疾病）、创伤（如跌打损伤及手术等造成的创伤）、情志失调等。

2. 病位：急性胰腺炎的病位在脾，与肝、胆、胃这几个脏腑密切相关，其病位还涉及心、肺、肾、脑、肠。

3. 病机：急性胰腺炎的总体病理特点为本虚标实，其中以里证、实证和热证为主；急性胰腺炎的病理因素包括虚实两部分，属实的病理因素主要包括：热毒、痰浊、湿热、酒毒、食积、气滞、血瘀，属虚的病理因素主要包括气虚和阴虚。急性胰腺炎的基本病机为腑气壅滞，多种致病因素皆可引起气机不畅，如脾胃运化失司，痰湿内停，郁久而化热，和（或）久则血瘀、浊毒渐积，则有形邪实阻滞中焦，必然致腑气不通，不通则痛。

急性胰腺炎发病的基本病机是腑气不通，其病情复杂多变且危重难治的关键病机则是瘀毒内蕴。急性胰腺炎初起多源于脾胃气滞食积或脾胃肝胆早有郁热，上述病理因素病久则酝酿而演变为瘀、毒之邪或互结或内阻，而且瘀毒兼夹热邪，或发生热伤血络，或发生热毒瘀邪上迫于肺，或病情加重，内陷心包，从而使病情复杂化、多变化。

【病理】

急性胰腺炎的病理变化一般分为两型。

（一）急性水肿型

胰腺周围有少量脂肪坏死，可见胰腺肿大、分叶模糊、水肿，质脆，病变累及部分或整个胰腺。组织学检查见间质充血、水肿和炎症细胞浸润，可见散在的点状脂肪坏死，一般无明显胰实质坏死和出血。

（二）急性坏死型

有较大范围的脂肪坏死灶，散落在胰腺及胰腺周围组织如大网膜，称为钙皂斑。表现为红褐色或者灰褐色，分叶结构消失，存在有新鲜出血区。病程较长者可并发假性囊肿、脓肿或瘘管形成。显微镜下胰腺组织的坏死主要为凝固性坏死，细胞结构消失。坏死灶周围有炎性细胞浸润包绕。常见淋巴管炎、静脉炎、血栓形成及出血坏死。

【临床表现】

急性胰腺炎常在饱食、脂餐或饮酒后发生。部分患者无诱因可查。其临床表现和病情轻重取决于病因、病理类型和诊治是否及时。

（一）症状

1. 腹痛：为本病的主要表现和首发症状，疼痛部位多在中上腹，可向腰背部呈带状放射，取弯腰抱膝位可减轻疼痛。多为突然起病，程度轻重不一，呈持续性，可为刀割样痛、钝痛、钻痛或绞痛，可有阵发性加剧，不能为一般胃肠解痉药缓解，进食可加剧。水肿型腹痛3~5天才可缓解。坏死型病情发展较快，腹部剧痛延续较长，由于渗液扩散，可引起全腹痛。极少数年老体弱患者可无腹痛或轻微腹痛。

腹痛的机制主要是：①胰腺包膜上的神经末梢被胰腺的急性水肿和炎症所刺激及牵拉；②胰液外溢

及胰腺的炎性渗出液刺激腹膜和腹膜后组织；③胰腺炎症累及肠道，导致肠胀气和肠麻痹；④胰管阻塞或伴胆囊炎、胆石症引起疼痛。

2. 恶心、呕吐及腹胀：多在起病后出现，发作频繁，常吐出胆汁和食物，呕吐后腹痛并不减轻。同时有腹胀，甚至出现麻痹性肠梗阻。

3. 发热：多数患者有中度以上发热，可达 3~5 天的持续时间。持续发热 1 周以上不退或逐日升高、白细胞升高者应怀疑有继发感染，如胰腺脓肿或胆道感染等。

4. 低血压或休克：重症胰腺炎常发生。患者皮肤苍白、烦躁不安、湿冷等；有极少数可突然发生休克，猝死也有可能发生。主要原因为有效血容量不足，缓激肽类物质致周围血管扩张，并发消化道出血。

5. 水、电解质、酸碱平衡及代谢紊乱：多有轻重不等的脱水，低血钾，呕吐频繁可有代谢性碱中毒。重症者尚有明显脱水与代谢性酸中毒，低钙血症（<2 mmol/L），部分伴血糖增高，偶可发生糖尿病酮症酸中毒或高渗性昏迷。严重脱水患者和老年患者可出现精神状态改变。

（二）体征

1. 轻症急性胰腺炎：患者腹部体征可能会较轻，与主诉腹痛程度不十分相符，可有腹胀和肠鸣音减少，无肌紧张和反跳痛。

2. 重症急性胰腺炎：重者可出现腹膜刺激征，患者上腹或全腹压痛明显，并有腹肌紧张，反跳痛。肠鸣音减弱或消失，可出现移动性浊音，并发脓肿时可扪及有明显压痛的腹块。伴麻痹性肠梗阻且有明显腹胀，淀粉酶明显升高，腹腔积液多呈血性。偶见腰肋部 Grey-Turner 征和脐周 Cullen 征。在胆总管或壶腹部结石、胰头炎性水肿压迫胆总管时，可出现黄疸。后期出现黄疸应考虑并发假囊肿或胰腺脓肿压迫胆总管或由肝细胞损害导致。患者因低血钙引起手足搐搦者，为预后不佳表现，系大量脂肪组织坏死分解出的脂肪酸与钙结合成脂肪酸钙，大量消耗钙所致，也与胰腺炎时刺激甲状腺分泌降钙素有关。

【并发症】

（一）局部并发症

1. 急性液体积聚：为无明显囊壁包裹的急性液体积聚。根据有无坏死，将病程 4 周以内的急性积液分为急性坏死性液体积聚（acute necrotic colections，ANC）和急性胰周液体积聚（acute peripancreatic fluid collections，APFC）。

2. 胰腺坏死：胰腺实质的弥漫性或局灶性坏死，伴有胰周脂肪坏死。根据有无感染，胰腺坏死又可分为感染性坏死和无菌性坏死。增强 CT 是目前诊断胰腺坏死的最佳方法。

3. 胰腺假性囊肿：在病程 4 周后，随着时间的推移，持续存在的急性胰周液体积聚一旦形成囊壁包裹，称为胰腺假性囊肿。假性囊肿通常位于小网膜腔内，胃与结肠、胃与肝之间或横结肠系膜之间。囊肿可引起压迫症状，体格检查常可扪及肿块，并有压痛。假性囊肿可破裂，造成慢性胰源性腹腔积液，腹腔积液中淀粉酶和脂肪酶的含量均明显增高，且可破入胸腔，进入后腹膜、纵隔，甚至颈部。

4. 包裹性坏死：急性坏死性液体积聚被囊壁包裹称为包裹性坏死（walled-off necroses，WON）。ANC、APFC、WON 和胰腺假性囊肿 4 种类型均可以是无菌性的或感染性的。胰腺实质内液体积聚只能是ANC 或 WON，而不是假性囊肿。一些专业术语如"胰腺脓肿"和"胰腺内假性囊肿"已被弃用。

（二）全身并发症

通常见于重症急性胰腺炎（severe acute pancreatitis，SAP）。

1. 低血压及休克：SAP 常有低血压及休克，患者烦躁不安，皮肤苍白、湿冷，呈花斑状，脉搏细弱、血压下降，少数患者可在发病后短期内死亡。

2. 消化道出血：可表现为呕血或便血。呕血是应激性溃疡或胃黏膜糜烂，或胃黏膜下多发性脓肿引起；便血可由胰坏死穿透横结肠引起，便血者预后极差。

3. 细菌及真菌感染：SAP 患者的机体抵抗力低下，极易发生感染。感染一般出现在起病后 2 周至 2 个月内。感染可引起胰周脓肿、腹腔脓肿、败血症及呼吸道、泌尿道、输液导管等感染等。早期病原菌以革兰阴性菌为主，如大肠埃希菌、克雷伯杆菌、变形杆菌和肠杆菌等，后期常为双重或多重细菌感染，主要细菌有绿脓杆菌、假单胞菌属、变形杆菌、沙雷杆菌、金黄色葡萄球菌、产气杆菌、肠球菌等。大量使用广谱抗生素造成严重菌群失调，加上明显低下的机体抵抗力，极易引起真菌感染。常见病原菌有白念珠菌和酵母菌。

4. 慢性胰腺炎和糖尿病：慢性胰腺炎与胰腺腺泡大量破坏及胰腺外分泌功能不全有关；糖尿病与胰腺 β 细胞破坏、胰岛素分泌减少有关，其发生率约为 4%。

5. 代谢异常：SAP 时可有下列代谢异常。①低钙血症：30%～60% 的患者出现本症，血钙 < 2 mmol/L（8 mg/dL）。当血钙 < 1.75 mmol/L（7 mg/d），且持续数天，预后多不良。其产生机制：磷脂酶 A 和脂肪酶的激活，产生脂肪酸，脂肪酸与血钙发生皂化作用；SAP 时，白蛋白水平的降低可使总钙的测定数值降低；降钙素分泌增加时血钙下降；钙－甲状旁腺轴失去平衡，后者对低血钙的反应性减弱；钙被转移至脂肪、肌肉和肝组织中。②高脂血症：约 20% 的患者可发生本症，患者可出现血清脂质微粒的凝聚，产生脂肪栓塞。③糖代谢异常：约 50% 的患者出现暂时性高血糖，30% 的患者有糖尿，偶可发生糖尿病酮症酸中毒或高渗性昏迷；有 1%～5% 患者并发低血糖。糖代谢异常与急性胰腺炎时胰岛素、胰高血糖素、生长抑素及糖皮质激素的浓度及相互作用有关。

6. 血液学异常：包括贫血、DIC、门脉和（或）脾静脉栓塞。SAP 时，患者的纤维蛋白原和凝血因子升高，引起高凝状态，出现血栓形成和局部循环障碍，严重时可发生 DIC。

7. 心功能不全或衰竭：50% 的患者可有 ST-T 改变、传导阻滞、期前收缩为主的心电图变化。少数患者还可出现心力衰竭和严重心律失常。

8. 肾功能不全或衰竭：20% 的 SAP 可出现肾衰竭，与其有关的死亡率可达 80%。发生原因与低血容量、休克和激肽－缓激肽系统的作用有关。

9. 呼吸功能不全或衰竭：是最严重的并发症。气急可能是呼吸功能不全的唯一症状，如不注意观察和及时诊断治疗，患者往往会发展到急性呼吸衰竭（急性呼吸窘迫综合征，ARDS），此时，患者可有明显气急、发绀等，常规的氧疗法不能使之缓解；血气分析 $PaO_2 < 8.0$ kPa（60 mmHg）。为了减少 ARDS 的发生和及早发现、及早治疗，建议在 SAP 患者入院的初期，应每日至少做 2 次血气分析。

10. 胰性脑病：发生率为 5.9%～11.9%。表现为神经精神异常，定向力缺乏，精神错乱，伴有幻想、幻觉、躁狂状态等。其发生与 PLA_2 损害脑细胞，引起脑灰白质广泛脱髓鞘改变有关。常为一过性，可完全恢复，也可留有精神异常。

11. 多器官功能衰竭（multiple organs failure，MOF）：可包括心功能不全、肾功能不全、呼吸功能不全等。而 ARDS 是 MOF 发生的一个重要因素。胰腺炎、腹膜炎、脓毒血症等被称为全身炎症反应综合征（systemic inflammatory reaction syndrome，SIRS），SIRS 时，体内有大量炎细胞因子及中性粒细胞聚集而诱发 ARDS，如不及时识别 ARDS，并行相应治疗，则会发展到 MOF。

【实验室和其他检查】

（一）白细胞计数

多有白细胞增多及中性粒细胞核左移。

（二）血、尿淀粉酶测定

血清（胰）淀粉酶在起病后 6~12 小时开始升高，48 小时开始下降，持续 3~5 天。淀粉酶的高低不一定反映病情轻重，出血坏死型胰腺炎淀粉酶值可正常或低于正常。其他急腹症如胆石症、肠梗阻、胆囊炎、消化性溃疡穿孔等都可有血清淀粉酶升高，但一般不超过正常值的 2 倍。

尿淀粉酶升高较晚，在发病后 12~14 小时开始升高，下降缓慢，持续 1~2 周，但尿淀粉酶值受患者尿量的影响。

（三）血清脂肪酶测定

血清脂肪酶常在起病后 24~72 小时开始上升，持续 7~10 天，对病后就诊较晚的急性胰腺炎患者有诊断价值，且特异性也较高。

（四）C 反应蛋白

CRP 是组织出现损伤和发生炎症的非特异性标志物。可用于评估与监测急性胰腺炎的严重性，在胰腺坏死时 CRP 明显升高。

（五）生化检查

胰岛素释放减少和胰高血糖素释放增加可能会引起暂时性血糖升高。持久的空腹血糖高于 10 mmol/L 反映胰腺坏死，提示预后不良。高胆红素血症可见于少数患者，多于发病后 4~7 天恢复正常。血清 AST、LDH 可增加。暂时性低钙血症（<2 mmol/L）常见于重症急性胰腺炎，低血钙程度与临床严重程度平行，若血钙低于 1.5 mmol/L 以下提示预后不良。急性胰腺炎时可出现高甘油三酯血症，这种情况可能是病因或是后果，后者在急性期过后可恢复正常。

（六）影像学检查

1. 腹部平片：可排除其他急腹症，如内脏穿孔等。"结肠切割征"和"哨兵袢"为胰腺炎的间接指征。

2. 腹部 B 超：应作为常规初筛检查。急性胰腺炎 B 超可见胰腺肿大，胰内及胰周围回声异常；亦可了解胆囊和胆道情况；后期对脓肿及假性囊肿有诊断意义。但如果患者腹胀会影响其观察。

3. CT 显像：CT 根据胰腺组织的影像改变进行分级，对急性胰腺炎的诊断和鉴别诊断、评估其严重程度，特别是对鉴别轻和重症胰腺炎，以及附近器官是否累及具有重要价值。轻症可见胰腺非特异性增大和增厚，胰周围边缘不规则；重症可见胰周围区消失；网膜囊和网膜脂肪变性，密度增加；胸腔积液。增强 CT 是诊断胰腺坏死的最佳方法，疑有坏死合并感染者可行 CT 引导下穿刺。

【诊断和鉴别诊断】

急性胰腺炎的诊断标准包括以下 3 项：①上腹部持续性疼痛。②血清淀粉酶和（或）脂肪酶浓度至少高于正常上限值 3 倍。③腹部影像学检查结果显示符合急性胰腺炎影像学改变。上述 3 项标准中符合 2 项即可诊断为急性胰腺炎。

急性胰腺炎的严重程度分级：临床常用的急性胰腺炎严重程度分级包括修订版 Atlanta 分级（revised Atlanta classification，RAC）及基于决定因素的分级（determinant-based classification，DBC），目前前者应用居多。DBC 分级基于器官功能障碍和感染 2 项影响预后的因素进行分类。①轻型急性胰腺炎：无胰腺（胰周）坏死及器官功能障碍。②中型急性胰腺炎：无菌性胰腺（胰周）坏死和（或）一过性（≤48 h）

器官功能障碍。③重型急性胰腺炎：感染性胰腺（胰周）坏死或持续性（>48 h）器官功能障碍。④危重型急性胰腺炎（critical acute pancreatitis，CAP）：持续性器官功能障碍伴感染性胰腺（胰周）坏死。DBC 分级中，器官功能障碍依据序贯器官衰竭（SOFA）评分系统进行诊断。RAC 分级：①轻症急性胰腺炎（mild acute pancreatitis，MAP），占急性胰腺炎的 80%～85%，不伴有器官功能障碍及局部或全身并发症，通常在 1～2 周恢复，病死率极低。②中重症急性胰腺炎（moderately severe acute pancreatitis，MSAP），伴有一过性（≤48 h）器官功能障碍和（或）局部并发症，早期病死率低，如坏死组织合并感染，则病死率增高。③重症急性胰腺炎，占急性胰腺炎的 5%～10%，伴有持续性（>48 h）器官功能障碍，病死率高。器官功能障碍的诊断标准基于改良 Marshall 评分系统，任何器官评分≥2 分可定义存在器官功能障碍。

急性胰腺炎应与下列疾病相鉴别。

1. 胆石症和急性胆囊炎：既往存在胆绞痛史，疼痛多位于右上腹，常放射到右肩部，Murphy 征（+），血淀粉酶及尿淀粉酶有时可见轻度升高。B 超及 X 线胆道造影可明确诊断。

2. 消化性溃疡急性穿孔：有较典型的溃疡病史，腹痛突然加剧，肝浊音界消失，腹肌紧张，X 线透视见膈下有游离气体等可资鉴别。

3. 心肌梗死：有冠心病既往病史，突然发病，腹部疼痛限于上腹部。心电图显示心肌梗死图像，血清心肌酶升高。血、尿淀粉酶一般正常。

4. 急性肠梗阻：腹痛为阵发性，腹胀，呕吐，肠鸣音亢进，可闻及气过水声，无排气，可见肠型。腹部 X 线可见液气平面。

【西医治疗】

（一）MAP 以内科治疗为主

1. 禁食及胃肠减压：可减少胰腺分泌。在 MAP 中，经过 4～7 天，当疼痛减轻，发热消退，白细胞计数和血、尿淀粉酶降至正常后，即可先给予少量无脂流质，数日后逐渐增加低脂低蛋白饮食。若有复发表现，需再度禁食。

（1）H_2 受体拮抗剂或质子泵抑制剂：抑制胃酸以保护胃黏膜及减少胰腺分泌。

（2）生长抑素及类似物：临床报道普遍认为该类药物是目前治疗胰腺炎有效的药物，具有多种内分泌活性：抑制胃酸分泌；抑制胰腺的外分泌，使胰液量、碳酸氢盐、消化酶分泌减少；抑制胰岛素、胰高血糖素、胆囊收缩素等多种激素等被认为对胰腺细胞有保护作用，可阻止急性胰腺炎的进展。在 AP 早期应用，能迅速控制病情、缓解临床症状，使血淀粉酶快速下降并减少并发症，提高治愈率。生长激素释放抑制激素的剂量为首剂 250 g 加入 10% 葡萄糖溶液 20 mL 中缓慢静脉推注，继而 3～6 mg 加入 10% 葡萄糖溶液 500 mL 中静脉滴注维持 12～24 小时。醋酸奥曲肽首剂为 0.1 mg 加入 10% 葡萄糖溶液 20 mL 静脉缓慢注射，继而 0.6 mg 加于 10% 葡萄糖溶液 500 mL 维持治疗 12～24 小时。

2. 抑制胰酶活性，减少胰酶合成

（1）抑肽酶：抑制肠肽酶，中断瀑布效应，应早用，剂量宜大。参考剂量：第 1 天 50000 U/h，总量 100 000～250 000 U，随后 20 000～40 000 U/d，疗程 1～2 周。

（2）加贝脂：为一种非肽类蛋白分解酶抑制剂，该药为从大豆中提取的小分子膜酶拮抗剂，对胰蛋白酶、血管舒缓素、磷脂酶 A 等均有极强的抑制作用，另外对 Oddi 括约肌有松弛作用。用法：100 mg 加入 250 mL 补液内，3 次/日，3 天，症状减轻后 100 mg，1 次/日，均经静脉滴注，疗程 7～10 天。滴速为 1 mg/（kg·h），不宜 >2.5 mg/（kg·h）。用药期间要注意皮疹及过敏性休克。

（3）乌司他丁：系从人尿中提取的糖蛋白，为一种蛋白酶抑制剂，可以抑制胰蛋白酶等各种胰酶，此外，它还有稳定溶酶体膜、抑制溶酶体酶的释放、抑制心肌抑制因子产生和炎性介质的释放。用法：100 000 U ＋ 补液 500 mL，静脉滴注，1~2 小时滴完，1~3 次/日。

3. 镇痛：急性重症胰腺炎患者常有明显疼痛，甚至可因疼痛而引起休克，因此镇痛对患者很重要。常用的有山莨菪碱或哌替啶肌内注射；0.1% 普鲁卡因静脉滴注，但一般不用吗啡和胆碱能受体抑制剂。

4. 抗生素的应用：胆源性 AP 可选用氨基糖苷类、喹诺酮类、头孢菌素类及抗厌氧菌药物，其他病因的轻型 AP 也可不用。

（二）SAP 的治疗

1. 内科治疗

（1）禁食和胃肠减压：可减少胰腺分泌，减少胃酸的刺激及减轻肠胀气和肠麻痹，在 SAP 中，只要腹痛缓解，血清淀粉酶接近正常，没有其他并发症也可以开始进食，应采取个体化的原则。

（2）营养支持：营养支持在 AP 尤其是 SAP 中的治疗作用已得到普遍肯定。营养支持常贯穿 SAP 的整个病程治疗中，对保护肠黏膜屏障功能、降低感染等并发症十分重要，可以明显改善疾病治疗效果。SAP 患者在血流动力学和心脏功能稳定情况下，应早期进行营养支持，初期的营养支持主要是肠外营养（parenteral nutrition，PN），但应尽早过渡到肠内营养（enteral nutrition，EN）模式。研究认为个体化阶段性营养支持是治疗 AP 的合理营养方式。目前认为，空肠内输注营养不增加胰液分泌。可在内镜或 X 线引导下将鼻空肠营养管放置到 Treitz 韧带下方，这是实施 EN 的关键。EN 药物主要包括高能要素合剂，由麦芽糖糊精、葡萄糖糖浆、乳清蛋白水解物、植物油、中链三酰甘油、维生素、矿物质、微量元素等组成。

发生 SAP 时，由于炎症反应、肠道菌群失调、生长因子缺乏和肠黏膜上皮细胞过度凋亡而导致肠黏膜屏障损伤等因素，可发生肠道衰竭，导致细菌及内毒素易位，肠源性细菌到达胰腺，形成胰腺及胰腺周围组织继发感染与脓毒症，与 MOF 的发生密切相关。因此，肠道衰竭被称为 SAP 发生 MOF 的"发动机"。控制 SAP 时肠道衰竭的发生对阻止疾病的发展、改善 SAP 患者的预后显得至关重要。

EN 能维持屏障功能，是防止肠道衰竭的重要措施。EN 增加肠黏膜血流灌注和促进肠蠕动。通过肠黏膜与营养素的接触，可以直接向肠黏膜提供其代谢所需的营养物质，阻止肠黏膜的氧化损伤，避免肠道屏障功能的破坏和菌群易位，维持肠道内细菌的平衡和肠道免疫的"觉醒"状态，改善肠道的通透性，从而限制由肠道介导的全身炎症反应。有研究显示，肠内营养显著降低了总的并发症（包括脓毒症）的发生，费用降低及住院时间明显缩短。

（3）应用广谱高效抗生素：目前，SAP 患者的死亡原因 80% 为感染，无感染的 SAP 患者死亡率为 10%，如感染后不及时治疗，死亡率可达 100%。因此预防和治疗感染已成为降低 SAP 死亡率的关键。感染细菌极可能来自结肠内细菌的移位，抗生素的选择应是高效广谱。用药时应注意以下几点：抗菌谱应广，因为每一病例都可分离出数种病原菌；②药物对主要病原应有强大的杀灭、抑制作用；③抗生素必须兼顾厌氧菌，可选用第三代头孢菌素或甲砜霉素类（如亚胺匹能）以降低胰腺坏死后感染。SAP 患者应及早应用抗生素治疗，且至少维持 14 天。

（4）生长抑素和生长激素联合疗法：在这一疗法中，生长激素的作用主要是促进蛋白合成、调节免疫和可能的抗感染效果，动物试验表明，外源性生长激素可以通过促进肠上皮的增生、维持肠黏膜屏障的完整性而防治肠道内细菌移位的发生。生长激素的用量一般为 48 U，皮下注射，6 日 2 次。但应注意高血糖等不良反应。

（5）抗休克：SAP 患者常有大量体液的丢失，而造成有效血液循环量的减少。胰腺组织对血流量的变化极为敏感，有效血液循环量的减少会引起胰腺微循环灌注减少而加重胰腺组织的坏死，因此应及时补足血液循环量，常用胶体液（鲜血、血浆、白蛋白）和晶体液（平衡液、血浆代用品），用时需根据患者的血压、心率、神志、尿量等指标综合考虑。

（6）纠正水、电解质及酸碱平衡紊乱。

（7）糖皮质激素：一般不用，除非出现重要脏器严重并发症，常用的有甲泼尼龙，40～80 mg/d，静脉滴注，每天1～2次。

（8）中药：目前SAP常用的中药是大承气汤和生大黄，实验提示生大黄对胰蛋白酶、胰脂肪酶、胰淀粉酶具有明显的抑制作用，从而有利于抑制胰酶的自身消化；生大黄所含的番泻苷可以促进肠道排空以减少胰腺的分泌；生大黄具有止血和降低血管通透性的作用，防止和改善休克的产生和胰腺的血液循环。用法：生大黄25～30 g/d，用开水100～200 mL，浸泡15～30分钟后，去渣分3次服用。

（9）血浆置换：如有严重高脂血症可用血浆置换法降低血中甘油三酯含量。

2. 外科治疗：手术适应证。①胰腺坏死合并感染：在严密监测下考虑手术治疗，行坏死组织清除及引流术。②胰腺脓肿：可选择手术引流或经皮穿刺引流。③胰腺假性囊肿：视情况选择手术治疗、经皮穿刺引流或内镜治疗。④胆道梗阻或感染：无条件进行EST时予以手术解除梗阻。⑤诊断未明确，疑有腹腔脏器穿孔或肠坏死者行剖腹探查术。

【中医辨证分型】

急性胰腺炎可分为初期、进展期、恢复期3个阶段，其中初期及进展期可作为急性胰腺炎的急性期。初期：多为食积、气滞，正盛邪轻；进展期：为湿、热、瘀、毒兼夹，正盛邪实，或痰热，或瘀热，或热毒之邪内陷、上迫于肺、热伤血络，成气血逆乱之危证；恢复期：正虚邪恋，耗阴伤阳，气血不足，阴阳失调，虚实夹杂。

急性胰腺炎依据其病情的缓急，大致可分为两个期：急性期和恢复期，其急性期分为5个证型，而恢复期分为2个证型。

1. 急性期

（1）肝郁气滞证

症状：脘腹胀痛，腹胀得矢气则舒。善太息，恶心或呕吐，嗳气，大便不畅。

舌脉：舌淡红，苔薄白或薄黄；脉弦紧或弦数。

（2）肝胆湿热证

症状：脘腹胀痛，大便黏滞不通。胸闷不舒，发热，烦渴引饮，小便短黄，身目发黄。

舌脉：舌质红，苔黄腻或薄黄；脉弦数。

（3）腑实热结证

症状：腹满硬痛拒按，大便干结不通。日晡潮热，胸脘痞塞，呕吐，口臭，小便短赤。

舌脉：舌质红，苔黄厚腻或燥；脉洪大或滑数。

（4）瘀毒互结证

症状：腹部刺痛拒按，痛处不移，大便燥结不通。躁扰不宁，皮肤青紫有瘀斑，发热，小便短涩。

舌脉：舌质红或有瘀斑；脉弦数或涩。

（5）内闭外脱证

症状：意识模糊不清，大便不通。肢冷抽搐，呼吸喘促，大汗出，小便量少甚或无尿。

舌脉：舌质干红绛，苔灰黑而燥；脉微欲绝。

2. 恢复期

（1）肝郁脾虚证

症状：胁腹胀满，便溏。纳呆，恶心，善太息。

舌脉：舌苔薄白或白腻，脉弦缓。

（2）气阴两虚证

症状：少气懒言，胃脘嘈杂。神疲，口燥咽干，饥不欲食，大便干结。

舌脉：舌淡红，少苔或无苔；脉细弱。

【辨证论治】

急性胰腺炎的基本病机是腑气不通，急性胰腺炎治疗全程应遵守通里攻下之原则。急则治其标，缓则治其本，本病急性期依据肝郁气滞、腑实热结、瘀毒互结、肝胆湿热及内闭外脱的不同病机特点，分别遵循疏肝解郁、通腑泄热、祛瘀通腑、清热化湿、回阳救逆的基本治疗原则；急性胰腺炎的缓解期治疗需依据肝郁脾虚、气阴两虚这两个证型的不同病机特点，分别遵循疏肝健脾、益气养阴的治疗原则来实施治疗方案，在上述相应治疗原则的指导下，提倡内治法和外治法并举互补，积极采取多种途径相结合的方法来治疗急性胰腺炎，意义重大。急性胰腺炎危重情况需及时手术治疗，切莫延误病情。

1. 急性期

（1）肝郁气滞证

症状：脘腹胀痛，腹胀得矢气则舒。善太息，恶心或呕吐，嗳气，大便不畅。

舌脉：舌淡红，苔薄白或薄黄；脉弦紧或弦数。

治法：疏肝解郁，理气通腑。

主方：柴胡疏肝散（《景岳全书》）加减。

药物：方中柴胡、香附疏肝理气，川芎活血行气止痛，陈皮、枳壳理气化滞，芍药、甘草养血柔肝，缓急止痛。诸药相合，共奏疏肝理气、活血止痛之功。

加减：若因胆道蛔虫病引发的急性胰腺炎，加乌梅、苦楝根皮；腹痛甚者，加青皮、延胡索、佛手；大便干结者加芦荟、芒硝。腹部气滞甚者，可改枳壳为炒枳实，以加大通利腹气的作用。

（2）肝胆湿热证

症状：脘腹胀痛，大便黏滞不通。胸闷不舒，发热，烦渴引饮，小便短黄，身目发黄。

舌脉：舌质红，苔黄腻或薄黄；脉弦数。

治法：清热化湿，利胆通腑。

主方：茵陈蒿汤（《伤寒论》）合龙胆泻肝汤（《医方集解》）加减。

药物：茵陈、栀子、大黄（后下）、龙胆草（酒炒）、黄芩（酒炒）配伍以清湿热；泽泻、木通、车前子配伍以利水湿；当归、生地黄配伍养阴血而防止上述利水湿之品伤及阴血；柴胡疏肝，引药入肝胆经；甘草调和诸药。

加减：黄疸热重者加蒲公英、马齿苋、败酱草、紫花地丁；大便黏滞不爽者加滑石、薏苡仁以增加化湿之功效。本证型苦寒药物居多，可根据患者脾胃状况，少佐适度健脾药物，如少量砂仁等以护胃气。

（3）腑实热结证

症状：腹满硬痛拒按，大便干结不通。日晡潮热，胸脘痞塞，呕吐，口臭，小便短赤。

舌脉：舌质红，苔黄厚腻或燥；脉洪大或滑数。

治法：清热通腑，内泄热结。

主方：大柴胡汤（《伤寒论》）合大承气汤（《伤寒论》）加减。

药物：柴胡配伍黄芩、黄连及栀子、连翘以清腑热，枳实，厚朴，生大黄（后下），芒硝（冲）配伍以通腑泄热，半夏燥湿和胃降逆止呕；白芍柔肝缓急止痛，桃仁配伍红花活血化瘀，散结通腑。

加减：呕吐重者加紫苏梗、竹茹、旋覆花以降逆止呕；小便短赤甚则排尿热涩疼痛者，酌加白茅根、萹蓄等以清热利尿；大便干结异常、粪如羊屎者，此为肠燥津亏，可酌加火麻仁、郁李仁以润肠通便。

（4）瘀毒互结证

症状：腹部刺痛拒按，痛处不移，大便燥结不通。躁扰不宁，皮肤青紫有瘀斑，发热，小便短涩。

舌脉：舌质红或有瘀斑；脉弦数或涩。

治法：清热泻火，祛瘀通腑。

主方：泻心汤（《伤寒论》）或大黄牡丹汤（《金匮要略》）合膈下逐瘀汤（《医林改错》）加减。

药物：水牛角（先煎）、大黄、黄连、黄芩清热泻火；丹参、川芎、桃仁、红花、赤芍、牡丹皮活血化瘀；炒五灵脂化瘀止血；延胡索配伍厚朴，理气通腑；当归配伍生地黄，养阴血和血；芒硝（冲）泻下软坚。

加减：便血或呕血者加三七粉、茜草根、地榆炭以止血；瘀重者加三棱、莪术，瘀血更甚者则考虑酌加水蛭、虻虫等虫类药物以增加活血化瘀之功；小便短赤涩痛者，可酌加通草、石苇等以清热利尿。

（5）内闭外脱证

症状：意识模糊不清，大便不通。肢冷抽搐，呼吸喘促，大汗出，小便量少甚或无尿。

舌脉：舌质干红绛，苔灰黑而燥；脉微欲绝。

治法：通腑逐瘀，回阳救逆。

主方：小承气汤（《伤寒论》）合四逆汤（《伤寒论》）加减。

药物：生大黄（后下）、厚朴、枳实通腑泄热；熟附子配伍干姜，可回阳救逆温通经脉；赤芍、红花活血通脉，生晒参（另炖）大补元气，生牡蛎（先煎）配伍代赭石（先煎）重镇降逆，治疗气逆喘息，同时，平息弛张之阳气；甘草调和诸药。

加减：大便不通者加芒硝、芦荟等以通腑泄热；汗多亡阳者加煅龙骨、煅牡蛎以收敛止汗；气虚甚者可倍人参之量，加大量黄芪，本证型亦可用参附注射液静脉滴注或加大熟附子的量，熟附子需要久煎至口尝无麻辣感方可，临床必须注意药品的不良反应。

注：禁饮食者，可置空肠营养管，推注食物及相关药物。

2. 恢复期

（1）肝郁脾虚证

症状：胁腹胀满，便溏。纳果，恶心，善太息。

舌脉：舌苔薄白或白腻，脉弦缓。

治法：疏肝健脾，和胃化湿。

主方：柴芍六君子汤（《医宗金鉴》）加减。

药物：人参、炒白术、茯苓、陈皮、姜半夏健脾益气，柴胡疏肝理气，炒白芍柔肝缓急止痛，钩藤平抑肝阳，炙甘草调和诸药。

加减：食积者加焦三仙等以健脾消积；腹胀明显者加枳实、厚朴以理气消胀；气阴两虚者，可酌加西洋参、沙参以补益气阴；便溏者可酌加莲子肉、芡实健脾以实大便；恶心者，可酌加藿香、佩兰以化湿止呕。药物加减时，应注意十八反、十九畏，原方用人参，则不用莱菔子消食积。

（2）气阴两虚证

症状：少气懒言，胃脘嘈杂。神疲，口燥咽干，饥不欲食，大便干结。

舌脉：舌淡红，少苔或无苔；脉细弱。

治法：益气生津，养阴和胃。

主方：生脉散（《医学启源》）或益胃汤（《温病条辨》）。

药物：人参补益脾气，沙参、麦冬、细生地黄、玉竹养阴益胃生津，五味子配伍冰糖益胃敛阴生津。

加减：口渴明显者，加玄参、生石膏、天花粉以清热生津；气虚明显者，可加大量黄芪以补气；纳果明显者，可酌加焦三仙、陈皮等以健脾助运；大便干结明显者，可酌加火麻仁、郁李仁以润肠通便。

【常用中成药】

1. 龙胆泻肝丸：清肝胆、利湿热。适用于肝胆湿热证。但本药长期服用可导致肝肾损伤，需在医生指导下使用。

2. 柴胡舒肝丸：疏肝理气，消胀止痛。适用于肝气不舒证。

3. 消炎利胆片：清热、祛湿、利胆。适用于肝胆湿热证。

4. 大黄利胆胶囊：清热利湿、解毒退黄。适用于肝胆湿热证。

5. 胆石通胶囊：清热利湿、利胆排石。适用于肝胆湿热证。

6. 茵栀黄颗粒：清热解毒、利湿退黄。适用于肝胆湿热热证。

【中医外治法】

1. 针灸治疗常用穴：足三里穴、下巨虚穴、内关穴、胆俞穴、脾俞穴、胃俞穴、中脘穴等，一般采用强刺激手法，也可采用电针仪刺激。临床可酌情选取膈俞穴、膻中穴、神阙穴、气海穴、天枢穴、期门穴、公孙穴、合谷穴、内庭穴、阳陵泉穴、血海穴、太冲穴等穴位，以加强疗效。

2. 灌肠治疗：生大黄 30 g，加水 200 mL 煮沸后再文火煎 5 分钟，过滤去渣冷却至 38~40 ℃后灌肠，插管深度为 30~35 cm，保留 1~2 小时，1 日 2 次。

3. 腹部外敷法：芒硝 500~1000 g 研成粉末状，置于专门的外敷袋中，然后将外敷袋平铺，置于患者的中上腹位置，当芒硝出现结晶变硬后更换，更换频率 1 日 2~4 次。

【护理概要】

急性胰腺炎是由于多种病因引起胰酶激活后所致的胰腺组织的局部炎症反应，可伴有其他器官功能改变。为最常见的急腹症之一，临床以急性腹痛、发热伴有恶心、呕吐、血和尿淀粉酶增高为特点。临床上分为轻症急性胰腺炎和重症急性胰腺炎。前者症状较轻，预后较好；后者病情急重，并发症多，死亡率高。因此集束化护理联合中医护理对于改善疾病预后、康复具有非常重要的辅助作用。

集束化护理是一种集结了循证治疗及护理，为患者改善预后，提供优质护理，增强医疗效果的护理策略。大量研究证实，对患者实施完整、持续执行集束化护理措施效果显著，同时研究还结合中医护理，对患者充分利用中医进行耳穴埋豆、针灸护理。耳穴埋豆是将药物贴于耳穴处，给予垂直压力，按压耳穴，经经络传导，可调节脏腑气血、通经络、安神。针灸可调节大脑皮层神经细胞兴奋性，起到调和气血、通经活络的作用，改善局部血液循环，对临床护理质量与护理效果的提升具有重要意义。因此对患者实施集束化护理与中医护理相结合，可增强护理效果，降低医疗成本，提高患者的生活质量与满意度。

【预后】

急性胰腺炎的病程经过及预后取决于病变的程度及后期是否出现并发症。轻症常在 1 周内恢复，不留后遗症。重症病情凶险，预后差，病死率在 20%~40%。经积极抢救幸免于死者，多遗留不同程度的胰功能不全，极少数演变为慢性胰腺炎。恢复时期要积极治疗胆道疾病、注意戒酒低脂饮食及避免暴饮暴食。

(吴国志 张向磊 张迎迎 陈燕华 张 洋)

第三节 慢性胰腺炎

慢性胰腺炎（chronic pancreatitis，CP）是指由于遗传、环境等因素所致的胰腺局部、节段性或弥漫性的慢性进展性炎症，导致胰腺组织和（或）胰腺功能不可逆的损害。临床以反复发作的上腹部疼痛和胰腺内、外分泌功能不全为主要表现。可伴有胰管结石、胰管狭窄、胰腺实质钙化、胰腺假性囊肿形成、胰管不规则扩张等。慢性胰腺炎在全球范围内的发病率为 9.62/10 万，死亡率为 0.09/10 万，我国 CP 患者以男性为主，其数量约为女性的 2 倍。

慢性胰腺炎的临床表现是反复发作的上腹部疼痛及胰腺内、外分泌功能不全，与此同时可伴有多种急慢性并发症：胰管和（或）胆管狭窄、十二指肠狭窄、胰胆管结石、假性囊肿、营养不良、血管并发症和复发性或持续性疼痛等。在中医学领域，没有慢性胰腺炎的概念，根据其临床表现相当于中医学"胃痛""腹痛""泄泻""黄疸""癥瘕积聚"等范畴。

【病因和发病机制】

导致 CP 的因素多种多样，主要由遗传、环境和（或）其他致病因素共同引起。酗酒是引起 CP 的主要致病因素之一，其发病率在西方国家及日本占 50%~60%。据统计在我国长期过量饮酒、胆道痰病和胰腺外伤为主要病因，分别占 35.4%、33.9% 和 10.5%。目前还认为遗传因素在 CP 发病中起重要作用，此外，CP 致病因素还包括高脂血症、高钙血症、胰腺先天性解剖异常、胰腺外伤或手术、自身免疫性疾病等，吸烟是 CP 独立的危险因素。复发性急性胰腺炎（recurrent acute pancreatitis，RAP）是形成 CP 的高危因素，约 1/3 的 RAP 患者最终演变为 CP。

1. 胆管疾病：我国的慢性胰腺炎中，以胆道疾病为病因者占 36%~65%。其中以胆囊、胆管结石为主（约占 77.2%），其次为胆囊炎、胆道狭窄、Oddi 括约肌功能障碍和胆道蛔虫等。胆道疾病可诱发频发的胰腺炎，继而胰腺弥漫性纤维化，胰管狭窄、钙化，最终导致慢性胰腺炎。胆囊炎还可通过淋巴管炎而引起慢性胰腺炎。胆系疾病发病的病史在 CP 中占有重要地位。在各种胆道系统疾病的病因中以胆囊结石最多见，其他依次的发病原因为：胆管结石、胆囊炎、胆管不明原因狭窄和胆道蛔虫。胆源性 CP 是我国与其他国家的不同之处，其机制目前尚不清楚，且胆系疾病是否会导致 CP 也存在分歧。其机制可能与结石或炎症感染引起胰胆管交界处或胆总管开口部狭窄与梗阻，胰液流出受阻，使得胰管压力升高，胰腺腺泡、胰腺小导管破裂，损伤胰腺组织和胰管系统。因此，胆道疾病所致的 CP，病变部位主要在胰头部，导致胰头部增大、纤维化，最终引起胰腺钙化的少见，但合并阻塞性黄疸的较多见。

2. 慢性酒精中毒：是发达国家慢性胰腺炎的最主要病因。我国酒精性慢性胰腺炎从 20 世纪 50 年代至 20 世纪 80 年代由 6.1% 上升到 26.5%~29.4%，目前已上升至 34.58%~35.4%，成为我国慢性胰腺炎最主要病因。这些患者的纯酒精摄入量 ≥70~80 g/d，嗜酒史为 5~15 年。酒精性慢性胰腺炎是由于酒精本身及（或）其代谢产物的毒性和低蛋白血症，造成胰实质进行性的损伤和纤维化；也可能是由于酒精刺激胰腺分泌，增加胰腺对胆囊收缩素（cholecystokinin，CCK）刺激的敏感性，使胰液中胰酶和蛋白质的含量增加，钙离子浓度增高，形成一些小蛋白栓阻塞小胰管，导致胰腺结构发生改变，形成慢性胰腺炎。酒精性慢性胰腺炎胰腺钙化较多。关于酒精性慢性胰腺炎的发病机制，大多数学者比较认同的是蛋白质分泌过多导致梗阻与坏死 - 纤维化的学说。胰液中脂质微粒体酶的分泌及脂肪酶的降解作用在酒精及其代谢产物的影响下得到了提高；并使胰液可以和脂质微粒体酶混合，激活胰蛋白酶原为胰蛋白酶，导致组织损伤。并且乙醇间接通过刺激胰液的分泌，增加胰腺对 CCK 刺激的敏感性，胰液中胰酶和蛋白质含量增加，钙离子浓度增加，易出现可形成栓子阻塞小胰管的胰管内蛋白沉淀，使胰管胰液流出受阻，胰管内压力增高，导致胰腺小导管、胰腺腺泡破裂，损伤胰腺组织及其他胰管系统。

3. 自身免疫因素：约占 2.8%。

4. 营养因素：亚非发展中国家，慢性胰腺炎的最常见类型是营养不良诱发的（热带）胰腺炎。这些地区有一种植物木薯，可造成胰腺损伤。此外，与低脂肪、低蛋白饮食，硒、铜等微量元素缺乏，维生素 A、B 等不足可能有关。

5. 遗传因素：如阳离子胰蛋白酶原基因、酒精代谢酶基因、胰蛋白酶抑制因子基因突变等与遗传性胰腺炎有关。本型慢性胰腺炎国内少见。常见易感基因包括 *PRSS1*、*SPINK1*、*CTRC* 和 *CFTR* 等。遗传性 CP 为常染色体显性遗传，外显率为 80%，主要突变位于 *PRSS1* 基因。我国特发性慢性胰腺炎主要致病突变为 *SPINK1* c. 194 + 2T > C。

6. 高钙血症：有 8%～12% 的甲状旁腺功能亢进患者发生慢性胰腺炎。其始动因素是高钙血症。其机制有：①钙沉积形成胰管内钙化，阻塞胰管；②钙能促进无活性的胰蛋白酶转变成活性胰蛋白酶，促发自身消化；③钙可直接影响胰腺腺泡细胞的蛋白分泌。高钙血症也见于维生素 D 中毒、甲状旁腺癌、多发性骨髓瘤等疾病。在欠发达地区较为多见。

7. 高脂血症：家族性高脂血症中Ⅰ、Ⅳ、Ⅴ型患者易致胰腺炎反复发作。其机制可能为：①过高的乳糜微粒血症使胰腺的微血管阻塞或胰腺中发生黄色瘤；②胰腺毛细血管内高浓度的甘油三酯被脂肪酶大量分解，所形成的大量游离脂肪酸引起毛细血管栓塞或内膜损伤致胰腺炎发生。

8. 其他因素：①上腹部手术后，可致肝胰壶腹部括约肌痉挛、狭窄、胰腺损伤或供血不良而引起胰腺炎；②尸检发现，约 1/8 的肝硬化和血色病患者，伴有胰腺纤维化和色素沉着、胰供血动脉硬化，邻近脏器病变及胃、十二指肠后壁穿透性溃疡等均可引起慢性胰腺炎。

9. 特发性：占 6%～37.5%，多见于年轻人（15～30 岁）和老年人（50～70 岁），发病率无明显性别差异。随着诊断手段的不断提高，发现一部分"特发性慢性胰腺炎"与肝胰壶腹括约肌功能异常有关。

【中医病因病机】

1. 病因：本病多因于长期嗜酒、饮食不节、饮食不洁、情志不畅及外邪侵袭等因素。

2. 病位：慢性胰腺炎的病位在肝、胆（胰）和脾胃，有"邪在胆，逆在胃，损在肝、伤在脾"的说法。

3. 病机：慢性胰腺炎患者由于长期嗜酒、饮食不节、饮食不洁、情志不畅及外邪侵扰等因素，导致肝失疏泄，脾失健运，升降失司，或致脾胃受损，脾气虚弱，从而运化失职。故中焦气机壅滞，湿停中焦，郁久化热，发生湿热蕴结，或痰热蕴结；气机郁滞日久则生血瘀之证，不通则痛，发为腹痛，痰瘀交阻，亦可结为癥积。脾胃虚弱，运化无权，水谷不化，清浊不分，则大便溏泄。脾阳不振，虚寒内生，纳呆脘闷，渐生气血生成不足之象，甚则病久及肾，相火不足，失于温煦，则久泻不止，可伴见面色萎黄、肢倦乏力等表现。本病病机虚实夹杂，本为脾胃虚弱、肝脾不调；标为湿热、食积、气滞、血瘀、痰浊。本与标相互作用，耗伤机体正气，进一步损伤牵连其他脏腑功能，则出现变证及并病。本病发病早期以湿热、气滞为主，后期则多表现为血瘀、脾虚、气阴两虚、阴阳两虚。

【病理】

慢性胰腺炎的病变轻重程度不一。轻度炎症可局限于局部胰腺小叶，重度也可累及整个胰腺。基本病变是腺管有多发性狭窄和囊状扩张，管内可出现有钙化、结石和蛋白栓；胰腺腺泡萎缩，有弥漫性纤维化或钙化。胰管阻塞区可见炎症、水肿和坏死，也可合并假性囊肿。上述病理过程具有不可逆、进行性的特点。后期胰腺质地变硬，表面苍白呈不规则结节状，体积缩小，胰岛亦可出现萎缩。

【临床表现】

慢性胰腺炎的病程常超过数年，临床表现为无症状期与症状轻重不等的发作期的交替出现，也可无明显症状而发展为胰腺功能不全的表现。典型病例可出现五联征：腹痛、胰腺钙化、胰腺假性囊肿、脂肪泻及糖尿病。

1. 腹痛：腹痛是慢性胰腺炎最常见突出的临床症状，常为上腹部疼痛，可为间歇性，也可为持续性腹痛，可向腰背部放射。性质可为隐痛、钝痛、钻痛甚至剧痛，多位于中上腹，可偏左或偏右，可放射至后背、两肋部。患者取坐位，膝屈曲位时疼痛可有所缓解，躺下或进食时疼痛加剧。我国慢性胰腺炎患者中间歇性腹痛占80%以上，持续性腹痛占5%，约10%的患者无腹痛症状。腹痛的发病机制可能主要与胰管梗阻与狭窄等原因所致的胰管内高压有关，其次是胰腺本身的炎症（合并急性胰腺炎或病灶周围炎等）、假性囊肿、胰腺缺血及合并的神经炎症也可以引起疼痛。

2. 胰腺功能不全的表现：胰腺外分泌功能不全早期可无任何临床症状，在后期可出现质量减轻、营养不良、脂肪泻的表现。常伴有维生素缺乏症，如夜盲症、皮肤粗糙，肌肉无力和出血倾向等。约半数的慢性胰腺炎患者可因胰腺内分泌功能不全发生糖尿病。

3. 体征：腹部压痛与腹痛不相称，多数仅有轻度压痛，急性发作时也可有腹膜刺激征。当并发假性囊肿时，腹部可扪及表面光整的包块。当胰头显著纤维化或假性囊肿压迫胆总管，可出现黄疸的情况。少数患者可出现腹腔积液和胸腔积液、消化性溃疡和上消化道出血、多发性脂肪坏死、血栓性静脉炎或静脉血栓形成及精神症状。

【并发症】

1. 上消化道出血：可出现呕血和黑便。其病因：①脾静脉受压及血栓形成引起脾大，胃底静脉曲张破裂出血；②胰腺假性囊肿壁的大血管或动脉瘤受胰腺分泌的消化酶侵蚀而破裂出血；③胰腺分泌碳酸氢盐减少消化性溃疡和出血。

2. 胰腺假性囊肿形成：发生于约10%的慢性胰腺炎病例，形成机制，①胰管内压力增高致胰管破裂，胰液外渗。因无活动性炎症，胰液常为清亮。②活动性炎症合并脂肪坏死（也可能有胰腺实质的坏死），胰液自小胰管外渗，因含坏死组织，胰液常有变色。

3. 胆道或十二指肠梗阻：发生于5%~10%的慢性胰腺炎病例。本并发症多见于有胰管扩张的患者，主要是由于胰头部炎症或纤维化、假性囊肿所致。

4. 胰源性胸、腹腔积液：形成的机制可能是由于胰管破裂，与腹腔和胸腔形成瘘管，或是假性囊肿的破溃致胰液进入胸、腹腔。临床上，胰源性腹腔积液可呈浆液性、血性或乳糜性，后两者较少见。胰源性胸腔积液以左侧多见，具有慢性、进行性、反复发作及胸腔积液量多的特点，也可为浆液性、血性或乳糜性。

5. 胰腺癌：约4%患者在20年内并发胰腺癌。

6. 胰瘘：包括胰腺外瘘和内瘘。外瘘常发生于胰腺活检、胰腺坏死、外科引流术后、手术中的胰腺损伤或腹部钝伤后。内瘘常发生于慢性胰腺炎主胰管或假性囊肿破裂后，常合并有胰源性胸、腹腔积液。酒精性胰腺炎易出现内瘘。

7. 其他：少数患者可有胰性脑病；胰腺与脾粘连；胰腺假性囊肿侵蚀脾促发脾破裂；皮下脂肪坏死和骨髓脂肪坏死，可出现皮下的硬结节和骨痛、股骨头无菌性坏死等。

【实验和其他检查】

（一）胰腺外分泌功能试验

包括直接和间接试验。

1. 直接刺激试验：直接试验是评估胰腺外分泌功能最敏感、最特异的方法，但因成本高，属侵入性检查，在临床上应用受限。胰泌素可刺激胰腺腺泡分泌胰液和碳酸氢钠。具体方法是静脉注射胰泌素 1 U/kg，其后收集十二指肠内容物，测定胰液分泌量及碳酸氢钠浓度。慢性胰腺炎患者80分钟内胰液分

泌 < 2 mL/kg（正常 > 2 mL/kg），碳酸氢钠浓度 < 90 mmol/L（正常 > 90 mmol/L）。

2. 间接刺激试验：间接试验包括粪便检测、呼气试验、尿液试验和血液检测，其敏感度和特异度相对不足。①Lundh 试验：进食标准餐后，十二指肠液中胰蛋白酶浓度 < 6 IU/L 为胰功能不全；②苯替酪胺试验（粪弹力蛋白酶）：由于弹力蛋白酶在肠道不易被破坏，其粪便中的浓度高于其在胰液中的浓度，采用酶联免疫法检测，当粪便中弹力蛋白酶 < 200 μg/g 时为异常。与尿 BT-PABA（N - 苯甲酰 - L - 酪氨酰对氨苯甲酸）法相比较，不受尿量、腹泻、肾功能不全及服药等因素的影响。

（二）吸收功能试验

1. 72 小时粪便脂肪检查：慢性胰腺炎患者因胰酶分泌不足，粪便中性脂肪、氮和肌纤维含量增高。给予 80 g 脂肪的食物后，72 小时粪便的脂肪排泄量，正常人平均应 < 6 g/d。

2. 维生素 B_{12} 吸收试验：应用 ^{58}Co 维生素 B_{12} 吸收试验显示不正常时，口服碳酸氢钠和胰酶片后被纠正者，提示维生素 B_{12} 的吸收障碍与胰分泌不足有关。

（三）淀粉酶测定

急性发作期间，可见血、尿淀粉酶一过性增高。严重的胰外分泌功能不全时，血清胰型淀粉酶同工酶大多降低。

（四）胰腺内分泌测定

糖尿病的诊断标准为空腹血糖（FPG）≥7.0 mmol/L 或随机血糖 ≥11.1 mmol/L 或口服葡萄糖耐量试验（OGTT）2 h 血糖 ≥11.1 mmol/L。尚未诊断糖尿病的慢性胰腺炎患者建议每年进行 1 次血糖检测。

（五）影像学检查

1. X 线腹部平片：部分患者可见位于第 1～3 腰椎左侧胰腺区域的钙化或结石影，对诊断有意义。

2. B 超和 CT 检查：可见胰腺增大或缩小、边缘不清、密度异常、钙化斑或结石、囊肿等改变。CT 诊断的敏感度及特异度分别为 80%、90% 以上，是显示胰腺钙化的最优方法。

3. 经十二指肠镜逆行胰胆管造影（ERCP）：是诊断慢性胰腺炎的重要依据，但因其为有创性检查，目前仅在诊断困难或需要治疗操作时选用。可显示主胰管口径增大而不规则，可呈串珠状，胰管扭曲变形，可有胰管不规则狭窄或胰管中断，胰管小分支有囊性扩张。并可显示胆管系统病变。

4. 磁共振胰胆管成像（MRCP）：在显示主胰管病变方面，效果与 ERCP 相同，是无创性、无须造影剂即可显示胰胆系统的检查手段。

5. 超声内镜（EUS）：是无创性、无须造影剂即可显示胰胆系统的检查手段，在显示主胰管病变方面，效果基本与 ERCP 相同。对于胰腺实质病变的判断优于 ERCP，诊断标准仍需完善。

（六）其他

经超声/超声内镜引导或手术探查行细针穿刺活检。或经 ERCP 收集胰管分泌液行细胞学染色检查对肿块型慢性胰腺炎和胰腺癌的鉴别有重要价值。

【诊断和鉴别诊断】

慢性胰腺炎的诊断标准。主要诊断依据：①影像学典型表现；②组织学典型表现。次要诊断依据：①反复发作的上腹部疼痛；②血淀粉酶异常；③胰腺外分泌功能不全表现；④胰腺内分泌功能不全表现；⑤基因检测发现明确致病突变；⑥大量饮酒史（达到 ACP 标准）。主要诊断依据满足 1 项即可确诊；影像学或者组织学呈现不典型表现, 同时次要诊断依据至少满足 2 项亦可确诊。

【治疗】

慢性胰腺炎的治疗原则为去除病因、控制症状、改善胰腺功能、治疗并发症和提高生活质量等。

(一) 内科治疗

1. 病因治疗: 包括去除病因, 如戒酒戒烟, 积极治疗胆道疾病。防止急性发作, 宜进低脂肪、高蛋白食物, 避免饱食, 适度运动。

2. 对症治疗。①腹痛: 胰酶制剂替代治疗有一定止痛作用; 治疗遵循 WHO 提出的疼痛三阶梯治疗原则, 止痛药物选择由弱到强, 尽量口服给药。第一阶梯治疗首选对乙酰氨基酚, 其消化道不良反应较非甾体抗炎药的发生率低; 第二阶梯治疗可选用弱阿片类镇痛药如曲马多; 第三阶梯治疗选用强阿片类镇痛药。止痛药尽量先用小剂量非成瘾性镇痛药, 对顽固性疼痛进行腹腔神经丛阻滞或内脏神经切除术; ②胰腺外分泌功能不全症状: 可用足量的胰酶制剂替代, 胰酶制剂有助于改善吸收不良、脂肪泻。比较理想的胰酶制剂应是肠溶型、微粒型、高脂肪酶含量、不含胆酸; 为减少胃酸影响胰酶活性, 可用抗酸药或 H_2 受体拮抗剂抑制胃酸分泌, 但应注意其不良反应; ③合并糖尿病者可给予胰岛素治疗。营养不良者给足够的热能、高蛋白低饮食 (脂肪摄入量限制在总热量的 20%~50% 以下, 不超过 50~75 g/d), 严重脂肪泻者可静脉给予中长链三酰甘油。少量多餐加上胰酶制剂。还应注意补充脂溶性维生素及维生素 B_{12}、叶酸、铁剂、钙剂及多种微量元素。严重吸收不良应考虑要素饮食或全胃肠外营养。

3. 内镜介入治疗: 内镜下治疗简单、有效、微创、能重复应用, 可作为大多数慢性胰腺炎的首选方法。通过内镜排除胰管蛋白栓子或结石, 对狭窄的胰管可放置内支架引流。有利于缓解胰源性疼痛, 改善患者生活质量。内镜治疗主要用于慢性胰腺炎导致的 Oddi 括约肌狭窄 (狭窄性十二指肠乳头炎)、胆总管下段狭窄和胰管开口狭窄和胰管结石。

(1) 胆总管狭窄: 胆总管狭窄的发生率为 10%~30%, 可以首先考虑使用内镜支架治疗, 但长期的疗效还不确定, 但对年老和体弱的患者较为适用。

(2) 胰管高压扩张疼痛为主要症状的特发性、胰腺分裂性及其他原因的慢性胰腺炎是经内镜胰管支架治疗的适应证。近期疼痛缓解较好, 长期的疗效还不确定。

(3) Oddi 括约肌功能不良和胰管结石: Oddi 括约肌成形术治疗 Oddi 括约肌功能不良, 短期止痛效果较好。胰管括约肌切开以利于胰管内结石排出。对有主胰管结石的患者, 内镜网篮取石可以尝试。

(4) 其他: 在假性囊肿和肠腔间放置支架, 使囊肿内液体流入肠道。

(二) 手术治疗

手术适应证: ①保守治疗或者内镜微创治疗不能缓解的顽固性疼痛; ②并发胆道梗阻、十二指肠梗阻、胰腺假性囊肿、胰源性门静脉高压伴出血、胰瘘、胰源性腹腔积液、假性动脉瘤等, 不适于内科及内镜介入治疗或治疗无效者; ③怀疑存在胰腺癌者; ④多次内镜微创治疗失败者。

手术方式主要包括胰腺切除术、胰管引流术及联合术式 3 类。

【中医辨证分型】

根据慢性胰腺炎病因病机的特点, 分为急性复发和缓解期来分期论治, 急性期以气滞、湿热、血瘀、酒毒、食积为主, 须以清热除湿、理气止痛、活血化瘀、消食化积之法而治标; 缓解期则以本虚 (脏腑虚损) 结合标实 (如血瘀、水停等) 为主, 治以益气养阴、健脾利水、活血消癥之法以治本。基于中医治未病理念, 加强慢性胰腺炎的三级预防管理。

1. 急性发作期

（1）肝郁气滞证

症状：中上腹痛；痛窜两胁、矢气则舒，忧思恼怒则剧。抑郁易怒，善太息；恶心呕吐；嗳气呃逆；大便不畅。

舌脉：舌淡红，苔薄白或薄黄；脉弦紧或弦数，左关脉较盛。

（2）肝胆湿热证

症状：上腹部及胁肋胀痛；口苦呕恶。小便黄赤；大便不爽；身热阴痒；身目发黄。

舌脉：舌红苔黄腻，脉弦数或弦滑数，左关脉较大。

（3）气滞血瘀证

症状：腹部刺痛，痛连两胁；痛处固定拒按。疼痛夜甚；腹部或有积块，质软不坚；大便秘结；抑郁易怒。

舌脉：舌质紫暗，脉弦细涩。

（4）热结里实证

症状：腹痛拒按；壮热便结。烦渴引饮；小便短赤涩痛；日晡潮热；口干口臭。

舌脉：舌红苔黄燥或黄腻，脉滑数或沉紧、沉数有力。

2. 恢复期

（1）脾胃虚弱证

症状：纳呆便溏；胃脘胀满。倦怠乏力；面色萎黄；少气懒言；时而腹痛。

舌脉：舌质淡，苔薄白，或舌边有齿痕，脉细弱或缓。

（2）气阴两虚证

症状：少气懒言；自汗盗汗。大便时泻时秘；口渴引饮；五心烦热；乏力少神。

舌脉：舌质淡或红而少苔，脉细或细数。

（3）癥积瘀结证

症状：腹部积块；胀满刺痛。神倦乏力；形体消瘦；面色晦暗；纳谷不佳。

舌脉：舌质紫暗或有瘀斑，舌下脉络曲张，色青紫或紫暗，脉细涩。

（4）阴阳两虚证

症状：形体羸弱；形寒怕热。溏泄无度，或见五更泻泄；潮热盗汗或自汗；少气懒言，腰膝酸软；男子遗精阳痿，女子经闭。

舌脉：舌质淡或青黑，苔剥脱或无苔，脉沉细弱或虚大无力。

【辨证论治】

1. 急性发作期

（1）肝郁气滞证

症状：中上腹痛；痛窜两胁、矢气则舒，忧思恼怒则剧。抑郁易怒，善太息；恶心呕吐；嗳气呃逆；大便不畅。

舌脉：舌淡红，苔薄白或薄黄；脉弦紧或弦数，左关脉较盛。

治法：疏肝理气，行气通腑。

主方：柴胡疏肝散（《景岳全书》）合清胰汤（《外伤科学》）加减。

药物：柴胡、香附以疏肝理气，川芎、郁金、延胡索理气活血，木香、枳壳、陈皮理气健脾，生大黄（后下）以通腑甘草调和诸药，二方合用，共奏疏肝理气、行气通腑之功。

加减：若肝郁克脾，纳差，酌加炒白术、焦山楂、神曲、麦芽等以健脾助运，增加食欲。若便秘甚，酌加厚朴，同时把枳壳改为枳实以增加消导之力。

（2）肝胆湿热证

症状：上腹部及胁肋胀痛；口苦呕恶。小便黄赤；大便不爽；身热阴痒；身目发黄。

舌脉：舌红苔黄腻，脉弦数或弦滑数，左关脉较大。

治法：清热利湿，通腑止痛。

主方：龙胆泻肝汤（《医方集解》）合茵陈蒿汤（《伤寒论》）加减。本证型便秘者用大柴胡汤（《伤寒论》）合茵陈蒿汤。

药物：龙胆草、黄芩、黄连、车前子、茵陈、栀子清利湿热、生大黄（后下）通便泻湿热，泽泻化湿不伤阴，当归、生地黄滋养阴血，避免诸多利湿药伤及阴血。柴胡、枳实行气滞散郁。

加减：外阴瘙痒甚者，加苦参、黄柏以苦寒化湿热止痒；若胁痛剧烈、痛连肩背，酌加郁金、川楝子、延胡索等以增加止痛之功。若肠腑壅滞、大便不通、腹胀明显，可酌加芒硝、枳实、厚朴以通腑泄热。

（3）气滞血瘀证

症状：腹部刺痛，痛连两胁；痛处固定拒按。疼痛夜甚；腹部或有积块，质软不坚；大便秘结；抑郁易怒。

舌脉：舌质紫暗，脉弦细涩。

治法：行气活血，理气止痛。

主方：膈下逐瘀汤（《医林改错》）加减。

药物：方中当归、川芎、赤芍养血活血，与逐瘀药同用，可使瘀血祛而不伤阴血；丹皮清热凉血，活血化瘀；桃仁、红花、灵脂破血逐瘀，以消积块；配香附、乌药、枳壳、元胡行气止痛；尤其川芎不仅养血活血，更能行血中之气，增强逐瘀之力；甘草调和诸药。全方以逐瘀活血和行气药物居多，使气帅血行，更好发挥其活血逐瘀、破癥消结之力。

加减：若瘀血甚，可加穿山甲、土鳖虫、水蛭、虻虫等虫类药物，以增加活血化瘀之功；若情绪易怒甚，加香橼、佛手、合欢花以疏肝理气，若易怒伴高血压，可加钩藤、刺蒺藜以平肝息风。应用活血化瘀药物，还要注重保护胃气，若患者因大量服用活血化瘀药而出现胃痛、呃逆等症状，可酌加炒白术、炒谷芽、炒麦芽等以培护胃气，亦可少佐如枳实等行气药以降胃气。服药时间亦可调整到饭后，把活血化瘀药对胃气的损害降到最低。

（4）热结里实证

症状：腹痛拒按；壮热便结。烦渴引饮；小便短赤涩痛；日晡潮热；口干口臭。

舌脉：舌红苔黄燥或黄腻，脉滑数或沉紧、沉数有力。

治法：泄热通腑，消食导滞。

主方：大承气汤（《伤寒论》）合保和丸（《丹溪心法》）加减。

药物：生大黄（后下）、厚朴、枳实、芒硝（溶服）以泄热通腑，连翘清脾胃浮火，山楂、神曲、莱菔子健脾助运，半夏和陈皮健脾燥湿化痰。

加减：若小便短赤，可酌加瞿麦、萹蓄以化小肠之热，亦可嘱患者淡竹叶代茶饮；若口干甚，可酌加天花粉、生石膏以去热生津。本证型亦可用大承气汤合《太平惠民和剂局方》的保和丸，药物有栀子、连翘、黄芩、山楂、神曲、木香、丹参等。本方较《丹溪心法》的保和丸，增加了清热燥湿和行气活血之力。若患者胃肠虚弱慎用。

2. 恢复期

（1）脾胃虚弱证

症状：纳呆便溏；胃脘胀满。倦怠乏力；面色萎黄；少气懒言；时而腹痛。

舌脉：舌质淡苔薄白，或舌边有齿痕，脉细弱或缓。

治法：健脾益气。

主方：参苓白术散（《太平惠民和剂局方》）。

药物：党参、白术、茯苓、炙甘草，为四君子汤，益气健脾；加上山药、炒扁豆，补土生金兼化湿；生薏米祛湿，砂仁暖胃，莲子肉补心，陈皮燥湿，桔梗辛开宣肺，肺主通调水道以利于化湿。

加减：形寒肢冷者可合理中丸、小建中汤；或参苓白术散加肉桂、黑顺片等温补脾肾之品，若有五更泻，则加四神丸；若脾气虚极，党参易为人参，以增加健脾补气之功；若湿盛，可酌加泽兰、泽泻之品以利湿。若脘腹胀满甚，可加适量枳实、厚朴以助行气，但切不可用量过大伤及脾气，应以健补脾气为要义。

（2）气阴两虚证

症状：少气懒言；自汗盗汗。大便时泻时秘；口渴引饮；五心烦热；乏力少神。

舌脉：舌质淡或红而少苔，脉细或细数。

治法：补气健脾，益气养阴。

主方：生脉散（《医学启源》）合七味白术散（《小儿药证直诀》）加减。

药物：人参、黄芪、炒白术、茯苓以补益脾气，麦冬滋阴，五味子敛阴，藿香叶芳香化湿，葛根、天花粉清热生津，木香行气，甘草调和诸药。

加减：若阴津亏乏甚，可酌加沙参、生地黄、石斛以滋阴生津；若汗证明显，可酌加麻黄根、浮小麦以止汗；若肠燥津亏便秘，可酌加火麻仁、郁李仁以润肠通便。若口渴烦热，可酌加天门冬、生石膏以清热滋阴生津。此证型需注意，但凡滋阴药皆有碍胃之嫌，临床应根据病情需要，把握好补益脾气药物和滋阴药物的比例，亦可少佐砂仁和（或）生姜、大枣以顾护脾胃。

（3）癥积瘀结证

症状：腹部积块；胀满刺痛。神倦乏力；形体消瘦；面色晦暗；纳谷不佳。

舌脉：舌质紫暗或有瘀斑，舌下脉络曲张，色青紫或紫暗，脉细涩。

治法：化癥消积。

主方：桂枝茯苓丸（《金匮要略》）合膈下逐瘀汤（《医林改错》）加减。

药物：桂枝茯苓丸属缓消之剂。桂枝温通经脉而行瘀滞；桃仁化瘀消癥；牡丹皮散血行瘀，清退瘀久所化之热；芍药养血和血；茯苓利水渗湿健脾。诸药合力缓缓活血化瘀，化癥消积。膈下逐瘀汤方中当归、川芎、赤芍养血活血，与逐瘀药同用，可使瘀血祛而不伤阴血；丹皮清热凉血，活血化瘀；桃仁、红花、灵脂破血逐瘀，以消积块；配香附、乌药、枳壳、元胡行气止痛；尤其川芎不仅养血活血，更能行血中之气，增强逐瘀之力；甘草调和诸药。桂枝茯苓丸合膈下逐瘀汤，能更好发挥其活血逐瘀、化癥消积之力。

加减：若瘀血甚，可加穿山甲、土鳖虫、水蛭、虻虫等虫类药物，以增加活血化瘀之功；若瘀血日久耗伤正气，气虚尤甚，可酌加人参、太子参、黄芪等补气之品以健脾益气扶正。若瘀血日久，显现阴血亏虚之象，则酌加阿胶、熟地黄等滋阴之品，但仍需首要考虑患者脾胃虚弱，滋阴药量不能过大，应少量多次而缓缓图之。血不利则为水，若患者出现水肿症状，可酌加防己、泽兰、泽泻之品以利水消肿，但考虑患者久病正气虚弱，故一般不建议用猪苓等滑利作用更甚之品，如必须用，则必须加适当滋阴和补益正气之品。

（4）阴阳两虚证

症状：形体羸弱；形寒怕热。溏泄无度，或见五更泻泄；潮热盗汗或自汗；少气懒言，腰膝酸软；男子遗精阳痿，女子经闭。

舌脉：舌质淡或青黑，苔剥脱或无苔，脉沉细弱或虚大无力。

治法：滋阴补阳。

方药：肾气丸（《金匮要略》）或二仙汤（《妇产科学》）加减。

药用：方用辛热的附子温壮元阳，辛温的桂枝，温通阳气，二药相合，温肾助阳化气。重用熟地黄滋补肾阴，用山茱萸、山药补肝脾益精血。一阳一阴，阳得阴生则温而不燥，阴得阳化则滋而不腻。方中佐以泽泻通调水道；茯苓健脾渗湿；牡丹皮清泻肝火。此三味寓泻于补，使邪去而补药得力，并制诸滋阴药可能助湿敛邪之虞。诸药合用，助阳之弱以化水，滋阴之虚以生气，使肾阳振奋，气化复常，则诸症自除。二仙汤方中仙茅、淫羊藿、巴戟天温肾阳，补肾精；黄柏、知母泻肾火、滋肾阴；当归温润养血，调理冲任。全方是补阳药与滋阴泻火药同用，以治疗阴阳俱虚于下，同时又有虚火上炎的复杂证候。由于方用仙茅、淫羊藿二药为主，故名"二仙汤"（注：二仙汤并非古方，乃 20 世纪 50 年代上海中医学院教授张伯讷创立研发）。

加减：若患者阳虚便秘，可酌加肉苁蓉、锁阳以补阳润肠通便；若患者脾胃虚弱，服上药有碍胃的症状，则可酌加党参、炒白术、枳实、焦三仙等药物健脾助运。若肾阳衰微，可酌加鹿茸、紫河车等血肉有情之品；虚寒明显者，可酌加鹿角霜、紫石英以补肾温阳。若虚火上炎，出现口糜等症状，可酌加少量肉桂，以引火归原。

【常用中成药】

1. 复方谷氨酰胺胶囊：L–谷氨酰胺、白术、茯苓、甘草。具有健脾益气之功，用于慢性胰腺炎胰腺外分泌功能不全出现的纳差腹胀、消化不良、大便稀溏者。每次 3 粒，每日 3 次。

2. 胰胆舒颗粒：姜黄、赤芍、蒲公英、牡蛎、延胡索、大黄、柴胡。具有散瘀行气、活血止痛、利胆护胰之功。用于慢性胰腺炎、急性胰腺炎、慢性胆囊炎、急性胆囊炎属气滞血瘀、热毒内盛者。每次 1 袋，每日 2~3 次。

3. 血府逐瘀胶囊（丸）（片）：桃仁、红花、当归、川芎、地黄、赤芍、牛膝、柴胡、枳壳、桔梗、甘草。有活血化瘀、行气止痛之功，用于瘀血内阻证。每日 2 次，每次 6 粒。

4. 桂枝茯苓丸：桂枝、茯苓、牡丹皮、赤芍、桃仁。具有活血、化瘀、消癥之功。用于血瘀证，瘀血积液积聚阻滞于左侧者。每次 1 丸，每日 1~2 次。

【中医外治法】

1. 针灸疗法。慢性胰腺炎的针灸标准处方：上脘穴、中脘穴、鸠尾穴、右侧下肢阳陵泉穴、双侧梁门穴，双侧章门穴、双侧胰腺穴、双侧足三里、双侧阴陵泉等穴位。其中，中脘穴、上脘穴等穴位于腹部直刺 1~1.5 寸，而鸠尾穴则用 2 寸针向上脘穴位平刺。位于下肢部位的穴位用 2 寸针直刺约 1.5 寸；留针期间行针：捻针 2~3 次。穴位加减变化：内热者加内庭穴等穴位。肝郁证型加太冲穴；脾虚加气海穴、太白穴等；如果患者体质瘦弱，腹部的穴位可以用 1~1.5 寸的毫针平刺。每天治疗 1 次，每次 40 分钟，6 天为 1 疗程，手法以平补平泻为主。

2. 中药膏剂外敷法：采用自制活血止痛膏剂或六合丹，依据疼痛的不同部位及积液、囊肿或包裹性坏死发生在腹腔的不同位置等具体情况，外敷在相对应体表部位。每次 6~8 小时，每日 1 次。

3. 中药保留灌肠法：应该根据辨证论治情况选择相应的处方，每次水煎取药液 100~150 mL，进行保留灌肠治疗，每天至少 1 次或据病情调整灌肠频率。

【护理概要】

慢性胰腺炎的病因比较复杂，临床表现为消瘦、发热、黄疸和腹痛等，严重影响患者的生活质量。临床上对慢性胰腺炎患者的治疗采取对症的基础上，还需要采用有效的综合护理干预，以保障其临床疗效。

通过入院后给予科学正确的心理评估，监测患者的生命指标；做好健康知识宣教，向患者普及慢性胰腺炎的治疗方式及可能出现的不良反应等，对患者的治疗起到积极引导的作用，帮助患者建立治疗的自信心；对患者进行饮食指导，饮食多宜以半流质或者流质食物为主，需清淡饮食，少油少盐，可少食多餐；根据患者的症状采取有效的治疗及护理措施等综合护理干预。对慢性胰腺炎患者临床治疗效果显著，研究表明经过饮食护理、健康宣教、对症护理等综合护理干预，为患者提供针对性强、科学合理的有效护理措施，可缓解患者的不良情绪，增强患者治疗的自信心，显著提高患者的治疗效果和护理满意度，有利于病情恢复，对患者生存质量的提高作用大，值得推广应用。

【预后和预防】

一般报道显示本病难以痊愈，极易复发，应针对诱发本病的危险因素落实预防和调摄方案，强化对患者及家属的慢性胰腺炎的健康教育，戒除不良习惯至关重要，应尽可能避免慢性胰腺炎发生的诱发因素，必须注意尽早采取预防胆道感染的有力措施，切忌过量饮酒和暴饮暴食。饮食宜清淡而富于营养，少食油腻及高蛋白难消化的食物，此外，还要注意情志调节，保持积极乐观心态，及时干预不良心理状态，平时，可以用药茶饮水，如山楂、银花泡水代茶饮，药膳薏米粥等方法，避寒暑、慎起居、适劳逸。

CP 是一种进行性疾病，部分患者病情相对稳定，积极治疗可缓解症状，但不易根治。应定期随访，晚期多死于并发症。极少数转变为胰腺癌。鉴于肿块型慢性胰腺炎与胰腺癌鉴别困难且为胰腺癌的高危因素时，建议 3 个月随访 1 次，进行肿瘤指标、影像学等检查；若未见明显异常，可适当延长随访时间。预防与急性胰腺炎相同。

【古文文献摘要】

《素问·六元正纪大论》："木郁之发，……故民病胃脘当心而痛，上支两胁，膈咽不通，食饮不下，甚则耳鸣眩转，目不识人，善暴僵仆。"《素问·五常政大论》："少阳司天，火气下临，肺气上从……心痛，胃脘痛，厥逆，呕，身热。热争则腰痛，不可俯仰，腹满泄，两颔痛。"《素问·至真要大论》载："厥阴之复，少腹坚满，里急暴痛……厥心痛，汗发呕吐，饮食不入，入而复出，筋骨掉眩清厥，甚则入脾，食痹而吐。"《内经》载："厥阴之胜……胃膈如寒……胃脘当心而痛，上支两胁……少腹痛，注下赤白甚则呕吐，膈咽不通。"《灵枢·厥病》："厥心痛，腹胀胸满，心尤痛甚，胃心痛也。"《张氏医通·诸痛门》："胃心痛者，多由停滞，滞则通之。"《杂病源流犀烛·心病源流》："腹胀胸满，胃脘当心痛，上支两胁，口因隔不通，胃心痛也。"《灵枢·厥病》："厥心痛，痛如以锥针刺其心，心痛甚者，脾心痛也。"《三因极一病证方论》卷九："脾心痛者，如针锥刺其心腹，蕴蕴然气满。"《症因脉治·腹痛论》指出："痛在胃之下，脐之四旁，毛际之上，名曰腹痛。若痛在胁肋，曰胁痛。痛在脐上，则曰胃痛，而非腹痛。"《医学正传·卷之四》说："心膈大痛，攻走腰背，发厥，呕吐……脉坚实不大便。"《罗氏会约医镜》卷七："胁痛即膈痛。"

《灵枢·经脉》："胆足少阳之脉，……是动则病口苦，善太息，心胁痛，不能转侧。"

《丹溪心法·胁痛》："有气郁而胸胁痛者，看其脉沉涩，当作郁治。痛而不得伸舒者，蜜丸龙荟丸最快。胁下有食积一条杠起，用吴茱萸、炒黄连、控涎丹，一身气痛及胁痛，痰夹死血，加桃仁泥，丸服。"

《古今医鉴·胁痛》："脉双弦者，肝气有余，两胁作痛。夫病胁痛者，厥阴肝经为病也，其病自胁下痛引小腹，亦当视内外所感之邪而治之。"

《医学正传·胁痛》："外有伤寒，发寒热而胁痛者，足少阳胆、足厥阴肝二经病也，治以小柴胡汤，无有不效者。或有清痰食积，流注胁下而为痛者，或有登高坠仆，死血阻滞而为痛者，又有饮食失节，劳役过度，以致脾土虚乏，肝木得以乘其土位，而为胃脘当心而痛，上支两胁痛，膈噎不通，食饮不下之证。"

《症因脉治·胁痛论》："内伤胁痛之因……或死血停滞胁肋，或恼怒郁结，肝火攻冲，或肾水不足……皆成胁肋之痛矣。"

（吴国志　张向磊　张迎迎　王艳丽　施　妤）

参 考 文 献

[1] 陈灏珠，林果为，王吉耀．实用内科学［M］.14 版．北京：人民卫生出版社，2013.

[2] 陈灏珠，钟南山，陆再英．内科学［M］.8 版．北京：人民卫生出版社，2013.

[3] 周仲瑛．中医内科学［M］.北京：中国中医药卫生出版社，2011.

[4] 陆再英，钟南山．内科学［M］.7 版．北京：人民卫生出版社，2008.

[5] 中华医学会消化病学分会胰腺疾病学组，《中华胰腺病杂志》编委会，《中华消化杂志》编委会．中国急性胰腺炎诊治指南［J］.临床肝胆病杂志，2019，35（12）：2706 – 2711.

[6] 陆拯．毒证论［M］.北京：中国中医药出版社，2012：11 – 12，36 – 37，112.

[7] 黄天生，朱生樑，马淑颖，等．急性胰腺炎中医证型与疾病轻重类型相关性研究［J］.江苏中医药，2011，43（8）：32 – 33.

[8] 徐鼐，崔乃强，崔云峰．急性胰腺炎中医研究近况［J］.中国中医急症，2010，19（5）：836 – 837.

[9] 中华中医药学会脾胃病分会．急性胰腺炎中医诊疗专家共识意见［J］.中华中医药杂志，2013，28（6）：1826 – 1831.

[10] 梁梅兰，张桂珍，菅瑞梅，等．生大黄保留灌肠治疗急性胰腺炎研究进展［J］.护理研究，2016，30（6）：2053 – 2056.

[11] 中国中西医结合学会普通外科专业委员会．重症急性胰腺炎中西医结合诊治指南（2014 年，天津）［J］.临床肝胆病杂志，2015，31（3）：327 – 331.

[12] 江涛峰，陈奕金，候天恩，等．大黄口服联合芒硝腹部外敷对重度急性胰腺炎疗效观察［J］.现代诊断与治疗，2015，26（5）：987 – 988.

[13] 洪杏花．芒硝腹部外敷治疗重症胰腺炎的疗效观察［J］.中华全科医学，2012，10（8）：1262 – 1273.

[14] 张菊如，陆金英，杨雅红．清胰汤联合芒硝外敷辅助治疗急性胰腺炎疗效观察［J］.中国中医急症，2012，21（10）：1683.

[15] 郑筱萸．中药新药临床研究指导原则［M］.北京：中国医药科技出版社，2002：124 – 151.

[16] 黄雯雪，陈春洁，孙艳．急性胰腺炎相关危险因素、严重程度评估及临床护理研究进展［J］.中国基层医药，2022，29（3）：473 – 476.

[17] 仲开，郑丽媛，高丽萍．集束化护理联合中医护理在重症急性胰腺炎患者中的应用［J］.中华现代护理杂志，2020，26（3）：413 – 415.

[18] 么国旺，张大鹏，赵二鹏，等．慢性胰腺炎的中医相关性研究［J］.中国中西医结合外科杂志，2017，23（5）：567 – 568.

[19] 韩建红．谢晶日教授治疗慢性胰腺炎的临床经验总结［D］.哈尔滨：黑龙江中医药大学，2017.

[20] 余在先，贾丽丽．中医辨证分型治疗慢性胰腺炎［J］.中国医药科学，2011，1（16）：100 – 101.

[21] 薛有平，高天虹，赵耀东．胰腺穴对慢性胰腺炎临床诊断与治疗分析［J］.辽宁中医杂志，2009，36（1）：110 – 112.

[22] 黎婉媚．综合护理干预对慢性胰腺炎患者临床疗效及生存质量分析［J］.实用临床护理电子杂志，2019，28（4）：1 – 2.

第十三章　胆道疾病

第一节　中西医概述

胆囊，位于右方肋骨下肝的胆囊窝内，是一个梨形的囊袋构造，有着浓缩和储存胆汁的作用。其分颈、体、底、管四部分，颈部连胆囊管。胆囊壁由黏膜、肌层和外膜三层组成。

胆囊内面有发达的皱襞，被黏膜所覆盖。胆囊收缩排空时，皱襞高大而分支；胆囊充盈时，皱襞减少且变矮。黏膜上皮为单层柱状细胞，细胞的游离面有许多细小的微绒毛，顶部胞质内可见少量黏液颗粒，胞质内的粗面内质网和线粒体较发达。固有层为薄层结缔组织，有较丰富的血管、淋巴管和弹性纤维。皱襞之间的上皮常向固有层内延伸，形成深陷的黏膜窦。肌层较薄，肌纤维组织排列不甚规则，有斜行、环行、纵行等。外膜较厚，表面人部覆以浆膜，为疏松结缔组织，含血管、淋巴管和神经等。胆囊管连接胆囊、肝胆管和胆总管，胆囊通过胆管与胆总管相连，其黏膜有许多螺旋形皱襞，黏膜的单层柱状上皮内散在少量杯状细胞。固有层内有黏液腺，肌层较厚，以环行为主。

胆汁是由肝所产生，经肝管排出，一般先在胆囊内贮存，胆囊腔的容积为40～70 mL。上皮细胞吸收胆汁中的水和无机盐（主要成分是Na^+），经细胞侧面的质膜转运至上皮细胞间隙内，因吸收液体可导致间隙的宽度发生变化，吸收的水和无机盐通过基膜进入固有层的血管和淋巴管内。胆囊的收缩排空受激素的调节，在进食后尤其摄入高脂肪食物后，小肠内分泌细胞分泌胆囊收缩素，经血流至胆囊，刺激胆囊肌层收缩，排出胆汁。

胆囊黏膜有许多皱襞，皱襞间由黏膜上皮深入至固有膜甚至肌层内，形成许多窦状的凹陷，在该处易发生炎症或形成结石，称 Aschoff 窦；固有层内含丰富的毛细血管；肌层和浆膜层之间有一层较厚的结缔组织，内含丰富的淋巴管、小血管和内在神经丛。

胆囊黏膜细胞具有较强的吸收和浓缩功能及分泌功能。在有慢性炎症时胆囊黏液的分泌增加。胆囊管的层次与胆囊壁相同，但有以下两个特点：①胆囊管近胆囊颈的一端，黏膜呈螺旋瓣样皱襞，而近胆总管的一段则内壁平滑。②胆囊管的肌纤维构成环状带，称为胆囊颈括约肌。这些特点有助于规律性地控制胆汁进入与排出。

胆囊和胆道系统的功能如下。

（1）储存胆汁：非消化期间，胆汁储存在胆囊内，当需要消化食物的时候，再由胆囊排出。同时又起到缓冲胆道压力的作用。

（2）浓缩胆汁：胆汁中的大部分水和电解质，由胆囊黏膜吸收返回到血液，留下胆汁中有效成分储存在胆囊内。

（3）分泌黏液：胆囊黏膜每天能分泌稠厚的黏液 20 mL，保护胆道黏膜不受浓缩胆汁的侵蚀和溶解。

（4）排空：进食 3～5 分钟后，食物经过十二指肠时，刺激十二指肠黏膜，产生缩胆囊素，使胆囊收缩，将胆汁立即排入十二指肠，以助脂肪的消化和吸收，在排出胆汁的同时，也将胆道内的细菌与胆汁一起排出体外。

根据胆囊的病理生理特性，胆囊方面的疾病基本分为 4 种。①胆囊炎：胆囊炎的发病率较高，可分为急性和慢性胆囊炎两种类型，且常常与结石症同时存在。②胆石症：胆石症多见于成年人，且女性患病可能比男性高，其发病率会随着年龄的增长而增加。③胆囊息肉：胆囊息肉的病因复杂，可能与慢性胆囊炎、胆囊结石有关，也有可能与肥胖、吸烟有关。④胆囊腺肌增生病：胆囊腺肌增生病是一种原因不明的良性增生疾病，可分为弥漫性、节段型和局限型三种类型，女性比男性多见。本书具体阐述前两种疾病。

胆系疾病属于中医学中"胁痛""黄疸"等病证的范畴。

早在《黄帝内经》中即有胁痛的记载，明确指出胁痛的发生主要与肝胆有关。如《素问·脏气法时论》："肝病者，两胁下痛引少腹。"《素问·刺热》："肝热病者，小便先黄……胁满痛，手足躁，不得安卧。"其均有肝之病变导致胁痛的记载。亦有胆腑病变导致胁痛者，如《灵枢·经脉》："胆，足少阳之脉，是动则病口苦，善太息，心胁痛，不能转侧。"《内经》也曾记载有关黄疸的临床表现。《素问·平人气象论》云："溺黄赤，安卧者，黄疸……目黄者曰黄疸。"《灵枢·论疾诊尺》云："身痛面色微黄，齿垢黄，爪甲上黄，黄疸也。"东汉时期，张仲景《金匮要略·黄疸病脉证并治第十五》始有黄疸的分类，将黄疸分为黄疸、谷疸、酒疸、女劳疸、黑疸五种。

隋代巢元方《诸病源候论·胸胁痛候》指出胁痛的发生主要与肝、胆、肾有关。其曰："胸胁痛者，由胆与肝及肾之支脉虚，为寒所乘故也……此三经之支脉并循行胸胁，邪气乘于胸胁，故伤其经脉。邪气之与正气交击，故令胸胁相引而急痛也。"并且书中记载，黄疸根据本病发病情况和所出现的不同症状，区分为二十八候。宋代严用和《济生方·胁痛评治》指出，胁痛病因主要是情志不遂所致："夫胁痛之病……多因疲极嗔怒，悲哀烦恼，谋虑惊忧，致伤肝脏。既伤，积气攻注，攻于左，则左胁痛，攻于右，则右胁痛，移逆两胁，则两胁俱痛。"《伤寒微旨论·阴黄证》除论述了黄疸的"阳证"外，并详述了阴黄的辨证论治。延至明清，胁痛病因病机、治则等描述更为全面、系统。明代张介宾指出，胁痛的病因主要与情志、饮食、房劳等关系最为紧切，并将胁痛病因分为外感、内伤两大类。如《景岳全书·胁痛》曰："胁痛有内伤外感之辨，凡寒邪在少阳经……然必有寒热表证者方是外感，如无表证，悉属内伤。但内伤胁痛者十居八九，外感胁痛则间有之耳。"《景岳全书·黄疸》提出了"胆黄"的病名，认为"胆伤则胆气败，而胆液泄，故为此证"，初步认识到黄疸的发生与胆液外泄有关。清代李中梓《证治汇补·胁痛》对胁痛的治疗原则进行归纳："治宜伐肝泻火为要，不可骤用补气之剂，虽因于气虚者，亦宜补泻兼施……故凡木郁不舒，而气无所泄，火无所越，胀甚惧按者，又当疏散升发以达之，不可过用降气，致木愈郁而痛愈甚也。"清代程钟龄《医学心悟·发黄》创制茵陈术附汤，至今仍为治疗阴黄的代表方剂，并提出"瘀血发黄"的理论，指出"祛瘀生新而黄自退"。清代沈金鳌《杂病源流犀烛·诸疸源流》有"又有天行疫疠，以致发黄者，俗称之瘟黄，杀人最急"的记载，对黄疸可有传染性及严重的预后转归有所认识。

（吴国志　张向磊　张迎迎　焦　泽　王丽华）

第二节　胆石症

胆石症是指胆道系统（包括胆囊和胆管）发生结石的疾病，结石的种类和成分不完全相同，临床表现取决于结石是否引起胆道感染、胆道梗阻及梗阻的部位和程度。中医学没有胆石症的概念，从病因病机而言，胆石症是指湿热浊毒与胆汁互结成石，阻塞于胆道而引起的一种疾病，其在中医学中属于"胁痛""黄疸"等范畴。

【胆结石类型】

1. 按成分分类。①胆固醇结石：大多为单发，结石内胆固醇约占98%，X线平片一般不显影。②胆色素结石：大多形状不定，大小不等，质软易碎，数目较多。常随胆汁的排放流动，成为胆总管结石。③混合性结石：为胆色素胆固醇混合性结石。X 线平片常可显影。我国的胆结石中混合性结石最多，胆固醇结石最少，胆色素结石居中。

2. 按部位分类。①胆囊结石：多为胆固醇和混合性结石。②胆总管结石：多为胆色素结石。可以原发于胆总管，也可以来自胆囊或肝内胆管。③肝内胆管结石：多为胆色素结石。由于胆石较小，呈泥沙样，容易往下流动。因此多伴有胆总管结石同时存在。

【流行病学】

不同国家间胆结石的类型也存在差异。可能与遗传因素有关。在西方国家，75% 以上的胆结石为胆固醇型，通常出现在胆囊内；在非洲和亚洲，以胆色素结石为主并多见于胆管内。生活方式如饮食习惯也是导致差异的原因之一。我国胆石症的发病率随年龄增加而上升，在我国，女性的发病率高于男性。

【危险因素】

胆固醇结石的发生与女性、多次生育、胆石症家族史等密切相关。肥胖，与代谢综合征相关的血脂异常（特别是以高甘油三酯血症和高密度脂蛋白低为主的高脂血症Ⅳ型）有关，高胰岛素血症、胰岛素抵抗或 2 型糖尿病等均是胆石症发生的危险因素。

【病因与发病机制】

胆汁在脂质的消化中起着非常重要的作用，通过胆汁的直接排泌或转化为胆酸消除体内多余的胆固醇。胆汁由水分（90%）和 3 种脂质包括胆盐（溶质重量的 72%）、磷脂（24%）和胆固醇（4%）组成。

1. 胆固醇结石：来源于体内总胆固醇池，该池中的胆固醇大部分为可溶性的，未经修饰随胆汁分泌，或转变成胆汁酸。胆汁中的胆固醇约 20% 由肝脏新合成，其余部分来源于肝脏内已形成的胆固醇池。胆结石的形成与血清中 HDL 的降低和 LDL 的升高有关，但与血清总胆固醇水平的关系尚不明确。各种代谢缺陷可以破坏胆固醇池的调节平衡，导致胆道内胆固醇排泌的绝对增多，或引起胆汁酸相对排泌减少造成胆汁的超饱和，两种缺陷可以同时存在。

2. 胆色素结石：胆色素结石分黑色和褐色两种，在形态学、发病机制和临床相关表现方面均存在差异。与黑色结石形成有关的因素包括慢性溶血、地中海贫血、心脏瓣膜修复术、年龄增长、长期的全胃肠外营养及肝硬化。主要发生于胆囊且不伴感染。褐色结石常发生于胆道且与细菌和寄生虫感染有关。

【中医病因病机】

1. 病因：一般认为，胆石症的发生由感受外邪、情志失调、饮食不节、虫积等因素导致。
2. 病位：胆石症的病位在肝胆，与脾胃密切相关。
3. 病机：胆石症为外邪侵袭、饮食失节，情志不遂，或蛔虫上扰，导致肝失疏泄，肝胆气机郁滞不畅，郁久化热，湿热之邪蕴结于肝胆，胆液久瘀不畅，湿热煎熬胆汁，日久聚而为石，阻塞于胆道而发病。另外胆石症发病确实与体质类型有关，无论男性女性，湿热体质的人群更易罹患本病。

【临床表现】

胆石症的临床表现与结石所在的部位、大小、性质、形态和并发症有关。理论上胆石症可分为 4 个阶段。第 1 阶段尚未具体形成胆石。第二阶段胆石已然形成，但尚无症状。第三阶段是有症状胆石症，即为胆绞痛。第四阶段出现胆石并发症，如急性胆囊炎、慢性胆囊炎、急性化脓性胆管炎、胆总管结石梗阻、胆囊腺癌等。一般来说，大多数胆石皆无症状，并可存在数十年之久。

1. 无症状胆囊结石：所谓无症状性胆囊结石是指从未出现过症状的胆囊结石病，主要因查体或其他疾病而行 B 超检查检出。

2. 胆绞痛：结石堵塞胆道造成强直性痉挛所致的内脏痛称为胆绞痛，是胆石症最常见的症状。典型的胆绞痛为突然发作的剧痛，常饱食后诱发。疼痛部位通常位于中上腹或右上腹，偶见左上腹、心前区及下腹。疼痛可放射至肩胛间区。在 15 分钟之内疼痛加剧至最高峰并可持续 3 小时，消退较慢。可伴有呕吐和冷汗。两次发作间隔时间并无规律。

3. 急性胆囊炎：结石堵塞胆囊管造成胆囊的急性炎症是最常见的原因。并可造成细菌感染，最终形成胆囊积脓。典型的急性胆囊炎的疼痛持续 3 小时以上，3 小时以后疼痛部位从剑突下转移至右上腹，并出现局限性的触痛。常伴有呕吐、低中度发热。体检可发现 Murphy 征阳性。年老的患者症状和体征不明显。30%～40% 的患者可触及包块，15% 的急性胆囊炎患者可以出现黄疸。

4. 慢性胆囊炎：慢性胆囊炎的患者通常伴有胆囊壁增厚、纤维化，一般不能触及胆囊。多有胆绞痛和急性胆囊炎的反复发作史，可有反复发作的胰腺炎、胆总管结石和胆管炎。

5. 胆总管结石和胆管炎：大部分的胆总管结石为继发性的，小部分为原发性，胆总管结石是梗阻性黄疸的常见原因之一，胆道梗阻可造成黄疸和皮肤瘙痒。由于胆道梗阻不完全，白陶土样便并不常见。肝内和肝外胆管的扩张是诊断胆总管梗阻的有价值的征象，长期的梗阻可造成肝实质的损害，形成继发性胆汁性肝硬化，平均时间为 5 年。胆总管内长期淤泥可诱发急性胰腺炎。

胆总管结石常见的并发症是胆管炎。梗阻和胆汁淤积可为细菌感染创造环境。胆管炎典型的临床表现是胆痛、黄疸和寒战，即 Charcot 三联征。临床体征没有特异性，可有轻度的肝大、触痛，偶尔可有反跳痛。随着病情的进展，可出现休克和神志改变，肝多发脓肿，或多脏器功能衰竭。血培养常阳性。最常见的病原菌为大肠埃希菌、克雷伯杆菌、假单胞菌属肠球菌。合并厌氧菌感染的发生率为 15%。

6. 肝内胆管结石：肝内胆管结石是指发生于左右体汇合部以上的结石。可以原发，也可因胆囊或胆总管的结石迁移到肝内胆管形成继发性肝内胆管结石，可以没有症状，也可出现腹痛，常伴有黄疸、寒战和发热。

【实验室检查】

急性胆囊炎常见白细胞增多和核左移。血清淀粉酶因间歇性的胰管梗阻而增高。胆囊的炎症和水肿可压迫胆总管或胆总管炎症时引起转氨酶和碱性磷酸酶的增高，也可伴有胆红素的增高，增高的水平与梗阻的程度相平行。

【影像学检查】

1. 腹部平片：价值不大，只有少数的胆结石可以显影。若存在气肿性胆囊炎，可见到黏膜内气体勾勒出的胆囊外形。

2. 超声检查：应作为首选检查，其诊断胆结石的特异性和敏感性均较很高。超声下结石表现为高振幅回声及声后阴影。此外还可见胆囊壁的增厚（＞2 mm），黏膜内气体及胆囊周围积液。肝内、肝外胆道扩张提示梗阻。如临床高度怀疑胆囊结石而腹部超声阴性者，应行超声内镜或磁共振成像检查。

3. 超声内镜：诊断胆总管结石病的敏感性和特异性均较高。因其不依赖结石的大小和胆管的直径，因此对于无扩张胆总管内的小结石的论断尤其有价值。

4. CT 检查：CT 可显示胆管的扩张、结石和肿块，但和超声检查相比，CT 对于胆结石的诊断并不具优势。若高度怀疑肿瘤造成的胆总管梗阻，则可行 CT。如临床高度怀疑急性胆囊炎，亦可行 CT 检查。

5. ERCP 或 PTC：可较精确地显示胆道系统，ERCP 更适用于显示较低部位的梗阻，是诊断胆总管结石的金标准，而 PTC 可显示较高部位或近端的梗阻。PTC 也是诊断肝内胆管结石较可靠的方法。

6. 磁共振胰胆管成像（MRCP）：是诊断肝内胆管结石较有价值的方法。为非侵入性检查，避免了 ERCP 和 PTC 所带来的风险。诊断胆管内疾病、胆管扩张和胆道狭窄的特异性和敏感性均较高。

【诊断与鉴别诊断】

胆石症的诊断有赖于临床表现和影像学检查。即使是典型的胆绞痛也建议进一步通过影像学的检查来证实。发现胆结石并不能排除其他能引起相似临床表现的疾病，应通过适当的诊断性检查排除其他内脏包括上消化道、结肠、肾脏和胰腺等的疾病。

【并发症】

胆石症最严重的并发症是不同严重程度的急性胆囊炎，包括气肿性、坏疽性胆囊炎，胆囊周围脓肿和穿孔等。慢性结石性胆囊炎也是胆囊结石常见的并发症。此外还有胰腺炎、胆管炎、肝脓肿、门静脉炎、上行性肝炎、Mirizzi 综合征及胆囊癌等。

【西医治疗】

对无症状胆石症患者无须治疗。然而一旦症状或并发症出现，应充分综合考虑行手术或药物治疗。对于糖尿病患者，胆石症发病率较高，胆源性并发症常见，因并发症而急症手术的预后很差，因此对无症状糖尿病胆石症患者宜放宽择期胆囊切除术指征。如胆绞痛剧烈，可选用非类固醇类抗感染药物（如双氯芬酸、吲哚美辛）治疗胆绞痛。另外也可用解痉药（丁基东莨菪碱），若症状严重，上述药物控制不佳，可用阿片类药物（如丁丙诺啡）。

（一）手术治疗

1. 开腹胆囊切除术：①对于有症状的胆囊结石患者，首选胆囊切除治疗。②无症状的胆囊结石患者，不推荐胆囊切除治疗。③瓷化胆囊即使是无症状的胆石症患者也可行胆囊切除术。④胆囊息肉直径 ≥1 cm 伴或不伴有胆石症的患者，无论症状如何，均应行胆囊切除术。⑤无症状胆石症、胆囊息肉直径 6～10 mm 并且息肉进行性生长的患者应考虑行胆囊切除术。⑥胆囊息肉伴无症状胆石症和原发性硬化性胆管炎的患者，无论息肉多大，可推荐行胆囊切除术。⑦伴无症状胆石症且胆囊息肉直径 ≤5 mm，可暂不行手术。⑧肝内胆管结石伴局限性的肝硬化或肝内胆管狭窄者，首选肝叶切除术。

2. 腹腔镜胆囊切除术：腹腔镜胆囊切除术的适应证与开腹胆囊切除术相仿。绝对禁忌证为不能耐受全身麻醉和无法控制的凝血障碍。相对禁忌证包括粘连或炎症，弥漫性腹膜炎等。若术中发现胆总管结石、解剖异常或手术视野无法充分暴露，可将手术转变为开腹方式并行胆总管探查。

3. 内镜治疗：主要是针对无法耐受手术的胆总管结石的患者，经内镜十二指肠乳头切开（EST），乳头切开后，直径 <1 cm 的结石可自行排出，1～2 cm 的结石可经网篮取出，2 cm 以上的结石可经碎石网篮或激光、超声等器械碎石后排出。对于直径在 1.5 cm 以上的结石，如初次行乳头切开后无法取出，可放置支架或鼻胆管引流预防急性胆管炎的发生。常见并发症有十二指肠穿孔、出血、急性胆管炎及急性胰腺炎等。

（二）药物溶石

熊去氧胆酸可诱导肝脏不饱和胆酸的分泌，不增加胆酸的绝对分泌量，提高 7α – 羟化酶的活性增加胆酸的合成，减少肠道胆固醇的吸收和重吸收。剂量为 8～12 mg/（kg·d）。可用于无法行腹腔镜或开腹手术的患者，但有限定条件，如小的非钙化性胆结石、富含胆固醇的结石、胆囊功能良好者。

（三）体外震波碎石

体外震波碎石（extracorporeal shock wave lithotripsy，ESWL）适应证与口服胆酸溶石相仿。三维超声精确地定位结石，计算机控制能量波通过多个周期的压缩和减压集中到结石上，而不损伤周围组织。成功的 ESWL 可将结石粉碎成 3 mm 以下的小碎片。这些小碎片自行排泄到十二指肠，或通过熊去氧胆酸溶解。

【中医辨证分型】

一般临床上将胆石症分为 2 期：发作期和缓解期。发作期可见右上腹或剑突下持续性隐痛、胀痛、阵发性剧痛，疼痛向右肩背放射，可伴有恶心、呕吐、食欲缺乏、腹胀等症状，进食则症状加重，胆石症患者严重时可出现高热、寒战、黄疸等症状。中医临床亦应注意病情的轻重缓急来辨证。

1. 肝郁气滞证

症状：右胁胀痛，可牵扯至肩背部疼痛不适；食欲缺乏；遇怒加重。胸闷嗳气或伴恶心；口苦咽干；大便不爽。

舌脉：舌淡红，苔薄白，脉弦涩。

2. 肝胆湿热证

症状：右胁或上腹部疼痛拒按，多向右肩部放射；小便黄赤；便溏或便秘；恶寒发热；身目发黄。口苦口黏口干；腹胀纳差；全身困重乏力；恶心欲吐。

舌脉：舌红苔黄腻，脉弦滑数。

3. 肝阴不足证

症状：右胁隐痛或略有灼热感；午后低热，或五心烦热；双目干涩。口燥咽干；少寐多梦；急躁易怒；头晕目眩。

舌脉：舌红或有裂纹或见光剥苔，脉弦细数或沉细数。

4. 瘀血阻滞证

症状：右胁部刺痛，痛有定处拒按；入夜痛甚。口苦口干；胸闷纳呆；大便干结；面色晦暗。

舌脉：舌质紫暗，或舌边有瘀斑、瘀点，脉弦涩或沉细。

5. 热毒内蕴证

症状：寒战高热；右胁及脘腹疼痛拒按；重度黄疸；尿短赤；大便秘结。神昏谵语，呼吸急促；声音低微，表情淡漠；四肢厥冷。

舌脉：舌质红绛或紫，舌质干燥，苔腻或灰黑无苔，脉洪数或弦数。

【辨证论治】

1. 肝郁气滞证

症状：右胁胀痛，可牵扯至肩背部疼痛不适；食欲缺乏；遇怒加重。胸闷嗳气或伴恶心；口苦咽干；大便不爽。

舌脉：舌淡红，苔薄白，脉弦涩。

治法：疏肝理气，利胆排石。

主方：柴胡疏肝散（《景岳全书》）。

药物：方中柴胡、香附疏肝理气，川芎活血行气止痛，陈皮、枳壳理气化滞，芍药、甘草养血柔肝，缓急止痛。诸药相合，共奏疏肝理气、活血止痛之功。

加减：伴有口干苦、失眠、苔黄、脉弦数、气郁化火、痰火扰心者，加丹皮、栀子、黄连；伴胸胁苦满疼痛、叹息、肝气郁结较重者，可加川楝子、香附、佛手。肝郁克脾，出现纳呆者，可酌加焦三仙、炒白术以健脾助运。

2. 肝胆湿热证

症状：右胁或上腹部疼痛拒按，多向右肩部放射；小便黄赤；便溏或便秘；恶寒发热；身目发黄。口苦口黏口干；腹胀纳差；全身困重乏力；恶心欲吐。

舌脉：舌红苔黄腻，脉弦滑数。

治法：清热祛湿，利胆排石。

主方：大柴胡汤（《伤寒论》）加减。

药物：柴胡配伍黄芩、黄连及栀子、连翘以清腑热，枳实、厚朴、生大黄（后下）、芒硝（冲）配伍以通腑泄热，半夏燥湿和胃，降逆止呕；白芍柔肝缓急止痛，桃仁配伍红花活血化瘀，散结通腑。

加减：热毒炽盛、黄疸鲜明者加龙胆草、栀子以清利湿热；腹胀甚、大便秘结者，大黄用至 20 ~ 30 g，并加芒硝、莱菔子以通便；小便赤涩不利者加淡竹叶、白茅根以清热利尿。

3. 肝阴不足证

症状：右胁隐痛或略有灼热感；午后低热，或五心烦热；双目干涩。口燥咽干；少寐多梦；急躁易怒；头晕目眩。

舌脉：舌红或有裂纹或见光剥苔，脉弦细数或沉细数。

治法：滋阴清热，利胆排石。

主方：一贯煎（《续名医类案》）加减。

药物：一贯煎重用生地黄滋阴养血、补益肝肾，内寓滋水涵木之意。当归、枸杞子养血滋阴柔肝；北沙参、麦冬滋养肺胃，养阴生津，意在佐金平木，扶土制木。佐以少量川楝子，疏肝泄热，理气止痛，复其条达之性。该药性虽苦寒，但与大量甘寒滋阴养血药相配伍，则无苦燥伤阴之弊。诸药合用，使肝体得养，肝气得舒，则诸症可解。

加减：咽干、口燥、舌红少津者加天花粉、玄参；阴虚火旺者加知母、黄柏；低热者加青蒿、地骨皮。滋阴药有碍胃之嫌，对于素体脾胃虚弱者，可酌加党参、炒白术、茯苓等以顾护脾胃。

4. 瘀血阻滞证

症状：右胁部刺痛，痛有定处拒按；入夜痛甚。口苦口干；胸闷纳呆；大便干结；面色晦暗。

舌脉：舌质紫暗，或舌边有瘀斑、瘀点，脉弦涩或沉细。

治法：疏肝利胆，活血化瘀。

主方：膈下逐瘀汤（《医林改错》）加减。

药用：方中当归、川芎、赤芍养血活血，与逐瘀药同用，可使瘀血祛而不伤阴血；丹皮清热凉血，活血化瘀；桃仁、红花、灵脂破血逐瘀，以消积块；配香附、乌药、枳壳、元胡行气止痛；尤其川芎不仅养血活血，更能行血中之气，增强逐瘀之力；甘草调和诸药。全方以逐瘀活血和行气药物居多，使气帅血行，更好发挥其活血逐瘀、破癥消结之力。

加减：瘀血较重者，可加三棱、莪术、虻虫活血破瘀；疼痛明显者，加乳香、没药、丹参活血止痛。本证型运用大量活血化瘀药，为防止伤害脾胃，不必待胃肠症状出现，可酌加炒白术等健脾药物以顾护脾胃。

5. 热毒内蕴证

症状：寒战高热；右胁及脘腹疼痛拒按；重度黄疸；尿短赤；大便秘结。神昏谵语，呼吸急促；声音低微，表情淡漠；四肢厥冷。

舌脉：舌质红绛或紫，舌质干燥，苔腻或灰黑无苔，脉洪数或弦数。

治法：清热解毒，泻火通腑。

主方：大承气汤合茵陈蒿汤（《伤寒论》）加减。

药物：方中大黄泄热通便，荡涤肠胃，芒硝助大黄泄热通便，并能软坚润燥，二药相须为用，峻下热结之力甚强；积滞内阻，则腑气不通，故以厚朴、枳实行气散结，消痞除满，并助硝、黄推荡积滞以加速热结之排泄。茵陈蒿汤方中重用茵陈，其性苦泄下降，善能清热利湿，为治黄疸要药。以栀子清热降火为伍，通利三焦，助茵陈引湿热从小便而去。以大黄泄热逐瘀，通利大便，导瘀热从大便而下。

加减：黄疸明显者金钱草用至 30～60 g；神昏谵语者，倍用大黄。小便短赤者，可酌加瞿麦、萹蓄等以清热利小便；若患者有气血虚弱之象，可合用八珍汤或归脾汤以扶正，但临床必须辨明虚实的轻重比例，灵活调整药量，以免造成虚虚实实之弊。

【常用中成药】

1. 胆舒胶囊。功效：疏肝理气，利胆。组成：薄荷素油。用法：每次 4 粒，每日 3 次。适于各型胆石症。

2. 胆宁片。功效：疏肝利胆清热。组成：大黄、虎杖、青皮、陈皮、郁金、山楂、白茅根。用法：每次 2～3 粒，每日 3～4 次。适于肝胆湿热证。

3. 利胆排石片。功效：清热利湿，利胆排石。组成：金钱草、茵陈、黄芩、木香、郁金、大黄、槟榔、枳实（麸炒）、芒硝、厚朴（姜炙）。用法：每次 6～10 片，每日 2 次。适于肝胆湿热证。

4. 胆石利通片。功效：理气散结，利胆排石。组成：硝石（制）、白矾、郁金、三棱、猪胆膏、金钱草、陈皮、乳香（制）、没药（制）、大黄、甘草。用法：每次 6 片，每日 3 次。适于肝郁气滞或瘀血阻滞证。

5. 利胆石颗粒。功效：疏肝利胆，和胃健脾。组成：茵陈、郁金、枳壳、山楂、麦芽、川楝子、莱菔子、香附、紫苏梗、法半夏、青皮、陈皮、神曲、皂荚、稻芽等 15 味。用法：每次 1 袋，每日 2 次。适于肝郁气滞证。

【中医外治法】

1. 针刺疗法：体针取穴常选支沟穴、阳陵泉穴、丘墟穴、胆囊穴、胆俞穴、日月穴、期门穴、足三里穴等。肝胆湿热者加中脘穴、三阴交穴，常用泻法；肝郁气滞者加行间穴、太冲穴，一般用泻法；瘀血阻滞者加阿是穴、膈俞穴、血海穴、地机穴，一般用泻法；肝阴不足者加肝俞穴、肾俞穴，常用补法。用毫针刺，辨证补泻。

2. 耳针：常取神门、胆（胰）、脾、肝、肾、三焦、十二指肠、胃、交感、肠等。亦可选王不留行贴压耳穴。

3. 穴位注射法：选右上腹压痛点、日月穴、期门穴、胆囊穴、阳陵泉，用山莨菪碱注射液，每次 1～2 穴，每个穴位 5 mg。

【护理概要】

胆石症是指患者胆囊内或胆管内胆汁酸形成结晶并析出，形成结石，造成胆汁引流不畅。其临床特点反复发作性右上腹疼痛，放射性右肩部疼痛，伴有发热、寒战、黄疸、恶心及呕吐症状。该病与饮食习惯及生活环境有关，发病率呈上升趋势。目前主要治疗方式是采用内镜下行 ERCP 手术治疗，但术后易出血、发生感染等并发症，严重影响生活治疗。

基于快速康复理念的集束化护理管理是一种新型的护理模式，通过对患者进行临床调查的结果和相关护理资料，科学地改变饮食习惯、合理的运动、实施心理护理，制定科学、合理的个性化护理方案。能够改善患者临床症状，利于减少术后并发症的发生。

研究表明：基于快速康复理念的集束化护理管理应用于 ERCP 手术治疗，可有效缩短患者住院时间，减少并发症的发生，改善生存质量，提高护理满意度，利于患者的康复，值得临床推广和使用。

【预后】

一般无症状胆石症可以伴随患者终身，一部分患者可以发展为有症状的胆石症，少部分患者如果胆石症反复发作，引起严重疼痛的症状，若内科保守治疗效果不佳，一般要在外科进行胆囊切除术治疗。胆石症需注意以下内容：①限制脂肪类食物的摄入，包括蛋黄、肥肉、动物内脏等。②饮食规律，重视早餐：若无早餐饮食的刺激排泄，不利于防控胆石症。③避免酒等刺激食物和过量饮食。味道刺激的食物容易导致胆道的运动增加，容易诱发胆石症的发生，如酒和煎炸食物等。④多吃一些利胆和富含维生素 A 的食物。常见的推荐食物包括番茄、菠菜、南瓜、藕和胡萝卜等。

（吴国志　张向磊　张迎迎　陈燕华　仓怀芹）

第三节　胆道感染

胆道感染是指胆道系统的细菌性感染，常与胆石症并存，两者多互为因果关系。胆道感染发病率占急腹症第 2 位，为外科常见、多发、难治性的一类疾病。

急性胆道感染是由胆道系统的细菌感染引起的一类疾病，主要包括急性胆囊炎和急性胆管炎等，多与胆石症共同存在，互为因果。急性胆道感染是急腹症常见的病因之一，为外科常见、多发、难治性的一类疾病，重症感染时可并发胆囊穿孔、肝脓肿、感染性休克甚至死亡等。因此，规范急性胆道系统感染的诊断和治疗，减少急性胆道感染不良事件的发生，具有非常重要的意义。

慢性胆囊炎一般是由长期存在的胆囊结石所致的胆囊慢性炎症，或急性胆囊炎反复发作迁延而来，其临床表现差异较大，可表现为无症状、反复右上腹不适或腹痛，也可出现急性发作。

目前中西医结合研究慢性胆管炎较少，相对集中于慢性胆囊炎、胆石症方面，慢性胆囊炎是由机械性或功能性失调导致胆囊排空受阻，引起的亚急性或慢性胆囊炎症，表现为慢性症状，可急性加重并发展为坏疽性胆囊炎等，是临床常见的胆囊疾病，一般继发于结石形成及细菌感染，且随年龄增长，发病率日益攀升。

胆道感染的一般常见疾病是急性胆囊炎、急性胆管炎、慢性胆囊炎等；中医学没有胆道感染的病名，但是根据其急性发作或反复右上腹不适、腹痛等症状，可将本病归属于中医学"胁痛""胆胀"等范畴。

【病因和发病机制】

1. 急性胆囊炎

（1）细菌感染：多为革兰氏阴性杆菌感染所致，可由各种途径侵入胆道，如肠道上行感染、全身或局部感染后经血行引起胆道感染和邻近器官的炎症扩散等。

（2）梗阻因素：结石、粘连、胆道寄生虫等都可引起胆道梗阻，导致胆汁淤积。高浓度的胆汁酸可引起胆管系统细胞损害，加重黏膜炎症水肿。十二指肠梗阻，胰液逆流入胆道，被激活的胰酶也会损伤胆道发生病变。

（3）一些严重创伤、烧伤、休克和大手术后患者，胆囊收缩功能降低，胆道系统局部血运障碍，导致胆道感染。

2. 急性胆管炎：急性胆管炎多为梗阻性因素引起，多可见原发性胆管结石和肝内胆管结石，其次为胆道狭窄和胆道蛔虫。胆管肿瘤亦可引起。

3. 慢性胆囊炎

（1）胆囊结石：胆囊结石是慢性胆囊炎的主要病因，慢性结石性胆囊炎占所有慢性胆囊炎的90% ~ 95% 。胆石症可导致胆囊管反复梗阻，并造成胆囊黏膜损伤，出现反复的胆囊壁炎症反应、瘢痕形成和胆囊功能障碍，称为恶性循环。

（2）感染：正常胆汁应该是无菌的，当胆囊或胆管出现结石嵌顿、梗阻时，胆汁瘀滞，则可能导致肠源性细菌感染。以革兰氏阴性菌为主，占74.4% ，主要包括大肠埃希菌、不动杆菌和奇异变形杆菌等。寄生虫、病毒感染是少数慢性胆囊炎的病因。

（3）低纤维、高能量饮食：可增加胆汁胆固醇饱和度，利于结石形成；体重快速降低如不合理的减肥方法，可能易导致胆囊结石形成；某些药物可导致胆囊结石形成，如头孢曲松、避孕药等。

（4）胆囊排空障碍：胆囊排空障碍导致排空时间延长，胆汁淤积，胆囊增大，逐渐出现胆囊壁纤维化及慢性炎症细胞浸润。

（5）胆囊壁血管病变、大型非胆道手术，以及败血症、休克、严重创伤等重症疾病，都可能造成长期的胆囊黏膜缺血和局部炎症反应、坏死，出现慢性胆囊炎症。

（6）代谢因素：某些原因致胆汁酸代谢障碍时，胆盐长期的化学性刺激、胰液反流亦可引起化学性慢性胆囊炎症。

【中医病因病机】

1. 病因：感受外邪、情志不遂、饮食失节、虫石阻滞、劳伤过度是本病发病的主要诱因。
2. 病位：本病病位在胆腑，与肝、脾、胃的脏腑功能失调相关。
3. 病机：本病的基本病机是胆腑失于通降，胆腑气机阻滞，不通则痛；或胆络失养引发的不荣则痛。感受外邪、情志不遂、饮食失节、虫石阻滞，均可导致肝胆疏泄失职，胆腑气机不通，则多发为实证。久病体虚，劳伤过度，均可导致阴血亏虚，胆络失于荣养，故不荣则痛，发为虚证。本病实证的病理因素包括"湿""热""毒""滞"，急性胆道感染以"热""毒"为主，慢性胆道感染以"湿""热"为主；本病虚证的病理因素包括"脾虚""阴虚"，慢性胆道感染反复发作，则可见"脾虚""阴虚"。

【临床表现】

1. 急性胆道感染：急性胆道感染主要症状为右上腹疼痛、恶心、呕吐与发热。通常先出现右上腹痛，向右肩背部放射，疼痛呈持续性，阵发性加剧，可伴随有恶心、呕吐。呕吐物为胃、十二指肠内容物。后期表现为发热，多为低热，寒战、高热不常见，早期多无黄疸，当胆管并发炎症或炎症导致肝门淋巴结肿大时，可出现黄疸。局部体征表现为患者右上腹有压痛，25% 的患者可触及肿大胆囊，Murphy征阳性，右上腹有压痛、肌紧张及反跳痛，当胆囊穿孔后会出现急腹症；全身检查患者可出现巩膜黄染，有体温升高、脉搏加快、呼吸加快、血压下降等，出现胆囊穿孔、炎症加重时，可表现为感染性休克。

2. 慢性胆囊炎：70% 的慢性胆囊炎患者无明显症状。随着腹部超声检查的广泛应用，患者多于常规健康体格检查时发现胆囊结石，此时既无明显症状又无阳性体征，但部分患者未来可能会出现症状。如出现并发症（如急性胆囊炎、急性胰腺炎和梗阻性黄疸等）。较为常见的症状是反复发作的右上腹不适或右上腹疼痛，常因油腻饮食、高蛋白饮食引起。少数患者可能会发生胆绞痛，系由结石嵌顿于胆囊颈部或胆囊管诱发胆囊、胆道平滑肌及 Oddi 括约肌痉挛收缩而引起的绞痛，常在饱食或油腻饮食后发作，表现为右上腹或上腹部持续疼痛伴阵发性加剧，可向右肩背部放射，如体位变动或解痉等药物解除梗阻，则绞痛即可缓解。慢性胆囊炎患者常伴有胆源性消化不良，表现为嗳气、饭后饱胀、腹胀和恶心等症状。

【实验和其他检查】

1. 实验室检查

（1）血常规：在大多数急性胆管炎及慢性胆囊炎急性发作的患者可见白细胞总数及中性粒细胞增高，平均在（10～15）×10⁹/L，其升高的程度和病变严重程度及有无并发症相关，若白细胞总数在20×10⁹/L以上时，应进一步考虑是否存在胆囊坏死或穿孔。

（2）血生化：40%左右的患者转氨酶不正常，但多数在400 U以下，很少高达急性肝炎时所增高的水平。临床上血清总胆红素增高者25%，但单纯急性胆囊炎患者血清总胆红素一般不超过34 μmol/L，若超过85.5 μmol/L时应考虑有胆总管结石并存。

（3）淀粉酶：当合并有急性胰腺炎时，血、尿淀粉酶含量亦增高。

2. 影像学检查

（1）B型超声：B超是急性胆囊炎快速简便的非创伤检查手段，其主要声像图特征为：①胆囊的长径和宽径可正常或稍大，由于张力增高常呈椭圆形；②胆囊壁增厚，轮廓模糊；有时多数呈双环状，其厚度大于3 mm；③胆囊内容物透声性降低，出现雾状散在的回声光点；④胆囊下缘的增强效应减弱或消失。常规腹部超声检查是诊断慢性胆囊炎最有价值的检查方法。慢性胆囊炎腹部超声检查主要表现为胆囊壁增厚（壁厚≥3 mm）、毛糙；如合并胆囊结石，则出现胆囊内强回声及后方声影；若胆囊内出现层状分布的点状低回声，后方无声影时，则常是胆囊内胆汁淤积物的影像学表现。腹部超声检查时还需注意与息肉相鉴别，若表现为胆囊内不随体位移动的与胆囊壁相连的固定强回声团且后方不伴声影时，多诊断为胆囊息肉。

（2）X线检查：近20%的急性胆囊结石可以在X线平片中显影，化脓性胆囊炎或胆囊积液，也可显示出肿大的胆囊或炎性组织包块阴影。普通腹部X线平片可发现部分含钙较多的结石影。口服碘番酸等对比剂后行胆囊造影对胆囊结石诊断率仅为50%左右，但有助于了解胆囊的大小和收缩功能，目前已基本不再应用。

（3）CT检查：B超检查有时能替代CT，但有并发症而不能确诊的患者必须行CT检查，CT可显示胆囊壁增厚超过3 mm，但不能显示X线检查阴性的结石。CT检查对慢性胆囊炎的诊断价值与腹部超声相似，但对胆囊结石的诊断不具优势。多能谱CT是一种新型CT，可提供以多种定量分析方法与多参数成像为基础的综合诊断模式，脂/水基物质图和单能量图能很好地显示X线阴性结石并可分析其结石成分，明显优于传统CT。

（4）MRI：MRI检查可用于鉴别急性和慢性胆囊炎，在评估胆囊壁纤维化、胆囊壁缺血、胆囊周围组织水肿、胆囊周围脂肪堆积等方面均优于CT检查。在腹部超声检查显示胆囊病变不清晰时，可选用MRI检查。此外，磁共振胰胆管成像（MRCP）可发现腹部超声和CT检查不易检出的胆囊和胆总管小结石。

（5）肝胆管胆囊收缩素刺激闪烁显像（cholecystokinin cholescintigraphy，CCK-HIDA）：CCK-HIDA是评估胆囊排空的首选影像学检查，可鉴别是否存在胆囊排空障碍。如果无结石患者CCK-HIDA检查胆囊喷射指数降低（<35%），则提示有可能存在慢性非结石性胆囊炎。

【诊断和鉴别诊断】

1. 急性胆道感染：急性胆囊炎东京指南2018版（TG18）急性胆囊炎诊断标准如下。

A. 局部炎症　A-1. Murphy征　A-2. 右上腹肿块/痛/压痛；

B. 全身炎症　B-1. 发热　B-2. C反应蛋白升高　B-3. 白细胞升高；

C. 影像学检查急性胆囊炎的影像学表现；

怀疑诊断，A 1 项 + B 1 项；确切诊断，A、B、C 各 1 项。

Grade Ⅲ（严重）急性胆囊炎：

急性胆囊炎合并以下 > 1 个器官功能不全。

①心血管功能障碍：低血压需要多巴胺 ≥ 5 μg/（kg·min），或者使用去甲肾上腺素。

②神经系统功能障碍：意识障碍。

③呼吸功能障碍：PaO_2/FiO_2。

④肾功能障碍：少尿，血肌酐 > 176.8 μmol/L。

⑤肝功能不全：PT-INR > 1.5。

⑥造血功能障碍：血小板（18×10^9/L）。

Grade Ⅱ（中度）急性胆囊炎：

急性胆囊炎合并以下 2 项。

①白细胞计数 > 18×10^9/L。

②右上腹触及压痛的肿块。

③发病时间 > 72 小时。

④明显的局部炎症（坏疽性胆囊炎、胆囊周围脓肿、肝脓肿、胆汁性腹膜炎、气肿性胆囊炎）。

Grade Ⅰ（轻度）急性胆囊炎：急性胆囊炎不符合 Grade Ⅱ 和 Grade Ⅲ 诊断标准。

G18 急性胆管炎诊断标准。

A. 全身炎症　A-1. 发热和（或）寒战　A-2. 实验室检查：炎症证据；

B. 胆汁淤积　B-1. 黄疸　B-2. 实验室检查：肝功能异常；

C. 影像学检查　C-1. 胆道扩张　C-2. 影像学发现病因；

怀疑诊断：A 1 项 + B 或 C 1 项确切诊断：A、B、C 各 1 项。

2. 慢性胆囊炎：根据患者病史、临床表现（多不典型）及 B 超检查可做出诊断。

【西医治疗】

1. 急性胆囊炎治疗流程。①Grade Ⅰ 急性胆囊炎：通过查尔森合并症指数（CCI）、美国麻醉医师协会（ASA）分级等进行评估，如果患者能耐受手术，应尽早行腹腔镜胆囊切除术（laparoscopic cholecystectomy，LC）。如果患者不能耐受手术，通过保守治疗情况好转后行 LC。②Grade Ⅱ 急性胆囊炎：在经验丰富的医疗中心，如果患者通过 CCI、ASA 分级等评估能耐受手术，应尽早行 LC。须注意预防术中损伤，必要时及时中转开放手术或腹腔镜胆囊次全切除术。如果患者不能耐受手术，可以考虑行保守治疗和急诊胆管引流。③Grade Ⅲ 急性胆囊炎：首先对器官功能损害程度进行评估，保守治疗以改善器官功能并使用抗菌药物治疗等。医师需要对患者的病情进行充分评估，如患者通过治疗后，循环系统功能、肾脏功能等很快好转，并结合 CCI、ASA 分级等考虑患者能耐受手术，可以由非常有经验的专科医师进行手术治疗；如不能耐受手术，则行保守治疗和急诊胆管引流。

2. 急性胆管炎治疗流程。①Grade Ⅰ 患者：大多数仅需要抗感染治疗即可，如果患者抗感染治疗无效（24 小时），建议采用胆管引流，如果采用 ERCP，建议同期行内镜下乳头括约肌切开术（EST）和取石。②Grade Ⅱ 患者：建议进行保守治疗同时尽早行 ERCP 或 PTCD。如果引起胆管梗阻的原因需要外科处理，建议待病情好转后二期处理，但如果是结石，建议同期行 EST 和胆管取石。③Grade Ⅲ 患者：必须尽早给予足够的器官支持治疗以改善器官功能不全，以防患者病情急剧恶化，所以一旦患者能耐受，尽早行 ERCP 或 PTCD。引起梗阻的病因待情况好转后二期再行处理。

3. 慢性胆囊炎治疗流程：对于慢性胆囊炎患者，应遵循个体化治疗。饮食上需进行调整，建议规律、低脂、低热量膳食，并提倡定量、定时的规律饮食方式。无症状的患者可不实施治疗，而有症状的患者如不宜手术，且腹部超声检查评估为胆囊功能正常、X 线检查阴性的胆固醇结石，可考虑口服熊去氧胆酸（Ursodeoxycholic Acid，UDCA）。UDCA 是一种亲水的二羟胆汁酸，能抑制肝脏胆固醇的合成，显著降低胆汁中胆固醇及胆固醇酯和胆固醇的饱和数，有利于结石中胆固醇逐渐溶解。推荐 UDCA 剂量≥10 mg/（kg·d），应连续服用 6 个月以上。慢性胆囊炎患者嗳气、腹胀、脂肪餐不耐受等消化功能紊乱症状常见。宜补充促进胆汁合成和分泌的消化酶类药物，如复方阿嗪米特肠溶片，亦可应用米曲菌胰酶片等其他消化酶类药物治疗，同时可结合茴三硫等利胆药物促进胆汁分泌。对于合并有不同程度上腹部疼痛患者，可加用钙离子通道拮抗剂缓解症状。匹维溴铵为临床常用的消化道钙离子通道拮抗剂，可用于治疗胆道功能紊乱有关的疼痛。胆绞痛急性发作期间应予以禁食及有效的止痛治疗。国外推荐治疗药物首选 NSAID（如双氯芬酸和吲哚美辛），但国内尚缺乏相关临床研究，临床上仍以解痉药更常用，包括阿托品、山莨菪碱和间苯三酚等。需要注意的是，这些药物并不改变疾病转归，且可能掩盖病情，因此需密切观察病情变化，一旦无效或疼痛复发，应及时停药。因吗啡可能促使 Oddi 括约肌痉挛进而增加胆管内压力，故一般禁用。抗感染治疗，慢性胆囊炎患者通常无须使用抗生素。如出现急性发作，建议首先采用经验性抗菌药物治疗，在明确致病菌后应根据药物敏感试验结果选择合适的抗菌药物进行目标治疗，具体可参见《急性胆道系统感染的诊断和治疗指南（2011 版）》。

手术适应证：建议在充分评估胆囊壁的前提下对无症状患者随访观察，不推荐行预防性胆囊切除术。慢性胆囊炎患者在内科治疗的基础上，如出现以下表现，则需考虑外科治疗：疼痛无缓解或反复发作，影响生活和工作者；胆囊壁逐渐增厚达 4 mm 及以上或胆囊壁局部增厚或不规则疑似胆囊癌者；胆囊壁呈陶瓷样改变；胆囊结石逐年增多和增大或胆囊颈部结石嵌顿者，合并胆囊功能减退或障碍。最常见的良性息肉是腺瘤。胆囊息肉越大，胆囊癌的发生率越高，直径≥1 cm 的胆囊息肉癌变率高达 50%。故直径≥1 cm 的胆囊息肉伴或不伴胆囊结石的患者，不论有无症状，均建议行胆囊切除术。

【中医辨证分型】

1. 急性胆道感染
（1）胆腑郁热证
症状：上腹持续灼痛或绞痛；胁痛阵发性加剧，甚则痛引肩背，晨起口苦；时有恶心、饭后呕吐；身目黄染；持续低热；小便短赤；大便秘结。
舌脉：舌质红，苔黄或厚腻；脉滑数。
（2）热毒炽盛证
症状：持续高热；右胁疼痛剧烈、拒按。
身目发黄，黄色鲜明；大便秘结；小便短赤；烦躁不安。
舌脉：舌质红绛，舌苔黄燥；脉弦数。

2. 慢性胆囊炎
（1）肝胆气滞证
症状：右胁胀痛；心烦易怒、厌油腻；时有恶心；饭后呕吐；脘腹满闷；嗳气。
舌脉：舌质淡红，舌苔薄白或腻；脉弦。
（2）肝胆湿热证
症状：胁肋胀痛；晨起口苦；口干欲饮。身目发黄；身重困倦；脘腹胀满；咽喉干涩；小便短黄；大便不爽或秘结。
舌脉：舌质红，苔黄或厚腻；脉弦滑数。
（3）胆热脾寒证
症状：胁肋胀痛；恶寒喜暖。口干不欲饮；晨起口苦；恶心欲呕；腹部胀满；大便溏泄；肢体疼痛，遇寒加重。

舌脉：舌质淡红，苔薄白腻；脉弦滑。

（4）气滞血瘀证

症状：右胁胀痛或刺痛；胸部满闷；喜善太息。晨起口苦；咽喉干涩；右胁疼痛夜间加重；大便不爽或秘结。

舌脉：舌质紫暗，苔厚腻；脉弦或弦涩。

（5）肝郁脾虚证

症状：右胁胀痛；腹痛欲泻。体倦乏力；腹部胀满；大便溏薄；善太息；情志不舒加重；纳食减少。

舌脉：舌质淡胖，苔白；脉弦或弦细。

（6）肝阴不足证

症状：右胁部隐痛；两目干涩。头晕目眩；心烦易怒；肢体困倦；纳食减少；失眠多梦。

舌脉：舌质红，苔少；脉弦细。

（7）脾胃气虚证

症状：右胁隐痛；体倦乏力。胃脘胀闷；纳食减少；肢体困倦。

舌脉：舌质淡白，苔薄白；脉缓无力。

【辨证论治】

胆道感染的辨证治疗，依据症状的缓急和虚实情况采用相应的治疗方法。急性胆道感染以行气利胆、清热利湿、通腑泻火等方法为主。慢性胆囊炎实证的治疗以祛邪为要，如采取疏肝利胆、清热利湿、行气活血等方法来治疗；慢性胆囊炎的虚证证候以扶正方法为要，如健脾益气、养阴柔肝等。

1. 急性胆道感染

（1）胆腑郁热证

症状：上腹持续灼痛或绞痛；胁痛阵发性加剧，甚则痛引肩背，晨起口苦；时有恶心、饭后呕吐；身目黄染；持续低热；小便短赤；大便秘结。

舌脉：舌质红，苔黄或厚腻；脉滑数。

治法：清热利湿，行气利胆。

主方：大柴胡汤（《伤寒论》）。

药物：柴胡配伍黄芩，和解少阳清热，芍药配伍大黄治疗腹中实痛，配伍枳实理气和血，除上腹部急痛；半夏和胃降逆，配伍生姜治疗呕逆不止；姜枣配伍，调和诸药。

加减：身目黄染者，加茵陈、栀子；心烦失眠者，加合欢皮、炒酸枣仁；恶心呕吐者，加姜竹茹；壮热者，可加石膏、蒲公英、虎杖。

（2）热毒炽盛证

症状：持续高热；右胁疼痛剧烈、拒按。

身目发黄，黄色鲜明；大便秘结；小便短赤；烦躁不安。

舌脉：舌质红绛，舌苔黄燥；脉弦数。

治法：清热解毒，通腑泻火。

主方：茵陈蒿汤（《伤寒论》）合黄连解毒汤（《外台秘要》）。

药物：茵陈清湿热，栀子清热降火，通利三焦，引热从小便出，大黄泄热逐瘀，通便而导热从大便出，三药合用，清热利胆。

加减：小便黄赤者，加滑石、车前草；大便干结者，加火麻仁、芒硝；身目黄染重者，加金钱草。

2. 慢性胆道感染

（1）肝胆气滞证

症状：右胁胀痛；心烦易怒、厌油腻；时有恶心；饭后呕吐；脘腹满闷；嗳气。

舌脉：舌质淡红，舌苔薄白或腻；脉弦。

治法：疏肝利胆，理气解郁。

主方：柴胡疏肝散（《景岳全书》）。

药物：柴胡、香附合用，疏肝理气解郁，川芎行气活血止痛，陈皮、枳壳理气行滞。芍药、甘草养血柔肝，缓急止痛，甘草调和诸药。

加减：疼痛明显者，加延胡索、郁金、木香；腹部胀满者，加厚朴、草豆蔻；口苦心烦，加黄芩、栀子；恶心呕吐者，加代赭石、炒莱菔子；伴胆石者，加鸡内金、金钱草、海金沙。

（2）肝胆湿热证

症状：胁肋胀痛；晨起口苦；口干欲饮。身目发黄；身重困倦；脘腹胀满；咽喉干涩；小便短黄；大便不爽或秘结。

舌脉：舌质红，苔黄或厚腻；脉弦滑数。

治法：清热利湿，利胆通腑。

主方：龙胆泻肝汤（《医方集解》）或大柴胡汤（《伤寒论》）。

药物：龙胆草苦寒清肝胆实火，黄芩、栀子泻火解毒，清热燥湿；车前子、木通、泽泻，导湿热下行，生地黄合当归养阴血，防渗湿伤及阴血；龙胆泻肝汤全方清肝胆实火，泄下焦湿热。

加减：伴胆石者，加鸡内金、金钱草、海金沙；小便黄赤者，加滑石、通草；大便干结者，加大黄、芒硝、牡丹皮。

（3）胆热脾寒证

症状：胁肋胀痛；恶寒喜暖。口干不欲饮；晨起口苦；恶心欲呕；腹部胀满；大便溏泄；肢体疼痛，遇寒加重。

舌脉：舌质淡红，苔薄白腻；脉弦滑。

治法：疏利肝胆，温脾通阳。

主方：柴胡桂枝干姜汤（《伤寒论》）。

药物：方中柴胡、黄芩和解少阳之往来寒热；干姜、桂枝振奋胃阳，宣化停饮，散少阳往来之寒；天花粉生津止渴；牡蛎逐饮开结。甘草和药。全方和解与温里并施，为其配伍特点。

加减：腹痛较甚者，加川楝子、延胡索；久泄、完谷不化者，加补骨脂、赤石脂；恶心呕吐甚者，加姜半夏、姜竹茹。

（4）气滞血瘀证

治法：理气活血，利胆止痛。

主方：血府逐瘀汤（《医林改错》）。

药物：方中桃仁破血行滞而润燥，红花活血化瘀以止痛。赤芍、川芎活血化瘀；牛膝长于祛瘀通脉，引瘀血下行。当归养血活血，祛瘀生新；生地黄凉血清热除瘀热，与当归养血润燥，使祛瘀不伤正；枳壳疏胸中气滞；桔梗宣肺利气，与枳壳配伍，一升一降，开胸行气，使气行血行；柴胡疏肝理气。甘草调和诸药。本方为活血祛瘀药、行气药、养血药合用，活血行气，祛瘀生新，为治疗气滞血瘀证型胆系感染的常用方。

加减：胁痛明显者，加郁金、延胡索、川楝子；口苦者，加龙胆草、黄芩；脘腹胀甚者，加厚朴、木香。

（5）肝郁脾虚证

治法：疏肝健脾，柔肝利胆。

主方：逍遥散（《太平惠民和剂局方》）。

药物：本方用柴胡疏肝解郁，使肝气得以条达；当归甘辛苦温，养血和血；白芍酸苦微寒，养血敛阴，柔肝缓急。白术、茯苓健脾去湿，使运化有权，气血有源，炙甘草益气补中，缓肝之急。用法中加入薄荷少许，疏散郁遏之气，透达肝经郁热；生姜温胃和中。

加减：右胁胀痛者，加郁金、川楝子、青皮；急躁易怒者，加香附、钩藤；腹胀明显者，加郁金、石菖蒲。

（6）肝阴不足证

治法：养阴柔肝，清热利胆。

主方：一贯煎（《续名医类案》）。

药物：一贯煎是滋阴疏肝名方，宜养肝阴，疏肝气。方中枸杞子滋肝肾之阴；当归补血养肝，与生地黄助枸杞子补肝阴，养肝血；北沙参、麦门冬养阴生津，润肺清燥；川楝子苦寒清热，疏肝理气。

加减：心烦失眠者，加柏子仁、夜交藤、炒酸枣仁；急躁易怒者，加栀子、青皮、珍珠母；右胁胀痛者，加佛手、香橼；头目眩晕者，加钩藤、菊花、白蒺藜。

（7）脾胃气虚证

症状：右胁隐痛；体倦乏力。胃脘胀闷；纳食减少；肢体困倦。

舌脉：舌质淡白，苔薄白；脉缓无力。

治法：理气和中，健脾和胃。

主方：香砂六君子汤（《古今名医方论》）。

药物：方中党参、白术、茯苓、木香、陈皮、半夏、砂仁、甘草取香砂六君子汤之意，健脾益气和胃，理气止痛；柴胡气质轻清，能疏解少阳之郁滞；厚朴、枳实理气畅中；当归养血活血；建曲、麦芽、山楂健胃消食，化积调中；甘草调和诸药。上药合用，共成健脾益气、调中和胃之剂，能调节胃肠功能，缓解胃脘痞满、闷胀不舒、嗳气不爽等症状。

加减：脘腹胀甚者，加枳实、厚朴、槟榔；纳食减少者，加神曲、鸡内金。胁痛甚者，加元胡、郁金、香附。

【常用中成药】

1. 消炎利胆片：清热，祛湿，利胆。适用于急性胆囊炎、胆管炎属于肝胆湿热证型者。

2. 利胆片：疏肝止痛，清热利湿。适用于胆道疾病肝胆湿热证。

3. 胆胃康胶囊：疏肝利胆，清热利湿。适用于肝胆湿热证所致的胁痛、黄疸及胆汁反流性胃炎、胆囊炎等见上述症状者。

4. 胆石利通片：理气解郁，化瘀散结，利胆排石；适用于胆石症气滞证型。

5. 胆宁片：疏肝利胆，清热通下。适用于慢性胆囊炎肝郁气滞、湿热未清的证型。

6. 鸡骨草胶囊：疏肝利胆，清热解毒。适用于胆囊炎肝胆湿热证。

7. 胆炎康胶囊：清热利湿，排石止痛。适用于急慢性胆囊炎、胆管炎、胆石症及胆囊手术后综合征属于肝胆湿热蕴结证型。

8. 金胆片：消炎利胆。适用于急慢性胆囊炎、胆道感染、胆石症。

9. 舒胆片：清热化湿，利胆排石，行气止痛。适用于胆囊炎、胆道感染及胆石症属肝胆湿热证型者。

10. 胆康胶囊：疏肝利胆，清热解毒，理气止痛。适用于急慢性胆囊炎、胆道结石症。

11. 胆舒胶囊：疏肝解郁，利胆溶石。适用于慢性结石性胆囊炎、胆结石、慢性胆囊炎。

【中医外治法】

1. 针灸疗法常用穴：阳陵泉穴、胆囊穴、肩井穴、日月穴、丘墟穴、太冲穴。方法：行针手法用捻转强刺激手法，每隔 3~5 分钟行针 1 次，每次留针时间为 20~30 分钟。也可采用电针仪加强疗效。穴位辨证加减：肝郁气滞者可加太冲穴，以起到疏肝理气的作用；肝胆湿热者加行间穴，以奏疏泄肝胆、清利湿热之功；肝阴不足者加肝俞穴、肾俞穴，以图补益肝肾。瘀血阻络者加膈俞穴，以起到化瘀止痛的效果。

2. 耳穴疗法常用穴：神门、十二指肠、胰胆、耳背肝、耳迷根、内分泌、皮质下、交感。方法：用王不留行常规消毒后用胶布将王不留行固定于耳穴上，每日按 4~6 次，每次每穴按压至发红发热为度。注意：每次贴压单侧耳穴，2~3 天换成对侧耳穴，两侧耳穴交替使用。一般 1 个月为 1 个疗程，治疗 3 个疗程结束。

3. 药物贴敷疗法：贴敷位置为胆囊区，在右上腹压痛点。外敷药物：栀子 10 g，大黄 10 g，冰片 1 g，乳香 6 g，芒硝 10 g，研粉，调成均匀的糊状，纱布覆盖，每天更换 1 次，5 天为 1 个疗程。

4. 穴位埋线疗法常用穴：鸠尾、中脘、胆囊穴、胆俞、胃俞、足三里、阳陵泉。操作方法一般 1 个月埋线 1 次，病情重者 20 天埋线 1 次，5 次为 1 个疗程。

【护理概要】

胆道感染是指胆道系统发生细菌性感染，常与胆石症并存，两者多为相互因果关系。主要包括急、慢性胆囊炎，急、慢性胆管炎，急性梗阻性化脓性胆管炎等。

急性胆囊炎是一种急性化学性或细菌性的炎症疾病。该病发病急、病情重、进展快，临床上患者出现右上腹阵发性的绞痛，伴随触痛和腹肌强直。发病早期存在中上腹部和右上腹部持续性疼痛，可有发热的症状，体温持续升高，可出现头晕、疲劳和全身不适等多种表现。一般会合并恶心呕吐等相关的症状，还会导致厌食的表现。

慢性胆囊炎临床症状较轻，易出现漏诊或被误诊。具有病程长和反复发作的特点，多需要静脉输液。如出现急性发作时，应立即手术治疗。

急性胆囊炎、慢性胆囊炎可以通过药物治疗和手术治疗，目前大多数学者认为及早手术治疗，会更好地促进患者的康复。手术治疗属于一种外界应激源，会对患者的身心产生双重影响。多维危机控制护理是一种作用在围手术期患者生理和心理的一种系统性的护理方法，能改善患者的预后，调节患者的心理应激源的应对方式。

多维危机控制护理是依据对患者的身心危机认识及深度剖析建立护理干预模式，全面评估各类并发症危险因素，实行控制护理，具有前瞻性、科学性及时效性。通过多维危机控制护理，提前做好各项准备工作，包括术前、术后进行心理危机控制护理的干预，根据心理的特点进行沟通和积极的焦虑指导，全面调控患者的心理危机，间接影响患者，使其形成积极治疗和康复意愿，积极参与治疗和护理，降低其焦虑抑郁心理，改变负面情绪，可提高生活质量。针对患者可能出现的术后并发症，提前给予针对性护理措施进行干预，可以预防发生术后的并发症，有预见性地发挥了防微杜渐的作用。对家庭成员及照护者进行健康宣教，从而提高家庭及社会支持力度。

研究表明：多维危机控制护理能够在病情、心理、环境等多角度为患者提供周密的护理。可以有效地提高手术患者的应对能力，改善患者的负面情绪，将被动式护理转化为主动性护理，更加符合新型的护理理念。整体护理的质量也得到全面提升，值得临床推荐。

【古文文献摘要】

《内经》："经脉流行不止，环周不休，寒气入经而稽迟，泣而不行，客于脉外则血少，客于脉中则气不通，故卒然而痛。"

《素问·痹论》更明言："痛者，寒气多也，有寒故痛也。"

《内经》："寒气客于厥阴之脉，厥阴之脉者，络阴器系于肝，寒气客于脉中，则血泣脉急，故胁肋与少腹相引痛矣。"

张仲景《金匮要略》："胁下偏痛，发热，其脉紧弦，此寒也，以温药下之，宜大黄附子汤"。

皇甫谧《针灸甲乙经》："石水，痛引胁下胀"。

巢元方《诸病源候论》："肾主水，肾虚则水气妄行，不依经络，停聚结在脐间，小腹肿大，鞭如石，故云石水。其候，引胁下胀痛而不喘是也。"《诸病源候论》"酒癖候"："夫酒癖者，因大饮酒后，渴而引饮无度，酒与饮俱不散，停滞在于胁肋下，结聚成癖，时时而痛，因即呼为酒癖。其状，胁下弦急而痛。"

唐代孙思邈《备急千金要方》："胸中瘀血满，胁膈痛，不能久立，膝痿寒，三里主之。"

宋代陈自明《妇人大全良方》中记载了一则服神保丸不当导致的胁痛病案："邓安人年五十，忽然气痛，投神保丸愈。不一二日再痛，再服神保丸六七十粒。大腑不通，其疾转甚。……痛甚则筑心、筑背、筑定两胁，似有两柴十字插定心胁，叫声彻天。"

《太平圣惠方》："治痰癖，心腹气滞攻于胁肋，疼痛，木香散方。"

许叔微《普济本事方》："治悲哀烦恼伤肝气，至两胁骨疼，筋脉紧急，腰脚重滞，两股筋急，两胁牵痛，四肢不能举，渐至脊膂挛急。此药大治胁痛，枳壳煮散。"

张子和《儒门事亲》记载："洛阳孙伯英，因诬狱，妻子被系，逃于故人。是夜觉胃胁痛，托故人求药，故人曰：有名医张戴人适在焉，当与公同往。时戴人宿酒未醒，强呼之，故人曰：吾有一亲人病，欲求诊。戴人隔窗望见伯英曰：此公伏大惊恐。故人曰：何以知之？戴人曰：面青脱色，胆受怖也。后会赦乃出，方告戴人。"本书另外记载病案："戴人出游，道经阳夏，问一旧友，其人病已危矣。戴人往视之。其人曰：我别无病，三年前，当隆暑时，出村野，有以煮酒馈予者，适村落无汤器，冷饮数升，便觉左胁下闷，渐痛结硬，至今不散，针灸磨药，殊不得效。戴人诊其两手脉俱沉实而有力，先以独圣散吐之，一涌二三升，色如煮酒，香气不变。后服和脾散、去湿药。五七日百脉冲和，始知针灸无功，增苦楚矣。"

圣济总录·脾脏门·宿食不消》："脾胃虚寒，宿食不消，攻胁下痛""脾胃虚寒，宿饮不消，两胁满痛。"

《诸病源候论》"酒癖候"已将饮酒作为胁痛的病因："夫酒癖者，因大饮酒后，渴而引饮无度，酒与饮俱不散，停滞在于胁肋下，结聚成癖，时时而痛，因即呼为酒癖。其状，胁下弦急而痛。"

《脉因证治》补充了情志、外感、水饮病因："肝木气实火盛，或因怒气大逆，肝气郁甚，谋虑不决，风中于肝。皆使木气大实生火，火盛则肝急，瘀血、恶血停留于肝，归于胁下而痛。……外有肝中风，左胁偏痛；肝中寒，胁下挛急；饮水胁下鸣相逐，皆致胁痛，须详之。"

《素问·六元正纪大论》："溽暑湿热相薄……民病黄瘅。"

《伤寒论·辨阳明病脉证并治》："阳明病，发热汗出者，此为热越，不能发黄也。但头汗出，身无汗，剂颈而还，小便不利，渴引水浆者，此为瘀热在里，身必发黄，茵陈蒿汤主之。"

《金匮要略·黄疸病脉证并治》："黄家所得，从湿得之。一身尽发热而黄，肚热，热在里，当下之。"

《诸病源候论·急黄候》："脾胃有热，谷气郁蒸，因为热毒所加，故卒然发黄，心满气喘，命在顷刻，故云急黄也。"

《景岳全书·黄疸》："阳黄证多以脾湿不流，郁热所致，必须清火邪，利小水。火清则溺清，溺清则黄自退。""阴黄证，多由内伤不足，不可以黄为意，专用清利。但宜调补心脾肾之虚以培血气，血气复则黄必尽退。""古有五疸之辨，曰黄汗，曰黄疸，曰谷疸，曰酒疸，曰女劳疸。总之，汗出染衣如柏汁者，曰黄汗；身面眼目黄如金色，小便黄而无汗者，曰黄疸；因饮食伤脾而得者，曰谷疸；因酒后伤湿而得者，曰酒疸；因色欲伤阴而得者，曰女劳疸。虽其名目如此，总不出阴阳二证，大多阳证多实，阴证多虚，虚实弗失，得其要矣。"

《临证指南医案·疸》蒋式玉按："黄疸，身黄、目黄、溺黄之谓也。病以湿得之，有阴有阳，在脏在腑。阳黄之作，湿从火化，瘀热在里，胆热液泄，与胃之浊气共并，上不得越，下不得泄，熏蒸遏郁，侵于肺则身目俱黄，热流膀胱，溺色为之变赤，黄如橘子色。阳主明，治在胃。阴黄之作，湿从寒化，脾阳不能化热，胆液为湿所阻，渍于脾，浸淫肌肉，溢于皮肤，色如熏黄。阴主晦，治在脾。"

（吴国志　张向磊　张迎迎　陈燕华　王　珺）

参 考 文 献

[1] 陈灏珠，林果为，王吉耀.实用内科学［M］.14 版.北京：人民卫生出版社，2013.

[2] 陈灏珠，钟南山，陆再英.内科学［M］.8 版.北京：人民卫生出版社，2013.

[3] 周仲瑛.中医内科学［M］.北京：中国中医药卫生出版社，2011.

[4] 陆再英，钟南山.内科学［M］.7 版.北京：人民卫生出版社，2008.

[5] 郑振.辨证分型治疗慢性胆囊炎随机平行对照研究［J］.实用中医内科杂志，2015，29（8）：55 - 57.

[6] 张福林.中医治疗慢性胆囊炎效果观察［J］.北方药学，2011，8（12）：40.

[7] 李霞.柴胡桂枝干姜汤加味治疗胆热脾寒型慢性胆囊炎疗效观察［J］.中医临床研究，2015，7（14）：87 - 88.

[8] 温峰云，李双成，王国明，等.针刺肩井穴对慢性胆囊炎患者胆囊收缩功能影响的随机对照研究［J］.针刺研究，2012，32（5）：398 - 402.

[9] 李财宝，朱建明，黄建平.针刺阳陵泉和胆囊穴对急性胆囊炎的镇痛作用观察［J］.上海中医药杂志，2011，45（9）：56 - 57.

[10] 秦研，张晓彤.针刺日月穴对胆囊炎患者胆囊收缩功能的影响［J］.山西中医，2014，30（11）：33 - 34.

[11] 刘鹏，陈少宗.针刺治疗胆系疾病取穴组方规律与经验分析［J］.辽宁中医药大学学报，2013，15（6）：91 - 92.

[12] 谢从坤，魏霞霞，冯玲媚.耳穴籽压治疗慢性胆囊炎急性发作临床研究［J］.亚太传统医药，2016，12（1）：101 - 102.

[13] 李修阳.耳穴贴压结合体针治疗慢性胆囊炎 33 例的临床疗效观察［J］.云南中医学院学报，2013，36（1）：66 - 68.

[14] 严容，张美云，窦英磊.中药穴位贴敷胆囊区治疗急性胆囊炎 30 例［J］.江西中医药，2015，6（46）：43 - 44.

[15] 柏树祥.穴位埋线治疗胆囊炎 989 例［J］.中医外治杂志，2013，22（3）：12 - 13.

[16] 李海燕.循证护理在慢性胆囊炎中的应用研究［J］.中国医药指南，2020，18（2）：252 - 253.

[17] 冯剑，多维危机控制护理对急性胆囊炎手术患者应对方式及心理健康影响［J］.中国医药指南，2021，19（30）：7 - 9.

[18] 吴彩铃.多维危机控制护理对急性胆囊炎手术患者应对方式及心理健康影响［J］.中国当代医药，2021，28（12）：225 - 227.

[19] 李曰庆，何清湖.中医外科学［M］.北京：中国中医药出版社，2012：342.

[20] 张春香，胡耀杰，方宏艳.胆石症病人的护理［J］.世界最新医学信息文摘（连续型电子期刊），2017，17（11）：199，203.

[21] 翁维华，蒋小东，郭华.基于快速康复理念的集束化护理管理在胆石症患者 ERCP 术后引入和干预的效果［J］.国际护理学杂志，2017，36（15）：2149 - 2152.

[22] 中华消化杂志编辑委员会，中华医学会消化病学分会肝胆疾病协作组.中国慢性胆囊炎、胆囊结石内科诊疗共识意见（2018 年）［J］.临床肝胆病杂志，2019，35（6）：1231 - 1236.

[23] 中华中医药学会脾胃病分会.胆囊炎中医诊疗专家共识意见［J］.中国中西医结合消化杂志，2017，25（4）：241 - 246.

[24] 中国中西医结合学会消化系统疾病专业委员会.胆石症中西医结合诊疗共识意见［J］.中国中西医结合消化杂志，2018，26（2）：132 - 138.

第十四章　其他消化系统疾病

第一节　肠道微生态和消化系统疾病

肠道微生态指存在于宿主消化道内的病毒、细菌、真菌、衣原体等微小生物群体。人体胃肠道的菌群种类繁多，数量巨大。肠腔当胎儿在子宫内时处于相对无菌状态，出生后因机体由于与外界环境接触，数小时后肠腔内即可出现细菌定植。在婴幼儿最初的 1~2 年内肠道内细菌种类和数量不断变化调整，最后逐渐肠腔内菌群稳定，形成肠道正常定植菌群。

【肠道正常菌群】

据国内外资料统计，人体肠道内细菌总数为 10^{13} ~ 10^{14}，存在 400~500 多菌种，其数量约为人体细胞总数的 10 倍，重量大约有 1 kg。其中包括多种厌氧菌、需氧菌和兼性厌氧菌，以厌氧菌为主，厌氧菌数量可达需氧菌的 100~1000 倍，常见的菌群有类杆菌、肠杆菌、乳杆菌、双歧杆菌、优杆菌、梭菌、肠球菌、葡萄球菌和酵母菌等。

肠道微生态菌群可以分为 3 种：原籍菌或膜菌群，此种菌为专性厌氧菌，是肠道中的优势菌群，通常定植在肠道黏膜表面的深部，较稳定，一般是对宿主健康有益的细菌，具有低免疫原性，如乳杆菌、双歧杆菌、类杆菌等；共生菌，为肠道非优势菌群，与原籍菌有共生关系，与外籍菌有拮抗关系的生理性细菌，一般无明显传染性，如芽孢菌属等；外籍菌，又称过路菌，大多数是导致疾病的病原菌，常为需氧菌或兼性厌氧菌，具有高免疫原性的，为肠腔黏膜中表层菌群，可以游动，长期定植的机会少。

细菌一般经口进入机体的整个过程中，首先会遇到胃酸屏障，当 pH < 2.5 时，胃液有杀菌能力，当 pH > 4 时，胃内出现细菌繁殖。进食时胃内细菌数可高达 10^4/mL。小肠为过渡区，由于肠液量大，包含胆汁酸、消化酶和氧气等，对细菌有较强的杀菌作用，因此小肠内细菌数量相对较少。但随着空肠至回肠区蠕动速度的逐渐减慢，肠腔内酸性也逐渐减弱，细菌数随着 pH 梯度上升开始增加，空肠细菌浓度为 10^3 ~ 10^5/mL，以革兰氏阳性需氧菌为主，如葡萄球菌、链球菌等。回肠细菌浓度渐上升达 10^5 ~ 10^7/mL，革兰氏阴性菌群开始超过革兰氏阳性菌，厌氧菌和大肠埃希菌逐渐增多，通过回盲瓣后，细菌浓度迅速升高，达 10^{10} ~ 10^{12}/mL，其中 98% 为厌氧菌，主要为类杆菌、双歧杆菌及厌氧的革兰氏阳性球菌如肠球菌、消化球菌和消化链球菌等，而潜在致病菌如梭状芽孢杆菌和葡萄球菌浓度较低。

虽然人体肠道菌群存在个体化差异，但在一生中一般都保持相对稳定，在肠道中不同部位，菌群组成和数量也有不同的变化，这是一个极其敏感的系统，通常情况下肠道菌群不会致病，即处于免疫耐受状态。一旦宿主任何功能性或精神上的改变或者外界物理化学性改变均可致肠道微环境的紊乱，生理状况下肠道菌群的变化可通过一定的反馈机制使宿主排泄过多异常的菌群，起机体自稳定的作用。若肠道自身无法纠正菌群失调，某些肠道细菌可以致病，称为机会致病菌，引起条件致病的常为过路菌群，次为共生菌，极少数为原籍菌。因此正常菌群和致病菌群没有严格界限，可以相互转化。对粪便内细菌种类数量的检测能有效地反应宿主的生理和病理状况。

【肠道菌群功能】

（一）生物屏障

可以认为肠道是一个机体内环境和外环境相互作用的巨大场所，肠道正常菌群与肠黏膜紧密结合构成肠道的生物屏障。肠道除了促进消化吸收，还能有效将肠道内致病菌和毒素局限于肠腔内，保持机体内环境稳定的作用。原籍菌如嗜酸性乳杆菌依靠二价钙离子、糖类黏附于肠黏膜，双歧杆菌等通过胞壁脂磷壁酸特异性黏附肠黏膜，与肠上皮细胞融合构成菌膜层。由于胃肠道中原籍菌大多数是厌氧菌，在与外籍菌营养争夺中占优势，也限制了外籍菌黏附肠腔及生长繁殖。

（二）化学屏障

肠道内原籍菌繁殖过程中，通过代谢发酵过程可以产生大量短链脂肪酸，如乳酸、醋酸、丙酸、丁酸等，为结肠上皮细胞的代谢提供能量，维持肠道黏膜的完整性；产生具有广谱抗菌作用的物质；如细菌素、过氧化氢等，降低肠道内氧化还原电位 pH，促进肠蠕动，具有抑制肠道致病菌及机会致病菌的生长，减少有害物质的产生，降低内毒素的作用，从而改善肠功能。如乳酸杆菌则能杀伤伤寒杆菌，大肠埃希菌产生的大肠菌素对志贺菌起杀伤作用。

（三）免疫调节

肠道内约含有人体内 70% 的免疫组织，肠道微生物定植刺激宿主建立自限性的体液黏膜免疫。无菌动物的免疫系统表现为发育不良，其淋巴细胞增殖能力很低，浆细胞形成受抑制，血液中 γ 球蛋白尤其是分泌型 IgA（sIgA）降低。肠道菌群通过细菌本身或细胞壁成分刺激宿主肠壁集合淋巴结对细菌产生免疫应答，淋巴细胞活化将免疫反应传递给整个肠道黏膜，形成 sIgA 覆盖于黏膜表面。sIgA 是机体内分泌量最大的免疫球蛋白，能中和细菌毒素，阻止肠腔内致病性微生物在黏膜表面的附着，与补体和溶菌酶起协同杀菌作用。另外，肠道菌群的稳定使机体对经口进入的蛋白质呈低反应状态，即口服免疫耐受，诱导黏膜内 Toll 样受体低表达，对维持机体自稳状态有重要意义。由于新生儿肠道免疫系统发育不成熟，变态反应性疾病明显高于成年人。

人体肠道菌群状况随年龄而变化，婴儿期肠道内存在的菌群乎全是双歧杆菌，随年龄增大，超过 60 岁后双歧杆菌的减少更为明显。另外，肠道中大肠埃希菌及梭状芽孢杆菌等在老年人中检出率增高，使肠腔内 pH 逐渐升高，引起肠道各项功能减退，腐败菌代谢产物中的氨、氨类、吲哚、粪臭素、硫化氢和内毒素等有毒物质的产生逐渐增多，被吸收进入人体而使得机体免疫力降低。

（四）代谢和营养

在营养物质有限的情况下，肠道菌群通过其优势生长竞争性地消耗致病菌的营养素，利用本身所特有的某些酶类补充宿主在消化酶上的不足，分解消化道内被充分水解吸收的营养物质。如肠道中大肠埃希菌能合成从食物中无法获取的维生素 K；双歧杆菌菌体含有矿质，能促进锰、锌、铜、铁等微量元素吸收，若临床上抗生素使用不当，大肠埃希菌大量死亡后会出现维生素 K 缺乏。通过水解和还原作用，参加一些药物和毒物在体内的代谢。

（五）脂质代谢

国内外研究表明，益生菌可以起到降低胆固醇的作用，是目前营养研究的热点，各种益生菌均具有将胆固醇转化成类胆固醇的作用，从而降低血清胆固醇和甘油三酯，改善脂质代谢紊乱，只是不同菌株转化胆固醇能力不同。现在研究主要集中于双歧杆菌、乳杆菌和其他少数球菌如嗜热链球菌等。

【菌群失调相关消化系统疾病】

（一）细菌过度生长综合征

正常人小肠内细菌相对较少，当肠道运动减弱或因胃肠道手术引起的小肠淤滞时，可造成肠道内致病菌如金黄色葡萄球菌、艰难梭菌等过度生长。

慢性严重性萎缩性胃炎或某些原因致胃酸缺乏时，小肠上段 pH 梯度上升，小肠下段及结肠细菌出现上移，造成小肠细菌过度生长（small intestinal bacterial overgrowth，SIBO）。小肠细菌过度生长使结合胆酸分解为游离胆酸，从而影响脂肪的吸收，细菌竞争性摄取营养物质，影响糖、蛋白质的消化吸收，竞争性夺取食物中的维生素 A、维生素 B_{12}、维生素 D，造成巨幼红细胞性贫血和骨质软化等，代谢产生的短链脂肪酸和气体可引起腹胀、腹痛。

储袋炎是难治性溃疡性结肠炎或肿瘤行结肠切除及回肠储袋肛管吻合术后主要的长期并发症，发病率为 10%～20%，与肠道内细菌过度生长有密切关系。双歧杆菌和乳杆菌能明显降低手术后储袋炎的发生并减少储袋炎治疗缓解后的复发。

（二）腹泻

1. 急性腹泻：外来肠道致病菌进入人体内、引起急性腹泻，常伴有双歧杆菌菌落数下降、大肠埃希菌和葡萄球菌等增多。口服益生菌对婴幼儿和成年人急性胃肠炎都有明确的治疗效果。对轮状病毒等病毒性肠炎可以推荐早期口服乳杆菌、双歧杆菌、芽孢杆菌等，能明显缩短腹泻的病程，且安全性好。其作用效果与菌种和剂量相关。此外，双歧杆菌对空肠弯曲菌、痢疾杆菌、大肠埃希菌、金黄色葡萄球菌及伤寒杆菌等感染均有抑制作用。

2. 抗生素相关性腹泻：急性肠道感染或其他部位感染时，若长期反复使用抗生素，可严重破坏肠道原籍菌群，抑制肠道内乳酸杆菌、双歧杆菌的生长，使某些耐药的致病菌大量繁殖，发生菌群失调症，导致抗生素相关腹泻（antibiotic associated diarrhea，AAD），主要是由艰难梭菌芽孢杆菌外毒素引起的假膜性肠炎和腹泻，又称为难辨梭状芽孢杆菌相关疾病（clostridium difficile associated disease，CDAD）。正常人感染难辨梭状芽孢杆菌占肠道菌群的 3%，发生假膜性肠炎时异常增殖，可高达 90%，其产生的毒素引起严重腹泻及结肠炎症，重者可导致患者死亡。对于 CDAD 的治疗可采用甲硝唑、万古霉素等抗生素，但疗程长，停用抗生素后肠炎容易复发。万古霉素联合益生菌，如布拉酵母菌治疗 CDAD，复发率较单用万古霉素明显降低。布拉酵母菌是目前唯能有效控制和预防 CDAD 的真菌。

3. 旅行者腹泻：指在异国他乡的旅行者发生的急性腹泻，病原菌常为志贺菌、沙门菌和大肠埃希菌等。虽然腹泻大多症状轻微，并且有自限性，但会给旅程带来极大的不便。通过服用益生菌对于旅游者腹泻有良好的预防和治疗作用。

（三）肠易激综合征

肠道菌群紊乱是肠易激综合征发病的重要因素之一，研究人员发现肠易激综合征患者粪便中乳杆菌、大肠埃希菌和双歧杆菌减少，而梭菌、肠球菌、酵母菌、克雷伯菌等机会致病菌增加。

约 10% 的急性胃肠炎疾病治愈后会出现持续性肠道功能的异常，称为感染后肠易激综合征，可能与病原菌的繁殖诱导了肠黏膜异常免疫反应有关。对食物的不耐受亦可能为正常菌丛紊乱后食物残渣在结肠异常发酵所致，多发生于沙门菌和志贺菌感染者。

无论便秘型或腹泻型肠易激综合征均可存在肠道中过度生长，抗生素治疗对部分患者有效，因此肠易激综合征可能存在肠道菌群紊乱及病原菌异常繁殖的两种可能性，益生菌能改善部分肠易激综合征症状，如腹胀、腹泻等，但不同益生菌疗效也有不一致报道，因为肠易激综合征是一种多因素疾病。推荐使用乳杆菌、酪酸梭菌、双歧杆菌和布拉酵母菌等。

（四）炎症性肠病

在正常人体内，黏膜的炎症反应处于"可控"的范围内，当肠腔内菌群紊乱后，引起异常免疫应答。疾病活动时肠腔内乳酸菌和双歧杆菌明显减少，而攻击性细菌，如肠球菌、类杆菌、黏附侵袭性大肠埃希菌则增多，缓解期时乳酸菌含量增加，与正常人相差不大。临床观察发现，细菌最多的地方常为炎症最容易发生的部位，如回盲部、结肠、手术后储袋等。

总结近年来国内外有关益生菌资料，仅有部分益生菌可治疗轻或中度溃疡性结肠炎并维持缓解，对克罗恩病尚无确切治疗作用；能预防抗生素诱导缓解的储袋炎。目前布拉酵母菌和大肠埃希菌具有肯定的疗效，乳杆菌和双歧杆菌也有一定治疗作用。多菌种、大剂量益生菌疗效可能更为突出。

（五）功能性便秘

益生菌在体内代谢会产生多种有机酸，使肠腔内 pH 下降，并调节肠道蠕动，促进排泄，中和结肠内粪便长期停留所产生的毒素的物质，减少水分吸收，有利于粪便由直肠进入肛门并排出。

（六）新生儿坏死性小肠结肠炎

近年研究证实，新生儿特别是早产儿肠道正常菌群定植延迟或缺乏，潜在致病菌过度生长繁殖，可诱发新生儿坏死性小肠结肠炎（necrotizing enterocolitis，NEC）。本病可能与肠道屏障功能不成熟或肠道损伤发生缺血和再灌注障碍、病原菌侵袭、喂养不当等有关。对 NEC 的预防和治疗，首先应使用双歧杆菌，此外草料菌、粪链球菌和布拉酵母菌等益生菌也有一定效果。同时可降低疾病严重程度和病死率。

（七）肠源性内毒素血症

由于肠道黏膜的多层次屏障系统，特别是肠道菌群构成的屏障，能将肠内毒素局限于肠腔内，不至于进入血液及腹腔。当出现严重创伤、败血症、应激、缺血再灌注、长期禁食等因素使肠黏膜上皮细胞萎缩、凋亡，肠屏障功能障碍，加之肠道动力紊乱时，肠道就变为革兰氏阴性杆菌的内毒素池，细菌及内毒素自肠道进入肠系膜淋巴结、腹腔外脏器（肝、脾、肾等）和血液，造成内源性感染。这种肠内细菌向肠外组织迁移的现象，称为细菌移位（bacterial translocation，BT）。

可以引起肠源性内毒素血症的常见疾病如下。

1. 慢性肝病：慢性肝病日久，消化道运动减弱，抗体、溶菌酶等分泌减少，有利于肠内细菌生长及移位。门静脉压力升高导致黏膜充血、胃肠道淤血、组织水肿、肠道通透性增加，革兰氏阴性杆菌释放的内毒素不断被吸收。细菌的过度生长尤其是小肠内的类杆菌和梭菌的定居和繁殖是自发性细菌性腹膜炎的重要原因。肝硬化者菌群失调和不同程度内毒素血症与肝功能损害程度成正比，也是形成导致肝性脑病的重要诱因。肝病患者补充双歧杆菌后，粪便中双歧杆菌数量增多，血浆和粪便氨水平降低，内毒素血症减轻。

2. 急性胰腺炎：急性重症胰腺炎常选用全胃肠外营养，肠腔内长时间无食物与营养物质的补充，肠绒毛坏死，黏膜萎缩，屏障功能衰竭，肠道内细菌和内毒素易进入血液，是急性胰腺炎发生系统性炎症反应综合征及多脏器功能衰竭的因素之一。在早期通过鼻饲的肠内营养并添加益生菌可促进肠道内细菌的平衡和维持有效的肠黏膜免疫状态，促进肝脏和肠道黏膜分泌相关免疫球蛋白，防止小肠绒毛萎缩，减轻病情，减少肠源性败血症发生率，减少并发症，从而缩短住院时间。

3. 幽门螺杆菌：部分报道提出益生菌中的乳杆菌能抑制幽门螺杆菌（Hp）感染。可能由于乳杆菌的硫酸脑苷脂结合蛋白能与 Hp 竞争结合 Hp 糖脂受体分子，从而有助于增强宿主防御 Hp 的定植能力。

Hp 根治过程中大量抗生素的应用及根治失败时频繁变换抗生素可引起肠道正常微生态失平衡，较严重的不良反应如抗生素相关性腹泻、恶心、味觉障碍，甚至发生假膜性肠炎，益生菌能减少这些药物的相关性不良反应，提高治疗的可接受性。

【菌群紊乱和微生态治疗】

当各种原因引起内环境发生紊乱时，肠道内潜在的有害菌，可产生大量毒素，破坏肠黏膜，诱发感染、免疫紊乱。如手术、肿瘤、外伤、放疗和化疗等因素可影响肠道菌群，特别是危重症者：长期大量使用广谱抗生素后，大多数敏感菌和正常菌被抑制或杀死，耐药菌则得以大量繁殖。补充外源性有益菌，即微生态制剂能促进正常菌群的生长，抑制致病或机会致病菌的生长，调整微生态失衡。

微生态制剂通常为口服制剂，具备的要素包括：在胃酸和胆汁中有较好的稳定性；能够黏附并定植于人体胃肠黏膜细胞；能产生抗微生物物质或有抗菌活性；具有保质期长、菌种优良、活菌量高、不含耐药因子等特点。

微生态制剂主要有 3 类：益生菌、益生元及合生元。益生菌指对宿主有利无害的活菌群和（或）死菌，可以是单一菌株制成，也可以是多种菌的复合制剂。益生元指一类非消化的物质，可被结肠内正常细菌分解和利用，选择性地刺激结肠内有益菌生长，改善肠道功能，它包括果糖、乳果糖、异麦芽糖和纤维素、果胶及一些中草药等，双歧因子是最早发现的益生元之一。合生元是益生菌与益生元合并的一类制剂，所添加的益生元能促进制剂中益生菌生长，又促进宿主肠道中原籍菌的生长与增殖。

根据来源和作用机制，分为原籍菌制剂、共生菌制剂和真菌制剂。原籍菌制剂菌株来源于人体肠道内原籍菌群，服用后直接发挥作用，如双歧杆菌、乳杆菌、酪酸梭菌等。共生菌制剂来源于人体肠道以外，服用后可以促进原籍菌生长与繁殖。与化学药物不同，益生菌为活的微生物，具有菌株特异性和剂量依赖性。

【安全性及不良反应】

益生菌的药物作用具有明显的菌株特异性和剂量性，在选择药物时应注意个体化。即某一菌株的治疗作用不代表其属或种的益生菌均具有这一作用。不同菌株发挥作用所需剂量不同，同一菌株针对不同疾病所需剂量也不相同。微生态制剂已应用多年，在不同的人群中具有良好的安全性。但对于免疫抑制人群服用益生菌，仍然需要慎重，应选择合适的指征，不可乱用。使用时应注意有关益生菌的选择、剂量和使用度等问题，避免不必要的花费及来源不明的品种带来的潜在危险。

因为抗生素类药物影响益生菌制剂在肠道的定植，故口服抗生素时不能同时服用益生菌，应间隔 2~3 小时，用静脉滴注抗生素类药物时，应重视从胆汁中排泄浓度较高的药物，此类抗生素能影响肠道菌群。酪酸菌、布拉酵母菌和芽孢杆菌对抗生素不敏感。使用抗生素和微生态制剂是否会影响活菌制剂的功效，以及活菌制剂中是否会有耐药因子传递给机体中其他细菌造成耐药因子扩散均为必须考虑的问题。

（吴国志　张向磊　丁广智）

第二节　肠道血管性疾病

腹腔动脉主要有三个分支：肝动脉、脾动脉和胃左动脉，分别供应肝、脾、胆囊、胃、十二指肠和胰腺上部的血液。肠道的动脉血供主要来自腹腔动脉、肠系膜上动脉（superior mesenteric artery，SMA）

及肠系膜下动脉（inferior mesenteric artery，IMA）。肠系膜上动脉除供应胰腺、十二指肠外，还供应全部小肠、右半结肠的血液。肠系膜下动脉主要供应左半结肠血液，由于其分支的联络线长、吻合支少，故血供较差。肠道静脉的分布大致与相应的动脉并行，最后流入门静脉。直肠肛管的血供主要来自直肠上、下动脉及骶中动脉。

侧支血管因人而异，包括肠系膜弯曲动脉、位于肠系膜基底部的 Riolan 动脉弓（连接 SMA 和 IMA）、沿着肠系膜边缘的 Drummond 边缘动脉（连接 SMA 和 IMA）、胰十二指肠弓、Buhler 弓、Barkow 弓（均连接腹腔动脉及 SMA）。这些侧支在肠系膜局限性缺血时可迅速扩张。在低动脉血流状态下，如患者全身低动脉血压时，分水岭区域如脾区为距离动脉血供最远的区域，最易缺血。与之相反，当一大动脉血管如 IMA 突然闭塞时由于有来自 SMA 的侧支循环，脾区较不容易累及。

在肠壁的黏膜层和黏膜下层存在着70%的肠系膜血流。肠道血供约占心排血量的10%，餐后可上升至25%。在一般情况下，肠系膜毛细血管只有20%是开放的，但这一比例就能维持正常的氧供。然而，当血流量低于此阈值，氧供不足，就会表现为肠缺血的症状。肠系膜缺血时，肠道血流受交感神经系统和体液因子调节，可自行下调正常血供的75%长达12小时。通过新开放的侧支血管及提高氧合的解离可有助于代偿。然而，随着缺血时间及程度的加剧，广泛的肠系膜血管收缩将变得不可逆，即使纠正了潜在的原发疾病。仍可导致微血管及终末器官的损害。起初，终末器官的损害累及黏膜，但损害可迅速进展至透壁性坏死（坏疽）。一些缺血肠段可通过纤维化而愈合（狭窄）。

肠缺血可由于动脉阻塞或非栓塞病变及静脉病变引起。其临床表现取决于受累肠管的范围、程度、持续时间、吻合支丰富程度与可能形成的侧支循环状况等。

一、急性肠系膜缺血

急性肠系膜缺血（acute mesenteric ischemia，AM）本病不常见，近年来，由于研究加深，对本病的认识逐渐加深，并随着人口老龄化及心血管疾病患者增加，本病的发病率也在增长。

急性肠系膜缺血中肠系膜上动脉栓塞（SMAE）最常见（占40%~50%）；其他依次为非阻塞性肠系膜缺血（NOMI）（占25%）、肠系膜上动脉血栓形成（SMAT）（占10%~30%）、肠系膜静脉血栓形成（MVT）（占10%）、局灶性节段性小肠缺血（FSI）（占5%左右）。

【病因】

肠系膜上动脉栓塞的栓子多见于风心病、冠心病、感染性心内膜炎及近期心梗死患者，一般来自心脏的附壁血栓。栓子也可来源于动脉粥样硬化斑块及偶见的细菌栓子。肠系膜上动脉栓塞主要的病变基础为动脉硬化，其他尚有血栓闭塞性脉管炎、主动脉瘤、结节性动脉周围炎和风湿性血管炎等。低血容量或心排血量突然降低、心律不齐、血管收缩剂为常见的诱因。非阻塞性肠系膜缺血是指临床表现为肠梗死，但无肠系膜动、静脉血流受阻的证据。发生多与充血性心力衰竭、低血容量性休克、血管收缩剂、头颅损伤和洋地黄中毒有关。MVT 有原发性和继发性两种，但以继发性为多见。常伴有高凝状态（如真性红细胞增多症和癌症）、肠系膜上静脉损伤（手术、外伤、门-腔静脉分流术后）、腹腔感染和长期服用避孕药等。近半数患者有周围静脉血栓性炎症的病史。

【临床表现】

1. 肠系膜上动脉栓塞（superior mesenteric artery embolus，SMAE）：本病起病急，早期有脐周或上腹部突然发作的剧痛，但腹软，甚至无压痛，即"症征不符"是其典型的临床表现；6~12小时后，肠肌麻痹、持续性腹痛、肠鸣音减弱，肠黏膜可发生坏死或溃疡，导致便血或呕吐咖啡样物。此时如解除血管阻塞，肠缺血尚可恢复；12小时后如出现腹膜刺激征或腹块，肠鸣音消失，发热、脉速等，提示病变已不可逆。发生本病的原因为肠系膜上动脉主干口径较大,与腹主动脉呈倾斜夹角,栓子易于进入。大约15%的栓子位于SMA开口处,50%左右在结肠中动脉开口处（SMA最大的分支）。1/3的患者以往有栓塞史。如栓塞发生在分支,侧支循环较好,急性发病后可自行缓解。

2. 肠系膜上动脉血栓形成（superior mesenteric artery thrombosis, SMAT）:血栓最易见于肠系膜上动脉开口处附近。由于发病前肠系膜上动脉已有病变,进展较慢,有一定程度侧支循环形成。临床上可分为急性、亚急性和慢性三种类型。急性者临床表现可与SAME相类似,但腹痛程度没有SAME剧烈。慢性者常表现为餐后腹痛、体重下降。将近1/3的患者在急性发作前有慢性肠系膜缺血的症状及病史。如果SMA或重要的侧支血管出现阻塞,则缺血或梗死的部位较广,病变范围可从十二指肠到横结肠。

3. 非阻塞性肠系膜缺血（non-occlusive mesenteric ischemia, NOMI）:临床上有腹痛、胃肠道排空症状。少数患者无腹痛,但有明显腹胀。如出现严重腹痛,呕吐咖啡样物或便血,尤其有腹膜刺激征时,常提示病变已进入肠梗死阶段甚至已有穿孔或腹膜炎。肠系膜血管血流量下降,血管床呈收缩状态。如时间稍长,即使原发因素已被解除,但系膜血管仍持续收缩。

4. 肠系膜静脉血栓形成（mesenteric venous thrombosis, MVT）:本病最常见的临床表现是发热、腹胀、大便隐血试验阳性。随病情进展而腹痛加剧（下腹部常见）、呕吐、血便、呕吐咖啡样物、腹膜刺激征,甚至循环衰竭。腹腔穿刺如抽到血性腹腔积液,提示肠管已有坏死。本病起病较慢,常有数天至数周腹部不适、厌食、大便习惯改变等先驱症状,

5. 局灶性节段性小肠缺血（focal segmental ischemia, FSI）:临床表现多样,因有丰富的侧支循环,不会引起全坏死,无致命性并发症。表现为:①急性小肠炎酷似阑尾炎;②慢性小肠炎酷似克罗恩病;③肠梗阻,常伴细菌过度生长和盲袢综合征。

【诊断】

（一）动脉造影

选择性肠系膜造影是AMI诊断的金标准,动脉造影不仅可诊断AMI及其病因,还可经导管应用血管扩张剂以松弛收缩的内脏血管,如果是阻塞性疾病,还有助于制定血管再通方案。阻塞性病变的血管造影可见充盈缺损。SMAT最常见于严重的动脉粥样硬化的患者,病变多数在SMA。如果SMA有丰富的侧支循环,不支持急性血栓形成,患者的症状可能由其他原因引起;反之,如果没有丰富的侧支循环,则应该考虑为急性血栓形成。NOMI造影显示动脉本身无阻塞,但其主干或其分支有普遍或节段性痉挛,肠壁内血管充盈不佳为其特征性表现。动脉造影的缺点是造影剂潜在的肾毒性。

（二）CT/CT血管成像和MRI/MR血管成像

1. 常规CT检查对AMI,特别是MVT有一定诊断价值,但是早期表现无特异性,而坏死和坏疽则是后期的表现,也可发现节段性肠壁增厚、黏膜下出血、肠系膜静脉血栓形成、肠积气、门静脉气体等表现。

2. CT血管成像（CTA）可能发现3支主要分支中的栓子或血栓,并有可能替代动脉造影作为诊断AMI首选的方法。

3. 磁共振成像（MRI）主要显示动脉主干的病变。

4. 磁共振血管成像（MRA）是另一种诊断肠系膜缺血的新方法。MRA与CTA或动脉造影相比较,其主要优点是没有肾毒性,然而对继发于低血容量的NOMI或远端的栓塞性疾病的诊断价值有限。

（三）腹部平片

腹部平片对AMI的敏感性很低（30%）,而且是非特异性的。它的主要目的是除外其他腹痛原因。

（四）多普勒超声

多普勒超声对肠系膜缺血的诊断特异性强，但它的敏感性受以下因素所限制：①只能显示主要内脏血管的近端；②如果患者无任何症状，即使 2 支或 3 支主要内脏血管狭窄或阻塞；③SMA 的血流变异很大，以致难以正确判断为肠缺血；④无法诊断 NOMI。

（五）内镜

对肠系膜缺血的诊断价值有限，但可排除其他病变。肠镜已成为常规，对结肠缺血有诊断价值。

【西医治疗】

（一）AMI 的治疗原则

恢复血容量、应用广谱抗生素、纠正 AMI 的可能病因，如心律失常、充血性心力衰竭或血容量不足等。静脉应用广谱抗生素覆盖革兰氏阴性菌及厌氧菌以预防细菌通过缺血肠黏膜转位引起败血症。

（二）血管扩张剂

当临床拟诊为 AMI，并排除其他急腹症者，经导管立即开始罂粟碱灌注，以 60 mg 作为初始剂量，随后 30~60 mg/h 持续输注 12~48 小时，以扩张肠系膜血管，改善血流，可避免肠切除或减少切除范围。

（三）溶栓抗凝治疗

溶栓治疗对 SAME 有效，但对 SMAT 效果较差。药物有链激酶、尿素酶和组织型纤溶酶原激活剂等。
任何确诊 SMA 栓塞的患者术前均需全身抗凝治疗（如静脉用肝素）以预防血块围绕栓子扩展并防止其进一步栓塞至小肠或其他器官（如脑、冠状动脉、肾、四肢）。抗凝一般在术前终止，在术后 24~48 小时恢复使用，具体视术中情况而定。由于 MVT 病变有复发性，故常规给予抗凝治疗，有主张在关腹前或术后 12 小时内开始肝素抗凝治疗，而后改为口服抗凝剂，治疗 3~6 个月。抗凝治疗期间要定期监测凝血酶原时间。

（四）外科手术

当 AMI 患者出现腹膜刺激征时，应进行剖腹探查。外科干预包括切除坏死和穿孔的肠段、栓子摘除、血管成形、内膜切除和旁路手术等。如果在手术时，对某些肠段能否存活不能确定的话，应进行第二次手术。在第二次手术前应用抗生素、补液和纠正严重的并发症，以最大限度保住存活的肠段。局灶性节段性小肠炎的治疗是切除累及的肠段。

【预后】

AMI 如果进展到肠坏死，死亡率可高达 60%~70%。但如能早期诊断治疗，生存率可明显改善。AMI 的死亡率取决于急性或慢性，以及病变的范围。总体而言，结肠缺血比小肠缺血预后好得多。肠系膜静脉血栓形成比急性原发的动脉性肠系膜缺血累及小肠预后也好得多。

二、慢性肠系膜供血不足

慢性肠系膜供血不足（chronic mesenteric ischemia，CMI）又称腹（肠）绞痛，慢性内脏动脉的粥样硬化狭窄是导致绝大多数慢性肠系膜缺血的病因。

【病因】

本病发生的病因主要是高龄及能引起粥样硬化的各种危险因素。血管炎及主动脉瘤偶尔也可成为慢性肠系膜缺血的病因。粥样硬化性狭窄通常累及供应肠道血供的 2 支或所有 3 支内脏动脉的起始部。

【临床表现】

临床表现为发作性的缺血性腹痛。腹痛一般在餐后 15 ~ 30 分钟发作，持续 1 ~ 3 小时，常位于上腹部或中腹部，由于惧怕进食后腹痛，因此进食减少伴体重明显减轻。恶心、呕吐、腹泻、便秘、胃胀气也会出现。一些患者可表现吸收不良伴脂肪泻，或者不能解释的胃、十二指肠溃疡，小肠活检发现微绒毛萎缩，非特异性的表皮细胞变扁平。腹部检查可能听到收缩期杂音。

【诊断】

应用多普勒超声或 MRI 检测餐后腹腔动脉和肠系膜上动、静脉血流改变，正常情况下餐后血流增加，而本病不增加。多普勒彩超可以发现病灶常在血管近端，血流通过明显狭窄区域时流速会增快。这两项技术的敏感性不高，阴性也不排除慢性肠系膜缺血的诊断。选择性肠系膜血管造影对确认解剖学发现与症状是否相吻合非常重要。动脉造影可见 2 支或 3 支腹主动脉大分支有明显的狭窄及有侧支循环的证据。

【西医治疗】

内科治疗包括扩血管药物，如钙拮抗药（硝苯地平等）对部分患者有效。外科手术包括旁路术、动脉内膜切除术和血管移植术等。近年来经皮股动脉穿刺后在狭窄处采用气囊导管扩张术和（或）放置支撑管提供了非手术治疗的可能性。

三、肠系膜上动脉压迫综合征

肠系膜上动脉压迫综合征是由于肠系膜上动脉或其分支压迫十二指肠水平部或升部，造成十二指肠部分或完全梗阻，从而出现的腹部胀痛、嗳气和进食后呕吐等一系列临床综合征。

【病因及发病机制】

十二指肠水平部位于腹膜后，从右至左横跨第 3 腰椎和腹主动脉，其前方被肠系膜根部内的肠系膜上血管神经束所横跨。若两者之间的角度过小，可使十二指肠受压。

【临床表现】

肠系膜上动脉压迫综合征多为间歇性反复发作。患者常表现为十二指肠梗阻的症状和体征，如腹痛、腹胀、恶心、呕吐，呕吐物含有胆汁和隔餐食物。发作时可见上腹部有胃型或蠕动波，腹部压痛和肠鸣音亢进，进食后症状加重，俯卧位或左侧卧位时症状缓解。梗阻严重患者可有食欲减退、极度疲劳、腹腔积液、营养不良等。

【诊断】

典型的症状是诊断的重要依据。X 线钡餐检查特征，十二指肠水平部见钡柱中断（突然垂直切断）；受阻近段肠管强有力的顺向蠕动及逆蠕动构成的钟摆运动；俯卧位时钡剂顺利通过，逆蠕动消失。必要时行选择性肠系膜上动脉造影，侧位像结合 X 线钡餐检查可显示血管与十二指肠在解剖角度上的关系。

螺旋 CT 血管造影并三维重建技术，适用于体质虚弱或不能行血管造影的患者。

【鉴别诊断】

消化不良症状需与消化性溃疡相鉴别，有时两者也可并存，胃镜可明确诊断。B 超、CT 等影像学检查有助于诊断十二指肠肠外病变如胰头癌或巨大胰腺囊肿压迫而引起十二指肠淤积。必要时小肠镜排除高位小肠肿瘤引起的梗阻。本病也需与十二指肠内的结石、蛔虫团、异物所致十二指肠梗阻相区别。

【治疗】

无明显症状者可不必处理。急性发作期给予胃管减压、静脉营养和抗痉挛药物治疗急性胃扩张。平时宜少量多餐，餐后做膝胸位半小时，加强腹肌锻炼。如内科保守治疗无效，可采用手术治疗。手术方式可选用：①胃-空肠吻合术；②十二指肠空肠吻合术；③韧带松解术；④十二指肠复位术；⑤腹腔镜手术等。

四、缺血性结肠炎

缺血性结肠炎（ischemic colitis，IC）可占肠系膜缺血者的近50%，是由于肠壁血液灌注不良或回流受阻所致结肠缺血性疾病。本病多见于 50 岁以上的老年人，女性患者相对多见。动脉粥样硬化狭窄、血栓形成闭塞肠系膜下动脉或其分支、各种原因引起肠血流灌注不足是缺血性结肠炎的病因。相对少见的病因包括高凝状态、医源性结扎（如主动脉手术时）、血管炎、栓塞及能引起结肠梗阻的各种病因。更少见的相关因素包括长途奔跑、腹腔内的炎症或感染性疾病。药物也可导致与缺血性结肠炎相同或类似的损伤。

【分类与临床表现】

（一）按肠道损伤类型分类

IC 包括一过性结肠炎、慢性结肠炎、轻度短暂肠缺血、肠腔狭窄、肠壁坏疽等。

（二）按损伤程度分类

IC 可分为非坏疽性和坏疽性两类。

1. 非坏疽性 IC：主要累及黏膜和黏膜下层，占病例总数的80%~85%，可分为短暂可逆性 IC 和慢性不可逆性 IC，后者可发生肠腔狭窄。非坏疽性 IC 临床表现相似，2/3 以上的患者为突然起病的轻至中度腹部绞痛、腹泻或便血。症状轻重与缺血的病因、范围、程度和侧支循环状况有关，多数患者症状较轻且短暂，一般不出现腹膜炎体征。腹痛多位于左下腹，受累肠段部位可有压痛。可伴恶心、呕吐、腹胀，部分患者可有发热、消瘦等全身症状。

2. 坏疽性 IC：肠道损伤严重，表现为急性暴发性缺血伴透壁性梗死，常很快发展为肠坏死、穿孔，出现腹膜炎体征及休克、酸中毒等表现，治疗不及时可危及生命，占 IC 病例总数的 15%~20%。

【诊断与鉴别诊断】

本病与溃疡性结肠炎的区别在于直肠很少受累，而且病变的黏膜与正常黏膜分界清楚，组织病理学检查显示黏膜组织坏死，可见纤维素性血栓和含铁血黄素沉着等特点。结肠钡剂检查在急性期有引起肠穿孔的危险，应慎用。多普勒超声、CTA、MRI、选择性动脉造影等对本病的诊断和鉴别诊断有一定价值。结肠镜检查在疾病早期可仅见黏膜充血、水肿和黏膜下出血，随着病变的加重，可出现广泛糜烂、出血和不规则溃疡，重症者可形成穿壁性坏死。

IC 好发于左半结肠，尤其是在各动脉供血相交区域，如结肠脾曲和乙状结肠。因为左半结肠由肠系膜下动脉供血，管径相对狭窄，与腹主动脉呈锐角，影响血流速度，如血管发育不全或缺如、狭窄时，缺血好发于此。直肠由肠系膜下动脉和直肠动脉双重供血，较少发生缺血性梗死，此点可与溃疡性结肠炎鉴别。

【治疗】

确诊 IC 的患者应结合病因、并发症等，视病情缓急给予相应治疗。对于出现腹膜炎体征或考虑坏疽性 IC 者，应尽早行外科手术治疗。对于非坏疽性 IC 患者，可在控制原发病和去除危险因素的基础上休息、禁食、停用可疑药物（包括缩血管药物）补液、经验性使用抗生素、扩血管和改善微循环等，必要时胃肠减压、肛管排气等，病情往往在 1~2 天缓解。

五、血管炎

对肠道血管炎的诊断主要在于全身的临床表现和实验室检查，钡剂检查与炎症性肠病常难鉴别。许多血管炎综合征可以累及胃肠道，同时常伴有其他内脏的累及，其特征是血管的炎症和坏死。动脉造影可能显示动脉瘤而提示结节性多动脉炎，其阳性率约75%。如出现急腹症，宜手术探查。

1. 过敏性紫癜：特点是全身小血管炎，并伴有腹痛和紫癜关节炎三联征。累及胃肠道者占29%~69%，80%以上患者有腹痛，半数以上有黑便。胃肠道症状常有自附性。有主张用皮质激素治疗消化道症状。

2. 结节性多动脉炎：2/3 的患者有胃肠道症状，包括腹痛、恶心、畏食和腹泻。许多患者可有发热、高血压及多器官受累。本病以节段性的微动脉瘤为特征，典型的结节性多动脉炎常累及小到中等大小的动脉，除血管阻塞外，其特征是肝、肾和内脏血管常呈 1 cm 左右的扩张的血管瘤，小肠比大肠易累及。某些患者可因血管阻塞、缺血，引发肠道溃疡、梗死、胃肠道出血或穿孔。近一半的结节性多动脉炎患者有乙肝病毒的感染。虽然皮质激素和环磷酰胺能改善患者的存活率，但同时又有引起血小板减少、黏膜溃疡而增加胃肠道出血的危险。

3. 系统性红斑狼疮：主要累及小动脉，可引起溃疡、出血和梗死，也有报道可引起黏膜下和肌层的静脉炎而导致蛋白丢失性肠病。本病胃肠道症状常见，半数以上有腹痛、恶心和呕吐。然而，肠道血管炎只占2%左右。

4. Wegener 肉芽肿：是原因未明的全身性血管炎，累及中小动脉，肉芽肿性炎症累及胃肠道并不多见，但可能引起肠道缺血、出血或穿孔。

5. 血栓闭塞性血管炎：累及小血管及中血管，可导致远端肠系膜动脉的多发闭塞。

6. 类风湿血管炎：在类风湿关节炎患者中约占1%，而且这些患者中有胃肠道症状者只占10%。胃肠道血管累及时可引起缺血性溃疡、梗死、结肠炎和胃肠道出血。

7. 白塞病患者：常有小动脉及中动脉及相应静脉的淋巴细胞性炎症。与克罗恩病一样，回盲部也是最易受累产生溃疡的部位。腹痛、腹泻、消化道出血及穿孔也可见。

8. 冷球蛋白血症：可伴有小血管上免疫复合物沉着，有时可累及消化道。此类患者常伴有丙肝病毒的感染。

9. 超敏性血管炎：常累及小动脉、小静脉及毛细血管，发病与一系列药物、感染、化学品有关，此病偶可累及胃肠道。

六、肠道血管发育不良

肠道血管发育不良（angiodysplasia，AD）是肠道血管异常增生而引起的下消化道慢性失血，常累及邻近的小静脉、毛细血管及小动脉，以慢性消化道出血和难治性贫血为主要临床特征，又称动静脉畸形、血管异常增殖症或血管扩张症。其确切机制仍未完全阐明，可能与先天性血管发育异常、后天血管退行性变、血管成熟过程调节紊乱及长期慢性缺氧致血管代偿性增生等诸多因素相关。大多数病变（54%～100%）位于盲、升结肠，11%～20% 的患者同时存在小肠病变，40%～75% 的患者有多发病灶。

肠道血管发育不良患者可以无症状，但其主要的临床特点是反复消化道出血，呈间歇性、自限性。出血量多少不一，可表现为黑便、血便、粪便隐血试验阳性和缺铁性贫血。

肠道血管发育不良的诊断困难，内镜检查和动脉造影有诊断价值。内镜检查的阳性率为 60% 左右。在无严重失血情况下，内镜可见病变平坦或稍高出黏膜，红色，一般为 2～10 mm，圆形、星状或有明显的蕨样边缘，可有显著的供血血管。内镜检出病变而且有活动性出血或有黏附的血块才是肠道血管发育不良引起出血的依据。胶囊内镜和双气囊小肠镜的应用有助于提高小肠血管发育不良的诊断率。对大量出血患者，动脉造影为首选，其主要征象有：①动脉期可见血管丛，常见于回结肠动脉支的末端；②动脉后期可见静脉早期显影；③充盈的静脉延迟排空，即在其他肠系膜静脉分支造影剂已排空时仍然显影。动脉造影虽能检出血管病变，但要确定它是出血的原因则需在肠腔内看到外溢的造影剂。

局部单发病变可采用内镜下电凝、注射硬化剂及激光等治疗，但再出血机会较多。经动脉滴注血管升压素或注入吸收性明胶海绵，有一定疗效，但存在并发症。对急性大量出血或经内科治疗无效者应考虑手术治疗。

七、结肠和小肠黏膜下恒经动脉破裂出血

结肠和小肠黏膜下恒经动脉破裂出血其病理特点是小肠的黏膜缺损伴有少量炎症；其基底部有一支粗大、扭曲的小动脉，并穿破黏膜进入肠腔内，没有血管炎、动脉硬化或动脉瘤的表现。其病因未明，一般认为它是一种先天性病变。通常位于胃食管连接部近端 6 cm 的范围内。类似的病灶还可见于直肠、结肠、小肠，食管很少见。此病临床表现为反复的、突发的大出血。结合病史及动脉造影显示粗大、扭曲的动脉可考虑本病。急诊内镜可发现很小的血管瘤样突起，但出血停止后马上可变得很不明显。未发现溃疡者要反复行内镜检查以明确诊断。内镜下注射及电凝治疗通常有效，但也可用内镜下环扎或止血钳夹，有时需要手术治疗。

八、遗传性出血性毛细血管扩张

本病是一种常染色体显性的家族性病变。80% 的患者有家族史。血管扩张易累及口唇、黏膜（尤其易累及口腔及鼻部）、消化道（尤其是胃、小肠）、肝、肺、视网膜及中枢神经系统。特点是皮肤、黏膜的毛细血管扩张和反复消化道出血。典型的临床表现为婴幼儿时有反复的鼻出血，10 岁以前半数患者有消化道出血，但 40 岁以前大量出血少见。在无严重贫血和失血情况下，内镜检查容易做出诊断。治疗可采用雌激素、氨基己酸等药物治疗，无效者可经内镜下止血或手术切除肠段。

九、先天性动静脉畸形

本病病变可发生在任何部位，但以四肢为多见。肠道病变主要在直肠和乙状结肠。病灶可很小，也可累及一段肠段。本病是在胚胎发育期间生长缺陷所致。组织学的改变是黏膜下动脉和静脉之间有持续性、先天性的交通，特征性的改变是静脉的"动脉化"，病程较长时可见动脉扩张伴萎缩和硬化。动脉造影是主要的诊断方法。小的病灶可见早期充盈的静脉，大的病变可见动脉或静脉明显扩张。伴有出血的大病灶需要切除累及的肠段，较小的病灶可采用内镜治疗。

十、皮肤和肠道海绵状血管瘤

本病家族史不常见。血管瘤呈蓝色，高出表面，直径为 0.1～5 cm，直接压迫可排空血管瘤内血液，

而留下带皱纹的囊是本病的特点。病变单发或多发,常见于躯干、四肢和面部,但不在黏膜上,可累及胃肠道任何部位,以小肠最常见,如在结肠常在远端。诊断和治疗同胃肠道血管瘤。

十一、胃肠道血管瘤

胃肠道任何部位都可发生血管瘤,但最多见于空肠,其次为回肠、结肠。可为单发或多发,蓝紫色无蒂或息肉样。病变常常来自黏膜下血管丛,但有时可累及肌层甚至浆膜层。直径大多 < 2 cm,但直肠病变可较大。胃肠道血管瘤一般分为毛细血管瘤、海绵状血管瘤和混合型血管瘤。胃肠道血管瘤的临床表现无特异性,其主要症状为消化道出血和梗阻,有时从幼年开始有慢性间歇性消化道出血,并随年龄增长而加重。腹部平片见到多个移动性钙点,提示可能存在血管瘤。内镜检查和胶囊内镜可能显示黏膜下肿块或息肉样改变,动脉造影可能发现异常血管或充盈缺损及静脉相延迟。对孤立的或数量较少的小病灶可通过内镜治疗,大的或多发病灶需要手术治疗。

(吴国志　张向磊　丁广智)

第三节　胃部手术远期并发症

无论因良性或恶性疾病所进行的胃大部或全胃切除术后皆有发生并发症的可能。这些并发症依其发生的时间,大致可分为两类。一类称近期并发症,多在术后 2 周内发生,如胃肠道出血、胰腺炎、十二指肠残端漏和胃排空障碍等,此类疾病多由外科医师处理。另一类是在术后远期发生的,称为胃部手术后的远期并发症。

一、倾倒综合征

倾倒综合征包括早期倾倒综合征与晚期倾倒综合征,后者又称为餐后低血糖综合征。

(一)早期倾倒综合征

早期倾倒综合征系指胃部手术后,由于失去幽门及胃的正常生理功能,胃内食糜突然进入十二指肠或空肠而引起的一系列症状。

任何类型的胃手术后皆可并发倾倒综合征。据报道多达 15% ~ 45% 的患者术后 6 个月内发生此综合征。胃切除越多、吻合口越大,发病率越高,切除胃 2/3 者发病率为 40% 左右,切除 3/4 者则约为 50%。甚至有人认为胃手术后几乎所有的病例都或多或少地有倾倒综合征的表现,但大多随着时间的推移而减轻。主要是因为患者逐步习惯于自我饮食调节而减轻了症状。

【病因与发病机制】

倾倒综合征的发病机制较为复杂,为多因素综合作用的结果,可能与下列因素有关。

1. 血容量下降:当胃切除术后,患者失去了幽门的调节功能,残胃容积缩小,以及迷走神经切除后影响了餐后胃的舒张,以致进食后大量高渗性食糜骤然倾入十二指肠与空肠,引起大量细胞外液迅速转运至肠腔内,导致血容量下降、血糖明显升高,在短时间内,可有多达 1/4 循环血容量的液体渗入肠腔,致使血液发生浓缩,电解质紊乱,引起脉速、虚脱等症状。而多达上千毫升的液体积聚于肠道内将使肠管膨胀、蠕动亢进和排空加速,引起腹痛、腹泻。

2. 消化道激素的作用:由于小肠膨胀和肠腔渗透压的剧变,可以刺激多种消化道激素的释放,如血管活性肠肽、缓激肽、肠高血糖素、5 - 羟色胺、神经降压素、胃抑肽、胰多肽、胃动素、P 物质、慢反应素、胰岛素和血管紧张素等，目前还需进一步实验进行论证。

3. 神经精神因素：神经精神因素可致幽门调节功能障碍而致胃排空加快。此外，肠管的快速膨胀和下垂可同时刺激腹腔神经丛，引起神经反射作用。神经内分泌的共同作用可导致一系列血管舒缩功能和胃肠道功能的紊乱，具体机制尚不清楚。

【临床表现】

1. 消化道症状：常在餐后 20～30 分钟时发作，患者感上腹饱胀不适、恶心、呕吐、嗳气、肠鸣音频繁、阵发性脐周绞痛，继而大量腹泻。

2. 循环系统症状：包括乏力、眩晕、头昏、颤抖、极度软弱、大汗淋漓，面色潮红或苍白，心动过速，烦躁不安，甚至虚脱、昏厥。倾倒综合征多发生于胃切除后 1～3 周患者开始饮食时，在大量摄入含糖液体和淀粉类食物最易发生，一般经 60～90 分钟可自行缓解。瘦弱无力、神经质者较易发生。年轻女性多见。十二指肠溃疡术后较胃溃疡术后多见。毕 I 式术后多发生循环系统症状，而毕 II 式术后易发生消化道症状，且症状多较重。

【诊断】

根据病史和典型症状即可做出诊断。不典型者可做下列检查。

1. 倾倒激发试验：空腹口服 75 g 葡萄糖（50% 葡萄糖 150 mL），或经导管注射 50 g 葡萄糖（20% 葡萄糖 250 mL）于十二指肠降部或空肠上部，出现有关症状者为阳性。

2. 血液检查：发病时血细胞比容增高，血钠、血氯升高而血钾降低。血糖迅速增高，血浆胰岛素含量升高，后期则血糖降低，可有助于诊断。

3. 其他检查：X 线腹部平片可见胃肠吻合口远端肠管扩张，有液体潴留。胃排空检查如属正常或减缓则可排除本症。胃镜和钡餐检查可帮助确定解剖和功能变化。

【治疗】

1. 饮食调理：大多数轻、中度患者经调整饮食后，症状能逐步缓解消失。包括少量多餐，进低糖、高蛋白、高纤维素的干食；餐后平卧 20～30 分钟可减轻症状的发作。

2. 药物治疗：可考虑在餐前 20～30 分钟时服用抗胆碱能药物，以阻止过度的胃肠蠕动。口服甲苯磺丁脲 0.8～1.0 g，可以缩短高血糖症的持续时间而减轻症状。α-糖苷水解酶抑制剂能抑制双糖和多糖的水解，减慢肠道的吸收并降低渗透压，可使血糖、胰岛素及血容量的变化减轻而减缓症状。果胶可增加食物的黏稠性，延缓碳水化合物的吸收。生长抑素对各种消化道激素有抑制作用，并能抑制胃肠和胆道的运动，减少胃酸和胰液的分泌；用量为奥曲肽 50～100 μg，每日 3 次，餐前皮下注射，能有效地缓解倾倒综合征的症状。

3. 手术：内科治疗无效者可行胃空肠 Roux-en-Y 吻合术；或在残胃与十二指肠残端间插入一段约 10 cm 逆蠕动型空肠，称为"倒置空肠间置术"，有效率在 80% 左右；也可考虑行空肠代胃术。

（二）晚期倾倒综合征

晚期倾倒综合征亦称为餐后血糖过低症，是指于餐后 1～2 小时内发生的低血糖症。发生率较低，约占全部餐后综合征的 25%。

【病因与发病机制】

胃切除术后残胃排空过速，葡萄糖迅速被肠黏膜吸收，而使血糖骤然增高，过度刺激胰岛素分泌引起本症。当血糖浓度过低时，引起内源性肾上腺素释放，可出现肾上腺素增多的症状。

【临床表现】

1. 低血糖症状：软弱、头晕、颤抖、出冷汗。严重者可出现意识障碍。
2. 肾上腺素增多症状：心悸、心动过速等。

【诊断】

根据病史与症状诊断不难，发病时行血糖测定更准确。需检测血中胰岛素水平，排除胰岛素瘤。

【治疗】

治疗上主要以饮食调节为主，少量多餐，减少淀粉类食物，增加蛋白质、脂肪类食物，低血糖症状出现时，稍进糖食即可缓解症状。症状严重者可在餐前应用胰岛素或甲苯磺丁脲，以预防血糖突然增高而过度刺激胰岛素的分泌而诱发本症。发作时，采用奥曲肽治疗亦甚有效。

二、盲袢综合征

盲袢综合征是指小肠内容物在肠腔内停滞和细菌过度繁殖引起的腹泻、贫血、吸收不良和体重减轻的综合征。盲袢综合征可由炎症性肠病、硬皮病及神经功能失调等引起，但主要见于胃切除、胃肠吻合术后导致盲袢或盲袋（即肠袢）的形成并发生淤滞而引起。

【病因与发病机制】

正常人小肠上段仅存在少量细菌，如细菌过度繁殖可引起本病。原因有：①胃部手术后，进入小肠的细菌数超量；②输入袢淤滞、术后盲袢、空肠旁路、肠侧－侧吻合术等引起肠腔内细菌清除延缓。

小肠内细菌的过度繁殖可损伤小肠黏膜，影响肠道对营养物质的吸收。同时大量的维生素 B_{12} 被细菌消耗，可造成维生素 B_{12} 缺乏。此外，大量的细菌可将结合性胆盐分解为非结合性胆盐，影响脂肪微粒的形成，从而影响脂肪物质的吸收。非结合胆盐还能刺激肠蠕动，导致脂肪泻和水泻。

【临床表现】

1. 胃肠道症状：腹泻是每个病例皆有的表现，包括脂肪泻和水泻。常有腹胀、腹痛，可有恶心、呕吐，粪便多恶臭。偶有因肠袢黏膜糜烂或溃疡形成而引起消化道出血、穿孔。
2. 消化吸收不良的症状：由于维生素 B_{12} 吸收不良和被消耗，常引起高色素性大细胞贫血，亦可因铁吸收障碍而有低色素性小细胞贫血。可因各种维生素吸收障碍引起夜盲症、口角炎、舌炎、糙皮病、低钙性搐搦及骨质软化等。由于消化吸收的障碍，低蛋白血症及体重减轻十分常见。
3. 神经系统症状：少数患者可出现深部感觉受损、步态不稳、共济失调、肌张力异常等神经系统症状。

【诊断】

根据病史和腹泻等典型症状诊断不难。不典型的病例可做下列检查以辅助诊断。

1. 小肠抽吸液检查：用插管法取得小肠液行细菌培养，如细菌总数超过 10/mm，即提示小肠细菌过度生长。也可测定小肠液中非结合性胆汁酸，本病为阳性。
2. 尿排泄物测定：尿蓝母和酚是蛋白质在肠内做细菌分解的产物，患者尿中排泄量明显增加。
3. 呼吸试验：由于在盲袢内繁殖的细菌能把 ^{14}C 标记的甘氨酸由胆盐分解出来而被吸收，经过代谢变为$^{14}CO_2$运送到血液，经肺呼出。本病$^{14}CO_2$的排出可较正常人高 10 倍。

4. X 线造影或 CT 检查：可显示出盲袢、狭窄、瘘管等小肠病变，有助于诊断的确立。本病需与短肠综合征、胃手术后内因子缺乏及原发性吸收不良等进行鉴别。小肠细菌过度生长为鉴别要点。

【治疗】

1. 手术：对小肠解剖结构上的异常，应尽可能通过手术予以纠正。如切除盲袢或狭窄部位，或将毕Ⅱ式手术改为毕Ⅰ式手术。

2. 根据药敏试验使用抗生素以避免耐药菌株的形成。营养支持治疗极为重要，必要时需由肠外途径给予补充。除糖、脂肪、蛋白质外，各种维生素、铁剂、钙剂等皆应补充。

三、残窦综合征

残窦综合征是指毕Ⅱ式手术胃窦切除不全，残留胃窦黏膜受到反流的十二指肠液刺激而产生大量胃泌素，作用于壁细胞，使胃酸浓度过高而引起的综合征。

【病因与发病机制】

毕Ⅱ式手术时，如胃远端切除不尽，残留胃窦黏膜受到反流的碱性十二指肠液刺激而产生大量的胃泌素，并刺激胃的壁细胞，促使胃酸分泌过多，导致约 40% 的病例术后发生吻合口溃疡。

【临床表现】

典型表现是胃液分泌过多、胃酸过高和吻合口溃疡所致的一系列临床症状。主要为发作性上腹痛、夜间腹痛，少数可有出血、穿孔或梗阻等表现。

【诊断】

本病术前确诊不易。多在手术探查十二指肠残端时始获确诊。需与胃泌素瘤相鉴别。一般认为如果胃大部切除术后基础胃酸排出量 >5 mmol/L，基础胃酸排出量与增量组胺试过后最大胃酸排出量之比 < 0.6，静脉注射胰泌素后血清胃系浓度明显上升（正常值为 20～100 pmol/L）者多为胃泌素。^{99}Tc 胃窦扫描对确定是否有残窦存在或在胰腺部位有无胃泌素瘤存在亦有价值。胃镜和上消化道钡餐造影对确诊残余胃窦均不满意。

【治疗】

本病宜采取手术治疗，彻底切除包括幽门括约肌在内的全残留胃窦，并恢复顺行的、生理的十二指肠通道。对不能手术治疗者，H_2 受体阻断药、质子泵抑制药等治疗亦有效果。

四、复发性消化性溃疡

消化性溃疡经胃切除术后再次发生的溃疡称为复发性溃疡，其中尤以吻合口或吻合口附近空肠黏膜上的溃疡最为多见。吻合口溃疡男性多于女性，以术后 2～3 年最为多见。平均发病率为 1%～10%，其中 95% 见于十二指肠溃疡术后。十二指肠溃疡术后吻合口溃疡的发生率为 3%～10%，胃溃疡术后则为 2%。单纯胃肠吻合术后吻合口溃疡发病率高达 34%，毕Ⅰ式术后为 3.7%～28%；毕Ⅱ式为 2.5%～13.4%；迷走神经干切断加幽门成形术后为 3.1%～9.0%；迷走神经干切断加幽门窦部切除术后为 0.3%～5.0%。

【病因与发病机制】

1. 胃窦残留：胃窦切除不足，形成残窦综合征，引起吻合口溃疡。

2. 胃切除量不足：是造成溃疡复发的主要原因。胃切除越少，吻合口溃疡的发生率越高。据报道，十二指肠溃疡患者胃切除 30%~50% 者，复发率为 1/3 左右；胃切除 50%~70% 者，复发率仅为 1/10 左右；胃切除 75% 则能有效地预防溃疡的复发。

3. 迷走神经切断不完全或术后神经再生，是迷走神经切断术吻合口溃疡发生的主要原因。

4. 毕 I 式吻合术时，空肠输入袢过长，或错误地做了胃回肠或胃结肠吻合，均可因回、结肠黏膜对酸性物质的耐受性较低而导致吻合口溃疡。

【临床表现】

1. 症状：80%~90% 的患者有腹痛，多呈阵发性中上腹或左上腹部痛，可有节律性，夜间痛常见，可放射至背部，进食或服用抗酸药物可缓解。食欲缺乏、恶心、呕吐和体重减轻者约占 40%；发生梗阻者约占 20%；穿孔者 1%~9%；消化道出血者约占 50%，多为粪隐血阳性。大量或长期出血者可致贫血。少数病例出血可为其唯一的临床表现。

2. 体征：腹部压痛位置常与腹痛部位相符，多位于左中上腹，可有肌紧张。病程较长者，在脐上方或其偏左处可扪及边缘不清的肿块，可能是吻合口溃疡的炎性反应累及浆膜层而形成的渗出粘连。

【诊断】

胃切除术后再发生中上腹痛，进食和抑酸剂可缓解者，提示有吻合口溃疡的可能。如有上消化道出血者，则吻合口溃疡的可能更大。粪隐血持续阳性者在排除其他原因的情况下，亦应考虑吻合口溃疡。

1. 上消化道钡餐是诊断消化性溃疡的重要方法之一。除可见溃疡征象外，还可观察胃排空情况，排除梗阻性病变，但对毕 I 式术后复发的吻合口溃疡漏诊率可高达 50%。在 X 线检查时如发现下列征象中的 2 项，即可考虑本病的诊断：①吻合口处有持久性压痛；②吻合口有明显畸形；③吻合口狭窄；④吻合口有钡剂残留；⑤胃排空延缓；⑥邻近吻合口的输出袢畸形，出现壁龛。

2. 胃镜检查是确诊溃疡复发最有价值的方法，可确定溃疡的形态、大小、数目及部位，并能取活组织检查。

3. 胃液分析如基础酸分泌量 >2 mmol/h，组胺刺激后最大酸分泌量 >6 mmol/h，提示溃疡复发。目前已很少应用。

4. 血清胃泌素测定胃泌素 >500pg/mL，应考虑胃泌素瘤或胃窦组织残留。

【治疗】

1. 手术若有大出血、穿孔、梗阻等并发症，或药物治疗无效、疑为恶性溃疡或胃泌素瘤者应行手术治疗。

2. 药物治疗药物主要为 PPI，但停药后易复发，故多主张给予较长期的维持治疗。合并幽门螺杆菌感染者，应予抗幽门螺杆菌治疗。

五、残胃癌

残胃癌亦称胃手术后胃癌。残胃癌发生率一般认为 1%~5%，男性多见，平均年龄为 65 岁。通常是指因各种良性病变行胃部分切除术后的残胃内的原发癌。若因恶性病变而做手术者则一般指手术后 20 年以上发生的胃癌。

从胃手术至残胃癌发生的间隔时间文献报道不一，平均为 13～19 年，最长间隔为 40 年。胃与十二指肠溃疡术后残胃癌的发生率大致相仿。毕Ⅱ式和单纯胃空肠吻合术者比毕Ⅰ式者更易发生残胃癌。残胃癌的好发部位是吻合口，但亦可发生于整个残胃。

【病因与发病机制】

胃大部切除或迷走神经切断后，胃呈低酸或无酸状态，加以胃泌素分泌下降使保护性黏液减少，胃黏膜逐步萎缩。手术后的胆汁、胰液和肠液的反流更损害胃黏膜，形成萎缩性胃炎、肠上皮化生和不典型增生，乃是残胃癌发生的重要原因。

手术后胃酸减少，有利于细菌在胃内的生长繁殖，细菌毒素及胆汁被细菌分解的代谢产物，可有促癌作用。而硝酸盐还原酶的细菌更能促进致癌物亚硝胺的形成。胃手术后的瘢痕甚至不吸收缝线的刺激，亦可能是残胃癌发生的因素之一。

总之，胃手术改变了胃的正常解剖和生理功能，使胃更多地暴露于致癌、促癌物的作用之下，当机体免疫功能低下时，残胃癌即可发生。

【临床表现】

与一般胃癌大致相仿。胃切除术后 10 年以上发生胃纳减退、体重减轻、粪便隐血试验阳性，以及中上腹持续性疼痛且不能被制酸解痉药物缓解等症状，需警惕残胃癌可能。

【诊断】

由于手术改变了胃的正常解剖和生理功能，X 线钡餐造影常可遗漏较小的病灶，故确诊率只在 50% 左右。胃镜检查及活检，是诊断本病的主要方法，其确诊率在 90% 以上。腹部 CT 有利于评估残胃癌的浸润程度。

【治疗】

一旦确诊应立即手术，尽可能争取行根治性切除术。残癌行残胃次全胃切除术或残胃全胃切除术后的 5 年生存率和一般胃癌相仿。从严掌握胃手术的指征。因溃疡病而必须做手术者应可能行毕Ⅰ式手术或选择性迷走神经切除术。

六、碱性反流性胃炎

碱性反流性胃炎是指胃切除术后，由于幽门功能不全，过量的十二指肠液反流导致胃黏膜损伤。毕Ⅱ式术后的发病率高于毕Ⅰ式者，而迷走神经切断术者最低，发病随年龄增大有增多的趋势。

【病因与发病机制】

胃手术切除了幽门或迷走神经干的切断使幽门失去神经支配，十二指肠液反流入胃的机会明显增多。其中的胆汁和胰液可破坏胃黏膜屏障，致使 H^+ 逆向弥散进入胃黏膜，导致胃黏膜炎症、出血、糜烂及溃疡形成，胰蛋白酶反流入胃可能是最主要的原因。此外，胃手术尤其是毕Ⅰ式术后，抵抗 H^+ 逆向弥散作用的胃泌素分泌减少，使胃黏膜屏障功能削弱，也是反流性胃炎的病因之一。

【临床表现】

1. 恶心及呕吐：胆汁性呕吐为其特征性表现，发病率为 15%～25%，呕吐后症状不能缓解，呕吐常可于半夜发生，呕吐物中可含有食物残渣。

2. 腹痛：中上腹持续性烧灼痛最为常见，为 80%~90%。晨起明显，餐后加重，服抑酸药物无效。

3. 其他：可有贫血、消瘦、舌炎和腹泻等慢性萎缩性胃炎的表现。

【诊断】

胃切除术后，持续性中上腹烧灼痛并伴有胆汁性呕吐者，应考虑碱性反流性胃炎的可能。应与慢性梗阻综合征、吻合口炎等相鉴别。

1. X 线钡餐检查：吻合口、输入袢和输出袢均通畅，可排除机械性梗阻。

2. 胃镜：残胃黏膜不同程度的炎症，或有多发性糜烂及溃疡，有胆汁反流入胃者，可确诊。

3. 胃排空检查：了解残胃排空功能，若有排空延迟，手术效果常不理想。

4. 胃液分析：禁食状态下胆酸含量升高有助于诊断。

5. 激发试验：胃内注入 0.1 mol 氢氧化钠溶液 20 mL，患者出现上述症状为阳性。

【治疗】

1. 手术：对于症状较重且持久，严重影响工作和生活的患者，应手术治疗。手术方法首选 Roux-en-Y 手术；毕 Ⅱ 式改为毕 Ⅰ 式吻合术或输入袢与输出袢之间行侧吻合术；Henley 空肠袢替换术，今已少用。

2. 药物：多潘立酮，可促进胃排空，减少胃食管反流；考来烯胺（消胆胺）可与胃中胆盐结合，并加速其排除，但长期使用者应补充脂溶性维生素；H_2 受体拮抗剂可减少氢离子分泌，促进胆酸溶解；质子泵抑制药也有一定作用。

（吴国志　张向磊　张迎迎　陈洪琳　陈燕华）

第四节　肠梗阻

肠梗阻指在病理因素作用下发生内容物在肠腔中通过受阻，为临床常见急腹症之一。起病之初，梗阻肠段先有解剖和功能性改变，继而发生体液和电解质的丢失、肠壁循环障碍、坏死和继发感染，最后可致毒血症、休克，甚至出现死亡。如能及时予以诊疗，大多能逆转病情的发展，最终治愈。

【分类】

（一）按梗阻发生的部位分类

1. 小肠梗阻：又可分为高位小肠梗阻，主要指发生于十二指肠或空肠的梗阻；低位小肠梗阻，主要是指远端回肠的梗阻。

2. 结肠梗阻：多发生于左侧结肠，以乙状结肠或乙状结肠与直肠交界处为多见。

（二）按肠壁血供情况分类

1. 绞窄性肠梗阻：在肠腔阻塞时，肠壁因血管被压迫而引起缺血坏死，称为绞窄性肠梗阻。多因肠扭转、肠套叠、嵌顿疝、肠粘连等引起。

2. 单纯性肠梗阻：仅有肠腔阻塞而无肠壁血供障碍，称为单纯性肠梗阻。多见于肠腔内堵塞或肠外肿块压迫所致的肠梗阻。

（三）按梗阻的原因分类

1. 机械性肠梗阻：临床上最常见，是指肠壁本身、肠腔内或肠管外的各种器质性疾病造成肠腔狭窄或闭塞，致使肠内容物通过受阻。

2. 动力性肠梗阻：是指各种原因导致肠壁肌肉舒缩紊乱，失去蠕动能力，肠内容物不能有效排出而产生的梗阻，而肠壁本身并无解剖上的病变。动力性肠梗阻按照发生原因又可分为以下几类。

（1）麻痹性肠梗阻：亦称无动力性肠麻痹。因感染、低血钾、中毒、甲状腺功能减退、脊髓炎、腹部手术等原因影响肠道自主神经系统，致使肠道平滑肌的收缩障碍，使肠管扩张，蠕动消失，不能将肠内容物推向前进而引起。

（2）痉挛性肠梗阻：任何原因引起的肠道副交感神经兴奋，而使肠道处于异常的高动力状态致痉挛，肠内容物能运行，多为短暂性的，可见于肠道炎症或神经功能紊乱。

（3）缺血性肠梗阻：是指由于肠系膜血管病变引起肠祥缺血，继而引起蠕动障碍造成肠梗阻，见于肠系膜血管血栓形成或栓塞。

（四）按梗阻的程度分类

可分为完全性梗阻与不完全性（或部分性）梗阻。

（五）按起病的缓急分类

可分为急性肠梗阻与慢性肠梗阻。

各种分类之间是相互关联的，而肠梗阻类型也可随病理过程的演变而转化，如由单纯性变为绞窄性，由不完全性变为完全性，由慢性变为急性等，随着机械性肠梗阻存在的时间延长，梗阻以上部位肠祥由于过度膨胀及毒素的吸收、血运障碍等，也可转化为麻痹性肠梗阻。

【病因】

（一）机械性肠梗阻常见的病因

1. 肠管外病因

（1）粘连与粘连带压迫：为最常见的病因。先天性粘连带较多见于小儿，而腹部及盆腔手术、结核性腹膜炎及非特异性腹腔内感染产生的粘连是成年人肠梗阻最常见的原因，但少数病例可无腹部手术及炎症史。

（2）肠扭转：可为原发性及继发性肠扭转，常为粘连所致。

（3）疝：腹股沟斜疝、股疝、内疝的嵌顿。

（4）肠外肿瘤或腹块压迫。

2. 肠腔内阻塞：由胆石、粪石、异物、蛔虫等导致，目前已少见。

3. 肠壁病变

（1）炎症、肿瘤、吻合手术及其他因素所致的狭窄，如炎症性肠病、肠结核、放射性损伤、肿瘤（尤其是结肠癌）、肠吻合术等。

（2）肠套叠，多见于儿童，因息肉或其他肠管病变引起。

（3）先天性狭窄和闭孔畸形。

（二）动力性肠梗阻常见的病因

1. 麻痹性肠梗阻可并发于：①腹部大手术后；②腹腔内炎症；③电解质紊乱；④腹膜后炎症或出血破裂等；⑤肠缺血，如肠系膜栓塞等；⑥肾和胸部疾病，如肾周围脓肿、心肌梗死等；⑦全身性脓毒血症；⑧应用某些药物：如吗啡类药物、抗胆碱药物。

2. 痉挛性肠梗阻：肠道炎症及神经系统功能紊乱均可引起肠管暂时性痉挛，引起痉挛性肠梗阻。

（三）血管性肠梗阻的病因

肠系膜动脉栓塞或血栓形成和肠系膜静脉血栓形成为主要病因。

【病理】

单纯性完全性机械性肠梗阻发生后，梗阻部位以上的肠腔扩张。肠壁变薄，黏膜易有糜烂和溃疡发生。浆膜可被撕裂，整个肠壁可因血供障碍而坏死穿孔。梗阻以下部分肠管多呈空虚塌陷。麻痹性肠梗阻时肠管扩张、肠壁变薄。在绞窄性肠梗阻的早期，由于静脉回流受阻，小静脉和毛细血管可发生淤血、通透性增加，甚至破裂而渗出血浆或血液。此时肠管因充血和水肿而呈紫色。继而出现动脉血流受阻、血栓形成，肠壁因缺血而坏死，肠内细菌和毒素可通过损伤的肠壁，进入腹腔。坏死的肠管呈紫黑色，最后可自行破裂。

肠梗阻的主要病理生理改变为肠膨胀、体液和电解质的丢失及感染和毒血症，严重程度与梗阻部位的高低、梗阻时间的长短及肠壁有无血液供应障碍密切相关。慢性肠梗阻多为不完全性，其局部变化是梗阻近端肠管长时间的蠕动加强，导致肠壁代偿性增厚和肠腔膨胀，远端肠管变细萎缩；全身性病理生理改变主要表现为营养不良。而急性肠梗阻可引起以下变化。

（一）局部病理生理变化

1. 肠蠕动增加：梗阻近端的肠管蠕动频率和强度均增加，故出现腹痛、肠鸣音亢进；而远端肠管可保持正常蠕动，随着肠内容物的排出，肠管呈塌陷空虚，两者的交界处即为梗阻所在部位。当病情进展时，近端肠管进一步膨胀，终使肠壁平滑肌收缩力减弱直至麻痹。

2. 肠腔扩张、积气积液：梗阻近端积聚大量液体和气体，抑制肠壁黏膜吸收水分并刺激其分泌增加，导致肠腔内液体积聚，使肠膨胀进行性加重。

3. 肠壁充血水肿，通透性增加随着梗阻时间的延长，肠管内压力增高。

（二）全身病理生理变化

1. 水、电解质丢失：高位小肠梗阻时呕吐频繁，当梗阻位于幽门或十二指肠上段，呕吐过多胃酸，则易产生脱水和低氯低钾性碱中毒；若梗阻位于十二指肠下段或空肠上段，则会出现碳酸盐的丢失严重。低位肠梗阻时，呕吐虽不多见，但因肠黏膜吸收功能降低而分泌液量增多，肠腔中大量积液。此外，过度的肠膨胀影响静脉回流，导致肠壁水肿和血浆外渗，尤以绞窄性肠梗阻时丢失严重，并可导致低血压和低血容量休克。

2. 感染和毒血症：当单纯性梗阻转变为绞窄性时，梗阻近端的肠内容物淤积，细菌繁殖产生大量毒素，由于肠壁通透性的增加，细菌和毒素可透过肠壁引起肠源性的腹腔内感染，并经腹膜吸收导致全身性中毒。严重的腹膜炎和毒血症是导致肠梗阻患者死亡的主要原因。

3. 休克：急性肠梗阻若不及时治疗，大量的水、电解质丧失引起血容量减少，加之感染和中毒，极易导致中毒性休克。

4. 心肺功能障碍：肠腔扩张致腹压增高时，横膈上升，腹式呼吸减弱，影响肺内气体交换；同时腹压增高亦使下腔静脉血液回流障碍，加之血容量减少，进一步影响心排血量。

总之，高位肠梗阻容易引起水、电解质紊乱，低位肠梗阻易产生肠腔膨胀、感染和中毒。绞窄性肠梗阻容易导致休克，闭袢性肠梗阻容易引起肠穿孔和腹膜炎。而在不同类型肠梗阻后期，各种病理生理变化均可出现。

【临床表现】

（一）临床症状

1. 腹痛：常为最先出现的症状，多表现为阵发性绞痛，其程度和间歇期的长短则视梗阻部位的高低和病情的缓急而异。一般而言，十二指肠、上段空肠梗阻时因呕吐起减压作用、低位回肠梗阻因肠胀气抑制肠蠕动，患者绞痛较轻。而急性空肠梗阻时绞痛较剧烈，常每 2～5 分钟即发作 1 次。不完全性肠梗阻腹痛在一阵肠鸣或排气后可见缓解。慢性肠梗阻亦然，且间歇期亦长。结肠梗阻时除阵发性绞痛可有持续性钝痛，此种情况的出现应注意有闭袢性肠梗阻即肠段两端梗阻的可能性。若腹痛的间歇期不断缩短，或疼痛呈持续性伴阵发性加剧，且疼痛较剧烈时，则肠梗阻可能是单纯性梗阻发展至绞窄性肠梗阻的表现，若肠壁已发生缺血坏死则呈持续性剧烈腹痛。当肠梗阻发展至晚期，梗阻部位以上肠管过度膨胀，收缩能力减弱，则阵痛的程度和频率都降低；当出现麻痹性肠梗阻，则无绞痛发作，而呈持续性胀痛。

2. 肠梗阻：患者几乎都有呕吐，程度和性质与梗阻程度和部位有密切关系。肠梗阻的早期为反射性呕吐，而后期则为反流性呕吐。梗阻部位越高，呕吐出现愈早、愈频繁，呕吐物为胃液、十二指肠液和胆汁；低位肠梗阻时，呕吐出现较晚，呕吐物为粪样液体，或有粪臭味。绞窄性肠阻时，呕吐物为血性或棕褐色。而麻痹性肠梗阻的呕吐为溢出性。结肠梗阻呕吐少见，但后期回盲瓣因肠腔过度充盈而关闭不全时亦有较剧烈的呕吐，吐出物可含粪汁。

3. 腹胀：腹胀一般在肠梗阻发生一段时间后才出现，其程度与梗阻部位有关。高位小肠梗阻由于频繁呕吐多无明显腹胀；低位小肠梗阻或结肠梗阻的晚期常有显著的全腹膨胀。肠扭曲引起的闭袢性梗阻的肠段膨胀很突出，呈不对称的局部膨胀。麻痹性肠梗阻时，全部肠管均膨胀扩大，故腹胀显著。

4. 便秘和停止排气：完全性肠梗阻时，患者排便和排气现象消失。但在高位小肠梗阻的最初 2～3 日，如梗阻以下肠腔内积存了粪便和气体，则仍有排便和排气现象，不能因此否定完全性梗阻的存在；同样，在绞窄性肠梗阻如肠扭转、肠套叠及结肠癌所致的肠梗阻等都仍可有血便或脓血便排出。

5. 全身症状：单纯性肠梗阻患者一般无明显全身症状，但呕吐频繁和腹胀严重者必有脱水。血钾过低者有疲惫、嗜睡、乏力和心律失常等症状。绞窄性肠梗阻患者全身症状最显著，早期即有虚脱，很快进入休克状态。伴有腹腔感染者，腹痛持续并扩散至全腹，同时有畏寒、发热、白细胞增多等感染和毒血症表现。

（二）体征

1. 全身情况：一般表现为急性痛苦面容，神志清楚，呼吸受限、急促；有酸中毒时，呼吸深而快。当有脱水情况时，患者可表现为唇干舌燥，眼窝及两颊内陷，皮肤弹性消失。若出现休克症状，可出现神志萎靡、淡漠、恍惚，甚至昏迷。此时患者可有脉快、面色苍白、出冷汗、四肢厥冷、血压下降等表现。

2. 腹部体征

（1）腹部膨胀：高位小肠梗阻多在上腹部，低位小肠梗阻多在中腹部，麻痹性肠梗阻则呈全腹膨隆。

（2）肠型和蠕动波：在慢性肠梗阻和腹壁较薄的病例，肠型和蠕动波特别明显。

（3）肠鸣音（或肠蠕动音）亢进或消失：机械性肠梗阻绞痛发作时，在梗阻部位经常可听到肠鸣音亢进，如一阵密集气过水声；肠腔明显扩张时，蠕动音可呈高调金属音性质。在麻痹性肠梗阻或机械性肠梗阻并发腹膜炎时，肠蠕动音极度减少或完全消失。

（4）腹部压痛：常见于机械性肠梗阻，压痛伴肌紧张和反跳痛主要见于绞窄性肠梗阻，尤其是并发腹膜炎时。

（5）腹块：成团蛔虫、肠套叠或结肠癌所致的肠梗阻，往往可触到相应的腹块，压痛明显的部位往往为病变所在，痛性包块常为受绞窄的肠袢。蛔虫性肠梗阻时可为柔软索状团块，回盲部肠套叠时腊肠样平滑包块常在右中上腹，腹外疝嵌顿多为圆形突出腹壁的压痛性肿块，而癌肿性包块多坚硬而压痛较轻。直肠指检时可触及直肠内外的肿块或肠套叠的底部。

（三）实验室检查

单纯性肠梗阻早期各种化验检查不明显，梗阻晚期或有绞窄时，血红蛋白与血细胞比容因脱水和血液浓缩而升高。单纯性肠梗阻时白细胞计数正常或轻度增高，绞窄性肠梗阻时明显升高，中性粒细胞数也增加。血气分析及血清钾、钠、氯的变化可反映酸碱平衡和电解质紊乱的情况。呕吐物和粪便检查有大量红细胞或隐血阳性，应考虑肠管有血运障碍。

（四）X线检查

X线检查是诊断急性肠梗阻的常用和首选的方法，可为明确梗阻是否存在、梗阻的位置、性质及梗阻的病因提供依据。

（五）纤维结肠镜检查

慢性不完全性结肠梗阻患者钡剂灌肠不能明确诊断时，可考虑纤维结肠镜检查。

【诊断与鉴别诊断】

典型的肠梗阻不难诊断。其诊断要点为：①有腹痛、腹胀、呕吐、肛门停止排气排便4项主要症状；②腹部检查可见肠型、腹部压痛、肠鸣音亢进或消失；③X线腹部透视或摄片检查可见肠腔明显扩张与多个液平面。符合上述诊断要点的病例，肠梗阻可以确诊，但要重视其病因的分析判断。如有腹部手术或外伤史、有结核性腹膜炎或腹腔内其他炎症病史者应考虑粘连性肠梗阻可能。如在便秘或餐后劳动或剧烈活动后发生急性腹痛、呕吐、腹胀者，应考虑肠扭转可能。如出现痉挛性腹痛、腹部肿块、黏液血便者，尤其发生于小儿，应考虑肠套叠可能。腹部检查应包括腹股沟部以排除腹外疝嵌顿；直肠指检应注意有无粪块充填、直肠内肿瘤等。新生儿肠梗阻以肠道先天性畸形为多见；3岁以内儿童以肠套叠多见；在儿童中，蛔虫引起肠堵塞偶可见到。老年人的常见病因是结肠癌、乙状结肠扭转和粪块堵塞。

对病因的判断虽重要，但从临床治疗的角度来说，判别梗阻的类型与治疗方案的选择更密切相关。应考虑的鉴别如下。

1. 机械性肠梗阻和动力性肠梗阻的鉴别：首先要从病史上分析有无机械性梗阻因素。机械性肠梗阻的特征是阵发性肠绞痛、肠鸣音亢进和非对称性腹胀；而麻痹性肠梗阻的特征为无绞痛、肠鸣音消失和全腹均匀膨胀；痉挛性肠梗阻可有剧烈腹痛突然发作和消失，间歇期不规则，肠鸣音减弱而不消失，但无腹胀。X线腹部平片有助于三者的鉴别：机械性梗阻的肠胀气局限于梗阻部位以上的肠段；麻痹性梗阻时，全部胃、小肠和结肠均有胀气，程度大致相同；痉挛性梗阻时，肠无明显胀气和扩张。每隔5分钟拍摄正、侧位腹部平片以观察小肠有无运动，常可鉴别机械性与麻痹性肠梗阻。

2. 单纯性肠梗阻和绞窄性肠梗阻的鉴别：绞窄性肠梗阻常发生于单纯性机械性肠梗阻的基础上，一般认为出现下列征象应疑有绞窄性肠梗阻：①急骤发生的剧烈腹痛持续不减，或由阵发性绞痛转变为持续性腹痛，疼痛的部位较为固定。若腹痛涉及背部提示肠系膜受到牵拉，更提示为绞窄性肠梗阻。②腹部有压痛、反跳痛和腹肌强直，肠鸣音亢进可不明显。③腹胀不对称，腹部触及有压痛的肿块（胀大的肠袢）。④呕吐物、胃肠减压引流物、腹腔穿刺液含血液，也可有便血。⑤全身情况恶化出现早、进展快，毒血症表现明显，病情急剧恶化，可出现休克征象，若梗阻不能解除，抗休克治疗改善将不显著。⑥经胃肠减压后，腹胀减轻，但腹痛发作无明显减少。⑦X线平片检查可见孤立、凸出胀大的肠袢，不因时间而改变位置，或有假肿瘤阴影。临床不能除外绞窄性肠梗阻者，应在积极准备下，及时手术探查为宜。

3. 小肠梗阻和结肠梗阻的鉴别：高位小肠梗阻呕吐频繁而腹胀较轻，低位小肠梗阻则反之。结肠梗阻的临床表现与低位小肠梗阻相似。但X线腹部平片检查则可区别。小肠梗阻时充气的肠袢遍及全腹，液平较多，而结肠则不显示。若为结肠梗阻则在腹部周围可见扩张的结肠和袋形，小肠内积气则不明显。

4. 完全性肠梗阻和不完全性肠梗阻的鉴别：完全性肠梗阻多为急性发作而且症状明显，不完全性肠梗阻则多为慢性梗阻，症状不明显，往往为间歇性发作。X线片检查完全性肠梗阻者肠袢充气扩张明显，不完全性肠梗阻则肠袢充气扩张不明显。

【治疗】

肠梗阻的治疗方法取决于梗阻的病因、性质、部位、病情和患者的全身情况。但不论采取何种治疗方法，纠正肠梗阻所引起的脱水、电解质和酸碱平衡的紊乱，行胃肠减压以改善梗阻部位以上肠段的血液循环及控制感染等皆属必要。

（一）纠正脱水、电解质

纠正脱水、电解质是极为重要的基础治疗措施。首先根据病程、临床表现等估计液体丢失量和欠缺的正常需要量，再根据心、肾功能确定单位时间的输液量。一般成年人症状较轻的约需补液1500 mL，有明显呕吐的则需补液3000 mL，而伴周围循环衰竭和低血压时则需补液4000 mL以上。最基本的溶液是葡萄糖盐水或乳酸钠林格液及5%葡萄糖各半，并根据血清电解质和血气分析结果加以调整，并应监测尿量及中心静脉压的变化。单纯性肠梗阻早期，上述生理紊乱较易纠正，但在绞窄性肠梗阻和机械性肠梗阻晚期，尚需补给全血或血浆、白蛋白等方能有效地纠正循环障碍。

（二）胃肠减压

胃肠插管减压可减轻腹胀，有利于肠壁循环的恢复，避免吸入性肺炎的发生。少数轻型单纯性肠梗阻经有效的减压后肠腔可恢复通畅。对拟手术治疗的患者胃肠减压可减少手术操作困难，增加手术的安全性。结肠梗阻发生肠膨胀时，插管减压无效，常需手术减压。

（三）控制感染和毒血症

肠梗阻时间过长或发生绞窄时，肠壁和腹膜常有多种细菌感染，积极地采用以抗革兰阴性杆菌及厌氧菌为重点的广谱抗生素静脉滴注治疗十分重要，可以显著降低肠梗阻的死亡率。

（四）解除梗阻、恢复肠道功能

1. 非手术治疗：对一般单纯性机械性肠梗阻，尤其是早期不完全性肠梗阻可行非手术治疗。早期肠套叠、肠扭转引起的肠梗阻亦可在严密的观察下先行非手术治疗，动力性肠梗阻除非伴有外科情况，无须手术治疗。

除前述各项治疗外尚可加用下列措施。

（1）中药：复方大承气汤：川朴15 g，炒莱菔子30 g，枳实12 g，桃仁9 g，生大黄12 g（后下），芒硝12 g（冲）。适用于一般肠梗阻、气胀较明显者。甘遂通结汤：甘遂末1 g（冲），桃仁9 g，赤芍15 g，生牛膝9 g，厚朴15 g，生大黄15~24 g（后下），木香9 g。适用于较重的肠梗阻、积液较多者。

上述中药可煎成 200 mL，分次口服或经胃肠减压管注入。

（2）油类：可用生豆油、液状石蜡或菜油 200~300 mL 分次口服或由胃肠减压管注入。适用于病情较重、体质较弱者。

（3）麻痹性肠梗阻如无外科情况可用新斯的明注射、腹部芒硝热敷等治疗。

（4）内镜治疗：可内镜直视下实施乙状结肠扭转纤维肠镜复位，同时通过肛管对扭转部位进行减压。在肠梗阻的治疗中，还可采用内镜取异物、取嵌顿物。

（5）若为肠套叠亦可用空气钡灌肠法使之复位解除梗阻。

（6）针刺足三里、中脘、内关、合谷、内庭等穴位可作为辅助治疗。

2. 手术治疗：绝大多数机械性肠梗阻需行外科手术治疗，缺血性肠梗阻和绞窄性肠梗阻更应及时手术处理。

（1）手术指征：①积极非手术治疗无效，临床症状不缓解或有加重者；②绞窄性肠梗阻及不能除外绞窄性肠梗阻者也应及时手术处理；③有腹膜刺激体征者。

（2）外科手术的主要内容：①松解粘连或嵌顿性疝，整复扭转或套叠的肠管等，以消除梗阻的局部原因；②切除坏死的或有肿瘤的肠段，引流脓肿等，以清除局部病变；③肠造瘘术可解除肠膨胀，肠吻合术可绕过病变肠段，恢复肠道的通畅。通过肠道介入治疗，放置可弯曲具有膨胀性能的金属支架，通过十二指肠或结肠肠管狭窄处以恢复肠腔通畅，可使肠梗阻及时缓解，主要用于无法手术切除的肿瘤引起的肠梗阻或作为外科手术前的减压治疗，以改善整体情况，增加对手术的耐受性。

【预后】

单纯性肠梗阻的死亡率在 3% 左右，而绞窄性肠梗阻则可达 10%~20%。改善预后的关键在于早期诊断、及时处理。

（吴国志　张向磊　陈洪琳　焦　泽　徐　佳）

参 考 文 献

[1] 陈灏珠，林果为，王吉耀. 实用内科学［M］.14 版. 北京：人民卫生出版社，2013.
[2] 陈灏珠，钟南山，陆再英. 内科学［M］.8 版. 北京：人民卫生出版社，2013.
[3] 周仲瑛. 中医内科学［M］.北京：中国中医药卫生出版社，2011.
[4] 陆再英，钟南山. 内科学［M］.7 版. 北京：人民卫生出版社，2008.

第十五章　内镜在消化系统疾病中的应用

第一节　消化内镜的种类和发展史

经过了两个世纪的时光更替，内镜技术的更新经历了由硬式内镜、纤维内镜到目前电子内镜的三大阶段。随着现代技术的发展，内镜技术与超声、染色、放大等技术逐步结合并日趋完善，使内镜在消化系统疾病的诊治中越来越显示出其特定优势。

消化内镜常见种类有食管镜、胃镜、十二指肠镜、结肠镜、乙状结肠镜、直肠镜、腹腔镜、小肠镜、胰管镜、经口胆道子母镜等。近年来随着医学各学科的快速发展及各类技术交叉渗透，新型内镜不断出现。

1. 染色内镜：染色内镜可以分为化学染色和电子染色。化学染色口服、直视下喷洒或静脉注射由碘及靛胭脂等染料配制成的溶液，通过内镜检查，从而提高消化道早癌、癌前病变的检出率。目前临床上常用的电子染色手段包括智能分光电子染色（Fuji inteligent chromo-endoscopy，FICE）、窄谱成像（narrow band imaging，NBD）、高清电子染色技术等。电子染色省却了色素染色的烦琐，加强了对食管、胃、肠道疑似病变部位的细微构造和毛细血管的观察，大大方便了消化道早期肿瘤的诊断。

放大内镜通过高像素的微型电子耦合元件和先进的电子图像后处理系统，能将内镜检查的图像放大10~100倍，不仅可观察到胃小凹和结肠黏膜腺管开口的形态特征，还可以实现对胃肠道局部细微形态结构的观察和分类。放大内镜结合电子染色技术，更有助于提高小癌灶、微小癌灶及异型增生的检出率。

2. 超声内镜：经内镜超声扫描，超声内镜插入消化道后，可通过内镜对腔内和黏膜表面的情况进行直接观察，又可通过实时超声扫描获得消化道管壁各层次的组织学特征及邻近重要脏器的超声影像，从而提高对病变性质和浸润深度的判断能力。通过内镜超声小探头可进行胰、胆管内超声检查，利用彩色多普勒超声内镜可实现血管病变、血流量和血流速度的探测，凸面线阵超声内镜可用于引导细针穿刺活检（fine needle aspiration，FNA），三维立体超声内镜及弹性成像技术也已进入临床应用。

3. 无线内镜：又称胶囊内镜。在吞服无线内镜后，通过随着消化道的运动，所拍摄的图像经腹部的遥控接收器储存，然后加以分析。然后无线内镜则随粪便排出。无线内镜对小肠检查价值较大，患者所受痛苦较少。目前已有专用于食管及结肠的无线内镜。

4. 固有荧光激发内镜：在放大内镜直视下，对微小或可疑病变，可以经内镜钳道插入荧光探头，激发并收集局部病灶被激发的固有荧光，对提示存在恶变或可疑恶变部位，然后有目的地行多块和多方向活检，可以大大提高胃肠道早期肿瘤的检出率。

5. 激光共聚焦内镜：激光共聚焦内镜（laser confocal endoscope，LCM）原理为将激光扫描共聚焦显微镜整合于传统电子内镜的头端，不仅能完成标准电子内镜的检查，还能同时生成共聚焦显微图像，每一个合成图像大致可以代表组织标本的一个光学切面。LCM 可以在诊断 Barrett 食管、上皮内瘤变和早期癌、胶原性肠炎等疾病时，对可疑病变进行靶向活检，从而大大提高病变检出率。

（吴国志　张向磊　丁广智　徐　佳　刘　畅）

第二节　内镜检查对消化系统疾病的诊断

内镜对消化系统疾病诊断具有其他传统检查手段所不可比拟的优势，现代胃镜结合超声、染色、放大等科学技术，大大提高了对范围诊断和病变性质的正确率。但内镜属于一种侵入性检查，其禁忌证为不合作者、严重的心肺功能不全者、处于休克等危重状态者、内镜插入途径有严重急性炎症和内脏穿孔者等。内镜检查的相对禁忌证为心肺功能不全、高度脊柱畸形、消化道出血伴血压不稳、出血倾向伴血红蛋白低于 50 g/L、食管或十二指肠巨大憩室等。

一、胃镜与上消化道疾病

通过胃镜检查可在镜下清晰地观察食管、胃、十二指肠球部和降部的黏膜，对上消化道炎症、溃疡、肿瘤、息肉憩室、食管胃底静脉曲张、消化道狭窄、畸形或异物等疾病进行诊断或排除。临床上对胸骨后疼痛、咽下困难、烧灼感、呕吐、中上腹胀痛和上消化道出血的定性定位诊断，以及上消化道病变的术后随访都应行胃镜检查。尤其对于上消化道出血者，排除禁忌证并有条件的应在出血后 24~48 小时行紧急胃镜检查，否则急性胃黏膜病变等易被漏诊。但是胃镜只能观察上消化道黏膜，对上消化道大体形态和动力性疾病，如胃下垂、贲门失弛缓症、食管裂孔疝难以诊断，对皮革胃也易漏诊。因而内镜仍不能完全取代传统 X 线影像学检查，两者应互为补充。

二、十二指肠镜与胆道胰腺疾病

十二指肠镜均为侧视镜。可清楚地显示十二指肠降段部位的病变并行活检。经内镜逆行胰胆管造影（ERCP）对胆、胰疾病有较高的诊断价值。ERCP 可诊断各种胆管疾病如结石、肿瘤及慢性胰腺炎、胰腺肿瘤、胰管先天畸形等。其适应证为：①原因不明的阻塞性黄疸疑有肝外胆道梗阻者；②疑有各种胆道疾病如结石、肿瘤、硬化性胆管炎等诊断不明者；③疑有先天性胆道异常或胆囊术后症状再发者；④胰腺疾病：胰腺肿瘤、慢性胰腺炎、胰腺囊肿等。并发症主要为出血、穿孔、胰腺炎、胆道感染、心肺并发症、网篮嵌顿、肝脓肿等，术后应注意监护、观察，出现并发症及时处理。目前随着磁共振胰胆管成像（MRCP）技术的成熟与推广应用，单纯的诊断性 ERCP 已经减少，ERCP 更偏向用于治疗性操作。

三、胆道镜与胆管疾病

临床应用的胆道镜包括经口胆道子母镜（peroral cholangioscopy，PCS）、经皮穿肝胆道镜和术中、术后胆道镜；是诊断胆管疾病的理想方法。PCS 通过较粗的十二指肠镜（母镜）活检孔置入细径前视式胆道镜（子镜），可直接看清胆总管病变。经 PCT、ERCP、B 超、CT 等检查提示有肝内胆管扩张而不能确诊的病例可行经皮穿肝胆道镜进行检查。术中胆道镜一般用于术中胆总管探查，术后胆道镜则可通过 T 形管进行。

四、小肠镜与空肠、回肠疾病

小肠镜检查的适应证为小肠梗阻、原因不明的腹痛、腹泻和消化道出血等经各种其他检查未能确诊而高度怀疑小肠病变者。小肠镜检查可明确小肠良恶性肿瘤、小肠结核、原发性小肠淋巴瘤、吸收不良综合征、克罗恩病等。新型的套管辅助电子小肠镜的问世为小肠病变的诊断和治疗提供了可靠的手段，对小肠肿瘤、血管病变、血管瘤、Meckel 憩室、节段性肠炎等有重要诊断价值，尽管如此，小肠镜检查耗时较长，患者较不易耐受，一般在小肠 CT 或胶囊内镜检查的基础上有选择性地进行。

五、结肠镜与结肠、直肠疾病

由于结肠肿瘤发病日益增高，结肠镜亦越来越多地作为常规体检项目之一。结肠镜通过观察直肠、乙状结肠、降结肠、横结肠、升结肠、盲肠直至回肠末端的肠黏膜，可用于诊断结、直肠炎症良恶性肿瘤、息肉、憩室等疾病。其适应证为：腹痛、腹泻便秘、便血等可疑结、直肠疾病；钡剂灌肠发现可疑病变不能定性；回盲部病变需行回肠末端活检等。结肠镜术前需禁食及肠道准备，目前多用聚乙二醇电解质散或甘露醇、硫酸镁溶液口服清洁肠道。需注意如果要做高频、氩气刀等治疗的患者不可用甘露醇做肠道准备，因治疗时可能会引起肠道气体爆炸。结肠镜术后应尽量吸尽肠道残气，减少患者腹胀、腹痛感，并注意观察有否出血、穿孔等并发症。

六、超声内镜对常见消化道疾病的诊断

（一）黏膜下肿瘤

EUS 对于隆起性病变具有较好的鉴别诊断价值。EUS 可鉴别来源于消化道壁内或来源于腔外的囊性、实质性或血管性的压迫性隆起，并可根据病灶所处的层次和内部回声情况推测病灶性质。

（二）消化道肿瘤的分期

EUS 对于食管癌、胃癌及结直肠癌等消化道腔内肿瘤术前分期的敏感性和特异性优于 CT 和其他影像学检查，甚至较外科手术中的肉眼判断也更为准确，是消化道腔内肿瘤术前分期最佳的影像诊断技术。

EUS 可用于消化道肿瘤分期中对局部或远处淋巴结转移的诊断。EUS 判断恶性转移性淋巴结的影像特征包括：大于 1 cm、低回声、圆形、边界清晰。符合上述多项特征提示转移性可能大，EUS 引导下细针穿刺活检（FNA）可提高诊断率。

将超声探头置于胃、十二指肠的适当部位，即可清晰探测到壶腹部、胰腺、肝外胆道和周围血管情况。超声小探头更可经十二指肠直接插入主胰管和胆总管检查，EUS 及 FNA 对于 CT 检查阴性的可疑胰腺癌患者仍有价值。EUS 对胰腺癌的术前分期准确率为 90% 以上，优于其他影像学技术，并能较准确地判断是否存在周围血管侵犯，由此决定能否进行根治性手术。

（三）慢性胰腺炎

EUS 能发现传统影像学技术如 CT、MRI、ERCP、外分泌检测等无法检出的早期病变，对慢性胰腺炎做出较为准确的诊断。如 EUS 可显示高回声光点（钙化）、小叶状分隔（纤维化）、胰腺实质不均质改变、小囊性空腔（水肿）、胰管壁的扩张或不规则、回声增强（纤维化）、强回声影（胰石）等。

（四）食管、胃底静脉曲张

EUS 可根据食管、胃底黏膜或黏膜下层出现低回声血管腔影的影像学特征，进而得出准确的静脉曲张诊断，尤其适用于胃底静脉曲张的诊断。另外，EUS 能进一步评价血流方向、血流速度及流量，为内镜下各种曲张静脉治疗后的疗效提供了可靠的判断依据。

超声内镜引导下细针吸取检查（EUS guided fine needle aspiration，EUS-FNA）使用凸型线阵扫描超声内镜能在实时超声引导下对消化管壁外的可疑病灶行细针吸取细胞学检查，是目前较为成熟的 EUS 介入诊断技术，联合运用彩色多普勒超声可测定距离和选择穿刺方向，并有助于在穿刺途径中避让血管减少并发症。

（吴国志　张向磊　丁广智　徐　佳　刘　畅）

第三节　消化系统疾病的内镜治疗

由于内镜技术的介入，消化道疾病的治疗进入"内镜外科"和"微创手术"的新时代。

一、经内镜取胃肠道异物

胃肠道异物以食管及胃多见，肠道少见。可根据异物的形状采用三爪钳、圈套器、网兜形取物器等取出异物，操作时应注意手法轻柔，勿用力过猛损伤消化道黏膜。

二、消化道出血

1. 内镜下局部喷洒药物：如5%孟氏液、8 mg/dL去甲肾上腺素、凝血酶、巴曲酶等。可对各种病因引起的出血，均有一定的疗效。

2. 内镜下出血部位局部注射药物：①无水乙醇（酒精）局部注射；②1 : 10 000肾上腺素局部注射；③高渗盐水局部注射。

3. 内镜下高频电凝、激光、热探针、氩气刀及微波、射频治疗等。

4. 内镜下金属钛夹止血治疗。

三、食管胃底静脉曲张的治疗

1. 硬化剂治疗：可选用5%鱼肝油酸钠、1%乙氧硬化醇、1%~1.5%十四烷基磺酸钠、5%油酸氨基乙醇或无水乙醇。该方法疗效确切也可有效消除曲张静脉，防止再出血。

2. 食管静脉曲张套扎术有单圈和多圈。行食管静脉曲张套扎后，结扎的静脉出现纤维化、管腔闭塞，该术主要用于预防出血和再出血。研究表明，食管静脉曲张套扎术较硬化剂治疗后静脉曲张的消退更为明显和迅速，疗程数少，再出血率低，皮圈结扎法并发症明显低于硬化剂。

3. 组织黏合剂注射治疗可有效控制急性胃底食管静脉曲张出血，并发症少，尤其适用于胃底静脉曲张急性出血的治疗。

4. 金属夹内镜治疗：主要适用于血管直径<2~3 mm病灶的出血，止血疗效确切可靠。金属夹可有效控制急性胃底食管静脉曲张出血。

四、消化道息肉和黏膜下肿瘤

（一）息肉

1. 药物注射法：用特制注射针经活检通道，先在息肉底部，后在其顶部注射无水乙醇，使息肉坏死而脱落。可行多次注射。

2. 电切、高频电凝、微波固化、氩气刀、激光气化、射频等治疗。

3. 钛夹：对有蒂息肉可用钛夹夹住息肉蒂部，使息肉缺血、坏死、脱落，而达到治疗目的。

4. 皮圈或尼龙丝结扎：对广基息肉进行负压吸引后，用皮圈或尼龙丝结扎，使息肉缺血、坏死、脱落，以达到治疗目的。

（二）黏膜下肿瘤

内镜治疗同息肉类似，黏膜下肿瘤多为广基，且在黏膜下有的还可滑动，在内镜小探头超声协助下，黏膜下注射生理盐水使病灶隆起，并与肌层分离，再做圈套电凝切除，疗效更为理想。

五、消化道狭窄内镜下扩张与支架治疗

(一) 食管贲门狭窄的扩张

食管贲门癌术后复发、晚期食管癌、食管贲门术后瘢痕狭窄、贲门失弛缓症、反流性食管炎伴狭窄、腐蚀性食管炎瘢痕期等均可引起食管、贲门部狭窄，治疗可采取内镜直视下水囊扩张。与以往 X 线透视下锥形探条扩张相比，内镜直视下水囊扩张并发症少。

(二) 消化道狭窄和内瘘的支架治疗

主要用于食管贲门狭窄，食管 - 气管瘘，食管 - 支气管瘘，直肠、乙状结肠，结肠 - 膀胱瘘，结肠 - 阴道瘘的治疗。全被膜新型支架可防止肿瘤向内生长阻塞管腔。单向门的食管支架还有防止胃食管反流的功能。

(三) 消化道狭窄的高频电切开/激光治疗

一般用于外科术后吻合口狭窄、水肿的治疗，近期疗效良好，但维持期短，易复发。

六、消化道早期癌的内镜下治疗

消化道早期癌的概念是指局限于黏膜层和黏膜下层的肿瘤。消化道早期肿瘤淋巴结远处转移率很低，且病灶往往很小，这就为在内镜下切除并根治提供了可能。

(一) 内镜下黏膜切除术

内镜下黏膜切除术（endoscopic mucosal resection，EMR）是最早治疗早期胃癌的新技术，现又用于早期食管癌结肠癌的内镜下治疗，都取得了较好的临床疗效。EMR 手术适应证为：①病理类型为分化型腺癌；②内镜下判断癌细胞的浸润深度限于黏膜层（m）；③病灶直径＜2 cm；④病变局部不合并溃疡。食管癌行 EMR 的适应证为：肿瘤浸润深度为 M_1 或 M_2 且病灶表面累及食管腔半圈以下。早期结、直肠癌行 EMR 的适应证为：＜20 mm 的平坦隆起型或＜10 mm 的凹陷型癌。

(二) 内镜黏膜下剥离术

内镜黏膜下剥离术（endoscopic submucosal dissection，ESD）的手术适应证为：①分化型腺癌，浸润深度限于黏膜层（m），不合并溃疡，不论病灶大小；②分化型腺癌，浸润深度限于黏膜层（m），虽合并溃疡，但病灶直径＜3 cm；③分化型腺癌，浸润深度已达黏膜下层浅层，但不合并溃疡，病灶直径＜3 cm；④低分化型腺癌，不合并溃疡，但病灶直径＜2 cm。

与 EMR 相比，ESD 的优点为：①可一次性切除较大范围的病灶；②可以取得完整标本，有利于病理医生对病变是否完全切除、局部淋巴结或脉管有无转移等情况进行评价；③降低肿瘤局部残留率及复发率。目前已将 ESD 技术推广应用于早期肠癌及结肠侧向发育型肿瘤、早期食管癌、早期十二指肠癌的内镜下治疗。ESD 对操作者要求高、手术时间较长；穿孔、出血并发症发生率较高。

(三) 经口内镜下肌切开术

经口内镜下肌切开术（peroral endoscopic myotomy，POEM）可治疗贲门失弛缓症。POEM 的主要步骤包括：食管黏膜层切开；分离黏膜下层，建立黏膜下"隧道"；胃镜直视下切开环形肌；金属夹关闭黏膜层切口。作为一种 ESD 技术的全新变种，隧道技术的应用包括以下方面：①对黏膜层广基病变及早癌的

治疗；②对固有肌层的治疗：如贲门失弛缓、固有肌层肿瘤；③对腔外疾病的诊断与治疗：如淋巴结切除、肿瘤切除等。

（四）其他

对消化道早期癌的治疗还有内镜下氩气刀、微波、激光局部治疗；腔内放疗；内镜下局部注射 5-Fu、MMC 等油脂悬浮液，有局部药物浓度高、作用时间长、全身不良反应小的优点。

七、经十二指肠镜治疗胆道、胰腺疾病

（一）胆管结石

一般需行乳头括约肌切开或扩张术，然后进行排石。

1. 内镜下乳头括约肌切开术（endoscopic sphinctero papillotomy，EST）适应证有以下几种。

（1）胆总管结石。

（2）胆囊结石合并下列情况：①合并胆总管结石的腹腔镜胆囊切除术术前；②反复发作的胆囊炎、胆绞痛伴胆总管扩张且下端狭窄者；③胆囊结石伴反复发作的胰腺炎。

（3）胆总管下端良性狭窄。

（4）胆道蛔虫病。

（5）急性梗阻化脓性胆管炎。

（6）急性胆源性胰腺炎。

（7）慢性胰腺炎合并胰管狭窄或胰管结石。

（8）壶腹周围肿瘤引起的梗阻性黄疸。

（9）Oddi 括约肌狭窄或功能障碍。

类似的还有内镜下胰管括约肌切开术。

2. 内镜下乳头括约肌气囊扩张术（endoscopic papillosphincter balloon dilatation，EPBD）主要用于 8 mm 胆总管结石的即刻取石，或有十二指肠憩室、扁平样乳头、凝血障碍等不宜行 EST 的情况。EPBD 保留了乳头括约肌的完整和生理功能，且避免了 EST 术后出血、穿孔的并发症。

3. 排石方法

（1）自然排石法：乳头完全切开后，直径 <1 cm 的结石可自行排出，同时使用促胆汁分泌药物则效果更好。

（2）取石术。①网篮取石：直径 <1 cm 的结石均可通过切开的乳头取出，直径 1.5～2 cm 的结石在乳头切开足够大后也可取出；②气囊取石：主要用于较小的结石和泥沙样结石。

（3）碎石术：直径 >2 cm 的结石最好先进行经碎石后再取出，以减少出血和穿孔的可能。方法有机械网篮碎石器、子母镜直视下激光和高压液电碎石术。

（二）肝外梗阻性黄疸

可行内镜下胆管引流术，分为鼻胆管引流和支架引流。

1. 内镜下鼻胆管引流术（ENBD）能将胆汁充分引流，一旦引流不畅也能够及时发现，并能及时进行胆管冲洗、胆管造影。但长期外引流胆汁易大量丢失，会导致电解质紊乱及诱发胆道感染，故一般仅作为短期暂时的治疗手段。有食管静脉曲张者要慎用。

2. 内镜下胆管支架引流术（endoscopic retrograde biliary drainage，ERBD）已被确认作为梗阻性黄疸的一项内镜治疗基本手段，在很大程度上取代了 PTCD。与 ENBD 相比，ERBD 不丢失胆汁，更符合生理

要求，术后无须特殊护理。ERBD 对于手术风险极大的高龄胆道疾病患者及无法外科手术的恶性胆道梗阻患者是一种较好的姑息性治疗手段。

类似的还有内镜下鼻胰管引流术和内镜下胰管内引流术。

（三）急性胆源性胰腺炎

美国于 2000 年肯定了急症 ERCP 在急性胆源性胰腺炎治疗中的地位，即对于急性胆源性胰腺炎应尽早行 ERCP 和 EST（24 小时内），并尽可能在内镜下完全清除胆总管结石，放置鼻胆管引流。取石失败和 ERCP 或 EST 失败者应立即手术治疗。

八、内镜下经皮胃造瘘、小肠造瘘术

（一）经皮内镜下胃造瘘术

经皮内镜下胃造瘘术（percutaneous endoscopic gastrostomy，PEG）借助胃镜经腹壁在胃内置入造瘘管的一种方法，以达到胃肠减压和肠内营养的目的，并可防止胃食管反流和吸入性肺炎。适应证为：各种原因导致的长期经口进食困难引起的营养不良，而胃肠道动力及功能正常的患者。部分胃造瘘术后患者因有呕吐或十二指肠压迫，常需在胃造瘘基础上行空肠插管营养治疗，可利用小肠镜钳道通过特殊活检钳将导管送入空肠。

（二）经皮内镜下小肠造瘘术

经皮内镜下小肠造瘘术（percutaneous endoscopic jejunostomy，PEJ）是目前长期非经口胃肠内营养的首选方法。适应证为需要长期营养供给且伴有以下情况的患者：严重上消化道反流；胃张力缺乏或胃麻痹者；反复呼吸道吸入；全胃切除术或食管 – 空肠吻合术后而肠功能正常者。在不能或不适应经皮胃造瘘直接胃内营养供给时，PEJ 是一种代替 PEG 的有效营养供给方法，使不能直接 PEG 而又需要造瘘的患者避免手术造瘘。

九、超声内镜引导下的治疗

（一）超声内镜下注射技术

超声内镜下注射技术（fine needle injection，FNI）在超声引导下，可以将药物通过穿刺针插入病灶内进行局部注射，以达到治疗目的。目前主要应用于：①超声内镜引导下的腹腔神经丛阻滞术，通过细针将药物注射于腹腔神经节使之麻痹或慢性坏死，用于胰腺癌、慢性胰腺炎的止痛；②EUS 引导下注射肉毒杆菌毒素治疗贲门失弛缓和 Oddi 括约肌功能失调；③EUS 引导下肿瘤的局部注射，主要针对失去根治手术机会或术后复发的上消化道及其周围的恶性肿瘤，如某些纵隔肿瘤、胰腺肿瘤等；④EUS 引导下静脉曲张硬化剂注射治疗；⑤EUS 引导下胶体注射治疗反流性食管炎，实现食管下段黏膜隆起，减少反流。

（二）超声内镜引导下胰胆管造影和胆管引流术

超声内镜引导下胰胆管造影（EGCP），适用于 ERCP 插管不成功的情况，直接对胆管穿刺造影，以了解患者胰胆管病变情况的一种技术。在胰胆管穿刺造影的基础上还可以进行胆管引流，较之 ERCP 的盲开窗引流，无疑更安全可靠。

（三）超声内镜下胰腺假性囊肿穿刺和引流术

胰腺假性囊肿过去一直以外科手术为主，并发症的发生率较高。现可在 EUS 引导下行穿刺引流，穿刺成功后放置塑料或金属支架可在囊肿和胃肠道腔内形成内瘘，进行持续性内引流，具有较好临床疗效，是胰腺假性囊肿重要的非手术治疗方法。

（四）超声内镜下肿瘤射频消融术

对于较小的胰腺内分泌肿瘤和无法切除的胰腺癌，可在 EUS 引导下将带有射频发生器的穿刺针通过胃壁插入胰腺内肿瘤组织，利用射频使目标肿瘤坏死，达到治疗目的。

（吴国志　张向磊　丁广智　徐　佳　刘　畅）

参 考 文 献

[1] 陈灏珠，林果为，王吉耀. 实用内科学 [M].14 版. 北京：人民卫生出版社，2013.
[2] 陈灏珠，钟南山，陆再英. 内科学 [M].8 版. 北京：人民卫生出版社，2013.
[3] 陆再英，钟南山. 内科学 [M].7 版. 北京：人民卫生出版社，2008.

第二篇　指南共识篇

第十六章　2020年中国胃食管反流病内镜治疗专家共识

胃食管反流病（gastroesophageal reflux disease，GERD）是临床常见疾病，治疗方式包括生活方式调整、药物治疗、内镜手术或外科手术干预。近年来，GERD的内镜治疗发展较快，如内镜下射频消融术、经口无切口胃底折叠术（transoral incisionless fundoplication，TIF）、经口内镜下贲门缩窄术（peroral endoscopic cardial constriction，PECC）、内镜下抗反流黏膜切除术（anti-reflux mucosectomy，ARMS）等手术方式不断涌现与更新，为患者治疗提供了新的选择。然而，针对GERD的内镜治疗尚无行业规范，临床医师在选择内镜治疗时面临不少困惑：哪些患者合适接受内镜治疗，内镜治疗前应评估哪些内容，现有抗反流内镜治疗术式如何选择，内镜治疗技术的有效性和安全性如何，内镜治疗后如何进行随访？在此背景下，中国医师协会消化医师分会胃食管反流病专业委员会和中华医学会消化内镜学分会食管疾病协作组一起组织国内多名GERD诊疗的知名专家组成工作小组及共识专家委员会，经过1年的多轮讨论，反复修订，最后投票通过，形成了针对GERD内镜治疗的首个专家共识。

对于本专家共识的制定，首先由工作小组检索Medline、Embase、Cochrane图书馆和万方数据知识服务平台等数据库，制定了本共识的草案，随后由专家委员会进行多轮讨论并投票，直至达成共识。投票意见的推荐级别分为6个等级：（A＋）非常同意；（A）同意并有少许保留意见；（A－）同意但有较多保留意见；（D）不同意但有较多保留意见；（D－）不同意并有少许保留意见；（D＋）完全不同意。相应证据等级分为4个等级，①高质量：进一步研究也不可能改变该疗效评估结果的可信度；②中等质量：进一步研究很可能影响该疗效评估结果的可信度，且可能改变该评估结果；③低质量：进一步研究极有可能影响该疗效评估结果的可信度，且该评估结果很可能改变；④极低质量：任何疗效评估结果都很不确定。本共识共围绕12个临床核心问题形成17条共识意见。

临床问题1：GERD症状有何特征？

声明1：GERD典型症状包括胃灼热和反流，部分患者可存在不典型症状、食管外症状。

［推荐级别：（A＋）84%，（A）16%；证据等级：高质量］

GERD的临床表现多样，包括典型症状、不典型症状及食管外症状。胃灼热和反流是GERD的典型症状，胃灼热指胸骨后烧灼感，反流指胃内容物向咽部或口腔方向流动的感觉。胃灼热和反流是最常见的症状，在GERD中的比例超过50%，但是队列研究提示依据胃灼热症状判定食管异常酸暴露的准确率仅为78%。因此，要注意其不典型症状，包括胸痛、上腹痛、上腹烧灼感、上腹胀及嗳气等。我国纳入186例患者的队列研究提示，在不伴有胃灼热和反流症状的上腹部症状（上腹痛、上腹烧灼感、上腹胀及早饱）患者中，约1/3存在病理性酸反流，其中在上腹烧灼感患者中的比例最高，且抑酸治疗有效。此外，部分患者可能伴随食管外症状或以食管外症状为首发表现，包括咽喉不适、咽喉异物感、声嘶、咳嗽或哮喘等。有研究对107例哮喘患者进行24小时食管pH监测，发现53%的哮喘患者存在病理性酸反流。我国的研究提示37例睡眠呼吸暂停综合征患者中，43.2%存在食管病理性酸反流。一项调查研究连续纳入了303例GERD患者，显示其中43.6%患者存在咽喉反流症状。因此，GERD症状具有多样化的特点，临床上需仔细询问病史，注意鉴别。

临床问题 2：质子泵抑制剂（proton pump inhibitor，PPI）试验能用于诊断 GERD 吗？

声明 2：PPI 试验简便易行，可作为 GERD 的试验性诊断手段。

［推荐级别：（A＋）56％，（A）44％；证据等级：高质量］

PPI 是 GERD 的主要治疗药物。欧美国家的数据显示，反流性食管炎（reflux esophagitis，RE）及非糜烂性反流病（nonerosive reflux disease，NERD）患者中 PPI 试验性治疗的症状缓解率分别约 69％ 及 49％。我国的研究提示，内镜下显示为糜烂性食管炎或食管反流监测呈阳性的内镜阴性反流病患者中，PPI 治疗的有效率约为 70％。因此对于疑诊 GERD 的患者使用 PPI 作为试验性诊断的方法可行。西方国家对 PPI 试验性治疗的评估性研究提示，与联合内镜和食管反流监测对比，PPI 试验性治疗诊断 GERD 的敏感度为 71％，特异度为 44％。有 Meta 分析纳入了 15 个关于 PPI 试验的较高质量研究，以病理性酸反流作为金标准，PPI 试验的敏感度为 78％，但特异度仅有 54％。国内许国铭等的研究也提示 PPI 试验敏感度较高（88.1％），但特异度偏低。尽管特异度偏低，但综合考虑 PPI 试验临床操作性强，在临床实践中具有较高的意义。对拟诊患者或疑有反流相关食管外症状的患者，尤其是上消化道内镜检查阴性时，可采用诊断性治疗。

新型的钾离子竞争性酸阻滞剂（potassium-channel acid blocker，P-CAB）抑酸效果不劣于 PPI，RE 患者使用 P-CAB 4 周的黏膜愈合率能达到 90％ 左右。目前尚缺乏 P-CAB 用于 GERD 诊断性试验的证据，从其对 RE 的临床效果看有应用前景，需要进一步的研究证实其在 GERD 诊断中的作用。

临床问题 3：GERD 诊断的金标准是什么？

声明 3：食管反流监测为 GERD 诊断的金标准。

［推荐级别：（A＋）76％，（A）20％，（A－）4％；证据等级：高质量］

食管反流监测可检测食管腔内有无胃内容物反流，为 GERD 提供客观的诊断证据。具有典型的反流症状但内镜检查食管正常、症状不典型、药物治疗无效或拟行抗反流手术的患者需要行食管反流监测。反流监测可采用导管式监测或胶囊式监测。导管式监测受时间限制，一般在体内停留 24 小时左右，因此结果存在日间变异；无线胶囊 pH 监测因鼻腔无导管停留，故患者耐受性好，不受时间限制，最长可停留 96 小时，可取监测过程中反流最明显一天的结果。

导管式监测根据感应器的功能分成单纯 pH 监测和 pH－阻抗监测。食管单纯 pH 监测仅能检测酸反流，既往以 24 小时内食管 pH＜4 的时间百分比超过 4.2％ 作为反流过量的标准。但是在反流监测阳性的患者中，病理性反流与症状的严重程度并不呈平行关系，且部分反流监测食管 pH＜4 的时间百分比超过 4.2％ 的患者 PPI 治疗效果不佳，提示这部分患者症状产生的原因可能与反流无关。因此，2018 年国际反流监测里昂标准提出将阳性标准提高至 6％，从而更好地筛选出真正的反流患者。我国 Zhang 等的研究发现，以里昂标准中 6％ 作为阳性判断标准，我国 RE 患者中存在病理性反流的比例为 33％，且反流阳性的患者与食管 pH＜4 的时间百分比在 4％～6％ 的患者相比，其 PPI 治疗的效果并不存在统计学差异，提示新的里昂标准对中国人群的适用性值得商榷。食管 pH－阻抗监测不但可检测酸和非酸反流，还可区分反流内容物（液体、气体或混合）。

食管反流监测过程中可使用反流症状指数（symptom index，SI）和症状相关概率（symptom association probability，SAP）对反流与症状的关联性进行评估及预测抑酸治疗的疗效，辅助 GERD 诊断。近期研究发现食管 pH－阻抗监测过程中反流后吞咽诱导蠕动波（post-reflux swallow-induced peristaltic wave，PSPW）指数可反映患者的收缩储备情况，可辅助 GERD 诊断并可有效鉴别 RE、NERD、功能性胃灼热、正常人。夜间基线阻抗（mean nocturnal baseline impedance，MNBI）反映食管炎症情况，可辅助 GERD 诊断，可鉴别 RE、NERD、功能性胃灼热及正常人，并可预测抗酸治疗疗效。

食管反流监测作为GERD诊断的金标准，为内镜下抗反流治疗的必要检查。患者可在服用PPI或者停用PPI的情况下行食管反流监测，前者主要为确诊GERD，后者则主要用于寻找难治性GERD病因。

临床问题4：GERD的内镜表现包括哪些？

声明4：白光内镜检查为GERD患者的基本检查手段，内镜表现可分为：NERD、糜烂性食管炎及巴雷特食管（Barrett esophagus，BE）。

［推荐级别：（A＋）56%，（A）40%，（A－）4%；证据等级：高质量］

行上消化道内镜检查的目的在于排除上消化道肿瘤、诊断食管炎和巴雷特食管，并发现其他GERD的合并情况如食管狭窄、食管裂孔疝等。内镜检查有助于提高内镜下食管炎的检出率。我国是胃癌与食管癌的高发国家，内镜在我国的普及与检查成本较低，既往我国GERD专家共识均建议出现反流症状需要进行内镜检查。目前GERD的内镜下分级包括洛杉矶（Los Angeles，LA）分级、Muse分级、Savary-Miller分级及Heztel-Dent分级等。目前我国大多用洛杉矶分级对食管炎进行分级：A级，食管黏膜有1处或多处长度<5 mm的黏膜破损；B级，至少1处长度>5 mm的黏膜破损，但无融合；C级，至少有1处两条黏膜破损融合，但未超过食管环周的75%；D级，黏膜破损融合，达到或超过75%的食管环周范围。洛杉矶分级与酸暴露、食管动力异常相关，可用于指示GERD的严重程度，且可预测治疗效果与临床预后。另外，内镜检查倒镜时充分注气后可仔细观察胃食管阀瓣（gastroesophageal flap valve，GEFV）。胃食管阀瓣是由Hill等证实存在于胃食管处的具有屏障功能的结构，标准内镜下可分为I～IV级，其中I、II级为正常阀瓣，III、IV级为异常阀瓣，该分级与患者的酸暴露相关，有助于抗反流内镜治疗前评估。

部分NERD患者胃镜下可见微小病变，包括黏膜红斑、黏膜发白、黏膜水肿、齿状线模糊、齿状线周围血管化、鳞状上皮岛、柱状上皮岛等变化，但其诊断GERD的特异度不高。抑酸治疗后这些微小病变部分或完全消失，因此有学者认为微小病变与NERD的发生有关。放大内镜下可更好地观察到胃食管交界处的细微结构，包括黏膜微小病变、齿状线形态、乳头内毛细血管袢（intrapapillary capillary loops，IPCLs）等，并筛查食管早癌。临床尚有一些新的内镜图像增强技术如智能分光比色技术（flexible spectral imaging color enhancement，FICE）、高清电子染色技术（i-Scan）、光学增强内镜（optical enhancement，OE）、联动成像（linked color imaging，LCI）等，可增加微小病变的检出率。

临床问题5：拟行内镜治疗的患者术前评估包括哪些内容？

声明5：拟行内镜治疗的患者术前应完善既往PPI疗效评估、上消化道内镜检查、食管测压和反流监测。

［推荐级别：（A＋）68%，（A）32%；证据等级：高质量］

GERD的起始治疗为生活习惯调整及药物治疗，部分经慎重选择的患者可以考虑接受内镜下手术治疗。选择内镜手术治疗前应采用多种方法从不同角度进行充分评估。国内外多项GERD诊疗相关的指南或专家共识均认为内镜检查、食管测压和反流监测能获得GERD患者食管结构、功能及是否存在反流等重要信息，是进行内镜或外科手术治疗前必须进行的评估内容。在几乎所有GERD内镜治疗相关的临床研究中，不管是针对应用较为成熟的内镜射频消融术，还是针对技术较新的TIF、ARMS，患者的选择均考虑了既往抑酸治疗的效果、内镜下表现、食管测压和反流监测的结论，这些评估缺一不可，不但用于明确GERD的诊断，而且有助于了解食管功能改变，排除不适宜进行内镜手术的情况，从而最终选择出适合接受内镜治疗的患者。

临床问题6：术前不同评估手段对确定内镜治疗方案有何意义？

声明6：术前内镜检查可确定适应证，排除其他不宜行内镜治疗的患者。

［推荐级别：（A＋）56%，（A）40%，（A－）4%；证据等级：高质量］

GERD 患者内镜下表现多样，内镜手术并非适合于所有的 GERD 患者。进行内镜手术临床研究入选的患者多为内镜下黏膜正常的 NERD 或洛杉矶分级 A 级、B 级的 RE 患者，而 C 级、D 级重度 RE 及长度 2～3 cm 以上的食管裂孔疝患者基本被排除。近年来几项 TIF 的研究纳入了少数几例 C 级食管炎患者，取得了一定的疗效，但由于例数太少，内镜手术特别是 TIF 对 C 级及 C 级以上 RE 患者的疗效需要进一步评估。在射频消融术和 TIF 的研究中，巴雷特食管患者均被排除；此外，部分针对射频消融术的随机对照研究和队列研究排除了食管不典型增生，另外几项关于射频消融术和 TIF 的研究排除了门静脉高压和（或）食管胃底静脉曲张，不少研究也排除了食管狭窄和食管溃疡。部分嗜酸细胞性食管炎患者会出现 GERD 类似症状，当出现食管环形成、正常血管结构缺失、纵行裂隙形成、白斑或白色渗出等内镜特征时应注意结合活检病理排除嗜酸细胞性食管炎。

因此针对 GERD 的内镜治疗术前需行内镜检查，其主要目的在于确定适应证及排除不宜行内镜治疗的情况。

声明 7：食管测压可以评估食管动力状态，排除其他动力障碍性疾病。

［推荐级别：（A＋）76%，（A）24%；证据等级：高质量］

高分辨率食管测压（high resolution esophageal manometry，HREM）可以确定 GERD 患者食管结构和功能情况，同时排除其他疾病所致的食管动力异常。临床上有不少患者的 GERD 症状是由于其他动力异常引起的，如贲门失弛缓症、胃食管连接处出口梗阻、食管高动力（Jackhammer 食管）和远段食管痉挛，术前的测压检查可以避免将这些患者误诊为 GERD 而给予不恰当的内镜治疗。

HREM 可以呈现 GERD 相关的异常食管动力，包括胃食管连接处结构和功能异常导致的抗反流屏障功能减弱，具体可表现为食管下括约肌（lower esophageal sphincter，LES）与膈肌分离（胃食管连接处分型为 Ⅱ 型或 Ⅲ 型）、LES 静息压低和一过性 LES 松弛增多，以及食管体部廓清功能异常（表现为食管体部蠕动减弱）。了解 GERD 患者的食管动力状态有助于选择合适的患者接受内镜手术治疗。

在涉及 GERD 内镜治疗的临床研究中，不论是射频消融术还是 TIF 或 ARMS，多项研究不但将其他动力障碍疾病排除作为前提，也将严重的食管体部蠕动失效患者排除。胃食管连接处动力特征也是患者选择的重要依据，长度 2～3 cm 以上的食管裂孔疝患者通常不应考虑内镜治疗。在一些关于射频消融术的研究中，LES 静息压也被用于指导筛选患者，LES 静息压过低的患者被排除。一项排除了 LES 静息压低于 5 mmHg（1 mmHg＝0.133 kPa）患者的随机对照研究显示，射频治疗 3 个月后的有效率为 80%，明显高于对照组的 40%。另一项同样排除了 LES 静息压低于 5 mmHg 患者的队列研究纳入 83 例 GERD 患者，随访 48 个月，显示射频手术后需要每日服药控制症状的患者从基线期的 100% 降至 13.6%。美国一项队列研究对 LES 静息压在 8 mmHg 以上、不存在长度 2 cm 以上食管裂孔疝和巴雷特食管的患者进行射频治疗，随访 6 个月，58% 接受射频治疗的患者可停用 PPI，另外 31% 的患者可减少 PPI 用量。

综上所述，术前的食管测压有助于鉴别其他非 GERD 的动力障碍疾病，更重要的是有助于筛选合适的患者接受内镜手术治疗，严重食管体部蠕动失效患者不宜接受内镜治疗，此外，若拟为患者施行射频消融术，LES 静息压过低的患者也不推荐。

声明 8：反流监测可以发现病理性酸反流的存在。

［推荐级别：（A＋）68%，（A）28%，（A－）4%；证据等级：高质量］

反流监测是诊断 GERD 的金标准。如前所述，反流监测分为不同的类别，监测 pH 的所有种类的反流监测能监测出酸反流，而联合了腔内阻抗监测技术的 pH－阻抗反流监测技术，还能发现弱酸反流和非酸反流的存在。

几乎所有的 GERD 内镜治疗相关临床研究，不管是射频消融术，还是 TIF 或 ARMS，纳入的患者均存在病理性酸反流。2002 年一项腹腔镜胃底折叠术的研究纳入了 106 例病理性酸反流、13 例生理性酸反流患者，5 年随访显示病理性酸反流患者疗效的平均满意度评分（0 分为不满意，10 分为非常满意）可达 8 分，而生理性酸反流患者仅为 4.6 分，提示病理性酸反流的存在与抗反流手术疗效相关。国内外多个 GERD 诊疗的指南也明确指出，抗反流手术前需进行反流监测评估，用于挑选出病理性酸反流阳性的患者接受手术治疗。

近年来也有一些内镜治疗的研究以病理性酸反流患者为主要研究对象，同时纳入了少量反流高敏感（生理性酸反流，但症状与反流相关）患者，但目前这些研究尚不能提供内镜治疗反流高敏感患者的高质量证据。最近关于 ARMS 的一项样本量为 33 例的队列研究纳入了 24 例 GERD 和 9 例反流高敏感患者，随访 6 个月，6 例反流高敏感患者症状持续缓解。2020 年发表的一项内镜下胃底折叠术的小样本队列研究纳入了 36 例经内镜和反流监测证实的 GERD 和反流高敏感患者，共有 20 例患者完成 12 个月的随访，显示症状控制有效，但该研究未作亚组分析，反流高敏感患者的疗效不明。

总的来说，内镜手术前的反流监测主要用于筛选出存在病理性酸反流的患者接受治疗，内镜手术对于反流高敏感患者的疗效尚不明确，未来需要更多高水平大样本的研究来探索和验证。

声明 9：内镜手术适合于 PPI 有效者，PPI 无效者考虑内镜手术需谨慎。

［推荐级别：（A＋）32%，（A）48%，（A－）20%；证据等级：中等质量］

GERD 内镜手术前首先应该评估患者对于抑酸治疗的疗效。目前多项国内外指南或专家共识明确指出，抗反流手术适合于 PPI 治疗有效的患者，因为基于临床研究，PPI 有效是反流手术疗效好的预测因子，结合反流监测提示病理性酸反流的结果，PPI 有效进一步说明酸反流是主要的致病因子，抗反流手术可获疗效，不推荐 PPI 疗效不好的患者接受手术治疗。

值得注意的是，如前所述，PPI 疗效对 GERD 诊断的敏感度存在一定的局限性，存在 PPI 对病理性酸反流无法完全控制而表现为 GERD 患者 PPI 疗效欠佳的情况。最近几年，也不乏关注难治性 GERD 患者内镜治疗的研究，这些研究纳入的患者均经反流监测确认存在病理性酸反流，但每日使用 PPI 症状控制欠佳（无效或仅部分有效）。例如：3 项随机对照研究显示 TIF 术后 1 年、3 年、5 年的反流症状和不典型症状缓解率均在 80% 以上，术后 3 年 PPI 停用率可达 61%。另一项多中心大样本（n＝696）随机对照研究显示 TIF 术后半年 67% 的患者反流症状消失，45% 的患者可停用 PPI。也有一些关于病理性酸反流阳性的难治性 GERD 患者的病例报道，ARMS 显示了较好的疗效。

综上可见，存在病理性酸反流且 PPI 有效的患者可考虑内镜治疗，对于 PPI 无效的患者，需要非常谨慎，必须经过反流监测，确认存在 PPI 控制力度不够的病理性酸反流才能进一步考虑内镜手术。

临床问题 7：射频治疗适用于哪些患者？

声明 10：射频治疗适用于诊断明确的 GERD，需要除外长度 >2 cm 的食管裂孔疝及重度食管炎等合并症。

［推荐级别：（Λ＋）56%，（A）44%；证据等级：高质量］

射频治疗通过将热能作用于 LES 及贲门局部的神经肌肉组织，导致局部组织凝固性坏死，从而形成组织纤维化，增加 LES 压力及厚度，并减少一过性 LES 松弛发生的频率。同时，射频治疗可降低胃食管交界处顺应性，从而达到减轻反流症状及减少相关并发症的效果。

射频治疗主要用于 18 岁以上、明确诊断 GERD 且 PPI 治疗有效的患者。同时要求患者无长度 >2 cm 的食管裂孔疝等解剖结构学异常、严重食管炎（洛杉矶分级 C、D 级）、巴雷特食管及不能耐受麻醉的合并症。此外，存在食管不典型增生、门静脉高压和（或）食管胃底静脉曲张、食管狭窄和食管溃疡的患者也不适合接受内镜治疗。经术前测压评估，存在其他动力障碍疾病和严重的食管体部蠕动失效的患者需排除，LES 压力过低（如低于 5 mmHg）的患者也不宜接受射频治疗。

临床问题 8：射频治疗的疗效如何？

声明 11：射频治疗可改善反流症状、减少反流并减少抑酸药用量。

［推荐级别：（A +）60%，（A）36%，（A −）4%；证据等级：高质量］

射频治疗是开展较为广泛的 GERD 内镜下治疗方法，已有较多的循证医学证据证实了射频治疗具有较好的疗效。2017 年发表的 Meta 分析较为全面地分析了射频治疗对 GERD 的疗效，这项 Meta 分析纳入 28 项临床研究（包括 4 项随机对照研究、23 项队列研究和 1 项注册研究），共计 2468 例患者，术后平均随访达 25.4 个月，文章结果显示，与假手术、单纯 PPI 治疗或腹腔镜胃底折叠术相比，射频治疗可显著改善患者胃灼热症状，显著降低患者 RE 发病风险，显著降低食管酸暴露时间，治疗后患者 PPI 用量显著减少，治疗后患者生活质量显著提高。

综上所述，射频治疗可显著改善患者胃灼热症状，降低患者 RE 发病风险和食管酸暴露时间，并且减少了 50% 以上患者抑酸药物用量，显著提高了患者的生活质量。

临床问题 9：射频治疗的安全性如何？

声明 12：射频治疗 GERD 具有较好的安全性。

［推荐级别：（A +）64%，（A）36%；证据等级：高质量］

射频治疗 GERD 安全性较好。虽然射频治疗技术应用早期曾出现过个别严重并发症，包括 3 例消化道穿孔和 2 例吸入性肺炎，考虑为操作不熟练等原因导致，2002 年之后未再出现此类严重并发症。近期整合 28 项临床研究（包括 4 项随机对照研究、23 项队列研究和 1 项注册研究）的 Meta 分析显示，在所纳入的 2468 例接受射频治疗的患者中总体并发症发生率仅为 0.93%（23 例），包括浅表糜烂 9 例、黏膜撕裂 7 例、胃轻瘫 3 例、出血 1 例，纵隔炎、胸膜炎及肺炎各 1 例。

临床问题 10：其他内镜治疗方式的现状如何？

声明 13：内镜下胃底折叠术有一定疗效，安全性较好。

［推荐级别：（A +）24%，（A）64%，（A −）12%；证据等级：中等质量］

TIF 系统包括 Bard、GERDX、EsophyX 和 MUSE 系统。在我国，有少数患者接受 Bard 内镜缝合系统治疗，后因远期疗效问题而极少使用，GERDX 和 EsophyX 尚未进入中国市场，MUSE 系统已在我国开展临床试验。MUSE 系统的原理是内镜下多次、不同角度下将胃底钉合至胃食管连接处上方约 3 cm 食管处，以形成强有力的抗反流阀瓣和恢复 His 角，而达到抗反流效果。

MUSE 系统治疗 GERD 有一定疗效，且安全性较好，但整体研究报道的病例数不多。国外一项纳入 66 例患者的多中心、前瞻性研究显示：与术前相比，术后 6 个月总的酸暴露时间百分比显著降低，但仍位于异常范围（10.9% *vs.* 7.3%，$P < 0.001$），胃食管阀瓣分级明显改善（≤Ⅱ级：术前 22 例，术后 61 例）；术后 6 个月和 4 年的 PPI 停药率分别为 64.6% 和 69.4%，且 GERD 健康相关生活质量（gastroesophageal reflux disease-health related quality of life，GERD-HRQL）评分显著降低（29 分 *vs.* 6 分，$P < 0.001$）；观察还发现 MUSE 术后最常见的并发症是胸痛（22%）和咽痛（21%），但均于术后 1 周内消失。国内纳入 13 例 GERD 患者的多中心、前瞻性研究显示，与术前相比，术后 6 个月总的酸暴露时间百分比显著降低（10% *vs.* 3%，$P = 0.001$），胃食管阀瓣分级明显改善（≤Ⅱ级：术前 3 例，术后 11 例），PPI 停药率为 77%，GERD-HRQL 评分显著降低（13 分 *vs.* 1 分，$P < 0.01$），术后 48 小时内所有患者有轻微但可耐受的咽痛、上腹隐痛，无其他不良反应。

声明 14：PECC 和 ARMS 尚处于探索阶段。

［推荐级别：（A +）35%，（A）56%，（A −）9%；证据等级：中等质量］

令狐恩强教授于 2013 年首次报道 PECC 治疗 GERD。PECC 原理是在胃食管连接处近端套扎与固定黏膜及肌层形成皱褶，随后组织缺血、坏死、脱落、修复，之后形成瘢痕，造成贲门缩窄而达到抗反流效果。目前的临床研究表明：①PECC 治疗 GERD 有一定的近期效果，但依据尚不充足（术后酸反流程度较术前显著降低，但仍位于异常范围），提示有必要对套扎深度、位置和次数等进行探索，以提高疗效；②PECC 安全性较好，47 例患者的回顾性研究中，7 例出现胸骨后疼痛不适、2 例出现进食哽噎感、1 例出现少量咯血，症状均于 2 日内自行好转；③PECC 花费低，治疗费用（2915 ± 879）元；④远期疗效和并发症还需进一步大样本研究明确。

日本学者于 2003 年首次报道 ARMS 治疗 GERD。ARMS 原理是内镜下切除部分贲门处黏膜，黏膜在愈合过程中瘢痕挛缩，贲门缩小而达到抗反流效果。ARMS 治疗 GERD 有一定近期疗效，且安全性好。纳入 33 例患者的单中心、前瞻性研究显示：ARMS 术后 6 个月时，PPI 停药率为 63%，GERD 问卷量表评分显著降低（11 分 *vs.* 6 分，$P < 0.001$），DeMeester 积分显著降低（11 分 *vs.* 6 分，$P < 0.001$），胃食管阀瓣分级显著降低（Ⅲ级 *vs.* Ⅰ级，$P < 0.001$）；2 例患者因狭窄接受球囊扩张治疗，无其他严重不良事件发生。国内一项 18 例患者的回顾性研究显示：ARMS 术后 4 ~ 34 个月，胃灼热及反流症状改善总有效率为 89%，DeMeester 积分显著降低（74.16 *vs.* 20.16，$P < 0.05$），总的酸暴露时间百分比显著降低（6.42% *vs.* 2.70%，$P < 0.05$）；内镜随访显示 18 例患者贲门均较前缩紧，收缩良好；术后 5 例出现胸骨后隐痛不适，1 ~ 3 日自行消失，无感染、迟发性出血及穿孔发生。

临床问题 11：GERD 内镜治疗后是否需要药物治疗？

声明 15：内镜治疗后仍需短期使用抑酸药物。

［推荐级别：（A +）60%，（A）36%，（A −）4%；证据等级：中等质量］

内镜治疗 GERD 的各种方法大多会造成一定程度的黏膜损伤，为最大程度避免术后消化道出血和促进受损黏膜愈合，内镜治疗后仍需短期使用抑酸药物。一般在术后禁食期间予以静脉滴注 PPI，出院后予以短期口服 PPI。因不同手术方式的操作方法、原理等不同，消化道黏膜损伤程度和术后出血风险大小均略有差异，一般内镜下射频治疗和 TIF 后予以的 PPI 剂量和疗程较 ARMS 少。内镜下射频治疗后多予以口服标准剂量 PPI 3 ~ 4 周，亦有研究采用口服 PPI 6 周，其后尝试逐步减量的方式。TIF 治疗后一般也建议短期口服 PPI，多数采用的是术后口服 2 周标准剂量 PPI 的策略。为尽可能减少 TIF 术后胃出血风险及修复受损食管、胃黏膜，亦有部分研究者予以双倍剂量 PPI 口服 4 周。ARMS 会形成人工溃疡，黏膜愈合所需时间较长，一般采取的策略是恢复进食后口服标准剂量 PPI 6 ~ 8 周。PECC 术后一般予以口服 PPI 2 周。

临床问题 12：内镜治疗后如何随访和处理？

声明 16：术后随访内容包括症状、生活质量、抑酸药物用量、内镜检查、反流监测。

［推荐级别：（A +）44%，（A）52%，（D）4%；证据等级：高质量］

内镜治疗后如何随访，如何判定其长期疗效，随访时应予以哪些检查方法等都尚无统一标准，不同研究采用的随访方案和检测指标也不尽相同，但术后随访的主要目的包括评估治疗手段的疗效、有无胃食管反流等并发症发生，及时发现复发征象等；随访时间多采用先紧后松的策略，如术后 3 个月、6 个月、1 年、3 年、5 年等；一般通过以下几个方面进行疗效评估，包括 GERD 症状评分、生活质量评分、PPI 用量、食管测压、pH 监测、内镜检查等（表 16-1）。GERD 症状评分下降、生活质量评分提高、PPI 停用或较术前减量、pH 监测观察食管酸暴露时间较术前降低、内镜发现食管炎改善，提示治疗效果较好。LES 是抗反流屏障中的重要组成部分，食管测压评估 LES 压力是否提高为疗效提供客观评价指标。如 Aziz 等研究发现，射频治疗组 LES 静息压显著提高。

TIF 和 ARMS 术后随访与射频略有差异。Witteman 等在 TIF 治疗后 3 个月、6 个月及 3 年进行随访。Stefanidis 等对 TIF 术后患者进行了术后 1 个月、6 个月、1 年、2 年、3 年、4 年及 5 年的随访评估。Testoni 等则分别在 TIF 术后 6 个月、1 年、2 年、3 年、4 年、5 年及 6 年时进行随访。Yoo 等进行的一项前瞻性研究中，对 AMRS 患者术后 2 周时复查内镜，术后 6 个月时复查内镜、24 小时 pH 监测、HREM 及 EndoFLIP 测定，并进行 GERD 问卷量表评分和 PPI 使用情况评估。胡海清等的研究中，对接受 PECC 治疗的患者在术后第 3、6 个月复查了胃镜、食管 24 小时 pH - 阻抗监测，并进行 GERD-HRQL 及症状评分，比较手术前后变化。疗效评价根据患者症状缓解程度进行评估。

声明 17：术后症状复发，应再次评估，寻找原因，视情况选择处理措施。

［推荐级别：（A +）72%，（A）28%；证据等级：中等质量］

目前尚无关于内镜抗反流治疗失败后处理流程的指南或共识。有学者提出，术后 GERD 症状持续存在，或 GERD 症状复发，或出现新的其他症状，如严重吞咽困难和频繁呕吐时提示术后症状复发或治疗失败。复发的原因尚不明确，特别是对于内镜治疗后复发的研究较缺乏。一项对 2655 例腹腔镜抗反流术后患者进行的回顾性研究中，470 例（17.7%）出现反流症状复发，考虑高龄、女性、术后存在并发症为复发危险因素。当术后症状复发时，应结合患者症状及复查结果再次评估，根据分析结果选择药物控制，或抗反流手术。是否可再次予以不同方式的内镜治疗有待于进一步研究。Dughera 等开展的研究中，在成功随访 8 年的 26 例射频治疗患者中，7 例在术后 3 年出现复发，3 例在术后 4 年出现复发，1 例在术后 6 年出现复发；对上述术后症状复发患者的处理为：先予以 H_2 受体拮抗剂口服，如无效改为 PPI 口服；7 例症状复发患者中有 5 例成功接受腹腔镜抗反流手术治疗。Coron 等开展的研究中，术后症状复发患者建议再次口服术前剂量 PPI，6 周后再次尝试逐步减量。Wilson 等开展的一项前瞻性研究中，在随访 1 年期间内共有 6 例（6/94）患者在接受 TIF 治疗后 GERD 症状复发，且症状较重，其中 5 例予以腹腔镜下 Nissen 胃底折叠术，1 例再次予以 TIF 治疗。Bell 等开展的一项研究认为 TIF 术后复发患者再予以腹腔镜抗反流术是安全有效的；在该研究中，观察随访了 165 例 TIF 术后患者，其中共有 28 例患者平均 14 个月（13～50 个月）后症状复发，并接受腹腔镜下抗反流术，其中 3 例同时予以疝修补术。

此外，腹腔镜抗反流术后症状复查的处置流程可作为参考。当术后症状再次出现时，可结合患者临床症状、钡餐、内镜、食管测压及 pH 监测结果进行再次评估。对术后 pH 监测结果正常的胃灼热患者，要注意排除其他因素导致的症状复发。若患者主要症状为反流、胃灼热，术后 pH 监测结果确实存在异常，药物可控制症状的无须再次手术，否则可考虑再次予以手术治疗。

［摘自中华消化内镜杂志，2021，38（1）：1 - 12］

（吴国志 张向磊）

第十七章 慢性胃炎中医诊疗专家共识意见（2017）

慢性胃炎是由多种原因引起的胃黏膜的慢性炎性反应，是消化系统常见病之一。该病症状易反复发作，严重影响患者的生活质量，慢性萎缩性胃炎伴肠上皮化生、上皮内瘤变者发生胃癌的危险度增加，在临床上越来越引起重视。中医药在本病的诊疗方面有着多年的积累，中华中医药学会脾胃病分会曾于2009年组织制定了《慢性浅表性胃炎中医诊疗共识意见》《慢性萎缩性胃炎中医诊疗共识意见》，对慢性胃炎的诊疗起到了一定的规范作用。近年来，中医药在诊治慢性胃炎方面取得诸多进展，有必要对共识意见进行更新，以满足临床需要，更好地指导临床工作。

中华中医药学会脾胃病分会于2014年8月在合肥牵头成立了《慢性胃炎中医诊疗专家共识意见》起草小组。小组成员依据循证医学的原理，广泛搜集循证资料，并先后组织国内脾胃病专家就慢性胃炎的证候分类、辨证治疗、诊治流程、疗效标准等一系列关键问题进行总结讨论，形成本共识意见初稿，之后按照国际通行的德尔斐法进行了3轮投票。2015年9月在重庆进行了第一次投票，并根据专家意见，起草小组对本共识意见进行了修改。2015年12月在北京进行了第二次投票。2016年6月在厦门中华中医药学会脾胃病分会召开核心专家审稿会，来自全国各地的20余名脾胃病学知名专家对本共识意见（草案）进行了第三次投票，并进行了充分地讨论和修改。2016年7月在哈尔滨第28届全国脾胃病学术会议上专家再次进行了讨论、修改和审定。并于2016年9月在北京召开了本共识的最终定稿会议，完成了本共识意见。（表决选择：①完全同意；②同意，但有一定保留；③同意，但有较大保留；④不同意，但有保留；⑤完全不同意。如果>2/3的人数选择①，或>85%的人数选择①＋②，则作为条款通过）。现将全文公布如下，供国内外同道参考，并在应用中不断完善。

【概述】

（一）病名

慢性胃炎中医病名诊断以症状诊断为主。以胃痛为主症者，诊为"胃脘痛"；以胃脘部胀满为主症者，诊为"痞满"。若胃痛或胃脘部胀满症状不明显者，可根据主要症状诊断为"反酸""嘈杂"等病。

（二）西医诊断

慢性胃炎的确诊主要依赖于内镜与病理检查，尤以后者的价值更大。对慢性胃炎的诊断应尽可能地明确病因，特殊类型胃炎的内镜诊断必须结合病因和病理。

1. 临床表现：慢性胃炎是胃黏膜的慢性炎性反应，多数慢性胃炎患者可无明显临床症状，有症状者主要表现为非特异性消化不良，如上腹部不适、饱胀、疼痛、食欲缺乏、嗳气、反酸等，部分还可有健忘、焦虑、抑郁等精神心理症状。消化不良症状的有无及其严重程度与慢性胃炎的组织学所见和内镜分级无明显相关性。

2. 内镜及病理检查

（1）内镜诊断：①非萎缩性胃炎。内镜下可见黏膜红斑、黏膜出血点或斑块、黏膜粗糙伴或不伴水肿、充血渗出等基本表现；②萎缩性胃炎。内镜下可见黏膜红白相间，以白相为主，皱襞变平甚至消失，部分黏膜血管显露，可伴有黏膜颗粒或结节状等表现；③如伴有胆汁反流、糜烂、黏膜内出血等，描述为萎缩性胃炎或非萎缩性胃炎伴胆汁反流、糜烂、黏膜内出血等。

（2）病理诊断：根据需要可取2块或以上活检组织，内镜医师应向病理科提供取材的部位、内镜检查结果和简要病史。病理医师应报告每一块活检标本的组织学变化，对幽门螺杆菌感染、慢性炎性反应、活动性、萎缩、肠上皮化生和异型增生（上皮内瘤变）应予以分级。慢性胃炎活检显示有固有腺体的萎缩（包括化生性萎缩和非化生性萎缩），即可诊断为萎缩性胃炎，不必考虑活检标本的萎缩块数与程度。临床医师可结合病理结果和内镜所见，做出病变范围与程度的判断。

3. 实验室检查：①幽门螺杆菌是引起慢性胃炎的最重要的原因，建议常规检测；②维生素 B_{12}、自身抗体等在诊断萎缩性胃体炎时建议检测；③血清胃泌素 G17、胃蛋白酶 I 和 II 可能有助于判断有无胃黏膜萎缩和萎缩部位。

【病因病机】

（一）病因

胃在生理上以和降为顺，在病理上因滞而病，本病主要与脾胃虚弱、情志失调、饮食不节、药物、外邪（幽门螺杆菌感染）等多种因素有关，上述因素损伤脾胃，致运化失司，升降失常，而发生气滞、湿阻、寒凝、火郁、血瘀等，表现为胃痛、胀满等症状。

（二）病位

慢性胃炎病位在胃，与肝、脾两脏密切相关。

（三）病机

慢性胃炎的病机可分为本虚和标实两个方面。本虚主要表现为脾气（阳）虚和胃阴虚，标实主要表现为气滞、湿热和血瘀，脾虚、气滞是疾病的基本病机。血瘀是久病的重要病机，在胃黏膜萎缩发生发展乃至恶变的过程中起着重要作用。

（四）病机转化

慢性胃炎的辨证应当审证求因，其病机与具体的临床类型有关，总体而言，在临床上常表现为本虚标实、虚实夹杂之证。早期以实证为主，病久则变为虚证或虚实夹杂；早期多在气分，病久则兼涉血分。慢性非萎缩性胃炎以脾胃虚弱，肝胃不和证多见；慢性萎缩性胃炎以脾胃虚弱，气滞血瘀证多见；慢性胃炎伴胆汁反流以肝胃不和证多见；伴幽门螺杆菌感染以脾胃湿热证多见；伴癌前病变者以气阴两虚、气滞血瘀、湿热内阻证多见。

【辨证分型】

结合现有共识和标准，采用定量的文献统计方法，对临床常用的相对单一证候进行统计，确定常用证候为肝胃不和证（包括肝胃气滞证和肝胃郁热证）、脾胃湿热证、脾胃虚弱证（包括脾胃气虚证和脾胃虚寒证）、胃阴不足证及胃络瘀阻证。上述证候可单独出现，也可相兼出现，临床应在辨别单一证候的基础上辨别复合证候。常见的复合证候有肝郁脾虚证、脾虚气滞证、寒热错杂证、气阴两虚证、气滞血瘀证、虚寒夹瘀证、湿热夹瘀证等。同时，随着病情的发展变化，证候也呈现动态变化的过程，临床需认真甄别。

（一）辨证标准

1. 肝胃不和证

（1）肝胃气滞证。主症：①胃脘胀满或胀痛；②胁肋部胀满不适或疼痛。次症：①症状因情绪因素诱发或加重；②嗳气频作。舌脉：①舌淡红，苔薄白；②脉弦。

（2）肝胃郁热证。主症：①胃脘灼痛；②两胁胀闷或疼痛。次症：①心烦易怒；②反酸；③口干；④口苦；⑤大便干燥。舌脉：①舌质红，苔黄；②脉弦或弦数。

2. 脾胃湿热证。主症：①脘腹痞满或疼痛；②身体困重；③大便黏滞或溏滞。次症：①食少纳呆；②口苦；③口臭；④精神困倦。舌脉：①舌质红，苔黄腻；②脉滑或数。

3. 脾胃虚弱证

（1）脾胃气虚证。主症：①胃脘胀满或胃痛隐隐；②餐后加重；③疲倦乏力。次症：①纳呆；②四肢不温；③大便溏薄。舌脉：①舌淡或有齿印，苔薄白；②脉虚弱。

（2）脾胃虚寒证。主症：①胃痛隐隐，绵绵不休；②喜温喜按。次症：①劳累或受凉后发作或加重；②泛吐清水；③精神疲倦；④四肢倦怠；⑤腹泻或伴不消化食物。舌脉：①舌淡胖，边有齿痕，苔白滑；②脉沉弱。

4. 胃阴不足证。主症：①胃脘灼热疼痛；②胃中嘈杂。次症：①似饥而不欲食；②口干舌燥；③大便干结。舌脉：①舌红少津或有裂纹，苔少或无；②脉细或数。

5. 胃络瘀阻证。主症：①胃脘痞满或痛有定处。次症：①胃痛日久不愈；②痛如针刺。舌脉：①舌质暗红或有瘀点、瘀斑；②脉弦涩。

证候诊断：具备主症 2 项，次症 2 项，参考舌脉，即可诊断。

（二）微观辨证

微观辨证是以胃镜为工具，在胃镜直视下，观察胃黏膜的颜色、色泽、质地、分泌物、蠕动及黏膜血管等情况，来识别证型。研究显示，胃镜下辨证有一定的临床价值，尤其是对于临床无症状或长期治疗而疗效不佳者。鉴于文献报道的微观辨证分型标准并不完全一致，共识制定小组经过讨论，拟定了微观分型的参考标准，以供临床参考。

①肝胃不和证：胃黏膜急性活动性炎性反应，或伴胆汁反流，胃蠕动较快。②脾胃湿热证：胃黏膜充血水肿，糜烂明显，黏液黏稠混浊。③脾胃虚弱证：胃黏膜苍白或灰白，黏膜变薄，黏液稀薄而多，或有黏膜水肿，黏膜下血管清晰可见，胃蠕动减弱。④胃阴不足证：黏膜表面粗糙不平，变薄变脆，分泌物少。皱襞变细或消失，呈龟裂样改变，或可透见黏膜下小血管网。⑤胃络瘀阻证：胃黏膜呈颗粒或结节状，伴黏膜内出血点，黏液灰白或褐色，血管网清晰可见，血管纹暗红。

【临床治疗】

（一）治疗目标

慢性胃炎中医药治疗以改善患者症状，提高患者生活质量为主，同时关注胃黏膜糜烂、萎缩、肠上皮化生、上皮内瘤变（异型增生）等病变。

（二）治疗原则

中医药对慢性胃炎的主要干预手段有药物治疗、针灸疗法等，临床可根据具体情况选择合适的治疗方式，并配合饮食调节、心理疏导等方法综合调治。治疗过程中，应当审证求因，辨证施治；对于病程较长、萎缩、肠上皮化生者，在辨证准确的基础上，可守方治疗。

（三）辨证论治

1. 肝胃不和证

（1）肝胃气滞证。治法：疏肝理气和胃。主方：柴胡疏肝散（《景岳全书》）。药物：柴胡、陈皮、枳壳、芍药、香附、川芎、甘草。加减：胃脘疼痛者可加川楝子、延胡索；嗳气明显者，可加沉香、旋覆花。

（2）肝胃郁热证。治法：清肝和胃。主方：化肝煎（《景岳全书》）合左金丸（《丹溪心法》）。药物：青皮、陈皮、白芍、牡丹皮、栀子、泽泻、浙贝母、黄连、吴茱萸。加减：反酸明显者可加乌贼骨、瓦楞子；胸闷胁胀者，可加柴胡、郁金。

2. 脾胃湿热证。治法：清热化湿。主方：黄连温胆汤（《六因条辨》）。药物：半夏、陈皮、茯苓、枳实、竹茹、黄连、大枣、甘草。加减：腹胀者可加厚朴、槟榔；嗳食酸腐者可加莱菔子、神曲、山楂。

3. 脾胃虚弱证

（1）脾胃气虚证。治法：益气健脾。主方：香砂六君子汤（《古今名医方论》）。药物：木香、砂仁、陈皮、半夏、党参、白术、茯苓、甘草。加减：痞满者可加佛手、香橼；气短、汗出者可加炙黄芪；四肢不温者可加桂枝、当归。

（2）脾胃虚寒证。治法：温中健脾。主方：黄芪建中汤（《金匮要略》）合理中汤（《伤寒论》）。药物：黄芪、芍药、桂枝、生姜、大枣、饴糖、党参、白术、干姜、甘草。加减：便溏者可加炮姜炭、炒薏苡仁；畏寒明显者可加炮附子。

4. 胃阴不足证。治法：养阴益胃。主方：一贯煎（《续名医类案》）。药物：北沙参、麦冬、地黄、当归、枸杞子、川楝子。加减：胃痛明显者加芍药、甘草；便秘不畅者可加瓜蒌、火麻仁。

5. 胃络瘀阻证。治法：活血化瘀。主方：失笑散（《太平惠民和剂局方》）合丹参饮（《时方歌括》）。药物：五灵脂、蒲黄、丹参、檀香、砂仁。加减：疼痛明显者加延胡索、郁金；气短、乏力者可加黄芪、党参。

对于临床症状复杂、多个证候相兼的患者，用成方组成相应的切合病机的合方治疗可提高治疗的效果，简化处方的程序。如慢性非萎缩性胃炎，其病机表现为脾胃虚弱，肝胃不和，故可用脾胃虚弱证的主方香砂六君子汤与肝胃不和证的主方柴胡疏肝散合方化裁。慢性萎缩性胃炎、慢性胃炎伴胆汁反流等也可据此方法处方。

（四）辨病论治

辨病论治、专病专方是慢性胃炎中医临床实践的重要组成部分，其原理是在认识慢性胃炎基本病机的基础上，拟定方剂，并随证化裁。从临床用方的组成来看，多数为各单一证候用方所组成的合方。

对于无明显临床症状者，可采用辨病论治并结合舌脉、内镜下胃黏膜表现的辨证结果施治，具体病机可参考"病机转化"及"微观辨证"部分。

在幽门螺杆菌阳性的慢性胃炎患者中，如果有明显的临床症状，或伴萎缩、糜烂、肠上皮化生、上皮内瘤变等，或有胃癌家族史者，根除幽门螺杆菌是必要的。关于幽门螺杆菌的根除指针及用药方案，具体可参照相关幽门螺杆菌共识意见。辨证属脾胃湿热证的患者也可配合使用具有清热化湿功效的方剂（如黄连温胆汤、半夏泻心汤）提高疗效。

慢性胃炎伴胃黏膜充血、糜烂时，可加用中药三七粉、白及粉、珍珠粉治疗（随汤药冲服或用温水调成糊状口服，空腹时服用），但建议在辨证的基础上使用。伴黏膜内出血者，可在处方中加入化瘀止血之品，如三七粉、白及粉。对慢性胃炎伴癌前病变者的治疗，非脾胃虚寒者可在复方中加入白花蛇舌草、半枝莲、半边莲，或配合使用活血化瘀类中药丹参、三七、莪术等。

（五）常用中成药

1. 气滞胃痛颗粒：疏肝理气，和胃止痛。用于肝郁气滞，胸痞胀满，胃脘疼痛。

2. 胃苏颗粒：理气消胀，和胃止痛。用于气滞型胃脘痛，症见胃脘胀痛，窜及两胁，得嗳气或矢气则舒，情绪郁怒则加重，胸闷食少，排便不畅及慢性胃炎见上述证候者。

3. 温胃舒胶囊：温中养胃，行气止痛。用于中焦虚寒所致的胃痛，症见胃脘冷痛、腹胀嗳气、纳差食少、畏寒无力；慢性萎缩性胃炎、浅表性胃炎见上述证候者。

4. 虚寒胃痛颗粒：益气健脾，温胃止痛。用于脾虚胃弱所致的胃痛，症见胃脘隐痛、喜温喜按、遇冷或空腹加重；十二指肠球部溃疡、慢性萎缩性胃炎见上述证候者。

5. 健胃消食口服液：健胃消食。用于脾胃虚弱所致的食积，症见不思饮食，嗳腐吞酸，脘腹胀满；消化不良见上述证候者。

6. 养胃舒胶囊：扶正固体，滋阴养胃，调理中焦，行气消导。用于慢性萎缩性胃炎、慢性胃炎所引起的胃脘灼热胀痛，手足心热，口干、口苦，纳差，消瘦等症。

7. 荜铃胃痛颗粒：行气活血，和胃止痛。用于气滞血瘀引起的胃脘胀痛、刺痛；慢性胃炎见有上述证候者。

8. 摩罗丹（浓缩丸）：和胃降逆，健脾消胀，通络定痛。用于慢性萎缩性胃炎症见胃疼、胀满、痞闷、纳呆、嗳气等症。

9. 胃复春：健脾益气，活血解毒。用于治疗慢性萎缩性胃炎胃癌前期病变、胃癌手术后辅助治疗、慢性浅表性胃炎属脾胃虚弱证者。

10. 达立通颗粒：清热解郁，和胃降逆，通利消滞。用于肝胃郁热所致痞满证，症见胃脘胀满、嗳气、纳差、胃中灼热、嘈杂泛酸、脘腹疼痛、口干口苦；动力障碍型功能性消化不良见上述症状者。

11. 金胃泰胶囊：行气活血，和胃止痛。用于肝胃气滞、湿热瘀阻所致的急慢性胃肠炎、胃及十二指肠溃疡等。

12. 胃康胶囊：行气健胃，化瘀止血，制酸止痛。用于气滞血瘀所致的胃脘疼痛、痛处固定、吞酸嘈杂、胃及十二指肠溃疡、慢性胃炎见上述症状者。

13. 三九胃泰颗粒：清热燥湿，行气活血，柔肝止痛。用于湿热内蕴、气滞血瘀所致的胃痛，症见脘腹隐痛、饱胀反酸、恶心呕吐、嘈杂纳减；浅表性胃炎、糜烂性胃炎、萎缩性胃炎见上述证候者。

14. 荆花胃康胶丸：理气散寒，清热化瘀。用于寒热错杂症，气滞血瘀所致的胃脘胀闷疼痛、嗳气、反酸、嘈杂、口苦；十二指肠溃疡见上述证候者。

15. 甘海胃康胶囊：健脾和胃，收敛止痛。用于脾虚气滞所致的胃及十二指肠溃疡、慢性胃炎、反流性食管炎。

16. 东方胃药胶囊：疏肝和胃，理气活血，清热止痛，用于肝胃不和、瘀热阻络所致的胃脘疼痛、嗳气、吞酸、嘈杂、饮食不振、烦躁易怒等，以及胃溃疡、慢性浅表性胃炎见上述证候者。

17. 延参健胃胶囊：健脾和胃，平调寒热，除痞止痛。用于治疗本虚标实、寒热错杂之慢性萎缩性胃炎。症见胃脘痞满、疼痛、纳差、嗳气、嘈杂、体倦乏力等。

18. 胆胃康胶囊：疏肝利胆，清利湿热。用于肝胆湿热所致的胁痛、黄疸，以及胆汁反流性胃炎、胆囊炎见上述症状者。

（六）针灸治疗

针灸治疗对慢性胃炎的症状改善有作用，用温针配合艾灸，可有效地缓解慢性胃炎脾胃虚寒证患者的症状，提高生活质量。

针灸治疗常用取穴有足三里、中脘、胃俞、脾俞、内关等。肝胃不和加肝俞、太冲、期门；伴郁热加天枢、丰隆；脾胃虚弱者加脾俞、梁丘、气海；胃阴不足加三阴交、太溪；脾胃虚寒重者，可灸上脘、中脘、下脘、足三里；兼有恶心、呕吐、嗳气者，加上脘、内关、膈俞；痛甚加梁门、内关、公孙；消化不良者加合谷、天枢、关元、三阴交；气滞血瘀证加太冲、血海、合谷；气虚血瘀证加血海、膈俞等；兼有实证者用针刺，虚证明显者用灸法；虚实夹杂，针灸并用。

（七）心理干预

精神刺激是引起慢性胃炎的重要因素，而慢性胃炎患者的焦虑与抑郁量表评分也较正常人高。常见的心理障碍包括丧失治疗信心、恐癌心理及对特殊检查的恐惧等。加强对慢性胃炎患者的心理疏导对缓解慢性胃炎的发病、减轻症状、提高生活质量有一定的帮助。

（八）慢性胃炎诊治流程

见图 17-1。

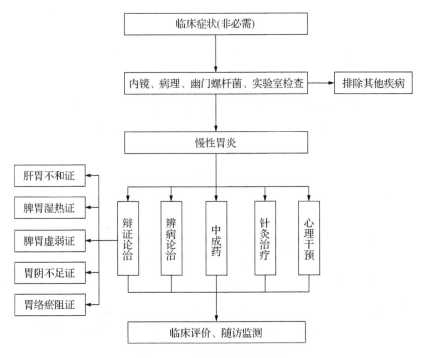

图 17-1　慢性胃炎诊治流程

【疗效评定】

（一）明确主要疗效指标

慢性胃炎的疗效评价包括证候疗效评价、症状评价、内镜下胃黏膜表现评价、病理组织学评价、生活质量评价等。临床研究中应根据主要研究目的的不同，选择主要疗效指标与次要疗效指标。

1. 证候疗效评价：证候疗效评价是体现中医临床疗效评价特色的部分，常用尼莫地平法进行疗效的评估，其是以症状，部分结合舌苔、脉象为基础的评定。尼莫地平法计算方法：疗效指数（%）=（治疗前积分 - 治疗后积分）/治疗前积分 ×100% 。①临床痊愈：主要症状、体征消失或基本消失，疗效指数 ≥95%；②显效：主要症状、体征明显改善；70% ≤疗效指数 <95%；③有效：主要症状、体征明显好转，

30%≤疗效指数＜70%。④无效：主要症状，体征无明显改善，甚或加重，疗效指数＜30%。

2. 症状评价：症状评价主要是针对慢性胃炎的消化不良症状的评价，如上腹部疼痛、饱胀、早饱、食欲缺乏等，处理方法多是参照《中药新药临床研究指导原则》，将其分为主要症状与次要症状，从程度和频次两个方面进行分级，并按照权重赋值。但目前对症状的选择、分级标准的制定、权重的赋值均存在较大的主观性，其信度、效度及反应度均得不到验证，需要进一步规范。

3. 临床评定：《慢性胃炎的内镜分型分级标准及治疗的试行意见》曾提出慢性胃炎内镜下黏膜表现的分级，该标准主要用于临床评定。内镜下胃黏膜疗效评价指标可暂时参照该标准制定，但其价值仍有待于进一步认定。

4. 其他评价：对于胃黏膜萎缩、肠上皮化生、上皮内瘤变的评价是病理组织学为主。病理组织学病变包括萎缩、肠上皮化生、上皮内瘤变、炎性反应、活动性等。可参考《中国慢性胃炎共识意见》提供的直观模拟评分法对各病变予以分级赋分，应当区分主要指标和次要指标，并结合病变范围，综合评价。

对于上皮内瘤变的评价，建议在采用黏膜定标活检技术的基础上，进行病理组织学的定性和半定量评价。

5. 生活质量评价：在生活质量方面可采用慢性胃肠疾病患者报告临床结局评价量表（patient reported outcomes，PRO）及 SF-36 健康调查量表等进行测评。PRO 从中医药治疗脾胃病的特点出发，分消化不良、反流、排便、社会、心理、一般状态 6 个维度对患者进行测评，其信度、效度已得到验证。

6. 焦虑抑郁评价：对于焦虑抑郁状态测评，可以采用医院焦虑与抑郁量表（HAD）、焦虑自评量表（SAS）、抑郁自评量表（SDS）等工具。

（二）不推荐使用复合指标

复合评价是将几个相关指标按照一定的关系，重新组合成新的指标体系；如将临床症状、内镜表现及病理组织三者组合，综合制定治愈、显效、有效及无效的标准，这种组合看似精确，但数据无法回溯，实际执行时容易流于粗糙。临床疗效评价中，推荐对各个临床疗效评价指标单独评价和解释，不推荐使用复合指标。

（三）关注远期疗效

慢性胃炎临床疗效评价应将近期疗效与远期疗效评价相结合。慢性胃炎的病程是一个长期的、慢性、反复的过程，除症状外，萎缩、肠上皮化生、上皮内瘤变等病变应当是观察的重要内容。慢性胃炎的临床疗效评价时间推荐在 3 个月以上，以便于疗效的准确评估。治疗结束后进行长期随访，观察胃癌发生率等终点结局指标及疾病复发情况。

（四）胃黏膜定标活检技术

胃黏膜定标活检技术对于慢性萎缩性胃炎、慢性萎缩性胃炎伴肠上皮化生、上皮内瘤变等评价具有较高的价值。

【预防调摄】

（一）饮食控制

关于饮食行为与慢性胃炎的关系研究显示：进餐无定时、进食过快、暴饮暴食、喜食热烫食、烧烤、口味偏咸、饮酒等为慢性胃炎的危险因素。慢性胃炎患者应尽量避免服用对胃黏膜有刺激或损伤的食物（如辛辣食物、含亚硝酸盐食物等）及药物（如非甾体抗炎药等）。

（二）心理调摄

慢性胃炎患者应保持心情舒畅，避免不良情绪的刺激，必要时可向心理医师咨询。

（三）生活调摄

慢性胃炎患者应当避免长期过度劳累；在冬春季节尤需注意生活调摄。

（四）随访监测

慢性萎缩性胃炎伴有上皮内瘤变和肠上皮化生者有一定的癌变概率。有研究显示，癌前病变人群95%癌变所需时间：萎缩性胃炎为11.6年，肠上皮化生为11.4年，异型增生为5.7年，中重度肠上皮化生伴中重度异型增生为4.5年。《中国慢性胃炎共识意见》建议：活检有中－重度萎缩并伴有肠化生的慢性萎缩性胃炎1年左右随访1次，不伴有肠化生或上皮内瘤变的慢性萎缩性胃炎可酌情行内镜和病理随访，伴有低级别上皮内瘤变并证明此标本并非来于癌旁者，根据内镜和临床情况缩短至每3个月左右随访1次；而高级别上皮内瘤变需立即确认，证实后行内镜下治疗或手术治疗。

参考文献：略

［摘自中华中医药杂志，2017，32（7）：3060－3064］

（吴国志　张向磊）

第十八章　急性非静脉曲张性上消化道出血诊治指南（2018年，杭州）

【定义】

急性非静脉曲张性上消化道出血（acute nonvaricealupper upper gastrointestinal bleeding，ANVUGIB）指十二指肠悬韧带以上消化道非静脉曲张性疾病引起的出血，也包括胰管或胆管的出血和胃空肠吻合术后吻合口附近疾患引起的出血，年发病率为 50～150/10 万，病死率为 6%～10%。

【诊断】

一、症状

1. 患者出现呕血、黑便症状及头晕、面色苍白、心率增快、血压降低等周围循环衰竭征象，急性上消化道出血诊断基本可成立。

2. 内镜检查无食管、胃底静脉曲张并在上消化道发现有出血病灶，ANVUGIB 诊断可成立。

3. 下列情况可误诊为 ANVUGIB：某些口、鼻、咽部或呼吸道病变出血被吞入消化道，服某些药物（如铁剂、铋剂等）和食物（如动物血等）引起粪便发黑。对可疑患者可行胃液、呕吐物或粪便隐血试验。

4. 部分患者出血量较大，肠蠕动过快也可出现血便。少数患者仅有周围循环衰竭征象，而无显性出血，此类患者应避免漏诊。

二、病因诊断

1. ANVUGIB 的病因繁多，多为上消化道病变所致，少数为胆胰疾患引起，其中以消化性溃疡、上消化道肿瘤、应激性溃疡、急慢性上消化道黏膜炎症最为常见。少见的有 Mallory-Weiss 综合征、上消化道血管畸形、Dieulafoy 病、食管裂孔疝、胃黏膜脱垂或套叠、急性胃扩张或扭转、理化和放射损伤、壶腹周围肿瘤、胰腺肿瘤、胆胰管结石、胆管肿瘤等。某些全身性疾病，如感染、肝肾功能障碍、凝血机制障碍、结缔组织病等也可引起本病。

2. 重视病史与体征在病因诊断中的作用　如消化性溃疡常有慢性反复发作上腹痛病史，应激性溃疡患者多有明确的应激源。恶性肿瘤患者多有乏力、食欲缺乏、消瘦等表现；有黄疸、右上腹绞痛症状应考虑胆道出血。

3. 内镜是病因诊断中的关键检查　①内镜检查能发现上消化道黏膜的病变，应尽早在出血后 24 小时内进行，并备好止血药物和器械。②有内镜检查禁忌证者不宜行此检查：如心率 >120 次/分，收缩压 < 90 mmHg（1 kPa = 7.5 mmHg）或较基础收缩压降低 >30 mmHg、血红蛋白 <50 g/L 等，应先迅速纠正循环衰竭，血红蛋白上升至 70 g/L 后再行检查。危重患者内镜检查时应进行血氧饱和度和心电、血压监护。③应仔细检查贲门、胃底部、胃体小弯、十二指肠球部后壁及球后处，这些部位是易遗漏病变的区域。当检查至十二指肠球部未能发现出血病变者，应深插内镜至乳头部检查。发现有 2 个以上的病变，要判断哪个是出血性病灶。

4. 内镜阴性患者的病因检查　①仍有活动性出血的患者，应急诊行选择性腹腔动脉或肠系膜动脉造影，以明确出血部位和病因，必要时行栓塞止血治疗。②在出血停止、病情稳定后可行胃肠钡剂造影或放射性核素扫描（如^{99m}锝标记患者的红细胞），但此检查特异性差。④对经各种检查仍未能明确诊断而出血不停者，病情紧急时可考虑剖腹探查，可在术中结合内镜检查，明确出血部位。

三、定性诊断

对内镜检查发现的病灶，只要情况许可，应在直视下进行活组织检查以明确病灶性质，对钡剂等影像检查应根据其特点做出是炎症、溃疡或恶性肿瘤的诊断。

【出血严重度与预后的判断】

1. 必要的化验检查：常用化验项目包括胃液或呕吐物或粪便隐血试验、外周血红细胞计数、血红蛋白浓度、血细胞比容等。为明确病因、判断病情和指导治疗，尚需进行凝血功能试验（如出凝血时间、凝血酶原时间）、血肌酐和尿素氮、肝功能、肿瘤标志物等检查。

2. 失血量的判断：病情严重度与失血量呈正相关，因呕血与黑便混有胃内容物与粪便，而部分血液贮留在胃肠道内未排出，故难以根据呕血或黑便量判断出血量。常根据临床综合指标判断失血量的多寡，对出血量判断通常分为：大量出血（急性循环衰竭，需输血纠正者。一般出血量在 1000 mL 以上或血容量减少 20% 以上）、显性出血（呕血或黑便，不伴循环衰竭）和隐性出血（粪隐血试验阳性）。临床可以根据血容量减少导致周围循环的改变（伴随症状、脉搏和血压、化验检查）来判断失血量（表 18-1）。

3. 活动性出血的判断：判断出血有无停止，对决定治疗措施极有帮助。如果患者症状好转、脉搏及血压稳定、尿量充足（＞30 mL/h），提示出血停止。

（1）临床上，下述症状与化验提示有活动性出血：①呕血或黑便次数增多，呕吐物呈鲜红色或排出暗红血便，伴有肠鸣音活跃；②经快速输液输血，周围循环衰竭的表现未见明显改善，或虽暂时好转而又恶化，中心静脉压仍有波动，稍稳定又再下降；③红细胞计数、血红蛋白测定与血细胞比容继续下降，网织红细胞计数持续增高；④补液于尿量足够的情况下，血尿素氮持续或再次升高。⑤胃管抽出物有较多新鲜血。

（2）内镜检查柑橘溃疡基底特征，可用来判断病情是否稳定，凡基底有凝血块、血管显露等易于再出血，内镜检查时对出血病变应行 Forrest 分级（表 18-2）。

4. 预后的评价。①病情严重程度分级：一般根据年龄，有无伴发病、失血量等指标将 ANVUGIB 分为轻、中、重度。年龄超过 65 岁、伴发重要器官疾患、休克、血红蛋白浓度低、需要输血者再出血危险性增高。无肝肾疾患者的血尿素氮或肌酐或血清转氨酶升高者，病死率增高。②Rockall 评分系统分级（表 18-3）：Rockall 评分系统将患者分为高危、中危或低危人群，积分 5 者为高危，3~4 分为中危，0~2 分为低危。如出血患者，61 岁，收缩压为 105 mmHg，心率为 110 次/分，胃镜下可见一巨大溃疡，活检示胃腺癌，附血凝块，无伴发病。则该患者 Rockall 积分 = 年龄（2）+ 心动过速（1）+ 无伴发病（0）+ 胃癌（2）+ 近期出血征象（2）=7 分，为高危患者。

【治疗】

约 80% 的消化性溃疡患者出血会自行停止，再出血或持续出血的患者病死率较高。因此，应根据病情行个体化分级救治，高危 ANVUGIB 的救治应该由富有经验的消化内科医师、普通外科医师、内镜医师、高年资护士等多学科协作实施。监护室应具备上消化道内镜设备；血库应备有 O 型及 Rh 阴性血型，并可提供 24 小时输血服务；常规配备急救设备与药物，救治人员应具备气管插管技术。推荐的诊治流程见图 18-1。

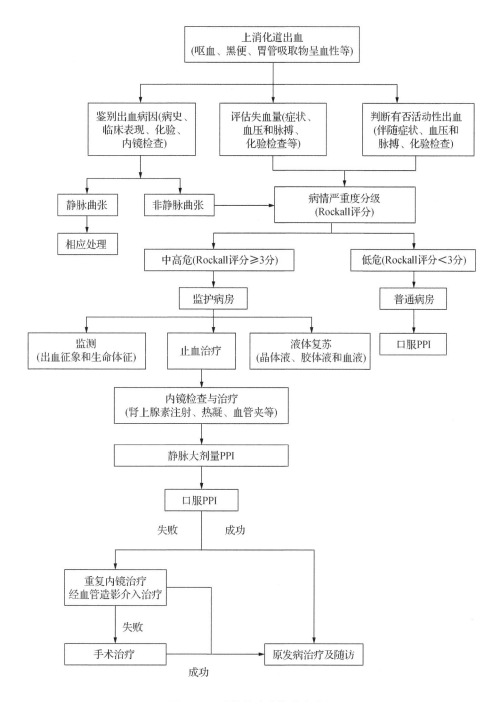

图 18-1 消化性溃疡的诊治流程

（一）出血征象的监测

1. 记录呕血、黑便的便血的频度、颜色、性质、次数和总量，定期复查红细胞计数、血红蛋白、血细胞比容与血尿素氮等，需要注意血细胞比容在 24~72 小时后才能真实反映出血程度。推荐对活动性出血或重度 ANVUGIB 患者应插入胃管，以观察出血停止与否。

2. 监测意识状态、脉搏和血压（注意排除服用 β 受体阻滞剂或抗胆碱能药物对脉搏和血压的影响）、肢体温度、皮肤和甲床色泽、周围静脉特别是颈静脉充盈情况、尿量等，意识障碍和排尿困难者需留置尿管，危重大出血者必要时进行中心静脉压测定，老年患者常需心电、血氧饱和度、呼吸监护。

（二）液体复苏

1. 应立即建立快速静脉通路，并选择较粗静脉以备输血，最好能留置导管。根据失血的多少在短时间内输入足量液体，以纠正血循环量的不足。对高龄、伴心肺肾疾病患者，应防止液体量过多，以免引起急性肺水肿。对于急性大量出血者，应尽可能施行中心静脉压监测，以指导液体的输入量。下述征象提示血容量以补足：意识恢复；四肢末端由湿冷、青紫转为温暖、红润，肛温与皮肤温差减小（1 ℃）；脉搏由快弱转为正常有力，收缩压接近正常，脉压差大于 30 mmHg；尿量多于 30 mL/h；中心静脉压恢复正常。

2. 液体的种类和输液量：常用液体包括等渗葡萄糖液、生理盐水、平衡液、血浆、全血或其他血浆代用品。急性失血后血液浓缩，血较黏稠，应静脉输入 5%～10% 葡萄糖液或平衡液等晶体液。失血量较大（如减少 20% 血容量以上）时，可输入血浆等胶体扩容剂。必要时可输血，紧急时输液、输血同时进行。输血指征为：①收缩压 <90 mmHg，或较基础收缩压降低幅度 >30 mmHg；②血红蛋白 <70 g/L，血细胞比容 <25%；③心率增快（>120 次/分）。

3. 血管活性药：在补足液体的前提下，如血压仍不稳定，可以适当地选用血管活性药物（如多巴胺）以改善重要脏器的血液灌注。

（三）止血措施

1. 内镜下止血：起效迅速、疗效确切，应作为首选。可根据医院的设备和病变的性质选用药物喷洒和注射、热凝治疗（高频电凝、氩离子凝固术、热探头、微波、激光等）和止血夹等治疗。

2. 抑酸药物：抑酸药能提高胃内 pH，既可促进血小板聚集和纤维蛋白凝块的形成，避免血凝块过早溶解，有利于止血和预防再出血，又可治疗消化性溃疡。临床常用的抑酸剂主要包括质子泵抑制剂（PPI）和 H_2 受体拮抗剂（H_2RA）。①诊断明确后推荐使用大剂量 PPI 治疗：奥美拉唑（如洛赛克）80 mg 静脉推注后，以 8 mg/h 输注持续 72 小时，其他 PPI 尚有泮托拉唑、兰索拉唑、雷贝拉唑、埃索美拉唑等，目前仅奥美拉唑和泮托拉唑有针剂。②H_2RA：常用药物包括雷尼替丁、法莫替丁等，口服或静脉滴注，可用于低危患者。

3. 止血药物：止血药物对 ANVUGIB 的确切效果未能证实，不推荐作为一线药物使用，对有凝血功能障碍者，可静脉注射维生素 K_1；为防止继发性纤溶，可使用氨甲苯酸等抗纤溶药；云南白药等中药也有一定疗效。对插入胃管者可灌注硫糖铝混悬液或冰冻去甲肾上腺素溶液（去甲肾上腺素 8 mg，加入生理盐水 100～200 mL），应避免滥用止血药。

4. 选择性血管造影及栓塞治疗：选择性胃左动脉、胃、十二指肠动脉、脾动脉或胰十二指肠动脉血管造影，针对造影剂外溢或病变部位经血管导管滴注血管升压素或去甲肾上腺素，导致小动脉和毛细血管收缩，使出血停止。无效者可用吸收性明胶海绵栓塞。

5. 手术治疗：诊断明确但药物和介入治疗无效者，诊断不明确、但无禁忌证者，可考虑手术结合术中内镜止血治疗。

（四）原发病的治疗

对出血的病因比较明确者，如幽门螺杆菌阳性者，应给予抗幽门螺杆菌治疗及抗溃疡治疗。需要长期服用非甾体抗炎药者一般推荐同时服用 PPI 或黏膜保护剂。

1. 食管静脉曲张破裂止血及硬化、结扎术

（1）适应证

①外科手术适应证的食管静脉曲张患者。

②外科手术后食管静脉曲张再发者。

③预防性止血治疗。

（2）治疗方法

①硬化疗法。

②硬化、栓塞疗法。

③结扎疗法。

（3）并发症

无论何种方法治疗，都可引起胸痛，注射点或结扎术处发生溃疡或糜烂。药物注射组更为多见，且可出现深溃疡等严重并发症，甚至出现注射后出血，结扎法则比较安全。

2. 三腔管使用

（1）术前签字。

（2）胃囊注气 250 ~ 300 mL，压力 50 ~ 70 mmHg。

食道囊 100 ~ 150 mL，压力 35 ~ 45 mmHg。

（3）冰盐水洗胃至清凉，100 mL 的 8% 去甲肾上腺素冰盐水胃内保留。

（4）病程记录要记胃囊和食道囊注气量和压力。

（5）压管期间每 3 ~ 4 小时洗胃 1 次。

（6）压管 48 小时后如无活动性出血，胃囊（食道囊）放气，观察 24 小时，无出血可拔管。

（7）拔管后 24 ~ 48 小时进流食。

表 18-1　临床综合指标判断失血程度

分级	失血量（mL）	血压（mmHg）	脉搏（次/分）	血红蛋白（g/L）	症状
轻度	<500	基本正常	正常	无变化	头昏
中度	500 ~ 1000	下降	>100	70 ~ 100	晕厥、口渴、少尿
重度	>1500	收缩压 <80	>120	<70	肢冷、少尿、意识模糊

表 18-2　出血性消化性溃疡 Forrest 分级

Forrest 分级	溃疡病变	再出血概率（%）	Forrest 分级	溃疡病变	再出血概率（%）
I a	喷射样出血	55	II b	附着血凝块	22
I b	活动性渗血	55	II c	黑色基底	10
II a	血管显露	43	III	基底洁净	5

表 18-3　急性上消化道出血患者的 Rockall 再出血和死亡危险性评分系统

变量	评分			
	0	1	2	3
年龄（岁）	60	60 ~ 79	80	
休克	无休克*	心动过速△	低血压▲	
伴发病	无		心力衰竭、缺血性心脏病和其他重要伴发病	肝衰竭、肾衰竭和癌肿播散

续表

变量	评分			
	0	1	2	3
内镜诊断	无病变，Mallory-Weiss综合征	溃疡等其他病变	上消化道恶性疾病	
内镜下出血征象	无或有		上消化道血液潴留，黏附血凝块，血管显露或喷血	

注：* 收缩压 >100 mmHg，心率 <100 次/分；△ 血压 >100 mmHg，▲ 心率 >100 次/分；收缩压 <100 mmHg，心率 >100 次/分。

［摘自中华内科杂志，2019，58（3）：173－180］

（吴国志　张向磊）

第十九章　下消化道出血诊治指南（2020）

下消化道出血的定义为十二指肠悬韧带以远的肠道出血，包括小肠出血和结直肠出血。下消化道出血临床常见，占全部消化道出血的 20%~30%。但由于各种原因，目前对下消化道出血的研究却不及上消化道出血深入，相关指南和共识亦较少。此外，近年来内镜和影像技术快速发展，逐渐发现小肠出血的临床特点、诊疗方法和转归均不同于结直肠出血。为此，由中华医学会消化内镜学分会结直肠学组、中国医师协会消化医师分会结直肠学组和国家消化系统疾病临床医学研究中心牵头制定了《下消化道出血诊治指南（2020）》，本指南结合最新的国内外临床研究结论及专家意见，结合我国实际，分别对小肠出血和结直肠出血的临床诊治方法进行了总结和推荐，旨在进一步规范下消化道出血的诊治流程。

【诊断】

（一）初步临床评估

病史、体格检查和实验室检查结果应该在患者就诊时获得，以评估出血的严重程度、可能的出血部位和原因。便血患者就诊后初步临床评估时应详细采集病史，包括便血的性状、持续时间、次数及数量等，以及有无其他伴随症状，如腹痛、腹胀、大便习惯改变、体重下降、头晕、心悸等；同时，了解患者既往是否有消化道出血、炎症性肠病、消化道外科手术、腹盆部放射治疗等相关病史，其中包括近期是否做过消化道外科手术或者内镜下治疗，以及便血前是否曾进行直肠灌肠等局部治疗；通过采集病史还可以了解患者是否有其他合并症，如心肺疾病、慢性肝病、慢性肾病等。病史采集中要注意患者的用药情况，尤其是可能增加患者消化道出血风险的药物，如非甾体抗炎药、抗血小板药物和抗凝药物等。体格检查应该包括患者的生命体征和精神状态，以及心肺查体、腹部查体等全身体格检查，并应进行肛门指诊。肛门指诊一方面可以发现一些可能导致出血的直肠和肛门病变；另一方面可以明确便血的颜色和性状。还要对患者进行初步的实验室检查，包括血常规、血型、便常规、肝肾功能、电解质、凝血功能和肿瘤标志物等。对于不能除外上消化道出血的便血患者，在结肠镜检查前应首先完善胃镜检查以明确有无上消化道出血，也可以通过鼻胃管吸引或者洗胃来帮助判断有无上消化道出血的可能。

（二）出血严重程度与预后判断

病情严重程度与失血量呈正相关。当患者出现周围循环衰竭的征象时也提示失血量较大。休克指数（心率/收缩压）是判断失血量的重要指标。下列因素可能与患者预后不良有关：血流动力学不稳定、持续性出血、年龄大于 60 岁、合并症多、血肌酐升高和严重贫血等，患者出现这些高危的风险因素越多则病情越严重，需要更积极的抢救治疗手段。

（三）小肠出血的诊断

小肠出血曾称为不明原因消化道出血（OGIB），指经常规内镜（包括胃镜与结肠镜）检查不能明确病因的持续或反复发作的消化道出血。2015 年，美国胃肠病学会提出以"小肠出血"替代 OGIB，定义为十二指肠悬韧带起始部至回盲瓣之间的空肠及回肠出血。小肠出血包括显性出血及隐性出血：显性出血以黑便、便血为主要症状，同时通过检查手段可明确出血部位；隐性出血表现为存在反复发作的缺铁性贫血，便隐血试验阳性，同时通过检查手段明确出血部位。由于小肠出血症状通常较隐匿，缺乏特异性，且小肠具有长度较长、排列复杂、腹腔内活动度较大等解剖学特点，胃镜及结肠镜检查难以全面探及，导致小肠出血的诊断仍十分困难，漏诊、误诊率较高。

1. 小肠出血的病因

（1）常见病因。①小于 40 岁：炎症性肠病（克罗恩病）、肿瘤、Meckel 憩室、Dieulafoy 病及息肉综合征等；②大于 40 岁：血管畸形、Dieulafoy 病、非甾体抗炎药相关性溃疡、应激性溃疡、肿瘤、小肠憩室及缺血性肠病等。

（2）少见病因。过敏性紫癜、小肠血管畸形和（或）合并门静脉高压、肠道寄生虫感染、淀粉样变性、蓝色橡皮疱痣综合征、遗传性息肉综合征、血管肠瘘和卡波西肉瘤等。

2. 小肠出血诊断方法

（1）临床表现：根据出血的部位、速度、出血量及相关病因，可表现为缺铁性贫血、粪便隐血试验阳性、黑便、血便、呕血或全身循环衰竭表现如头晕、乏力、心悸、晕厥等。肿瘤及小肠钩虫病引起的出血多表现为缺铁性贫血、粪便隐血试验阳性或黑便，恶性肿瘤可同时伴有消瘦、腹部包块及肠梗阻；血管病变引起的出血多以无痛性血便及黑便为主；炎性病变多为间歇性大出血或慢性少量出血，常伴有发热、腹痛或腹泻，其中克罗恩病可同时伴有腹部包块及瘘管形成；息肉、肠套叠及憩室则常表现为腹痛及血便。

（2）体格检查：对于怀疑小肠出血的患者，需进行详细的体格检查，包括生命体征及全身体格检查。

（3）辅助检查。①全消化道钡餐造影：对小肠出血的总检出率为 10%~25%，此检查对肿瘤、憩室、炎性病变、肠腔狭窄及扩张等诊断价值较高，同时价格低廉，并发症少，技术要求相对简单。小肠尤其是气钡双重造影更加准确，随着内镜技术及 CT 重建的应用，此方法在检查小肠疾病中应用逐渐减少。②小肠造影：CT 小肠造影（computed tomography enterography，CTE）、CT 血管造影（computed tomography angiography，CTA）、磁共振小肠造影（magnetic resonance imaging enterography，MRE），CTE 集小肠造影和 CT 检查的优点于一体，能够同时显示肠腔内外病变。对于肿瘤性小肠出血，增强 CTE 能清楚显示肿瘤病灶的大小、形态、向腔内和腔外侵犯的范围及肿瘤的血液供应情况等，Meta 分析显示 CTE 对疑似小肠出血患者的诊断率为 40%，JAIN 等报道 CTE 对小肠出血的总体检出率为 47.6%，其中出血明显的病灶检出率为 64.3%，而隐匿性出血病灶的检出率仅 14.3%。CTA 对急性小肠出血的诊断价值较高，适用于活动性出血（出血速率 ≥0.3 mL/min）患者。一项 Meta 分析显示 CTA 的灵敏度和特异度分别为 89% 和 85%。另一项纳入 113 例患者的研究发现，CTA 对于诊断消化道出血的阳性率为 70.8%。MRE 应用于小肠出血诊断的相关研究较少，可观察的肠道疾病包括肠壁增厚及强化、肠腔狭窄及肠管扩张等，对小肠克罗恩病的早期诊断价值较高。③选择性肠系膜动脉数字减影血管造影（digital substraction angiography，DSA）：为有创性检查，对小肠出血有定性及定位作用，造影剂外溢是出血部位的直接征象，异常血管是小肠出血的间接征象，对消化道出血的定位诊断率为 44%~68%。DSA 受消化道出血速度影响：当出血速度达到 0.5 mL/min 以上时，其对出血部位的检出率达 50%~72%；而当出血速度低于 0.5 mL/min 时检出率则下降到 25%~50%；在非出血期或出血减慢时，可显示血管发育不良、血管瘤、动静脉畸形及富血供的肿瘤等疾病。由此可见，DSA 对于显性及隐性小肠出血均有一定的诊断价值，同时可对出血病灶进行注药和栓塞等治疗。但 DSA 的缺点在于为有创性的操作，存在并发症的可能（包括肾衰竭及缺血性肠病等），对于造影剂过敏、严重凝血功能障碍、严重高血压及心功能不全者应慎用，同时有辐射暴露风险。④核素显像（emission computed tomography，ECT）：主要用于出血病变的初筛和大致定位。ECT 常运用 ^{99m}Tc 标记的红细胞进行扫描，对微量慢性出血有其他方法不可替代的作用。适用于出血量介于 0.1~0.5 mL/min 的慢性反复性出血，不适于大出血患者，怀疑憩室出血、疑似小肠出血的患者可考虑应用 ECT，其对小肠出血的检出率为 15%~70%，对于 Meckel 憩室的诊断阳性率为 75%~80%。⑤内镜检查：a. 胃镜和结肠镜初次检查时，可能造成漏诊，原因可能包括病灶微小、位置为观察盲区、检查者经验不足等，大多数初诊为"潜在的小肠出血"的患者在常规胃肠镜检查中漏掉了出血部位，通过重复内镜检查后可明确出血部位，其中重复胃镜检查的患者的诊断率从 2% 提高至 25%，重复结肠镜检查的诊断率从 6% 提高至 23%，大多数明显出血可以通过二次检查进行明确。b. 胶囊内镜为小肠疾病的常用及主要检查技术，特别是小肠出血的主要诊断方法之一，2002 年 10 月正式在国内临床使用，是一种无创的检查方法，对可疑小肠出血的诊断率为 38%~83%，胶囊内镜检查阴性者再出血率为 6%~27%，重复检查能提高诊断率。诊断率与出血状况密切相关，显性出血和持续性出血的诊断率较高，但急性出血期因视野不佳会影响观察，建议择期胶囊内镜的最佳时机为出血停止后 3 日，最长不应超过 2 周。应用复方聚乙二醇联合二甲硅油进行肠道准备可显著提高小肠图像质量。尽管诸多临床研究都提示胶囊内镜对小肠出血的诊断率要明显高于其他影像及内镜检查，但是在以下情况中不宜行此检查：消化道梗阻、小肠狭窄或瘘管形成、小肠憩室、双小肠畸形等引起的消化道出血及消化道出血量比较大或伴有吞咽困难或患者情况不适宜行手术时。胶囊内镜存在以下不足：每秒钟仅输出 2 帧图像，可能会造成出血病灶遗漏；对急性期消化道出血的诊断率高于非急性期，但在出血量较多或有血凝块时视野不清，易漏诊；对出血病灶的定位诊断不如小肠镜精确，获取的图像质量亦不如小肠镜，且不能进行组织活检，检查时间长，内镜在肠道内的移动无法控制，部分滞留在肠道内需经手术取出等；由于肠道蠕动过慢，约 35% 的病例可因胶囊内镜电池电量耗尽无法顺利完成全小肠检查。c. 小肠镜：包括双气囊小肠镜和单气囊小肠镜，是小肠疾病的主要检查手段，可经口和（或）经肛途径检查，能直接观察小肠腔内的病变，可进行组织活检和内镜下治疗。双气囊小肠镜和单气囊小肠镜对可疑小肠出血的诊断率分别为 60%~80% 和 65%~74%，且对显性小肠出血的诊断阳性率高于隐性出血。虽然对小肠出血的诊断率高，但同时存在一些缺点，如检查时间较长，患者耐受性较差，技术要求高，有一定并发症危险（如肠出血及穿孔），且无法检测小肠浆膜面生长的肿瘤，即使经口和经肛两次小肠镜检查仍有部分患者不能完成对全小肠的检查而出现漏诊。

（四）结直肠出血的诊断

结直肠出血是消化科常见的临床危重症之一。近年来，随着各学科技术的快速发展和内镜诊治技术的不断提高，临床上对结直肠出血的诊断和治疗研究有了很大的进展。国内尚缺乏急性下消化道出血的流行病学资料。虽然大多数急性下消化道出血患者出血会自行停止，并且预后良好，但在老年患者和有并发症的患者中，发病率和死亡率有所增加。

1. 结直肠出血的病因。①常见病因：结肠肿瘤、缺血性结肠炎、结肠憩室病、急性感染性肠炎、结肠溃疡性病变、结肠病变外科或者内镜治疗术后出血等。近年来服用非甾体抗炎药、阿司匹林或其他抗血小板药物、抗凝药物也逐渐成为结直肠出血的重要病因。②少见病因：结肠血管畸形、Dieulafoy 病、放射性肠炎、孤立性直肠溃疡、直肠静脉曲张及物理化学损伤等。某些全身疾病，如肝肾功能障碍、凝血机制障碍、血液系统恶性肿瘤、结缔组织病等也可引起结直肠出血。

2. 结直肠出血诊断方法

（1）临床表现：典型临床表现为突然发作的便血，即暗红色或鲜红色血液通过直肠排出，出血量较大时可以伴有头晕、黑蒙、面色苍白、心率增快、血压下降等周围循环衰竭征象。然而，在少数情况下，来自右半结肠的出血患者可表现为黑便。此外，便血也可能在急性上消化道出血患者中发现，约 15% 的假定急性下消化道出血患者最终发现出血来源于上消化道。痔疮、肛裂等肛门疾病引起的出血在临床上也非常常见，诊断急性下消化道出血（结直肠）时需除外肛门疾病引起的出血。结肠恶性肿瘤常有乏力、消瘦、大便习惯改变等表现，药物相关的结直肠出血患者多有明确的用药史，缺血性结肠炎患者在便血前多有突发的痉挛性腹痛。

（2）体格检查。皮肤黏膜检查：是否有皮疹、紫癜、毛细血管扩张，是否存在浅表淋巴结肿大；腹部体格检查：是否存在腹部压痛及腹部包块；详细的肛门指检。

（3）辅助检查。①影像学检查：影像学检查是结直肠出血病因诊断和定位诊断的重要手段。常用的影像学检查手段是腹部增强 CT 或者腹部 CT 血管重建。CT 检查有助于发现结肠占位性病变及肠壁增厚水肿等炎症性改变，并能提示可能的出血部位。行增强 CT 时需采取措施预防造影剂肾病等不良反应。应用放射核素标记红细胞的核素检查也是明确消化道出血部位的手段之一，因需要使用放射性核素及准备复杂等原因临床上较少采用。磁共振诊断消化道空腔脏器疾病的价值有限，临床上也较少采用。②内镜检查：结肠镜检查是明确结直肠出血原因和部位的最重要手段，并且可以在内镜直视下进行止血治疗。为了更好地发现出血部位，进镜和退镜过程中均需仔细检查结肠黏膜，还需要将肠腔内的粪水和积血冲洗干净。结肠镜检查中除了完成结肠的检查，需要尽可能深地插入回肠末端，以除外来自小肠的出血。

关于结肠镜检查时机的研究相对较少。国外指南推荐，对于有高危风险的结直肠出血患者或者活动性出血的患者，入院 24 小时内行急诊结肠镜可以早期明确出血原因并能内镜下止血。对于病情平稳的结直肠出血患者可以等出血停止并肠道准备后完善结肠镜检查，对于活动性出血或者可能需要内镜下止血的患者，在告知患者结肠镜检查的获益与风险并获得患者知情同意后可在 24～48 小时内行急诊结肠镜检查。

推荐服用复方聚乙二醇溶液进行肠道准备，充分的肠道准备有利于发现病变，紧急情况下可用灌肠或其他方法替代。

【治疗】

下消化道出血的基本处理原则为快速评估，稳定血流动力学，定位及定性诊断，按需治疗。治疗措施包括支持治疗、药物治疗、内镜下治疗、血管栓塞治疗及外科治疗等。

（一）支持治疗

下消化道出血患者，尤其是对于急性大出血患者，应先复苏再治疗。首先要根据患者的生命体征、循环容量缺失程度、出血速度、年龄和并发症情况，建立有效的静脉通路（深静脉置管），给予适当的止血、补液、输血等治疗，以维持生命体征稳定，防止并发症出现。同时建议尽快启动包括消化、内镜、重症医学、影像及外科在内的多学科协作诊治。紧急输血的指征为血红蛋白低于 70 g/L，对于大量出血、合并心血管基础疾病或者预估短期内无法进行止血治疗的患者，应维持血红蛋白在 90 g/L 以上。如在补充血容量的同时患者血压仍较低而危及生命者，可适量静脉滴注多巴胺、间羟胺等血管活性药物，将收缩压暂时维持在 90 mmHg 以上，以避免重要器官的血流灌注不足时间过长，为进一步抢救争取时间。应注意的是，在失血性休克时，应尽快补充血容量，而不宜过早使用血管收缩剂。大多数慢性或间歇性出血患者都存在不同程度的缺铁性贫血，因此口服或静脉给予铁剂是轻度小肠出血的主要治疗方法。这不仅有助于维持血红蛋白的稳定，而且在更严重的情况下可减少输血的频率。对于需要长期使用抗血小板药物的小肠出血患者，目前并没有前瞻性研究证实停止抗血小板治疗可降低复发性出血的风险。

（二）药物治疗

1. 小肠出血的药物治疗：出血病变部位不明或病变弥漫，不适用内镜治疗、手术治疗或血管造影栓塞治疗和治疗无效者，可考虑采用药物治疗。针对小肠出血的药物治疗研究有限，性激素类药物已被证实无效，生长抑素及其类似物和沙利度胺有一定疗效。

（1）生长抑素及其类似物。生长抑素及其类似物在急性消化道出血治疗中的短期应用较为广泛，长期应用对胃肠道毛细血管扩张和蓝色橡皮大疱痣综合征引起的慢性肠道出血有一定的治疗作用，其机制包括通过抑制血管生成，减少内脏血流量，增加血管阻力和改善血小板聚集来减少出血。推荐用法：先用奥曲肽 100 μg 皮下注射，3 次/日，共 4 周，第 2 周起采用长效奥曲肽 20 mg 每月肌内注射 1 次，疗程 6 个月；或兰瑞肽（lanreotide，一种长效生长抑素八肽类似物）90 mg 每月肌内注射 1 次。一项纳入 98 例患者的回顾性研究显示，长效奥曲肽对胃肠道血管扩张性病变导致的出血有一定治疗作用，在 78 个月的平均随访期内输血的需求减少；其 40% 完全有效，32% 部分有效；多因素分析显示年龄 >65 岁、男性、应用抗血小板药物、慢性阻塞性肺疾病、慢性肾衰竭可能是长效奥曲肽无效的独立相关因素。一项多中心随机对照前瞻性研究评估了奥曲肽在小肠血管畸形引起的消化道出血中的疗效，一项 Meta 分析综合了 4 项生长抑素治疗胃肠道血管畸形的回顾性研究，结果均显示奥曲肽有效。

（2）沙利度胺。为谷氨酸衍生物，对血管扩张引起的小肠出血有效，可能与其抑制表皮生长因子的抗血管生成作用有关。推荐用法：沙利度胺 100 mg，每日 1 次或分次服用。目前仅有一项随机对照临床研究，共纳入 55 例胃肠道血管畸形导致的出血患者，结果显示沙利度胺（100 mg/d）治疗 4 个月的有效率为 71.4%，显著高于铁剂对照组（3.7%）。沙利度胺治疗组患者表皮生长因子水平明显降低。沙利度胺的不良反应主要有便秘、疲劳、眩晕和周围水肿等，其他还有周围神经病变、深静脉血栓等。沙利度胺对胎儿有严重的致畸性，禁用于妊娠期女性。

2. 结直肠出血的药物治疗：临床上常用的止血药物有生长抑素、垂体后叶素、注射用血凝酶（巴曲亭）、蛇毒凝血酶（立止血）、去甲肾上腺素等，但目前尚缺乏科学的临床研究评价药物止血的疗效。

（三）内镜下治疗

1. 热凝固治疗：对于血管畸形病变出血，氩离子凝固术是目前常用的方法。在内镜止血治疗后，小肠出血会有一定的再发率，尤其是血管扩张性病变的发生率更高。一项 Meta 分析报道，小肠血管扩张性病变在内镜下止血后，平均随访 22 个月的再出血率为 45%。小肠血管扩张性病变再出血的风险因素包括病变数量、年龄 >65 岁、病变位于空肠、合并心血管疾病、合并慢性肾脏病、应用抗凝药和输血等。结直肠血管畸形常见于老年人和右半结肠。如有急性或慢性出血的证据应给予内镜下止血治疗。非接触热凝固治疗使用简便、安全且效果更好，能够有效提高患者血红蛋白水平并减少输血的频次。对于肠壁较薄的右半结肠，建议选用 30~45 W 的较低功率，氩气流速控制在 1 L/min，以减少穿孔的风险。探头距离黏膜面的距离应保持在 1~3 mm 且发射 1~2 s 脉冲。对于面积较大（ >10 mm）及位于右半结肠的血管扩张，可在行凝固治疗之前使用生理盐水进行黏膜下注射，从而减少并发症的发生。

对于一些息肉切除术后或内镜黏膜下剥离术后出血的患者，由于出血部位有溃疡形成，有时金属夹夹闭止血无效或者一些病例很难释放金属夹，因此可以考虑使用非接触式的热凝固治疗止血。

2. 金属夹止血：小肠溃疡表面裸露血管所致的活动性出血及 Dieulafoy 溃疡应用内镜下钛夹止血的效果较好。

结肠憩室出血在我国并不多见，但在西方国家结肠憩室发病率高。憩室出血为动脉性出血，通常表现为无痛性便血，出血部位通常位于憩室颈部或穹隆部。内镜下金属夹止血是憩室出血的有效治疗方法。与热凝固治疗相比，金属夹止血能够避免透壁性损伤和穿孔的风险。另外，金属夹设计的改进，如闭合力量的增加，可旋转及在释放前能够开闭的能力都使其可更简易地用于止血。使用金属夹治疗憩室出血时可以直接夹闭出血部位，也可以以"拉链"的方式封闭憩室开口来达到止血的目的。当有活动性出血时，可以使用稀释的肾上腺素于憩室内或憩室旁注射以减慢出血速度，获得更好的视野，从而方便金属夹的止血。

息肉切除术后出血可发生在切除术后即刻或术后数天至数周内。息肉切除术后出血的危险因素包括息肉大小（ >2 cm）、粗蒂、位置（右半结肠）和服用抗凝药物。息肉切除术后出血的止血方法包括金属夹止血、热凝固法、黏膜下注射稀释的肾上腺素及套扎治疗。热凝固法止血组织损伤较大，因此对于息肉切除术后出血更推荐使用金属夹止血。此外，由镍钛合金制成的 OTSC 也可作为息肉切除术后出血的挽救性治疗方法，OTSC 装置可安装于内镜头端，其工作的原理类似于套扎器。

3. 黏膜下注射：对于较局限的小出血病灶，尤其是血管性病变，或者视野不清晰无法进行镜下治疗时，可经结肠镜插入注射针进行局部黏膜下注射治疗。1：10 000 肾上腺素是黏膜下注射最常用的药物。其作用机制有两个方面：①直接作用于血管，引起血管收缩；②局部组织扩张引起的压迫作用。通常黏膜下注射治疗需与其他方法联合使用，否则止血成功率较低且再出血风险大。

4. 联合方法：研究证实，对于一些高危的下消化道出血患者，尤其是憩室出血和息肉切除后出血的患者，两种或多种内镜下止血方法联合应用，能够显著降低再出血、手术及死亡的风险。

（四）血管栓塞治疗

该法适用于下消化道活动性出血，尤其是常规内科止血治疗无效者。目前常用微小线圈、聚乙烯醇颗粒或水溶性明胶进行超选择性栓塞治疗，从而提高治疗成功率并减少肠坏死等不良事件的发生。一项 Meta 分析表明，将血管栓塞作为一线方法可以有效治疗憩室出血，止血成功率为 85%，而血管栓塞对其他原因的下消化道出血的止血成功率仅为 50%（$P < 0.01$）。但是，血管造影栓塞治疗下消化道出血后的早期再出血发生率却达到了 22%。血管造影栓塞的疾病诊断率和治疗成功率均低于内镜下。血管造影栓塞的主要并发症包括肠坏死、肾毒性和血肿，发生率可高达 17%。与憩室出血相比，使用血管造影栓塞的方法治疗血管扩张更加困难，再出血率可高达 40%。有关血管造影下栓塞治疗小肠出血的报道较少，一项纳入 15 项研究共 309 例下消化道出血患者的研究报道，血管造影下栓塞治疗的成功率为 82%，但其中多数病例并非小肠出血。

（五）外科治疗

随着内镜技术的不断发展，外科手术已不再是治疗小肠出血的重要手段。但小肠肿瘤、经保守治疗无效的大出血、小肠穿孔、小肠梗阻和不明原因的小肠反复出血等仍是手术治疗的指征。手术探查的困难在于难以发现小肠腔内微小的病灶，尤其是血管扩张性病变，因而可能发生术后再出血。术中内镜检查有助于明确病因，提高小肠出血的疗效。腹腔镜探查在小肠出血诊治中是一种较为高效、安全的方法，若辅以术中内镜检查，则可进一步提高小肠出血的确诊率，缩短手术时间，并减少小肠切除的长度。大部分结直肠出血患者经过恰当的药物治疗、内镜治疗或血管栓塞治疗后都能成功止血，复发率也较低，只有那些反复发生的难治性憩室出血需要行手术治疗。对于已经明确病变部位和性质的患者，如有手术适应证，应择期手术。急诊手术适应证包括：①急性大量出血合并肠梗阻、肠套叠、肠穿孔、腹膜炎者；②出现失血性休克，血流动力学不稳定，经正规内科治疗后仍不能纠正者；③反复多次不明原因出血导致患者贫血，再次复发出血者。术前确定出血部位十分重要，以避免盲目的结肠切除。急诊手术死亡率高，应慎重选择患者进行手术治疗。

【推荐意见】

1. 病史、体格检查和实验室检查应该在患者就诊时获得，以评估出血的严重程度、可能的出血部位和原因（推荐级别：强；证据水平：强）。

2. 病情严重度与失血量呈正相关。临床上应评估与患者预后不良相关的风险因素（推荐级别：强；证据水平：强）。

3. 影像学检查是下消化道出血的病因诊断和定位诊断的重要手段。常用的影像学检查手段是腹部增强 CT 或者腹部 CT 血管重建（推荐级别：强；证据水平：强）。

4. 对于不能除外上消化道出血的便血患者，在结肠镜检查前应首先完善胃镜检查以明确有无上消化道出血（推荐级别：强；证据水平：中等）。

5. 对于反复呕血、黑便或既往检查没有确诊的患者，建议行第二次胃镜检查进行评估（推荐级别：强；证据水平：低）。

6. 对于反复便血，且临床相关表现提示下消化道出血的患者，既往检查没有确诊，建议行第二次结肠镜检查（推荐级别：有条件推荐；证据水平：极低）。

7. 如果两次检查都正常，建议进行小肠检查（推荐级别：强；证据水平：中等）。

8. 胶囊内镜应视为上、下消化道检查阴性、怀疑小肠出血患者的首选检查方式，建议择期胶囊内镜的最佳时机为出血停止后 72 小时，但不应超过 2 周，且建议应用聚乙二醇电解质散进行肠道准备，联合二甲硅油可提高小肠图像质量（推荐级别：强；证据水平：中等）。

9. 结肠镜检查是明确结直肠出血原因和部位的最重要手段，且可在内镜直视下进行止血治疗，充分的肠道准备有利于内镜下发现病变，紧急情况下可应用灌肠或其他方法（推荐级别：强；证据水平：低等）。

10. 如果临床证据提示小肠病变，推荐行对接小肠镜检查全小肠（推荐级别：强；证据水平：中等）。

11. 单、双气囊内镜检查的诊断率类似，均可用于小肠疾病的诊断（推荐级别：强；证据水平：高）。

12. 胶囊内镜检查应先于小肠镜进行，以提高诊断率。优先行小肠镜检查一般用于有胶囊内镜检查禁忌证、出血量较大或考虑行内镜下治疗的患者（推荐级别：强；证据水平：高）。

13. 对于经胶囊内镜或小肠镜检查发现活动性出血灶，并且同时存在进行性贫血加重或活动性出血的患者，如有条件，应采取内镜下止血治疗（推荐级别：强；证据水平：低）。

14. 如果存在持续性或复发性出血，或无法定位出血灶，则推荐补铁治疗、对因治疗，根据出血量决定输血需求（推荐级别：强；证据水平：中等）。

15. 对于下消化道出血患者，条件允许的情况下应停用抗凝药物和（或）抗血小板药物（推荐级别：强；证据水平：中等）。

16. 对于多种检查手段未能明确病因或治疗效果不佳，并且反复出血严重影响生活质量或生命安全的患者，推荐手术探查和术中进行内镜检查（推荐级别：强；证据水平：低）。

17. 手术时应准备术中内镜，以辅助定位出血位置和进行内镜治疗（推荐级别：有条件推荐；证据水平：低）。

18. 内镜下治疗措施应根据当地医疗条件、患者病因和治疗应答情况综合决定（推荐级别：有条件推荐；证据水平：中等）。

19. 对于血流动力学不稳定的急性大出血患者，推荐深静脉置管，扩容补液应坚持先晶后胶、先盐后糖、先快后慢、见尿补钾的原则，并进行多学科团队合作，以保证在内镜治疗或介入治疗前保持生命体征稳定（推荐级别：强；证据水平：强）。

20. 必要时输血以维持血红蛋白水平在 70 g/L 以上。对于严重出血、存在严重合并症或者短期内无法接受内镜治疗的患者，应使血红蛋白水平在 90 g/L 以上（推荐级别：弱；证据水平：低）。

21. 内镜下发现活动性出血（喷射性出血或渗血）、血管显露或附着血凝块的患者，应在保证安全的前提下给予内镜下治疗（推荐级别：强；证据水平：低）。

22. 对于憩室出血，推荐使用金属夹进行止血。金属夹止血较热凝固治疗更安全，对于右半结肠的病变较套扎治疗更容易操作（推荐级别：弱；证据水平：低）。

23. 对于血管扩张出血，推荐使用内镜下氩离子束凝固术进行非接触式热凝固治疗（推荐级别：弱；证据水平：低）。

24. 对于息肉切除术后的出血，推荐采用金属夹或热凝固治疗，也可联合肾上腺素黏膜下注射治疗（推荐级别：强；证据水平：极低）。

25. 肾上腺素黏膜下注射治疗可初步控制活动性出血以改善镜下视野，但必须联合其他止血方式，如机械治疗或热凝固治疗，以达到确切的止血（推荐级别：强；证据水平：极低）。

26. 下消化道出血的患者通常在其他治疗方法失败后才考虑手术治疗，术前应尽量确定出血位置（推荐级别：弱；证据水平：极低）。

27. 对于存在活动性出血但上消化道内镜检查未发现病变、血流动力学不稳定的患者可考虑进行介入治疗（推荐级别：强；证据水平：极低）。

28. 在行血管造影前，可考虑行 CT 血管造影来确定出血位置（推荐级别：弱；证据水平：极低）。

参考文献：略

[摘自中国实用内科杂志，2020，40（10）：818－828]

（吴国志　张向磊）

第二十章 炎症性肠病诊断与治疗的共识意见（2018年·北京）

一、IBD 诊断

【溃疡性结肠炎】

（一）诊断标准

UC 缺乏诊断的金标准，主要结合临床、实验室检查、影像学检查、内镜和组织病理学表现进行综合分析，在排除感染性和其他非感染性结肠炎的基础上做出诊断。若诊断存疑，应在一定时间（一般是 6 个月）后进行内镜及病理组织学复查。

1. 临床表现：UC 最常发生于青壮年期，根据我国资料统计，发病高峰年龄为 20~49 岁，男女性别差异不明显，男：女为（1.0~1.3）：1。临床表现为持续或反复发作的腹泻、黏液脓血便伴腹痛、里急后重和不同程度的全身症状，病程多在 4~6 周以上。可有皮肤、黏膜、关节、眼、肝胆等肠外表现。黏液脓血便是 UC 最常见的症状。不超过 6 周病程的腹泻需要与多数感染性肠炎相鉴别。

2. 肠镜检查：结肠镜检查并黏膜活组织检查（以下简称活检）是 UC 诊断的主要依据。结肠镜下 UC 病变多从直肠开始，呈连续性、弥漫性分布。轻度炎症的内镜特征为红斑、黏膜充血和血管纹理消失；中度炎症的内镜特征为血管形态消失，出血黏附在黏膜表面、糜烂，常伴有粗糙呈颗粒状的外观及黏膜脆性增加（接触性出血）；重度炎症则表现为黏膜自发性出血及溃疡。缓解期可见正常黏膜表现，部分患者可有假性息肉形成，或瘢痕样改变。病程较长的患者，黏膜萎缩可导致结肠袋形态消失、肠腔狭窄，以及炎（假）性息肉。伴巨细胞病毒（cytomegalovirus，CMV）感染的 UC 患者，内镜下可见不规则、深凿样或纵行溃疡，部分伴大片状黏膜缺失。

内镜下黏膜染色技术能提高内镜对黏膜病变的识别能力，结合放大内镜技术通过对黏膜微细结构的观察和病变特征的判别，有助于 UC 诊断，有条件者也可以选用共聚焦内镜检查。如出现了肠道狭窄，结肠镜检查时建议进行多部位活检以排除结直肠癌。如果不能获得活检标本或内镜不能通过狭窄段时，应完善 CT 结肠成像检查。

3. 黏膜活检：建议多段、多点取材。组织学上可见以下主要改变。活动期：①固有膜内有弥漫性、急性、慢性炎性细胞浸润，包括中性粒细胞、淋巴细胞、浆细胞、嗜酸性粒细胞等，尤其是上皮细胞间有中性粒细胞浸润（即隐窝炎），乃至形成隐窝脓肿；②隐窝结构改变，隐窝大小、形态不规则，分支、出芽，排列紊乱，杯状细胞减少等；③可见黏膜表面糜烂、浅溃疡形成和肉芽组织。缓解期：①黏膜糜烂或溃疡愈合；②固有膜内中性粒细胞浸润减少或消失，慢性炎性细胞浸润减少；③隐窝结构改变可保留，如隐窝分支、减少或萎缩，可见帕内特细胞化生（结肠脾曲以远）。

UC 活检标本的病理诊断：活检病变符合上述活动期或缓解期改变，结合临床，可报告符合 UC 病理改变。宜注明为活动期或缓解期。如有隐窝上皮异型增生（上皮内瘤变）或癌变，应注明。隐窝基底部浆细胞增多被认为是 UC 最早的光学显微镜下特征，且预测价值高。

组织学愈合不同于内镜下愈合。在内镜下缓解的病例，其组织学炎症可能持续存在，并且与不良结局相关，故临床中尚需关注组织学愈合。

4. 其他检查：无条件行结肠镜检查的单位可行钡剂灌肠检查。检查所见的主要改变：①黏膜粗乱和（或）颗粒样改变；②肠管边缘呈锯齿状或毛刺样改变，肠壁有多发性小充盈缺损；③肠管短缩，袋囊消失呈铅管样。

肠腔狭窄时如结肠镜无法通过，可应用钡剂灌肠检查、CT 结肠成像检查显示结肠镜检查未及部位。

5. 手术切除标本病理检查：大体和组织学改变见上述 UC 的特点。手术标本见病变局限于黏膜及黏膜下层，肌层及浆膜层一般不受累。

诊断要点：在排除其他疾病（详见"鉴别诊断"部分）的基础上，可按下列要点诊断。①具有上述典型临床表现者为临床疑诊，安排进一步检查；②同时具备上述结肠镜和（或）放射影像学特征者，可临床拟诊；③如再具备上述黏膜活检和（或）手术切除标本组织病理学特征者，可以确诊；④初发病例如临床表现、结肠镜检查和活检组织学改变不典型者，暂不确诊 UC，应密切随访。

（二）疾病评估

UC 诊断成立后，需全面估计病情和预后，制定治疗方案。

1. 临床类型：可分为初发型和慢性复发型。初发型指无既往病史而首次发作，该类型在鉴别诊断中应予以特别注意，亦涉及缓解后如何进行维持治疗的考虑；慢性复发型指临床缓解期再次出现症状，临床上最常见。以往所称暴发性结肠炎，因概念不统一而易造成认识的混乱，2012 年我国 IBD 共识已经建议弃用，并将其归入重度 UC 中。

2. 病变范围：推荐采用蒙特利尔分型（表 20-1）。该分型特别有助于癌变危险性的估计和监测策略的制定，亦有助于治疗方案的选择。

表 20-1　溃疡性结肠炎病变范围的蒙特利尔分型

分型	分布	结肠镜下所见炎症病变累及的最大范围
E1	直肠	局限于直肠，未达乙状结肠
E2	左半结肠	累及左半结肠（脾曲以远）
E3	广泛结肠	广泛病变累及脾曲以近乃至全结肠

3. 疾病活动性的严重程度：UC 病情分为活动期和缓解期，活动期疾病按严重程度分为轻、中、重度。改良 Truelove 和 Witts 疾病严重程度分型标准易于掌握，临床上非常实用。改良 Mayo 评分更多用于临床研究的疗效评估。

4. 肠外表现和并发症：肠外表现包括关节损伤（如外周关节炎、脊柱关节炎等）、皮肤黏膜表现（如口腔溃疡、结节性红斑和坏疽性脓皮病）、眼部病变（如虹膜炎、巩膜炎、葡萄膜炎等）、肝胆疾病（如脂肪肝、原发性硬化性胆管炎、胆石症等）、血栓栓塞性疾病等。

并发症包括中毒性巨结肠、肠穿孔、下消化道大出血、上皮内瘤变及癌变。

（三）鉴别诊断

1. 急性感染性肠炎：各种细菌感染，如志贺菌、空肠弯曲杆菌、沙门菌、产气单胞菌、大肠埃希菌、耶尔森菌等。常有流行病学特点（如不洁食物史或疫区接触史），急性起病常伴发热和腹痛，具有自限性（病程一般数天至 1 周，一般不超过 6 周）；抗菌药物治疗有效；粪便检出病原体可确诊。

2. 阿米巴肠病：有流行病学特征，果酱样粪便，结肠镜下见溃疡较深、边缘潜行，间以外观正常的黏膜，确诊有赖于粪便或组织中找到病原体，非流行区患者血清阿米巴抗体阳性有助于诊断。高度疑诊病例采用抗阿米巴治疗有效。

3. 肠道血吸虫病：有疫水接触史，常有肝脾大。确诊有赖粪便检查见血吸虫卵或孵化毛蚴阳性。急性期结肠镜下可见直肠、乙状结肠黏膜有黄褐色颗粒，活检黏膜压片或组织病理学检查见血吸虫卵。免疫学检查有助于鉴别。

4. 其他：肠结核、真菌性肠炎、抗菌药物相关性肠炎（包括假膜性肠炎）、缺血性结肠炎、放射性肠炎、嗜酸性粒细胞性肠炎、过敏性紫癜、胶原性结肠炎、肠白塞病、结肠息肉病、结肠憩室炎和人类免疫缺陷病毒（human immunodeficiency virus，HIV）感染合并的结肠病变应与 UC 相鉴别。还需注意，结肠镜检查发现的直肠轻度炎症改变，如不符合 UC 的其他诊断要点，常为非特异性，应认真寻找病因，观察病情变化。

5. UC 合并难辨梭状芽孢杆菌（Clostridium difficile，C. diff）或 CMV 感染重度 UC 或在免疫抑制剂维持治疗病情处于缓解期的患者，出现难以解释的症状恶化时，应考虑到合并 C. diff 或 CMV 感染的可能。确诊 C. diff 感染可行粪便毒素试验（酶联免疫测定毒素 A 和毒素 B）、核苷酸 PCR、谷氨酸脱氢酶抗原检测等。确诊 CMV 结肠炎可给予结肠镜下活检行 H-E 染色找巨细胞病毒、免疫组织化学染色和 CMV DNA 实时荧光定量 PCR。特征性的内镜表现和外周血 CMV DNA 实时荧光定量 PCR >1200 拷贝/mL 时，临床上要高度警惕 CMV 结肠炎。具体详见《炎症性肠病合并机会性感染专家共识意见》。

6. 溃疡性结肠炎与克罗恩病相鉴别：详见 CD "鉴别诊断" 部分。

（四）诊断步骤

1. 病史和体格检查：详细的病史询问应包括从首发症状开始的各项细节，特别注意腹泻和便血的病程；近期旅游史、用药史（特别是非甾体抗炎药和抗菌药物）、阑尾手术切除史、吸烟、家族史；口、皮肤、关节、眼等肠外表现和肛周情况。体格检查应特别注意患者一般状况和营养状态，并进行细致的腹部、肛周、会阴检查和直肠指检。

2. 常规实验室检查：强调粪便常规检查和培养不少于 3 次。根据流行病学特点，进行排除阿米巴肠病、血吸虫病等的相关检查。常规检查包括血常规、人血白蛋白、电解质、红细胞沉降率（ESR）、C - 反应蛋白（CRP）等。有条件的单位可行粪便钙卫蛋白和血清乳铁蛋白等检查作为辅助指标。

3. 结肠镜检查（应进入末端回肠）并活检：结肠镜检查是建立诊断的关键。结肠镜检查遇肠腔狭窄镜端无法通过时，可应用钡剂灌肠检查、肠道超声检查、CT 结肠成像检查显示结肠镜检查未及部位。

4. 小肠检查：下列情况考虑行小肠检查：病变不累及直肠（未经药物治疗者）、倒灌性回肠炎（盲肠至回肠末端的连续性炎症），以及其他难以与 CD 相鉴别的情况。小肠检查方法详见 CD 诊断部分。左半结肠炎伴阑尾开口炎症改变或盲肠红斑改变在 UC 中常见，部分患者无须进一步行小肠检查。小肠影像学检查包括全消化道钡餐、计算机断层扫描小肠成像（computer tomography enterography，CTE）、磁共振小肠成像（magnetic resonance imaging enterography，MRE）、胶囊内镜、腹部超声检查等，上述检查不推荐常规使用。对于有诊断困难者（直肠赦免、症状不典型、倒灌性回肠炎），应在回结肠镜检查的基础上考虑加做小肠检查。

5. 重度活动期患者检查的特殊性：以常规腹部 X 线平片了解结肠情况。缓行全结肠镜检查，以策安全。但为诊断和鉴别诊断，可行不做常规肠道准备的直肠、乙状结肠有限检查和活检，操作应轻柔，少注气。为了解有无合并 C. diff 和（或）CMV 感染，行有关检查（详见 "鉴别诊断" 中的 "UC 合并 C. diff 或 CMV 感染" 部分或《炎症性肠病合并机会性感染专家共识意见》）。

（五）诊断举例

UC（慢性复发型、左半结肠、活动期、中度）。

（六）疗效标准

结合临床症状和内镜检查作为疗效判断标准。

1. 缓解的定义：完全缓解是指完全无症状（排便次数正常且无血便和里急后重）伴内镜复查见黏膜愈合（肠黏膜正常或无活动性炎症）。关于 UC 患者黏膜愈合的定义，目前尚未达成共识。

2. 疗效评定

（1）临床疗效评定：适用于临床工作，但因无量化标准，不适用于科研。①缓解：临床症状消失，结肠镜复查见黏膜大致正常或无活动性炎症。②有效：临床症状基本消失，结肠镜复查见黏膜轻度炎症。③无效：临床症状、结肠镜复查均无改善。

（2）改良 Mayo 评分：适用于科研，亦可用于临床。

3. 复发的定义：自然或经药物治疗进入缓解期后，UC 症状再发，最常见的是便血，腹泻亦多见。可通过结肠镜检查证实。临床研究应选取某一评分系统进行定义。①复发的类型：复发可分为偶发（≤1次/年）、频发（发作 2 次/年）和持续型（UC 症状持续活动，不能缓解）。②早期复发：经治疗达到缓解期开始计算至复发的时间 <3 个月。

4. 与糖皮质激素（以下简称激素）治疗相关的特定疗效评价。①激素无效：经相当于泼尼松剂量达 0.75～1 mg/（kg·d）治疗超过 4 周，疾病仍处于活动期。②激素依赖：a. 虽能维持缓解，但激素治疗 3 个月后，泼尼松仍不能减量至 10 mg/d；b. 在停用激素 3 个月内复发。

【克罗恩病】

（一）诊断标准

CD 缺乏诊断的金标准，诊断需要结合临床表现、实验室检查、内镜检查、影像学检查和病理组织学检查进行综合分析并密切随访。

1. 临床表现：CD 最常发生于青年期，根据我国统计资料，发病高峰年龄为 18～35 岁，男性略多于女性（男：女约为 1.5：1）。临床表现呈多样化，包括消化道表现、全身性表现、肠外表现和并发症。消化道表现主要有腹泻和腹痛，可有血便；全身性表现主要有体重减轻、发热、食欲缺乏、疲劳、贫血等，青少年患者可见生长发育迟缓；肠外表现与 UC 相似（详见 UC 诊断部分）；并发症常见的有瘘管、腹腔脓肿、肠腔狭窄和肠梗阻、肛周病变（肛周脓肿、肛周瘘管、皮赘、肛裂等），较少见的有消化道大出血、肠穿孔，病程长者可发生癌变。

腹泻、腹痛、体重减轻是 CD 的常见症状，如有这些症状出现，特别是年轻患者，要考虑本病的可能，如伴肠外表现和（或）肛周病变高度疑为本病。肛周脓肿和肛周瘘管可为少部分 CD 患者的首诊表现，应予注意。

2. 实验室检查：评估患者的炎症程度和营养状况等。初步的实验室检查应包括血常规、CRP、ESR、人血白蛋白等，有条件者可做粪便钙卫蛋白检测。抗酿酒酵母菌抗体（anti-sacchromyces cerevisiae antibody，ASCA）或抗中性粒细胞胞浆抗体（anti-neutrophil cytoplasmic antibody，ANCA）不作为 CD 的常规检查。

3. 内镜检查。①结肠镜检查：结肠镜检查和黏膜组织活检应列为 CD 诊断的常规首选检查，结肠镜检查应达末段回肠。早期 CD 内镜下表现为阿弗他溃疡，随着疾病进展，溃疡可逐渐增大加深，彼此融合形成纵行溃疡。CD 病变内镜下多为非连续改变，病变间黏膜可完全正常。其他常见内镜下表现为卵石征、肠壁增厚伴不同程度狭窄、团簇样息肉增生等。少见直肠受累和（或）瘘管开口、环周及连续的病变。必须强调，无论结肠镜检查结果如何（确诊 CD 或疑诊 CD），均需选择有关检查明确小肠和上消化道的累及情况，以便为诊断提供更多证据及进行疾病评估。②小肠胶囊内镜检查（small bowel capsule en-

doscopy，SBCE）：对发现小肠黏膜异常相当敏感，但对一些轻微病变的诊断缺乏特异性，且有发生滞留的危险。主要适用于疑诊 CD 但结肠镜及小肠放射影像学检查阴性者。SBCE 检查阴性，倾向于排除 CD；阳性结果需综合分析并常需进一步检查证实。③小肠镜检查：目前我国常用的是气囊辅助式小肠镜（balloon assisted enteroscopy，BAE）。该检查可在直视下观察病变、取活检和进行内镜下治疗，但为侵入性检查，有一定并发症的风险。主要适用于其他检查（如 SBCE 或放射影像学）发现小肠病变或尽管上述检查阴性而临床高度怀疑小肠病变需进行确认及鉴别者，或已确诊 CD 需要 BAE 检查以指导或进行治疗者。小肠镜下 CD 病变特征与结肠镜所见相同。④胃镜检查：少部分 CD 病变可累及食管、胃和十二指肠，但一般很少单独累及。原则上胃镜检查应列为 CD 的常规检查，尤其是有上消化道症状、儿童和 IBD 类型待定（inflammatory bowel disease unclassified，IBDU）患者。

4. 影像学检查

（1）CTE 或 MRE：CTE 或 MRE 是至今评估小肠炎性病变的标准影像学检查，有条件的单位应将此检查列为 CD 诊断的常规检查。该检查可反映肠壁的炎症改变、病变分布的部位和范围、狭窄的存在及其可能的性质（炎症活动性或纤维性狭窄）、肠腔外并发症，如瘘管形成、腹腔脓肿或蜂窝织炎等。活动期 CD 典型的 CTE 表现为肠壁明显增厚（＞4 mm）；肠黏膜明显强化伴有肠壁分层改变，黏膜内环和浆膜外环明显强化，呈"靶症"或"双晕征"；肠系膜血管增多、扩张、扭曲，呈"木梳征"；相应系膜脂肪密度增高、模糊；肠系膜淋巴结肿大等。MRE 与 CTE 对评估小肠炎性病变的精确性相似，前者较费时，设备和技术要求较高，但无放射线暴露之虑，推荐用于监测累及小肠患者的疾病活动度。CTE 或 MRE 可更好地扩张小肠，尤其是近段小肠，可能更有利于高位 CD 病变的诊断。肛瘘行直肠磁共振检查有助于确定肛周病变的位置和范围，了解瘘管类型及其与周围组织的解剖关系。

（2）钡剂灌肠及小肠钡剂造影：钡剂灌肠已被结肠镜检查所代替，但遇到肠腔狭窄无法继续进镜者仍有诊断价值。小肠钡剂造影敏感性低，已被 CTE 或 MRE 代替，但对无条件行 CTE 检查的单位则仍是小肠病变检查的重要技术。该检查对肠狭窄的动态观察可与 CTE/MRE 互补，必要时可两种检查方法同用。X 线所见为多发性、跳跃性病变，病变处见裂隙状溃疡、卵石样改变、假息肉、肠腔狭窄、僵硬，可见瘘管。

（3）经腹肠道超声检查：可显示肠壁病变的部位和范围、肠腔狭窄、肠瘘及脓肿等。CD 主要超声表现为肠壁增厚（≥4 mm）；回声减低，正常肠壁层次结构模糊或消失；受累肠管僵硬，结肠袋消失；透壁炎症时可见周围脂肪层回声增强，即脂肪爬行征；肠壁血流信号较正常增多；内瘘、窦道、脓肿和肠腔狭窄；其他常见表现有炎性息肉、肠系膜淋巴结肿大等。超声造影对于经腹超声判断狭窄部位的炎症活动度有一定价值。由于超声检查方便、无创，患者接纳度好，对 CD 诊断的初筛及治疗后疾病活动度的随访有价值，值得进一步研究。

5. 病理组织学检查

（1）取材要求：黏膜病理组织学检查需多段（包括病变部位和非病变部位）、多点取材。外科标本应沿肠管的纵轴切开（肠系膜对侧缘），取材应包括淋巴结、末段回肠和阑尾。

（2）大体病理特点：①节段性或者局灶性病变；②融合的纵行线性溃疡；③卵石样外观，瘘管形成；④肠系膜脂肪包绕病灶；⑤肠壁增厚和肠腔狭窄等特征。

（3）光学显微镜下特点：外科手术切除标本诊断 CD 的光学显微镜下特点为，①透壁性炎；②聚集性炎症分布，透壁性淋巴细胞增生；③黏膜下层增厚（由于纤维化 - 纤维肌组织破坏和炎症、水肿造成）；④裂沟（裂隙状溃疡）；⑤非干酪样肉芽肿（包括淋巴结）；⑥肠道神经系统的异常（黏膜下神经纤维增生和神经节炎，肌间神经纤维增生）；⑦相对比较正常的上皮 - 黏液分泌保存（杯状细胞通常正常）。内镜下黏膜活检的诊断：局灶性的慢性炎症、局灶性隐窝结构异常和非干酪样肉芽肿是一般公认最重要的在结肠内镜活检标本上诊断 CD 的光学显微镜下特点。

病理诊断：CD 的病理学诊断通常需要观察到 3 种以上特征性表现（无肉芽肿时）或观察到非干酪样肉芽肿和另一种特征性光学显微镜下表现，同时需要排除肠结核等。相比内镜下活检标本，手术切除标本可见到更多的病变，诊断价值更大。

诊断要点在排除其他疾病（见"鉴别诊断"部分）的基础上，可按下列要点诊断：①具备上述临床表现者可临床疑诊，安排进一步检查；②同时具备上述结肠镜或小肠镜（病变局限在小肠者）特征及影像学（CTE 或 MRE，无条件者采用小肠钡剂造影）特征者，可临床拟诊；③如再加上活检提示 CD 的特征性改变且能排除肠结核，可做出临床诊断；④如有手术切除标本（包括切除肠段及病变附近淋巴结），可根据标准做出病理确诊；⑤对无病理确诊的初诊病例，随访 6 ~ 12 个月以上，根据对治疗的反应及病情变化判断，符合 CD 自然病程者，可做出临床确诊。如与肠结核混淆不清但倾向于肠结核者，应按肠结核进行诊断性治疗 8 ~ 12 周，再行鉴别。

WHO 曾提出 6 个诊断要点的 CD 诊断标准，该标准最近再次被世界胃肠组织（World Gastroenterology Ooganisation，WGO）推荐，可供参考。

（二）疾病评估

CD 诊断成立后，需要进行全面的疾病病情和预后的评估并制定治疗方案。

1. 临床类型：推荐按蒙特利 CD 表型分类法进行分型。

2. 疾病活动性的严重程度：临床上用克罗恩病活动指数（Crohn disease activity index，CDAI）评估疾病活动性的严重程度并进行疗效评价。Harvey 和 Bradshow 的简化 CDAI 计算法较为简便。Best 等的 CDAI 计算法（见表 9）被广泛应用于临床和科研。

内镜下病变的严重程度及炎症标志物如血清 CRP 水平亦是疾病活动性评估的重要参考指标。内镜下病变的严重程度可以溃疡的深浅、大小、范围和伴随狭窄情况来评估。精确的评估则采用计分法，如克罗恩病内镜严重程度指数（Crohn's disease endoscopic index of severity，CDEIS）或克罗恩病简化内镜评分（simple endoscopic score for Crohn's disease，SES-CD），由于耗时，主要用于科研。高水平血清 CRP 提示疾病活动（要除外合并病原体感染），是指导治疗及疗效随访的重要指标。

3. 肠外表现和并发症：详见本节"诊断标准"中的"临床表现"部分。

（三）鉴别诊断

与 CD 相鉴别最困难的疾病是肠结核。肠道白塞病系统表现不典型者鉴别也会相当困难。其他需要鉴别的疾病还有感染性肠炎［如人类免疫缺陷病毒（HIV）相关肠炎、血吸虫病、阿米巴肠病、耶尔森菌感染、空肠弯曲菌感染、医院获得性艰难梭菌（C. diff）感染、巨细胞病毒（CMV）感染等］、缺血性结肠炎、放射性肠炎、药物性（如 NSAID）肠炎、嗜酸粒细胞性肠炎、以肠道病变为突出表现的多种风湿性疾病（如系统性红斑狼疮、原发性血管炎等）、肠道恶性淋巴瘤、憩室炎、转流性肠炎等。

UC 与 CD 鉴别：根据临床表现、内镜和病理组织学特征不难鉴别。血清学标志物 ASCA 和 ANCA 的鉴别诊断价值在我国尚未达成共识。对结肠 IBD 一时难以区分 UC 与 CD 者，即仅有结肠病变，但内镜及活检缺乏 UC 或 CD 的特征，临床可诊断为结肠 IBD 类型待定（IBDU）。而未定型结肠炎（indeterminate colitis，IC）指结肠切除术后病理检查仍然无法区分 UC 和 CD 者。

（四）诊断步骤

1. 病史和体格检查：详细的病史询问应包括从首发症状开始的各项细节，还要注意既往结核病史、近期旅游史、食物不耐受、用药史（特别是 NSAID）、阑尾手术切除史、吸烟、家族史，口腔、皮肤、关节、眼等肠外表现及肛周情况。体格检查特别注意一般状况及营养状态、细致的腹部检查、肛周和会阴检查和直肠指检，常规测体重并计算 BMI，儿童应注意生长发育情况。

2. 常规实验室检查：除了诊断中所提及的初步检查项目，部分腹泻患者推荐 C. diff 检测。对于拟行激素、免疫抑制剂或生物制剂治疗的患者，需要常规筛查病毒性乙型肝炎和结核分枝杆菌感染等指标。

3. 内镜及影像学检查：结肠镜检查（应进入末段回肠）并活检是建立诊断的第 1 步。无论结肠镜检查结果如何（确诊 CD 或疑诊 CD），均需选择有关检查明确小肠和上消化道的累及情况。因此，应常规行 CTE 或 MRE 检查或小肠钡剂造影和胃镜检查。疑 CD 但结肠镜及小肠放射影像学检查阴性者行胶囊内镜检查。发现局限在小肠的病变疑为 CD 者行气囊辅助小肠镜检查。有肛周瘘管行直肠 MRI 检查（必要时结合超声内镜或经皮肛周超声检查）。腹部超声检查可作为疑有腹腔脓肿、炎性包块或瘘管的初筛检查。

4. 排除肠结核相关检查：胸部 X 线片、结核菌素试验（purified protein derivative，PPD），有条件者行干扰素 γ 释放试验（interferon-gamma release assays，IGRA），如 T 细胞酶联免疫斑点试验（T cell enzyme-linked immune-spot assay）。

（五）诊断举例

CD（回结肠型、狭窄型 + 肛瘘、活动期、中度）

（六）疗效标准

1. 与药物治疗相关的疗效评价：将 CDAI 作为疗效判断的标准。①疾病活动：CDAI ≥ 150 分者为疾病活动期。②临床缓解：CDAI < 150 分作为临床缓解的标准。缓解期停用激素称为撤离激素的临床缓解。③有效：CDAI 下降 ≥ 100 分（亦有以 ≥ 70 分为标准）。④复发：经药物治疗进入缓解期后，CD 相关临床症状再次出现，并有实验室炎症指标、内镜检查和影像学检查的疾病活动证据。进行临床研究，则建议以 CDAI > 150 分且较前升高 100 分（亦有以升高 70 分）为标准。

早期复发和复发类型的定义：与对 UC 患者评定相同，详见 UC 诊断"疗效标准"部分。

2. 与激素治疗相关的特定疗效评价，激素无效和激素依赖的定义：与对 UC 患者评定相同，详见 UC 诊断"疗效标准"部分。

3. 与手术相关的疗效评价。①术后复发：手术切除后再次出现病理损伤。②形态学复发（morphologic recurrence）：在手术完全切除了明显病变后，通过内镜、影像学技术或者外科手段发现肠道的新病损，但患者无明显临床症状。吻合口和回肠新末端处内镜下复发评估通常采用 Rutgeerts 评分：0 级，没有病损；1 级，小于 5 个阿弗他溃疡；2 级，超过 5 个阿弗他溃疡，在各个病损之间仍有正常黏膜，或节段性大病损，或病损局限于回肠 - 结肠吻合口处（< 1 cm）；3 级，弥漫性阿弗他回肠炎伴弥漫性黏膜炎症；4 级，弥漫性黏膜炎症并大溃疡、结节和（或）狭窄。充血和水肿不能单独作为术后复发的表现。③临床复发：在手术完全切除了明显病变后，CD 症状复发伴内镜下复发。

4. 黏膜愈合：近年提出黏膜愈合是 CD 药物疗效的客观指标，黏膜愈合与 CD 的临床复发率及手术率的减少相关。目前，黏膜愈合尚无公认的内镜标准，多数研究以溃疡消失为标准，也有以 CDEIS 评分为标准。

二、IBD 治疗

IBD 治疗目标：诱导并维持临床缓解及黏膜愈合，防治并发症，改善患者生命质量。加强对患者的长期管理。

【UC】

(一) 活动期的治疗

治疗方案的选择建立在对病情进行全面评估的基础上。主要根据病情活动性的严重程度、病变累及的范围和疾病类型（复发频率、既往对治疗药物的反应、肠外表现等）制定治疗方案。治疗过程中应根据患者对治疗的反应及对药物的耐受情况随时调整治疗方案。决定治疗方案前应向患者详细解释方案的效益和风险，在与患者充分交流并取得合作之后实施。

1. 轻度 UC。①氨基水杨酸制剂：是治疗轻度 UC 的主要药物。包括传统的柳氮磺吡啶（sulfasalazine，SASP）和其他各种不同类型的 5 - 氨基水杨酸（5-aminosalicylic acid，5-ASA）制剂。SASP 疗效与其他 5-ASA 制剂相似，但不良反应远较 5-ASA 制剂多见。尚缺乏证据显示不同类型 5-ASA 制剂的疗效有差异。每天 1 次顿服美沙拉嗪和分次服用等效。②激素：对氨基水杨酸制剂治疗无效者，特别是病变较广泛者，可改用口服全身作用激素（用法详见中度 UC 治疗）。

2. 中度 UC。①氨基水杨酸制剂：仍是主要药物，用法同前。②激素：足量氨基水杨酸制剂治疗后（一般 2~4 周）症状控制不佳者，尤其是病变较广泛者，应及时改用激素。按泼尼松 0.75~1 mg/(kg·d)（其他类型全身作用激素的剂量按相当于上述泼尼松剂量折算）给药。达到症状缓解后开始逐渐缓慢减量至停药，注意快速减量会导致早期复发。③硫嘌呤类药物：包括硫唑嘌呤和 6 - 巯基嘌呤（6-mercaptopurine，6-MP）。适用于激素无效或依赖者。欧美推荐硫唑嘌呤的目标剂量为 1.5~2.5 mg/(kg·d)；我国的数据显示：低剂量硫唑嘌呤 [(1.23±0.34) mg/(kg·d)] 对难治性 UC 患者有较好的疗效和安全性，但这一篇文献证据等级较弱。另外对激素依赖 UC 患者，低剂量 [1.3 mg/(kg·d)] 硫唑嘌呤可有效维持疾病缓解。总体上我国相关文献证据等级不强，剂量范围具体可参考 CD 治疗部分。临床上，UC 治疗时常会将氨基水杨酸制剂与硫嘌呤类药物合用，但氨基水杨酸制剂会增加硫嘌呤类药物骨髓抑制的毒性，应特别注意。关于硫嘌呤类药物的使用详见 CD 治疗部分。④沙利度胺：适用于难治性 UC 治疗，但由于国内外均为小样本临床研究，故不作为首选治疗药物。具体剂量和用药参见 CD 治疗部分。⑤英夫利西单克隆抗体（infliximab，IFX）：当激素和上述免疫抑制剂治疗无效或激素依赖或不能耐受上述药物治疗时，可考虑 IFX 治疗。国外研究已肯定其疗效，我国 IFX Ⅲ期临床试验也肯定其对中重度 UC 的疗效，其 8 周临床应答率为 64%，黏膜愈合率为 34%。关于 IFX 的使用详见 CD 治疗部分。⑥选择性白细胞吸附疗法：其主要机制是减低活化或升高的粒细胞和单核细胞。我国多中心初步研究显示其治疗轻中度 UC 有一定疗效。对于轻中度 UC 患者，特别是合并机会感染者可考虑应用。

远段结肠炎的治疗：对病变局限在直肠或直肠乙状结肠者，强调局部用药（病变局限在直肠用栓剂，局限在直肠乙状结肠用灌肠剂），口服与局部用药联合应用疗效更佳。轻度远段结肠炎可视情况单独局部用药或口服和局部联合用药；中度远段结肠炎应口服和局部联合用药；对病变广泛者口服和局部联合用药亦可提高疗效。局部用药有美沙拉嗪栓剂 0.5~1.0 g/次，1~2 次/日；美沙拉嗪灌肠剂 1~2 g/次，1~2 次/日。激素如氢化可的松琥珀酸钠盐（禁用酒石酸制剂）每晚 100~200 mg；布地奈德泡沫剂 2 mg/次，1~2 次/日，适用于病变局限在直肠者，布地奈德的全身不良反应少。据报道不少中药灌肠剂如锡类散亦有效，可试用。

难治性直肠炎：原因有患者依从性不佳、药物黏膜浓度不足、局部并发症认识不足（感染等）、诊断有误（IBS，CD，黏膜脱垂，肿瘤等）、常规治疗疗效欠佳。需要全面评估患者诊断、患者用药依从性和药物充分性。必要时可考虑全身激素、免疫抑制剂和（或）生物制剂治疗。

3. 重度 UC：病情重、发展快，处理不当会危及生命。应收治入院，予以积极治疗。

(1) 一般治疗：①补液、补充电解质，防治水电解质、酸碱平衡紊乱，特别是注意补钾。便血多、血红蛋白过低者适当输红细胞。病情严重者暂禁食，给予胃肠外营养。②粪便和外周血检查是否合并 C. diff 或 CMV 感染，粪便培养排除肠道细菌感染（详见 UC "三、鉴别诊断"部分）。如有则做相应处理。③注意忌用止泻剂、抗胆碱能药物、阿片类制剂、NSAID 等，以避免诱发结肠扩张。④对中毒症状明显者可考虑静脉使用广谱抗菌药物。

（2）静脉用糖皮质激素：为首选治疗。甲泼尼龙 40 ~ 60 mg/d，或氢化可的松 300 ~ 400 mg/d，剂量加大不会增加疗效，但剂量不足会降低疗效。

（3）需要转换治疗的判断与转换治疗方案的选择：在静脉使用足量激素治疗 3 日仍然无效时，应转换治疗方案。所谓"无效"除观察排便频率和血便量外，宜参考全身状况、腹部体格检查、血清炎症指标进行判断。判断的时间点定为"约 3 日"是欧洲克罗恩病和结肠炎组织（European Crohn's and Colitis Organization，ECCO）和亚太共识的推荐，亦宜视病情严重程度和恶化倾向，亦可适当延迟（如 7 日）。但应牢记，不恰当的拖延势必大大增加手术风险。

转换治疗方案有两大选择，一是转换药物的治疗，如转换药物治疗 4 ~ 7 日无效者，应及时转手术治疗；二是立即手术治疗。①环孢素（cyclosporine，Cs A）：2 ~ 4 mg/(kg·d) 静脉滴注。该药起效快，短期有效率可达 60% ~ 80%，我国前瞻性随机对照临床研究显示 2 mg/(kg·d) 和 3 mg/(kg·d) 临床疗效相似。使用该药期间需定期监测血药浓度，严密监测不良反应。有效者待症状缓解，改为继续口服使用一段时间（不超过 6 个月），逐渐过渡到硫嘌呤类药物维持治疗。研究显示，以往服用过硫嘌呤类药物者的环孢素 A 短期和长期疗效显著差于未使用过硫嘌呤类药物者。②他克莫司：作用机制与 Cs A 类似，也属于钙调磷酸酶抑制剂。研究显示，他克莫司治疗重度 UC 短期疗效基本与 Cs A 相同，其治疗的 UC 患者 44 个月的远期无结肠切除率累计为 57%。③IFX：是重度 UC 患者较为有效的挽救治疗措施。有研究显示，CRP 增高、低人血白蛋白等是 IFX 临床应答差的预测指标。④手术治疗：在转换治疗前应与外科医师和患者密切沟通，以权衡先予以"转换"治疗或立即手术治疗的利弊，视具体情况决定。对中毒性巨结肠患者一般宜早期实施手术。

（4）血栓预防和治疗：研究显示中国 IBD 患者静脉血栓发生率为 41.45/10 万，大量文献显示重度 UC 患者活动期时血栓形成风险增加，故建议可考虑预防性应用低分子肝素降低血栓形成风险。

（5）合并机会性感染的治疗：重度 UC 患者特别是发生激素无效时要警惕机会性感染，一旦合并 C. diff 感染和 CMV 结肠炎，应给予积极的药物治疗，治疗 C. diff 感染药物有甲硝唑和万古霉素等。治疗 CMV 结肠炎药物有更昔洛韦和膦甲酸钠等。具体见《炎症性肠病合并机会性感染专家共识意见》。

（二）缓解期的维持治疗

UC 维持治疗的目标是维持临床和内镜的无激素缓解。

1. 需要维持治疗的对象：除轻度初发病例、很少复发且复发时为轻度易于控制者外，均应接受维持治疗。

2. 维持治疗的药物：激素不能作为维持治疗药物。维持治疗药物的选择视诱导缓解时用药情况而定。

（1）氨基水杨酸制剂：由氨基水杨酸制剂或激素诱导缓解后以氨基水杨酸制剂维持，用原诱导缓解剂量的全量或半量，如用 SASP 维持，剂量一般为 2 ~ 3 g/d，并应补充叶酸。远段结肠炎以美沙拉嗪局部用药为主（直肠炎用栓剂每晚 1 次，直肠乙状结肠炎用灌肠剂隔天至数天 1 次），联合口服氨基水杨酸制剂效果更好。

（2）硫嘌呤类药物：用于激素依赖者、氨基水杨酸制剂无效或不耐受者、环孢素或他可莫司有效者。剂量与诱导缓解时相同。

（3）IFX：以 IFX 诱导缓解后继续 IFX 维持，用法参考 CD 治疗。

（4）其他：肠道益生菌和中药治疗维持缓解的作用尚待进一步研究。

3. 维持治疗的疗程：氨基水杨酸制剂维持治疗的疗程为 3～5 年或长期维持。对硫嘌呤类药物及 IFX 维持治疗的疗程未达成共识，视患者具体情况而定。

（三）外科手术治疗

（1）绝对指征：大出血、穿孔、癌变，以及高度疑为癌变。

（2）相对指征：①积极内科治疗无效的重度 UC（见上述重度 UC 治疗），合并中毒性巨结肠内科治疗无效者宜更早行外科干预。②内科治疗疗效不佳和（或）药物不良反应已严重影响生命质量者，可考虑外科手术。

（四）癌变监测

1. 监测的时间：起病 8～10 年的所有 UC 患者均应行 1 次结肠镜检查，以确定当前病变的范围。如为蒙特利尔分型 E3 型，则此后隔年结肠镜复查，达 20 年后每年结肠镜复查；如为 E2 型，则从起病 15 年开始隔年结肠镜复查；如为 E1 型，无须结肠镜监测。合并原发性硬化性胆管炎者，从该诊断确立开始每年结肠镜复查。

2. 肠黏膜活检：多部位、多块活检，以及怀疑病变部位取活检。色素内镜有助于识别病变，指导活检。放大内镜、共聚焦内镜等可进一步提高活检的针对性和准确性。

3. 病变的处理：癌变、平坦黏膜上的高度异型增生应行全结肠切除；平坦黏膜上的低度异型增生可行全结肠切除，或 3～6 个月后随访，如仍为同样改变亦应行全结肠切除；隆起型肿块上发现异型增生而不伴有周围平坦黏膜上的异型增生，可予以内镜下肿块摘除，之后密切随访，如无法行内镜下摘除则行全结肠切除。

【CD】

（一）活动期的治疗

治疗方案的选择建立在对病情进行全面评估的基础上。开始治疗前应认真检查有无全身或局部感染，特别是使用全身作用激素、免疫抑制剂或生物制剂者。治疗过程中应根据对治疗的反应和对药物的耐受情况随时调整治疗方案。决定治疗方案前应向患者详细解释方案的效益和风险，在与患者充分交流并取得合作之后实施。

1. 一般治疗

（1）必须要求患者戒烟：继续吸烟会明显降低药物疗效，增加手术率和术后复发率。

（2）营养支持：CD 患者营养不良常见，注意检测患者的体重和 BMI，铁、钙和维生素（特别是维生素 D、维生素 B_{12}）等物质的缺乏，并做相应处理。对重症患者可给予营养支持治疗，首选肠内营养，不足时辅以肠外营养。

2. 药物治疗方案的选择

（1）根据疾病活动严重程度及对治疗的反应选择治疗方案：①轻度活动期 CD 的主要治疗原则是控制或减轻症状，尽量减少治疗药物对患者造成的损伤。氨基水杨酸制剂适用于结肠型、回肠型和回结肠型，应用美沙拉嗪并需及时评估疗效。病变局限在回肠末端、回盲部或升结肠者，布地奈德疗效优于美沙拉嗪。对上述治疗无效的轻度活动期 CD 患者视为中度活动期 CD，按中度活动期 CD 处理。②中度活动期 CD 的治疗：激素是最常用的治疗药物。病变局限于回盲部者，为减少全身作用激素的相关不良反应，可考虑布地奈德，但该药对中度活动期 CD 的疗效不如全身作用激素。激素无效或激素依赖时加用硫嘌呤类药物或甲氨蝶呤。研究证明，这类免疫抑制剂对诱导活动期 CD 缓解与激素有协同作用，但起效慢（硫唑嘌呤用药 12~16 周后才达到最大疗效），因此其作用主要是在激素诱导症状缓解后，继续维持撤离激素的缓解。硫唑嘌呤和 6-MP：同为硫嘌呤类药物，两药疗效相似，初始选用硫唑嘌呤或 6-MP，主要是用药习惯问题，我国医师使用硫唑嘌呤的经验较多。使用硫唑嘌呤出现不良反应的患者换用 6-MP，部分患者可以耐受。甲氨蝶呤：硫嘌呤类药物治疗无效或不能耐受者，可考虑换用甲氨蝶呤。生物制剂：抗 TNF-α 单克隆抗体用于激素和上述免疫抑制剂治疗无效或激素依赖者或不能耐受上述药物治疗者，IFX 仍然是我国目前唯一批准用于 CD 治疗的生物制剂。沙利度胺：已有临床研究证实，沙利度胺对儿童及成年人难治性 CD 有效，可用于无条件使用抗 TNF-α 单克隆抗体者。其起始剂量建议 75 mg/d 或以上，值得注意的是该药治疗疗效及毒副不良反应作用与剂量相关。其他：如氨基水杨酸制剂对中度活动期 CD 疗效不明确。环丙沙星和甲硝唑仅用于有合并感染者。其他免疫抑制剂、益生菌尚待进一步研究。对有结肠远端病变者，必要时可考虑美沙拉嗪局部治疗。③重度活动期 CD 的治疗：重度患者病情严重、并发症多、手术率和病死率高，应及早采取积极有效的措施处理。确定是否存在并发症：局部并发症如脓肿或肠梗阻，全身并发症如机会性感染。强调通过细致检查尽早发现并作相应处理。全身作用激素口服或静脉给药，剂量相当于泼尼松 0.75~1 mg/(kg·d)。抗 TNF-α 单克隆抗体视情况，可在激素无效时应用，亦可一开始就应用。激素或传统治疗无效者可考虑手术治疗。手术指征和手术时机的掌握应从治疗开始就与外科医师密切配合共同商讨。综合治疗：合并感染者予以广谱抗菌药物或环丙沙星和（或）甲硝唑。视病情给予输液、输血和输白蛋白。视营养状况和进食情况予以肠外或肠内营养支持。④特殊部位 CD 的治疗：存在广泛性小肠病变（累计长度 >100 cm）的活动性 CD，常导致营养不良、小肠细菌过度生长、因小肠多处狭窄而多次手术造成短肠综合征等严重且复杂的情况，因此早期应积极治疗，如早期应用抗 TNF-α 单克隆抗体和（或）免疫抑制剂（硫唑嘌呤、6-MP、甲氨蝶呤）。营养治疗应作为重要辅助手段。轻度患者可考虑全肠内营养作为一线治疗。食管、胃、十二指肠 CD 独立存在，亦可与其他部位 CD 同时存在。其治疗原则与其他部位 CD 相仿，不同的是：加用 PPI 对改善症状有效，轻度胃、十二指肠 CD 可仅予以 PPI 治疗；由于该类型 CD 一般预后较差，中重度患者宜早期应用免疫抑制剂（硫唑嘌呤、6-MP、甲氨蝶呤），对病情严重者早期考虑予以 IFX。

（2）根据对病情预后估计制定治疗方案：近年研究提示，早期积极治疗有可能提高缓解率及减少缓解期复发。而对哪些患者需要早期积极治疗，取决于对患者预后的估计。预测"病情难以控制"的高危因素。所谓"病情难以控制"，一般指患者在短时间内出现复发而需要重复激素治疗或发生激素依赖，或在较短时间内需行肠切除术等预后不良表现。

目前，较为认同的预测"病情难以控制"高危因素包括合并肛周病变、广泛性病变（病变累及肠段累计 >100 cm）、食管胃、十二指肠病变、发病年龄小、首次发病即需要激素治疗等。对于有 2 个或以上高危因素的患者宜在开始治疗时就考虑给予早期积极治疗；从以往治疗经验看，接受过激素治疗而复发频繁（一般指每年复发 ≥2 次）的患者亦宜考虑给予更积极的治疗。所谓早期积极治疗系指不必经过"升阶治疗"阶段，活动期诱导缓解的治疗初始就予以更强的药物。主要包括两种选择：激素联合免疫抑制剂（硫嘌呤类药物或甲氨蝶呤），或直接予以抗 TNF-α 单克隆抗体（单独应用或与硫唑嘌呤联用）。

（二）药物诱导缓解后的维持治疗

应用激素或生物制剂诱导缓解的 CD 患者往往需继续长期使用药物，以维持撤离激素的临床缓解。激素依赖的 CD 是维持治疗的绝对指征。其他情况宜考虑维持治疗，包括重度 CD 药物诱导缓解后、复发频繁 CD、临床上有被视为"病情难以控制"高危因素等。

激素不应用于维持缓解。用于维持缓解的主要药物如下，①氨基水杨酸制剂：适用氨基水杨酸制剂诱导缓解后仍以氨基水杨酸制剂作为缓解期的维持治疗。氨基水杨酸制剂对激素诱导缓解后维持缓解的疗效不确定。②硫嘌呤类药物或甲氨蝶呤：硫唑嘌呤是激素诱导缓解后用于维持缓解最常用的药物，能有效维持撤离激素的临床缓解或在维持症状缓解下减少激素用量。硫唑嘌呤不能耐受者可考虑换用 6-MP。硫嘌呤类药物治疗无效或不能耐受者，可考虑换用甲氨蝶呤。上述免疫抑制剂维持治疗期间复发者，首先应检查服药依从性和药物剂量或浓度是否足够，以及其他影响因素。如存在，做相应处理；如排除，可改用抗 TNF-α 单克隆抗体诱导缓解并继以抗 TNF-α 单克隆抗体维持治疗。③抗 TNF-α 单克隆抗体：使用抗 TNF-α 单克隆抗体诱导缓解后应以抗 TNF-α 单克隆抗体维持治疗。

（三）治疗药物的使用方法

1. 氨基水杨酸制剂：包括 SASP、巴柳氮、奥沙拉秦、美沙拉嗪。使用方法详见 UC 的治疗部分。

2. 激素：泼尼松 $0.75 \sim 1$ mg/(kg·d)（其他类型全身作用激素的剂量按相当于上述泼尼松剂量折算），再增加剂量对提高疗效不会有多大帮助，反而会增加不良反应。达到症状完全缓解开始逐步减量，每周减 5 mg，减至 20 mg/d 时每周减 2.5 mg 至停用，快速减量会导致早期复发。注意药物相关不良反应并做相应处理，宜同时补充钙剂和维生素 D。布地奈德为口服 3 mg/次，3 次/日，一般在 $8 \sim 12$ 周临床缓解后改为 3 mg/次，2 次/日。延长疗程可提高疗效，但超过 $6 \sim 9$ 个月则再无维持作用。该药为局部作用激素，全身不良反应显著少于全身作用激素。

3. 硫嘌呤类药物，①硫唑嘌呤：用药剂量和疗程应足够。但该药不良反应常见，且可发生严重不良反应，应在严密监测下应用。合适目标剂量及治疗过程中的剂量调整：欧洲共识意见推荐的目标剂量为 $1.5 \sim 2.5$ mg/(kg·d)，有认为中国患者剂量在 $1.0 \sim 1.5$ mg/(kg·d) 亦有效。硫唑嘌呤存在量效关系，剂量不足会影响疗效，增加剂量会增加药物不良反应风险，有条件的单位建议行药物浓度（6-thioguanine nucleotides，6-TGN）测定指导调整剂量。硫唑嘌呤治疗过程中应根据疗效、外周血白细胞计数和 6-TGN 进行剂量调整。目前临床上比较常用的剂量调整方案是，按照当地的推荐，一开始即给予目标剂量，用药过程中进行剂量调整。另有逐步增量方案，即从低剂量开始，每 4 周逐步增量，直至有效或外周血白细胞计数降至临界值或达到当地推荐的目标剂量。该方案判断药物疗效需时较长，但可能减少剂量依赖的不良反应。使用硫唑嘌呤维持撤离激素缓解有效的患者，疗程一般不少于 4 年。如继续使用，其获益和风险应与患者商讨，大多数研究认为使用硫唑嘌呤的获益超过发生淋巴瘤的风险。严密监测硫唑嘌呤的不良反应：不良反应以服药 3 个月内常见，又尤以 1 个月内最常见。但骨髓抑制可迟发，甚至有发生在 1 年及以上者。用药期间应全程监测定期随诊。最初 1 个月内每周复查 1 次全血细胞，第 $2 \sim 3$ 个月每 2 周复查 1 次全血细胞，之后每月复查全血细胞，半年后全血细胞检查间隔时间可视情况适当延长，但不能停止；最初 3 个月每月复查肝功能，之后视情况复查。欧美的共识意见推荐在使用硫唑嘌呤前检查硫嘌呤甲基转移酶（Thiopurine-S-Methyltransferase，TPMT）基因型，对基因突变者避免使用或严密监测下减量使用。TPMT 基因型检查预测骨髓抑制的特异性很高，但灵敏性低（尤其在汉族人群），应用时须充分认识此局限性。研究显示，NUDT15 基因多态性检测对预测包括我国在内的亚洲人群使用骨髓抑制的灵敏性与特异性高，有条件的单位使用硫唑嘌呤前可行检测。②6-MP：欧美共识意见推荐的目标剂量为 $0.75 \sim 1.50$ mg/(kg·d)。使用方法和注意事项与硫唑嘌呤相同。

4. 甲氨蝶呤：国外推荐，诱导缓解期的甲氨蝶呤剂量为 25 mg/周，肌内或皮下注射。12 周达到临床缓解后，可改为 15 mg/周，肌内或皮下注射，亦可改口服，但疗效可能降低。疗程可持续 1 年，更长疗程的疗效和安全性目前尚无共识。国人的剂量和疗程尚无共识。注意监测药物不良反应：早期胃肠道反应常见，叶酸可减轻胃肠道反应，应常规同时使用。最初 4 周每周、之后每个月定期检查全血细胞和肝功能。妊娠为甲氨蝶呤使用禁忌证，用药期间和停药后数个月内应避免妊娠。

5. 抗 TNF-α 单克隆抗体：IFX 使用方法为 5 mg/kg，静脉滴注，在第 0、第 2、第 6 周给予作为诱导缓解；随后每隔 8 周给予相同剂量行长程维持治疗。使用 IFX 前接受激素治疗时应继续原来治疗，在取得临床完全缓解后将激素逐步减量直至停用。对原先使用免疫抑制剂无效者，不必继续合用免疫抑制剂；

但对 IFX 治疗前未接受过免疫抑制剂治疗者，IFX 与硫唑嘌呤合用可提高撤离激素缓解率和黏膜愈合率。

维持治疗期间复发者，应查找原因，包括药物谷浓度及抗药抗体浓度检测。如为浓度不足，可增加剂量或缩短给药间隔时间；如为抗体产生而未合用免疫抑制剂者，可加用免疫抑制剂，也可换用其他治疗方案。目前，尚无足够资料提出何时可以停用 IFX。对 IFX 维持治疗达 1 年，维持无激素缓解伴黏膜愈合和 CRP 正常者，可考虑停用 IFX，继以免疫抑制剂维持治疗。对停用 IFX 后复发者，再次使用 IFX 可能仍然有效。

注意事项：禁忌证和不良反应详见《抗肿瘤坏死因子－α 单克隆抗体治疗炎症性肠病专家共识（2017）》。

（四）肛瘘的处理

首先通过症状和体格检查，尤其是麻醉下肛门指检，并结合影像学检查［如 MRI 和（或）超声内镜或经皮肛周超声检查］等了解是否合并感染及瘘管的解剖结构（一般将肛瘘分为单纯性和复杂性两大类），在此基础上制定治疗方案。结肠镜检查了解直肠结肠病变的存在及严重程度有助于指导治疗。

如有脓肿形成必须先行外科充分引流，并予以抗菌药物治疗。

无症状的单纯性肛瘘无须处理。有症状的单纯性肛瘘及复杂性肛瘘首选抗菌药物如环丙沙星和（或）甲硝唑治疗，并以硫唑嘌呤或 6-MP 维持治疗。存在活动性肠道 CD 者，必须积极治疗活动性 CD。应由肛肠外科医师根据病情，决定是否需手术及术式的选择（如单纯性肛瘘瘘管切除术、复杂性肛瘘挂线疗法，甚至肠道转流术或直肠切除术）。已有证据证实抗 TNF-α 单克隆抗体对肛瘘的疗效。对复杂性肛瘘，IFX 与外科及抗感染药物联合治疗，疗效较好。

（五）外科手术治疗和术后复发的预防

1. 外科手术治疗：尽管相当部分 CD 患者最终难以避免手术治疗，但因术后复发率高，CD 的治疗仍以内科治疗为主。因此，内科医师应在 CD 治疗全过程中慎重评估手术的价值和风险，并与外科医师密切配合，力求在最合适的时间施行最有效的手术。外科手术指征如下。

（1）CD 并发症：①肠梗阻，由纤维狭窄所致的肠梗阻视病变部位和范围行肠段切除术或狭窄成形术。短段狭窄肠管（一般 <4 cm）可行内镜下球囊扩张术。炎症性狭窄引起的梗阻如药物治疗无效可考虑手术治疗。②腹腔脓肿：先行经皮脓肿引流和抗感染，必要时再行手术处理病变肠段。③瘘管形成：肛周瘘管处理如前述。非肛周瘘管（包括肠皮瘘和各种内瘘）的处理是一个复杂的难题，应由内外科医师密切配合进行个体化处理。④急性穿孔：需急诊手术。⑤大出血：内科治疗（包括内镜止血）出血无效而危及生命者，需急诊手术。⑥癌变。

（2）内科治疗无效：激素治疗无效的重度 CD，见前述。②内科治疗疗效不佳和（或）药物不良反应已严重影响生命质量者，可考虑外科手术。

外科手术时机：需接受手术的 CD 患者往往存在营养不良、合并感染，部分患者长期使用激素，因而存在巨大手术风险。内科医师对此应有足够认识，以避免盲目的无效治疗而贻误手术时机，增加手术风险。围手术期的处理十分重要。

2. 术后复发的预防：CD 肠切除术后复发率相当高。目前的资料提示，回结肠切除术后早期复发的高危因素包括吸烟、肛周病变、穿透性疾病行为、有肠切除术史等。

术后定期（尤其是术后第 1 年内）内镜复查有助于监测复发和制定防治方案。回结肠吻合口复发及其严重程度通常应用 Rutgeerts 评分标准（详见 CD 诊断"疗效标准"中的"与手术相关的疗效评价"中的"形态学复发"部分）。

术后复发的预防仍是未解之难题。必须戒烟。药物预防方面，有对照研究证实美沙拉嗪、硫嘌呤类药物、咪唑类抗菌药物对预防内镜和临床复发有一定疗效。嘌呤类药物疗效略优于美沙拉嗪，但因不良反应多，适用于有术后早期复发高危因素的患者。甲硝唑长期使用患者多不能耐受，有报道术后 3 个月内甲硝唑与硫唑嘌呤合用，继以硫唑嘌呤维持，可显著减少术后 1 年复发率。研究发现，抗 TNF-α 单克隆抗体对预防术后内镜复发有效。

就术后患者是否均要常规予以预防复发药物治疗、用什么药物、何时开始使用、使用多长时间等问题，目前尚无普遍共识。比较一致的意见是：对有术后早期复发高危因素的患者宜尽早（术后 2 周）予以积极干预；术后半年、1 年及之后定期行结肠镜复查，根据内镜复发与否及其程度给予或调整药物治疗。

（六）癌变的监测

小肠 CD 炎症部位可能并发癌肿，应重点监测小肠；结肠 CD 癌变危险性与 UC 相近，监测方法相同。

（七）展望

纵观国际进展，各类新型药物不断涌现，为治疗 IBD 带来更多新前景。如第 2 代皮质激素，在结肠释放，有低全身性生物利用度，是传统剂型的替代选择。生物制剂的进展最为迅速，IFX 作为最早的抗 TNF-α 单克隆抗体，是鼠源性序列嵌合人源性序列，之后全人源化单克隆抗体阿达木单克隆抗体（adalimumab，ADA）和戈利木单克隆抗体相继问世，阿达木单克隆抗体在我国目前已经完成临床注册研究。美国 FDA 分别在 2012 和 2013 年批准了阿达木单克隆抗体和戈利木单克隆抗体用于治疗中度至重度 UC 的治疗。除了抗 TNF-α 单克隆抗体，2016 年美国 FDA 批准乌司奴单抗（阻断 IL-12 和 IL-23 介导信号传导）用于治疗糖皮质激素无效或不耐受，或对 1 种或多种 TNF 抑制剂治疗失败或不耐受的中重度活动性 CD 患者。2017 年 ECCO 共识指南中推荐，对于激素和抗 TNF 抑制剂疗效不佳的患者，整合素拮抗剂维多珠单克隆抗体是较好的选择。该药物在我国正在进行 Ⅲ 期临床研究。除了这些国外已经获批的生物制剂，尚有一些生物制剂和小分子药物在国外处于临床试验中，如 JAK1/3 抑制剂、鞘氨醇磷酸化受体 1 和 5 激动剂和 SMAD7 抑制剂等，也展现了良好的前景。另外，干细胞移植和菌群移植在 IBD 治疗中也提示了较好的疗效。相信将来也必将有更多符合成本 - 效益的临床治疗方案和更适合中国疾病人群的治疗手段供临床应用。另外对于 IBD 这个慢性疾病，定期随访、对患者的长期管理和患者自我管理也不容忽视，这些方面在我国也将会越来越规范。

参考文献：略

[摘自中国实用内科杂志，2018，38（9）：796 - 813]

（吴国志 张向磊）

第二十一章　中国急性胰腺炎诊疗指南

急性胰腺炎（acute pancreatitis，AP）是指多种病因引起的胰酶激活，继以胰腺局部炎症反应为主要特征，伴或不伴有其他器官功能改变的疾病。临床上，大多数患者的病程呈自限性，20%～30%患者临床经过凶险。总体死亡率为5%～10%。

【术语和定义】

根据国际急性胰腺炎专题研讨会制定的急性胰腺炎分级分类系统（1992年，美国亚特兰大）和世界胃肠病大会颁布的急性胰腺炎处理指南（2002年，泰国曼谷），结合我国具体情况，规定有关急性胰腺炎术语和定义，旨在对临床和科研工作起指导作用，并规范该领域学术用词。

（一）临床用术语

1. 急性胰腺炎（acute pancreatitis，AP）：临床上表现为急性、持续性腹痛（偶无腹痛），血清淀粉酶活性增高大/等于正常值上限3倍，影像学提示胰腺有/无形态改变，排除其他疾病者。可有/无其他器官功能障碍。少数病例血清淀粉酶活性正常或轻度增高。

2. 轻症急性胰腺炎（mild acute pancreatitis，MAP）：具备急性胰腺炎的临床表现和生化改变，而无器官功能障碍或局部并发症，对液体补充治疗反应良好。Ranson评分＜3，或APACHE-Ⅱ评分＜8，或CT分级为A、B、C。

3. 重症急性胰腺炎（severe acute pancreatitis，SAP）：具备急性胰腺炎的临床表现和生化改变，且具下列之一者：局部并发症（胰腺坏死，假性囊肿，胰腺脓肿）；器官衰竭；Ranson评分≥3；APACHE-Ⅱ评分≥8；CT分级为D、E。

4. 建议。①对临床上SAP患者中病情极其凶险者冠名为：早发性重症急性胰腺炎（early severe acute pancreatitis，ESAP）。其定义为：SAP患者发病后72 h内出现下列之一者：肾功能衰竭（血清Cr＞2.0 mg/dL）、呼吸衰竭（PaO_2≤60 mmHg）、休克（收缩压≤80 mmHg，持续15分钟）、凝血功能障碍［PT＜70%、和（或）APTT＞45秒］、败血症（T＞38.5 ℃、WBC＞$16.0×10^9$/L、BE≤4 mmol/L，持续48小时，血/抽取物细菌培养阳性）、全身炎症反应综合征（SIRS）（T＞38.5 ℃、WBC＞$12.0×10^9$/L、BE≤2.5 mmol/L，持续48小时，血/抽取物细菌培养阴性）；②临床上不使用病理性诊断名词"急性水肿性胰腺炎"或"急性坏死性胰腺炎"，除非有病理检查结果。临床上废弃"急性出血坏死性胰腺炎""急性出血性胰腺炎""急性胰腺蜂窝炎"等名称；③临床上急性胰腺炎诊断应包括病因诊断、分级诊断、并发症诊断，例如：急性胰腺炎（胆源性、重型、ARDS），急性胰腺炎（胆源性、轻型）；④急性胰腺炎临床分级诊断：如仅临床用，可应用Ranson标准或CT分级；临床科研用，须同时满足APACHE-Ⅱ积分和CT分级。

（二）其他术语

1. 急性液体积聚：发生于病程早期，胰腺内或胰周或胰腺远隔间隙液体积聚，并缺乏完整包膜。

2. 胰腺坏死：增强CT检查提示无生命力的胰腺组织或胰周脂肪组织。

3. 假性囊肿：有完整非上皮性包膜包裹的液体积聚，内含胰腺分泌物、肉芽组织、纤维组织等。多发生于急性胰腺炎起病 4 周以后。

4. 胰腺脓肿：胰腺内或胰周的脓液积聚，外周为纤维囊壁。

【急性胰腺炎病因】

急性胰腺炎的病因较多，且存在地区差异。在确诊急性胰腺炎基础上，应尽可能明确其病因，并努力去除病因，以防复发。

（一）常见病因

胆石症（包括胆道微结石）、酒精、高脂血症。

（二）其他病因

壶腹乳头括约肌功能不良、药物和毒物、ERCP 后、十二指肠乳头旁憩室、外伤性、高钙血症、腹部手术后、胰腺分裂、壶腹周围癌、胰腺癌、血管炎、感染性（柯萨奇病毒、腮腺炎病毒、HIV、蛔虫症）、自身免疫性（系统性红斑狼疮、干燥综合征）、α1 - 抗胰蛋白酶缺乏症等。

（三）特发性

经临床与影像、生化等检查，不能确定病因者称为特发性。

【急性胰腺炎病因调查】

1. 详细询问病史：包括家族史，既往病史，酒精摄入史，药物服用史等。计算体重指数（BMI）。
2. 基本检查：血清淀粉酶测定，肝功能试验，血脂测定，血糖测定，血钙测定；腹部 B 超。
3. 深入检查：病毒测定，自身免疫标志物测定，肿瘤标记物测定（CEA、CA19-9）测定；CT 扫描（必要时行增强 CT），ERCP/MRCP，超声内镜检查，壶腹乳头括约肌测压（必要时），胰腺外分泌功能检测等。

【诊断】

（一）急性胰腺炎临床表现

腹痛是急性胰腺炎的主要症状，位于上腹部，常向背部放射，多为急性发作，呈持续性，少数无腹痛。可伴有恶心、呕吐。发热常源于急性炎症、坏死胰腺组织继发感染或继发真菌感染。发热、黄疸者多见于胆源性胰腺炎。

除此之外，急性胰腺炎还可伴有以下全身并发症：心动过速和低血压，或休克；肺不张、胸腔积液和呼吸衰竭，有研究表明胸腔积液的出现与急性胰腺炎严重程度密切相关并提示预后不良；少尿和急性肾衰竭；耳鸣、复视、谵妄、语言障碍及肢体僵硬、昏迷等胰性脑病表现，可发生于起病后早期，也可发生于疾病恢复期。

体征上，轻症者仅为轻压痛，重症者可出现腹膜刺激征，腹腔积液，Grey-Turner 征，Cullen 征。少数患者因脾静脉栓塞出现门静脉高压，脾大。罕见横结肠坏死。腹部因液体积聚或假性囊肿形成可触及肿块。其他可有相应并发症所具有的体征。

（二）辅助检查

1. 血清酶学检查：强调血清淀粉酶测定的临床意义，尿淀粉酶变化仅作参考。血清淀粉酶活性高低与病情不相关。患者是否开放饮食或病情程度的判断不能单纯依赖于血清淀粉酶是否降至正常，应综合判断。血清淀粉酶持续增高要注意：病情反复、并发假性囊肿或脓肿、疑有结石或肿瘤、肾功能不全、巨淀粉酶血症等。要注意鉴别其他急腹症引起的血清淀粉酶增高。血清脂肪酶活性测定具有重要临床意义，尤其当血清淀粉酶活性已经下降至正常，或其他原因引起血清淀粉酶活性增高，血清脂肪酶活性测定有互补作用。同样，血清脂肪酶活性与疾病严重度不呈正相关。

2. 血清标志物：推荐使用 C–反应蛋白（CRP），发病后 72 小时 CRP > 150 mg/L 提示胰腺组织坏死可能。动态测定血清白介素 6（IL-6）水平，增高提示预后不良。

3. 影像学诊断：在发病初期 24 ~ 48 小时行 B 超检查，可以初步判断胰腺组织形态学变化，同时有助于判断有无胆道疾病，但受急性胰腺炎时胃肠道积气的影响，对急性胰腺炎常不能做出准确判断。推荐 CT 扫描作为诊断急性胰腺炎的标准影像学方法。必要时行增强 CT（CE-CT）或动态增强 CT 检查。

根据炎症的严重程度分级，分为 A ~ E 级。

A 级：正常胰腺。

B 级：胰腺实质改变。包括局部或弥漫的腺体增大。

C 级：胰腺实质及周围炎症改变，胰周轻度渗出。

D 级：除 C 级外，胰周渗出显著，胰腺实质内或胰周单个液体积聚。

E 级：广泛的胰腺内、外积液，包括胰腺和脂肪坏死，胰腺脓肿。

A ~ C 级：临床上为轻型急性胰腺炎；D ~ E 级：临床上为重症急性胰腺炎。

建议：①必须强调临床表现在诊断急性胰腺炎中的重要地位。持续性中上腹痛、血清淀粉酶增高、影像学改变，排除其他疾病，可以诊断本病；②临床上不再应用"中度急性胰腺炎"或"重症急性胰腺炎倾向"；③临床上应注意一部分急性胰腺炎患者从"轻症急性胰腺炎"转化为"重症急性胰腺炎"可能。因此，必须对病情作动态观察。除 Ranson 指标、APACHE-Ⅱ指标外，其他有价值的判别指标有：体重指数超过 28 kg/m²；胸膜渗出，尤其是双侧胸腔积液；72 小时后 CRP > 150 mg/L，并持续增高等均为临床上有价值的严重度评估指标。

【急性胰腺炎处理原则】

（一）发病初期的处理和监护

目的是纠正水、电解质紊乱，支持治疗，防止局部及全身并发症。内容包括：血常规测定、尿常规测定、粪便隐血测定、肾功能测定、肝脏功能测定；血糖测定；心电监护；血压监测；血气分析；血清电解质测定；胸片；中心静脉压测定。动态观察腹部体征和肠鸣音改变。记录 24 小时尿量和出入量变化。上述指标可根据患者具体病情作相应选择。常规禁食，对有严重腹胀、麻痹性肠梗阻者应进行胃肠减压。在患者腹痛减轻或消失、腹胀减轻或消失、肠道动力恢复或部分恢复时可以考虑开放饮食，开始以碳水化合物为主，逐步过渡至低脂饮食，不以血清淀粉酶活性高低作为开放饮食的必要条件。

（二）补液

补液量包括基础需要量和流入组织间隙的液体量。应注意输注胶体物质和补充微量元素、维生素。

（三）镇痛

疼痛剧烈时考虑镇痛治疗。在严密观察病情下，可注射盐酸哌替啶（杜冷丁）。不推荐应用吗啡或胆碱能受体拮抗剂，如阿托品、山莨菪碱等，因前者会收缩壶腹乳头括约肌，后者则会诱发或加重肠麻痹。

（四）抑制胰腺外分泌和胰酶抑制剂应用

生长抑素及其类似物（奥曲肽）可以通过直接抑制胰腺外分泌而发挥作用，主张在重症急性胰腺炎治疗中应用。奥曲肽用法：首次剂量推注 0.1 mg，继以 25 μg～50 μg/h 维持治疗。生长抑素制剂用法：首次剂量 250 μg，继以 250 μg/h 维持；停药指征为：临床症状改善、腹痛消失，和（或）血清淀粉酶活性降至正常。H_2 受体拮抗剂和质子泵抑制剂（PPI）可通过抑制胃酸分泌而间接抑制胰腺分泌，除此之外，还可以预防应激性溃疡的发生，因此，主张在重症急性胰腺炎时使用。主张蛋白酶抑制剂早期、足量应用，可选用加贝酯等制剂。

（五）血管活性物质的应用

由于微循环障碍在急性胰腺炎，尤其重症急性胰腺炎发病中起重要作用，推荐应用改善胰腺和其他器官微循环的药物，如前列腺素 E_1 制剂、血小板活化因子拮抗剂、丹参制剂等。

（六）抗生素应用

对于轻症非胆源性急性胰腺炎不推荐常规使用抗生素。对于胆源性轻症急性胰腺炎，或重症急性胰腺炎应常规使用抗生素。胰腺感染的致病菌主要为革兰氏阴性菌和厌氧菌等肠道常驻菌。抗生素的应用应遵循：抗菌谱为革兰氏阴性菌和厌氧菌为主、脂溶性强、有效通过血胰屏障等三大原则。故推荐甲硝唑联合喹诺酮类药物为一线用药，疗效不佳时改用伊木匹能或根据药敏结果，疗程为 7～14 日，特殊情况下可延长应用。要注意胰外器官继发细菌感染的诊断，根据药敏选用抗生素。要注意真菌感染的诊断，临床上无法用细菌感染来解释发热等表现时，应考虑到真菌感染的可能，可经验性应用抗真菌药，同时进行血液或体液真菌培养。

（七）营养支持

轻症急性胰腺炎患者，只需短期禁食，故无须肠内或肠外营养。重症急性胰腺炎患者常先施行肠外营养，一般 7～10 日，对于待病情趋向缓解，则考虑实施肠内营养。将鼻饲管放置 Treitz 韧带以下开始肠内营养，能量密度为 4.187 J/mL，如能耐受则逐步加量。应注意补充谷氨酰胺制剂。一般而言，SAP 患者需要的热量为 8000～10 000 kJ/d，50%～60% 来自糖，15%～20% 来自蛋白，20%～30% 来自脂类，对于高脂血症患者，应减少脂肪类物质的补充。先给予要素饮食，从小剂量开始，20～30 mL/h，如果能量不足，可辅以肠外营养，并观察患者的反应，如能耐受，则逐渐加大剂量，最大可达 100 mL/h。进行肠内营养时，应注意患者的腹痛、肠麻痹、腹部压痛等胰腺炎症状体征是否加重，并定期复查电解质、血脂、血糖、总胆红素、人血清白蛋白水平、血常规及肾功能等，以评价机体代谢状况，调整肠内营养的剂量。

（八）预防和治疗肠道衰竭

对于 SAP 患者，应密切观察腹部体征及排便情况，监测肠鸣音的变化。及早给予促肠道动力药物，包括生大黄、硫酸镁、乳果糖等；给予微生态制剂调节肠道细菌菌群；应用谷氨酰胺制剂保护肠道黏膜屏障。同时可应用中药，如皮硝外敷。病情允许下，尽可能尽早恢复饮食或肠内营养对预防肠道衰竭具有重要意义。

（九）急性胰腺炎（胆源型）的内镜治疗

推荐在有条件的单位，对于怀疑或已经证实的 AP（胆源型），如果符合重症指标，和（或）有胆管炎、黄疸、胆总管扩张，或最初判断是单纯型胰腺炎但在保守治疗中病情恶化的，应 ERCP 下行鼻胆管引流或 EST。

（十）并发症的处理

ARDS 是急性胰腺炎的严重并发症，处理包括机械通气和大剂量、短程糖皮质激素的应用，如甲泼尼龙，必要时行气管镜下肺泡灌洗术。急性肾衰竭主要是支持治疗，稳定血流动力学参数，必要时透析。低血压与高动力循环相关，处理包括密切的血流动力学监测，静脉补液，必要时使用血管活性药物。弥散性血管内凝血（DIC）时应使用肝素。急性胰腺炎有胰液积聚者，部分会发展为假性囊肿。对于胰腺假性囊肿应密切观察，部分会自行吸收，若假性囊肿直径 >6 cm，且有压迫现象和临床表现，可行穿刺引流或外科手术引流。胰腺脓肿是外科手术干预的绝对指征。上消化道出血，可应用制酸剂，如 H_2 受体拮抗剂、质子泵抑制剂。

（十一）手术治疗

坏死胰腺组织继发感染者在严密观察下考虑外科手术介入。对于重症病例，主张在重症监护和强化保守治疗的基础上，患者的病情仍未稳定或进一步恶化，是进行手术治疗或腹腔冲洗的指征。

参考文献：略

［摘自临床肝胆病杂志，2019，35（12）：2706 – 2711］

（吴国志　张向磊）

第二十二章　中国慢性胆囊炎、胆囊结石内科诊疗共识意见

【概述】

慢性胆囊炎一般是由长期存在的胆囊结石所致的胆囊慢性炎症，或急性胆囊炎反复发作迁延而来，其临床表现差异较大，可表现为无症状、反复右上腹不适或腹痛，也可出现急性发作。其典型腹部超声检查表现为胆囊壁增厚（壁厚≥3 mm）、毛糙，合并胆囊结石可表现为胆囊内强回声及后方声影。根据胆囊内是否存在结石，分成结石性胆囊炎与非结石性胆囊炎。胆囊结石分成胆固醇结石或以胆固醇为主的混合性结石和胆色素结石，中国人群中胆固醇结石占70%以上。

【流行病学】

目前，尚无全国性慢性胆囊炎、胆囊结石流行病学资料。国内报道成年人慢性胆囊炎患病率为0.78%~3.91%，胆囊结石患病率为2.3%~6.5%。女性胆囊结石患病率高于男性，男女比为1:（1.07~1.69）。我国胆囊结石患病率随年龄增长而上升。一项覆盖24个省市的针对体格检查人群的大型调查显示，20~29岁人群胆囊结石患病率为1.1%，30~39岁患病率为2.6%，40~49岁患病率为4.4%，50~59岁患病率为8.0%，60~69岁患病率为8.3%，70岁的患病率为11.2%。随着我国人民生活水平逐渐提高，慢性胆囊炎、胆囊结石发病率近年来呈上升趋势。

我国胆囊结石主要的发病危险因素包括油腻饮食、肥胖、脂肪肝、糖尿病、高血压、高脂血症、缺乏运动、不吃早餐和胆囊结石家族史等。可能的保护因素包括增加运动、高纤维饮食、多吃水果、多吃坚果、素食和饮咖啡等，但目前仍存有争议。

陈述1：我国胆囊结石发病率随年龄增长而上升，女性发病率高于男性，发病高峰为50岁以后。

推荐强度：强烈推荐。证据级别：中等质量。

【病因】

（一）慢性结石性胆囊炎

1. 胆囊结石：胆囊结石是慢性胆囊炎的主要病因，慢性结石性胆囊炎占所有慢性胆囊炎的90%~95%。结石可导致胆囊管反复梗阻，并造成胆囊黏膜损伤，出现反复的胆囊壁炎症反应、瘢痕形成和胆囊功能障碍。

2. 细菌感染：正常胆汁应该是无菌的，当胆囊或胆管出现结石嵌顿、梗阻时，则可能导致肠源性细菌感染。研究报道，急性胆囊炎、慢性胆囊炎和非胆囊手术对照者的胆汁细菌培养阳性率分别为72%、44%和16%，而胆总管结石合并梗阻性黄疸患者胆汁中的细菌检出率高达90%以上。慢性胆囊炎的病原菌主要来源于肠道，致病菌种类与肠道细菌基本一致，以革兰阴性菌为主，占74.4%，主要包括大肠埃希菌、不动杆菌和奇异变形杆菌等。

3. 其他：低纤维、高能量饮食可增加胆汁胆固醇饱和度，利于结石形成；某些药物可导致胆囊结石形成，如头孢曲松、避孕药等；体质量快速减少如不合理的减肥方法，可能易导致胆囊结石形成。

（二）慢性非结石性胆囊炎

1. 感染：肠道细菌可经胆管至胆囊，亦可由血液或淋巴途径到达胆囊。寄生虫、病毒感染是少数慢性胆囊炎的病因，如蛔虫、梨形鞭毛虫和人类免疫缺陷病毒等。

2. 胆囊排空障碍：胆囊排空障碍导致排空时间延长，胆囊内胆汁淤积，胆囊增大，逐渐出现胆囊壁纤维化及慢性炎症细胞浸润，是慢性非结石性胆囊炎的重要病因。

3. 胆囊缺血：胆囊壁血管病变、大型非胆道手术，以及败血症、休克、严重创伤等重症疾病，都可能造成长期的胆囊黏膜缺血和局部炎症反应、坏死。

4. 代谢因素：某些原因致胆汁酸代谢障碍时，胆盐长期的化学性刺激、胰液反流亦可引起化学性慢性胆囊炎症。

陈述2：慢性结石性胆囊炎的主要病因是胆囊结石，当合并细菌感染时更易导致慢性胆囊炎。

推荐强度：强烈推荐。证据级别：低质量。

陈述3：慢性非结石性胆囊炎的主要病因包括各种病原体（细菌、寄生虫和病毒）感染、胆囊排空障碍和胆囊缺血等。

推荐强度：条件推荐。证据级别：很低质量。

【诊断与评估】

（一）临床表现

1. 症状：多数慢性胆囊炎、胆囊结石患者无明显症状，无症状者约占所有患者的70%。随着腹部超声检查的广泛应用，患者多于常规健康体格检查时发现胆囊结石，此时既无明显症状又无阳性体征，但部分患者未来可能会出现症状。对胆囊结石自然病程的流行病学调查显示，无症状胆囊结石出现相关症状的年发生率为0.7%~2.5%，出现并发症（如急性胆囊炎、急性胰腺炎和梗阻性黄疸等）年发生率为0.1%~0.3%。慢性胆囊炎、胆囊结石患者较为常见的症状是反复发作的右上腹不适或右上腹痛，其发作常与油腻饮食、高蛋白饮食有关。少数患者可能会发生胆绞痛，系由结石嵌顿于胆囊颈部或胆囊管诱发胆囊、胆道平滑肌及Oddi括约肌痉挛收缩而引起的绞痛，常在饱食或油腻饮食后发作，表现为右上腹或上腹部持续疼痛伴阵发性加剧，可向右肩背部放射，如嵌顿结石因体位变动或解痉等药物解除梗阻，则绞痛即可缓解。慢性胆囊炎、胆囊结石患者常伴有胆源性消化不良，表现为嗳气、饭后饱胀、腹胀和恶心等症状。

2. 体格检查：多数慢性胆囊炎、胆囊结石患者可无任何阳性体征，少数患者体格检查可发现右上腹压痛或叩痛。

3. 并发症：当出现慢性胆囊炎急性发作时，表现为急性胆囊炎相应的症状和体征；并发胆源性胰腺炎时，可出现急性胰腺炎相应的症状和体征；Mirizzi综合征是指由于胆囊颈部或胆囊管结石嵌顿和（或）其他良性疾病压迫或炎症引起肝总管或胆总管梗阻，导致以胆管炎、梗阻性黄疸为特征的一系列综合征，其表现与胆总管结石类似；胆石性肠梗阻则以肠梗阻表现为主；胆囊癌早期一般无明显临床表现，晚期可出现黄疸、右上腹或上腹部包块，侵犯十二指肠可引起肠梗阻等临床表现。

陈述4：多数慢性胆囊炎、胆囊结石患者无明显症状，常见的症状包括反复发作的右上腹不适、右上腹痛和胆源性消化不良，少数患者可有右上腹压痛或叩痛，甚至发生各种并发症。

推荐强度：强烈推荐。证据级别：低质量。

（二）影像学诊断

1. 腹部超声：常规腹部超声检查是诊断慢性胆囊炎、胆囊结石最常用、最有价值的检查方法，对胆囊结石诊断准确率可达 95% 以上。Meta 分析显示，腹部超声检查诊断胆囊结石的灵敏度为 97%，特异度为 95%。慢性胆囊炎腹部超声检查主要表现为胆囊壁增厚（壁厚≥3 mm）、毛糙；如合并胆囊结石，则出现胆囊内强回声及后方声影；若胆囊内出现层状分布的点状低回声，后方无声影时，则常是胆囊内胆汁淤积物的影像学表现。腹部超声检查时还需注意与息肉相鉴别，若表现为胆囊内不随体位移动的与胆囊壁相连的固定强回声团且后方不伴声影时，多诊断为胆囊息肉。

内镜超声对常规腹部超声检查未发现的胆囊微小结石有较高的检出率。研究报道，常规腹部超声检查阴性的胆绞痛患者再行内镜超声检查，52.4% 可发现胆囊结石。

2. CT：CT 检查能良好地显示胆囊壁增厚，但不能显示 X 线检查阴性的结石。CT 检查对慢性胆囊炎的诊断价值与腹部超声相似，但对胆囊结石的诊断不具优势，Meta 分析报道 CT 诊断胆囊结石的准确率为 89%。口服胆囊造影 CT 通过口服碘番酸等对比剂可增加胆汁和病变的密度差别，有助于诊断胆囊阴性结石和息肉样病变，但在国内开展较少。多能谱 CT 是一种新型 CT，可提供以多种定量分析方法与多参数成像为基础的综合诊断模式，脂/水基物质图和单能量图能很好地显示 X 线阴性结石并可分析其结石成分，明显优于传统 CT。

3. MRI：MRI 检查在评估胆囊壁纤维化、胆囊壁缺血、胆囊周围组织水肿、胆囊周围脂肪堆积等方面均优于 CT 检查，主要用于鉴别急性和慢性胆囊炎。在腹部超声检查显示胆囊病变不清晰时，可选用 MRI 检查。此外，磁共振胰胆管成像（MRCP）可发现腹部超声和 CT 检查不易检出的胆囊和胆总管小结石。

4. X 线检查普通腹部：X 线平片可发现部分含钙较多的结石影。口服碘番酸等对比剂后行胆囊造影对胆囊结石诊断率仅为 50% 左右，但有助于了解胆囊的大小和收缩功能，目前已基本不再应用。

5. 肝胆管胆囊收缩素刺激闪烁显像（cholecystokinin cholescintigraphy，CCK-HIDA）：CCK-HIDA 是评估胆囊排空的首选影像学检查，可鉴别是否存在胆囊排空障碍。如果无结石患者 CCK-HIDA 检查胆囊喷射指数降低（<35%），则高度提示慢性非结石性胆囊炎。但国内尚未开展 CCK-HIDA，缺乏相关研究结果。

陈述 5：常规腹部超声检查是诊断慢性胆囊炎、胆囊结石的首选检查方法。

推荐强度：强烈推荐。证据级别：高质量。

陈述 6：如临床高度怀疑胆囊结石而腹部超声检查阴性者，建议行 MRI、内镜超声或 CT 检查。

推荐强度：条件推荐。证据级别：低质量。

【治疗】

对于慢性胆囊炎、胆囊结石患者，应按是否有症状、是否有并发症分别进行个体化治疗。治疗目标为祛除病因、缓解症状、预防复发、防治并发症。

（一）饮食调整

胆囊结石及慢性结石性胆囊炎的发病与饮食及肥胖有关。建议规律、低脂、低热量膳食，并提倡定量、定时的规律饮食方式。

（二）口服药物溶石治疗

无症状的胆囊结石患者可不实施治疗；而有症状的患者如不宜手术，且腹部超声检查评估为胆囊功能正常、X 线检查阴性的胆固醇结石，可考虑口服溶石治疗。常用的药物有熊去氧胆酸（ursodeoxycholic acid，UD-CA）。UDCA 是一种亲水的二羟胆汁酸，能抑制肝脏胆固醇的合成，显著降低胆汁中胆固醇及胆固醇酯和胆固醇的饱和指数，有利于结石中胆固醇逐渐溶解。推荐 UDCA 剂量≥10 mg/（kg·d）应连续服用 6 个月以上。若服用 12 个月后腹部超声检查或胆囊造影无改善者即应停药。UDCA 是目前唯一被美国 FDA 批准用于非手术治疗胆结石的胆汁酸药物。

陈述 7：口服 UDCA 对胆囊功能正常的 X 线检查阴性胆固醇结石患者有较好的溶石作用。推荐 UDCA 剂量≥10 mg/（kg·d），应连续服用 6 个月以上。

推荐强度：条件推荐。证据级别：中等质量。

（三）缓解胆源性消化不良症状

慢性胆囊炎、胆囊结石患者嗳气、腹胀、脂肪餐不耐受等消化功能紊乱症状常见。对有胆源性消化不良症状患者宜补充促进胆汁合成和分泌的消化酶类药物，如复方阿嗪米特肠溶片。因其含有利胆成分的阿嗪米特，可高效地促进胆汁合成和分泌，同时增强胰酶的活性，促进吸收碳水化合物、脂肪和蛋白质；还含有 3 种胰酶及二甲硅油，能有效促进消化、快速消除腹胀。国内研究显示，慢性胆囊炎、胆囊结石患者口服复方阿嗪米特肠溶片对腹胀的总有效率为 80%。亦可应用米曲菌胰酶片等其他消化酶类药物治疗，同时可结合茴三硫等利胆药物促进胆汁分泌。

对于合并有不同程度上腹部疼痛患者，可加用钙离子通道拮抗剂缓解症状。匹维溴铵为临床常用的消化道钙离子通道拮抗剂，可用于治疗胆道功能紊乱有关的疼痛，其直接作用于 Oddi 括约肌表面的钙离子通道，从而缓解 Oddi 括约肌痉挛，改善胆道系统的压力梯度。

陈述 8：胆源性消化不良症状可通过补充促进胆汁合成和分泌的消化酶类药物对症治疗。

推荐强度：条件推荐。证据级别：低质量。

（四）缓解胆绞痛症状

胆绞痛急性发作期间应给予禁食及有效的止痛治疗。来自国外的循证医学证据推荐治疗药物首选 NSAID（如双氯芬酸和吲哚美辛）或镇痛剂（如哌替啶）。一项 Cochrane 系统评价共纳入 12 项随机对照研究共 828 例胆绞痛患者，发现 NSAID 较解痉药有更高的疼痛完全缓解率，与阿片类药物相似。多项研究还表明，NSAID 可降低胆绞痛患者发生急性胆囊炎的风险。但国内尚缺乏相关临床研究，临床上仍以解痉药更常用，包括阿托品、山莨菪碱和间苯三酚等。需要注意的是，这些药物并不改变疾病转归，且可能掩盖病情，因此需密切观察病情变化，一旦无效或疼痛复发，应及时停药。因吗啡可能促使 Oddi 括约肌痉挛进而增加胆管内压力，故一般禁用。

陈述 9：对于胆绞痛急性发作患者，国内临床上常用解痉药缓解胆绞痛症状，国外推荐选择 NSAID、镇痛剂缓解症状，但目前国内尚缺乏相关临床研究。

推荐强度：条件推荐。证据级别：中等质量。

（五）抗感染治疗

慢性胆囊炎患者通常无须使用抗生素。如出现急性发作，建议首先采用经验性抗菌药物治疗，在明确致病菌后应根据药物敏感试验结果选择合适的抗菌药物进行目标治疗，具体可参见《急性胆道系统感染的诊断和治疗指南（2011 版）》。如病因为寄生虫或病毒感染，需进行驱虫或抗病毒治疗。

陈述 10：慢性胆囊炎通常无须使用抗生素，如急性发作可经验性使用抗菌药物治疗。

推荐强度：条件推荐。证据级别：低质量。

（六）外科治疗

1. 手术适应证：目前尚缺乏对无症状胆囊结石患者行预防性胆囊切除的随机对照研究，鉴于无症状胆囊结石患者未来较低的症状和并发症发生率，建议在充分评估胆囊壁的前提下对无症状患者随访观察，不推荐行预防性胆囊切除术。慢性胆囊炎、胆囊结石患者在内科治疗的基础上，如出现以下表现，则需考虑外科治疗：疼痛无缓解或反复发作，影响生活和工作者；胆囊壁逐渐增厚达 4 mm 及以上或胆囊壁局部增厚或不规则疑似胆囊癌者；胆囊壁呈陶瓷样改变；胆囊结石逐年增多和增大或胆囊颈部结石嵌顿者；合并胆囊功能减退或障碍。

陈述 11：对无症状的胆囊结石患者，建议随访观察，不推荐预防性胆囊切除。

推荐强度：条件推荐。证据级别：低质量。

2. 合并胆囊息肉的手术适应证：胆囊息肉患病率为 1%~7%，最常见的良性息肉是腺瘤。研究表明，胆囊息肉越大，胆囊癌的发生率越高，直径≥1 cm 的胆囊息肉癌变率高达 50%。故直径≥1 cm 的胆囊息肉伴或不伴胆囊结石的患者，不论有无症状，均建议行胆囊切除术。

陈述 12：无论症状如何，胆囊息肉直径≥1 cm 伴或不伴胆囊结石的患者均建议行胆囊切除术。

推荐强度：强烈推荐。证据级别：中等质量。

3. 常见并发症的处理

（1）慢性胆囊炎急性发作：慢性胆囊炎急性发作时，会导致胆囊内胆汁淤积合并感染，如果感染未能及时控制，胆囊壁会出现坏疽，最终可导致胆囊穿孔，临床上可出现感染性休克症状，危及生命，此时应以外科治疗为主。

（2）急性胆源性胰腺炎：对于急性胆源性胰腺炎伴胆总管梗阻、胆管炎的患者，宜行经内镜逆行性胰胆管造影术（endoscopic retrograde cholangiopancreatography，ERCP）、经皮穿刺肝胆管引流术或手术治疗。对于急性胆源性胰腺炎伴胆囊结石、胆囊炎的患者，宜尽早行胆囊切除，防止急性胰腺炎复发。

（3）Mirizzi 综合征：Mirizzi 综合征的解剖成因是胆囊管与肝总管伴行过长或者胆囊管与肝总管汇合位置过低，临近胆囊壶腹的结石压迫肝总管或胆总管，炎症反应反复发作可导致胆囊肝总管瘘管，胆囊管消失，结石部分或全部堵塞肝总管。Mirizzi 综合征患者的治疗以外科手术为主。

（4）结石性肠梗阻：结石性肠梗阻约占所有肠梗阻的 1%，是在胆囊与肠道间形成瘘管（以胆囊十二指肠瘘最为常见，占 68%），因结石通过瘘管进入肠道所致，多于回盲部发生肠梗阻。结石性肠梗阻治疗以外科干预解除梗阻为主。

（5）胆囊癌：胆囊癌是慢性胆囊炎、胆囊结石最为严重的并发症。除了临床表现（如右季肋区疼痛、包块、黄疸等）和实验室检查，胆囊癌诊断主要依赖影像学检查，包括腹部超声、CT、MRI 和内镜超声等。由于胆囊癌预后较差，高度怀疑胆囊癌的患者无论是否存在症状均应预防性切除胆囊。

陈述 13：如慢性胆囊炎急性发作，或并发急性胆源性胰腺炎、Mirizzi 综合征、结石性肠梗阻，甚至出现胆囊癌时，应根据患者情况遵循外科治疗原则。

推荐强度：条件推荐。证据级别：低质量。

（七）中药、针灸治疗

传统中药在慢性胆囊炎治疗方面有悠久历史，可根据患者不同的临床表现辨证施治。同时可配合中医其他疗法，如针灸、耳穴、药物贴敷等。

陈述 14：可根据患者不同临床表现辨证施治，同时可配合中医其他治疗，如针灸、耳穴、药物贴敷等。

推荐强度：条件推荐。证据级别：低质量。

【预后及随访】

慢性胆囊炎、胆囊结石患者一般预后良好。无症状患者推荐每年进行 1 次随访，随访内容包括体格检查、肝功能实验室检查和腹部超声检查。

陈述 15：慢性胆囊炎、胆囊结石一般预后良好，推荐每年进行 1 次随访。

推荐强度：强烈推荐。证据级别：低质量。

参考文献：略

［摘自临床肝胆病杂志，2019，35（6）：1231－1236］

（吴国志　张向磊）

第二十三章　便秘中医诊疗专家共识意见

便秘是临床常见病、多发病。流行病学调查及回顾性研究显示，我国老年人便秘患病率为18.1%，儿童患病率为18.8%，均显著高于一般人群的8.2%；农村人口患病率为7.2%，显著高于城市人口的6.7%。中医药治疗便秘积累了丰富的临床经验，如《伤寒论》创立了蜜煎导法，所记载的麻子仁丸至今仍在临床广泛应用，取得了较好的疗效。2008年中华中医药学会公布了《中医内科常见病诊疗指南·中医病证部分》，2009年中华中医药学会脾胃病分会公布了《慢性便秘中医诊疗共识意见》，促进了便秘中医药诊治规范的完善。随着便秘临床研究的不断深入，有必要对既往的共识意见进行更新。中华中医药学会脾胃病分会于2014年8月在合肥牵头成立了《便秘中医诊疗专家共识意见》起草小组。小组成员依据循证医学的原理，广泛搜集循证资料，并先后组织国内脾胃病专家就便秘的证候分类、辨证治疗、诊治流程、疗效标准等一系列关键问题进行总结讨论，形成本共识意见初稿，并按照国际通行的德尔斐法进行了3轮投票。2015年9月，于重庆进行了1次投票，并根据专家意见，起草小组对本共识意见进行了修改。2015年12月，在北京进行了第2次投票。2016年6月，中华中医药学会脾胃病分会在厦门召开核心专家审稿会，来自全国各地的20余名脾胃病学知名专家对本共识意见（草案）进行了第3次投票，并进行了充分的讨论和修改。2016年7月在哈尔滨第28届全国脾胃病学术会议上，专家们再次进行讨论、修改和审定，并于2016年9月在北京召开了专家定稿会议，完成了本次共识意见的制定。表决选择：①完全同意；②同意，但有一定保留；③同意，但有较大保留；④不同意，但有保留；⑤完全不同意。如果>2/3的人数选择①，或>85%的人数选择①+②，则作为条款通过。现将全文公布如下，供国内外同道参考，并冀在应用中不断完善。

【概述】

（一）概念

便秘指排便次数减少（每周排便<3次），粪便干硬难下，或粪质不干但排便困难。《中医内科常见病诊疗指南·中医病证部分》指出便秘为每周排便<3次，无稀便，大便硬结或呈团块，或排便费力，或有排便不尽感，或排便时需用手法协助。《中国慢性便秘诊治指南（2013，武汉）》指出便秘的主要临床表现为排便次数减少，粪便干硬和（或）排便困难。排便次数减少指每周排便少于3次；排便困难包括排便费力、排出困难、排便不尽感、排便费时及需手法辅助排便。罗马Ⅳ诊断标准将便秘描述为：排便为硬粪或干球粪，排便费力，排便有不尽感，排便时有肛门直肠梗阻/堵塞感，以及排便需要手法辅助。

（二）中医病名

便秘的中医病名除"便秘"外，尚有"后不利""大便难""脾约""秘结"等病名，其治疗经验可供临床参考。便秘之症首见于《黄帝内经》，其称便秘为"后不利""大便难"。汉代张仲景所著《伤寒杂病论》称便秘为"脾约"。《景岳全书·秘结篇》将便秘分为阳结、阴结。而"便秘"一名首见于清代沈金鳌所著《杂病源流犀烛》，并沿用至今。

（三）鉴别诊断

便秘既可作为功能性疾病独立存在，也可作为症状见于多种器质性疾病，临床应注意鉴别诊断。常见引起便秘的器质性疾病有：结直肠肿瘤、肠腔梗阻或狭窄、肛裂、内痔、直肠脱垂、肛周脓肿等消化系统疾病；脊髓损伤、多发性硬化症、帕金森病、脑卒中、脑肿瘤、自主神经病变、强直性肌营养不良、淀粉样变性等神经系统及肌肉疾病；糖尿病、高钙血症、低钾血症、甲状腺功能减退、甲状旁腺功能亢进、嗜铬细胞瘤等内分泌和代谢性疾病。常见表现为便秘的功能性疾病则主要包括便秘型肠易激综合征、功能性便秘、阿片剂诱导型便秘、功能性排便障碍（排便推进力不足、不协调性排便）等。

（四）相关检查手段

临证应综合病史、症状、体征，对高危人群应重视影像学和结肠镜检查。注意分析便秘的原因，如体育运动，精神心理因素，纤维素摄入，是否服用导致便秘的药物（阿片类药物、精神类药物、抗痉挛剂、抗胆碱能药物、多巴胺能药物、钙通道拮抗剂、胆汁酸结合类药物、非甾体抗炎药、钙剂和铁剂等），是否存在器质性疾病等，判断患者的全身状况。

大便隐血应作为便秘患者的常规检查和定期随诊项目。对年龄＞40岁，有便血、大便隐血试验阳性、贫血、消瘦等报警征象的便秘患者，应行必要的实验室、影像学及肠镜检查，及时发现肠道器质性疾病。

【病因病机】

（一）病因

便秘的病因主要有饮食不节、情志失调、久坐少动、劳倦过度、年老体虚、病后产后、药物所致等，部分患者与先天禀赋不足有关。过食肥甘厚腻，可致胃肠积热，大便干结；恣食生冷，可致阴寒凝滞，腑气不通。思虑过度，或久坐少动，致使气机郁滞，腑失通降。劳倦过度、年老体虚或病后产后，气血亏虚，气虚则大肠传送无力，血虚则肠道失于濡润，大肠传导失司。屡用苦寒泻下药物，则耗伤阳气，肠道失于温煦。部分患者与先天禀赋不足有关。

（二）病位

便秘的病位在大肠，与肺、脾（胃）、肝、肾诸脏腑的功能失调相关。"大肠者，传导之官，变化出焉"，故本病病位主要在大肠。导致大肠传导失司的原因很多，肺与大肠相表里，肺失宣降，则大肠传导无力；脾虚运化失常，则糟粕内停；胃热炽盛，耗伤津液，则肠失濡润；肝气郁结，气机壅滞，或气郁日久化火伤津，则腑失通利；肾主水而司二便，肾阴不足，肠道失濡；肾阳不足，失于温通，亦可发为本病。

（三）病机

便秘的基本病机为大肠通降不利，传导失司。阳明燥热伤津、气滞腑失通降、寒邪凝滞肠腑、气虚推动无力、血虚肠道失荣、阴虚肠失濡润、阳虚肠失温煦。除上述病理因素、基本病机外，亦有湿、瘀所致的湿秘和瘀血秘。瘀血秘是多种因素共同作用的结果，湿秘如张景岳所云："再若湿秘之说，湿则岂能秘，但湿之不化，由气之不行耳，气之不行，即虚秘也，亦阴结也"。

（四）病性

病理性质可概括为寒、热、虚、实四个方面，寒热虚实之间常相互兼夹或转化。如肠道积热，久延不愈，津液渐耗，肠失濡润，病情可由实转虚；气血不足，运化失健，饮食停滞，胃肠积热，则可由虚转实。屡用苦寒泻下，耗伤阳气，阳虚不能温通，可由热转寒；寒凝日久，郁而化热伤阴，则可由寒转热；病情日久，又可见寒热虚实夹杂之象。

【辨证分型】

（一）热积秘

主症：①大便干结；②腹胀或腹痛。次症：①口干；②口臭；③面赤；④小便短赤。舌脉：舌红苔黄，脉滑。

（二）寒积秘

主症：①大便艰涩；②腹中拘急冷痛，得温痛减。次症：①口淡不渴；②四肢不温。舌脉：舌质淡暗、苔白腻，脉弦紧。

（三）气滞秘

主症：①排便不爽；②腹胀。次症：①肠鸣；②胸胁满闷；③呃逆或矢气频。舌脉：舌暗红、苔薄，脉弦。

（四）气虚秘

主症：①排便无力；②腹中隐隐作痛，喜揉喜按。次症：①乏力懒言；②食欲缺乏。舌脉：舌淡红、体胖大或边有齿痕、苔薄白，脉弱。

（五）血虚秘

主症：①大便干结；②排便困难；③面色少华。次症：①头晕；②心悸；③口唇色淡。舌脉：舌质淡、苔薄白，脉细弱。

（六）阴虚秘

主症：①大便干结；②口干欲饮。次症：①手足心热；②形体消瘦；③心烦少眠。舌脉：舌质红、有裂纹、苔少，脉细。

（七）阳虚秘

主症：①大便干或不干，排出困难；②畏寒肢冷。次症：①面色㿠白；②腰膝酸冷；③小便清长。舌脉：舌质淡胖、苔白，脉沉细。

证候诊断：具备主症 2 项、次症 2 项，参考舌脉，即可诊断。

【临床治疗】

（一）治疗目标

便秘临床治疗目标为缓解症状，恢复正常的排便功能，改善患者的生活质量。

（二）区分功能性便秘和器质性便秘

器质性便秘者，应积极治疗原发病；饮食因素所致者，应及时调整饮食结构；药物所致者，应酌情停用或者调整相关药物。

（三）以恢复肠腑通降为要

针对病情的寒热虚实采取相应的治疗方法，实者泻之，虚者补之。分而言之，积热者泻之使通，气滞者行之使通，寒凝者热之使通，气虚者补之使通，血虚者润之使通，阴虚者滋之使通，阳虚温之使通。

（四）区分便秘病程的长短、虚实的主次

对于病程短，证候属实者，可直接采取通下的方法；病程长，反复不愈，虚实夹杂者，应注意在辨证施治的基础上联合使用多种治疗方法。如在行滞通腑的基础上，联合宣肺导下、益气运脾、养血润肠、滋阴润燥、温补肾阳等治法，旨在调节脏腑功能、气血阴阳，恢复气机的升降出入。

（五）在辨证施治的基础上适当选用具有泻下作用的药物

非病情急骤者，慎用峻下药；体壮证实者，可选用大黄、番泻叶、芦荟等泻下药，但应中病即止，不宜久用，以防损伤正气；慢性便秘者，应结合患者的气血阴阳不足，选用具有相应作用的润下药；因便秘多伴有肠腑气机郁滞，故理气行滞应贯彻始终。

（六）辨证施治

1. 热积秘。治法：清热润下；主方：麻子仁丸（《伤寒论》）；药物：火麻仁、芍药、杏仁、大黄、厚朴、枳实。加减：大便干结难下者，加芒硝、番泻叶；热积伤阴者，加生地黄、玄参、麦冬。

2. 寒积秘。治法：温通导下；主方：温脾汤（《备急千金要方》）；药物：大黄、人参、附子、干姜、甘草、当归、芒硝。加减：腹痛如刺，舌质紫暗者，加桃仁、红花；腹部胀满者，加厚朴、枳实。

3. 气滞秘。治法：行气导滞；主方：六磨汤（《世医得效方》）；药物：槟榔、沉香、木香、乌药、枳壳、大黄。加减：忧郁寡言者，加郁金、合欢皮（花）；急躁易怒者，加当归、芦荟。

4. 气虚秘。治法：益气运脾；主方：黄芪汤（《金匮翼》）；药物：炙黄芪、麻子仁、陈皮、白蜜。加减：乏力汗出者，加党参、白术；气虚下陷脱肛者，加升麻、柴胡；纳呆食积者，可加莱菔子。

5. 血虚秘。治法：养血润肠；主方：润肠丸（《沈氏尊生书》）；药物：当归、生地黄、火麻仁、桃仁、枳壳。加减：头晕者，加熟地黄、桑椹、天麻；气血两虚者，加黄芪、生白术。

6. 阴虚秘。治法：滋阴润燥；主方：增液汤（《温病条辨》）；药物：玄参、麦冬、生地黄。加减：大便干结者，加火麻仁、杏仁、瓜蒌仁；口干者，加玉竹、石斛；烦热少眠者，加女贞子、旱莲草、柏子仁。

7. 阳虚秘。治法：温阳泻浊；主方：济川煎（《景岳全书》）；药物：当归、牛膝、肉苁蓉、泽泻、升麻、枳壳。加减：腹中冷痛者，加肉桂、小茴香、木香；腰膝酸冷者，加锁阳、核桃仁。

（七）常用中成药

1. 麻仁丸：润肠通便。用于肠热津亏所致的便秘。

2. 麻仁软胶囊：润肠通便。用于肠燥便秘。

3. 麻仁润肠丸：润肠通便。用于肠胃积热，胸腹胀满，大便秘结。

4. 通便宁片：宽中理气、泻下通便。用于实热便秘。

5. 枳实导滞丸：消积导滞、清利湿热。用于饮食积滞、湿热内阻所致的脘腹胀痛、不思饮食、大便秘结。

6. 清肠通便胶囊：清热通便，行气止痛。用于热结气滞所致的大便秘结。

7. 四磨汤口服液：顺气降逆，消积止痛。用于中老年气滞、食积证。

8. 厚朴排气合剂：行气消胀，宽中除满。用于腹部非胃肠吻合术后早期肠麻痹等。

9. 芪蓉润肠口服液：益气养阴、健脾滋肾、润肠通便。用于气阴两虚，脾肾不足，大肠失于濡润而致的便秘。

10. 滋阴润肠口服液：养阴清热，润肠通便。用于阴虚内热所致的大便干结、排便不畅。

11. 苁蓉通便口服液：润肠通便。用于老年便秘，产后便秘。

12. 便通胶囊：健脾益肾、润肠通便。用于脾肾不足、肠腑气滞所致的便秘。

（八）灌肠疗法

常用药物：实证者，可选大黄、芒硝；虚证者，可选用当归、桃仁、火麻仁等。也可在辨证基础上选用中药复方煎剂灌肠。操作方法：将药物加沸水 150 ~ 200 mL，浸泡 10 分钟（含芒硝者搅拌至完全溶解）去渣，药液温度控制在 40 ℃，灌肠。患者取左侧卧位，暴露臀部，将肛管插入 10 ~ 15 cm 后徐徐注入药液，保留 30 分钟后，排出大便，如无效，间隔 3 ~ 4 小时重复灌肠。

（九）针灸疗法

针刺主穴多选用天枢、大肠俞、支沟、上巨虚等穴。热积秘可加刺合谷、曲池、内庭；气滞秘可加刺中脘、太冲；寒积秘可加刺关元；气虚秘加针脾俞、胃俞、肺俞、气海；阴虚秘、血虚秘可加足三里、三阴交；阳虚秘可艾灸神阙、关元。耳穴压豆常选用胃、大肠、直肠、交感、皮质下、三焦等穴位。针刺手法的选择：实证便秘，以泻法为主，强刺激，腹部穴位如天枢等，以局部产生揪痛感为宜；虚证便秘，针刺手法以补法为主，轻刺激，以局部得气为宜，可加用温针灸或者灸盒悬灸，以热感向皮下组织渗透为佳。

（十）敷贴疗法

敷贴药物的选择：①实证便秘：中药组方可包含：大黄、芒硝、甘遂、冰片等。穴位：神阙。②虚证便秘：中药处方可包含肉桂、大黄、丁香、木香、黄芪、当归等。敷贴穴位的选择：虚证便秘及实证便秘皆可选用神阙穴，此外可根据证候不同选用相应的背部俞穴。如实证便秘可选膈俞、脾俞、胃俞、三焦俞、大肠俞等；虚证便秘可选肺俞、膈俞、脾俞、肾俞、关元俞等。敷贴时间及疗程：每日 1 次，每次 6 ~ 8 小时，3 ~ 5 天为 1 个疗程。

（十一）诊疗流程（图 23-1）

【疗效评价】

便秘的疗效评价包括中医证候疗效评价、主要症状的记录与评价、平均每周完全自发排便次数、肠动力及肛门直肠功能评价、生活质量评价等。临床研究中应根据主要研究目的的不同，选择主要疗效指标与次要疗效指标。

（一）主要症状的记录与评价

包括：①粪便性状；②排便费力；③排便时间；④下坠、不尽、胀感；⑤排便频率；⑥腹胀。粪便性状参考 Bristol 粪便分型标准：Ⅰ型，坚果状硬球；Ⅱ型，硬结状腊肠样；Ⅲ型，腊肠样，表面有裂缝；Ⅳ型，表面光滑，柔软腊肠样；Ⅴ型，软团状；Ⅵ型，糊状便；Ⅶ型，水样便。Ⅳ ~ Ⅶ型，记 0 分；Ⅲ型，记 1 分；Ⅱ型，记 2 分；Ⅰ型，记 3 分。

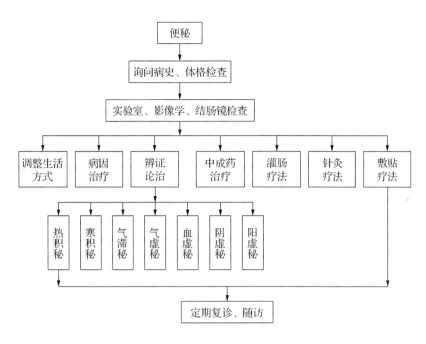

图 23-1　便秘诊疗流程

（二）中医证候疗效评定标准

采用尼莫地平法计算：疗效指数 ＝［（治疗前积分 − 治疗后积分）/治疗前积分］×100％，分为临床痊愈、显效、有效、无效 4 级。①临床痊愈：主要症状、体征消失或基本消失，疗效指数≥95％；②显效：主要症状、体征明显改善，70% ≤疗效指数 <95％；③有效：主要症状、体征明显好转，30% ≤疗效指数 <70％；④无效：主要症状、体征无明显改善，甚或加重，疗效指数 <30％。

（三）平均每周自发完全排便次数（SCBM）

只有患者认为完全排空感觉的自主排便才称为自发完全排便。SCBM≥3 次可视为正常排便。

（四）肠道动力、肛门直肠功能评价

1. 结肠传输试验：随标准餐顿服不透 X 线的标记物后，于 48 小时时拍摄腹部 X 线片 1 张，若 48 小时时大部分标记物在乙状结肠以上，可于 72 小时时再摄片 1 张，根据标记物的分布计算结肠传输时间和排出率，判断是否存在结肠传输延缓、排便障碍。

2. 肛门直肠测压：能评估肛门直肠动力和感觉功能，监测用力排便时盆底肌有无不协调收缩、是否存在直肠压力上升不足、是否缺乏肛门直肠抑制反射、直肠感觉阈值有无变化等。

3. 排粪造影：通常采用 X 线法，将一定剂量的钡剂注入直肠，模拟生理性排便活动，动态观察肛门直肠的功能和解剖结构变化。

4. 球囊逼出试验：可反映肛门直肠对球囊（可用水囊或气囊）的排出能力，正常人可在 60 秒内排出球囊。

5. 其他：肛门测压结合腔内超声检查能显示肛门括约肌有无局部张力缺陷和解剖异常；盆底肌电图可通过记录盆底肌肉在静息、排便状态下的电活动变化来了解盆底肌、耻骨直肠肌、外括约肌等横纹肌的功能状态，及其支配神经的功能状态。临床可选用 1 或 2 种进行疗效评价。

(五) 生存质量

目前与便秘患者生存质量相关的特异性测定量表有便秘评估量表（CAS）、神经源性肠功能障碍评分（NBD score）、便秘患者生存质量自评量表（PAC-QOL）和便秘症状问卷（PAC-SYM），其中 PAC-SYM 和 PAC-QOL 应用较广。PAC-SYM 包括粪便形状、直肠症状、腹部症状 3 个维度，共 12 个条目，用以评价便秘相关症状。PAC-QOL 已由 Mapi Research Trust 开发为中文版，量表共 28 个条目，涉及患者生理、社会心理、担忧、满意度等方面内容。

【预防调摄】

1. 注意调整饮食结构，增加纤维素和水分的摄入　应定时定量进餐，勿过食辛辣厚味或饮酒无度，避免食物过于精细，多吃富含膳食纤维的食物，推荐每日摄入膳食纤维 25～35 g，每日饮水 1.5～2.0 L。

2. 建立良好的排便习惯，每日主动排便，控制排便时间　建议在晨起或早餐后 2 小时内尝试排便，逐步建立直肠排便反射。排便时集中注意力，每次排便时间不能太长，摒弃临厕时读书看报的习惯。

3. 适当运动锻炼

适当加强身体锻炼，特别是腹肌的锻炼。老年人的锻炼方式以轻量、适度为宜，可选择散步、太极、做操等。

4. 保持心情舒畅，避免不良情绪的刺激，必要时可给予心理治疗合并精神心理障碍、睡眠障碍者应给予心理指导和认知疗法。合并明显心理障碍者，可予以抗抑郁焦虑药物治疗。存在严重精神心理异常者，应转至精神心理科接受专科治疗。

5. 定期监测肝功能

避免大量或长期服用蒽醌类刺激性泻药，部分蒽醌类泻药有药物性肝损伤风险，需定期监测肝功能。大黄、番泻叶、芦荟、决明子、何首乌等蒽醌类泻药是目前公认的引起结肠黑变病的主要因素，部分蒽醌类泻药如何首乌有导致肝功能损伤的风险，服药过程中需定期检查肝功能。

参考文献：略

[摘自北京中医药，2017，36（9）：771－776，784]

（吴国志　张向磊）

第二十四章 肠易激综合征中医诊疗专家共识意见

肠易激综合征（irritable bowel syndrome，IBS）是一种反复腹痛，并伴排便异常或排便习惯改变的功能性肠病，诊断前症状出现至少 6 个月，且近 3 个月持续存在。该病缺乏可解释症状的形态学改变和生化检查异常，为消化科的常见病和多发病。IBS 在亚洲国家的发病率为 5% ~ 10% 。目前虽尚无大样本人群的流行病学资料，但已证实不同地区本病的患病率有所不同，北京地区的居民患病率为 0.82% ，广州地区为 5.16% ，武汉地区就诊于消化科门诊的患者有 10.7% 诊断为 IBS。近十几年来，随着生活水平的提高，饮食结构、生活习惯的改变，环境的变化，本病就诊人数呈逐年增加趋势。作为中医药治疗的优势病种之一，中医治疗 IBS 具有较好的疗效。中华中医药学会脾胃病分会于 2009 年发布了《肠易激综合征中医诊疗共识意见》。近年来，随着 IBS 中医研究认识的深化，有必要对中医诊疗共识意见进行更新，以满足临床诊治和科研的需要。

中华中医药学会脾胃病分会于 2014 年 8 月在合肥牵头成立了《肠易激综合征中医诊疗专家共识意见》起草小组。小组成员依据循证医学的原理，广泛搜集循证资料，并先后组织国内脾胃病专家就 IBS 的证候分类、辨证治疗、诊治流程、疗效标准等一系列关键问题进行总结讨论，形成本共识意见初稿，之后按照国际通行的德尔斐法进行了 3 轮投票。2015 年 9 月在重庆进行了第一次投票，并根据专家意见，对本共识意见进行了修改。2015 年 12 月，在北京进行了第二次投票。2016 年 6 月，中华中医药学会脾胃病分会在厦门召开核心专家审稿会，来自全国各地的 20 余名脾胃病学知名专家对本共识意见（草案）进行了第三次投票，并进行了充分讨论和修改。2016 年 7 月，在哈尔滨第 28 届全国脾胃病学术会议上专家再次进行了讨论、修改和审定，并于 2016 年 9 月在北京召开了本共识的最后专家定稿会议，完成了本共识意见的制定（表决选择：①完全同意；②同意，但有一定保留；③同意，但有较大保留；④不同意，但有保留；⑤完全不同意。如果 >2/3 的人数选择①，或 >85% 的人数选择① + ②，则作为条款通过）。现将全文公布如下，供国内外同道参考，并在应用中不断完善。

【概述】

（一）病名

根据 IBS 主要临床表现，中医病名属于"泄泻""便秘""腹痛"范畴。以腹痛、腹部不适为主症者，应属于"腹痛"范畴，可命名为"腹痛"；以大便粪质清稀为主症者，应属于"泄泻"范畴，可命名为"泄泻"；以排便困难、粪便干结为主症者，应属于"便秘"范畴，可命名为"便秘"。

（二）西医诊断

西医诊断首先应在详细采集病史和进行体格检查的基础上有针对性地选择辅助检查，排除器质性疾病及代谢异常，明确 IBS 的诊断。一般情况良好、具有典型 IBS 症状者，粪便常规（红细胞、白细胞、潜血试验、寄生虫）为必要的检查，建议将结肠镜检查作为除外器质性疾病的重要手段。其他辅助检查包括腹部超声检查、全血细胞计数、粪便培养、肝功能、肾功能、红细胞沉降率、消化系统肿瘤标志物等生化检查，必要时行腹部 CT 扫描，钡剂灌肠检查酌情使用。对诊断可疑和症状顽固、治疗无效者，应有选择地做进一步的检查如血钙、甲状腺功能检查、乳糖氢呼气试验、72 小时粪便脂肪定量、胃肠通过时间测定、肛门直肠压力测定等对其动力和感知功能进行评估，从而指导调整治疗方案。

根据罗马IV标准，IBS 典型的临床表现为反复发作的腹痛，最近 3 个月内每周至少发作 1 天，伴有以下 2 项或 2 项以上：①与排便有关；②发作时伴有排便频率改变；③发作时伴有粪便性状（外观）改变。诊断前症状出现至少 6 个月，近 3 个月持续存在。根据患者的主要异常排便习惯的异常，可分为便秘型、腹泻型、混合型及不定型。

在我国，临床上以腹泻型 IBS 最为多见，便秘型、混合型和不定型 IBS 则相对较少。病史对于诊断至关重要，且应注意有无报警征象。报警征象包括：发热、消瘦、贫血、腹部包块、频繁呕吐、呕血或黑便、年龄 >40 岁的初发病者、有肿瘤（结肠癌）家族史等。对有报警征象者建议及时行相关检查，对有精神心理障碍者建议根据相关心理量表及时进行心理评估，明确排除器质性疾病对解释病情更为有利。根据功能性胃肠病多维度临床资料剖析要求，目前诊断上需从 5 个维度对疾病状态进行多维度描述、评估，细化信息采集，充分完善临床资料，制定个性化治疗方案。5 个维度分别为：①功能性胃肠病的罗马IV标准诊断分型；②提示更多针对性治疗的相关诊断亚型的附加信息，如 IBS 的腹泻型、便秘型；③身体不适对患者个人生活的影响；④社会心理影响；⑤生理异常或生物标志物。

【病因病机】

（一）病因

IBS 的发病基础多为先天禀赋不足和（或）后天失养，情志失调、饮食不节、感受外邪等是主要的发病诱因。

（二）病位

IBS 的病位在肠，主要涉及肝、脾（胃）、肾等脏腑，与肺、心亦有一定的关系。

（三）病机

IBS 发病的 3 个主要环节：脾胃虚弱和（或）肝失疏泄是 IBS 发病的重要环节，肝郁脾虚是导致 IBS 发生的重要病机，脾肾阳虚、虚实夹杂是导致疾病迁延难愈的关键因素。诸多原因导致脾失健运，运化失司，形成水湿、湿热、痰瘀、食积等病理产物，阻滞气机，导致肠道功能紊乱；肝失疏泄，横逆犯脾，脾气不升则泄泻；若腑气通降不利则腹痛、腹胀；肠腑传导失司则便秘；病久则脾肾阳虚，虚实夹杂。

此病初期，多为肝气郁结，失于疏泄，肝气横逆乘脾；继则脾失健运，湿从中生；脾虚日久而致脾阳不足，继则肾阳受累。所以此病以湿为中心，以肝气郁结而贯穿始终，气机失调为标，而脾肾阳虚为本。在整个发病过程中，肝失疏泄，脾失健运，脾阳及肾阳失于温煦，最终导致 IBS 的病机转归由实转虚，虚实夹杂。

【辨证分型】

（一）IBS-D 分为 5 个证型

1. 肝郁脾虚证。主症：①腹痛即泻，泻后痛减；②急躁易怒。次症：①两胁胀满；②纳呆；③身倦乏力。舌脉：舌淡胖，也可有齿痕，苔薄白；脉弦细。

2. 脾虚湿盛证。主症：①大便溏泻；②腹痛隐隐。次症：①劳累或受凉后发作或加重；②神疲倦怠；③纳呆。舌脉：舌淡，边可有齿痕，苔白腻；脉虚弱。

3. 脾肾阳虚证。主症：①腹痛即泻，多晨起时发作；②腹部冷痛，得温痛减。次症：①腰膝酸软；

②不思饮食；③形寒肢冷。舌脉：舌淡胖，苔白滑；脉沉细。

4. 脾胃湿热证。主症：①腹中隐痛；②泻下急迫或不爽；③大便臭秽。次症：①脘闷不舒；②口干不欲饮，或口苦，或口臭；③肛门灼热。舌脉：舌红，苔黄腻；脉濡数或滑数。

5. 寒热错杂证。主症：①大便时溏时泻；②便前腹痛，得便减轻；③腹胀或肠鸣。次症：①口苦或口臭；②畏寒，受凉则发。舌脉：舌质淡，苔薄黄，脉弦细或弦滑。

（二）IBS-C 分为 5 个证型

1. 肝郁气滞证。主症：①排便不畅；②腹痛或腹胀。次症：①胸闷不舒；②嗳气频作；③两胁胀痛。舌脉：舌暗红；脉弦。

2. 胃肠积热证。主症：①排便艰难，数日一行；②便如羊粪，外裹黏液；③少腹或胀或痛。次症：①口干或口臭；②头晕或头胀；③形体消瘦。舌脉：舌质红，苔黄少津；脉细数。

3. 阴虚肠燥证。主症：①大便硬结难下，便如羊粪；②少腹疼痛或按之胀痛。次症：①口干；②少津。舌脉：舌红苔少根黄；脉弱。

4. 脾肾阳虚证。主症：①大便干或不干，排出困难；②腹中冷痛，得热则减。次症：①小便清长；②四肢不温；③面色㿠白。舌脉：舌淡苔白；脉沉迟。

5. 肺脾气虚证。主症：①大便并不干硬，虽有便意，但排便困难；②便前腹痛。次症：①神疲气怯；②懒言；③便后乏力。舌脉：舌淡苔白；脉弱。

证候诊断：主症 2 项，加次症 2 项，参考舌脉，即可诊断。

【临床治疗】

（一）治疗目标

①缓解病情，包括临床症状尤其是心理症状缓解；②减少病情复发；③提高生活质量。

（二）治疗原则

IBS 的中医治疗应当分型辨证论治，根据腹泻型、便秘型、混合型及不定型的特点结合证型变化适当佐以通便止泻方法进行治疗。

（三）辨证施治

1. IBS-D

（1）肝郁脾虚证。治法：抑肝扶脾。主方：痛泻要方（《丹溪心法》）。药物：白术、白芍、防风、陈皮。加减：腹痛甚者，加延胡索、香附；嗳气频繁者，加柿蒂、豆蔻；泻甚者，加党参、乌梅、木瓜；腹胀明显者，加槟榔、大腹皮；烦躁易怒者，加牡丹皮、栀子。

（2）脾虚湿盛证。治法：健脾益气，化湿止泻。主方：参苓白术散（《太平惠民和剂局方》）。药物：莲子肉、薏苡仁、砂仁、桔梗、白扁豆、茯苓、人参、甘草、白术、山药。加减：舌白腻者，加厚朴、藿香；泻下稀便者，加苍术、泽泻；夜寐差者，加炒酸枣仁、夜交藤。

（3）脾肾阳虚证。治法：温补脾肾。主方：附子理中汤（《太平惠民和剂局方》）合四神丸（《内科摘要》）。药物：附子、人参、干姜、甘草、白术、补骨脂、肉豆蔻、吴茱萸、五味子。加减：忧郁寡欢者，加合欢花、玫瑰花；腹痛喜按、祛寒便溏者，加重干姜用量，另加肉桂。

（4）脾胃湿热证。治法：清热利湿。主方：葛根黄芩黄连汤（《伤寒论》）。药物：葛根、甘草、黄芩、黄连。加减：苔厚者，加石菖蒲、藿香、豆蔻；口甜、苔厚腻者，加佩兰；腹胀者，加厚朴、陈皮；

脘腹痛者，加枳壳、大腹皮。

（5）寒热错杂证。治法：平调寒热，益气温中。主方：乌梅丸（《伤寒论》）。药物：乌梅、细辛、干姜、黄连、附子、当归、黄柏、桂枝、人参、花椒。加减：少腹冷痛者，去黄连，加小茴香、荔枝核；胃脘灼热或口苦者，去花椒、干姜、附子，加栀子、吴茱萸；大便黏腻不爽、里急后重者，加槟榔、厚朴、山楂炭。

2. IBS-C

（1）肝郁气滞证。治法：疏肝理气，行气导滞。主方：四磨汤（《症因脉治》）。药物：枳壳、槟榔、沉香、乌药。加减：腹痛明显者，加延胡索、白芍；肝郁化热见口苦或咽干者，加黄芩、菊花、夏枯草；大便硬结者，加麻仁、杏仁、桃仁。

（2）胃肠积热证。治法：泄热清肠，润肠通便。主方：麻子仁丸（《伤寒论》）。药物：火麻仁、白芍、枳实、大黄、厚朴、杏仁。加减：便秘重者，加玄参、生地黄、麦冬；腹痛明显者，加延胡索，原方重用白芍。

（3）阴虚肠燥证。治法：滋阴泻热，润肠通便。主方：增液汤（《温病条辨》）。药物：玄参、麦冬、生地黄。加减：烦热或口干或舌红少津者，加知母；头昏脑胀者，加枳壳、当归。

（4）脾肾阳虚证。治法：温润通便。主方：济川煎（《景岳全书》）。药物：当归、牛膝、肉苁蓉、泽泻、升麻、枳壳。加减：舌边有齿痕、舌体胖大者，加炒白术、炒苍术；四肢冷或小腹冷痛者，加补骨脂、肉豆蔻。

（5）肺脾气虚证。治法：益气润肠。主方：黄芪汤（《金匮翼》）。药物：黄芪、陈皮、白蜜、火麻仁。加减：气虚明显者，可加党参、白术；久泻不止、中气不足者，加升麻、柴胡、黄芪；腹痛喜按、畏寒便溏者，加炮姜、肉桂；脾虚湿盛者，加苍术、藿香、泽泻。

（四）常用中成药

1. 参苓白术颗粒（丸）：健脾、益气，用于体倦乏力，食少便溏。

2. 补中益气颗粒（丸）：补中益气、升阳举陷，用于脾胃虚弱、中气下陷所致的泄泻。

3. 肉蔻四神丸：温中散寒、补脾止泻，用于大便失调，黎明泄泻，肠泻腹痛，不思饮食，面黄体瘦，腰酸腿软。

4. 附子理中丸：温中健脾，用于脾胃虚寒所致脘腹冷痛、呕吐泄泻、手足不温。

5. 补脾益肠丸：补中益气、健脾和胃、涩肠止泻，用于脾虚泄泻。

6. 人参健脾丸：健脾益气、和胃止泻，用于脾胃虚弱所致腹痛便溏、不思饮食、体弱倦息。

7. 参倍固肠胶囊：固肠止泻、健脾温肾，用于脾肾阳虚所致的慢性腹泻、腹痛、肢体倦息、神疲懒言、形寒肢寒、食少、腰膝酸软；肠易激综合征（腹泻型）见上述证候者。

8. 固本益肠片：健脾温肾、涩肠止泻，用于脾虚或脾肾阳虚所致慢性泄泻。

9. 枫蓼肠胃康颗粒：清热除湿化滞，用于伤食泄泻型及湿热泄泻型。

10. 痛泻宁颗粒：柔肝缓急、疏肝行气、理脾运湿，用于肝气犯脾所致腹痛、腹泻、腹胀、腹部不适等症；肠易激综合征（腹泻型）见上述证候者。

11. 固肠止泻丸：调和肝脾、涩肠止痛，用于肝脾不和所致泻痢腹痛。

12. 麻仁软胶囊：润肠通便，用于肠燥便秘。

13. 麻仁润肠丸：润肠通便，用于肠胃积热所致胸腹胀满、大便秘结。

14. 清肠通便胶囊：清热通便、行气止痛，用于热结气滞所致大便秘结。

15. 滋阴润肠口服液：养阴清热、润肠通便，用于阴虚内热所致大便干结、排便不畅、口干舌燥、舌红少津等。

16. 苁蓉润肠口服液：益气养阴、健脾滋肾、润肠通便，用于气阴两虚、脾肾不足、大肠失于濡润而致的虚证便秘。

（五）针灸

泄泻取足三里、天枢、三阴交，实证用泻法，虚证用补法，脾虚湿盛加脾俞、章门；脾肾阳虚加肾俞、命门、关元，也可用灸法；脘痞纳呆加公孙；肝郁加肝俞、行间。便秘取背俞穴和腹部募穴及下合穴为主，一般取大肠俞、天枢、支沟、丰隆，实证宜泻，虚证宜补，寒证加灸，肠燥加合谷、曲池；气滞加中脘、行间，用泻法；阳虚加灸神阙。

（六）外治法

中医按摩、药浴、穴位注射、穴位埋线等外治法对改善患者临床症状有一定的帮助。推荐采用以神阙穴为主的敷贴疗法：①虚性体质：当归、升麻、党参等。②实性体质：大黄、黄芪、牡丹皮等。贴敷时间及疗程：每日1次，每次2~4小时，7天1个疗程。采用多维度的综合治疗方法可以提高临床疗效。

（七）IBS 治疗难点与中西医结合治疗策略

IBS 治疗难点在于如何在改善单项症状如腹痛、腹泻或便秘的同时达到长期症状的改善。许多 IBS 患者除了肠道症状，往往伴有精神症状。已证实 IBS 患者较正常人及其他胃肠道器质性疾病患者存在更多的焦虑、抑郁、躯体化障碍。目前身心医学的概念已经引入 IBS 的治疗观念中，抗焦虑抑郁药物的使用已经日益得到消化界的重视，但使用的起点与结点仍是目前关注的焦点，中医因其辨病与辨证相结合，整体调整，可弥补现代医学对 IBS 重叠症状及伴焦虑抑郁障碍患者等治疗方案的不足，减少长期服用抗焦虑抑郁药物的不良反应。IBS 中医诊疗流程图具体见图 24-1。

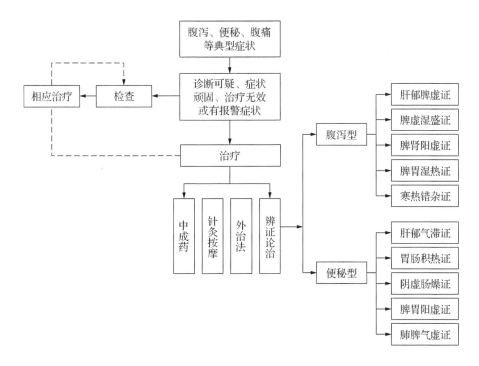

图 24-1　IBS 中医诊疗流程

【疗效评定】

（一）单项症状评价

1. 腹痛程度：①0 分，无任何腹痛感觉；②1～3 分，轻度腹痛，不影响工作、生活；③4～6 分，中度腹痛，影响工作，不影响生活；④7～10 分，重度腹痛，疼痛剧烈，影响工作及生活。

应答率评价：腹痛得分与基线相比改善至少 30%，在整个观测时间内满足该标准达到 50% 者被定义为应答者。

2. 排便异常：IBS-D 依据 Bristol 评分表对粪便性状进行评分，应答率评价：与基线相比，大便性状属于 Bristol 6-7 型的天数至少减少 50%，在整个观测时间内满足该标准达到 50% 者被定义为应答者。IBS-C 依据患者报告的自发排便数（CSBM）对便秘情况进行评估，应答率评价：与基线相比，每周 CSBM 至少增加 1 次，在整个观测时间内满足该标准达到 50% 者被定义为应答者。

（二）总体症状评价

推荐采用 IBS 症状严重程度量（IBS-SSS），包括腹痛程度、腹痛频率、腹胀程度、排便满意度及对生活的影响 5 个方面，每项满分均为 100 分，总分 500 分。评定标准：①正常：≤75 分；②轻度：76～175 分；③中度：176～300 分；④重度：>300 分。应答率评价：每周对患者询问："在过去的 1 周内，您的 IBS 症状有明显减轻吗？"患者回答"是"或"否"，在整个观测时间内患者回答"是"的次数 ≥ 50% 者被定义为应答者。

（三）证候疗效评价

推荐依照《中药新药临床研究指导原则（试行)》，也可选用中医脾胃系疾病患者报告结局量表。采用尼莫地平法计算：疗效指数 =［（治疗前积分 - 治疗后积分）/治疗前积分］×100%，分为临床痊愈、显效、有效、无效共 4 级。①临床痊愈：主要症状、体征消失或基本消失，疗效指数 ≥95%；②显效：主要症状、体征明显改善，70% ≤疗效指数 <95%；③有效：主要症状、体征明显好转，30% ≤疗效指数 <70%；④无效：主要症状、体征无明显改善，甚或加重，疗效指数 <30%。

（四）生活质量评价

可选用中文版 SF-36 健康调查量表进行评价；IBS 特殊量表可参考 IBS-QOL 量表。

（五）精神心理评价

可选用汉密顿焦虑量表（HAMA）及汉密顿抑郁量表（HAMD）评价 IBS 患者的精神心理状态。

【预防调摄】

保持心理健康，生活起居规律，养成良好的饮食习惯可减少 IBS 的发生。教育患者充分认识该病的发病本质、特点及治疗知识，对治疗该病有十分重要的作用。饮食原则：①要规律饮食，以饮食清淡、易消化、少油腻，避免冷食、辛辣刺激食物、生食。一日三餐定时定量，不过饥过饱，不暴饮暴食，这样有利于肠道消化吸收平衡，避免因无规律饮食而致肠道功能紊乱。②IBS-C 患者可适量补充水果、蔬菜、谷类、玉米等富含植物纤维食物以加速食物的运转，增加粪容量，使排便顺利。IBS-D 患者尽量避免纤维素含量丰富的食物，可能会促进肠道蠕动进一步加重腹泻症状。③已明确的可以引起症状的食物应该避免，例如：含山梨醇的产品（低卡路里口香糖）、含高纤维或脂肪的食物和过量的咖啡因和酒精；乳糖不耐受可被认为是产生症状的原因之一；限制产气食物，如咖啡、碳酸饮料、酒精、豆类、甘蓝、苹果、葡萄、土豆及红薯等的摄入。④低 FODMAP 饮食，即减少难吸收的短链碳水化合物如果糖、乳糖、多元醇、果聚糖、低乳半聚糖的摄入，可能有利于改善 IBS 症状。

【转归与随访】

IBS 呈良性过程，症状可反复或间歇发作，影响生活质量但一般不会严重影响全身情况，预后良好。临床也发现少数功能性胃肠病患者由于病程长、病情反复发作而影响全身状况。IBS 的治疗中还应当重视健康教育（生活方式、饮食、心理疏导）的作用。IBS 发病多由情志因素诱发，症状又常常伴有心烦、失眠等情志异常相关表现，因此必须重视情志在 IBS 中的作用。除了对 IBS 患者进行心理疏导，还可以运用中医情志学方面的优势，在药物治疗之外，配合使用音乐疗法及传统中医导引术等。由于 IBS 受心理、社会影响因素较多，建议随访时间可在治疗症状消失 4 周后。

参考文献：略

［摘自中医杂志，2017，58（18）：1615 - 1620］

（吴国志　张向磊）

第二十五章 功能性消化不良中医诊疗专家共识意见

消化不良是指位于上腹部的一个或一组症状，主要包括上腹部疼痛、上腹部烧灼感、餐后饱胀和早饱感，还可包括其他，如上腹部胀气、恶心、呕吐及嗳气等。功能性消化不良（functional dyspepsia，FD）是指具有慢性消化不良症状，但其临床表现不能用器质性、系统性或代谢性疾病等来解释。FD 是临床常见病，一项研究表明，有消化不良症状的患者，经检查 79.5% 诊断为 FD。FD 是中医治疗的优势病种，中华中医药学会脾胃病分会于 2009 年公布了消化不良中医诊疗专家共识意见，在临床得到广泛应用。近年来，关于中医药治疗 FD，在临床和基础研究方面都取得了许多新的进展，有必要对中医诊疗共识意见进行更新，以满足临床诊治和科研的需要。

中华中医药学会脾胃病分会于 2014 年 8 月在安徽合肥牵头成立了《功能性消化不良中医诊疗专家共识意见》起草小组。小组成员依据循证医学的原理，广泛搜集循证资料，并先后组织国内脾胃病专家就 FD 的证候分类、辨证治疗、诊治流程、疗效标准等一系列关键问题进行总结讨论，形成本共识意见初稿，之后按照国际通行的德尔斐法进行了 3 轮投票。2015 年 9 月在重庆进行了第一次投票，并根据专家意见，起草小组对本共识意见进行了修改。2015 年 12 月在北京进行了第二次投票。2016 年 6 月在福建厦门中华中医药学会脾胃病分会召开核心专家审稿会，来自全国各地的 20 余名脾胃病学知名专家对本共识意见（草案）进行了第三次投票，并进行了充分地讨论和修改。2016 年 7 月在黑龙江省哈尔滨市第 28 届全国脾胃病学术会议上专家再次进行了讨论、修改和审定。并于 2016 年 9 月在北京召开了本共识的最终定稿会议，完成了本共识意见（表决选择：①完全同意；②同意，但有一定保留；③同意，但有较大保留；④不同意，但有保留；⑤完全不同意。如果 >2/3 的人数选择①，或 >85% 的人数选择① + ②，则作为条款通过）。现将全文公布如下，供国内外同道参考，并在应用中不断完善。

【概述】

（一）病名

根据罗马Ⅳ诊断标准对 FD 亚型的划分，可将上腹痛综合征定义为中医的"胃痛"，餐后饱胀不适综合征定义为中医的"胃痞"。根据中医疾病的命名特点，在总结前人及当代医家学术观点的基础上，为了更好地与 FD 诊断及亚型划分对应，专家一致通过将上腹痛综合征定义为中医的"胃脘痛"，餐后饱胀不适综合征定义为中医的"胃痞"。

（二）西医诊断

FD 的诊断采用罗马Ⅳ诊断标准。①符合以下标准中的一项或多项：a. 餐后饱胀不适；b. 早饱感；c. 上腹痛；d. 上腹部烧灼感；②无可以解释上述症状的结构性疾病的证据（包括胃镜检查等），必须满足餐后不适或上腹痛综合征的诊断标准。

上腹痛综合征：必须满足以下至少一项：a. 上腹痛（严重到足以影响日常活动）；b. 上腹部烧灼感（严重到足以影响日常活动），症状发作至少每周 1 天。餐后不适综合征：必须满足以下至少一项：a. 餐后饱胀不适（严重到足以影响日常活动）；b. 早饱感（严重到足以影响日常活动），症状发作至少每周 3

天。以上诊断前症状出现至少6个月，近3个月符合诊断标准。

幽门螺杆菌（Hp）胃炎伴消化不良症状患者根除Hp后基于症状变化情况可分为3类：①消化不良症状得到长期缓解；②症状无改善；③症状短时间改善后又复发。目前认为第一类患者属于Hp相关消化不良（Hp-associated dyspepsia），这部分患者的Hp胃炎可以解释其消化不良症状，因此，不应再属于罗马Ⅳ标准定义（无可以解释症状的器质性、系统性和代谢性疾病）的FD。后两类患者虽然有Hp感染，但根除后症状无改善或仅有短时间改善［后者不排除根除方案中质子泵抑制剂（PPI）的作用，因此，仍可视为FD。但从临床实际操作来看，关于这点存在争议，我国现阶段关于诊断FD，暂不考虑是否有Hp的感染。关于相关检查，建议将胃镜检查作为消化不良诊断的主要手段。其他辅助检查包括血常规、血生化、便潜血、腹部超声检查等，必要时可行上腹部CT检查。对经验性治疗或常规治疗无效的消化不良患者可行Hp检查。对怀疑胃肠外疾病引起的消化不良患者，应选择相应的检查以利病因诊断。对部分症状严重或对常规治疗效果不明显的FD患者，可行胃感觉运动功能检测，但不作为常规检查手段。

【病因病机】

1. 病因：本病多为感受外邪、饮食不节、情志失调、劳倦过度、先天禀赋不足等多种因素共同作用的结果。

2. 病位：本病病位在胃，与肝脾关系密切。

3. 病机转化：本病初起以寒凝、食积、气滞、痰湿等为主，尚属实证；邪气久羁，耗伤正气，则由实转虚，或虚实并见。病情日久郁而化热，亦可表现为寒热互见。久病入络则变生瘀阻。总之，脾虚气滞，胃失和降为FD基本病机，贯穿疾病的始终。病理表现多为本虚标实，虚实夹杂，以脾虚为本，气滞、血瘀、食积、痰湿等邪实为标。

【辨证分型】

1. 脾虚气滞证。主症：①胃脘痞闷或胀痛；②纳呆。次症：①嗳气；②疲乏；③便溏。舌脉：①舌淡，苔薄白；②脉细弦。

2. 肝胃不和证。主症：①胃脘胀满或疼痛；②两胁胀满。次症：①每因情志不畅而发作或加重；②心烦；③嗳气频作；④善叹息。舌脉：①舌淡红，苔薄白；②脉弦。

3. 脾胃湿热证。主症：①脘腹痞满或疼痛；②口干或口苦。次症：①口干不欲饮；②纳呆；③恶心或呕吐；④小便短黄。舌脉：①舌红，苔黄厚腻；②脉滑。

4. 脾胃虚寒（弱）证。主症：①胃脘隐痛或痞满；②喜温喜按。次症：①泛吐清水；②食少或纳呆；③疲乏；④手足不温；⑤便溏。舌脉：①舌淡，苔白；②脉细弱。

5. 寒热错杂证。主症：①胃脘痞满或疼痛，遇冷加重；②口干或口苦。次症：①纳呆；②嘈杂；③恶心或呕吐；④肠鸣；⑤便溏。舌脉：①舌淡，苔黄；②脉弦细滑。

证候诊断：主症2项，加次症2项，参考舌脉，即可诊断。

【临床治疗】

（一）治疗目标

FD治疗目的为缓解临床症状，防止病情复发，提高生活质量。

（二）辨证论治

1. 脾虚气滞证。治法：健脾和胃，理气消胀。主方：香砂六君子汤（《古今名医方论》）。药物：人参、白术、茯苓、半夏、陈皮、木香、砂仁、炙甘草。加减：饱胀不适明显者，加枳壳、大腹皮、厚朴等。

2. 肝胃不和证。治法：理气解郁，和胃降逆。主方：柴胡疏肝散（《医学统旨》）。药物：陈皮、柴胡、川芎、香附、枳壳、芍药、甘草。加减：嗳气频作者，加半夏、旋覆花、沉香等。

3. 脾胃湿热证。治法：清热化湿，理气和中。主方：连朴饮（《霍乱论》）。药物：制厚朴、川连、石菖蒲、制半夏、香豉、焦栀、芦根。加减：上腹烧灼感明显者，加乌贼骨、凤凰衣、煅瓦楞子等；大便不畅者，加瓜蒌、枳实等。

4. 脾胃虚寒（弱）证。治法：健脾和胃，温中散寒。主方：理中丸（《伤寒论》）。药物：人参、干姜、白术、甘草。加减：上腹痛明显者，加延胡索、荜茇、蒲黄等；纳呆明显者，加焦三仙、神曲、莱菔子等。

5. 寒热错杂证。治法：辛开苦降，和胃开痞。主方：半夏泻心汤（《伤寒论》）。药物：半夏、黄芩、干姜、人参、炙甘草、黄连、大枣。加减：口舌生疮者，加连翘、栀子等；腹泻便溏者，加附子、肉桂等。

（三）外治法

外治法治疗 FD 行之有效，主要包括针灸、穴位贴敷、中药热熨法等。

1. 针灸。穴位选择：主穴中脘、足三里、胃俞、内关；脾胃虚寒者，加气海、关元；肝气犯胃者，加太冲；饮食停滞者，加下脘、梁门；气滞血瘀者，加膈俞。

2. 穴位贴敷：用溶剂随证调制不同中药，贴于神阙、中脘、天枢等穴位。

3. 中药热熨法：食盐、吴茱萸、麦麸等炒热，装入布袋中，热熨痛处。

【常用中成药】

1. 枳术宽中胶囊（丸）：健脾和胃，理气消痞。用于胃痞（脾虚气滞），症见呕吐、反胃、纳呆、反酸等，以及功能性消化不良见以上症状者。

2. 达立通颗粒：清热解郁，和胃降逆，通利消滞。用于肝胃郁热所致痞满证，症见胃脘胀满、嗳气、纳差、胃中灼热、嘈杂泛酸、脘腹疼痛、口干口苦；动力障碍型功能性消化不良见上述症状者。

3. 气滞胃痛颗粒：疏肝理气，和胃止痛。用于肝郁气滞，胸痞胀满，胃脘疼痛。

4. 胃苏颗粒：理气消胀，和胃止痛。用于气滞型胃脘痛，症见胃脘胀痛，窜及两胁，得嗳气或矢气则舒，情绪郁怒则加重，胸闷食少，排便不畅及慢性胃炎见上述证候者。

5. 四磨汤：顺气降逆，消积止痛。用于气滞、食积证，症见脘腹胀满、腹痛、便秘。

6. 健胃消食口服液：健胃消食。用于脾胃虚弱所致食积，症见不思饮食，嗳腐酸臭，脘腹胀满；消化不良见上症者。

7. 荜铃胃痛颗粒：行气活血，和胃止痛。用于气滞血瘀引起的胃脘痛，以及慢性浅表性胃炎见有上述症状者。

8. 越鞠丸：理气解郁，宽中除满。用于胸脘痞闷，腹中胀满，饮食停滞，嗳气吞酸。

9. 三九胃泰颗粒：清热燥湿，行气活血，柔肝止痛。用于湿热内蕴、气滞血瘀所致的胃痛，症见脘腹隐痛、饱胀反酸、恶心呕吐、嘈杂纳减；浅表性胃炎、糜烂性胃炎、萎缩性胃炎见上述证候者。

10. 枫蓼肠胃康颗粒：清热除湿化滞。用于症见腹痛腹满、泄泻臭秽、恶心呕腐或有发热恶寒、苔黄、脉数等，亦可用于食滞胃痛而症见胃脘痛、拒按、恶食欲吐、嗳腐吐酸、舌苔厚腻或黄腻、脉滑数者。

11. 胃肠安丸：芳香化浊，理气止痛，健胃导滞。用于湿浊中阻、食滞不化所致的腹泻、纳差、恶心、呕吐、腹胀、腹痛。消化不良、肠炎、痢疾见上述证候者。

12. 理中丸：温中散寒，健胃。用于脾胃虚寒，呕吐泄泻，胸满腹痛，消化不良。

13. 温胃舒胶囊：温中养胃，行气止痛。用于中焦虚寒所致的胃痛，症见胃脘冷痛、腹胀嗳气、纳差食少、畏寒无力；慢性萎缩性胃炎、浅表性胃炎见上述证候者。

14. 虚寒胃痛颗粒：益气健脾，温胃止痛。用于脾虚胃弱所致的胃痛，症见胃脘隐痛、喜温喜按、遇冷或空腹加重；十二指肠球部溃疡、慢性萎缩性胃炎见上述证候者。

15. 荆花胃康胶丸：理气散寒，清热化瘀。用于寒热错杂症，气滞血瘀所致的胃脘胀闷疼痛、嗳气、反酸、嘈杂、口苦；十二指肠溃疡见上述证候者。

【心理治疗】

心理治疗对 FD 的治疗有一定帮助。《景岳全书》云："若思郁不解致病者，非得情舒愿遂，多难取效。"叶天士亦强调让患者"怡情释怀"。心理干预治疗在消化不良防治中越来越受到重视，"生物－心理－社会"疾病治疗模式在消化不良治疗值得推广。

【预防调摄】

1. 保持心理健康：可以预防 FD 发生，减轻消化不良临床症状。

2. FD 患者要重视饮食调护：研究显示，超过 30% 的 FD 患者消化不良症状与下列食品有关：碳酸饮料、油炸食品、咖啡、牛奶、奶酪、甜食、豆类、面包及辛辣食物，提示饮食调护对于预防及治疗消化不良具有重要意义。

3. FD 患者一般预后良好，但应注意随访：FD 症状可反复或间断发作，影响生活质量，但一般预后良好。如果患者症状持续不缓解或者出现报警症状，应定期复查电子胃镜，排除其他器质性疾病。

参考文献：略

[摘自中华中医药杂志，2017，32（6）：2595－2598]

（吴国志 张向磊）

第二十六章 消化性溃疡中医诊疗专家共识意见（2017）

消化性溃疡（peptic ulcer，PU）是指在各种致病因子的作用下，黏膜发生的炎性反应与坏死性病变，病变深达黏膜肌层，常发生于与胃酸分泌有关的消化道黏膜，其中以胃、十二指肠最常见。临床表现为起病缓慢，病程迁延，上腹痛具有周期性、节律性等特点，伴反酸、嗳气、上腹部有局限性压痛，可有神经功能综合征，是消化系统的一种常见多发性疾病。中医药治疗本病具有较好的疗效。鉴此，中华中医药学会脾胃病分会于 2009 年制定了《消化性溃疡中医诊疗共识意见》。近年来，随着消化性溃疡中医研究的进展，有必要对中医诊疗共识意见进行更新，以满足临床诊治和科研的需要。

2014 年 8 月中华中医药学会脾胃病分会牵头成立了《消化性溃疡中医诊疗专家共识意见》起草小组。小组成员依据循证医学的原理，广泛搜集循证资料，并先后组织国内脾胃病专家就消化性溃疡的证候分类、辨证治疗、诊治流程、疗效标准等一系列关键问题进行总结讨论，形成本共识意见初稿，之后按照国际通行的德尔斐法进行了 3 轮投票。2015 年 8 月进行了第 1 次投票，并根据专家意见，起草小组对本共识意见进行了修改。2015 年 12 月，进行了第 2 次投票。2016 年 6 月 16 日—19 日，中华中医药学会脾胃病分会召开核心专家审稿会，来自全国各地的 20 余名脾胃病学知名专家对本共识意见（草案）进行了第 3 次投票，并进行了充分的讨论和修改。2016 年 7 月 29 日—30 日在哈尔滨第 28 届全国脾胃病学术会议上专家再次进行了讨论、修改和审定。并于 2016 年 9 月 17 日在北京召开了专家定稿会议，完成了本共识意见（表决选择：①完全同意；②同意，但有一定保留；③同意，但有较大保留；④不同意，但有保留；⑤完全不同意。如果 >2/3 的人数选择①，或 >85% 的人数选择① + ②，则作为条款通过）。现将全文公布如下，供国内外同道参考，并在应用中不断完善。

【概述】

（一）病名

根据 PU 具有周期性、节律性上腹部疼痛及反酸、嗳气的临床表现特点，中医病名为"胃痛""嘈杂""胃疡"范畴。2009 年《消化性溃疡中医诊疗共识》中，以"胃痛""嘈杂"作为消化性溃疡的中医病名，本次共识根据多数专家意见在延续采用上述命名基础上，增加了"胃疡"病名，因本病病理性质主要为黏膜损害形成溃疡，故"胃疡"更能准确描述本病特点。

（二）西医诊断

PU 的诊断主要依据特征性临床表现、内镜、病理组织学检查、X 线钡餐（特别是气钡双重造影）检查、Hp 检测。其中，内镜检查是确诊手段。

PU 患者临床表现不一，多数表现为中上腹反复发作性节律性疼痛，少数患者无症状，或以出血、穿孔等并发症的发生作为首发症状。十二指肠球部溃疡的疼痛多位于中上腹部，或在脐上方，或在脐上方偏右处，多发于两餐之间空腹时，持续不减直至下餐进食或服制酸药物后缓解。一部分患者尤其是在睡前曾进餐者，可发生半夜疼痛，疼痛的周期性较为明显，以秋末至春初较寒冷的季节更为常见。胃溃疡疼痛多位于中上腹部偏高处，或在剑突下和剑突下偏左处，发生较不规则，常在餐后 1 小时内发生，经

1～2 小时后逐渐缓解，直至下一餐进食后再重复出现上述规律。

内镜检查是确诊消化性溃疡的主要方法，在内镜直视下可确定溃疡的部位、大小、形态与数目，结合活检病理结果，可确定溃疡的性质及分期。良性溃疡内镜下分 3 期 6 段：活动期（A1、A2）、愈合期（H1、H2）和瘢痕期（S1、S2）。A1 期：溃疡呈圆形或椭圆形，中心覆盖厚白苔，可伴有渗血或血痂，周围潮红，充血水肿明显；A2 期：溃疡覆盖黄色或白色苔，无出血，周围充血水肿减轻。一些十二指肠溃疡表现为多个散在、浅表溃疡，斑点状或小片状，内镜下酷似白霜覆盖在充血、水肿黏膜上，称为"霜斑样溃疡"，可能是溃疡处于 A 期进展过程或愈合中的一种表现。H1 期：溃疡处于愈合中，其周围充血、水肿消失，溃疡苔变薄、消退，伴有新生毛细血管；H2 期：溃疡继续变浅、变小，周围黏膜皱襞向溃疡集中。S1 期：溃疡白苔消失，呈现红色新生黏膜，称红色瘢痕期；S2 期：溃疡的新生黏膜由红色转为白色，有时不易与周围黏膜区别，称白色瘢痕期。

H. pylori 为消化性溃疡病重要发病原因和复发因素之一，其检测方法分为侵入性和非侵入性两大类，侵入性检测包括快速尿素酶试验、胃黏膜直接涂片染色镜检、胃黏膜组织切片染色镜检，非侵入性检查为首选方法，主要包括 ^{13}C 或 ^{14}C 标记的尿素呼气试验、血清学试验和粪便 Hp 抗原检测。

对于不能接受内镜检查的患者可考虑进行 X 线钡餐检查，钡剂填充溃疡的凹陷部分所造成的龛影是诊断溃疡的直接征象。

【病因病机】

（一）病因

主要有起居不适，外邪犯胃；饮食不节，食滞伤胃；情志内伤，肝气犯胃；素体脾虚，后天失养等。

湿邪较易侵犯脾胃，阴虚之人易感湿热，阳虚之人易受寒湿，邪气所犯，阻滞气机，胃气不和，乃发本病；暴饮暴食，饥饱失常，损伤脾胃，运化失职，食滞不化，停滞胃脘，气机不畅，失于和降，而发胃脘痛；忧思恼怒，焦虑紧张，肝失疏泄，横逆犯胃，胃失和降，若肝郁化热，郁热耗伤胃阴，胃络失于濡润，致胃脘隐隐灼痛，若气郁日久，血行不畅，血脉凝滞，瘀血阻胃，致胃脘刺痛；素体脾胃虚弱，或劳倦内伤，或久病不愈，延及脾胃，或用药不当，皆可损伤脾胃，脾胃虚弱，气虚不能运化或阳虚不能温养，致胃脘疼痛。

（二）病位

PU 的病位在胃，与肝、脾二脏的功能失调密切相关。

（三）病机

PU 的病理性质有虚实寒热之异，病理因素包括虚实两方面，属实的病理因素主要有：①气滞；②寒凝；③食积；④湿热；⑤血瘀。属虚的病理因素主要有：①气（阳）虚；②阴虚。其基本病机为胃之气机阻滞或脉络失养，致胃失和降，不通则痛，失荣亦痛。

消化性溃疡辨证分型按由简至繁原则可分为两大类：虚证和实证，其中虚证包括脾胃虚寒、胃阴不足；实证主要包括肝胃不和、肝胃郁热、胃络瘀血。胃溃疡发病原因多为长期的饮食不节或精神刺激。情志不畅，伤及于肝，肝气郁滞，横逆犯胃，胃失和降；肝气乘脾，脾失运化，湿浊内生或湿浊化热，湿热上泛，胃气上逆，并可进一步气郁化火而伤阴，气滞寒凝而伤阳，或由气滞血脉瘀阻而形成血瘀疼痛。本病病位在胃，但与肝、脾关系密切。

本病初起多为外邪、饮食、情志等单一病因，亦常可相兼为病。病机多由寒邪客胃，胃气不降，寒凝血滞；肝气犯胃，气血瘀阻；食滞胃肠，腐蚀胃壁，均可使胃体充血、水肿，络瘀血败而成溃疡，故临床多表现为实证。发病日久则常由实转虚，由气及血，而因实致虚，或素体脾胃虚弱，气血运化无力，血分瘀阻，致胃黏膜失养溃烂，终成因虚致实之虚实夹杂证。

【辨证分型】

1. 肝胃不和证。主症：①胃脘胀满或疼痛；②两胁胀满。次症：①每因情志不畅而发作或加重；②心烦；③嗳气频作；④善叹息。舌脉：舌淡红，苔薄白；脉弦。

2. 脾胃虚弱（寒）证。主症：①胃脘隐痛，喜温喜按；②得食痛减。次症：①四肢倦怠；②畏寒肢冷；③口淡流涎；④便溏；⑤纳少。舌脉：舌淡或舌边齿痕；舌苔薄白；脉虚弱或迟缓。

3. 脾胃湿热证。主症：①脘腹痞满或疼痛；②口干或口苦。次症：①口干不欲饮；②纳呆；③恶心或呕吐；④小便短黄。舌脉：舌红，苔黄厚腻；脉滑。

4. 肝胃郁热证。主症：①胃脘灼热疼痛；②口干口苦。次症：①胸胁胀满；②泛酸；③烦躁易怒；④大便秘结。舌脉：舌红，苔黄；脉弦数。

5. 胃阴不足证。主症：①胃脘痛隐隐；②饥而不欲食。次症：①口干渴；②消瘦；③五心烦热。舌脉：舌红少津或舌裂纹无苔；脉细。

6. 胃络瘀阻证。主症：①胃脘胀痛或刺痛；②痛处不移。次症：①夜间痛甚；②口干不欲饮；③可见呕血或黑便。舌脉：舌质紫暗或有瘀点、瘀斑；脉涩。

证候诊断：主症必备，加次症 2 项以上即可诊断。

【临床治疗】

（一）治疗目标

缓解临床症状，促进溃疡愈合，防止溃疡复发，减少并发症发生。

（二）治疗原则

针对消化性溃疡的发生机制，治疗以健脾理气、和胃止痛、清热化瘀为主要原则。本病初起活动期，以实证为主要表现者，主要采用理气导滞、清热化瘀等法；溃疡日久反复发作不愈者，多为本虚标实之候，临床宜标本兼顾，健脾与理气并用，和胃与化瘀同施。对有 Hp 感染，巨大溃疡或有上消化道出血等并发症者，宜采用中西医结合方法进行综合治疗。

（三）辨证论治

1. 肝胃不和证。治法：疏肝理气，和胃止痛。主方：柴胡疏肝散（《景岳全书》）。药物：柴胡、香附、川芎、陈皮、枳壳、白芍、炙甘草。加减：心烦易怒者，加佛手、青皮；口干者，加石斛、沙参；畏寒者，加高良姜、肉桂；反酸者，加浙贝母、瓦楞子。

2. 脾胃虚弱（寒）证。治法：温中健脾，和胃止痛。主方：黄芪建中汤（《金匮要略》）。药物：黄芪、白芍、桂枝、炙甘草、生姜、饴糖、大枣。加减：胃寒重者、胃痛明显者加吴茱萸、川椒目和制附片；吐酸、口苦者加砂仁、藿香和黄连；肠鸣腹泻者加泽泻、猪苓；睡眠不佳者加生龙骨、生牡蛎。

3. 脾胃湿热证。治法：清利湿热，和胃止痛。主方：连朴饮（《霍乱论》）。药物：黄连、厚朴、石菖蒲、半夏、淡豆豉、栀子、芦根。加减：舌红苔黄腻者，加蒲公英、黄芩；头身困重者，加白扁豆、苍术、藿香。恶心偏重者，加橘皮、竹茹；反酸者，加瓦楞子、海螵蛸。

4. 肝胃郁热证。治法：清胃泻热，疏肝理气。主方：化肝煎（《景岳全书》）合左金丸（《丹溪心法》）。药物：陈皮、青皮、牡丹皮、栀子、白芍、浙贝母、泽泻、黄连、吴茱萸。加减：口干明显者，加北沙参、麦冬；恶心者，加姜半夏、竹茹；舌苔厚腻者，加苍术；便秘者加枳实。

5. 胃阴不足证。治法：养阴益胃。主方：益胃汤（《温病条辨》）。药物：沙参、麦冬、冰糖、生地黄、玉竹。加减：若情志不畅者加柴胡、佛手、香橼；嗳腐吞酸、纳呆者加麦芽、鸡内金；大便臭秽不尽者，加黄芩、黄连；胃刺痛、入夜加重者加丹参、红花、降香；恶心呕吐者加陈皮、半夏、苍术。

6. 胃络瘀阻证。治法：活血化瘀，行气止痛。主方：失笑散（《太平惠民和剂局方》）合丹参饮（《时方歌括》）。药物：生蒲黄、五灵脂、丹参、檀香、砂仁。加减：呕血、黑便者，加三七、白及、仙鹤草；畏寒重者，加炮姜、桂枝；乏力者，加黄芪、党参、白术、茯苓、甘草。

（四）常用中成药

1. 气滞胃痛颗粒：疏肝理气，和胃止痛。用于肝郁气滞、胸痞胀满、胃脘疼痛。

2. 三九胃泰颗粒：清热燥湿，行气活血，柔肝止痛。用于湿热内蕴、气滞血瘀所致的胃痛，症见脘腹隐痛、饱胀反酸、恶心呕吐、嘈杂纳减；浅表性胃炎、糜烂性胃炎、萎缩性胃炎见上述证候者。

3. 胃热清胶囊：清热理气，活血止痛。用于郁热或兼有气滞血瘀所致的胃脘胀痛，有灼热感，痛势急迫，食入痛重，口干而苦，便秘易怒，舌红苔黄等症；胃及十二指肠溃疡见上述证候者。

4. 复方田七胃痛胶囊：制酸止痛，理气化瘀，温中健脾，收敛止血。用于胃酸过多、胃脘痛、胃溃疡、十二指肠球部溃疡及慢性胃炎。

5. 金胃泰胶囊：行气活血，和胃止痛。用于肝胃气滞、湿热瘀阻所致的急慢性胃肠炎、胃及十二指肠溃疡等。

6. 甘海胃康胶囊：健脾和胃，收敛止痛。用于脾虚气滞所致的胃及十二指肠溃疡、慢性胃炎、反流性食管炎。

7. 胃康胶囊：行气健胃，化瘀止血，制酸止痛。用于气滞血瘀所致的胃脘疼痛、痛处固定、吞酸嘈杂，胃及十二指肠溃疡、慢性胃炎见上述症状者。

8. 东方胃药胶囊：疏肝和胃，理气活血，清热止痛。用于肝胃不和，瘀热阻络所致的胃脘疼痛、嗳气、吞酸、嘈杂、饮食不振、烦躁易怒等，以及胃溃疡、慢性浅表性胃炎见上述证候者。

9. 胃乃安胶囊：补气健脾，活血止痛。用于脾胃气虚、瘀血阻滞所致的胃痛，症见胃脘隐痛或刺痛、纳呆食少；慢性胃炎、胃及十二指肠溃疡见上述证候者。

10. 香砂六君丸：益气健脾、和胃。用于脾虚气滞所致的消化不良、嗳气食少、脘腹胀满、大便溏泄。

11. 元胡止痛片：理气、活血、止痛。用于气滞血瘀的胃痛、胁痛。

12. 健胃愈疡片：疏肝健脾、生肌止痛。用于肝郁脾虚、肝胃不和所致的胃痛，症见脘腹胀痛、嗳气吞酸、烦躁不适、腹胀便溏；消化性溃疡见上述证候者。

13. 安胃疡胶囊：补中益气，解毒生肌。用于胃及十二指肠球部溃疡。对虚寒型和气滞型患者有较好的疗效。

（五）针灸治疗

根据不同症状证型选择相应的腧穴进行针灸治疗，主穴取中脘、足三里，脾胃虚寒配伍胃俞、脾俞、内关；气滞血瘀配伍胃俞、脾俞、内关、膈俞；肝郁气滞配伍胃俞、脾俞、期门；泛酸配伍胃俞、脾俞、内关、太冲等。主穴取中脘、足三里，根据不同证型配穴：①脾胃虚寒证多配伍胃俞、脾俞、内关穴；②气滞血瘀证主要配伍胃俞、脾俞、内关、膈俞穴；③肝郁气滞证配伍胃俞、脾俞、期门穴；④肝气犯胃证配伍内关、太冲穴；⑤脾胃虚弱证配伍胃俞、脾俞；⑥胃寒证配伍胃俞、脾俞、内关、公孙穴；⑦胃阴不足证多配伍胃俞、脾俞、内关、三阴交穴；⑧痰湿壅滞证多配伍胃俞、脾俞、内关、阴陵泉、肝俞穴。根据不同症状配穴：①泛酸多配伍胃俞、脾俞、内关、太冲；②腹胀多配伍胃俞、内关、天枢、公孙；③胃痛难忍多配伍胃俞、内关、梁丘、公孙；④乏力多配伍胃俞、脾俞、内关、气海、公孙。

【PU 的转归与随访】

目前，经中医及中西医结合治疗，PU 绝大多数已能达到近期愈合，但复发率较高仍是临床存在的一个主要问题。且有少数患者由于饮食调摄不当，治疗不及时可出现出血、穿孔、梗阻，甚至癌变（胃溃疡患者为 1%~3%）等并发症。因少数溃疡型胃癌可像良性溃疡那样愈合，因此胃溃疡治疗后应复查胃镜。对于胃溃疡患者病理组织学等检查有上皮内瘤变者应根据级别高低，每半年至 1 年进行一次胃镜随访。

【中西医结合治疗目标人群与策略】

Hp 感染者，应首先行根除 Hp 治疗。幽门螺杆菌的根除方案推荐铋剂 + PPI + 2 种抗菌药物组成的四联疗法（具体治疗方案参见相关共识）。中药联合三联疗法可提高幽门螺杆菌的根除率。

对难治性溃疡，巨大溃疡（GU > 2.5 cm，DU > 1 cm）宜采用 PPI + 黏膜保护剂 + 中药辨证治疗和 PPI 制剂为维持应用，以加快黏膜愈合，提高愈合质量。

病灶表面充血，表面有溃疡的胃上皮内瘤变可能存在或进展为高级别上皮内瘤变或胃癌的风险；病灶直径 > 20 mm 的低级别内上皮内瘤变可能存在或进展为高级别上皮内瘤变的风险，应积极随访，必要时行内镜下黏膜切除术（EMR）或内镜下黏膜剥离术（ESD）诊断性切除；病灶直径 > 30 mm 的高级别内上皮内瘤变可能存在或进展为胃癌的风险，应详细检查后行 EMR/ESD 或手术治疗。所以对于胃溃疡伴上皮内瘤变，低级别者单用中药辨证治疗或 + PPI + 黏膜保护剂治疗，定期复查胃镜，随访病情变化，高级别内瘤变者建议行 EMR、ESD，而后再行中医辨证治疗。

【疗效评定】

1. 主要单项症状疗效评价标准：患者报告结局指标（patient reported outcomes，PRO）进行评价，将患者不适症状分为 0、Ⅰ、Ⅱ、Ⅲ共 4 级。①0 级：没有症状，积 0 分；②Ⅰ级：症状轻微，不影响日常生活和工作，积 1 分；③Ⅱ级：症状中等，部分影响日常生活和工作，积 2 分；④Ⅲ级：症状严重，影响日常生活，难以坚持工作，积 3 分。经过治疗后症状根据症状缓解分为 4 种情况：①症状消失：0 分；②症状减轻：原有积分减 1 分；③症状无变化：原有积分不变；④症状加重：原有积分加 1 分。症状消失和减分可标记为有效；症状无变化和加重可标记为无效。最后计算全部人群总有效率。

2. 中医证候疗效评价标准。采用尼莫地平法计算：疗效指数 =（治疗前积分 - 治疗后积分）/治疗前积分 ×100%，分为临床痊愈、显效、有效、无效共 4 级。①临床痊愈：主要症状、体征消失或基本消失，疗效指数 ≥95%；②显效：主要症状、体征明显改善，70% ≤疗效指数 <95%；③有效：主要症状、体征明显好转，30% ≤疗效指数 <70%；④无效：主要症状、体征无明显改善，甚或加重，疗效指数 <30%。

3. 胃镜下疗效评定标准：胃镜下黏膜形态学变化是目前诊断和消化性溃疡疗效评价的重要指标。胃镜下分期为活动期（A 期：A1、A2）、愈合期（H 期：H1、H2）和瘢痕期（S 期：S1、S2）。治疗前为活动期溃疡，经治疗后呈愈合期者为临床好转，呈瘢痕期者为临床治愈。具体评价方法为，临床治愈：溃疡瘢痕愈合或无痕迹愈合；显效：溃疡达愈合期（H2）或减轻 2 个级别；有效：溃疡达愈合期（H1）或减轻 1 个级别；无效：内镜检查无好转。

4. PU 的生活质量评价标准：PU 生活质量可参考患者报告结局指标（patient reported outcomes，PRO）量表或汉化版 SF-36 健康调查量表进行评价。

【预防调摄】

PU 的复发是综合因素造成的，季节因素、饮食因素、精神情志因素、环境因素、体质因素、药物因素及一些未知因素等都可导致溃疡病复发，避免这些负性因素对于预防本病复发具有重要意义。①按时规律进餐，戒进食过饱及睡前进食，戒烟酒，戒大量饮用浓茶或咖啡，戒辛辣等刺激性食物。②避免过度劳累及精神紧张。③慎用对胃黏膜有损害的药物，如非甾体抗炎药、肾上腺皮质激素、利血平等。④H. pylori 为消化性溃疡病重要发病原因和复发因素之一，故对消化性溃疡 Hp 阳性者，无论溃疡是活动期或者静止期都应行根除 Hp 治疗。

参考文献：略

［摘自中华中医药杂志，2017，32（9）：4089 - 4093］

（吴国志　张向磊）

第二十七章 中国居民家庭幽门螺杆菌感染的防控和管理专家共识

我国是 H. pylori 感染的高发国家。25%~30% 的 H. pylori 感染者会出现不同程度的胃肠道疾病，如消化不良、慢性胃炎、消化性溃疡、胃恶性肿瘤等；H. pylori 感染还与多种胃肠道外疾病（如缺铁性贫血、特发性血小板减少性紫癜、自身免疫病、心血管疾病、脑血管疾病等）密切相关。H. pylori 相关疾病不仅危害人类健康，还加重了社会和家庭的卫生保健负担。因此，根除 H. pylori 以减少相关疾病的发生尤为紧迫。2017 年以来，我国学者制定了《第五次全国幽门螺杆菌感染处理共识报告》《中国慢性胃炎共识意见（2017 年，上海）》《全国中西医整合治疗幽门螺杆菌相关"病 - 证"共识》《中国幽门螺杆菌根除与胃癌防控的专家共识意见（2019 年，上海）》等重要共识，国际上也有多部相关共识发布。这些共识意见为 H. pylori 感染和相关疾病的诊治、难治性 H. pylori 感染的处理和胃癌的防控提供了理论和实践指导，具有重要意义。随着临床实践和认识的深入，家庭 H. pylori 感染的问题逐渐引起关注，有必要在此基础上制订新的管理策略对其加以预防、治疗，以提高公众对其危害的认识，减少相关疾病的发生，减轻卫生保健负担。目前国内外尚无关于居民家庭 H. pylori 感染防控和管理的共识和意见。传统的"检测与治疗"和"筛查与治疗"策略可用于不同感染人群的防治，但其临床实践容易受到治疗人群的选择、患者依从性、成本效益控制、临床医师处理同质性等因素的影响。因此，有必要采用更加有针对性的补充策略解决上述问题。在前述共识的实践基础上，本共识提出"以家庭为单位防控 H. pylori 感染"的理念，进一步对我国居民家庭 H. pylori 感染的传播、处理，感染源的消除，以及相关疾病的防控提供建议，促进居民对家庭 H. pylori 感染的重视，提高临床医师的规范化诊疗水平，提高社区和家庭医生的防病意识。这将对我国 H. pylori 感染的防控、减少相关疾病的发生、控制医保支出、提高国民卫生健康水平起到积极作用。

本共识的筹备和相关"陈述"的构建借鉴了我国上述 4 次共识制订的经验，通过对相关文献进行系统检索，提出有关"家庭 H. pylori 感染"的认识和处理中的关键问题，形成陈述条目。共识起草过程中参考了 PICO（participant，intervention，comparison，outcome）原则和国际通用的共识制订流程。证据质量和推荐强度的评估采用建议评估、发展和评价的分级（grading of recommendations assessment，development and evaluation，GRADE）系统。证据质量分为高质量、中等质量、低质量和很低质量 4 级，推荐强度分为强推荐（获益显著大于风险，或反之）和条件推荐（获益大于风险，或反之）2 级。证据质量仅是决定推荐强度的因素之一，低质量证据亦有可能获得强推荐。共识达成过程：采用 Delphi 方法达成相关"陈述"的共识，构建的"陈述"先通过电子邮件方式征询相关专家意见，通过 2 轮征询后，初步达成共识的"陈述"。2021 年 1 月 30 日组织专家线上会议，逐条讨论并进行了必要的修改，表决采用"问卷星"电子系统平台的投票程序进行无记名投票。表决意见分成 6 级：①完全同意；②同意，有较小保留意见；③同意，有较大保留意见；④反对，有较大保留意见；⑤反对，有较小保留意见；⑥完全反对。表决意见①＋②占比之和 >80% 属于达成共识，以下各陈述的"共识水平"以表决意见①＋②占比之和表示。

【居民家庭 H. pylori 的感染和传播】

陈述 1：H. pylori 是一种可以在家庭成员之间传播的致病菌。

证据质量：高质量 68.4%；中等质量 23.7%；低质量 7.9%；很低质量 0.0%

推荐强度：强推荐 84.2%；条件推荐 15.8%

共识水平：94.7%

人与人之间的相互传播是 H. pylori 传播的重要途径。国内外的大量研究和 Meta 分析结果均表明，H. pylori 感染存在明显的家庭聚集现象。对 H. pylori 感染患者家庭状况的调查结果发现，当父母存在 H. pylori 感染时，其子女的 H. pylori 感染率显著升高；配偶之间和同胞之间也存在传播现象。这些结果提示家庭内传播是 H. pylori 感染的重要方式，但家庭成员的感染风险与家庭生活习惯、种族、卫生情况、社会经济状况和家庭规模等有关，不同国家和地区的家庭差异较大。目前已知所有的 H. pylori 感染者均会出现组织学上的胃炎，不同患者感染 H. pylori 后的临床表现差异也较大。部分 H. pylori 感染者无任何症状和体征，仅在健康体检时才被发现；少数 H. pylori 感染者经多年缓慢发展后，出现慢性非萎缩性胃炎、萎缩性胃炎、肠化生、上皮内瘤变并导致胃癌发生。

陈述 2：H. pylori 主要通过经口途径传播，家庭内传播是其感染的主要方式之一。

证据质量：高质量 63.2%；中等质量 28.9%；低质量 7.9%；很低质量 0.0%

推荐强度：强推荐 78.9%；条件推荐 21.1%

共识水平：94.7%

国内外多项研究提示 H pylori 主要通过口－口、粪　口和水源途径传播。前期研究证实，在感染者的呕吐物、唾液和粪便中可以分离培养出 H. pylori，并在牙斑和蛀牙中检测到 H. pylori 核酸物质。H. pylori 可以在多种动物体内被检测到，还可以从绵羊、山羊和牛等动物的胃黏膜中被分离培养。研究还发现，H. pylori 可在牛奶、速食食品、蔬菜、果汁，以及不同的肉类中存活一定时间。拉丁美洲学者采用分子生物学方法或细菌培养方法检测发现，饮用水、淡水、井水、海水和海产品中也存在 H. pylori 核酸物质。尽管具体的传播途径还需进一步确认，但以上研究结果已经表明经口途径可能是家庭成员感染的方式之一。H. pylori 感染通常由家庭成员传播，成员之间的菌株可以完全相同或经变异后相似；由于感染的个体可存在不同来源菌株的情况，提示也存在外源性感染的现象。未来需要进一步研究阐明家庭内传播和外源性感染这 2 种感染方式的比例和重要性。

陈述 3：被 H. pylori 感染的家庭成员始终是潜在的传染源，具有持续传播的可能性。

证据质量：高质量 47.4%；中等质量 47.4%；低质量 5.2%；很低质量 0.0%

推荐强度：强推荐 73.7%；条件推荐 26.3%

共识水平：92.1%

由于 H. pylori 感染者不经治疗很少痊愈，被 H. pylori 感染的家庭成员始终是潜在的传染源，存在持续传播的可能性。当与 H. pylori 感染的家庭成员共同生活时，其他成员（如配偶和子女）感染 H. pylori 的风险增加，但并非所有的家庭成员一定会感染 H. pylori，是否感染 H. pylori 与接触的亲密度和遗传背景有关。因此，对家庭成员进行宣教，提倡良好的卫生和饮食习惯，防止重复和交叉感染，如增强使用公筷、公勺的意识，提倡分餐制，避免食用受污染的食品和饮用受污染的水等，有助于防止 H. pylori 在家庭成员之间传播，降低 H. pylori 感染和相关疾病的发生风险。

陈述 4：大多数 H. pylori 的感染发生在儿童和青少年时期，成年后也会感染。

证据质量：高质量 34.2%；中等质量 57.9%；低质量 7.9%；很低质量 0.0%

推荐强度：强推荐 63.2%；条件推荐 36.8%

共识水平：84.2%

多项研究显示，家庭内传播是儿童感染 H. pylori 的主要途径，主要由父母尤其是母亲传播。家庭成员之间常见的感染途径包括共用餐具、共用食物、咀嚼食物喂食、亲吻、不良的卫生习惯等。2006 年关于上海地区 1119 名健康在校儿童和青少年的 H. pylori 感染调查结果显示，无症状儿童中 7 岁年龄组的

H. pylori 感染率为 30.9%；7～12 岁年龄组的儿童随着年龄的增长 H. pylori 感染率逐渐上升，平均年递增率为 3.2%，12 岁儿童的 H. pylori 感染水平接近成年人。2014 年上海地区 1634 例进行内镜检查的儿科患者中，年龄为 <3、4～6、7～10 和 11～18 岁儿童的 H. pylori 感染率分别为 24.6%、27.2%、32.9% 和 34.8%。近年来由于生活和健康水平提高，国内的 H. pylori 感染率呈下降趋势。2011 年国内一项关于北京、广州和成都 3 座城市的 3491 名儿童 H. pylori 感染的横断面研究结果显示，年龄为 1～3、4～6、7～9、10～12、13～15、16～18 岁的儿童和青少年 H. pylori 感染率分别为 0.6%～4.9%、5.6%～9.7%、3.9%～7.1%、8.6%～12.1%、6.2%～17.2% 和 13.0%～33.0%。关于农村地区的 H. pylori 感染情况，尚有待进一步的调查。上述结果提示，儿童的 H. pylori 感染率随着年龄的增长而升高，H. pylori 感染主要发生在儿童和青少年时期，也会发生在成年后，但相对较少。此外，生活环境和习惯、文化水平、社会和经济地位、家庭规模等也影响 H. pylori 的传播。

陈述 5：对家庭中所有的成年 H. pylori 感染者，均应考虑给予根除治疗。

证据质量：高质量 39.5%；中等质量 50.0%；低质量 7.9%；很低质量 2.6%

推荐强度：强推荐 52.6%；条件推荐 47.4%

共识水平：81.6%

对家庭中所有的成年 H. pylori 感染者，应当遵循我国《第五次全国幽门螺杆菌感染处理共识报告》给予根除治疗，除非有抗衡因素。2015 年《幽门螺杆菌胃炎京都全球共识报告》（以下简称京都共识）也表明，H. pylori 胃炎是一种感染性疾病，根除 H. pylori 可以消除感染源，降低人群感染的可能性，并防止严重并发症发生。其他指南和共识意见包括 2017 年《幽门螺杆菌感染的管理－马斯特里赫特Ⅴ/佛罗伦萨共识报告》，美国、日本和亚太地区的共识，以及一些大型临床观察结果均建议，在胃黏膜萎缩和肠化生出现前根除 H. pylori 以降低胃癌风险。因此，除非有抗衡因素，建议对家庭中所有的成年 H. pylori 感染者进行根除治疗。家庭的聚集感染可以部分解释被感染家庭中 1 名或多名成员在不同时期出现胃黏膜癌前病变或胃癌的现象，表明感染因素在疾病进展中可能起重要作用。

【家庭中儿童和老年人 H. pylori 感染的防控和管理】

陈述 6：家庭中儿童 H. pylori 感染与胃黏膜病变的关系尚需进一步研究。

证据质量：高质量 28.9%；中等质量 36.9%；低质量 31.6%；很低质量 2.6%

推荐强度：强推荐 50.0%；条件推荐 50.0%

共识水平：86.8%

H. pylori 感染在儿童中引起的胃黏膜病变相对较少，目前有关家庭中儿童 H. pylori 感染与胃黏膜病变关系的研究尚少。国内外有报道在儿童中甚至在幼儿中也发现了胃黏膜萎缩和肠化生。如 2 项分别对中国 524 例和日本 131 例儿童的研究显示，H. pylori 感染患儿萎缩性胃炎的发生率分别为 4.4% 和 10.7%；H. pylori 阳性且发生Ⅱ期和Ⅲ期萎缩性胃炎的日本患儿，其胃窦和胃体部的肠化生发生率均为 4.6%。一项针对墨西哥慢性胃炎患儿的研究发现，9% 的患儿发生胃黏膜萎缩，6% 的患儿存在肠化生；36 例 H. pylori 感染患儿中 6 例（16.7%）出现萎缩性胃炎。另一项针对 H. pylori 高感染率地区突尼斯儿童的研究发现，萎缩性胃炎患儿占入组总人数的 9.3%（32/345），占入组慢性胃炎患儿的 14.5%（32/221）；在 32 例萎缩性胃炎的患儿中，30 例为 H. pylori 感染者。不同地区和国家的研究结果并不一致，如巴西的一项研究在 96 例 H. pylori 感染患儿中未发现胃黏膜萎缩者，法国和奥地利的 H. pylori 感染患儿中也较少见胃黏膜萎缩者。尽管尚需进一步研究，但是以上研究数据提示，在 H. pylori 感染率较高的地区，胃黏膜萎缩和肠化生的发生可能更常见。因此，有必要根据 H. pylori 的感染情况对其自然进程、后果、潜在的致癌风险，以及导致萎缩的因素作进一步探讨。

陈述 7：对家庭中的儿童 H. pylori 感染者，需根据风险获益评估和相关疾病状态进行管理。

证据质量：高质量44.7%；中等质量34.2%；低质量21.1%；很低质量0.0%

推荐强度：强推荐60.5%；条件推荐39.5%

共识水平：89.5%

中华医学会儿科学分会消化学组于2015年制定了《儿童幽门螺杆菌感染诊治专家共识》。该共识推荐：对有消化性溃疡、胃MALT淋巴瘤的H. pylori感染患儿必须进行H. pylori根除治疗；对有慢性胃炎、胃癌家族史、不明原因的难治性缺铁性贫血、计划长期服用NSAID（包括低剂量阿司匹林）、监护人或年长（年龄为12～14岁）儿童自己强烈要求治疗的H. pylori感染患儿可给予根除治疗。H. pylori感染的儿童检测指征包括上述情况和一级亲属中有胃癌患儿，但未建议将H. pylori感染检测作为常规检测项目。2017年《欧洲和北美联合儿科胃肠病、肝病和营养学会对儿童和青少年幽门螺杆菌的管理指南（2016年更新）》仅建议对患有胃或十二指肠溃疡的儿童进行H. pylori检测和治疗，不建议对所有儿童采用"检测和治疗"的策略。由于该指南所收集的数据和提供的建议主要针对北美和欧洲地区，这些国家的H. pylori感染率本身非常低且呈下降趋势，因此该指南可能不适用于高H. pylori感染率的国家和地区，以及医疗资源有限地区的儿童和青少年进行H. pylori感染的诊治和管理。由于H. pylori感染倾向于发生在12岁之前的儿童中，京都共识第16和17条陈述均建议在H. pylori感染高发地区可在12岁以后开始筛查和治疗，以预防胃黏膜萎缩和肠化生。2020年日本儿科胃肠病、肝病和营养学会发表了新的儿童H. pylori感染处理指南，该指南推荐对出现组织学上的胃黏膜萎缩，以及患有胃或十二指肠溃疡、胃MALT淋巴瘤、蛋白丢失性胃肠病、缺铁性贫血、慢性特发性血小板减少性紫癜的儿童，给予H. pylori根除治疗；对年龄≥5岁且伴有活动性H. pylori感染的儿童，在考虑到可能再感染的情况下给予根除治疗；对患有活动性胃炎、因腹部症状而做胃镜检查、家族中有胃癌患者且伴有活动性H. pylori感染的儿童，可考虑根除治疗；不推荐对慢性原发性荨麻疹且伴有H. pylori感染的儿童进行H. pylori根除治疗；不推荐以预防胃癌为目的，对无消化道症状的儿童实施"检测和治疗"；不推荐以预防成年人再感染为目的，在已根除H. pylori的家庭中对无H. pylori感染症状的儿童进行"检测和治疗"。上述新的建议较京都共识相比更进一步明确了儿童检测和根除H. pylori的指征。近年来，日本和韩国已开始实施全国性的H. pylori根除计划，以减少胃癌和H. pylori感染相关疾病的发生，从而节省后期的医疗费用。考虑到H. pylori感染很少会自行痊愈，以上共识对家庭H. pylori感染的情况均未进行描述或提供指导意见。因此，对家庭中H. pylori感染患儿的治疗需根据风险获益评估和相关疾病状态进行处理，依照共识意见并与患儿家长磋商决定治疗与否。

陈述8：对家庭中的老年H. pylori感染者，应当根据个体情况制定H. pylori感染处理策略。

证据质量：高质量42.1%；中等质量47.4%；低质量10.5%；很低质量0.0%

推荐强度：强推荐65.8%；条件推荐34.2%

共识水平：97.4%

老年人群的H. pylori感染率较高，根除H. pylori可使老年患者的胃肠道症状得以改善，并在某种程度上阻止或延缓胃黏膜萎缩和肠化生的发生，甚至还可以使部分胃黏膜萎缩或肠化生发生逆转。我国研究显示，老年人对根除H. pylori常用抗生素的耐药率并未明显增高，如无抗衡因素，可以给予根除治疗。然而，老年H. pylori感染者常同时患有心血管、脑血管、肾脏和其他系统疾病，或长期服用NSAID。因此，在进行H. pylori根除治疗前，应进行风险获益评估，并根据患者既往服用药物情况、生理特点、疾病和药物不良反应等，选择个体化、规范化的治疗方案。同时，加强患者服药前和服药过程中的宣教工作，提高患者的依从性，使老年患者的个体化治疗更加合理、规范和安全。

【家庭H. pylori感染的防控和管理】

陈述9："以家庭为单位防控H. pylori感染"是阻断H. pylori感染和传播的重要策略。

证据质量：高质量42.1%；中等质量42.1%；低质量10.6%；很低质量5.2%

推荐强度：强推荐76.3%；条件推荐23.7%

共识水平：86.8%

目前我国和国际上均采用以下2种H. pylori感染的诊治和管理策略。①"检测和治疗"：该策略是针对未经调查、有消化不良症状的年轻（年龄<60岁）患者，在低H. pylori感染率地区具有成本效益，但不适用于有报警症状或年龄较大（≥60岁）的患者。②"筛查和治疗"：该策略适用于H. pylori感染率较高的地区，或有胃癌家族史、有报警症状且生活在胃癌流行地区的患者。在西方国家，由于H. pylori感染和相关疾病的发生率均较低，以人群为基础的H. pylori"筛查和治疗"策略获益较小；在H. pylori感染率较高和胃癌的高发地区，根除H. pylori的"筛查和治疗"策略有助于预防胃癌，具有成本效益优势，值得进行基于人群的筛查和干预。由于H. pylori主要通过经口途径传播，加强宣教、防控共同生活的家庭成员间交叉感染可以从源头上减少感染的发生，在H. pylori感染的防控环节中具有重要作用。因此，"以家庭为单位防控H. pylori感染"可以作为阻断H. pylori感染和传播的第3种补充策略。虽然已有一些研究报道，但我国目前尚无大规模家庭感染H. pylori的流行病学调查数据，有必要进一步调查研究，并制定针对家庭H. pylori感染进行防控的详细策略。

陈述10：对H. pylori感染的家庭成员进行共同治疗，有助于减少根除后再感染。

证据质量：高质量36.9%；中等质量42.1%；低质量15.8%；很低质量5.2%

推荐强度：强推荐65.8%；条件推荐34.2%

共识水平：81.6%

有关H. pylori根除后再感染和复发，不同地区的研究结果略有不同，H. pylori再感染和复发率为0~10%。我国一项研究表明，成年H. pylori感染者在根除治疗后1和3年的复发（包含根除治疗后1年内的复燃和1年以上的再感染）率分别为1.75%和4.61%，收入低、卫生条件差是复发的独立危险因素。国内的一项系统评价结果显示，H. pylori感染的全球年复发率、再感染率和复燃率分别为4.3%、3.1%和2.2%。关于H. pylori再感染率的研究结果也因地区和国家而异，如韩国一项研究表明，长期（根除治疗后37.1个月）的平均H. pylori再感染率为10.9%，每年再感染率为3.5%。国内不同地区（如城市和乡村）之间的H. pylori再感染率也有差异，但尚无关于家庭内传播和再感染的研究数据，需要进一步分层研究确定。共同生活的家庭成员由于生活习惯相似、共用生活器具、密切接触等原因可能导致H. pylori在家庭成员之间的传播，这也是部分患者H. pylori治疗失败的原因之一。H. pylori在家庭成员之间的传播可以发生在治疗前、治疗过程中和治疗后的一定时期内。国内外已有小规模研究显示，H. pylori感染的家庭共同治疗可有效切断H. pylori在成员间传播，并降低复发率和提高治愈率。国内一项对H. pylori感染患者进行单独治疗与家庭成员共同治疗的小样本研究结果显示，单个患者治疗组24个月的累积复发率为19.7%，家庭共同治疗组24个月的累积复发率仅为7.4%；H. pylori再感染率在根除12个月后开始升高，而家庭成员共同治疗后12~24个月再感染风险低于单个患者治疗。国外也有相关报道支持以上结论，但在H. pylori感染率较低的国家或地区，单独治疗与家庭成员共同治疗的结果差异无统计学意义。关于H. pylori感染的家庭成员共同治疗方面的研究目前尚缺乏大规模、多中心、随机对照的研究数据，有待进一步研究证实。

陈述11：对胃癌或胃黏膜癌前病变患者，应对其共同生活的家庭成员进行H. pylori筛查。

证据质量：高质量42.1%；中等质量47.4%；低质量7.9%；很低质量2.6%

推荐强度：强推荐78.9%；条件推荐21.1%

共识水平：84.2%

H. pylori感染有典型的家庭聚集特点，胃癌患者一级亲属中H. pylori感染者通常有较高的胃黏膜病变风险。持续的H. pylori感染是萎缩性胃炎和肠化生发生、发展的最重要因素，多数患者在儿童时期感染后，经多年发展，演变为萎缩性胃炎和肠化生。胃癌患者的家属是胃癌的高风险人群，应对其进行 H. pylori 检测，并对 H. pylori 阳性者进行根除治疗；对于家庭中出现胃黏膜癌前病变如萎缩性胃炎和肠化生的患者，也应明确其 H. pylori 感染情况，并定期进行内镜检查。"以家庭为单位根除 H. pylori 感染"这一理念也反映在已有的国际共识中。如 2018 年《曼谷幽门螺杆菌感染处理共识报告》陈述 4 指出，根除 H. pylori 可降低胃癌的发生风险，应对胃癌患者的家属进行筛查和治疗。2020 年关于筛查和根除 H. pylori 预防胃癌的台北共识也推荐，在胃癌高发区进行大规模的 H. pylori 根除治疗以预防胃癌（陈述 6 – 12），并建议将该措施纳入国民健康保险计划中（陈述 12）。虽然其他因素如遗传、理化因素、饮食情况、生活习惯、年龄等与组织学上的胃黏膜萎缩和肠化生也密切相关，但 H. pylori 是已知最重要的致病原因。多项国内外临床观察、国际共识均明确指出，根除 H. pylori 可减缓炎症反应向胃黏膜萎缩、肠化生甚至上皮内瘤变发展的进程和降低胃癌发生率。即便进行 H. pylori 根除治疗时患者已进入肠化生或上皮内瘤变阶段，也有较好的预防胃癌的作用。对已经手术的胃癌患者，也可减少异时癌的发生。消化性溃疡患者通常有较高的 H. pylori 感染率（70% ~ 90%），与患者共同生活的家庭成员因而也可能有较高的感染风险，对家庭中的成年 H. pylori 感染者，除非有抗衡因素，均建议给予根除治疗。国内对 H. pylori 感染者的分型研究结果显示，Ⅰ 型 H. pylori 菌株（CagA、VacA 阳性）是我国居民 H. pylori 感染的主要菌株，由该菌株引起的胃、十二指肠疾病较 Ⅱ 型菌株（CagA、VacA 阴性）更常见，其诱发胃黏膜病变和胃癌的风险也更高。因此，H. pylori 分型领域的研究对预防胃癌患者一级亲属胃黏膜病变和胃癌发生均具有重要意义。

陈述 12：我国《第五次全国幽门螺杆菌感染处理共识报告》提出的治疗方案适用于家庭成员 H. pylori 的根除。

证据质量：高质量 65.8%；中等质量 28.9%；低质量 5.3%；很低质量 0.0%

推荐强度：强推荐 78.9%；条件推荐 21.1%

共识水平：94.7%

我国《第五次全国幽门螺杆菌感染处理共识报告》推荐了含铋剂的四联方案（PPI + 铋剂 + 2 种抗生素）作为主要的根除 H. pylori 的经验性治疗方案（推荐 7 种方案，表 27-1），疗程为 10 或 14 日，这些方案目前在临床上被广泛使用。甲硝唑、克拉霉素、左氧氟沙星的耐药率均较高，阿莫西林、呋喃唑酮和四环素的耐药率相对较低。家庭成员可选用疗效好、药物不良反应率低的四联方案。由于铋剂不存在耐药性，短期应用安全性高，除非有铋剂禁忌，我国根除 H. pylori 的经验治疗方案推荐尽可能应用铋剂四联方案。近来大剂量、高频次的 PPI + 阿莫西林二联疗法也有初步报道，该方法简便、易行、患者依从性好，其 H. pylori 根除率与四联疗法相似，但该方案不适用于对阿莫西林过敏的患者，且既往阿莫西林使用史可能导致潜在耐药风险，有条件时可依据药敏试验结果酌情选用，其在大规模人群中应用的疗效尚有待进一步验证。同时，新的钾离子泵阻滞剂对胃酸分泌的抑制作用强、持续时间久，且不受细胞色素 P450（cytochrome P450，CYP）2C19 基因多态性的影响，为提高 H. pylori 根除率提供了新的选择。

陈述 13：H. pylori 首次治疗即根除的理念适用于家庭成员 H. pylori 感染的治疗。

证据质量：高质量 63.2%；中等质量 28.9%；低质量 5.3%；很低质量 2.6%

推荐强度：强推荐 86.8%；条件推荐 13.2%

共识水平：94.7%

根除 H. pylori 与其他细菌性感染治疗的性质相似，但特点不同。选择高效抑酸的 PPI 提高胃内 pH 值、提高抗生素的生物利用度可提高 H. pylori 根除率。近年来随着 H. pylori 根除治疗在国内的广泛开展，H. pylori 对抗生素的耐药率逐步升高，经验治疗的根除率呈下降趋势。首次根除失败容易导致细菌耐药的产生，使再次治疗时的用药选择范围缩小，因此，应尽可能在首次治疗时即成功根除 H. pylori。对于 H. pylori 感染的儿童和青少年患者，应根据个人感染和抗生素使用情况认真考虑根除的安全性和获益，实施根除时需根据儿童体重调整抗生素的剂量。H. pylori 的耐药性与患者所在地区细菌的耐药性模式和既往抗生素的使用情况有关，经验性治疗方案的选择需根据患者的具体情况考虑方案治愈率、药物不良反应、抗生素耐药性、服药的简便性、患者的依从性和治疗费用等多种因素，以取得最佳治疗效果。国内近年的研究结果显示，以药敏试验结果指导的个体化治疗与经验性治疗的疗效差异无统计学意义，但对于反复治疗失败的患者，以药敏试验指导的个体化治疗更为必要。对于既往抗生素使用情况明确的患者，经验性治疗也有助于提高 H. pylori 的首次根除率，减少耐药的发生。

陈述 14：尿素呼气试验、血清抗体检测和粪便抗原检测适用于家庭成员的 H. pylori 检测。

证据质量：高质量 65.8%；中等质量 34.2%；低质量 0.0%；很低质量 0.0%

推荐强度：强推荐 76.3%；条件推荐 23.7%

共识水平：92.1%

非侵入性的 H. pylori 检测包括尿素呼气试验、血清抗体检测和粪便抗原检测，是目前临床常用的检测方法，适用于家庭成员的 H. pylori 检测，被国内外多部 H. pylori 感染处理共识推荐，但以上方法各有特点和使用限制，需根据其特点和优势选用。^{13}C - 尿素呼气试验和 ^{14}C - 尿素呼气试验具有检测准确性和特异度相对较高、操作方便、不受 H. pylori 在胃内斑片状分布影响等优点，但当检测值接近临界值时需谨慎判断结果。尿素呼气试验易受到临床药物使用的影响，如检测前使用过抗生素、PPI、某些中药等，胃内残留食物、胃部分切除术后、胃出血、胃肿瘤、胃黏膜严重萎缩或胃黏膜 H. pylori 菌量少也会干扰检测结果，可能导致假阴性和假阳性结果；而血清抗体和粪便抗原检测则不受以上因素影响。血清抗体检测包括 H. pylori 抗体和 H. pylori 抗体分型检测，已经在国内广泛开展。对于 H. pylori 根除治疗后的患者，由于血清抗体长期存在，无法确认现症感染和用于随访，^{13}C - 尿素呼气试验、^{14}C - 尿素呼气试验和粪便抗原检测可以弥补以上不足。因此，多种方法结合使用，对有效检测家庭成员 H. pylori 感染有较大帮助。H. pylori 检测的其他方法还包括快速尿素酶试验和胃黏膜活体组织检查，但这 2 种方法的不便之处是需要进行内镜检查。H. pylori 培养可用于药敏试验和细菌学研究，分子生物学技术可用于检测粪便或胃黏膜组织等标本，尤其适用于菌株的 DNA 分型、耐药基因突变的检测。口腔菌斑或唾液的 H. pylori 检测具备简便、快速的特点，有望用于家庭成员入户检测的初筛手段。

陈述 15：从公众和社区层面预防 H. pylori 感染的措施应当包括以家庭为单位的综合防控。

证据质量：高质量 42.1%；中等质量 42.1%；低质量 7.9%；很低质量 7.9%

推荐强度：强推荐 73.7%；条件推荐 26.3%

共识水平：92.1%

家庭传播是 H. pylori 感染的主要方式之一。除"检测和治疗"和"筛查和治疗"策略外，新的"以家庭为单位防控 H. pylori 感染"也是较为可行的控制 H. pylori 感染的策略，可以对感染的家庭成员进行筛查、治疗和随访。这种方法的优点是不仅解决就诊患者的问题，还关注到随后再感染和其他家庭成员的感染，以及被感染家庭成员胃黏膜病变的进展等多个相关问题，是一种更为实用和可操作性强的补充策略，有望阻断 H. pylori 的传播链并防止根除后再感染，但其大规模人群治疗的卫生经济学效益等问题尚有待进一步明确。具有感染风险的家庭成员间的相互关心、督促和参与能够提高患者的依从性，使得监测感染患者的癌前病变和随访变得相对容易。因此，在公众和社区层面预防 H. pylori 感染应当包括基于家庭 H. pylori 感染防控的内容，以减少传染源，提高公众对 H. pylori 感染的认识、增强预防意识、逐步建立良好的生活方式和习惯，最终达到减轻 H. pylori 感染相关疾病和胃癌负担的目的。另外，临床医师、社区和家庭医生在临床诊治、健康宣教和实施检测等过程中也应正确引导公众，在对感染者或其家庭成员诊疗的同时，避免不必要的医疗资源浪费。

陈述 16：在尚无有效疫苗的情况下，预防新生的 H. pylori 感染和根除家庭成员已存在的感染均是较为有效的感染防控策略。

证据质量：高质量 39.5%；中等质量 52.6%；低质量 2.6%；很低质量 5.3%

推荐强度：强推荐 76.3%；条件推荐 23.7%

共识水平：89.5%

H. pylori 疫苗的开发，多年来国内外已经有过不少尝试，但由于其抗原制备和机体反应的复杂性，目前仍处于实验室和临床研发阶段，短期内尚无法应用于临床。因此，国内外 H. pylori 感染的防控现阶段仍需使用抗生素控制感染和预防复发。在尚无有效的疫苗可用之前，预防家庭中新生的 H. pylori 感染和根除家庭成员已存在的感染同等重要，两者均是较为有效的 H. pylori 感染防控策略。

【小结】

H. pylori 感染是一种基于家庭和人群传播的疾病，除传统的"检测和治疗"和"筛查和治疗"策略外，本共识提出了"以家庭为单位防控 H. pylori 感染"的新策略。该策略是对感染的家庭成员进行筛查、治疗和随访，也是对此前达成共识根除 H. pylori 策略的进一步拓展，以期提高家庭成员的防范意识，预防或减少 H. pylori 的传播，降低胃黏膜病变和胃癌发生的风险，并可节省后期医疗费用。随着治疗人数的增多，抗生素的耐药情况可能增加、难治性病例增多，值得关注和防范。

H. pylori 的"全家庭感染防控理念"从提出到达成共识仅短短数年，虽然其在卫生经济学、伦理学、方法学等方面的数据尚有待进一步完善和补充，但不影响目前共识得出的陈述和结论。本共识尚有待在今后临床实践和循证医学的基础上进一步完善和修订，预期将在减少我国 H. pylori 的传播、提高公众对 H. pylori 感染的认识、减少相关疾病或胃癌的发生、提高国民健康水平、减轻卫生经济负担等方面起到积极且重要的作用，值得进一步推广。

表 27-1　我国《第五次全国幽门螺杆菌感染处理共识报告》推荐的四联根除方案

方案序号	抗生素 1	抗生素 2	标准剂量 PPI[a]	标准剂量铋剂
1	阿莫西林 1000 mg，2 次/日	克拉霉素 500 mg，2 次/日	2 次/日	餐前半小时口服枸橼酸铋钾 220 mg，2 次/日
2	阿莫西林 1000 mg，2 次/日	左氧氟沙星 500 mg，1 次/日	2 次/日	餐前半小时口服枸橼酸铋钾 220 mg，2 次/日
3	阿莫西林 1000 mg，2 次/日	呋喃唑酮 100 mg，2 次/日	2 次/日	餐前半小时口服枸橼酸铋钾 220 mg，2 次/日
4	四环素 500 mg，3 或 4 次/日	甲硝唑 400 mg，3 或 4 次/日	2 次/日	餐前半小时口服枸橼酸铋钾 220 mg，2 次/日
5	四环素 500 mg，3 或 4 次/日	呋喃唑酮 100 mg，2 次/日	2 次/日	餐前半小时口服枸橼酸铋钾 220 mg，2 次/日
6	阿莫西林 1000 mg，2 次/日	甲硝唑 400 mg，3 或 4 次/日	2 次/日	餐前半小时口服枸橼酸铋钾 220 mg，2 次/日
7	阿莫西林 1000 mg，2 次/日	四环素 500 mg，3 或 4 次/日	2 次/日	餐前半小时口服枸橼酸铋钾 220 mg，2 次/日

注：PPI 为质子泵抑制剂。[a] 包括艾司奥美拉唑 20 mg、雷贝拉唑 10 mg 或 20 mg、奥美拉唑 20 mg、兰索拉唑 30 mg、泮托拉唑 40 mg、艾普拉唑 5 mg 中任选 1 种。

参考文献：略

[摘自中华消化杂志，2021，41（4）：221-233]

（吴国志　张向磊）

第二十八章　泄泻中医诊疗专家共识意见（2017）

泄泻是指以排便次数增多，粪质溏薄或完谷不化，甚至泻出如水样为主症的病证。西医学中因消化器官功能和器质性病变而发生的腹泻如胃肠功能紊乱、慢性肠炎、腹泻型肠易激综合征、功能性腹泻、急性肠炎、炎症性肠病、吸收不良综合征，内分泌及代谢障碍疾病如甲状腺功能亢进、糖尿病、系统性红斑狼疮、尿毒症、肿瘤及药物相关性肠炎等均可参照本病辨证施治。本病在证候规律研究、辨证治疗方法等诸多方面取得了不少进展，但关于泄泻疾病尚无相关中医诊疗共识意见。

中华中医药学会脾胃病分会于 2014 年 8 月在合肥牵头成立了《泄泻中医诊疗专家共识意见》起草小组。小组成员依据循证医学的原理，广泛搜集循证资料，并先后组织国内脾胃病专家就泄泻的证候分类、辨证治疗、诊治流程、疗效标准等一系列关键问题进行总结讨论，形成本共识意见初稿，之后按照国际通行的德尔菲法进行了 3 轮投票。2015 年 9 月在重庆进行了第一次投票，并根据专家意见对本共识意见进行了修改。2015 年 12 月在北京进行了第二次投票。2016 年 6 月中华中医药学会脾胃病分会在厦门召开核心专家审稿会，来自全国各地的 20 余名脾胃病学知名专家对本共识意见（草案）进行了第三次投票，并进行了充分讨论和修改。2016 年 7 月在哈尔滨第 28 届全国脾胃病学术会议上专家再次进行了讨论、修改和审定，并于 2016 年 9 月在北京召开了本共识的最后专家定稿会议，完成了本共识意见的制定。会上表决选择：①完全同意；②同意，但有一定保留；③同意，但有较大保留；④不同意，但有保留；⑤完全不同意。如果 >2/3 的人数选择①，或 >85% 的人数选择① + ②，则作为条款通过。现将全文公布如下，供国内外同道参考，并冀在应用中不断完善。

【概述】

1. 泄泻是以排便次数增多，粪质稀溏或完谷不化，甚至泻出如水样为主症的病证。古有将大便溏薄而势缓者称为泄，大便清稀如水而势急者称为泻，现临床一般统称为泄泻。

2. 泄泻论述始于《黄帝内经》，也有称为"飧泄""注下"。泄泻，《黄帝内经》时期以"泄"称之，汉唐时期把"下利"包括其中，唐宋以后才统称"泄泻"。最早在《黄帝内经》中有了与之相类似病证的记载，如《素问·气交变大论》中有"鹜溏""飧泄""注下"等病名。《难经·五十七难》从脏腑角度提出"五泄"之说。汉唐时期，《伤寒论》将痢疾和泄泻统称为"下利"。及至宋代《太平惠民和剂局方》将泄泻与痢疾分为"泻疾证候"和"痢疾证候"，但直到陈无择的《三因极一病证方论》才开始将"泄泻"立专篇论治。明代医家对命门多有研究，重肾命的思想反映到病名的认识上，即"肾泄""五更泄"的由来。从古至今，各医家各抒己见，以脏腑命名有肝泻、肾泄、脾肾泄、肾虚泄，以病势命名有暴泄、紧病，以病因命名有外感寒邪泻、热泄、暑泄、酒泄、湿泻、食泻、积泻、饮泻，以症状命名有滑泄（滑泻、洞肠泄）、鹜溏等。通过对中医古代文献的追根溯源，可以窥见古代医家对泄泻病名的相关记载和论述。

【病因病机】

1. 感受外邪、饮食所伤、情志失调、病后体虚、禀赋不足等是泄泻的主要病因。六淫皆可致泄泻，但以湿邪为主，常夹寒、夹暑热之邪，影响脾胃升降功能；饮食过量、嗜食肥甘生冷或误食不洁而伤于脾胃；郁怒伤肝，忧思伤脾；病后体虚，劳倦年老，脾胃虚弱，肾阳不足；或先天禀赋不足等皆能使脾运失职而致泄泻。

2. 肠为泄泻的病位之所在，脾为其主病之脏，与肝、肾密切相关。脾主运化功能失常，则生湿生滞，脾为湿困，不得升清，肠道功能失司，而致泄泻。肝气郁滞日久，肝疏泄功能失常，肝木横逆，克犯脾土，脾失健运而致泄泻。若禀赋不足，或后天失调，饥饱失常，劳倦过度及久病正虚等，脾失健运，脾土反侮肝木，肝失疏泄而致泄泻。脾为后天之本，肾为先天之本，二者互促互助，共司水液代谢之平衡。肾阳即命门之火，肾阳不升，脾失温煦，水湿下注而致泄泻。脾阳不足，寒从中生，肾失温养，脾肾阳虚而致泄泻。

3. 脾虚湿盛为泄泻的主要病机，脾胃运化功能失调，肠道分清泌浊、传导功能失司。脾喜燥恶湿，为后天之本，主运化食物及水液，脾主升清，不宜下陷。外感寒湿、长期饮食不节、劳倦内伤等皆可引起脾胃受损，湿困脾土，脾失健运，脾胃运化失常，而致泄泻。小肠主受盛化物、分清泌浊，大肠主传化糟粕，小肠受盛及大肠传导功能失常，小肠无以分清泌浊，大肠无法传化，水谷停滞，合污而下，即可发生泄泻。

4. 迁延日久，泄泻由实转虚，脾病及肾，虚实之间相互转化、夹杂。久泻致虚，但往往虚中夹实，其中以虚夹湿邪最为常见。无湿不成泻，湿盛困脾，脾虚生湿，脾虚湿盛，二者互为因果，共致泄泻。肾藏先天水火，水不足则干，火不足则湿。肾火不旺，不能温化积水，蒸腾寒气，导致肠中多水，而成泄泻。此外久泻脾虚，脾虚日久亦可累及肾脏，导致肾阳不足，脾肾阳虚，完谷不化，而致五更泻。情志不畅，肝郁失于疏泄，久必横逆犯脾，肝强脾弱，而成泄泻。脾病日久入络，加之情绪忧郁，病情可向气滞血瘀转变。

【辨证分型】

1. 寒湿困脾证

主症：①大便清稀或如水样；②腹痛肠鸣。次症：①食欲缺乏；②脘腹闷胀；③胃寒。舌脉：舌苔薄白或白腻；脉濡缓。

2. 肠道湿热证

主症：①腹痛即泻，泻下急迫；②粪色黄褐臭秽。次症：①肛门灼热；②腹痛；③烦热口渴；④小便短黄。舌脉：舌苔黄腻；脉濡数或滑数。

3. 食滞胃肠证

主症：①泻下大便臭如败卵，或伴不消化食物；②腹胀疼痛，泻后痛减。次症：①脘腹痞满；②嗳腐吞酸；③纳呆。舌脉：舌苔厚腻；脉滑。

4. 脾气亏虚证

主症：①大便时溏时泻；②稍进油腻则便次增多。次症：①食后腹胀；②纳呆；③神疲乏力。舌脉：舌质淡，苔薄白；脉细弱。

5. 肾阳亏虚证

主症：①晨起泄泻；②大便清稀，或完谷不化。次症：①脐腹冷痛，喜暖喜按；②形寒肢冷；③腰膝酸软。舌脉：舌淡胖，苔白；脉沉细。

6. 肝气乘脾证

主症：①泄泻伴肠鸣；②腹痛、泻后痛缓。次症：①每因情志不畅而发；②胸胁胀闷；③食欲缺乏；④神疲乏力。舌脉：苔薄白；脉弦。

证候诊断：主症 2 项＋次症 2 项，参照舌脉，即可诊断。

【临床治疗】

（一）以去除病因、缓解及消除泄泻症状为治疗目标，以祛邪扶正为基本治则，以运脾化湿为基本治法

泄泻病常以脾虚湿盛作为基本病理变化，导致肠道功能失司而成。脾虚失健则运化失常，湿邪内生，脾为湿困，中气下陷，故当健脾化湿。急性腹泻多以湿盛为主，重在化湿，佐以分利，其次根据寒热不同运用清化湿热和温化寒湿治法，兼表邪者，可疏解；兼伤食者，可消导。慢性腹泻以脾虚为主，必当健脾，肝气乘脾而致痛泻时宜抑肝扶脾，肾阳虚衰时宜温肾健脾。然当病情复杂，虚实夹杂者，应随证而论。《医宗必读》的治泻九法，均可在临床中借鉴。

（二）辨证施治

1. 寒湿困脾证。治法：芳香化湿，解表散寒。主方：藿香正气散（《太平惠民和剂局方》）。药物：藿香、苍术、茯苓、半夏、陈皮、厚朴、大腹皮、紫苏、白芷、桔梗、木香。加减：恶寒重者，加荆芥、防风；发热、头痛者，加金银花、连翘、薄荷。

2. 肠道湿热证。治法：清热燥湿，分利止泻。主方：葛根芩连汤（《伤寒论》）。药物：葛根、黄芩、黄连、甘草。加减：肛门灼热重者，加金银花、地榆、槐花；嗳腐吞酸、大便酸臭者，加神曲、山楂、麦芽。

3. 食滞胃肠证。治法：消食导滞，和中止泻。主方：保和丸（《丹溪心法》）。药物：神曲、山楂、莱菔子、半夏、陈皮、茯苓、连翘。加减：脘腹胀满重者，加大黄、枳实；兼呕吐者，加砂仁、紫苏叶。

4. 脾气亏虚证。治法：健脾益气，化湿止泻。主方：参苓白术散（《太平惠民和剂局方》）。药物：人参、白术、茯苓、甘草、砂仁、陈皮、桔梗、白扁豆、山药、莲子肉、薏苡仁。加减：泻势严重者，加赤石脂、诃子、陈皮炭、石榴皮炭；肛门下坠者，加黄芪、党参；畏寒重者，加炮姜。

5. 肾阳亏虚证。治法：温肾健脾，固涩止泻。主方：四神丸（《证治准绳》）。药物：补骨脂、吴茱萸、肉豆蔻、五味子、大枣、生姜。加减：中气下陷、久泻不止者，加黄芪、党参、诃子、赤石脂；小腹冷痛者，加炮附片、肉桂；面色黧黑、舌质瘀斑者，加蒲黄、五灵脂。

6. 肝气乘脾证。治法：抑肝扶脾。主方：痛泻要方（《丹溪心法》）。药物：白芍、白术、陈皮、防风。加减：情志抑郁者，加合欢花、郁金、玫瑰花；性情急躁者，加牡丹皮、炒栀子、黄芩；伴失眠者，加酸枣仁、远志、煅龙骨、珍珠母。

（三）常用中成药

1. 参苓白术颗粒（丸）：健脾益气。用于体倦乏力，食少便溏。

2. 补中益气颗粒（丸）：补中益气，升阳举陷。用于脾胃虚弱、中气下陷所致的泄泻。

3. 参倍固肠胶囊：固肠止泻，健脾温肾。用于脾肾阳虚所致的慢性腹泻、腹痛、肢体倦怠、神疲懒言、形寒肢冷、食少、腰膝酸软；肠易激综合征（腹泻型）见上述证候者。

4. 补脾益肠丸：益气养血，温阳行气，涩肠止泻。用于脾虚气滞所致的泄泻。

5. 人参健脾丸：健脾益气，和胃止泻。用于脾胃虚弱所致的饮食不化、脘闷嘈杂、恶心呕吐、腹痛便溏、不思饮食、体弱倦怠。

6. 固本益肠片：健脾温肾，涩肠止泻。用于脾肾阳虚所致的泄泻。

7. 四神丸：温肾散寒，涩肠止泻。用于肾阳不足所致的泄泻。

8. 胃肠灵胶囊：温中祛寒，健脾止泻。用于中焦虚寒，寒湿内盛，脘腹冷痛，大便稀溏或泄泻；慢性胃肠炎、慢性结肠炎见上述证候者。

9. 痛泻宁颗粒：柔肝缓急，疏肝行气，理脾运湿。用于肝气犯脾所致的腹痛、腹泻、腹胀、腹部不适等症；肠易激综合征（腹泻型）等见上述证候者。

10. 枫蓼肠胃康颗粒：清热除湿化滞。用于急性胃肠炎，属伤食泄泻型及湿热泄泻型者。

11. 克痢痧胶囊：解毒辟秽，理气止泻。用于泄泻，痢疾。中病即止，避免长久使用。

12. 肠舒止泻胶囊：益气健脾，清热化湿。用于脾虚湿热所致的急慢性泄泻。

（四）针灸治疗

1. 针刺：多选手足阳明经、足太阴经腧穴，配以足太阳经腧穴。主穴用天枢、大肠俞、足三里、气海、关元、中脘；配穴：寒湿困脾加神阙、三阴交、阴陵泉；肠道湿热加合谷、下巨虚；食滞胃肠加中建里；肝郁加期门、太冲；脾气亏虚加脾俞；肾阳亏虚加命门、关元。

2. 灸法：艾灸多选腹部的任脉腧穴，最常用的是神阙、气海、关元、天枢；辨证施灸，如脐中疼痛不舒灸神阙；脾虚乏力、声低懒言灸气海；五更泻灸关元；寒湿泄泻灸水分。灵活运用隔物灸，如泄泻腹胀隔葱灸，寒湿困脾泻下冷冻如痰隔附子灸等。

（五）外治法

1. 穴位贴敷。取穴：天枢、大肠俞、上巨虚、三阴交、关元、中脘、足三里。中药膏的制作：取白芥子、肉桂、延胡索、炮附片各 1 份，甘遂、细辛各 0.5 份，共研细末，用鲜姜汁调成稠膏状，做成 1 cm×1 cm 的小丸，放在直径约 5 cm 的胶布上，固定于上述穴位。每隔 10 日贴敷 1 次，每次敷贴 4～6 小时，连续贴敷 3 次。此疗法用于脾胃虚弱型泄泻的治疗。

2. 脐疗。脐疗是中医外治法的一种，是以脐（神阙穴）处为用药或刺激部位，将中药的不同剂型（如丸、散、膏等）通过贴脐、敷脐、涂脐、蒸脐等方法，激发元气，开通经络，促进气血流通，调节人体阴阳与脏腑功能，从而防治疾病的一种方法。常用药物为丁香、艾叶、木鳖子、肉桂、麝香、大蒜、吴茱萸、胡椒等。

【疗效评定】

（一）主要单项症状疗效评价标准

1. 大便性状及排便频率：参照布里斯托大便分类法和排便频率评分标准。

2. 泄泻。计算公式（尼莫地平法）：疗效指数 = ［（治疗前积分－治疗后积分)/治疗前积分×100%。积分为大便性状和排便频率积分之和。①临床痊愈：疗效指数≥95%；②显效：70%≤疗效指数<95%；③有效：30%≤疗效指数<70%；④无效：疗效指数<30%。

（二）证候疗效评价标准

采用尼莫地平法：疗效指数 = ［（治疗前积分治疗后积分/治疗前积分］×100%，分为临床痊愈、显效、有效、无效共 4 级。①临床痊愈：主要症状、体征消失或基本消失，疗效指数≥95%；②显效：主要症状、体征明显改善，70%≤疗效指数<95%；③有效：主要症状、体征明显好转，30%≤疗效指数<70%；④无效：主要症状、体征无明显改善，甚或加重，疗效指数<30%。

（三）疾病疗效评定标准

临床痊愈：大便次数、量及性状恢复正常，伴随症状及体征消失，与泄泻相关的西医疾病理化检查正常；显效：大便次数每日 2～3 次，近似成形，或便溏而每日仅 1 次，伴随症状及体征总积分较治疗前减少≥70%，与泄泻相关的西医疾病理化检查复查显著改善；有效：大便的次数和质有好转，伴随症状及体征总积分较治疗前减少≥35%且＜70%，与泄泻相关的西医疾病理化检查复查有所改善；无效：未达到有效标准者。

（四）生存质量评价标准

可参照患者报告结局（patient report outcomes，PRO）及 SF-36 健康调查量表进行评价。

【饮食调摄】

泄泻发作多与感受外邪、饮食所伤、情志失调、病后体虚、禀赋不足等有关，故在预防上要重视寒温、饮食、情志、劳逸等的调摄；饮食清淡易消化，忌粗糙多纤维饮食，避免浓茶、咖啡、烟酒和辛辣等诱发因素；慎用水杨酸、肾上腺皮质激素等西药。

参考文献：略

［摘自中医杂志，2017，58（14）：1256－1260］

（吴国志　张向磊）

第二十九章　胃癌诊疗规范（2021 年版）

【概述】

胃癌是指原发于胃的上皮源性恶性肿瘤。根据 2020 年中国最新数据，胃癌发病率和死亡率在各种恶性肿瘤中均位居第三。全球每年新发胃癌病例约 120 万，中国约占其中的 40%。我国早期胃癌占比很低，仅约 20%，大多数发现时已是进展期，总体 5 年生存率不足 50%。近年来随着胃镜检查的普及，早期胃癌比例逐年增高。

胃癌治疗的总体策略是以外科为主的综合治疗，为进一步规范我国胃癌诊疗行为，提高医疗机构胃癌诊疗水平，改善胃癌患者预后，保障医疗质量和医疗安全，特制定本规范。本规范所称的胃癌是指胃腺癌（以下简称胃癌），包括胃食管结合部癌。

【诊断】

应当结合患者的临床表现、内镜及组织病理学、影像学检查等进行胃癌的诊断和鉴别诊断。

（一）临床表现

早期胃癌患者常无特异的症状，随着病情的进展可出现类似胃炎、溃疡病的症状，主要有：①上腹饱胀不适或隐痛，以饭后为重；②食欲减退、嗳气、反酸、恶心、呕吐、黑便等。进展期胃癌除上述症状外，常出现：①体重减轻、贫血、乏力。②胃部疼痛，如疼痛持续加重且向腰背放射，则提示可能存在胰腺和腹腔神经丛受侵。胃癌一旦穿孔，可出现剧烈腹痛的胃穿孔症状。③恶心、呕吐，常为肿瘤引起梗阻或胃功能紊乱所致。贲门部癌可出现进行性加重的吞咽困难及反流症状，胃窦部癌引起幽门梗阻时可呕吐宿食。④出血和黑便，肿瘤侵犯血管，可引起消化道出血。小量出血时仅有大便潜血阳性，当出血量较大时可表现为呕血及黑便。⑤其他症状如腹泻（患者因胃酸缺乏、胃排空加快）、转移灶的症状等。晚期患者可出现严重消瘦、贫血、水肿、发热、黄疸和恶病质。

（二）体征

一般胃癌尤其是早期胃癌，常无明显的体征，进展期乃至晚期胃癌患者可出现下列体征：①上腹部深压痛，有时伴有轻度肌抵抗感，常是体检可获得的唯一体征。②上腹部肿块，位于幽门窦或胃体的进展期胃癌，有时可扪及上腹部肿块；女性患者于下腹部扪及可推动的肿块，应考虑 Krukenberg 瘤的可能。③胃肠梗阻的表现：幽门梗阻时可有胃型及振水音，小肠或系膜转移使肠腔狭窄可导致部分或完全性肠梗阻；④腹腔积液征，有腹膜转移时可出现血性腹腔积液；⑤锁骨上淋巴结肿大；⑥直肠前窝肿物；⑦脐部肿块等。其中，锁骨上窝淋巴结肿大、腹腔积液征、下腹部盆腔包块、脐部肿物、直肠前窝种植结节、肠梗阻表现均为提示胃癌晚期的重要体征。因此，仔细检查这些体征，不但具有重要的诊断价值，同时为诊治策略的制定提供了充分的临床依据。

（三）影像检查

1. X 线气钡双重对比造影：定位诊断优于常规 CT 或 MRI，对临床医师手术方式及胃切除范围的选择有指导意义。

2. 超声检查（ultrasonography，US）：因简便易行、灵活直观、无创无辐射等特点，可作为胃癌患者的常规影像学检查。充盈胃腔之后常规超声可显示病变部位胃壁层次结构，判断浸润深度，是对胃癌 T 分期的有益补充；彩色多普勒血流成像可以观察病灶内血供；超声双重造影可在观察病灶形态特征的基础上观察病灶及周围组织的微循环灌注特点；此外超声检查可发现腹盆腔重要器官及淋巴结有无转移，颈部、锁骨上淋巴结有无转移；超声引导下肝脏、淋巴结穿刺活检有助于肿瘤的诊断及分期。

3. CT：CT 检查应为首选临床分期手段，我国多层螺旋 CT 广泛普及，特别推荐胸腹盆腔联合大范围扫描。在无 CT 增强对比剂禁忌情况下均采用增强扫描，常规采用 1 mm 左右层厚连续扫描，并推荐使用多平面重建图像，有助于判断肿瘤部位、肿瘤与周围脏器（如肝脏、胰腺、膈肌、结肠等）或血管关系及区分肿瘤与局部淋巴结，提高分期信心和准确率。为更好地显示病变，推荐口服阴性对比剂（一般扫描前口服 500 ~ 800 mL 水）使胃腔充分充盈、胃壁扩张，常规采用仰卧位扫描，对于肿瘤位于胃体下部和胃窦部，可以依检查目的和患者配合情况采用特殊体位（如俯卧位、侧卧位等），建议采用多期增强扫描。CT 对进展期胃癌的敏感度为 65% ~ 90%，早期胃癌约为 50%；T 分期准确率为 70% ~ 90%，N 分期为 40% ~ 70%。因而不推荐使用 CT 作为胃癌初诊的首选诊断方法，但在胃癌分期诊断中推荐为首选影像方法。

4. MRI：推荐对 CT 对比剂过敏者或其他影像学检查怀疑转移者使用。MRI 有助于判断腹膜转移状态，可酌情使用。增强 MRI 是胃癌肝转移的首选或重要补充检查，特别是注射肝特异性对比剂更有助于诊断和确定转移病灶数目、部位。腹部 MRI 检查对了解胃癌的远处转移情况与增强 CT 的准确度基本一致，对胃癌 N 分期的准确度及诊断淋巴结侵犯的敏感度较 CT 在不断提高，MRI 多 b 值 DWI 对胃癌 N/T 分级有价值。MRI 具有良好的软组织对比，随着 MR 扫描技术的进步，对于进展期食管胃结合部癌，CT 平扫不能明确诊断，或肿瘤导致 EUS 无法完成时，推荐依据所在中心实力酌情尝试 MRI。

5. PET-CT：可辅助胃癌分期，但不做常规推荐。如 CT 怀疑有远处转移可应用 PET-CT 评估患者全身情况，另外，研究显示 PET-CT 对于放化疗或靶向治疗的疗效评价也有一定价值，但亦不做常规推荐。在部分胃癌组织学类型中，肿瘤和正常组织的代谢之间的呈负相关联系，如黏液腺癌、印戒细胞癌、低分化腺癌通常是^{18}F-FDG 低摄取的，故此类患者应慎重应用。

6. 发射单光子计算机断层扫描仪（ECT）：骨扫描在探测胃癌骨转移病变方面应用最广、经验丰富、性价比高，且具有较高的灵敏度，但在脊柱及局限于骨髓内的病灶有一定的假阴性率，可与 MRI 结合提高探测能力。对高度怀疑骨转移的患者可行骨扫描检查。

7. 肿瘤标志物：广泛应用于临床诊断，而且肿瘤标志物的联合检测为我们提供了动态观察肿瘤发生发展及临床疗效评价和患者的预后，从而提高了检出率和鉴别诊断准确度。建议常规推荐 CA72-4、CEA 和 CA199，可在部分患者中进一步检测 AFP 和 CA125，CA125 对于腹膜转移，AFP 对于特殊病理类型的胃癌，均具有一定的诊断和预后价值。CA242 和肿瘤特异性生长因子（TSGF）、胃蛋白酶原 PG Ⅰ 和 PG Ⅱ 的敏感度、特异度尚有待公认。目前肿瘤标志物检测常用自动化学发光免疫分析仪及其配套试剂。

8. 胃镜检查

（1）筛查

①胃癌筛查对象：胃癌在一般人群中发病率较低（33/10 万），内镜检查用于胃癌普查需要消耗大量的人力、物力资源，且患者接受度低。因此，只有针对胃癌高危人群进行筛查，才是可能行之有效的方法。我国建议以 40 岁以上或有胃癌家族史者需进行胃癌筛查。符合下列第 1 条和第 2 ~ 6 中任一条者均应列为胃癌高危人群，建议作为筛查对象：①年龄 40 岁以上，男女不限；②胃癌高发地区人群；③幽门螺杆菌感染者；④既往患有慢性萎缩性胃炎、胃溃疡、胃息肉、手术后残胃、肥厚性胃炎、恶性贫血等胃癌前疾病；⑤胃癌患者一级亲属；⑥存在胃癌其他高危因素（高盐、腌制饮食、吸烟、重度饮酒等）。

②胃癌筛查方法（图29-1）：血清胃蛋白酶原（pepsinogen，PG）检测：我国胃癌筛查采用PGI浓度≤70 μg/L且PGI/PGII≤3.0作为胃癌高危人群标准。根据血清PG检测和幽门螺杆菌抗体检测结果对胃癌患病风险进行分层，并决定进一步检查策略。

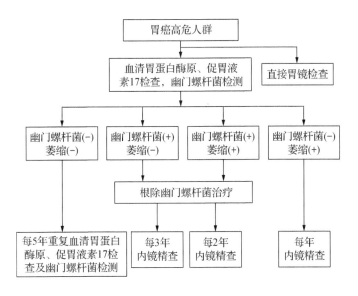

图29-1　胃癌筛查方法

胃泌素17（gastrin-17，G-17）：血清G-17浓度检测可以诊断胃窦（G-17水平降低）或仅局限于胃体（G-17水平升高）的萎缩性胃炎。

上消化道钡餐：X线钡餐检查可能发现胃部病变，但敏感度及特异度不高，已被内镜检查取代，不推荐使用X线消化道钡餐进行胃癌筛查。

内镜筛查：内镜及内镜下活检是目前诊断胃癌的金标准，近年来无痛胃镜发展迅速，并已应用于胃癌高危人群的内镜筛查，极大程度上提高了胃镜检查的患者接受度。

（2）内镜检查技术

①普通白光内镜：普通白光内镜是内镜检查技术的基础，对于病变或疑似病变区域首先进行白光内镜观察，记录病变区域自然状态情况，而后再进行其他内镜检查技术。

②化学染色内镜：化学染色内镜是在常规内镜检查的基础上，将色素染料喷洒至需观察的黏膜表面，使病灶与正常黏膜对比更加明显。物理染色（靛胭脂、亚甲蓝）：指染料与病变间为物理覆盖关系，由于病变表面微结构与周围正常黏膜不同，染料覆盖后产生对光线的不同反射，从而突出病变区域与周围正常组织间的界限。化学染色（醋酸、肾上腺素）：指染料与病变区域间发生化学反应，从而改变病变区域颜色，突出病变边界。

③电子染色内镜：电子染色内镜可通过特殊光清晰观察黏膜浅表微血管形态，常见电子染色内镜包括窄带成像技术、智能电子分光技术及智能电子染色内镜。

④放大内镜：放大内镜可将胃黏膜放大并观察胃黏膜腺体表面小凹结构和黏膜微血管网形态特征的细微变化，可用于鉴别胃黏膜病变的良恶性，判断恶性病变的边界和范围。

⑤超声内镜：超声内镜是将超声技术与内镜技术相结合的一项内镜诊疗技术。用于评估胃癌侵犯范围及淋巴结情况。

⑥其他内镜检查技术：激光共聚焦显微内镜：可显示最高可放大1000倍的显微结构，达到光学活检的目的。荧光内镜：以荧光为基础的内镜成像系统，能发现和鉴别普通内镜难以发现的癌前病变及一些隐匿的恶性病变。但上述方法对设备要求高，目前在临床常规推广应用仍较少。

（3）胃镜检查操作规范

胃镜检查是确诊胃癌的必须检查手段，可确定肿瘤位置，获得组织标本以行病理检查。内镜检查前必须充分准备，建议应用去泡剂和去黏液剂等。经口插镜后，内镜直视下从食管上端开始循腔进镜，依次观察食管、贲门、胃体、胃窦、幽门、十二指肠球部及十二指肠降部。退镜时依次从十二指肠、胃窦、胃角、胃体、胃底贲门、食管退出。依次全面观察、应用旋转镜身、屈曲镜端及倒转镜身等方法观察上消化道全部，尤其是胃壁的大弯、小弯、前壁及后壁，观察黏膜色泽、光滑度、黏液、蠕动及内腔的形状等。如发现病变则需确定病变的具体部位及范围，并详细在记录表上记录。检查过程中，如有黏液和气泡应用清水或去泡剂和去黏液剂及时冲洗，再继续观察。保证内镜留图数量和质量：为保证完全观察整个胃腔，如果发现病灶，另需额外留图。同时，需保证每张图片的清晰度。国内专家较为推荐的是至少40张图片。必要可酌情选用色素内镜/电子染色内镜或放大内镜等图像增强技术。

（4）早期胃癌的内镜下分型（图29-2）

①早期胃癌的内镜下分型依照2002年巴黎分型标准及2005年巴黎分型标准更新。浅表性胃癌（Type0）分为隆起型病变（0-Ⅰ）、平坦型病变（0-Ⅱ）和凹陷型病变（0-Ⅲ）。0-Ⅰ型又分为有蒂型（0-Ⅰp）和无蒂型（0-Ⅰs）。0-Ⅱ型根据病灶轻微隆起、平坦、轻微凹陷分为0-Ⅱa、0-Ⅱb和0-Ⅱc三个亚型。

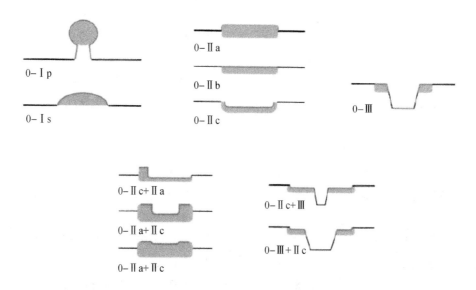

图29-2　胃癌的内镜下分型示意图

②0-Ⅰ型与0-Ⅱa型的界限为隆起高度达到2.5 mm（活检钳闭合厚度），0-Ⅲ型与0-Ⅱc型的界限为凹陷深度达到1.2 mm（活检钳张开单个钳厚度）。同时具有轻微隆起及轻微凹陷的病灶根据隆起/凹陷比例分为0-Ⅱc+Ⅱa及0-Ⅱa+Ⅱc型。凹陷及轻微凹陷结合的病灶则根据凹陷/轻微凹陷比例分为0-Ⅲ+Ⅱc和0-Ⅱc+Ⅲ型。

③早期胃癌精查和随访流程（图29-3）

（5）活检病理检查

①如内镜观察和染色等特殊内镜技术观察后未发现可疑病灶，可不取活检。

②活检部位：为提高活检阳性率，不同类型病变取活检时应注意选取活检部位。

a. 带蒂病变：应于病变头部取活检，不应活检病变蒂部（图29-4）。

b. 隆起型病变：应于病变顶部活检，不应活检病变基底部（图29-5）。

c. 溃疡型病变：应于溃疡堤内侧活检，不应活检溃疡底或溃疡堤外侧（图29-6）。

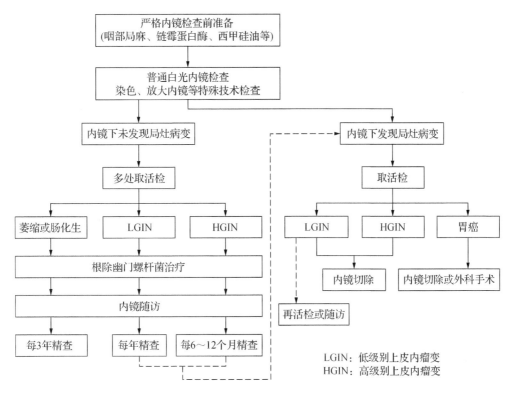

图 29-3　胃癌精查和随访流程

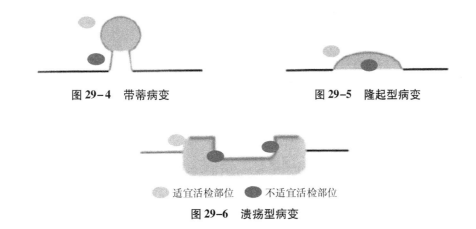

图 29-4　带蒂病变　　　　　　　图 29-5　隆起型病变

● 适宜活检部位　● 不适宜活检部位

图 29-6　溃疡型病变

③怀疑早期肿瘤性病变－直径 2 cm 以下病变取 1~2 块活检，直径每增加 1 cm 可增加 1 块；倾向进展期癌的胃黏膜，避开坏死的区域，取材 6~8 块。

④胃镜活检标本处理规范

a. 标本前期处置：活检标本离体后，立即将标本展平，使黏膜的基底层面贴附在滤纸上。

b. 标本固定：置于充足（大于 10 倍标本体积）的 10% 中性缓冲福尔马林液中。包埋前固定时间须大于 6 小时，小于 48 小时。

c. 石蜡包埋：去除滤纸，将组织垂直定向包埋。包埋时，烧烫的镊子不能直接接触标本，先在蜡面减热后再夹取组织，防止灼伤组织。

d. HE 制片标准：修整蜡块，要求连续切 6~8 个组织面，捞取在同一张载玻片上。常规 HE 染色，封片。

9. 超声内镜（EUS）：EUS 被认为是胃肠道肿瘤局部分期的最精确方法，在胃癌 T 分期（特别是早期癌）和 N 分期不亚于或超过 CT，常用以区分黏膜层和黏膜下层病灶，动态观察肿瘤与邻近脏器的关系，并可通过 EUS 导引下穿刺活检淋巴结，明显提高局部 T、N 分期准确率，但 EUS 为操作者依赖性检查，因此，推荐在医疗水平较高的医院或中心。对拟施行内镜下黏膜切除（endoscopic mucosal resection，EMR）、内镜下黏膜下剥离术（endoscopic submucosal dissection，ESD）等内镜治疗者必须进行此项检查。EUS 能发现直径 5 mm 以上淋巴结。淋巴结回声类型、边界及大小作为主要的判断标准，认为转移性淋巴结多为圆形、类圆形低回声结构，其回声常与肿瘤组织相似或更低，边界清晰，内部回声均匀，直径 > 1 cm；而非特异性炎性肿大淋巴结常呈椭圆形或三角形高回声改变，边界模糊，内部回声均匀。

超声胃镜检查操作规范：规范的操作过程及全面、无遗漏的扫查是准确分期的基础，以胃肿瘤分期为目标的 EUS 应该至少包括自幽门回撤至食管胃结合部的全面扫查过程，为准确评估第一站淋巴结，推荐自十二指肠球部回撤。在回撤过程中进行分期评估，并且留存肿瘤典型图像及重要解剖标志（Landmarks）处图像，如能做到动态的多媒体资料留存，可提高分期的准确率并提供回溯可能。扫查过程中应当注意胃腔的充盈及合适的探头频率选择和适当的探头放置，合适的焦距下图像更加清晰，并避免压迫病变导致错误分期。

（四）胃癌的诊断标准及内容

1. 定性诊断：采用胃镜检查进行病变部位活检及病理检查等方法明确病变是否为癌、肿瘤的分化程度及特殊分子表达情况等与胃癌自身性质和生物行为学特点密切相关的属性与特征。除常规组织学类型，还应该明确 Lauren 分型及 HER2 表达状态。

2. 分期诊断：胃癌的分期诊断主要目的是在制定治疗方案之前充分了解疾病的严重程度及特点，以便为选择合理的治疗模式提供充分的依据。胃癌的严重程度可集中体现在局部浸润深度、淋巴结转移程度及远处转移存在与否 3 个方面，在临床工作中应选择合适的辅助检查方法以期获得更为准确的分期诊断信息。

3. 临床表现：临床表现不能作为诊断胃癌的主要依据，但是在制定诊治策略时，应充分考虑是否存在合并症及伴随疾病会对整体治疗措施产生影响。

（五）鉴别诊断

1. 胃良性溃疡：与胃癌相比较，胃良性溃疡一般病程较长，曾有典型溃疡疼痛反复发作史，抗酸剂治疗有效，多不伴有食欲减退。除非合并出血、幽门梗阻等严重的合并症，多无明显体征，不会出现近期明显消瘦、贫血、腹部肿块甚至左锁骨上窝淋巴结肿大等。更为重要的是 X 线钡餐和胃镜检查，良性溃疡直径常小于 2.5 cm，圆形或椭圆形龛影，边缘整齐，蠕动波可通过病灶；胃镜下可见黏膜基底平坦，有白色或黄白苔覆盖，周围黏膜水肿、充血，黏膜皱襞向溃疡集中。而癌性溃疡与此有很大的不同，详细特征参见胃癌诊断部分。

2. 胃淋巴瘤：占胃恶性肿瘤的 2%~7%。95% 以上的胃原发恶性淋巴瘤为非霍奇金淋巴瘤，常广泛浸润胃壁，形成一大片浅溃疡。以上腹部不适、胃肠道出血及腹部肿块为主要临床表现。

3. 胃肠道间质瘤：间叶源性肿瘤，约占胃肿瘤的 3%，肿瘤膨胀性生长，可向黏膜下或浆膜下浸润形成球形或分叶状的肿块。瘤体小症状不明显，可有上腹不适或类似溃疡病的消化道症状，瘤体较大时可扪及腹部肿块，常有上消化道出血的表现。

4. 胃神经内分泌肿瘤（neuroendocrine neoplasm，NEN）：神经内分泌肿瘤是一组起源于肽能神经元和神经内分泌细胞的具有异质性的肿瘤，所有神经内分泌肿瘤均具有恶性潜能。这类肿瘤的特点是能储存和分泌不同的肽和神经胺。虽然胃肠胰 NEN 是一种少见的疾病，占胃肠恶性肿瘤不足 2% 的比例，但目前在美国 NEN 是发病率仅次于结直肠癌的胃肠道恶性肿瘤。其诊断仍以组织学活检病理为金标准，然常规的 HE 染色已不足以充分诊断 NEN，目前免疫组织化学染色方法中突触素蛋白（synaptophysin，Syn）和嗜铬粒蛋白 A（chromogranin A，CgA）染色为诊断 NEN 的必检项目，并需根据核分裂象和 Ki-67（%）对 NEN 进行分级。

5. 胃良性肿瘤：约占全部胃肿瘤的 2% 左右，按组织来源可分为上皮细胞瘤和间叶组织瘤，前者常见为胃腺瘤，后者以平滑肌瘤常见。一般体积较小，发展较慢。胃窦和胃体为多发部位。多无明显临床表现，X 线钡餐为圆形或椭圆形的充盈缺损，而非龛影；胃镜下则表现为黏膜下肿块。

【胃癌的病理与分期】

（一）术语和定义

1. 胃癌：来源于胃黏膜上皮细胞的恶性肿瘤。

2. 上皮内瘤变/异型增生：胃癌的癌前病变，上皮内瘤变和异型增生 2 个名词可通用。涉及胃上皮内瘤变/异型增生的诊断有 3 种。

①无上皮内瘤变（异型增生）：胃黏膜炎症、化生及反应性增生等良性病变。

②不确定上皮内瘤变（异型增生）：不是最终诊断名词，而是在难以确定胃黏膜组织和细胞形态改变的性质时使用的一种实用主义的描述。往往用于小活检标本，特别是炎症背景明显的小活检标本，难以区分位于黏膜颈部区增生带的胃小凹上皮增生及肠上皮化生区域化生上皮增生等病变的性质（如反应性或增生性病变）时。对此类病例，可以通过深切、重新取材等方法来明确诊断。

③上皮内瘤变（异型增生）：以出现不同程度的细胞和结构异型性为特征的胃黏膜上皮增生，性质上是肿瘤性增生，但无明确的浸润性生长的证据。病变累及小凹全长，包括表面上皮，这是诊断的重要依据。根据组织结构和细胞学特征，胃上皮内瘤变（异型增生）可以分为腺瘤型（肠型）和小凹或幽门型（胃型）两种类型。大体检查，胃黏膜上皮内瘤变（异型增生）可以呈息肉样、扁平型或轻度凹陷状生长。根据病变程度，将胃黏膜上皮内瘤变（异型增生）分为低级别和高级别 2 级。

a. 低级别上皮内瘤变：黏膜结构改变轻微；腺上皮细胞出现轻中度异型，细胞核变长，但仍有极性，位于腺上皮基底部；可见核分裂。对息肉样病变，也可使用低级别腺瘤。

b. 高级别上皮内瘤变：黏膜腺体结构异型性明显；细胞由柱状变为立方形，细胞核大、核浆比增高、核仁明显；核分裂象增多，可见病理性核分裂。特别重要的是细胞核延伸至腺体腔侧面、细胞极性丧失。对息肉样病变，也可使用高级别腺瘤。

3. 早期胃癌：局限于黏膜或黏膜下层的浸润性癌，无论是否有淋巴结转移。

4. 进展期胃癌：癌组织侵达肌层或更深者，无论是否有淋巴结转移。

5. 食管胃交界部腺癌：食管胃交界部腺癌是横跨食管胃交界部的腺癌。解剖学上食管胃交界部是指管状食管变为囊状胃的部位，即食管末端和胃的起始，相当于腹膜返折水平或希氏角或食管括约肌下缘，与组织学上的鳞柱交界不一定一致。

（二）标本类型及固定

1. 标本类型。日常工作中常见的标本类型包括：内镜活检标本，内镜下黏膜切除术/内镜下黏膜剥离术标本（EMR/ESD）和根治切除术标本（近端胃切除标本、远端胃切除标本和全胃切除标本）。

2. 标本固定

（1）应及时、充分固定，采用 10% 中性缓冲福尔马林固定液，应立即固定（手术切除标本也尽可能半小时内），固定液应超过标本体积的 10 倍以上，固定时间为 6~72 小时，固定温度为正常室温。

（2）内镜活检标本：标本离体后，应由内镜医师或助手用小拨针将活检钳上的组织立即取下，并应在手指上用小拨针将其展平，取小块滤纸，将展平的黏膜平贴在滤纸上，立即放入固定液中固定。

（3）内镜下黏膜切除术/内镜下黏膜剥离术标本：应由内镜医师展平标本，黏膜面向上，使用不生锈的细钢针固定于软木板（或泡沫板）上，避免过度牵拉导致标本变形，也不应使标本皱褶，标记口侧及肛侧方向，立即完全浸入固定液中。

（4）根治切除标本，通常是沿胃大弯侧打开胃壁，如肿瘤位于胃大弯，则避开肿瘤沿大弯侧打开胃壁，黏膜面向上，使用大头针固定于软木板（或泡沫板）上，板上应垫纱布，钉好后黏膜面向下，尽快（离体 30 分钟内）完全浸入固定液中。

（三）取材及大体描述规范

取材时，应核对基本信息，如姓名、送检科室、床位号、住院号、标本类型等。

1. 活检标本

（1）描述及记录：描述送检组织的大小及数目。

（2）取材：送检黏膜全部取材，应将黏膜包于滤纸中以免丢失，取材时应滴加伊红，利于包埋和切片时技术员辨认。大小相差悬殊的要分开放入不同脱水盒，防止小块活检组织漏切或过切。包埋时需注意一定要将展平的黏膜立埋（黏膜垂直于包埋盒底面包埋）。一个蜡块中组织片数不宜超过 3 片、平行方向立埋。蜡块边缘不含组织的白边尽量用小刀去除，建议每张玻片含 6 ~ 8 个连续组织片，便于连续观察。

2. 内镜下黏膜切除术/内镜下黏膜剥离术标本

（1）大体检查及记录：测量并记录标本大小（最大径×最小径×厚度），食管胃交界部标本要分别测量食管和胃的长度和宽度。记录黏膜表面的颜色，是否有肉眼可见的明显病变，病变的轮廓是否规则，有无明显隆起或凹陷，有无糜烂或溃疡等，记录病变的大小（最大径×最小径×厚度）、大体分型（见附录）及病变距各切缘的距离（至少记录病变与黏膜侧切缘最近距离）。复杂标本建议临床病理沟通或由手术医师提供标本延展及重建的示意图。

（2）取材：内镜下黏膜切除术（EMR）/内镜下黏膜下剥离术（ESD）标本应全部取材。垂直于最近侧切缘取材。黏膜侧切缘与基底切缘可用墨汁或碳素墨水标记（有条件的可于口侧和肛侧涂不同颜色以便于辨别），以便在镜下观察时能够对切缘做出定位，并评价肿瘤切缘情况。食管胃交界部标本宜沿口侧 - 肛侧的方向取材，以更好地显示肿瘤与食管胃交界的关系。每间隔 2 ~ 3 mm 平行切开，全部取材。如果标本太大，可以进行改刀，将 1 条分为多条，分别标记 a、b 等。按同一方向立埋（包埋第一块和最后一块的刀切面，如果第一块和最后一块镜下有病变，再翻转 180° 包埋，以确保最终切片观察黏膜四周切缘情况），并记录组织块对应的包埋顺序/部位。记录组织块对应的部位（建议附照片或示意图并做好标记）。建议将多块切除的标本分别编号和取材，无须考虑侧切缘的情况，其他同单块切除标本。

3. 根治术标本

（1）大体检查及记录：应根据幽门及贲门的特征来正确定位。测量胃大弯、小弯长度，胃网膜的体积；检查黏膜面，应描述肿瘤的部位、大小（新辅助治疗后标本，测量瘤床的大小；内镜下黏膜切除术后标本，描述溃疡/黏膜缺损区/瘢痕的大小及有无肿瘤的残余）、数目、大体分型（见附录）、外观描写、浸润深度、浸润范围、肿瘤与两侧切缘及环周切缘的距离。应观察除肿瘤以外的胃壁黏膜是否有充血、出血、溃疡、穿孔等其他改变；观察浆膜面有无充血、出血、渗出、穿孔、肿瘤浸润等；肿瘤周围胃壁有无增厚及弹性情况；如有另送的脾脏、十二指肠等，依次描述。近端胃癌建议报与食管胃交界部的关系：累及/未累及食管胃交界部（肿瘤与食管胃交界部的关系：肿瘤完全位于食管，未累及食管胃交界部；肿瘤中心位于远端食管，累及食管胃交界部；肿瘤中心位于食管胃交界部；肿瘤中心位于近端胃，累及食管胃交界部）。累及食管胃交界部者，记录肿瘤中心距食管胃交界部的距离（单位：cm）（用于

Siewert 分型，见附录）。远端胃癌建议报与十二指肠的关系。

（2）取材：可自肿瘤中心从口侧切缘至肛侧切缘取一条组织分块包埋（包括肿瘤、肿瘤旁黏膜及两端切缘），并记录组织块对应的方位（宜附照片或示意图并做好标记）。推荐纵向取两端切缘与肿瘤的关系，对肿瘤距两端切缘较远者，也可横向取两端切缘。单独送检的闭合器切缘应剔除闭合器后全部取材观察。对肿瘤侵犯最深处及可疑环周切缘受累处应重点取材。对早期癌或新辅助治疗后病变不明显的根治术标本，建议将可疑病变区和瘤床全部取材。对周围黏膜糜烂、粗糙、充血、出血、溃疡、穿孔等改变的区域或周围食管/胃壁内结节及食管胃交界部组织应分别取材。若附其他邻近器官应观察取材。应按外科医师已分组的淋巴结取材。如外科医师未送检分组淋巴结，应按淋巴结引流区域对胃周淋巴结进行分组。应描述淋巴结的数目及大小，有无融合，有无与周围组织粘连，如有粘连，注意需附带淋巴结周围的结缔组织。所有检出淋巴结均应取材。未经新辅治疗的根治术标本应至少检出 16 枚淋巴结，最好 30 枚淋巴结以上。推荐取材组织大小不大于 2.0 cm×1.5 cm×0.3 cm。

（四）病理诊断分型、分级和分期方案

1. 组织学分型（见附录）：推荐同时使用 WHO（消化系统肿瘤）和 Laurén 分型（肠型、弥漫型、混合型、未分型）。

2. 组织学分级：依据腺体的分化程度分为高分化、中分化和低分化（高级别、低级别）。

3. 胃癌分期：推荐美国癌症联合会（AJCC）和国际抗癌联盟（UICC）联合制定的分期。

4. 新辅助治疗后根治术标本的病理学评估（见附录）：新辅助治疗后病理学改变的基本特征包括肿瘤细胞退变、消退，大片坏死、纤维组织增生、间质炎症细胞浸润、钙盐沉积等。可能出现大的无细胞黏液湖，不能将其认为是肿瘤残余。胃癌的疗效分级系统宜采用美国病理学家学会（College of American Pathologists，CAP)/美国国家综合癌症网络（The National Comprehensive Cancer Network，NCCN）指南的标准。

（五）病理报告内容及规范

胃癌的病理报告应包括与患者治疗和预后相关的所有内容，如标本类型、肿瘤部位、大体分型、大小及数目、组织学类型、亚型及分级、浸润深度、脉管和神经侵犯、周围黏膜情况、淋巴结情况、环周及两端切缘情况等。推荐报告最后注明 pTNM 分期。

1. 大体描写：包括标本类型、肿瘤部位、大体分型、大小（肿瘤大小应量出三维的尺寸）及数目。

2. 主体肿瘤：组织学类型及分级、Laurén 分型（肠型、弥漫型、混合型或未分型）、浸润深度（包括黏膜固有层、黏膜肌层、黏膜下层、浅肌层、深肌层、浆膜下层、浆膜层及周围组织或器官）。对于黏膜下层浸润癌，如为内镜下切除标本，应测量黏膜下层浸润深度，建议区分 SM1（黏膜下层侵犯深度 < 500 μm）和 SM2（黏膜下层侵犯深度 > 500 μm）；如为根治切除术标本，建议区分 SM1（黏膜下层上 1/3）、SM2（黏膜下层中 1/3）和 SM3（黏膜下层下 1/3）、切缘（内镜下切除标本包括侧切缘和基底切缘，根治切除标本包括口侧、肛侧切缘及环周切缘。切缘的情况要说明，包括：浸润癌或上皮内瘤变/异型增生；建议注明距切缘的距离）、淋巴管/血管浸润（尤其是对于内镜下切除标本，如果怀疑有淋巴管/血管浸润，建议做免疫组化 CD31、D2-40 确定是否有淋巴管/血管浸润；EVG 染色判断有无静脉侵犯）、神经侵犯。胃的溃疡病灶或溃疡瘢痕可影响 EMR/ESD 手术及对预后的判断，是病理报告中的一项重要内容。

3. 癌旁：上皮内瘤变/异型增生及程度，有无胃炎及类型。

4. 淋巴结转移情况：转移淋巴结数/淋巴结总数。宜报转移癌侵及淋巴结被膜外的数目。

5. 治疗反应（新辅助治疗的病例）。

6. 应报告合并的其他病变。

7. 胃腺癌和食管胃交界部腺癌应做 HER2 免疫组化检测及错配修复蛋白（MLH1、PMS2、MSH2、MSH6）免疫组化检测和（或）MSI 检测。在有条件的单位开展 PDL1 检测。

8. 备注报告内容包括重要的相关病史（如相关肿瘤史和新辅助治疗史）。

9. pTNM 分期。

（六）内镜下切除病理报告中的几个问题

1. 肿瘤侵犯深度：肿瘤侵犯深度的判断是以垂直切缘阴性为前提的，黏膜下层的浸润深度还是判断病变是否切除干净的重要指标之一，侵犯黏膜下层越深则淋巴结转移的可能性越高。胃以 500 μm 为界，不超过为 SM1，超过为 SM2。黏膜下层浸润深度的测量方法，根据肿瘤组织内黏膜肌层的破坏程度不同而不同。若肿瘤组织内尚可见残存的黏膜肌层，则以残存的黏膜肌层下缘为基准，测量至肿瘤浸润前锋的距离。若肿瘤组织内没有任何黏膜肌层，则以肿瘤最表面为基准，测量至肿瘤浸润前锋的距离。

2. 切缘情况：组织标本的电灼性改变是 ESD 标本切缘的标志。切缘干净是在切除组织的各个水平或垂直电灼缘均未见到肿瘤细胞。切缘阴性，但癌灶距切缘较近，应记录癌灶与切缘最近的距离；水平切缘阳性，应记录阳性切缘的块数；垂直切缘阳性，应记录肿瘤细胞所在的部位（固有层或黏膜下层）。电灼缘的变化对组织结构、细胞及其核的形态的观察会有影响，必要时可做免疫组织化学染色帮助判断切缘是否有癌灶残留。

3. 脉管侵犯情况：ESD 标本有无淋巴管、血管（静脉）的侵犯是评判是否需要外科治疗的重要因素之一。肿瘤侵犯越深，越应注意有无侵犯脉管的状况。黏膜下浸润的肿瘤组织如做特殊染色或免疫组织化学染色（如 CD34、D2-40），常能显示在 HE 染色中易被忽略的脉管侵犯。

4. 有无溃疡和黏膜其他病变：胃的溃疡或溃疡瘢痕可影响 ESD 手术，以及对预后的判断，是病理报告中的一项重要内容。而周围黏膜的非肿瘤性病变，包括炎症、萎缩、化生等改变及其严重程度也应有所记录。

5. pT1 低分化癌、脉管侵犯、切缘阳性，应当再行外科手术扩大切除范围。其他情况，内镜下切除充分即可，但术后需定期随访。

6. 预后不良的组织学特征：低分化，血管、淋巴管浸润，切缘阳性。

7. 阳性切缘定义：肿瘤距切缘小于 1 mm 或电刀切缘可见癌细胞。

【胃癌的治疗】

（一）治疗原则

应当采取综合治疗的原则，即根据肿瘤病理学类型及临床分期，结合患者一般状况和器官功能状态，采取多学科综合治疗（multidisciplinary team，MDT）模式（包括胃肠外科、消化内科、肿瘤内科、内镜中心、放疗科、介入科、影像科、康复科、营养科、分子生物学家、生物信息学家等），有计划、合理地应用手术、化疗、放疗和生物靶向等治疗手段，达到根治或最大幅度地控制肿瘤，延长患者生存期，改善生活质量的目的。

1. 早期胃癌且无淋巴结转移证据，可根据肿瘤侵犯深度，考虑内镜下治疗或手术治疗，术后无须辅助放疗或化疗。

2. 局部进展期胃癌或伴有淋巴结转移的早期胃癌，应当采取以手术为主的综合治疗。根据肿瘤侵犯深度及是否伴有淋巴结转移，可考虑直接行根治性手术或术前先行新辅助化疗，再考虑根治性手术。成功实施根治性手术的局部进展期胃癌，需根据术后病理分期决定辅助治疗方案（辅助化疗，必要时考虑辅助化放疗）。

3. 复发/转移性胃癌应当采取以药物治疗为主的综合治疗手段，在恰当的时机给予姑息性手术、放射治疗、介入治疗、射频治疗等局部治疗，同时应当积极给予止痛、支架置入、营养支持等最佳支持治疗。

（二）早期胃癌内镜治疗

早期胃癌的治疗方法包括内镜下切除和外科手术。与传统外科手术相比，内镜下切除具有创伤小、并发症少、恢复快、费用低等优点，且疗效相当，5 年生存率均可超过 90%。因此，国际多项指南和本共识均推荐内镜下切除为早期胃癌的首选治疗方式。早期胃癌内镜下切除术主要包括内镜下黏膜切除术（endoscopic mucosal resection，EMR）和内镜黏膜下剥离术（endoscopic submucosal dissection，ESD）。

1. 内镜治疗有关定义及术语

（1）整块切除：病灶在内镜下被整块切除并获得单块标本。

（2）水平/垂直切缘阳性：内镜下切除的标本固定后每隔 2 mm 垂直切片，若标本侧切缘有肿瘤细胞浸润为水平切缘阳性，若基底切缘有肿瘤细胞浸润则称为垂直切缘阳性。

（3）完全切除：整块切除标本水平和垂直切缘均为阴性称为完全切除。

（4）治愈性切除：达到完全切除且无淋巴结转移风险。

（5）非治愈性切除。存在下列情况之一者：①非完全切除，包括非整块切除和（或）切缘阳性；②存在引起淋巴结转移风险的相关危险因素，如黏膜下侵及深度超过 500 μm、脉管浸润、肿瘤分化程度较差等。

（6）局部复发：指术后 6 个月以上原切除部位及周围 1 cm 内发现肿瘤病灶。

（7）残留：指术后 6 个月内原切除部位及周围 1 cm 内病理发现肿瘤病灶。

（8）同时性复发：指胃癌内镜治疗后 12 个月内发现新的病灶；内镜治疗时已存在但被遗漏的、术后 12 个月内经内镜发现的继发性病灶。

（9）异时性复发：指治疗后超过 12 个月发现新的病灶。大部分病灶出现在胃内原发病灶的邻近部位，且病理组织类型相同。

2. 内镜治疗术前评估　需根据以下内容判定是否行 ESD 或 EMR。

（1）组织学类型：组织病理学类型通常由活检标本的组织病理学检查来确定，虽已有报道指出，组织病理学类型可一定程度通过内镜预测，但尚缺乏充足证据。

（2）大小：采用常规内镜检测方法测量病变大小容易出错，难以准确判断术前病灶大小，因此，一般以切除后组织的测量及病理学检查作为最终检查结果。

（3）是否存在溃疡：注意观察病变是否存在溃疡，如存在，需检查是属于活动性溃疡还是溃疡瘢痕。溃疡组织病理定义为至少 UL-Ⅱ深度的黏膜缺损（比黏膜肌层更深）。术前胃镜中，活动性溃疡一般表现为病变表面覆盖白色渗出物，不包括浅表糜烂。此外，溃疡处在愈合或瘢痕阶段时，黏膜皱襞或褶皱会向一个中心聚合。

（4）浸润深度：目前常规使用内镜检查来判断早期胃癌的侵犯深度，并推荐使用放大内镜辅助判断。当前述方法难以判断浸润深度时，超声内镜可以作为辅助诊断措施，效果明显。

3. 内镜治疗技术

（1）内镜下黏膜切除术（EMR）：EMR 指内镜下将黏膜病灶整块或分块切除、用于胃肠道表浅肿瘤诊断和治疗的方法。目前尚缺乏足够的 EMR 治疗早期胃癌的前瞻性研究，不推荐使用 EMR 治疗早期胃癌。

（2）内镜黏膜下剥离术（ESD）：目前推荐 ESD 作为早期胃癌内镜下治疗的标准手术方式。

1）定义：ESD 是在 EMR 基础上发展起来的新技术，根据不同部位、大小、浸润深度的病变，选择使用的特殊电切刀，如 IT 刀、Dual 刀、Hook 刀等，内镜下逐渐分离黏膜层与固有肌层之间的组织，最后将病变黏膜及黏膜下层完整剥离的方法。

2）操作步骤，操作大致分为 5 步：①病灶周围标记；②黏膜下注射，使病灶明显抬起；③环形切开黏膜；④黏膜下剥离，使黏膜与固有肌层完全分离开，一次完整切除病灶；⑤创面处理：包括创面血管处理与边缘检查。

（3）其他治疗技术：内镜下其他治疗方法包括激光疗法、氩气刀和微波治疗等，它们只能去除肿瘤，但不能获得完整病理标本，也不能肯定肿瘤是否完整切除。因此，多用于胃癌前病变的治疗，治疗后需要密切随访，不建议作为早期胃癌的首选治疗方式。

4. 早期胃癌内镜治疗适应证（表 29-1）

表 29-1　早期胃癌内镜治疗适应证

浸润深度		分化		未分化	
cT1a（M）	UL（－）	≤2 cm	>2 cm	≤2 cm	>2 cm
			*		
	UL（＋）	≤3 cm	>3 cm		
		*			
cT1b（SM）					

███ 绝对适应证　　███ 相对适应证

注：＊仅适用于 ESD。

早期胃癌内镜治疗的绝对适应证：肉眼可见黏膜内（cT1a）分化癌，必须无溃疡（瘢痕）发生，即 UL（－）。当侵犯深度、病变直径、分化程度和合并溃疡 UL（＋）其中一项超出上述标准，淋巴结转移风险极低时，也可以考虑进行内镜治疗。对于 EMR/ESD 治疗后局部黏膜病灶复发患者，可行扩大适应证进行处理。

5. 早期胃癌内镜治疗禁忌证。国内目前较为公认的内镜切除禁忌证为：①明确淋巴结转移的早期胃癌；②癌症侵犯固有肌层；③患者存在凝血功能障碍。另外，ESD 的相对手术禁忌证还包括抬举征阴性，即指在病灶基底部的黏膜下层注射盐水后局部不能形成隆起，提示病灶基底部的黏膜下层与肌层之间已有粘连；此时行 ESD 治疗，发生穿孔的危险性较高，但是随着 ESD 操作技术的熟练，即使抬举征阴性也可以安全地进行 ESD。

6. 围手术期处理

（1）术前准备：术前评估患者全身状况，排除麻醉及内镜治疗禁忌证。取得患者及家属知情同意后，签署术前知情同意书。

（2）术后处理：术后第 1 天禁食；密切观察生命体征，无异常术后第 2 天进流食或软食。术后 1 周是否复查内镜尚存争议。

（3）术后用药，溃疡治疗：内镜下切除早期胃癌后溃疡，可使用质子泵抑制剂（PPI）或 H_2 受体拮抗剂（H_2RA）进行治疗。抗菌药物使用：对于术前评估切除范围大、操作时间长和可能引起消化道穿孔者，可以考虑预防性使用抗菌药物。

7. 术后并发症及处理　ESD 术后常见并发症主要包括出血、穿孔、狭窄、腹痛、感染等。

（1）出血：术中出血推荐直接电凝止血，迟发性出血可用止血夹或电止血钳止血。

（2）穿孔：术中穿孔多数病例可通过金属夹闭裂口进行修补。当穿孔较大时，常难以进行内镜治疗而需要紧急手术。

（3）狭窄：胃腔狭窄或变形发生率较低，主要见于贲门、幽门或胃窦部面积较大的 ESD 术后。内镜柱状气囊扩张是一种有效的治疗方式。

8. 预后评估及随访 在内镜切除后的治愈性评价方面，现行内镜的治愈性切除和 R0 切除容易混淆。R0 切除意味着阴性切缘，但内镜下的阴性切缘并不能意味着治愈性切除。为统一预后评估标准，本规范推荐采用 eCura 评价系统（表 29-2）。不同 eCura 评价结果的随访方法见表 29-3。

表 29-2 eCura 评价系统

分期	溃疡/深度	分化型		未分化型	
pT1a（M）	UL（-）	≤2 cm	>2 cm	≤2 cm	>2 cm
	UL（+）	≤3 cm	>3 cm		
pT1b（SM）	SM1	≤3 cm	>3 cm		
	SM2				

▨ eCura A *   ▨ eCura B *   □ eCura C-2

注：* 需满足 en bloc 整块切除，HM0，VM0，ly（-），v（-）。

表 29-3 不同 eCura 评价结果的随访方法

eCura A	每 6~12 个月进行内镜随访
eCura B	每 6~12 个月进行内镜随访＋腹部超声或 CT 随访
eCura C1	建议行补充治疗（手术或非手术）或密切随访
eCura C2	建议手术治疗或充分知情后随访

eCura C1：在分化型癌中，满足 eCura A 或 B 的其他条件，但未实现 en bloc 切除或 HM0 的局部未能完整切除的病例，即 eCura C1。可以采用局部治疗，如再次行 ESD、内镜下消融等，同样可以考虑到 ESD 的热效应，采取积极随访的办法。

eCura C2：病理提示淋巴结转移风险高。虽然存在较高的淋巴结转移风险，但是根据病例具体情况，在充分告之淋巴结转移风险后，可以选择 ESD 的方式给予治疗。

值得关注的是 eCura C 患者在选择是否追加手术及手术时机的掌控方面尚存在争论，主要集中在以下 3 个方面。

（1）80% 以上的 eCura C 患者并未出现局部复发或淋巴结转移。

（2）对于脉管浸润、神经侵犯、淋巴结侵犯及水平/垂直切缘等用于评价的危险因素在病变复发中起到的作用及影响尚需进一步细化。

（3）ESD 术后立即追加手术的 eCura C 患者与 ESD 术后发生局部复发再行手术的患者，在预后方面并无显著差异。

综上所述，eCura C 患者是否需要立即追加手术尚需更详细的临床研究数据支持。

（三）手术治疗

1. 手术治疗原则：手术切除是胃癌的主要治疗手段，也是目前治愈胃癌的唯一方法。胃癌手术分为根治性手术与非根治性手术。根治性手术应当完整切除原发病灶，并且彻底清扫区域淋巴结，主要包括标准手术、改良手术和扩大手术；非根治性手术主要包括姑息手术和减瘤手术。

（1）根治性手术：①标准手术是以根治为目的，要求必须切除 2/3 以上的胃，并且进行 D2 淋巴结清扫。②改良手术主要针对分期较早的肿瘤，要求切除部分胃或全胃，同时进行 D1 或 D1＋淋巴结清扫。

③扩大手术包括联合脏器切除和（或）D2 以上淋巴结清扫的扩大手术。

（2）非根治性手术：①姑息手术主要针对出现肿瘤并发症的患者（出血、梗阻等），主要的手术方式包括胃姑息性切除、胃空肠吻合短路手术和空肠营养管置入术等。②减瘤手术主要针对存在不可切除的肝转移或者腹膜转移等非治愈因素，也没有出现肿瘤并发症所进行的胃切除，目前不推荐开展。

2. 根据 cTNM 分期，以外科为主的治疗流程（图 29-7）及术后治疗流程（图 29-8）。

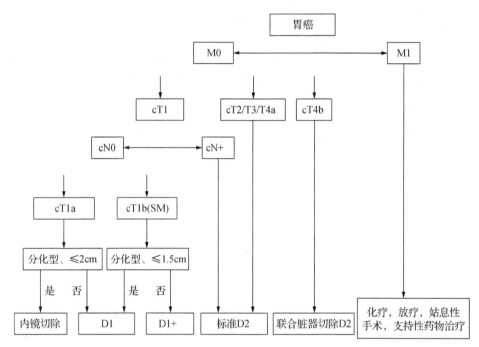

图 29-7　治疗流程

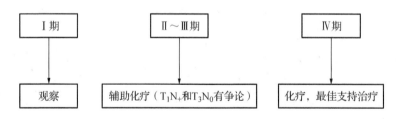

图 29-8　术后治疗流程

3. 安全切缘的要求

（1）对于 T1 肿瘤，应争取 2 cm 的切缘，当肿瘤边界不清时，应进行内镜定位。

（2）对于 T2 以上的肿瘤，Borrmann Ⅰ 型和 Ⅱ 型建议至少 3 cm 近端切缘，Borrmann Ⅲ 型和 Ⅳ 型建议至少 5 cm 近端切缘。

（3）以上原则不能实现时，建议冰冻切片检查近端边缘。

（4）对于食管侵犯的肿瘤，建议切缘 3~5 cm 或冰冻切片检查争取 R0 切除。

4. 胃切除范围的选择：对于不同部位的胃癌，胃切除范围是不同的。位于胃下部癌进行远侧胃切除术或者全胃切除术，位于胃体部癌进行全胃切除术，位于胃食管结合部癌进行近侧胃切除术或者全胃切除术。

根据临床分期

①cT2~4 或 cN（+）的胃癌，通常选择标准胃部分切除或者全胃切除术。

②cT1N0M0 胃癌，根据肿瘤位置，除了可以选择上述手术方式，还可以选择近端胃切除、保留幽门

的胃切除术、胃局部切除等。

③联合脏器切除的问题，如果肿瘤直接侵犯周围器官，可行根治性联合脏器切除。对于肿瘤位于胃大弯侧，存在 No. 4sb 淋巴结转移时，考虑行联合脾切除的全胃切除手术。其他情况下，除了肿瘤直接侵犯，不推荐行预防性脾切除术。

5. 淋巴结清扫：根据目前的循证医学证据和国内外指南，淋巴结清扫范围要依据胃切除范围来确定（表 29-4）。

表 29-4　淋巴结清扫范围

	D0	D1	D1 +	D2
全胃切除术	< D1	No. 1 ~ 7	D1 + No. 8a、9、11p *No. 110	D1 + No. 8a、9、11p、11d、12a *No. 19、20、110、111
远端胃切除术	< D1	No. 1、3、4sb、4d、5、6、7	D1 + No. 8a、9	D1 + No. 8a、9、11p、12a
近端胃切除术	< D1	No. 1、2、3a、4sa、4sb、7	D1 + No. 8a、9、11p *No. 110	
保留幽门胃切除术		No. 1、3、4sb、4d、6、7	D1 + ：D1 + No. 8a、9	

注：* 肿瘤侵及食管。

D1 切除包括切除胃大、小网膜及其包含在贲门左右、胃大弯、胃小弯及胃右动脉旁的幽门上、幽门下淋巴结及胃左动脉旁淋巴结。对于 cT1aN0 和 cT1bN0、分化型、直径 < 1.5 cm 的胃癌行 D1 清扫；对于上述以外的 cT1N0 胃癌行 D1 + 清扫。

D2 切除是在 D1 的基础上，再清扫腹腔干、肝总动脉、脾动脉和肝十二指肠韧带的淋巴结（胃周淋巴结分组见附录）。至少清扫 16 枚以上的淋巴结才能保证准确的分期和预后判断。对于 cT2 ~ 4 或者 cN（+）的肿瘤应进行 D2 清扫。

当淋巴结清扫的程度不完全符合相应 D 标准时，可以如实记录为：D1（+ No. 8a）、D2（- No. 10）等。

扩大的淋巴结清扫：对于以下情况，应该考虑 D2 以上范围的扩大淋巴结清扫。①浸润胃大弯的进展期胃上部癌推荐行 D2 + No. 10 清扫。②胃下部癌同时存在 No. 6 组淋巴结转移时推荐行 D2 + No. 14v 淋巴结清扫。③胃下部癌发生十二指肠浸润推荐行 D2 + No. 13 淋巴结清扫。

脾门淋巴结清扫的必要性及如何清扫存在较大争议。不同文献报道脾门淋巴结转移率差异较大。T1、T2 期胃癌患者无须行脾门淋巴结清扫。因此建议以下情形行脾门淋巴结清扫：原发肿瘤 > 6 cm，位于大弯侧，且术前分期为 T3 或 T4 的中上部胃癌。

6. 胃食管结合部癌：目前对于胃食管结合部癌，胃切除术范围与淋巴结清扫范围尚未形成共识。根据目前的循证医学证据，有以下推荐。

（1）肿瘤中心位于胃食管结合部上下 2 cm 以内、长径 < 4 cm 食管胃结合部癌可以选择近端胃切除（+ 下部食管切除）或者全胃切除术（+ 下部食管切除）。cT1 肿瘤推荐清扫淋巴结范围 No. 1、2、3、7、9、19、20。cT2 ~ 4 肿瘤推荐清扫淋巴结范围 No. 1、2、3、7、8a、9、11p、11d、19、20。肿瘤中心位于食管胃结合部以上的追加清扫下纵隔淋巴结。

（2）肿瘤侵犯食管 < 3 cm 时，推荐经腹经膈肌手术；侵犯食管长度 > 3 cm 且可能是治愈手术时，应考虑开胸手术。

7. 腹腔镜手术。指征：胃癌浸润深度在 T2 以内者，或进行腹腔镜探查分期。目前有越来越多的临床研究结果证实进展期胃癌实施腹腔镜的安全性和远期疗效，但各中心应根据自己团队的经验谨慎选择其指征，进一步开展随机对照研究进行探索。

8. 消化道重建：不同的胃切除方式，有不同的消化道重建方式。重建推荐使用各种吻合器，以增加吻合的安全性和减少并发症。根据目前的循证医学证据，针对不同的胃切除方式，做出如下推荐。

（1）全胃切除术后重建方式：Roux-en-Y 吻合、空肠间置法。

（2）远端胃切除术后重建方式：Billroth Ⅰ式、Billroth Ⅱ式联合 Braun 吻合、Roux-en-Y 吻合、空肠间置法。

（3）保留幽门胃切除术后重建方式：胃胃吻合法。

（4）近端胃切除术后重建方式：食管残胃吻合、空肠间置法。

9. 其他

（1）脾切除：原发 T2～T4 肿瘤直接侵入脾脏或位于胃上部大弯。不推荐淋巴结清扫为目的的脾切除。

（2）对于 T1/T2 肿瘤，可以保留距胃网膜血管弓超过 3 cm 的大网膜。

（3）原发或转移病灶直接侵入邻近器官的肿瘤，可以进行所涉及器官的联合切除，以期获得 R0 切除。

10. 围手术期药物管理

（1）抗菌药物

预防性使用：胃癌手术的切口属Ⅱ类切口，可能污染的细菌为革兰阴性杆菌，链球菌属，口咽部厌氧菌（如消化链球菌），推荐选择的抗菌药物种类为第一、第二代头孢菌素，或头霉素类；对 β - 内酰胺类抗菌药物过敏者，可用克林霉素 + 氨基糖苷类，或氨基糖苷类 + 甲硝唑。给药途径为静脉滴注；应在皮肤、黏膜切开前 0.5～1 小时内或麻醉开始时给药，在输注完毕后开始手术，保证手术部位暴露时局部组织中抗菌药物已达到足以杀灭手术过程中沾染细菌的药物浓度。抗菌药物的有效覆盖时间应包括整个手术过程。如手术时间超过 3 小时或超过所用药物半衰期的 2 倍以上，或成年人出血量超过 1500 mL，术中应追加 1 次。Ⅱ类切口手术的预防用药为 24 小时，必要时可延长至 48 小时。过度延长用药时间并不能进一步提高预防效果，且预防用药时间超过 48 小时，耐药菌感染机会增加。

治疗使用：根据病原菌、感染部位、感染严重程度和患者的生理、病理情况及抗菌药物药效学和药动学证据制定抗菌治疗方案，包括抗菌药物的选用品种、剂量、给药频次、给药途径、疗程及联合用药等。一般疗程宜用至体温正常、症状消退后 72～96 小时。

（2）营养支持治疗

推荐使用 PG-SGA 联合 NRS-2002 进行营养风险筛查与评估。

NRS-2002 ≥3 分或 PG-SGA 评分在 2～8 分的患者，应术前给予营养支持；NRS-2002 ≥3 分、PG-SGA 评分≥9 分的择期手术患者给予 10～14 天的营养支持后手术仍可获益。开腹大手术患者，无论其营养状况如何，均推荐手术前使用免疫营养 5～7 天，并持续到手术后 7 天或患者经口摄食 >60% 需要量时为止。免疫增强型肠内营养应同时包含 ω-3PUFA、精氨酸和核苷酸三类底物。单独添加上述 3 类营养物中的任 1 种或 2 种，其作用需要进一步研究。首选口服肠内营养支持。

中度营养不良计划实施大手术患者或重度营养不良患者建议在手术前接受营养治疗 1～2 周，即使手术延迟也是值得的。预期术后 7 天以上仍然无法通过正常饮食满足营养需求的患者，以及经口进食不能满足 60% 需要量 1 周以上的患者，应给予术后营养治疗。

术后患者推荐首选肠内营养；鼓励患者尽早恢复经口进食，对于能经口进食的患者推荐口服营养支持；对不能早期进行口服营养支持的患者，应用管饲喂养，胃癌患者推荐使用鼻空肠管行肠内营养。

补充性肠外营养（SPN）给予时机：NRS-2002≤3 分或 NUTRIC Score≤5 分的低营养风险患者，如果 EN 未能达到 60% 目标能量及蛋白质需要量超过 7 天时，才启动 SPN 支持治疗；NRS-2002≥5 分或 NU-TRIC Score≥6 分的高营养风险患者，如果 EN 在 48～72 小时内无法达到 60% 目标能量及蛋白质需要量时，推荐早期实施 SPN。当肠内营养的供给量达到目标需要量 60% 时，停止 SPN。

（3）疼痛的处理

不推荐在术前给予患者阿片类药物或非选择性非甾体抗炎药，因为不能获益。

手术后疼痛是机体受到手术刺激（组织损伤）后的一种反应。有效的术后疼痛治疗，可减轻患者痛苦，也有利于康复。推荐采用多模式镇痛方案，非甾体抗炎药（NSAID）被美国和欧洲多个国家的指南推荐为术后镇痛基础用药。多模式镇痛还包括口服对乙酰氨基酚、切口局部浸润注射罗哌卡因或联合中胸段硬膜外止痛等。由于阿片类药物不良反应较大，包括影响胃肠功能恢复、呼吸抑制、头晕、恶心、呕吐等，应尽量避免或减少阿片类止痛药物的应用。

（4）术后恶心呕吐的处理

全部住院患者术后恶心呕吐（PONV）的发生率为 20%～30%，主要发生在术后 24～48 小时内，少数可持续达 3～5 天。相关危险因素：女性、术后使用阿片类镇痛药、非吸烟、有 PONV 史或晕动病史。

PONV 的预防：确定患者发生 PONV 的风险，无 PONV 危险因素的患者，无须预防用药。对低、中危患者可选表 29-5 中 1 或 2 种预防。对于高危患者可用 2～3 种药物预防。

不同作用机制的药物联合防治优于单一药物。5-HT$_3$ 受体抑制剂、地塞米松和氟哌利多或氟哌啶醇是预防 PONV 最有效且不良反应小的药物。临床防治 PONV 的效果判定金标准是达到 24 小时有效和完全无恶心呕吐。

表 29-5　常用预防 PONV 药物的使用剂量和时间

药物	给药时间	成年人剂量	小儿剂量
昂丹司琼	手术结束前	4 mg IV 8 mg ODT	0.05～0.1 mg/kg IV（最大剂量 4 mg）
多拉司琼	手术结束前	12.5 mg IV	0.35 mg/kg IV（最大剂量 12.5 mg）
格拉司琼	手术结束前	0.35～3 mg IV	0.04 mg/kg IV（最大剂量 6 mg）
托烷司琼	手术结束前	2 mg IV	0.1 mg/kg IV（最大剂量 2 mg）
帕洛诺司琼	诱导前	0.075 mg IV	
阿瑞匹坦	诱导前	40 mg PO	
地塞米松	手术结束后	4～5 mg IV	0.15 mg/kg IV（最大剂量 5 mg）
氟哌利多	手术结束前	0.625～1.25 mg IV	0.01～0.015 mg/kg IV（最大剂量 1.25 mg）
氟哌啶醇	手术结束前或诱导后	0.5～2 mg IM or IV	
苯海拉明	诱导时	1 mg/kg IV	0.5 mg/kg IV（最大剂量 25 mg）
东莨菪碱	手术前晚或手术前 2～4 小时	贴剂	

PONV 的治疗：对于患者离开麻醉恢复发生持续的恶心呕吐时，应首先床旁检查排除药物刺激或机械性因素后，进行止吐治理。

若患者无预防性用药，第一次出现 PONV，应开始小剂量 5-HT$_3$ 受体抑制剂治疗，通常为预防剂量的 1/4。也可给予地塞米松 2～4 mg，氟哌利多 0.625 mg 或异丙嗪 6.25～12.5 mg。若患者在 PACU 内发生 PONV，可考虑静注丙泊酚 20 mg。

如已预防性用药，则治疗时应换用其他类型药物。如果在三联疗法预防后患者仍发生 PONV，则 6 小时内不能重复使用，应换为其他药物；若6小时发生，可考虑重复给予5-HT₃受体抑制剂和氟哌利多或氟哌啶醇，剂量同前。不推荐重复应用地塞米松。

（5）围手术期液体管理

围手术期液体平衡能够改善胃切除手术患者预后，既应避免因低血容量导致的组织灌注不足和器官功能损害，也应注意容量负荷过多所致的组织水肿和心脏负荷增加。术中以目标导向为基础的治疗策略，可以维持患者合适的循环容量和组织氧供。

（6）应激性溃疡的预防

应激性溃疡（SU）是指机体在各类严重创伤、危重症或严重心理疾病等应激状态下，发生的急性胃肠道黏膜糜烂、溃疡病变，严重者可并发消化道出血，甚至穿孔，可使原有疾病程度加重及恶化，增加病死率。对于重症患者PPI优于H₂RA，推荐标准剂量PPI静脉滴注，每12小时1次，至少连续3天，当患者病情稳定可耐受肠内营养或已进食、临床症状开始好转或转入普通病房后可改为口服用药或逐渐停药；对于非重症患者，PPI与H₂RA疗效相当，由于临床出现严重出血的发生率较低，研究表明该类患者使用药物预防出血效果不明显，因此对于非重症患者术后应激性溃疡的预防，无法做出一致推荐。

（7）围手术期气道管理

围手术期气道管理，可以有效减少并发症、缩短住院时间、降低再入院率及死亡风险、改善患者预后，减少医疗费用。围手术期气道管理常用治疗药物包括抗菌药物、糖皮质激素、支气管舒张剂（β₂受体激动剂和抗胆碱能药物）和黏液溶解剂。对于术后呼吸道感染的患者可使用抗菌药物治疗，具体可依据《抗菌药物临床应用指导原则（2015年版）》；糖皮质激素、支气管舒张剂多联合使用，经雾化吸入，每天2~3次，疗程7~14天；围手术期常用黏液溶解剂为盐酸氨溴索，可减少手术时机械损伤造成的肺表面活性物质下降、减少肺不张等肺部并发症的发生。对于呼吸功能较差或合并COPD等慢性肺部基础疾病的患者，建议术前预防性应用直至术后。需要注意的是，盐酸氨溴索为静脉制剂，不建议雾化吸入使用。

（8）其他

伴有基础疾病的患者围手术期其他相关用药管理及调整，可参考Uptodate围手术期用药管理专题。情况较为复杂的患者，建议请相关专科共同商议。

（四）化学药物治疗

分为姑息化疗、辅助化疗和新辅助化疗和转化治疗，应当严格掌握临床适应证，排除禁忌证，并在肿瘤内科医师的指导下施行。化疗应当充分考虑患者的疾病分期、年龄、体力状况、治疗风险、生活质量及患者意愿等，避免治疗过度或治疗不足。及时评估化疗疗效，密切监测及防治不良反应，并酌情调整药物和（或）剂量。按照RECIST疗效评价标准（见附录）评价疗效。不良反应评价标准参照NCI-CTC标准。

1. 姑息化疗：目的为缓解肿瘤导致的临床症状，改善生活质量及延长生存期。适用于全身状况良好、主要脏器功能基本正常的无法切除、术后复发转移或姑息性切除术后的患者。禁忌用于严重器官功能障碍，不可控制的合并疾病及预计生存期不足3个月者。常用的系统化疗药物包括：5-氟尿嘧啶（5-FU）、卡培他滨、替吉奥、顺铂、奥沙利铂、紫杉醇、多西他赛、白蛋白紫杉醇、伊立替康、表柔比星等，靶向治疗药物包括：曲妥珠单抗、阿帕替尼。化疗方案包括2药联合或3药联合方案，2药方案包括：5-FU/LV+顺铂（FP）、卡培他滨+顺铂（XP）、替吉奥+顺铂（SP）、5-FU+奥沙利铂（FOLFOX）、卡培他滨+奥沙利铂（XELOX）、替吉奥+奥沙利铂（SOX）、卡培他滨+紫杉醇、卡培他滨+多西他赛、5-FU/LV+伊立替康（FOLFIRI）等。3药方案适用于体力状况好的晚期胃癌患者，常用者包括：表柔比星+顺铂+5-FU（ECF）及其衍生方案（EOX、ECX、EOF），多西他赛+顺铂+5-FU

（DCF）及其改良方案（FLOT、DOX、DOS）等。白蛋白结合型紫杉醇作为二线治疗与普通紫杉醇疗效相当，且很少发生过敏反应，目前也为可选择的化疗药物。对体力状态差、高龄患者，考虑采用口服氟尿嘧啶类药物或紫杉类药物的单药化疗。对 HER2 表达呈阳性（免疫组化染色呈＋＋＋，或免疫组化染色呈＋＋且 FISH 检测呈阳性）的晚期胃癌患者，可考虑在化疗的基础上，联合使用分子靶向治疗药物曲妥珠单抗。既往 2 个化疗方案失败的晚期胃癌患者，身体状况良好情况下，可考虑单药阿帕替尼治疗。

姑息化疗注意事项如下。

①胃癌是异质性较强的恶性肿瘤，治疗困难，积极鼓励患者尽量参加临床研究。

②对于复发转移性胃癌患者，3 药方案适用于肿瘤负荷较大且体力状况较好者。而单药化疗适用于高龄、体力状况差或脏器功能轻度不全患者。

③对于经系统化疗疾病控制后的患者，仍需定期复查，根据回顾性及观察性研究，标准化疗后序贯单药维持治疗较标准化疗可改善生活质量，减轻不良反应，一般可在标准化疗进行 4～6 周期后进行。

④腹膜转移是晚期胃癌患者的特殊转移模式，常因伴随癌性腹腔积液、癌性肠梗阻影响患者进食及生活质量。治疗需根据腹胀等进行腹腔积液引流及腹腔灌注化疗，改善一般状况，择期联合全身化疗。

2. 辅助化疗：辅助化疗适用于 D2 根治术后病理分期为Ⅱ期及Ⅲ期者。Ⅰa 期不推荐辅助化疗，对于Ⅰb 期胃癌是否需要进行术后辅助化疗，目前并无充分的循证医学证据，但淋巴结阳性患者（pT1N1M0）可考虑辅助化疗，对于 pT2N0M0 的患者，年轻（＜40 岁）、组织学为低分化、有神经束或血管、淋巴管浸润因素者进行辅助化疗，多采用单药，有可能减少复发。联合化疗在 6 个月内完成，单药化疗不宜超过 1 年。辅助化疗方案推荐氟尿嘧啶类药物联合铂类的两药联合方案。对体力状况差、高龄、不耐受两药联合方案者，考虑采用口服氟尿嘧啶类药物的单药化疗。

辅助化疗注意事项如下。

①辅助化疗始于患者术后体力状况基本恢复正常时，一般在术后 4 周开始。特别注意患者术后进食需恢复，围手术期并发症需缓解。

②其他氟尿嘧啶类药物联合铂类的两药联合方案也可考虑在辅助化疗应用。最新研究提示在Ⅲ期胃癌术后使用多西他赛联合替吉奥胶囊较单药替吉奥胶囊预后改善，多西他赛联合替吉奥有可能成为辅助化疗的另一个选择。

③观察性研究提示Ⅱ期患者接受单药与联合化疗生存受益相仿，但Ⅲ期患者从联合治疗中获益更明显。同时需结合患者身体状况、年龄、基础疾病、病理类型综合考虑，选择单药口服或联合化疗。

④辅助化疗期间需规范合理地进行剂量调整，密切观察患者的营养及体力状况，务必保持体重，维持机体免疫功能。联合化疗不能耐受时可减量或调整为单药，在维持整体状况时尽量保证治疗周期。

3. 新辅助化疗：对无远处转移的局部进展期胃癌（T3/4、N＋），推荐新辅助化疗，应当采用铂类与氟尿嘧啶类联合的两药方案，或在两药方案基础上联合紫杉类组成三药联合的化疗方案，不宜单药应用。新辅助化疗的时限一般不超过 3 个月，应当及时评估疗效，并注意判断不良反应，避免增加手术并发症。术后辅助治疗应当根据术前分期及新辅助化疗疗效，有效者延续原方案或根据患者耐受性酌情调整治疗方案，无效者则更换方案或加用靶向药物如阿帕替尼等。

新辅助化疗注意事项如下。

①三药方案是否适应于全部新辅助化疗人群，特别是东方人群，尚存争议。小样本前瞻性随机对照研究未显示三药方案较两药方案疗效更优，生存获益更加明显。我国进行了多项两药方案的前瞻性临床研究，初步显示了良好的疗效和围手术期安全性。建议根据临床实践情况，在多学科合作的基础上，与患者及家属充分沟通。

②对于达到 pCR 的患者，考虑为治疗有效患者，结合术前分期，原则上建议继续术前化疗方案。

③新辅助化疗疗效欠佳患者，应由 MDT 团队综合评估手术的价值与风险，放疗的时机和意义，术后

药物治疗的选择等，与患者及家属详细沟通。

4. 转化治疗：对于初始不可切除但不伴有远处转移的局部进展期胃癌患者，可考虑化疗，或同步放化疗，争取肿瘤缩小后转化为可切除。单纯化学治疗参考新辅助化疗方案；同步放化疗参见放疗部分。

注意事项如下：

①不可切除的肿瘤学原因是本节探讨人群，包括原发肿瘤外侵严重，或区域淋巴结转移固定、融合成团，与周围正常组织无法分离或已包绕大血管；因患者身体状况基础疾病等不能切除者，转化治疗不适用，可参考姑息化疗及放疗。

②肿瘤的可切除性评估，需以肿瘤外科为主，借助影像学、内镜等多种手段，必要时进行 PET-CT 和（或）腹腔镜探查，精准进行临床分期，制定总体治疗策略。

③不同于新辅助化疗，转化治疗的循证医学证据更多来源于晚期胃癌的治疗经验，只有肿瘤退缩后才可能实现 R0 切除，故更强调高效缩瘤，在患者能耐受的情况下，可相对积极考虑 3 药化疗方案。

④初步研究提示同步放化疗较单纯放疗或单纯化疗可能实现更大的肿瘤退缩，但目前其适应人群、引入时机等均需进一步探索，建议在临床研究中开展；在临床实践中，建议由多学科团队进行评估，确定最佳治疗模式。

⑤初始诊断时不伴有其他非治愈因素而仅有单一远处转移，且技术上可切除的胃癌，是一类特殊人群，如仅伴有肝转移、卵巢转移、16 组淋巴结转移、腹膜脱落细胞学阳性或局限性腹膜转移。在队列研究中显示通过转化治疗使肿瘤缩小后，部分患者实现 R0 切除术，但目前仅推荐在临床研究中积极考虑。在临床实践中，必须由多学科团队全面评估，综合考虑患者的年龄、基础疾病、身体状况、依从性、社会支持度、转移部位、病理类型、转化治疗的疗效和不良反应及手术之外的其他选择等，谨慎判断手术的获益和风险。

⑥胃癌根治术后局部复发，应首先评估再切除的可能性；如为根治术后发生的单一远处转移，除上述⑤涉及之外，尚需考虑首次手术分期、辅助治疗方案、DFS 时间、复发风险因素等综合判定。

⑦经过转化治疗后，推荐由多学科团队再次评估根治手术的可行性及可能性，需与患者及家属充分沟通治疗风险及获益。余围手术期的疗效评估、安全性管理等同新辅助化疗。

（五）放射治疗

放疗是恶性肿瘤的重要治疗手段之一。根据临床随访研究数据和尸检数据，提示胃癌术后局部区域复发和远处转移风险很高，放疗通过对原发肿瘤位置及淋巴引流区的照射可以降低局部区域复发风险。在多学科诊疗的指导下，通过放疗与手术、化疗、分子靶向治疗等多种治疗手段结合，可制定出合理的治疗方案使患者获益。目前美国 NCCN 指南或欧洲 ESMO 指南均在特定情况下推荐对局部晚期胃癌在手术前或手术后实施放化疗的治疗模式。随着 D2 手术的开展和广泛推广，术后放疗的适应证及放疗范围都成为学者探讨的热点。对于局部晚期胃癌的术前放疗，特别是针对胃食管结合部癌，多项研究显示术前同步放化疗可以显著降低肿瘤负荷，为提高肿瘤治愈率提供帮助。

1. 放疗指征

1）一般情况好，KPS≥70 分或 ECOG 0~2 分。

2）术前放疗

对于可手术切除或潜在可切除的局部晚期胃癌，术前同步放化疗可获得较高的 R0 手术切除率、使肿瘤显著降期，从而改善长期预后。对于不可手术切除的局部晚期胃癌，术前同步放化疗可显著缩小肿瘤，使部分肿瘤转化为可切除病变，提高 R0 手术切除率而改善预后。在患者耐受性良好的前提下，可尝试术前同步放化疗联合化疗模式。

3）术后放疗

手术切缘阳性者建议术后放疗；

R0 切除且淋巴结清扫 < D2 范围者：术后病理 T3 ~ 4 和（或）淋巴结转移者建议术后同步放化疗；

R0 切除且 D2 淋巴结清扫范围者：可考虑术后病理淋巴结转移者行术后同步放化疗。

4）拒绝接受手术治疗或因内科疾病原因不能耐受手术治疗的胃癌患者。

5）晚期胃癌的减症放疗：远处转移的胃癌患者，根据情况照射原发灶或转移灶，可达到缓解梗阻、压迫、出血或疼痛的目的，提高患者生存质量。仅照射原发灶及引起症状的转移病灶，照射剂量根据病变大小、位置及耐受程度判定。

2. 放疗技术　IMRT 技术包括容积旋转调强放疗（VMAT）技术及螺旋断层调强放疗（TOMO）等，比三维适形放疗（3D-CRT）拥有更好的剂量分布适形性和均匀性，结合靶中靶或靶区内同步加量（SIB）放疗剂量模式，可在不增加正常组织受照剂量的前提下，提高胃肿瘤照射剂量。

（1）放疗靶区

对于未手术切除的病变，常规分割剂量放疗范围包括原发肿瘤和转移淋巴结，以及对高危区域淋巴结进行预防照射（表 29-6）。

表 29-6　高危选择性照射淋巴引流区

原发灶部位	需照射淋巴引流区
近端 1/3	7，8，9，11p，16a2，16b1*
中段 1/3	7，8，9，11p，12a，13，14#，16a2，16b1*
远端 1/3	7，8，9，11p，12a，13，14#，16a2，16b1*

注：#：如 6 区淋巴结转移，则须包括 14 区；

*：如 7 ~ 12 区淋巴结转移或者 N2/3 病变，则须包括至 16b1。

术后治疗的放疗范围包括选择性照射瘤床及吻合口，以及对高危淋巴结区域进行预防照射。吻合口及瘤床的照射指征为：切缘距离肿瘤 < 3 cm 推荐包括相应吻合口，T4b 者特别是胃后壁病变推荐术后放疗包括瘤床（表 29-7）。

表 29-7　术后靶区选择性照射范围

分期	吻合口	瘤床及器官受累区域	淋巴引流区
T4bNany		是	是
T1 ~ 4aN +	切缘 ≤ 3 cm	否	是
T4aN0	则须包括	否	是
T3N0		否	是

姑息治疗的病例可仅照射原发灶及引起症状的转移病灶。

（2）放疗剂量

三维适形照射和调强放疗应用体积剂量定义方式，常规照射应用等中心点剂量定义模式。同步放化疗中常规放疗总量为 45 ~ 50 Gy，单次剂量为 1.8 ~ 2.0 Gy；根治性放疗剂量推荐同步或序贯加量 56 ~ 60 Gy。

①术后放疗剂量：推荐 CTV DT 45 ~ 50.4 Gy，每次 1.8 Gy，共 25 ~ 28 次；有肿瘤和（或）残留者，大野照射后局部缩野加量照射 DT 5 ~ 10 Gy。

②术前放疗剂量：推荐 DT 41.4 ~ 45 Gy，每次 1.8 Gy，共 23 ~ 25 次。

③根治性放疗剂量：推荐 DT 54~60 Gy，每次 2 Gy，共 27~30 次。

④转移、脑转移放疗剂量：30 Gy/10 f 或 40 Gy/20 f 或者 SRS。

（3）照射技术

根据医院具有的放疗设备选择不同的放射治疗技术，如常规放疗、三维适形放疗、调强放疗、图像引导放疗等。建议使用三维适形放疗或调强放疗等先进技术，更好地保护周围正常组织如肝、脊髓、肾脏和肠道的照射剂量，降低正常组织不良反应，提高放疗耐受性。

①模拟定位：推荐 CT 模拟定位。如无 CT 模拟定位，必须行常规模拟定位。体位固定，仰卧位。定位前 3 小时避免多食，口服对比剂或静脉应用造影有助于 CT 定位和靶区勾画。

②建议 3 野及以上的多野照射。

③如果调强放疗，必须进行计划验证。

④局部加量可采用术中放疗或外照射技术。

⑤放射性粒子植入治疗不推荐常规应用。

（4）同步化疗

同步化疗方案单药首选替吉奥或者卡培他滨。有条件的医院可开展联合静脉化疗的临床研究。

替吉奥剂量（表 29-8）。

表 29-8　替吉奥剂量

体表面积	剂量（以替加氟计）
<1.25 m²	40 mg/次
1.25~<1.5 m²	50 mg/次
≥1.5 m²	60 mg/次

卡培他滨剂量：800 mg/m²　放疗日口服 bid。

正常组织限量（表 29-9）。

表 29-9　正常组织限量

器官	限量
肺	V20<25%
心脏	V30<30%
脊髓	Dmax≤45 Gy
肾脏	V20<25%
小肠	V45<195 cc
肝脏	V30<30% Dmean<25 Gy

（六）靶向治疗

1. 曲妥珠单抗

（1）适应证

对人表皮生长因子受体 2（HER2）过表达（免疫组化染色呈＋＋＋，或免疫组化染色呈＋＋且 FISH 检测呈阳性）的晚期胃或胃食管结合部腺癌患者，推荐在化疗的基础上，联合使用分子靶向治疗药物曲妥珠单抗。适应人群为既往未接受过针对转移性疾病的一线治疗患者，或既往未接受过抗 HER2 治疗的二线及以上治疗患者。

（2）禁忌证

既往有充血性心力衰竭病史、高危未控制心律失常、需要药物治疗的心绞痛、有临床意义瓣膜疾病、心电图显示透壁心肌梗死和控制不佳的高血压。

（3）治疗前评估及治疗中监测

曲妥珠单抗不良反应主要包括心肌毒性、输液反应、血液学毒性和肺毒性等。因此在应用前需全面评估病史、体力状况、基线肿瘤状态、HER2 状态及心功能等。在首次输注时需严密监测输液反应，并在治疗期间密切监测左室射血分数（LVEF）。LVEF 相对治疗前绝对降低≥16% 或者 LVEF 低于当地医疗机构的该参数正常值范围且相对治疗前绝对降低≥10% 时，应停止曲妥珠单抗治疗。

（4）注意事项

①根据 ToGA 研究结果，对于 HER2 阳性胃癌，推荐在 5-FU/卡培他滨联合顺铂基础上联合曲妥珠单抗。除此之外，多项 Ⅱ 期临床研究评估了曲妥珠单抗联合其他化疗方案，也有较好的疗效和安全性，如紫杉醇、卡培他滨联合奥沙利铂、替吉奥联合奥沙利铂、替吉奥联合顺铂等。但不建议与蒽环类药物联合应用。

②一线化疗进展后的 HER2 阳性晚期胃癌患者，如一线已应用过曲妥珠单抗，跨线应用的高级别循证依据尚缺乏，有条件的情况下建议再次活检，尽管国内多中心前瞻性观察性研究初步结果显示二线继续应用曲妥珠单抗联合化疗可延长 mPFS，但暂不建议在临床实践中考虑。

③其他以 HER2 为靶点的药物有抗 HER2 单克隆抗体帕妥珠单抗、小分子酪氨酸激酶抑制剂拉帕替尼、药物偶联抗 HER2 单克隆抗体 TDM-1 等，目前这些药物的临床研究均未获得阳性结果，均不推荐在临床中应用。

2. 阿帕替尼

（1）适应证

甲磺酸阿帕替尼是我国自主研发的新药，是高度选择 VEGFR-2 抑制剂，其适应证是晚期胃或胃食管结合部腺癌患者的三线及三线以上治疗，且患者接受阿帕替尼治疗时一般状况良好。

（2）禁忌证

同姑息化疗，但需特别注意患者出血倾向、心脑血管系统基础病和肾脏功能。

（3）治疗前评估及治疗中监测

阿帕替尼的不良反应包括血压升高、蛋白尿、手足综合征、出血、心脏毒性和肝脏毒性等。治疗过程中需严密监测出血风险、心电图和心脏功能、肝脏功能等。

（4）注意事项

①目前不推荐在临床研究以外中，阿帕替尼联合或单药应用于一线及二线治疗。

②前瞻性研究发现，早期出现的高血压、蛋白尿或手足综合征者疾病控制率、无复发生存及总生存有延长，因此积极关注不良反应十分重要，全程管理，合理调整剂量，谨慎小心尝试再次应用。

③重视患者教育，对于体力状态评分 ECOG≥2、四线化疗以后、胃部原发灶未切除、骨髓功能储备差、年老体弱或瘦小的女性患者，为了确保患者的安全性和提高依从性，可先从低剂量 500 mg qd 开始口服。

（七）免疫治疗

随着免疫检查点抑制剂的广泛应用，晚期胃癌一线化疗联合 PD-1 单抗（Checkmate 649 研究），以及三线单药 PD-1 单抗治疗已获得随机 Ⅲ 期临床研究的阳性结果（Attraction 2 研究），而且在二线治疗、围手术期治疗领域也开展了多项免疫检查点抑制剂相关研究。目前建议患者积极参加临床研究。

（八）介入治疗

胃癌介入治疗主要包括针对胃癌、胃癌肝转移、胃癌相关出血及胃出口梗阻的微创介入治疗。

1. 胃癌的介入治疗：经导管动脉栓塞（transcatheter arterial embolization，TAE）、化疗栓塞（transcatheter arterial chemoembolization，TACE）或灌注化疗（transcatheter arterial infusion，TAI）可应用于进展期胃癌和不可根治胃癌的姑息治疗或辅助治疗，其疗效尚不确切，需大样本、前瞻性研究进一步证实。

2. 胃癌肝转移的介入治疗：介入治疗可作为胃癌肝转移瘤除外科手术切除之外的局部微创治疗方案。主要包括消融治疗、TAE、TACE及TAI等。

3. 胃癌相关出血的介入治疗：介入治疗（如TAE）对于胃癌相关出血（包括胃癌破裂出血、胃癌转移灶出血及胃癌术后出血等）具有独特的优势，通过选择性或超选择性动脉造影明确出血位置，并选用合适的栓塞材料进行封堵，可迅速、高效地完成止血，同时缓解出血相关症状。

4. 胃出口梗阻的介入治疗：晚期胃癌患者可出现胃出口恶性梗阻相关症状，通过X线引导下支架植入等方式，达到缓解梗阻相关症状、改善患者生活质量的目的。

（九）中医药治疗

1. 中医药治疗有助于改善手术后并发症，减轻放、化疗的不良反应，提高患者的生活质量，可以作为胃癌治疗重要的辅助手段。对于高龄、体质差、病情严重而无法耐受西医治疗的患者，中医药治疗可以作为辅助的治疗手段。

2. 除了采用传统的辨证论治的诊疗方法服用中草药，也可以采用益气扶正、清热解毒、活血化瘀、软坚散结类中成药进行治疗。

3. 对于早期发现的癌前病变（如慢性萎缩性胃炎、胃腺瘤型息肉、残胃炎、胃溃疡等）可选择中医药治疗，且需要加以饮食结构、生活方式的调整，可能延缓肿瘤的发生。

（十）支持治疗

胃癌支持/姑息治疗目的在于缓解症状、减轻痛苦、改善生活质量、处理治疗相关不良反应、提高抗肿瘤治疗的依从性。所有胃癌患者都应全程接受支持/姑息治疗的症状筛查、评估和治疗。既包括出血、梗阻、疼痛、恶心/呕吐等常见躯体症状，也应包括睡眠障碍、焦虑抑郁等心理问题。同时，应对癌症生存者加强相关的康复指导与随访。

1. 胃癌患者支持/姑息治疗的基本原则：医疗机构应将胃癌支持/姑息治疗整合到肿瘤治疗的全过程中，所有胃癌患者都应在他们治疗早期加入支持/姑息治疗、在适当的时间或根据临床指征筛查支持/姑息治疗的需求。支持/姑息的专家和跨学科的多学科协作治疗组（MDT），包括肿瘤科医师、支持/姑息治疗医师、护士、营养师、社会工作者、药剂师、精神卫生专业人员等方面的专业人员，给予患者及家属实时的相关治疗。

2. 胃癌患者支持/姑息治疗的管理

（1）出血

胃癌患者出血包括急性、慢性出血。急性出血是胃癌患者常见的症状，可能是肿瘤直接出血或治疗引起的出血。

①急性出血应对生命体征及循环状况监测，及早进行液体复苏（血容量补充、血管活性药物等），给予抑酸等止血措施。出现急性严重出血（呕血或黑便）的患者应立刻进行内镜检查评估。

②虽然内镜治疗最初可能有效，但再次出血的概率非常高。

③普遍可用的治疗选择包括注射疗法、机械疗法（如内镜夹）、消融疗法（如氩等离子凝固）或这

些方法的组合。

④血管造影栓塞技术可能适用于内镜治疗无效的情况。

⑤外照射放射治疗可以有效地控制多个小血管的急性和慢性消化道出血。

⑥胃癌引起的慢性失血可应用质子泵抑制剂、止血药物、外放射治疗等。对于存在贫血的患者可根据病情，酌情给予促红细胞生成类药物、铁剂、叶酸、维生素 B_{12} 等药物。

（2）梗阻

对于合并恶性胃梗阻的患者，支持/姑息治疗的主要目的是减少恶心/呕吐，并且在可能的情况下允许恢复口服进食。

①内镜：放置肠内支架缓解出口梗阻或放置食管支架缓解食管胃结合部/胃贲门梗阻。

②手术：可选择胃空肠吻合术，对于一些选择性患者行胃切除术。

③某些患者可选择体外放射治疗及化疗。

④当梗阻不可逆时，可通过行胃造口术以减轻梗阻的症状（不适合进行内镜腔内扩张或扩张无效者）。如果肿瘤位置许可，经皮、内镜、手术或介入放射学放置胃造瘘管行胃肠减压。对于伴中部或远端胃梗阻、不能进食的患者，如果肿瘤位置许可，可放置空肠营养管。

⑤如果存在腹腔积液，应先引流腹腔积液再放置胃造瘘管以减少感染相关并发症的风险。

（3）疼痛

①患者的主诉是疼痛评估的金标准，镇痛治疗前必须评估患者的疼痛强度。疼痛评估首选数字疼痛分级法，评估内容包括疼痛的病因、特点、性质、加重或缓解因素、疼痛对患者日常生活的影响、镇痛治疗的疗效和不良反应等，评估时还要明确患者是否存在肿瘤急症所致的疼痛，以便立即进行相应治疗。

②世界卫生组织（WHO）三阶梯镇痛原则仍是临床镇痛治疗应遵循的最基本原则，阿片类药物是癌痛治疗的基石，必要时加用糖皮质激素、抗惊厥药等辅助药物，并关注镇痛药物的不良反应。

③80% 以上的癌痛可通过药物治疗得以缓解，少数患者需非药物镇痛手段，包括外科手术、放疗止痛、微创介入治疗等，应动态评估镇痛效果，积极开展学科间的协作。

（4）恶心/呕吐

①化疗所致的恶心/呕吐的药物选择应基于治疗方案的催吐风险、既往的止吐经验及患者自身因素，进行充分的动态评估以进行合理管理。

②恶心/呕吐可能与消化道梗阻有关，因此应进行内镜或透视检查评估以确定是否存在梗阻。

③综合考虑其他潜在致吐因素：如前庭功能障碍，脑转移，电解质不平衡，辅助药物治疗（包括阿片类），胃肌轻瘫：肿瘤本身、化疗诱导或由其他原因引起（如糖尿病），恶性腹腔积液，心理生理学（包括焦虑、预期性恶心/呕吐）。

④生活方式管理可能有助于减轻恶心/呕吐，如少吃多餐，选择健康食品，控制食量，忌冷忌热。饮食会诊也可能有用。

（5）营养

首先需要正确评定每个肿瘤患者的营养状况，筛选出具备营养治疗适应证的患者，及时给予治疗；为了客观评价营养治疗的疗效，需要在治疗过程中不断进行再评价，以便及时调整治疗方案。

①恶性肿瘤患者一经明确诊断，即应进行营养风险筛查。

②现阶段应用最广泛的恶性肿瘤营养风险筛查工具为营养风险筛查量表（NRS2002）及患者营养状况主观评估表（PG-SGA）。

③NRS 评分 <3 分者虽然没有营养风险，但应在其住院期间每周筛查 1 次。NRS 评分≥3 分者具有营养风险，需要根据患者的临床情况，制订基于个体化的营养计划，给予营养干预。

④PG-SGA 评分 0～1 分时无须干预措施，治疗期间保持常规随诊及评价。PG-SGA 评分 2～3 分由营

养师、护师或医师进行患者或患者家庭教育，并可根据患者存在的症状和实验室检查的结果进行药物干预。PG-SGA 评分 4 ~ 8 分由营养师进行干预，并可根据症状的严重程度，与医师和护师联合进行营养干预。PG-SGA 评分 9 分急需进行症状改善和（或）同时进行营养干预。

⑤询问病史、体格检查及部分实验室检查有助于了解恶性肿瘤患者营养不良发生的原因及严重程度，以对患者进行综合营养评定。

⑥营养风险筛查及综合营养评定应与抗肿瘤治疗的影像学疗效评价同时进行，以全面评估抗肿瘤治疗的受益。

（6）心理痛苦

①心理痛苦是心理（认知、行为、情感）、社会、精神和（或）躯体上的多重因素决定的不愉快的体验，可能会影响患者应对肿瘤、躯体症状及治疗的能力。心理痛苦包括了如抑郁、焦虑、恐慌、社会隔绝及存在性危机。

②心理痛苦应在疾病的各个阶段及所有环境下及时识别、监测记录和处理。

③应根据临床实践指南进行心理痛苦的评估和管理。组建跨学科 MDT 治疗组对患者及家属的心理痛苦进行管理和治疗。

（7）厌食/恶病质

①评估体重下降的原因及严重程度，建议及早治疗可逆的厌食原因（口腔感染、心理原因、疼痛、便秘、恶心/呕吐等），评估影响进食的药物等。

②考虑制订适当的运动计划，积极给予营养支持（肠内或肠外营养）。

（8）其他症状

①便秘：出现便秘时，需评估便秘原因及严重程度，排出梗阻、粪便堵塞、治疗其他引起的便秘。排除其他原因后，可给予缓泻剂、胃肠动力药物、灌肠等治疗。积极给予预防治疗，如多喝水、适当运动、预防性用药等。

②睡眠/觉醒障碍：评估睡眠/觉醒障碍的类型及严重程度，患者对死亡/疾病的恐惧和焦虑，以及治疗相关影响因素。提供睡眠卫生教育；提供认知行为疗法治疗。对于难治性的睡眠/觉醒障碍应在专业人员的指导下给予药物治疗。

3. 胃癌生存者健康行为的辅导

（1）终身保持一个健康的体重。特别是在胃癌术后，应定期监测体重，鼓励少食多餐，必要时转诊至营养师或营养部门进行个体化辅导，关注并积极评估处理引起体重减轻的医疗和（或）心理社会的因素。

（2）重视植物来源的健康饮食，根据治疗后遗症（例如：倾倒综合征、肠功能障碍）按需调整。

（3）采取健康的生活方式，适当参与体力活动。目标：尽量每日进行至少 30 分钟的中等强度的活动。

（4）限制饮酒。

（5）建议戒烟。

（十一）随访

随访/监测的主要目的是发现尚可接受潜在根治为目的的治疗的转移复发，更早发现肿瘤复发或第二原发胃癌，并及时干预处理，以提高患者的总生存，改善生活质量。目前尚无高级别循证医学证据来支持何种随访/监测策略是最佳的。随访应按照患者个体化和肿瘤分期的原则，如果患者身体状况不允许接受一旦复发而需要的抗癌治疗，则不主张对患者进行常规肿瘤随访/监测。

胃癌术后的胃镜随访主要目的是在胃镜下发现新生肿瘤或原发肿瘤复发，很少发生胃的吻合口局部复发，胃镜下可观察吻合口情况并取胃的局部组织活检以判断肿瘤复发情况。胃镜检查的策略：推荐术后 1 年内进行胃镜检查，每次胃镜检查行病理活检若发现有高级别不典型增生或者胃癌复发证据，则需在 1 年内复查。建议患者每年进行 1 次胃镜检查。对全胃切除术后，发生大细胞性贫血者，应当补充维生素 B_{12} 和叶酸。

　　PET-CT、MRI 检查仅推荐用于临床怀疑复发，合并常规影像学检查为阴性时，比如，持续 CEA 升高，腹部 CT 检查或超声为阴性。目前不推荐将 PET-CT 检查列为常规随访/监测手段。胃癌治疗后随访的要求及频率详见表 29-10。

表 29-10　胃癌治疗后随访的要求及频率

目的	基本策略
早期胃癌根治性术后随访	随访频率 开始头 3 年每 6 个月 1 次，然后每 1 年 1 次，至术后 5 年
	随访内容：（无特指即为每次） a. 临床病史 b. 体格检查 c. 血液学检查（CEA 和 CA19-9） d.（PS）功能状态评分 e. 体重监测 f. 每年 1 次超声或胸、腹 CT 检查（当 CEA 提示异常时）
进展期胃癌根治性术后及不可切除姑息性治疗随访	随访/监测频率 头 2 年每 3 个月 1 次，然后 6 个月 1 次至 5 年
	随访/监测内容：（无特指即为每次） a. 临床病史 b. 体格检查 c. 血液学检查（CEA 和 CA19-9） d.（PS）功能状态评分 e. 体重监测 f. 每 6 个月 1 次超声或胸、腹 CT 检查（当 CEA 提示异常时）
症状恶化及新发症状	随时随访

［摘自中国医学前沿杂志（电子版），2012，4（5）：62 - 71］

（吴国志　张向磊）

第三篇　病案篇

第三十章 脾胃病名医验案拾萃

一、国医大师段富津教授治疗胃痞验案三则

验案一：杜某，女，56 岁。初诊：心下痞 2 年余，伴头晕，纳差，吞酸，胁肋刺痛，夜寐不安，遗尿，大便干，每 3 日 1 行。舌淡苔白略厚，左脉沉，右脉为反关。既往曾于四年前行胆囊切除术。分析：此属气滞湿阻，气机升降失常而致。气机阻滞则有心下痞满，脾胃气滞，升降失常，则可见吞酸、纳差、二便不调等症状；胁肋为气机运行之必经之路，若气机不畅，血液运行受阻，则见胁肋刺痛；因气滞湿聚，清阳不升，则可见寐差头晕。舌淡苔白略厚，脉沉皆为湿阻之征。治法：行气消痞，化湿除满。处方：枳实 15 g，半夏 15 g，陈皮 15 g，莱菔子 15 g，砂仁 15 g，厚朴 15 g，茯苓 15 g，瓜蒌仁 15 g，郁金 15 g，炒麦芽 15 g，乌贼骨 15 g。初诊 14 剂，每日 1 剂，水煎服，早晚分服。

二诊：诸症大好，唯见腰痛伴遗尿，苔白，脉沉。处方：枳实 15 g，半夏 15 g，陈皮 15 g，乌药 15 g，砂仁 15 g，厚朴 15 g，瓜蒌仁 15 g，乌贼骨 15 g，郁金 15 g，茯苓 15 g，炒麦芽 15 g，莱菔子 15 g，芡实 30 g。二诊亦 14 剂，每日 1 剂，水煎服，早晚分服。患者继服上方 14 剂，则见诸症悉除，随访半年未复发。

按语：本案为气滞湿阻所致，治当行气消痞、化湿除满之法。方中枳实为治痞之要药，行气消痞，是为针对主症心下痞满而设，为君药。厚朴为臣药，行气除满，助枳实以消痞除满。半夏辛苦而温，也为臣药，有降逆和胃、散结开痞之功；此处半夏助枳实和厚朴以行气开痞。陈皮、砂仁性温燥，可理气和胃，醒脾化湿；茯苓健脾渗湿，用以治理生湿之源；郁金行气活血止痛；炒麦芽消食和胃；瓜蒌仁、莱菔子行气润肠通便，乌贼骨制酸止痛；以上几味俱为佐药。本方共奏行气消痞、化湿除满之功。二诊因于腰痛伴遗尿症状，故加入芡实、乌药固肾缩尿，继服 14 剂，诸症皆除。

验案二：李某，女，49 岁。初诊：心下痞，伴头眩头胀 1 年余，血压 110/67 mmHg，饥则心悸，月经后期，舌淡苔白，脉弦。分析：本证系脾胃虚弱、湿阻气滞所致。因脾失健运，则湿聚痰停，痰湿之邪阻滞气机则见心下痞满；此邪阻碍清窍则见头眩头胀；脾虚不运，气血生化乏源，心失所养则出现心悸、月经后期之症状。舌淡苔白，脉弦，亦为脾虚气滞之征。治法：行气化痰，健脾祛湿。处方：枳实 15 g，白参 15 g，焦术 15 g，茯苓 20 g，半夏 15 g，陈皮 15 g，炒麦芽 20 g，天麻 15 g，蔓荆子 15 g，炙甘草 15 g。初诊共 7 剂，每日 1 剂，水煎服，早晚分服。

二诊：诸症大好，唯余眩晕，舌淡苔白，脉弦。处方：枳实 15 g，白参 15 g，焦术 15 g，茯苓 20 g，半夏 15 g，陈皮 15 g，炒麦芽 20 g，天麻 15 g，蔓荆子 15 g，防风 15 g，炙甘草 15 g。二诊共 7 剂，每日 1 剂，水煎服，早晚分服。

三诊：此患者痞消悸止，眩晕大减，舌淡苔白，脉弦。处方：枳实 15 g，白参 15 g，焦术 15 g，茯苓 20 g，半夏 15 g，陈皮 15 g，炒麦芽 20 g，天麻 15 g，蔓荆子 15 g，防风 15 g，荆芥穗 8 g，炙甘草 15 g。三诊共 7 剂，每日 1 剂，水煎服，早晚分服。

四诊：此患者眩止，诸症不著，舌淡苔白，脉弦缓。处方：枳实 15 g，白参 15 g，焦术 15 g，茯苓 20 g，半夏 15 g，陈皮 15 g，炒麦芽 20 g，天麻 15 g，蔓荆子 15 g，荆芥穗 8 g，炙甘草 15 g。四诊共 7 剂，每日 1 剂，水煎服，早晚分服。

五诊：胃痞已愈，唯偶有心悸，舌淡苔白，脉缓。处方：白参 15 g，当归 15 g，茯苓 20 g，柏子仁

40 g，酸枣仁 40 g，蜜远志 10 g，炒麦芽 20 g，半夏 15 g，炙甘草 15 g。五诊共 7 剂，每日 1 剂，水煎服，早晚分服。

六诊：诸症除，停药。

按语：痞与气滞、痰、湿、食密切相关，且有虚实之分。本案患者症状系脾虚气滞、湿聚痰阻所致。治当行气化痰、健脾祛湿之法。方用枳实消痞丸合半夏白术天麻汤加减治疗。方中枳实为治疗心下痞满之要药，行气消痞，为君药。半夏燥湿化痰，降逆和胃，散结开痞，半夏助枳实行气开痞，为臣药；陈皮理气和胃；白参、茯苓、焦术益气扶正，健脾祛湿，以复脾气之运；天麻化痰息风以治眩晕，炒麦芽消食和胃；蔓荆子止头痛，以上均为佐药；炙甘草调药和中，为佐使之品。本方共奏行气化痰、健脾祛湿之功。二诊、三诊加蔓荆子、防风加强祛风止痉之力，以解头眩。四诊痞消眩止，却偶心悸，故用养心汤加减以养心安神。六诊诸症皆除，中病即止，故停药。细嘱患者注意饮食和调节情志。

验案三：姜某，女，55 岁，初诊：心下痞 1 月余，右胁下胀，伴口苦，吞酸脘胀，心悸，胸背痛。舌淡略暗，苔白，左脉沉弦脉力稍弱，右脉沉缓。分析：本证系肝脾不调、气机不畅所致。肝气郁滞，日久横逆犯脾，气机运行不畅，升降失常则症见心下痞，脘胀；肝经走两胁，肝气郁滞则见右胁下胀；气郁化火，则有口苦，吐酸；气血运行不畅，则有心悸、胸背痛。舌略暗，说明血行不畅，舌淡苔白，左脉沉弦稍有无力，右脉沉缓为肝脾不调之征。治法：疏肝理脾，调畅气机。处方：柴胡 15 g，酒白芍 15 g，枳实 15 g，煅牡蛎 30 g，煅龙骨 30 g，郁金 15 g，厚朴 15 g，半夏 15 g，炒麦芽 20 g，甘草 15 g。初诊共 7 剂，每日 1 剂，水煎服，早晚分服。

二诊：患者背痛减，仍痞，有心悸，苔白，左脉沉弦脉力稍弱，右脉沉缓。处方：柴胡 15 g，酒白芍 15 g，枳实 15 g，煅牡蛎 30 g，煅龙骨 30 g，郁金 15 g，厚朴 15 g，半夏 15 g，炒麦芽 20 g，甘草 15 g，茯苓 20 g，青皮 15 g。二诊共 7 剂，每日 1 剂，水煎服，早晚分服。

三诊：患者虽痞消，但口苦，寐差，苔白略厚，左脉沉弦略力，右脉沉缓。处方：柴胡 15 g，酒白芍 15 g，枳实 15 g，煅牡蛎 30 g，煅龙骨 30 g，郁金 15 g，厚朴 15 g，半夏 15 g，炒麦芽 20 g，甘草 15 g，茯苓 20 g，青皮 15 g，川楝子 15 g，蜜远志 10 g。7 剂，每日 1 剂，水煎服，早晚分服。

按语：本案系肝脾不调所致，治当疏肝理脾，调畅气机。段老以四逆散加减治疗。此方中柴胡，入肝胆经，调畅气机，为君药。酒白芍敛阴养血柔肝，为臣药，配伍柴胡，不但补养肝血，调达肝气，而且制约柴胡升散之性，防止其耗伤阴血。并以枳实为佐药，理气消痞，协理柴胡，一升一降，加强舒畅气机之功，并奏升清降浊之效；协理白芍，又能理气和血。半夏燥湿化痰，煅龙牡散结开痞；厚朴、郁金行气活血；炒麦芽消食和胃，以上均为佐药；甘草调和诸药，为使药。二诊加入茯苓、青皮理气化湿。三诊虽痞消，唯留口苦、寐差，故又添川楝子疏肝泄热，蜜远志安神定志。

段老认为治疗胃痞，临证时当注意与胃痛相鉴别。二者虽病位均位于胃脘，且胃痛常兼胀满，胃痞时有隐痛；但胃痛以痛为主，胃痞以满为主；胀甚者属胃病，满剧者属于胃痞；胃痛者胃脘常有压痛，胃痞者则按之柔软，无压痛。二者治疗上虽同中有异，临床均应仔细辨别。

二、国医大师徐景藩教授论治胰腺癌术后验案

患者，男，72 岁，2010 年 5 月 7 日初诊。患者于 2010 年 3 月开始出现皮肤巩膜黄染，伴腹胀、食欲减退，于当地医院查腹部 CT 显示胆总管扩张，胆囊增大饱满，磁共振胆胰管成像显示胆总管下段的阻塞伴肝内外胆管扩张，胆囊增大，继于上海某医院行内镜逆行胰胆管造影术，病理结果：考虑为胰腺癌侵占，后该患者于同年 3 月 24 日行胰腺切除术。西医诊断：胰腺癌术后伴肝内外胆管扩张、胆囊增大。刻下症：手术治疗后，黄疸已退，上腹胀痛已消，大便日行 1 次，色黄，腑行通畅，上腹有痞满，舌苔薄白，脉细涩而数，中医诊断：癌（气虚血瘀证），治法以清利肝胆、行气化瘀散积为法。处方：柴胡 10 g，青蒿 15 g，黄芩 10 g，海金沙 15 g，鸡内金 15 g，郁金 15 g，金钱草 15 g，梗通草 6 g，王不留行

6 g, 半枝莲 30 g, 急性子 6 g, 焦神曲 15 g, 薏苡仁 30 g, 谷芽 30 g。14 剂, 日 1 剂, 1 日 3 次, 口服, 少食多餐, 嘱其开怀颐养。继续口服 14 剂后, 诸症皆消。

按语: 患者为高龄男性, 早年常嗜酒, 肝胆湿热久恋, 导致气血瘀积, 故成痼疾, 考虑为胆胰同病。柴胡、黄芩、青蒿共用有清胆之意, 此方出自俞根初《通俗伤寒论》, 方名为蒿芩清胆汤, 方中黄芩擅长清胆燥湿; 柴胡则长于疏肝解郁, 大有升提清阳的功效; 青蒿则清热利湿, 化湿同时并不伤阴; 三药同用具有和解少阳、清胆利湿之功。急性子为凤仙花之种子, 大有破血软坚、消积散结之功, 《本草纲目》云"治产难, 积块, 噎膈, 下骨鲠, 透骨通窍"; 王不留行也为籽类药物, 具有活血通经、利水消肿之功, 《本草新编》云"王不留行, 其性甚急, 下行而不上行者也", 两药同用以加强通利作用。徐老教诲: 通草种类有二, 一为通草之茎穗, 世人称为梗通草; 二为茎穗加工时, 修剪而下之边条称为丝通草, 细管子可用丝通草, 能治疗肝胆管里结石梗阻; 梗通草比丝通草管径更粗, 专通管道水道, 胰胆总管梗阻选用梗通草, 故于此病案中选梗通草, 着实体现了徐老功底深厚的中医药根底。用薏苡仁祛毒降浊, 以半枝莲清热解毒、活血化瘀; 佐以焦神曲、谷芽开胃健运, 全方共奏清热通腑、祛浊解毒之功。徐老教诲: 防重于治, 在平时应保持饮食结构之合理, 切忌酗酒、暴饮暴食, 平素应劳逸适度, 心情平和, 从而使脾胃健旺, 非常有利于防止胰腺疾病。每遇危重症之疾病, 徐老常引用孙思邈"见彼苦恼, 若己有之, 深心凄怆……一心赴救, 无作功夫形迹之心, 如此可为苍生大医"之警句, 来告诫和鞭策医者, 充分体现其衷中参西、西为中用、大医无疆的学术思想和治学特点。

三、国医大师葛琳仪教授治疗脾胃病验案

患者, 女, 52 岁, 因"胃脘部胀痛反复发作, 伴嗳气、反酸、灼热感, 时有汗出, 大便不成形, 大便每日 4～5 次"于 2019 年 5 月 23 日就诊。刻下症: 情绪欠佳, 上述症状加重 1 周, 形体中等, 纳寐尚可。舌淡, 舌苔根薄白腻, 脉细滑。西医诊断为慢性胃炎; 中医诊断为胃痛, 辨证为肝胃不和, 脾虚湿阻证。治法拟清化, 疏肝和胃, 健脾化湿。处方: 黄芩 10 g, 蒲公英 15 g, 紫苏梗 12 g, 厚朴 16 g, 白芍 16 g, 佛手 10 g, 娑罗子 12 g, 木香 6 g, 浙贝母 10 g, 煅瓦楞子 15 g, 海螵蛸 (先煎) 10 g, 稆豆衣 15 g, 炒扁豆 15 g, 六神曲 15 g, 瘪桃干 15 g。14 剂, 日 1 剂, 水煎服, 分温 2 次口服。

二诊 (2019 年 6 月 6 日): 用药后好转, 偶反酸, 大便 1 天 3 次, 自汗略有缓解, 夜寐一般。舌淡, 舌苔根白腻, 脉细滑。初诊处方为基础, 加首乌藤 15 g, 柏子仁 12 g 以利于养心安神。续进 14 剂, 煎服方法同前。

三诊 (2019 年 6 月 20 日): 胃脘作胀已改善、灼热感几近消除, 大便 1 天 2～3 次, 故而守方续进半月而愈。

按语: 此乃胃脘部胀痛反复, 伴嗳气反酸、灼热感, 大便不成形, 情绪不佳诱发, 属肝胃不和、脾虚湿阻证。患者因肝气郁滞, 横逆犯胃, 脾胃运化受制, 故见胃脘部反复胀痛, 伴嗳气反酸; 因于湿阻内生, 则致大便不成形, 舌淡, 舌苔根薄白腻, 脉细滑, 故而以白芍、佛手、娑罗子、炒扁豆、木香疏肝和胃健脾为重。因于湿阻郁结于内, 郁而化热, 故而胃脘部灼热感, 拟以清热消导之品, 以黄芩、蒲公英、六神曲清热化湿, 同成清化之法, 酌加浙贝母、海螵蛸、煅瓦楞子以制酸, 稆豆衣、瘪桃干而敛汗以对症治疗, 患者肝气得疏, 胃气得降, 脾气得健, 湿浊得化, 症状自缓。

葛琳仪教授教诲:"脾胃为气血生化之源, 气机升降枢纽, 实乃后天之本, 在治疗脾胃病时, 必先调畅气机, 则五脏气机制化有序, 脾升胃降, 土得木达。"参于《黄帝内经》"木郁则达之, 火郁则发之"的理论, 调畅脾胃气机病当重视肝主疏泄之功能的重要性, 临证需以理气和胃缓中为重要的着眼点, 葛琳仪教授擅用理气行通之品消胀止痛, 同时在遣方选药时提倡用柔忌刚, 对胃气的顾护颇为重视。以此基础上, 根据辨证论治, 扶正祛邪, 调和阴阳, 功效自倍。遵朱丹溪"气有余便是火、不足者是气虚"的教诲, 我们应该充分重视"气有余或不足"在脾胃病中的作用, 以清疏、清化、清利而除有余之气,

以清养之法补足脾胃气阴之亏虚，"正本清源，补虚泻实"，并需中西互参，着重指出疼痛等脾胃病症状多与慢性炎症有关，把辨体、辨病、辨证三位集于一体，指明脾胃病除了本身热蕴，阴虚亦可产生内热，气滞、湿阻亦皆可化热，故而在治疗时善以"清"法为要，贯穿始终。

四、谢旭善教授治疗泄泻验案

张某，女，46 岁。2013 年 10 月 24 日初诊。此患者平素经常腹泻，饮食略有不慎即腹泻发作。此次腹泻发作始自今夏，至今未愈，大便质稀薄，每日 4～5 行，多在晨起时腹泻，食凉加重，伴随症状为便前腹痛，脘腹喜温，乏力，倦怠，曾服用西药治疗 1 月余，停药后复发。之后，曾服用附子理中丸加减方治疗，腹泻未减，又增腹胀撑满难耐之症状。舌质暗淡，苔白，脉沉细。遂延医至谢旭善主任医师处。谢旭善主任医师四诊合参后，辨证属寒湿困脾证兼脾肾两虚证；治法以温通化湿、温中补肾；处方：五苓散加减，药物组成：茯苓 30 g，猪苓 15 g，泽泻 15 g，白术 30 g，乌药 15 g，桂枝 12 g，砂仁 6 g，苍术 15 g，白蔻 9 g，川椒 6 g，炮姜 12 g，党参 15 g，山茱萸 15 g，甘草 6 g。本方 6 剂，两遍水煎后，取汁约 300 mL，早晚各 1 次于空腹温服。

二诊：患者腹泻较前明显改善，大便稀溏，每日 1～2 行，腹胀满症状减轻，腹痛未见，初诊方基础上加焦三仙各 12 g，继服 6 剂后，患者腹泻逐渐好转，大便成形，腹胀逐渐消退。嘱患者继服六君子丸合香砂养胃片以巩固疗效。

按语：该患者平素经常腹泻，此乃脾胃虚弱证，因于腹泻日久，耗伤脾肾阳气，故而可出现食凉则腹泻加重之情形，亦可见患者脘腹喜温、乏力倦怠等虚弱之症状。分析患者就诊前曾服用附子理中丸加减方，似亦对症处方，但患者腹泻未减，却又增腹胀撑满难耐之病苦，此为何故？谢教授认为此乃混淆寒湿证与虚寒证所致。患者主症以大便稀薄次多为苦，因"无湿不成泻"，故湿邪为致病关键，首要应以祛湿为主要治法，而非温补中焦之法为要。另患者腹泻日久，腹泻发作以晨起时为主，脘腹喜温，食凉加重，明显显现脾肾之阳耗伤之象，故治疗时应兼顾扶正。前医以附子理中丸加减而处方，方中虽有姜、附温中散寒之功，参术健脾益气之力；但化湿之力不及，整体处方以参术之类药物温补为主，有碍寒湿之行，气滞水停，故见腹泻不减和腹胀撑满的症状。谢旭善教授认为对于夏季腹泻时间长者，多为恣食寒凉、脾伤湿留所致，临证时谢旭善教授多以五苓散加减，效果显著。此病案以五苓散为主方加减，方中泽泻、猪苓、茯苓利水渗湿；以白术健脾运燥湿邪；以苍术燥湿健脾；桂枝通阳化气以祛湿；用白蔻、砂仁芳香醒脾化湿；以党参健脾益气；参术共用虽有碍寒湿运化之嫌，但其位列于大队祛湿药当中，并不影响温化寒湿之则，且泄泻病多以脾虚失运为病机，略加健脾益气药可扶正以助祛湿；另用川椒、炮姜、乌药温中散寒止痛，山茱萸酸涩以止泻。纵观全方配伍严谨，温化寒湿为主，温补脾肾为次，药证相合，故而腹泻即止，腹胀满改善。于二诊时加焦三仙各 12 g，略加消导之力，以消积化滞，消补兼施，后改用口服中成药，以图缓缓补之，巩固疗效。

五、李秀云教授治疗轻症急性胰腺炎验案

王某，男，42 岁。2021 年 5 月 21 日初诊。患者于 3 小时前进食油腻食物，后出现中上腹疼痛，伴有发热、恶心、呕吐，腹胀，大便不通，舌质淡红，苔黄腻，脉弦滑。既往胆囊结石并胆囊炎病史，平素喜好饮酒。查体显示神志清，精神差，痛苦面容。皮肤黏膜无黄染，心肺听诊均未见异常，左上腹压痛明显，腹肌稍紧张，腹部未触及包块，移动性浊音阴性。实验室结果显示血淀粉酶 864 U/L，尿淀粉酶 1688 U/L。CT 结果示胰腺肿大，胰腺周围少量渗出。中医诊断：胰瘅，属于湿热中阻证型；西医诊断：轻症急性胰腺炎。以清热化湿、利胆止痛为治则。方用清胰利胆汤加减。处方：柴胡 30 g，黄芩 20 g，白芍 12 g，栀子 12 g，生大黄（后下）18 g，枳实 12 g，半夏 18 g，焦山楂 10 g，郁金 9 g，延胡索 12 g，龙胆草 9 g，芒硝（冲）9 g，甘草 9 g。3 剂，每日 1 剂，水煎中药，保留灌肠，用药 3 天后诸症皆减轻，

后守方巩固数日出院。该患者于 2021 年 6 月 14 日复诊，诸症缓解，未曾复发。

按语：急性胰腺炎可归属于中医"腹痛""胃心痛""脾心痛""胰瘅"的范畴。急性胰腺炎之病因大体上可归纳为胆腑疾病、过量饮酒、暴饮暴食、情志失调等诸多因素，其中胆腑疾病（包括胆石症、胆腑创伤等）是最常见的原因。诸多致病因素引起的气机不畅，脾胃运化失司，痰湿内蕴，郁久化热，郁久则气滞血瘀，致使有形邪实阻滞中焦，故而导致腑气不通，不通则痛。轻症急性胰腺炎的患者，一般病程较短、病情也较轻，李秀云教授将急性胰腺炎的主要病机总结为中焦湿热，气滞血瘀从而导致腑气不通。治当以清热化湿，利胆止痛为法。本病案患者平素喜好饮酒，易酝酿而生湿热，进而饮食油腻而诱发腹痛，舌质色红，可提示患者有内热，苔黄腻、脉弦滑，为湿热蕴结之象。腹胀、腹痛，为病邪内阻，气血壅滞不通则生痛胀；腑气不通，胃气上逆，故而出现恶心、呕吐的症状。结合患者病史，四诊合参，以及理化检查，辨证为湿热中阻证型，李秀云教授自拟清胰利胆汤以清利湿热、利胆止痛，清胰利胆汤方为《外伤科学》中的清胰汤，结合国医大师邓铁涛治胁痛的肝胆湿热证的经验方疏肝利胆汤加减而成。本病案方用清胰利胆汤加减，以达清利湿热、利胆止痛之效，加大且半夏用量以降逆止呕，并加用山楂以消食和胃。理法方药均对其证，故疗效满意。

六、顾奎兴教授治疗大肠癌验案

患者，男，64 岁。2019 年 11 月 20 日初诊。该患者于 2019 年 3 月在外院行直肠癌根治术，术后病理显示为（直肠）腺癌，中低分化；病理分级为 Ⅱ 级，溃疡型；肿瘤大小：4.3 cm×2.0 cm×1.5 cm；肿瘤浸润肠壁全层；脉管内见癌栓及神经侵犯；两侧切缘未见癌累及；肠周淋巴结见癌转移（5/11）；（左结肠动脉旁）淋巴结见转移（1/3）。术后辅助化疗为 6 个周期。刻下症为左下腹隐痛，大便次数偏多，大便排出不尽，舌淡、苔薄白，脉弦。此证属肝脾不调，治以疏肝理气健脾之法。初诊方用痛泻要方合金铃子散加减。处方：炒白术 10 g，陈皮 6 g，防风 10 g，白芍 10 g，枳壳 10 g，佛手 10 g，郁金 10 g，延胡索 10 g，川楝子 10 g，吴茱萸 3 g，木香 10 g，虎杖 15 g，生甘草 6 g，姜半夏 10 g。14 剂，每天 1 剂，水煎服。

二诊（2019 年 12 月 10 日）：腹痛减，大便次数有所减少，时大便成形，大便黄白黏冻，肛门坠痛，四末不温，舌淡、苔薄白，脉细。二诊证属脾阳不升证型，治以温阳健脾为法。于初诊方化裁：减川楝子、虎杖、郁金，加党参 15 g，附子 5 g，肉豆蔻 5 g，炮姜 3 g，升麻 6 g，再服 28 剂。

三诊（2020 年 2 月 3 日）：大便已成形，肛门坠痛减轻，腹部冷痛不甚，无其他明显不适。治以补气扶正、化瘀解毒之法。处方：生黄芪 30 g，党参 20 g，炒白术 10 g，木香 10 g，郁金 10 g，白花蛇舌草 20 g，败酱草 15 g，半枝莲 15 g，桔梗 6 g，姜半夏 10 g，山慈菇 15 g，莪术 10 g，红豆杉 3 g，生山楂 15 g，防风 10 g，重楼 15 g。三诊后患者每隔 28 日复诊一次，大便规律且成形，食欲尚可，病情尚稳定，基于三诊方随症加减。患者于 2020 年 5 月复查肿瘤指标无异常，未见复发和（或）转移。

按语：本病案直肠癌术后患者因辅助 6 个周期的化疗，致使正气不足，脾胃之气受损，运化乏权，则见气机升降失调，又因于术后肠道传导失司，故见腹痛，大便排便不尽，大便次数偏多。故而予以痛泻要方合金铃子散加减治之。此方中炒白术健脾燥湿，白芍、生甘草柔肝缓急止痛，以陈皮、姜半夏理气燥湿和胃，用防风散肝郁、疏脾气，共奏补脾柔肝之效。木香、虎杖、川楝子、延胡索、佛手、郁金、枳壳等疏肝理气止痛，用吴茱萸散寒解郁、助阳而止泻。二诊时，患者腹痛减，大便已成形，便次减少，却出现黄白黏冻，肛门坠痛，四末欠温，此为脾阳不升之象，故而去川楝子、郁金、虎杖疏肝之品，加用附子、炮姜、肉豆蔻等药物补脾温肾，以党参益气扶正，少佐升麻升提脾之阳气。三诊时，诸症明显缓解，治疗重心应着眼于增强扶正、祛邪抗癌之效。顾教授认为，后续治疗必须以扶正祛邪为重点，此患者病理分级属于中低分化，并且脉管内癌栓，神经有侵犯，周边淋巴结可见转移，符合癌毒流窜特征，术后有较大的风险发生复发转移，故而方中加白花蛇舌草、山慈菇、半枝莲、红豆杉、重楼以活血消积散结、祛瘀解毒，以此抑制肿瘤细胞，防止复发转移。

七、王小娟教授治疗克罗恩病验案

患者，男，64 岁。2019 年 4 月 15 日初诊。主诉：右下腹胀满疼痛不适 2 月，加重 3 天。现病史：2016 年患者无明显诱因出现右下腹疼痛不适，无发热恶寒、恶心呕吐，大小便未见异常，于湖南永州市某医院就诊，经查腹部彩超示：右中腹 5 cm×3 cm 低回声肿物；且于内镜下见：①回肠末端，回盲瓣病变：克罗病变？TB？Ca？溃疡并隆起？②全结肠黏膜炎症样改变。该患者于腹腔镜下行右半结肠切除术＋回肠部分切除术，取病理活检结果：镜下见肠壁全层炎症细胞及灶性多核巨细胞浸润，伴裂隙样溃疡形成，考虑克罗恩病，术后患者无明显腹痛腹胀，规律口服硫唑嘌呤片，每日 2 次，每次 1 片。2019 年 3 月该患者突发腹痛，遂于当地医院住院治疗，未见明显改善，故于中南大学某医院门诊就诊，诊断为克罗恩病，予以硫唑嘌呤片每次 50 mg，每日 1 次、甲泼尼龙片每次 40 mg，口服，每日 1 次，患者服药后见全腹部持续性疼痛不适，伴有恶心不适，且患者大便次数增多，每日 3～5 次。为进一步诊治，该患者遂来王小娟教授处就诊。刻下症：腹部胀满疼痛不适，腹部畏寒，喜温，肠鸣辘辘，面色萎黄，纳差，口微苦，乏力，寐尚安，大便不畅，且大便稀溏，每日 3～5 次，小便调，舌淡，苔白腻，脉弦细。诊断：腹痛病，辨证：脾胃寒兼肝郁证。给予柴胡桂枝汤加减。处方：柴胡 10 g，桂枝 10 g，党参 10 g，法半夏 10 g，甘草 5 g，厚朴 15 g，黄芩 10 g，大黄 3 g，白芍 10 g，炒稻芽 10 g，炒麦芽 10 g，炒鸡内金 10 g，豆蔻 5 g，枳实 10 g，大枣 5 g，生姜 5 g。初诊共 12 剂，每日 1 剂，水煎服，分早晚 2 次温服。

二诊（2019 年 5 月 10 日）：患者腹痛及腹部畏寒感较前明显改善，偶见腹痛后即泄泻，泄后痛减，大便稀溏，每日 2～3 次，纳寐尚可，舌淡，苔白腻，脉弦细。诊断：腹痛病，辨证：肝郁脾虚证。给予痛泻要方合四君子汤加减。处方：党参 10 g，陈皮 12 g，白芍 10 g，白术 10 g，防风 10 g，茯苓 15 g，黄芪 15 g，蒲公英 10 g，山药 15 g，黄连 5 g，白及 10 g，三七粉 2 g，薏苡仁 15 g，诃子 10 g，甘草 6 g。二诊共 12 剂，煎服法同前。

三诊（2019 年 6 月 10 日）：患者腹部未见明显胀满疼痛不适，大便稀溏，每日 1～2 次，便前腹痛感较前减轻，患者病情迁延至今，自觉体倦乏力，舌淡，苔白略腻，脉沉细。继以二诊方调理，二诊方加灵芝 10 g，莲子 10 g，三诊共 21 剂，煎服法同前。

于患者服药后 1 个月及 3 个月后随访，患者病情平稳，至今未复发，未见明显不适。

按语：本案患者初诊以腹部胀满疼痛不适、大便次数增多为刻下症，伴口苦和腹部畏寒。该患者病程长，本病伤及患者脾胃，病机以本虚夹实，多种病理因素并存所导致的腹痛和泄泻。王小娟教授认为患者术后以脾胃虚弱为本，而寒湿内生则为标，脾胃虚弱，运化失司，故而腹部胀满，脾阳不足，则生寒湿，清浊不分，故可见肠鸣辘辘，大便稀溏。因患者伴有口苦纳差，大便不畅，故而王小娟教授考虑此属小柴胡汤证，兼证有肝郁脾虚的症状，治以和解少阳，疏肝健脾。考虑结合患者脾胃虚寒为病之本，故予以柴胡桂枝汤加减。王小娟教授于脾胃虚弱、寒湿内生，兼肝郁脾虚的病机之上用柴胡桂枝汤，以柴胡疏肝解郁，以助升阳，黄芩清少阳之热邪，又以生姜、半夏和胃降逆，四药相伍，则脾胃升降得宜，清浊分消则泄泻遂止，方中桂枝合白芍调和中焦阴阳，补脾且柔肝，同时有党参、大枣、甘草益气而顾护脾胃。因患者有腹胀不适，又佐以炒麦芽、炒鸡内金、炒稻芽以达健脾消食除胀之效，用厚朴、豆蔻、枳实三药配伍，温中理气、化湿消胀，反佐以少量通利之大黄，助体内寒湿随大便排出以治标。王教授认为，患者病程发展到此阶段，属于本虚标实之证，此时应标本同治，虽大便便质稀溏、便次增多，但仍需着眼于疏通和温补，予以疏肝健脾和胃治本之法，佐以祛寒湿治标之法，切忌收敛固摄之品，防留邪于内，致使寒湿之标未去，则脾胃之虚难复。

患者初诊以柴胡桂枝汤为主方，配伍健脾益气除胀之品，12 剂后各症均较前缓解，唯余大便质稀和便前腹痛，便后痛减的症状，考虑此为脾胃寒湿得去，然余留肝郁脾虚之证。克罗恩病病程长，长期对患者心理造成困扰，需重视疏肝解郁之法。故二诊时调整处方用药，主要以痛泻要方加减。王小娟教授认为本病病程较长，又因久泄伤及脾胃之正气，需长期培补脾胃之气，健脾养胃，培补中气，改善营养状态，才能在对抗病邪之扰，正所谓"正气存内，邪不可干"。故继以四君子汤健脾益气，固本培元，方中用黄芪、三七粉益气补血，正足则邪退病安，又佐以薏苡仁、山药、健脾祛湿止泻，用白及、诃子肉收敛止泻，以黄连、蒲公英、清热解毒，此为虚实兼顾之策。继而，虽患者服药后腹痛即泄症状较前缓解，然克罗恩病本身乃消耗性疾病，久病必耗伤气血，所以患者时感体倦乏力，故三诊仍以上方为主方，加灵芝扶正固本，莲子健脾止泻，以增补虚止泻之力，继续服药3周以巩固疗效。

（吴国志　张向磊　张迎迎　孙文琴）

参 考 文 献

[1] 冯玉华，段富津，毕珺辉.国医大师段富津教授治疗"胃痞"之验案 [J].中医药信息，2017，34（1）：25-26.

[2] 虞志宝，赵宇栋，徐丹华.国医大师徐景藩论治胰腺癌术后经验浅析 [J].中华中医药杂志，2021，36（7）：4012-4014.

[3] 徐素美，陈鑫丽，张烁.国医大师葛琳仪论脾胃病病机演变特点及其临证经验 [J]，中华中医药杂志，2021，36（8）：4691-4693.

[4] 崔倩倩，刘晓燕，谢旭善.谢旭善教授治疗慢性泄泻病经验 [J].中医药通报，2014，13（1）：31-32.

[5] 王以琳，张伟婷，李秀云.李秀云应用清胰利胆汤治疗轻症急性胰腺炎经验 [J].实用中医药杂志，2022，38（4）：681-682.

[6] 李姜，李志鹏.顾奎兴辨治晚期大肠癌经验 [J].湖南中医杂志，2022，38（6）：48-50.

[7] 许文娟，王小娟，刘富林，等.王小娟教授治疗克罗恩病验案举隅 [J].中国民族民间医药，2021，30（8）：73-75.

附　　录

附录一　AJCC/UICC 胃癌 TNM 分期（第八版）

原发肿瘤（T）

Tx	原发肿瘤无法评估
T0	无原发肿瘤的证据
Tis	原位癌：上皮内肿瘤，未侵及固有层，高度不典型增生
T1	肿瘤侵犯固有层，黏膜肌层或黏膜下层
T1a	肿瘤侵犯固有层或黏膜肌层
T1b	肿瘤侵犯黏膜下层
T2	肿瘤侵犯固有肌层*
T3	肿瘤穿透浆膜下结缔组织，而尚未侵犯脏腹膜或邻近结构**,***
T4	肿瘤侵犯浆膜（脏腹膜）或邻近结构**,***
T4a	肿瘤侵犯浆膜（脏腹膜）
T4b	肿瘤侵犯邻近结构

区域淋巴结（N）

Nx	区域淋巴结无法评估
N0	区域淋巴结无转移
N1	1~2 个区域淋巴结有转移
N2	3~6 个区域淋巴结有转移
N3	7 个或 7 个以上区域淋巴结有转移
N3a	7~15 个区域淋巴结有转移
N3b	16 个或 16 个以上区域淋巴结有转移

远处转移（M）

M0	无远处转移
M1	有远处转移

组织学分级（G）

Gx	分级无法评估
G1	高分化
G2	中分化
G3	低分化，未分化

注：*肿瘤可以穿透固有肌层达胃结肠韧带或肝胃韧带或大小网膜，但没有穿透覆盖这些结构的脏腹膜。在这种情况下，原发肿瘤的分期为 T3。如果穿透覆盖胃韧带或网膜的脏腹膜，则应当被分为 T4 期。**胃的邻近结构包括脾、横结肠、肝脏、膈肌、胰腺、腹壁、肾上腺、肾脏、小肠及后腹膜。***经胃壁内扩展至十二指肠或食管的肿瘤不考虑为侵犯邻近结构，而是应用任何这些部位的最大浸润深度进行分期。

临床分期（cTNM）

0 期	Tis	N0	M0
Ⅰ 期	T1	N0	M0
	T2	N0	M0
ⅡA 期	T1	N1~3	M0
	T2	N1~3	M0
ⅡB 期	T3	N0	M0
	T4a	N0	M0
Ⅲ 期	T3	N1~3	M0
	T4a	N1~3	M0
ⅣA 期	T4b	任何 N	M0
ⅣB 期	任何 T	任何 N	M1

病理分期（pTNM）

0 期	Tis	N0	M0
ⅠA 期	T1	N0	M0
ⅠB 期	T1	N1	M0
	T2	N0	M0
ⅡA 期	T1	N2	M0
	T2	N1	M0
	T3	N0	M0
ⅡB 期	T1	N3a	M0
	T2	N2	M0
	T3	N1	M0
	T4a	N0	M0
ⅢA 期	T2	N3a	M0
	T3	N2	M0
	T4a	N1	M0
	T4a	N2	M0
	T4b	N0	M0
ⅢB 期	T1	N3b	M0
	T2	N3b	M0
	T3	N3a	M0
	T4a	N3a	M0
	T4b	N1	M0
	T4b	N2	M0
ⅢC 期	T3	N3b	M0
	T4a	N3b	M0
	T4b	N3a	M0
	T4b	N3b	M0
Ⅳ 期	任何 T	任何 N	M1

新辅助治疗后分期（ypTNM）

Ⅰ 期	T1	N0	M0
	T2	N0	M0
	T1	N1	M0
Ⅱ 期	T3	N0	M0
	T2	N1	M0
	T1	N2	M0
	T4a	N0	M0
	T3	N1	M0
	T2	N2	M0
	T1	N3	M0
Ⅲ 期	T4a	N1	M0
	T3	N2	M0
	T2	N3	M0
	T4b	N0	M0
	T4b	N1	M0
	T4a	N2	M0
	T3	N3	M0
	T4b	N2	M0
	T4b	N3	M0
	T4a	N3	M0
Ⅳ 期	任何 T	任何 N	M1

注：1. 要达到准确分期，区域淋巴结的数目应该≥16 个，最好≥30 个。

2. 若肿瘤累及食管胃交界部，肿瘤中心在食管胃交界部食管侧者或在胃侧 2 cm 之内者（Siewert 分型Ⅰ型和Ⅱ型），按食管癌分期；肿瘤中心在近端胃 2 cm 之外（Siewert 分型Ⅲ型）按胃癌分期。肿瘤中心虽在近端胃 2 cm 之内但未累及食管胃交界部者，按胃癌分期。

3. 胃的神经内分泌瘤（NET）分期参照胃神经内分泌瘤的 TNM 分期。

4. 本分期不适用于非上皮性肿瘤，如淋巴瘤、肉瘤、胃肠道间质瘤等。

附录二　胃癌组织学类型和分级

胃癌 WHO 组织学类型（参照 2010 版消化系统肿瘤 WHO 分类）

组织学类型	ICD-O 编码
癌	
腺癌	8140/3
乳头状腺癌	8260/3
管状腺癌	8211/3
黏液腺癌	8480/3
低黏附性癌（包括印戒细胞癌及其他变异型）	8490/3

续表

组织学类型	ICD-O 编码
混合型腺癌	8255/3
腺鳞癌	8560/3
伴有淋巴样间质的癌（髓样癌）	8512/3
肝样腺癌	8576/3
鳞状细胞癌	8070/3
未分化癌	8020/3
神经内分泌肿瘤	
神经内分泌瘤（NET）	
NET G1	8420/3
NET G2	8249/3
神经内分泌癌（NEC）	8246/3
小细胞癌	8041/3
大细胞神经内分泌癌	8013/3
混合性腺神经内分泌癌	8244/3
EC 细胞分泌 5 - 羟色胺的 NET	8241/3
分泌胃泌素的 NET（胃泌素瘤）	8153/3

附录三　胃癌的大体分型

早期胃癌推荐巴黎分型

隆起型（0-Ⅰ）：又可分为有蒂隆起型（0-Ⅰp）和无蒂隆起型（0-Ⅰs）；

表浅型（0-Ⅱ）：又可分为表浅隆起型（0-Ⅱa）、表浅平坦型（0-Ⅱb）和表浅凹陷型（0-Ⅱc）。同时具有表浅隆起和表浅凹陷的病灶根据表浅隆起/表浅凹陷的比例分为表浅凹陷+表浅隆起型（0-Ⅱc+Ⅱa型）和表浅隆起+表浅凹陷型（0-Ⅱa+Ⅱc型）。

凹陷（溃疡）型（0-Ⅲ）：凹陷和表浅凹陷结合的病灶根据凹陷/表浅凹陷的比例分为表浅凹陷+凹陷型（0-Ⅱc+Ⅲ型）和凹陷+表浅凹陷型（0-Ⅲ+Ⅱc型）。

进展期胃癌常用 Borrmann 分型：Ⅰ型（结节隆起型）、Ⅱ型（局限溃疡型）、Ⅲ型（浸润溃疡型）、Ⅳ型（弥漫浸润型）

附录四　胃癌病理学报告标准模板

胃、食管胃结合部癌标本大体检查常规

描述记录

（全胃、胃大部或残胃）切除标本：大弯长　厘米，小弯长　厘米，附幽门环/十二指肠/食管下段，长　厘米；于（食管胃结合部/胃底/胃体/胃窦；小弯/大弯侧）见　型（早期和进展期）肿物（包括外观描写）：距上切缘　厘米，距下切缘　厘米，大小　×　×　厘米，切面性状　；浸润深度至　；累

及/未累及幽门环/食管胃结合部。（若为食管胃结合部癌，需描述肿瘤中心距食管胃交界线   cm）。肿物旁或肿物周围食管黏膜/肌壁内检查所见（糜烂/粗糙/颗粒状/凹陷/斑块/必要的阴性所见）。大弯找到淋巴结   （数/多/十余/数十余）枚，直径   至   厘米；小弯找到淋巴结（数/多/十余/数十余）枚，直径   至   厘米。大网膜，大小   ×   ×   厘米，有无肿瘤和淋巴结。

胃癌病理诊断报告内容

1. 肿瘤
（1）组织分型
（2）组织分级
（3）浸润深度
（4）食管或十二指肠浸润（如果切取）
（5）脉管浸润
（6）神经周围浸润
2. 切缘
（1）近端
（2）远端
3. 其他病理所见
（1）慢性胃炎
（2）肠化
（3）不典型增生
（4）萎缩
（5）腺瘤
（6）息肉
（7）幽门螺杆菌
（8）其他
4. 区域淋巴结（包括小弯、大弯、大网膜及单独送检淋巴结）
（1）总数
（2）受累的数目
5. 远处转移
6. 其他组织/器官
7. 特殊的辅助检查结果（组织化学染色、免疫组化染色等）

有困难的病理提交上级医院会诊（提供原始病理报告以核对送检切片的正确减少误差，提供充分的病变切片或蜡块，以及术中所见等）。

附录五　胃癌影像学报告规范

原则：围绕胃癌 cTNM 分期，报告临床诊治相关的全面信息，发挥 MDT 在影像图像判读的价值。

原发灶

部位（食管胃交界区、胃底、胃体、胃窦、幽门管、大弯、小弯、前壁、后壁），形态（肿块、局限溃疡、浸润溃疡、弥漫增厚），厚度，密度（黏液腺癌等特异征象），强化特征，侵犯深度，黏膜及浆膜面情况，近/远端累及边界位置，与正常胃壁交界情况，与邻近脏器关系。

淋巴结

参照日本胃癌学会胃癌处理规约分组报告，报告有明确转移征象的淋巴结的数目（或参照 N 分期的数目范围），最大淋巴结长短径，形态、边界、强化。

远处转移

转移灶位置、分布、形态、大小、密度及强化特征，腹膜形态及腹腔积液情况。

存在争议时提交 MDT 联合讨论确定。

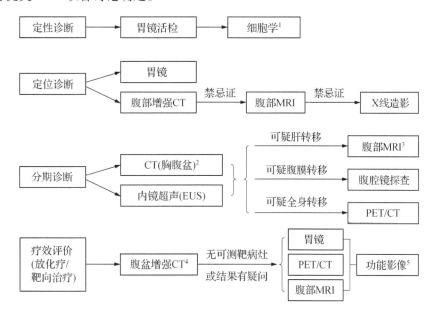

附录六　胃癌影像诊断流程

1. 胃镜反复活检无法确定病理诊断时，腹腔积液/胸腔积液细胞学检测或转移灶的病理学检测可作为定性诊断辅助依据。

2. 腹盆 CT 应增强扫描，胸部 CT 常规平扫即可，若怀疑纵隔淋巴结转移者应补充增强。

3. 作为 CT 怀疑肝转移时进一步检查的手段，推荐有条件者采用肝细胞特异性对比剂，可提高肝转移诊断的敏感度。

4. 根据 RECIST 1.1 标准，肝肺或腹膜转移结节长径 >1 cm 或淋巴结短径 >1.5 cm 作为靶病灶。原发灶厚度可作为评效参考，但不做靶病灶考量。

5. 小样本研究显示，影像学功能成像参数如磁共振扩散成像 ADC 值、双能 CT 碘浓度值等可辅助胃癌疗效评价。

附录七　胃癌淋巴结分组标准

第 1 组　　（No. 1）贲门右淋巴结

第 2 组　　（No. 2）贲门左淋巴结

第 3 组　　（No. 3）小弯淋巴结

第 4sa 组　（No. 4sa）大弯淋巴结左组（沿胃短动脉）

第 4sb 组　（No. 4sb）大弯淋巴结左组（沿胃网膜左动脉）

第 4d 组　（No. 4d）大弯淋巴结右组（沿胃网膜右动脉）

第 5 组　　（No. 5）幽门上淋巴结

第 6 组　　（No. 6）幽门下淋巴结
第 7 组　　（No. 7）胃左动脉淋巴结
第 8a 组　　（No. 8a）肝总动脉前上部淋巴结
第 8b 组　　（No. 8b）肝总动脉后部淋巴结
第 9 组　　（No. 9）腹腔动脉周围淋巴结
第 10 组　　（No. 10）脾门淋巴结
第 11p 组　　（No. 11p）脾动脉近端淋巴结
第 11d 组　　（No. 11d）脾动脉远端淋巴结
第 12a 组　　（No. 12a）肝十二指肠韧带淋巴结（沿肝动脉）
第 12b 组　　（No. 12b）肝十二指肠韧带淋巴结（沿胆管）
第 12p 组　　（No. 12p）肝十二指肠韧带淋巴结（沿门静脉）
第 13 组　　（No. 13）胰头后淋巴结
第 14v 组　　（No. 14v）沿肠系膜上静脉淋巴结
第 14a 组　　（No. 14a）沿肠系膜上动脉淋巴结
第 15 组　　（No. 15）结肠中动脉周围淋巴结
第 16a1 组　　（No. 16a1）腹主动脉周围淋巴结 a1
第 16a2 组　　（No. 16a2）腹主动脉周围淋巴结 a2
第 16b1 组　　（No. 16b1）腹主动脉周围淋巴结 b1
第 16b2 组　　（No. 16b2）腹主动脉周围淋巴结 b2
第 17 组　　（No. 17）胰头前淋巴结
第 18 组　　（No. 18）胰下淋巴结
第 19 组　　（No. 19）膈下淋巴结
第 20 组　　（No. 20）食管裂孔淋巴结
第 110 组　　（No. 110）胸部下食管旁淋巴结
第 111 组　　（No. 111）膈上淋巴结
第 112 组　　（No. 112）后纵隔淋巴结

附录八　不同部位胃癌的各组淋巴结分站标准

淋巴结组别	胃癌部位					
	LMU MUL MLU UML	LD L	LM M ML	MU UM	U	E +
No. 1	1	2	1	1	1	
No. 2	1	M	3	1	1	
No. 3	1	1	1	1	1	
No. 4sa	1	M	3	1	1	
No. 4sb	1	3	1	1	1	
No. 4d	1	1	1	1	2	

淋巴结组别	胃癌部位					
	LMU MUL MLU UML	LD L	LM M ML	MU UM	U	E +
No. 5	1	1	1	1	3	
No. 6	1	1	1	1	3	
No. 7	2	2	2	2	2	
No. 8a	2	2	2	2	2	
No. 8b	3	3	3	3	3	
No. 9	2	2	2	2	2	
No. 10	2	M	3	2	2	
No. 11p	2	2	2	2	2	
No. 11d	2	M	3	2	2	
No. 12a	2	2	2	2	3	
No. 12b	3	3	3	3	3	
No. 12p	3	3	3	3	3	
No. 13	3	3	3	M	M	
No. 14v	2	2	3	3	M	
No. 14a	M	M	M	M	M	
No. 15	M	M	M	M	M	
No. 16a1	M	M	M	M	M	
No. 16a2	3	3	3	3	3	
No. 16b1	3	3	3	3	3	
No. 16b2	M	M	M	M	M	
No. 17	M	M	M	M	M	
No. 18	M	M	M	M	M	
No. 19	3	M	M	3	3	2
No. 20	3	M	M	3	3	1
No. 110	M	M	M	M	M	3
No. 111	M	M	M	M	M	3
No. 112	M	M	M	M	M	3

附录九　胃肿瘤的解剖部位编码

编码	描述
C16.0	贲门，胃食管结合部*
C16.1	胃底
C16.2	胃体
C16.3	胃窦
C16.4	幽门
C16.5	胃小弯，未特指
C16.6	胃大弯，未特指
C16.8	胃部分重叠病变
C16.9	胃，未特指

附录十　胃食管结合部示意图

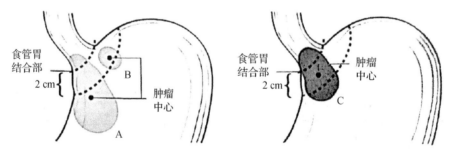

注：（A）肿瘤中心距 EGJ > 2 cm 进入近端胃，应按胃进行 TNM 分期。

（B）不累及 EGJ 的贲门癌（肿瘤中心距 EGJ < 2 cm）按胃进行 TNM 分期。

（C）累及 EGJ 且肿瘤中心位于距 EGJ < 2 cm 的胃近端，按食管癌进行 TNM 分期。

附录十一　Siewert 分型

Siewert 分型：是 Siewert 等学者基于食管胃交界部的解剖学特点提出的分型，也称 Munich 分型。他们认为，远端食管腺癌和贲门腺癌应属同一种疾病，即食管胃交界部腺癌。食管胃交界部腺癌是指肿瘤中心位于解剖学上食管胃交界部（解剖学上的食管胃交界部是指管状食管变为囊状胃的部位，即食管末端和胃的起始，相当于希氏角或腹膜返折水平或食管括约肌下缘，与组织学上的鳞柱交界不一定一致）上、下各 5 cm 这段范围内的腺癌。可分为三型：

Ⅰ型：相当于远端食管腺癌，肿瘤中心位于食管胃交界部上 1～5 cm 处。

Ⅱ型：相当于贲门腺癌，肿瘤中心位于食管胃交界部上 1～下 2 cm 处。

Ⅲ型：相当于贲门下腺癌，肿瘤中心位于食管胃交界部下 2～5 cm 处。

附录十二　胃癌 cT 分期征象及报告参考

1. 胃癌 cT 分期征象及报告参考

cT 分期	病理学定义	常规参考征象	辅助参考征象
cT1	侵犯黏膜或黏膜下层	内层高强化癌肿与外层稍高强化肌层间可见连续完整的低强化条带	高强化癌肿不超过胃壁总厚度的 50%
cT2	侵犯固有肌层	中层低强化条带中断消失，外层残余部分稍高强化肌层	高强化癌肿超过胃壁总厚度 50%
cT3	肿瘤穿透浆膜下结缔组织，未侵犯脏腹膜	高强化癌肿侵犯胃壁全层，浆膜面光滑或少许短细索条	浆膜模糊或短细索条范围 < 1/3 全部病变面积
cT4a	侵犯浆膜（脏腹膜）但未侵犯邻近结构/器官	浆膜面不规则或结节样形态，周围脂肪间隙密集毛刺或条带状浸润	浆膜高强化线样征 断层分区法
cT4b	侵犯邻近结构/器官	与邻近脏器结构脂肪间隙消失，指状嵌插或直接浸润为确切侵犯征象	
cN 分期	根据淋巴结转移数目分为 N0 ~ N3	类圆形肿大淋巴结，短径 > 1 cm	高强化或强化不均 短长径比 > 0.7 多发簇集
报告内容	原发灶 部位（食管胃交界区、胃底、胃体、胃窦、幽门管、大弯、小弯、前壁、后壁），形态（肿块、局限溃疡、浸润溃疡、弥漫增厚），厚度，密度（黏液腺癌等特异征象），强化特征，黏膜及浆膜面情况，近/远端累及边界位置，与正常胃壁交界情况，与邻近脏器关系。 淋巴结 参照日本胃癌学会胃癌处理规约分组报告，报告有明确转移征象的淋巴结的数目（或参照 N 分期的数目范围），最大淋巴结长短径，形态、边界、强化。 远处转移 转移灶位置、分布、形态、大小、密度及强化特征，腹膜形态及腹腔积液情况。		

附录十三　胃癌超声内镜（EUS）分期征象

uT 分期	病理学定义	主要参考征象	备注
uT1a	侵犯固有层或黏膜肌层	第二层（黏膜层）暗区增厚	采用高频（12 MHz 以上）EUS 探头理论上有助于区分 uT1a 与 uT1b
uT1b	侵犯黏膜下层	增厚的暗区自第二层（黏膜层）扩展至第三层（黏膜下层）但尚未达到第四层（固有肌层）	

续表

uT 分期	病理学定义	主要参考征象	备注
uT2	侵犯固有肌层	增厚的暗区达到但尚未穿透第四层，且外层保留有光滑的回声边界	
uT3	肿瘤穿透浆膜下结缔组织，未侵犯脏腹膜	各层结构完全消失，但最外侧保留有光滑的高回声带（浆膜层）	
uT4a	侵犯浆膜（脏腹膜）但未侵犯邻近结构/器官	各层结构消失，同时浆膜层高回声带消失，或可见明确浆膜层强回声线突破的"毛刺征"或"蟹足征"	
uT4b	侵犯邻近结构/器官	全层受累，且与邻近脏器结构（主动脉、胰腺、肝脏等）间的回声界线消失	
uN 分期	根据淋巴结转移数目分为 N0 ~ N3	类圆形、边界清晰且直径 > 10 mm 的低回声结构通常提示为恶性淋巴结	如果能够不经过瘤体实施穿刺，强烈推荐采用 EUS-FNA 明确淋巴结转移情况
uM 分期	根据是否远处转移分为 M0 及 M1	EUS 有时可探及部分肝内转移灶，或发现胃周腹腔积液，这些有可能作为 M1 的表现	肝内转移灶可通过 EUS-FNA 明确，但通过存在腹腔积液征象诊断 M1 有时并不可靠

附录十四　胃癌常用系统治疗方案

顺铂 + 氟尿嘧啶类

PF	DDP 75 ~ 100 mg/m^2 iv d1 5-FU 750 ~ 1000 mg/(m^2 · d) civ 24 d1 ~ d4 每 28 日重复	
	DDP 50 mg/m^2 iv d1 CF 200 mg/m^2 iv d1 5-FU 2000 mg/m^2 civ 24 h d1 每 14 日重复	
XP	DDP 80 mg/m^2 iv d1 卡培他滨 1000 mg/m^2 po bid d1 ~ d14 每 21 日重复	
SP	顺铂 60 mg/m^2 iv d1 替吉奥 40 ~ 60 mg po bid d1 ~ d14 每 21 日重复	

奥沙利铂 + 氟尿嘧啶类

奥沙利铂 + 5-FU/CF	奥沙利铂 85 mg/m² iv d1 CF 400 mg/m² iv d1 5-FU 400 mg/m² iv d1 5-FU 2400 ~ 3600 mg/(m² · d) civ 48 h 每 14 日重复
XELOX	奥沙利铂 130 mg/m² iv d1 卡培他滨 1000 mg/m² po bid d1 ~ d14 每 21 日重复
SOX	奥沙利铂 130 mg/m² iv d1 替吉奥 80 mg/m² po bid d1 ~ d14 每 21 日重复

三药联合方案

ECF	表阿霉素 50 mg/m² iv d1 顺铂 60 mg/m² iv d1 5-FU 200 mg/(m² · d) civ 24 h d1 ~ d21 每 21 日重复
EOX	表阿霉素 50 mg/m² iv d1 奥沙利铂 130 mg/m² iv d1 卡培他滨 625 mg/m² po bid d1 ~ d21 每 21 日重复
DCF	多西他赛 75 mg/m² iv d1 顺铂 75 mg/m² iv d1 5-FU 1000 mg/(m² · d) civ 24 h d1 ~ d5 每 28 日重复
mDCF	多西他赛 60 mg/m² iv d1 顺铂 60 mg/m² iv d1 5-FU 600 mg/(m² · d) civ 24 h d1 ~ d5 每 14 日重复

单药方案

替吉奥	按照体表面积决定初始每天给药量 [< 1.25 m² (40 mg × 2)/日; 1.25 ~ < 1.5 m² (50 mg × 2)/日; ≥ 1.5 m² (60 mg × 2)/日], 连续给药 14 日, 早晚餐后 1 h 口服, 或连续给药 21 日, 休 14 日
多西他赛单药	多西他赛 75 ~ 100 mg/m² iv d1 每 21 日重复

续表

紫杉醇单药	紫杉醇 80 mg/m² iv d1、d8、d15 每 28 日重复
	紫杉醇 135 ~ 250 mg/m² iv d1 每 21 日重复
伊立替康单药	伊立替康 150 ~ 180 mg/m² iv d1 每 14 日重复
	伊立替康 125 mg/m² iv d1、d8 每 21 日重复

附录十五　胃癌常用靶向治疗药物

曲妥珠单抗（＋化疗）	负荷剂量 8 mg/kg（iv，90 分钟）；维持剂量 6 mg/kg（iv，30 ~ 90 分钟） 每 3 周重复 治疗过程中若出现延迟或中断，延迟时间≤1 周，可直接使用维持剂量；延迟时间 >1 周，应重新导入负荷剂量
甲磺酸阿帕替尼	850 mg po qd，口服，餐后半小时以温开水送服 28 日为 1 个周期 若用药过程中出现不良反应，NCI 分级在 1 ~ 2 级者，可维持原剂量水平；NCI 分级在 3 ~ 4 级者，暂停用药，待不良反应恢复到≤1 级，下调一个剂量后（第 1 次剂量调整为 750 mg qd，第 2 次剂量调整为 500 mg qd）再继续用药，若下调至 250 mg 仍不能耐受，则应暂停/终止用药 对于体力状态评分 ECOG≥2、四线化疗以后、胃部原发癌灶没有切除、骨髓功能储备差、年老体弱或瘦小的女性患者，可适当降低起始剂量，先从 500 mg qd 开始服药，服用 1 ~ 2 周后再酌情增加剂量
雷莫芦单抗（＋紫杉醇）	雷莫芦单抗 8 mg/kg iv d1 每 2 周重复 雷莫芦单抗 8 mg/kg iv d1、d15 + 紫杉醇 80 mg/m² iv d1、d8、d15 每 4 周重复

附录十六　胃癌放射及化学治疗疗效判定基本标准

一、实体瘤疗效评价标准

完全缓解（CR），肿瘤完全消失超过 1 个月。

部分缓解（PR），肿瘤最大直径及最大垂直直径的乘积缩小达 50%，其他病变无增大，持续超过 1 个月。

病变稳定（SD），病变两径乘积缩小不超过 50%，增大不超过 25%，持续超过 1 个月。

病变进展（PD），病变两径乘积增大超过 25%。

二、RECIST1.1 疗效评价标准

（一）靶病灶的评价

1. 完全缓解（CR）：所有靶病灶消失，全部病理淋巴结（包括靶结节和非靶结节）短直径必须减少至<10 mm。

2. 部分缓解（PR）：靶病灶直径之和比基线水平减少至少30%。

3. 病变进展（PD）：以所有测量的靶病灶直径之和的最小值为参照，直径和相对增加至少20%（如果基线测量值最小就以基线值为参照）；除此之外，必须满足直径和的绝对值增加至少5 mm（出现一个或多个新病灶也视为疾病进展）。

4. 病变稳定（SD）：靶病灶减小的程度没达到PR，增加的程度也没达到PD水平，介于两者之间，可以直径之和的最小值作为参考。

（二）非靶病灶的评价

1. 完全缓解（CR）。所有非靶病灶消失和肿瘤标志物恢复正常。

2. 未完全缓解/稳定（IR/SD）。存在一个或多个非靶病灶和（或）肿瘤标志物持续高于正常值。

3. 病变进展（PD）。出现一个或多个新病灶和（或）已有的非靶病灶明确进展。

（三）最佳总疗效的评价

最佳总疗效的评价是指从治疗开始到疾病进展或复发之间所测量到的最小值。患者最好疗效的分类通常由病灶测量和确认组成。

附录十七　肿瘤术前辅助治疗疗效评估（肿瘤退缩分级 TRG）

肿瘤退缩分级（TRG）	光镜下所见
0（完全退缩）	无肿瘤细胞残留（包括淋巴结）
1（中等退缩）	仅见单个或小灶癌细胞残留
2（轻微退缩）	肿瘤残留但少于纤维化间质
3（无退缩）	广泛肿瘤残留，无或少量肿瘤细胞坏死

［摘自中国医学前沿杂志（电子版），2012，4（5）：62-71］

（吴国志　张向磊）